Von der Oberfläche bis ins Detail führt ein roter Faden durch jedes Kapitel. Klinische Hinweise und Lerntabellen helfen das Gelernte zu verstehen und einzuordnen. Bildlegenden erläutern Zusammenhänge zwischen den dargestellten anatomischen Strukturen. Für Testate und Prüfungen relevante Strukturen in den Abbildungen sind fett hervorgehoben.

Die Abbildungen

Wichtige Strukturen sind hervorgehoben. So kann man sich auf das Wesentliche beim

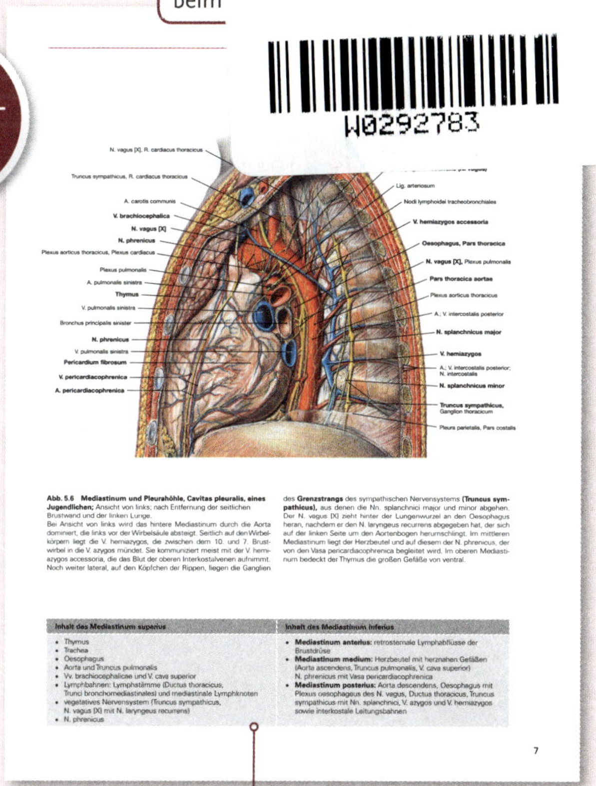

Übersichtliche Tabellen helfen sich wichtige Zusammenhänge strukturiert einzuprägen.

Eine übersichtliche Seitenstruktur hilft sich schnell zu orientieren. So behält man immer im Blick, wo man sich im Kapitel befindet und welches Thema gerade behandelt wird.

Mit Hilfe der Orientierungsskizze ist auf einen Blick klar, welche Ansicht oder welchen Ausschnitt die anatomische Abbildung zeigt.

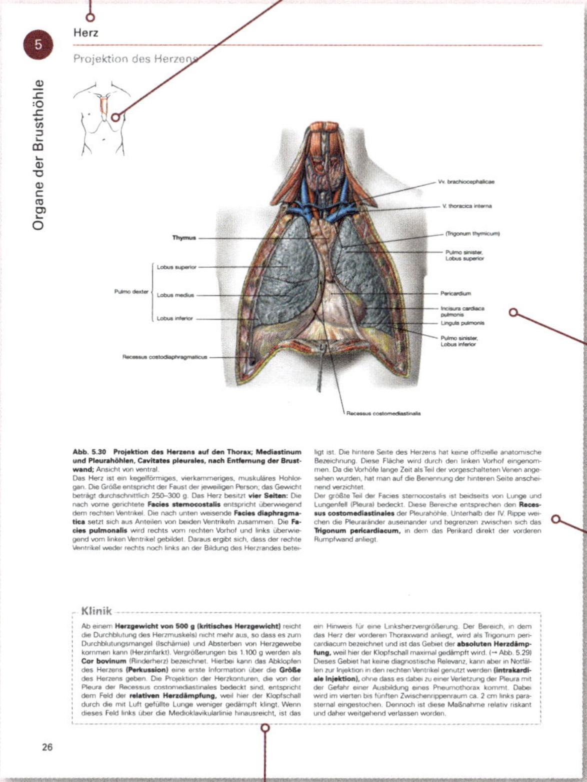

Verschiedene Bildtypen werden im Atlas verwendet:

- Realitätsnahe und detailgetreue anatomische Illustrationen für vertiefende Einblicke
- Schemazeichnungen für funktionelle Zusammenhänge
- Fotos zur Oberflächenanatomie
- Aufnahmen aus Bildgebenden Verfahren

Jede Abbildung besitzt eine ausführliche Legende, die die wichtigsten Strukturen aufgreift und die systematischen und topographischen Zusammenhänge herstellt.

Der Klinik-Kasten zeigt Krankheitsbilder, bei denen die abgebildete Struktur eine Rolle spielt. So bleibt das Gelernte besser im Gedächtnis.

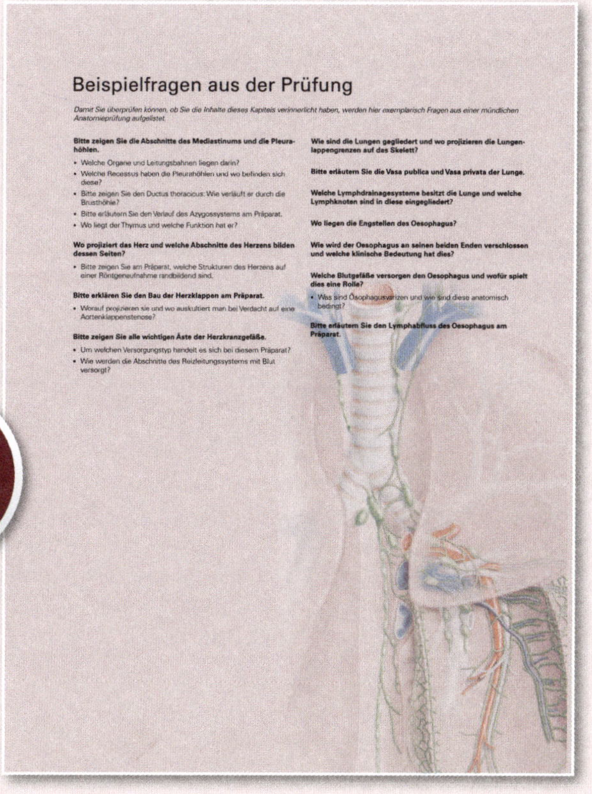

Beispielfragen aus der Prüfung

Zur Wissensüberprüfung stehen am Kapitelende exemplarische Fragen aus einer mündlichen Anatomieprüfung.

Das finden Sie in der 24. Auflage:

Band 1 Allgemeine Anatomie und Bewegungsapparat

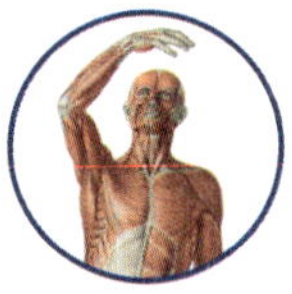

1 Allgemeine Anatomie

Orientierung am Körper → Oberfläche → Entwicklung → Bewegungsapparat → Leitungsbahnen → Bildgebende Verfahren → Haut und Hautanhangsgebilde

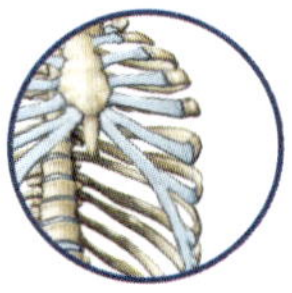

2 Rumpf

Oberfläche → Entwicklung → Skelett → Bildgebende Verfahren → Muskulatur → Leitungsbahnen → Topographie, dorsale Rumpfwand → Weibliche Brust → Topographie, ventrale Rumpfwand

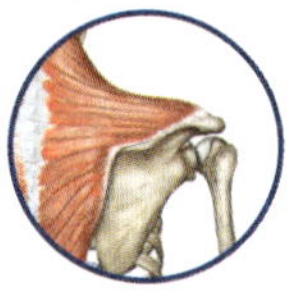

3 Obere Extremität

Oberfläche → Entwicklung → Skelett → Bildgebende Verfahren → Muskulatur → Leitungsbahnen → Topographie → Schnitte

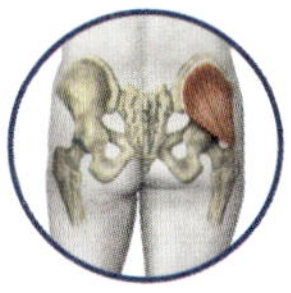

4 Untere Extremität

Oberfläche → Skelett → Bildgebende Verfahren → Muskulatur → Leitungsbahnen → Topographie → Schnitte

Band 2 Innere Organe

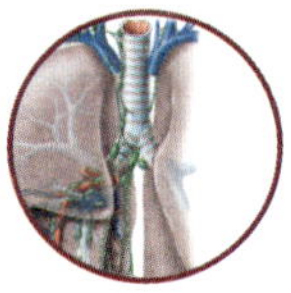

5 Organe der Brusthöhle

Topographie → Herz → Lunge → Speiseröhre → Schnitte

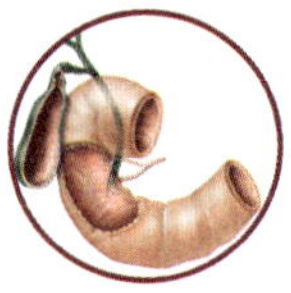

6 Organe der Bauchhöhle

Entwicklung → Topographie → Magen → Darm → Leber und Gallenblase → Bauchspeicheldrüse → Milz → Leitungsbahnen → Schnitte

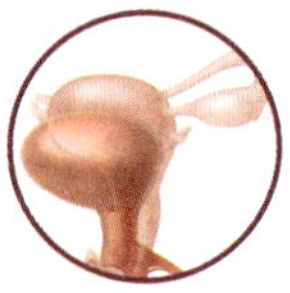

7 Retroperitonealraum und Beckenhöhle

Topographie → Niere und Nebenniere → Ableitende Harnwege → Mastdarm und Analkanal → Geschlechtsorgane → Schnitte

Band 3 Kopf, Hals und Neuroanatomie

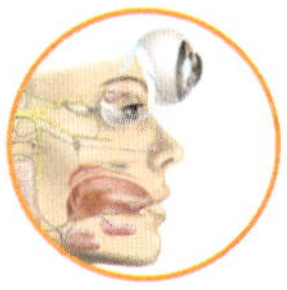

8 Kopf

Übersicht → Skelett und Gelenke → Muskulatur → Topographie → Leitungsbahnen → Nase → Mund und Mundhöhle → Speicheldrüsen

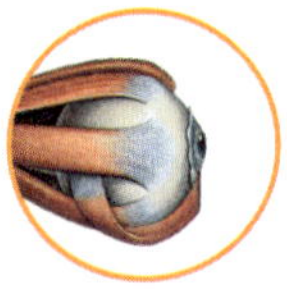

9 Auge

Entwicklung → Knöcherne Augenhöhle → Lider → Tränenapparat → Augenmuskulatur → Topographie → Augapfel → Sehbahn

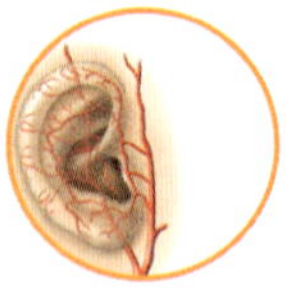

10 Ohr

Übersicht → Äußeres Ohr → Mittelohr → Ohrtrompete → Innenohr → Hören und Gleichgewicht

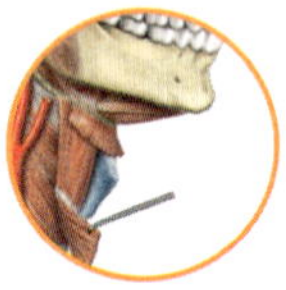

11 Hals

Muskulatur → Rachen → Kehlkopf → Schilddrüse → Topographie

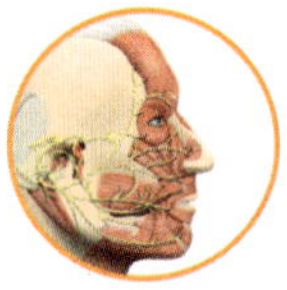

12 Gehirn und Rückenmark

Entwicklung → Allgemeines → Gehirn → Hirnhäute und Blutversorgung → Hirnareale → Hirnnerven → Rückenmark → Schnitte

Tabellen

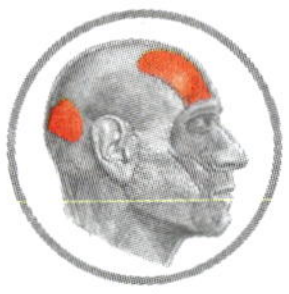

Tabellen zu Muskeln, Gelenken und Nerven

Kopf → Hals → Rumpf → Arm → Bein → Hirnnerven

F. Paulsen, J. Waschke

Sobotta

Atlas der Anatomie

Friedrich Paulsen, Jens Waschke (Hrsg.)

Sobotta

Atlas der Anatomie

Innere Organe

24. Auflage

ELSEVIER

ELSEVIER
Hackerbrücke 6, 80335 München, Deutschland
Wir freuen uns über Ihr Feedback und Ihre Anregungen an:
books.cs.muc@elsevier.com

ISBN 978-3-437-44022-9

Wichtiger Hinweis für den Benutzer
Die Erkenntnisse in der Medizin unterliegen laufendem Wandel durch Forschung und klinische Erfahrungen. Herausgeber und Autoren dieses Werkes haben große Sorgfalt darauf verwendet, dass die in diesem Werk gemachten therapeutischen Angaben (insbesondere hinsichtlich Indikation, Dosierung und unerwünschter Wirkungen) dem derzeitigen Wissensstand entsprechen. Das entbindet den Nutzer dieses Werkes aber nicht von der Verpflichtung, anhand weiterer schriftlicher Informationsquellen zu überprüfen, ob die dort gemachten Angaben von denen in diesem Werk abweichen, und seine Verordnung in eigener Verantwortung zu treffen.

Bibliografische Information der Deutschen Nationalbibliothek
Die Deutsche Nationalbibliothek verzeichnet diese Publikation in der Deutschen Nationalbibliografie; detaillierte bibliografische Daten sind im Internet über http://www.d-nb.de/ abrufbar.

17 18 19 20 21 5 4 3 2 1

Um den Textfluss nicht zu stören, wurde bei Patienten und Berufsbezeichnungen die grammatikalisch maskuline Form gewählt. Selbstverständlich sind in diesen Fällen immer Frauen und Männer gemeint.

Planung: Benjamin Rempe, Dr. Katja Weimann, Dr. Konstanze Knies
Projektmanagement: Dr. Andrea Beilmann, Sibylle Hartl
Redaktion: Dr. Antje Kronenberg, Gronau
Herstellung: Dr. Andrea Beilmann, Sibylle Hartl
Layout: Nicola Neubauer, Olching
Satz: abavo GmbH, Buchloe
Druck und Bindung: Drukarnia Dimograf Sp.z.o.o., Bielsko-Biała, Polen
Umschlaggestaltung: Stefan Hilden, hilden_design, München; SpieszDesign, Neu-Ulm

Der Begründer dieses Atlaswerkes, Professor Dr. med. Johannes Sobotta † 1945, war zuletzt o. ö. Professor der Anatomie und Direktor des Anatomischen Instituts der Universität Bonn.

Deutsche Ausgaben mit Erscheinungsjahr:
1. Auflage: 1904–1907 J. F. Lehmanns Verlag, München
2.–11. Auflage: 1913–1944 J. F. Lehmanns Verlag, München
12. Auflage: 1948 und folgende Auflagen
Urban & Schwarzenberg, München
13. Auflage: 1953, Hrsg. H. Becher
14. Auflage: 1956, Hrsg. H. Becher
15. Auflage: 1957, Hrsg. H. Becher
16. Auflage: 1967, Hrsg. H. Becher
17. Auflage: 1972, Hrsg. H. Ferner und J. Staubesand
18. Auflage: 1982, Hrsg. H. Ferner und J. Staubesand
19. Auflage: 1988, Hrsg. J. Staubesand
20. Auflage: 1993, Hrsg. R. Putz und R. Pabst,
Urban & Schwarzenberg, München
21. Auflage: 2000, Hrsg. R. Putz und R. Pabst,
Urban & Fischer, München
22. Auflage: 2006, Hrsg. R. Putz und R. Pabst,
Urban & Fischer, München
23. Auflage: 2010, Hrsg. F. Paulsen und J. Waschke,
Urban & Fischer, Elsevier, München

Lizenzausgaben:
Arabisch
Chinesisch
Englisch (lateinische/englische Nomenklatur)
Französisch
Griechisch
Holländisch
Indonesisch
Italienisch
Japanisch
Koreanisch
Kroatisch
Polnisch
Portugiesisch
Russisch
Spanisch
Tschechisch
Türkisch
Ukrainisch
Ungarisch

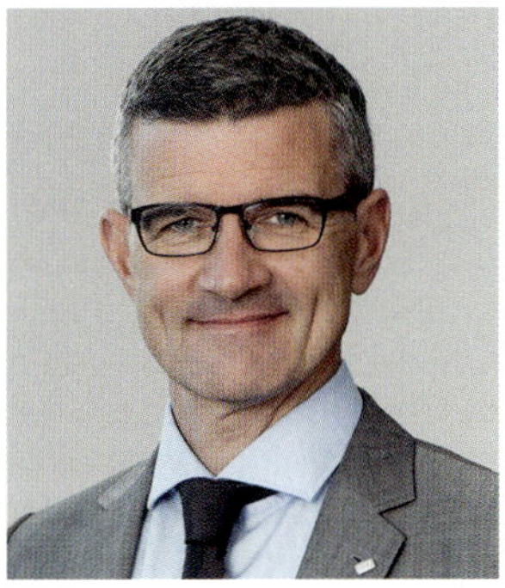

Prof. Dr. Friedrich Paulsen

Präparierkurse für Studierende

In der Lehre legt Friedrich Paulsen größten Wert darauf, dass die Studierenden im Präparierkurs tatsächlich an Körperspendern arbeiten können. *„Das eigene Präparieren ist nicht nur außerordentlich wichtig für das dreidimensionale Verständnis der Anatomie und bildet die Basis für praktisch jedes medizinische Fach, im Präparierkurs erfährt man auch erstmals die Haptik des Körpers, der Organe und der einzelnen Gewebe und setzt sich in den meisten Fällen auch zum ersten Mal intensiv mit dem Thema Tod und Sterben sowie den klinischen Ursachen des Todes auseinander. Man lernt im Team nicht nur Anatomie, sondern auch den Umgang mit einer besonderen Situation. So einen engen Kontakt hat man später nie wieder zu seinen KommilitonInnen und zu seinen Lehrenden."*

Friedrich Paulsen wurde 1965 in Kiel geboren und absolvierte nach dem Abitur in Braunschweig zunächst eine Ausbildung als Krankenpfleger. Anschließend studierte er Humanmedizin an der Christian-Albrechts-Universität zu Kiel (CAU). Nach dem AiP an der Uniklinik für Mund-, Kiefer- und Gesichtschirurgie und einer Zeit als Assistenzarzt in der Universitäts-HNO-Klinik wechselte er 1998 an das Anatomische Institut der CAU, wo er 1997 seine Promotion abgeschlossen hatte und sich 2001 für das Fach Anatomie habilitierte. 2003 erhielt er Rufe auf C3-Professuren für Anatomie an die LMU München und die MLU Halle-Wittenberg. In Halle gründete er ein Weiterbildungszentrum für Klinische Anatomie. Nach einem weiteren abgelehnten Ruf an die Universität des Saarlandes ist er seit 2010 Professor für Anatomie und Institutsdirektor an der Friedrich-Alexander-Universität Erlangen-Nürnberg (FAU). Hier lehnte er weitere zwischenzeitlich ergangene Rufe renommierter Universitäten ab. Friedrich Paulsen ist Ehrenmitglied der Anatomical Society (Great Britain and Ireland) und mit zahlreichen wissenschaftlichen Preisen ausgezeichnet, unter anderem dem Dr. Gerhard Mann SICCA-Forschungspreis, dem SICCA-Forschungspreis des Berufsverbands der Augenärzte Deutschlands und der Commemorative Medal der Comenius-Universität Bratislava. Darüber hinaus erhielt er mehrere Lehrpreise.

Seine Forschungsschwerpunkte liegen auf dem Gebiet der angeborenen Immunabwehr der Augenoberfläche und der Erforschung der Ursachen des trockenen Auges. Forschungsaufenthalte führten ihn nach Spanien und Großbritannien. Er ist Herausgeber der Zeitschrift *Annals of Anatomy* und seit 2016 Vizepräsident für Lehre und damit Teil der Universitätsleitung der FAU.

Prof. Dr. med. Friedrich Paulsen
Institut für Anatomie Lehrstuhl II
Friedrich-Alexander-Universität Erlangen-Nürnberg
Universitätsstraße 19
91054 Erlangen

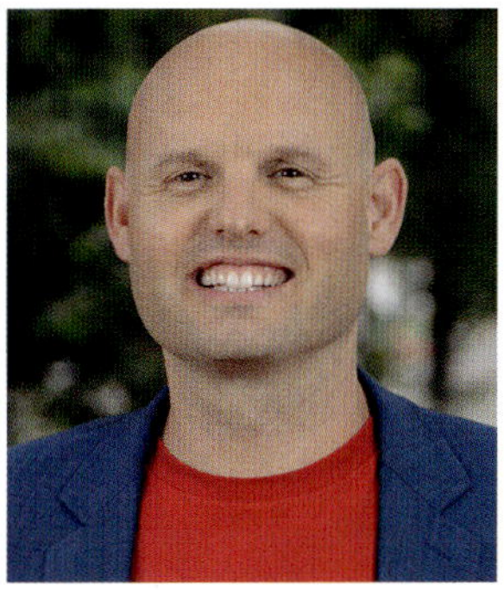

Prof. Dr. Jens Waschke

Mehr Klinisches in der Lehre

Für Jens Waschke ist es eine der wichtigsten Herausforderungen der modernen Anatomie, ihre Lehre an den Anforderungen der klinischen Ausbildung und Tätigkeit auszurichten.

„Die klinischen Aspekte im Atlas führen die Studierenden in den ersten Semestern zur Anatomie hin und zeigen gleichzeitig, wie wichtig dieses Fach für den späteren klinischen Alltag ist, dass sie die menschliche Anatomie verstehen können, statt nur Strukturen auswendig zu lernen. Andererseits möchten wir aber vermeiden, Spezialwissen aufzunehmen, das nur von wenigen Fachärzten für einzelne diagnostische Verfahren oder operative Eingriffe notwendig ist, wie das in anderen modernen Büchern gehandhabt wird. Da die Studierenden am Anfang ihrer Ausbildung nicht zwischen notwendigen Grundlagen und Spezialwissen unterscheiden können, führt dies zu einer Überforderung und verhindert eine Fokussierung auf das Wesentliche."

Jens Waschke (geb. 1974 in Bayreuth) hat an der Universität Würzburg Medizin studiert und 2000 bei Prof. Dr. med. Detlev Drenckhahn in der Anatomie promoviert. Nach dem AiP in der Anatomie und Inneren Medizin habilitierte er sich 2007 für das Fach Anatomie und Zellbiologie. Zwischen 2003 und 2004 verbrachte er einen neunmonatigen Forschungsaufenthalt an der University of California in Davis bei Professor Fitz-Roy Curry. Von 2008 an war er Inhaber des neu gegründeten Lehrstuhls III an der Universität Würzburg, bevor er an die Ludwig-Maximilians-Universität in München berufen wurde. Dort leitet er seit 2011 an der Anatomischen Anstalt den Lehrstuhl I für Vegetative Anatomie. Jens Waschke engagiert sich in der Anatomischen Gesellschaft als Prüfer für den Fachanatom sowie in der Lehrkommission und leitet die Arbeitsgruppe zur Reduktion der Formaldehydbelastung. Er ist Repräsentant der IFAA (International Federation of Associations of Anatomists) und Ehrenmitglied der Anatomical Society of Ethiopia (ASE).

In seiner Forschung untersucht er vor allem zellbiologische Mechanismen, die die Haftung zwischen Zellen und die Schrankenfunktionen an den äußeren und inneren Barrieren des menschlichen Körpers kontrollieren. Hier stehen zum einen die Regulation der Endothelbarriere bei Entzündungen und daneben die Mechanismen, die bei Erkrankungen wie der blasenbildenden Hauterkrankung Pemphigus, bei Morbus Crohn und bei Kardiomyopathien zu einer gestörten Zellhaftung führen, im Zentrum des Interesses. Ziel ist es, die Zellhaftung besser zu verstehen und neue Therapieansätze zu entdecken.

Prof. Dr. med. Jens Waschke
Anatomische Anstalt der LMU München
Lehrstuhl Anatomie I – Vegetative Anatomie
Pettenkoferstraße 11
80336 München

Vorwort

Im Vorwort zur 1. Auflage seines Atlas schreibt Johannes Sobotta im Mai 1904: „Langjährige Erfahrungen bei den anatomischen Präparierübungen haben den Verfasser veranlasst, bei der Darstellung des peripherischen Nervensystems und der Blutgefäße so zu verfahren, dass der Student auf den Abbildungen des Buches die betreffenden Teile derart vorgeführt erhält, wie er sie am Präparate zu sehen gewohnt ist, d. h. Gefäße und Nerven derselben Region gleichzeitig. Außerdem enthält der Atlas abwechselnd Text und Tafelblätter. Letztere enthalten die hauptsächlichen Figuren des Atlas, erstere außer Hilfs- und schematischen Zeichnungen und den Tafelerklärungen einen kurzen, in knapper Darstellung gehaltenen Text zur schnellen Orientierung beim Gebrauche des Buches im Präpariersaal."

Wie die Mode, so ändern sich auch die Lese- und Lerngewohnheiten der Studierenden regelmäßig. Die multimediale Präsenz und die Verfügbarkeit von Informationen und Reizen sind sicherlich die Hauptgründe dafür, warum dies in einem viel schnelleren Ausmaß als jemals zuvor geschieht. Diesen Entwicklungen und damit auch den z. T. veränderten Anforderungen von Studierenden an Atlanten und Lehrbücher, die sie verwenden möchten, sowie die digitale Verfügbarkeit der Inhalte, ist vonseiten der Herausgeber und Verlage Rechnung zu tragen. Außer Gesprächen und systematischen Befragungen von Studierenden ist auch der Lehrbuchmarkt bisweilen ein Indikator, um die Erwartungen der Studierenden einschätzen zu können. Detaillierte Lehrbücher mit dem absoluten Anspruch auf Vollständigkeit werden zugunsten von Lernbüchern, die auf die didaktischen Bedürfnisse der Studierenden und die Inhalte des Studiums der Human-, Zahn- und Biomedizin sowie deren Prüfungen abgestimmt sind, zunehmend verlassen. Ebenso werden Abbildungen in Atlanten wie dem Sobotta, dessen exakte naturalistische Darstellung echter Präparate viele Generationen von Ärzten und medizinassoziierten Berufen auf der gesamten Welt fasziniert hat, von den Studierenden als teilweise zu kompliziert und detailliert empfunden. Diese Einsicht verlangt nach der Überlegung, wie die Stärken eines Atlas, der in seiner über hundertjährigen Tradition mit 23 Auflagen zu einer Referenz an Exaktheit und Qualität gereift ist, an moderne didaktische Konzepte angepasst werden kann, ohne dass das Gesamtwerk dabei sein Alleinstellungsmerkmal und seine Originalität verliert.

Unter didaktischen Gesichtspunkten haben wir das alte Konzept eines dreibändigen Atlas, wie Sobotta es schon in der ersten Auflage verwendet hat, beibehalten mit den Bänden Allgemeine Anatomie und Bewegungsapparat (1), Innere Organe (2) sowie Kopf, Hals und Neuroanatomie (3). Auch das eingangs im Vorwort zur ersten Auflage erwähnte Konzept der Verknüpfung von Atlasbild mit einem erklärenden Text ist eine alte Mode, die aktuell wieder im Trend liegt und die wir in modifizierter Weise aufgegriffen haben. So ist jedes Bild mit einem kurzen erklärenden Text versehen, der dazu dient, den Studierenden an die Abbildung heranzuführen und zu erläutern, warum die jeweilige Präparation und Darstellung einer Region gewählt wurde. Die einzelnen Kapitel wurden systematisch im Hinblick auf den NKLM/NKLZ (Nationaler Kompetenzbasierter Lernzielkatalog Medizin [www.nklm.de] /Zahnmedizin [www.nklz.de]) und die aktuellen Lerngewohnheiten gegliedert, diverse Abbildungen ergänzt und ersetzt. Ein Großteil dieser neuen Abbildungen ist so konzipiert, dass das Lernen besonders relevanter Versorgungs- und Innervationswege unter didaktischen Gesichtspunkten erleichtert wird. Ferner haben wir zahlreiche bestehende Abbildungen überarbeitet, die Beschriftungen reduziert und durch Fettungen gewichtet, um den Zugang zu den anatomischen Inhalten zu vereinfachen. Zahlreiche Hinweise zur Klinik sollen aus der manchmal „trockenen Anatomie" eine klinische und lebendige Anatomie machen, die dem Anfänger die Relevanz der Anatomie für die spätere berufliche Tätigkeit vor Augen führt und einen Vorgeschmack auf die Klinik gibt. Konzeptionell neu sind die Einstiegsseiten zu den einzelnen Kapiteln, die in aller Kürze einen Überblick über den Inhalt, die wichtigsten Themen sowie einen aus dem Alltag gegriffenen klinischen Fall umfassen. Jedes Kapitel endet darüber hinaus mit einer Sammlung an Fragen, wie Sie typischerweise in mündlichen Anatomietestaten und Staatsexamensprüfungen gestellt werden. Wie bereits in der 23. Auflage enthält jedes Kapitel eine kurze Einführung in die Embryologie zu jedem Thema.

Zwei Dinge seien hervorgehoben:

1. Der Atlas in der 24. Auflage ersetzt kein begleitendes Lehrbuch.
2. Egal, wie gut ein didaktisches Konzept ist, es kann dem Studierenden das Lernen nicht abnehmen, es aber zumindest anschaulicher machen. Anatomie zu lernen ist nicht schwer, benötigt jedoch viel Zeit. Zeit, die zu opfern sich lohnt, denn sowohl Arzt als auch Patienten werden später davon profitieren. Die 24. Auflage des Sobotta hat nicht nur zum Ziel, das Lernen zu erleichtern, sondern auch, diese Zeit des Lernens spannend und interessant zu gestalten, sodass man den Atlas während des Studiums, aber auch im Laufe der beruflichen Tätigkeit immer wieder gerne in die Hand nimmt.

Erlangen und München im Sommer 2017,
genau 113 Jahre nach Erscheinen der ersten Auflage

Friedrich Paulsen und Jens Waschke

Danksagung

Die Arbeit an der 24. Auflage des Sobotta hat wieder sehr viel Spaß gemacht und weiter dazu geführt, dass man sich intensiv mit dem Sobotta identifiziert.
Ein umfangreicher Atlas wie der Sobotta erfordert heute mehr denn je ein eingespieltes Team unter der Koordination des Verlags. Den Grundstein zur 24. Auflage hat Frau Dr. Katja Weimann gelegt, die den Prozess umfangreich koordiniert hat. Dafür sind wir ihr sehr dankbar. Ohne die langjährigen Erfahrungen von Frau Dr. Andrea Beilmann, die schon mehrere Auflagen des Sobotta betreut hat und die den ruhenden Pol des Sobotta-Teams bildete, wäre vieles nicht möglich gewesen. Für all ihre Hilfe und Unterstützung danken wir ihr wieder sehr. Benjamin Rempe, ebenfalls Teil des vierköpfigen Sobotta-Teams der 24. Auflage, hat zum ersten Mal am Sobotta mitgewirkt. Dabei hat er die Aufgabe mit Herzblut angepackt und mit Enthusiasmus vorangetrieben. Seine Art, Motivation zu verbreiten, hat die Herausgeber immer wieder aufgeheitert und angetrieben. Vielen Dank dafür. Wir denken gerne an die monatlichen Telefonkonferenzen zurück, in denen uns Frau Dr. Beilmann und Herr Rempe bei der Gestaltung zur Seite standen und es auf bemerkenswerte Weise verstanden haben, zwei von ihrer Persönlichkeit verschiedene Köpfe zu einem einheitlichen Arbeitsstil zu erziehen. Frau Sibylle Hartl hat gemeinsam mit Frau Dr. Beilmann die Projektkoordination betreut und war für die gesamte Herstellung verantwortlich. Dafür danken wir ihr sehr. Ohne die Durchsetzungskraft und die schützende Hand von Frau Dr. Dorothea Hennessen und Rainer Simader, die die Oberleitung des Projektes „24. Auflage Sobotta" innehatten und immer fest an ihr Sobotta-Team und den engen Zeitplan geglaubt haben, wäre diese Auflage in der vorliegenden Form nicht möglich gewesen. Weitere Personen, die an der Bearbeitung und dem Gelingen beteiligt waren und denen wir ganz herzlich danken, sind Frau Dr. Antje Kronenberg (redaktionelle Bearbeitung), das Team der abavo GmbH (formale Bildbearbeitung und Satz) und Frau Nicola Neubauer (Layoutentwicklung). Für die Erstellung des Registers danken wir vielmals Frau Dr. Ursula Osterkamp-Baust.
Besonderer Dank gilt unserem Zeichnerteam Frau Dr. Katja Dalkowski, Frau Marie Davidis, Herrn Johannes Habla, Frau Anne-Kathrin Hermanns, Herrn Martin Hoffmann, Frau Sonja Klebe, Herrn Jörg Mair und Herrn Stephan Winkler, die außer der Überarbeitung bestehender Abbildungen mit uns auch eine Vielzahl neuer Abbildungen entwickelt haben. Für die Hilfe bei der Erstellung klinischer Bilder sei herzlich gedankt Herrn PD Dr. med. Frank Berger, Institut für Klinische Radiologie der Ludwig-Maximilians-Universität München; Herrn Prof. Dr. med. Christopher Bohr, Phoniatrie und Pädaudiologie, Hals-Nasen-Ohrenklinik der Friedrich-Alexander-Universität Erlangen-Nürnberg; Frau Dr. med. Eva Louise Bramann, Klinik für Augenheilkunde der Heinrich-Heine-Universität Düsseldorf; Herrn Prof. Dr. med. Andreas Dietz, Direktor der Klinik und Poliklinik für Hals-Nasen-Ohrenheilkunde, Universität Leipzig; Herrn Prof. Dr. med. Gerd Geerling, Klinik für Augenheilkunde der Heinrich-Heine-Universität Düsseldorf; Frau Dr. med. Berit Jordan, Universitätsklinik und Poliklinik für Neurologie, Martin-Luther-Universität Halle-Wittenberg; Herrn PD Dr. med. Axel Kleespies, Chirurgische Klinik, Ludwig-Maximilians-Universität München; Herrn Prof. Dr. med. Norbert Kleinsasser, Universitätsklinik für Hals-Nasen-Ohrenkrankheiten, Julius-Maximilians-Universität Würzburg; Herrn PD Dr. med. Hannes Kutta, HNO-Praxis Hamburg-Altona/Ottensen; Herrn Dr. med. Christian Markus, Klinik für Anästhesiologie, Julius-Maximilians-Universität Würzburg; Herrn Jörg Pekarsky, Institut für Anatomie II, Friedrich-Alexander-Universität Erlangen-Nürnberg; Herrn Dr. med. Dietrich Stövesandt, Klinik für Diagnostische Radiologie, Martin-Luther-Universität Halle-Wittenberg; Herrn Prof. Dr. med. Jens Werner, Chirurgische Klinik, Ludwig-Maximilians-Universität München; Herrn Dr. med. dent. Tobias Wicklein, Erlangen, und Herrn Prof. Dr. med. Stephan Zierz, Direktor der Universitätsklinik und Poliklinik für Neurologie, Martin-Luther-Universität Halle-Wittenberg.
Nicht zuletzt danken wir unseren Familien, die uns im Rahmen der 24. Auflage nicht nur mit dem Sobotta teilen mussten, sondern uns auch bei vielen Fragen mit Ratschlägen zur Seite standen und uns intensiv unterstützt haben.
Erlangen und München im Sommer 2017

Friedrich Paulsen und Jens Waschke

1. Abkürzungsverzeichnis

Singular:			Plural:		
A.	=	Arteria	Aa.	=	Arteriae
Lig.	=	Ligamentum	Ligg.	=	Ligamenta
M.	=	Musculus	Mm.	=	Musculi
N.	=	Nervus	Nn.	=	Nervi
Proc.	=	Processus	Procc.	=	Processus
R.	=	Ramus	Rr.	=	Rami
V.	=	Vena	Vv.	=	Venae
Var.	=	Variation			

♀ = weiblich
♂ = männlich

> Prozentangaben:
> Angesichts der großen Streubreite individueller Körpermaße sind die prozentualen Größenangaben nur als grobe Richtwerte aufzufassen.

2. Allgemeine Richtungs- und Lagebezeichnungen des Körpers

Die folgenden Termini bezeichnen die gegenseitige Lage von Organen und Teilen des Körpers zueinander, z.T. ohne Rücksicht auf die Stellung des Körpers im Raum, sowie Lage und Richtung an den Extremitäten. Diese Begriffe werden nicht nur der menschlichen Anatomie, sondern auch der praktischen Medizin und der vergleichenden Anatomie zugerechnet.

Allgemeine Bezeichnungen

anterior – posterior = vorne – hinten (z. B. Arteriae tibiales anterior et posterior)
ventralis – dorsalis = bauchwärts – rückenwärts gelegen
superior – inferior = oben – unten (z. B. Conchae nasales superior et inferior)
cranialis – caudalis = kopfwärts – schwanzwärts gelegen
dexter – sinister = rechts – links (z. B. Arteriae iliacae communes dextra et sinistra)
internus – externus = innen liegend – außen liegend
superficialis – profundus = oberflächlich gelegen – tief gelegen (z. B. Musculi flexores digitorum superficialis et profundus)
medius, intermedius = in der Mitte zwischen zwei anderen Gebilden liegend (die Concha nasalis media z. B. liegt in der Mitte zwischen Concha nasalis superior und inferior)
medianus = in der Mittellinie gelegen (Fissura mediana anterior des Rückenmarks). Durch einen „medianen Sagittalschnitt" wird der Körper in zwei spiegelbildlich gleiche Teile zerlegt.
medialis – lateralis = gegen die Mitte des Körpers gelegen, gegen die Seite zu gelegen (z. B. Fossae inguinales medialis et lateralis)
frontalis = in der Stirnebene (Frontalebene) liegend, auch zur Stirn ziehend (z. B. Processus frontalis der Maxilla)
longitudinalis = längs verlaufend (z. B. Musculus longitudinalis superior der Zunge)
sagittalis = in einer Sagittalebene liegend
transversalis = in einer Transversalebene liegend
transversus = quer verlaufend (z. B. Processus transversus des Brustwirbels)

Richtungs- und Lagebezeichnungen für die Extremitäten

proximalis – distalis = gegen die Extremitätenwurzel zu gelegen – gegen das Extremitätenende zu gelegen (z. B. Articulationes radioulnares proximalis et distalis)

für die Brustgliedmaße:
radialis – ulnaris = auf der Radialseite – auf der Ulnarseite gelegen (z. B. Arteriae radialis et ulnaris)

für die Hand:
palmaris – dorsalis = hohlhandwärts – handrückenwärts gelegen (z. B. Aponeurosis palmaris, Musculus interosseus dorsalis)

für die Beckengliedmaße:
tibialis – fibularis = auf der Tibial-, auf der Fibularseite gelegen (z. B. Arteria tibialis anterior)

für den Fuß:
plantaris – dorsalis = fußsohlenwärts – fußrückenwärts gelegen (z. B. Arteriae plantares lateralis et medialis, Arteria dorsalis pedis)

3. Verwendung von Klammern

[ ]: In eckige Klammern gesetzte lateinische Namen sind Alternativbegriffe, wie sie in der Terminologia Anatomica (1998) angegeben sind, z. B.: Ren [Nephros]. Um aber die Bildlegenden nicht zu sehr zu überladen, sind im Wesentlichen nur solche Alternativbegriffe aufgenommen, die Abweichungen in den Wortstämmen beinhalten und auch international zum Verständnis notwendig erscheinen. Ihre Verwendung wurde weitgehend auf die Abbildungen beschränkt, in denen sie Hauptinhalte bezeichnen.

( ): Runde Klammern wurden mit unterschiedlicher Zielsetzung verwendet:
- Für Fachbegriffe, die auch in der Terminologia Anatomica in runden Klammern aufgeführt sind, z. B.: (M. psoas minor).
- Für Fachbegriffe, die zwar nicht in der offiziell gültigen Auflistung der Nomenklatur enthalten sind, die von den Herausgebern aber als praktisch notwendige und hilfreiche lateinische Begriffe betrachtet werden, z. B.: (Crista zygomatico-alveolaris).
- Für Angaben zur näheren Beschreibung des übergeordneten Bezugs, z. B.: R. spinalis (A. vertebralis).

Farbtafel

Concha nasalis inferior
Mandibula
Maxilla
Os ethmoidale
Os frontale
Os lacrimale
Os nasale
Os occipitale
Os palatinum
Os parietale
Os sphenoidale
Os temporale
Os zygomaticum
Vomer

Beim Neugeborenen sind folgende Schädelknochen zu einer Farbe zusammengefasst.

Os nasale, Os temporale, Mandibula
Maxilla, Os incisivum
Os occipitale, Os palatinum

Inhalt

Organe der Brusthöhle

Organe der Bauchhöhle

Retroperitonealraum und Beckenhöhle

Organe der Brusthöhle

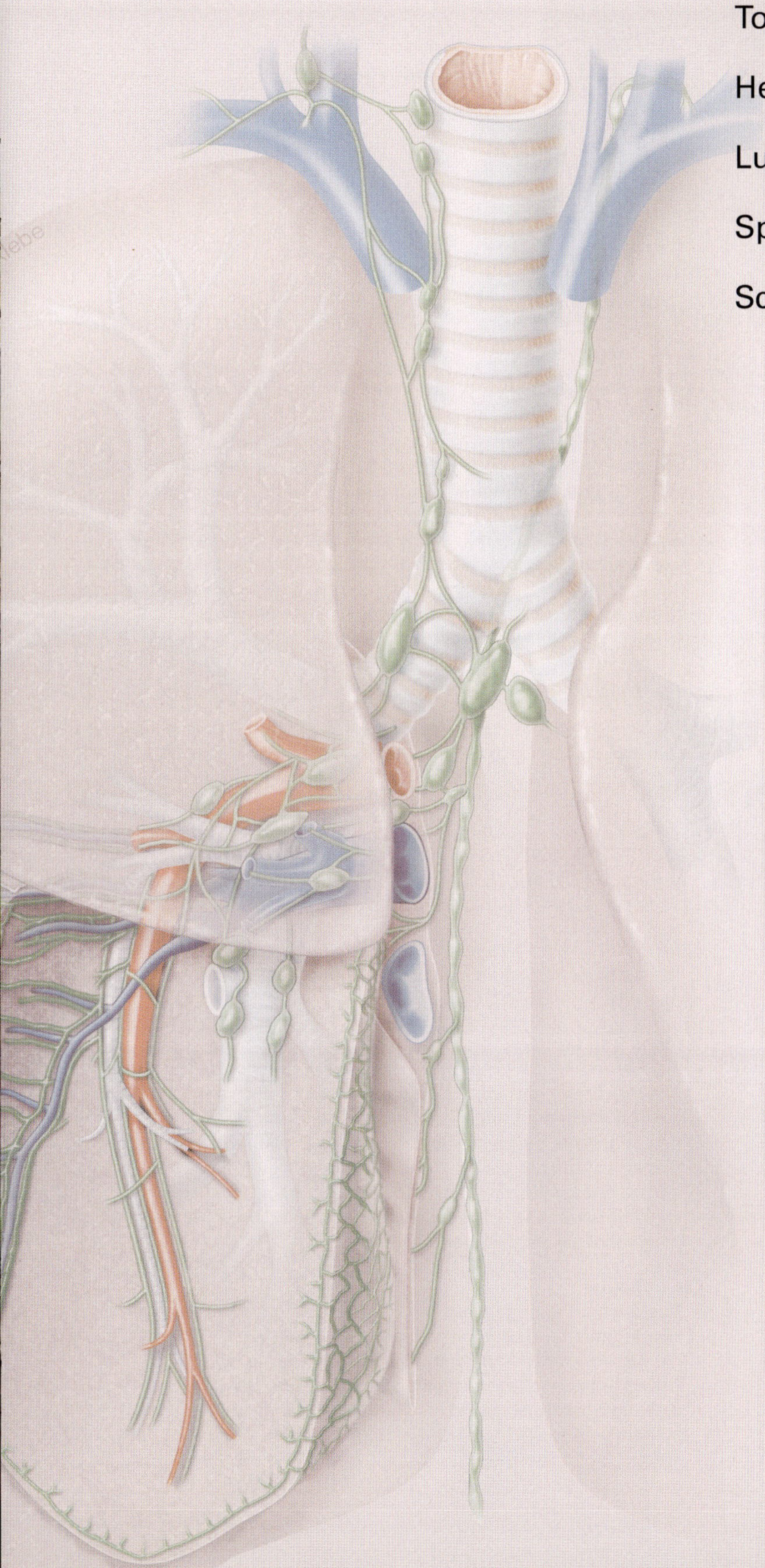

5

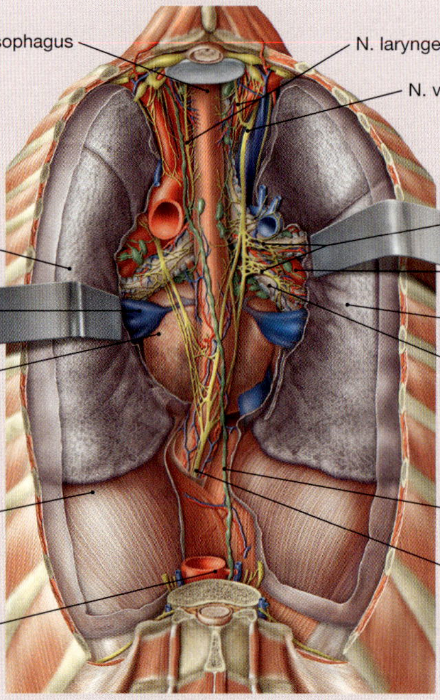

Der Überblick

Die Eröffnung der **Brusthöhle** ist im Präparierkurs eine der zentralen Handlungen, die von den Lehrenden und den Studierenden mit einer Mischung aus Ehrfurcht, Spannung und Interesse vorgenommen wird. Die Freilegung von Herz und Lungen sowie die Berechtigung, diese lebensnotwendigen Organe des Körpers mit den eigenen Händen (be)greifen zu dürfen, wird in diesen Unterrichtsstunden allgemein als großes Privileg empfunden.

Die Brusthöhle (Cavitas thoracis) ist vom Brustkorb (Cavea thoracis) aus Rippen, Brustwirbelsäule und Brustbein umgeben. Nach **unten** wird sie durch das **Zwerchfell** (Diaphragma) abgetrennt, nach **oben** ist **keine scharfe** Begrenzung zum Hals auszumachen. Wird die vordere Brustwand entfernt, die durch wichtige **Atemhilfsmuskulatur** aufgebaut ist, wird die Gliederung der Brusthöhle in **zwei Pleurahöhlen** (Cavitates pleurales) mit den darin liegenden Lungen und dem dazwischen liegenden Bindegewebsraum des **Mediastinums** sichtbar.

In das Mittelfell ist direkt hinter dem Brustbein der **Thymus** eingebettet. Die **obere Hohlvene (V. cava superior)** ist nach rechts verschoben. Die gebogene **Hauptschlagader (Aorta)** dominiert das obere Mediastinum. Unter den großen Gefäßen liegen die **Luftröhre (Trachea),** die sich in den rechten und linken Hauptbronchus (Bronchi principales) teilt, und dorsal von ihr die **Speiseröhre (Oesophagus).** Im dem Zwerchfell zugewandten unteren Mediastinum dominiert das **Herz (Cor)** in seinem Herzbeutel (Pericardium), der breit auf dem Diaphragma ruht. In den beiden Pleurahöhlen befinden sich die **Lungen (Pulmones).**

Die wichtigsten Themen

In Anlehnung an die Lernziele des Nationalen Kompetenzbasierten Lernzielkatalogs Medizin (NKLM) finden Sie hier eine Zusammenfassung der wichtigsten Themen dieses Kapitels. Nach Bearbeitung dieses Kapitels sollten Sie in der Lage sein:

Brusthöhle
- die Gliederung der Brusthöhle mit Mediastinum und Pleurahöhlen einschließlich deren Leitungsbahnen am Präparat zu beschreiben;
- Lage und Funktion des Thymus zu beschreiben;

Herz
- die Herzentwicklung einschließlich des fetalen Kreislaufs mit möglichen Fehlbildungen in Grundzügen zu erklären;
- Lage, Ausrichtung und Projektion des Herzens mit randbildenden Strukturen am Präparat und im Röntgenbild zu erläutern;
- die innere und äußere Struktur der Herzhöhlen sowie die Wandschichten einschließlich des Herzbeutels und das Herzskelett am Präparat zu beschreiben;
- Bau, Funktion und Projektion sowie Auskultationsorte der verschiedenen Herzklappen mit deren Fehlfunktionen am Präparat zu erklären;
- das Reizleitungssystem mit genauer Lokalisation von Sinus- und AV-Knoten am Präparat zu zeigen und die vegetative Innervation des Herzens zu verstehen;
- die Herzkranzgefäße mit allen wichtigen Ästen am Präparat zu zeigen und deren Bedeutung bei Entstehung, Diagnostik und Therapie der koronaren Herzerkrankung zu beschreiben; bei den Venen genügen Grundzüge;

Trachea und Lunge
- die Gliederung der unteren Atemwege mit Entwicklung und die Abschnitte der Trachea zu erläutern;
- die Projektion der Lungen und deren Gliederung in Lappen und Segmente sowie die Systematik des Bronchialbaums am Präparat zu zeigen;
- Vasa publica und privata der Lungen mit Herkunft, Verlauf und Funktion sowie die Lymphgefäßsysteme und die vegetative Innervation zu beschreiben;

Oesophagus
- Abschnitte und Engstellen des Oesophagus mit ihren Lagebeziehungen am Präparat zu zeigen;
- die Verschlussmechanismen des proximalen und distalen Oesophagus mit ihrer klinischen Bedeutung zu beschreiben;
- die Leitungsbahnen der verschiedenen Abschnitte des Oesophagus einschließlich der Beziehung der Venen zum Pfortadersystem zu erklären.

Der Bezug zur Klinik

Um bei den vielen anatomischen Details nicht den Bezug zum späteren Klinikalltag zu verlieren, wird im Folgenden ein typischer Fall geschildert, der zeigt, warum die Inhalte dieses Kapitels so wichtig sind.

Lungenembolie

Anamnese

Eine 22-jährige Studentin wird vom Notarzt in die Notaufnahme gebracht. Sie berichtet, morgens mit Luftnot und Husten aufgewacht zu sein, nachdem sie am Vortag von einer Flugreise in die USA zurückgekehrt war. Beim Aufstehen sei ihr aufgefallen, dass der linke Unterschenkel deutlich dicker sei.

Untersuchungsbefund

Herz- (120/min) und Atemfrequenz (35/min) sind deutlich erhöht. Die Patientin ist bei Bewusstsein, wach und voll orientiert. Sie hat starke Schmerzen in der rechten Beinregion und klagt über Atemnot und Brustschmerz. Das linke Bein ist am Unterschenkel gerötet und zeigt erweiterte Venen, der Umfang ist am Knöchel und am Oberschenkel vergrößert.

Diagnostik

Die Blutgasanalyse zeigt eine Absenkung des Sauerstoffgehalts im Blut. Wegen Verdacht auf Lungenembolie werden bei der Blutentnahme vor allem die Gerinnungswerte und die D-Dimere bestimmt, die durch Spaltprodukte von Blutgerinnseln (Thromben) gebildet werden. Die CT-Angiographie der Brusthöhle zeigt, dass mehrere Äste der Lungenarterien verlegt sind. Die Ultraschalluntersuchung des Herzens (Echokardiographie) weist auf eine Rechtsherzbelastung hin. Ein farbkodierter Duplexultraschall bestätigt, dass die tiefen Beinvenen im Bereich der V. femoralis auf der linken Seite durch ein Blutgerinnsel (Thrombus) verlegt sind.

Diagnose

Lungenembolie bei tiefer Beinvenenthrombose (Abb. a). Das Gerinnsel aus der V. femoralis scheint sich zum Teil abgelöst und als Embolus die Lungenarterien blockiert zu haben. Als Risikofaktoren ergeben sich bereits vor dem Ausschluss einer Gerinnungsstörung der Transatlantikflug, die Einnahme von oralen Kontrazeptiva („Pille") und Rauchen.

Therapie

Über einen venösen Zugang wird eine Auflösung (Lysetherapie) der Blutgerinnsel mit einem Plasminogenaktivator eingeleitet. Zusätzlich wird die Patientin über eine Nasensonde mit Sauerstoff versorgt. Die Lyse ist erfolgreich und die Patientin nach einer Woche weitgehend beschwerdefrei.

Aus dem Präpsaal

Zum Verständnis dieses klinischen Falls müssen wir uns zwei Körperregionen ansehen: die Venen des Beins und die Organe der Brusthöhle. Venen werden grundsätzlich im anatomischen Unterricht ein wenig vernachlässigt und meist nur auf Begleitstrukturen der Arterien reduziert, die diesen im Verlauf und daher meist auch in der Bezeichnung entsprechen. In manchen Regionen gibt es allerdings Abweichungen von dieser Regel oder bestimmte klinische Bezüge, die eine Erläuterung erfordern. An den Extremitäten gibt es ein **oberflächliches (epifasziales)** Venensystem, das unabhängig von den Arterien verläuft, und ein **tiefes (subfasziales) Venensystem,** bei dem distal (am Unterarm/-schenkel) meist zwei Venen die entsprechende Arterie begleiten und sich weiter proximal vereinigen. Da die oberflächlichen Venen aber über **Perforansvenen** mit dem tiefen Venensystem verbunden sind, die im Inneren Taschenklappen aufweisen und damit den Blutfluss nur in Richtung der tiefen Venen zulassen, fließt ein Großteil (ca. 75 %) des venösen Bluts über das tiefe Venensystem zurück zum Herzen.

Thromben in den tiefen Venen sind potenziell lebensgefährlich, da sie durch den Blutstrom abgelöst werden können. Sie gelangen dann als Emboli über die **untere Hohlvene (V. cava inferior)** in den rechten Vorhof des Herzens (Atrium dextrum) und über die **rechte Herzkammer (Ventriculus dexter)** in die Lungenarterien **(Aa. pulmonales),** die das sauerstoffarme Blut in die Lunge leiten.

Auf der rechten Seite liegt der Hauptbronchus über der Arterie, die Venen ganz vorne unten. Die schwarzen Knoten auf der Schnittfläche einer entnommenen Lunge sind die Hilumlymphknoten der Lunge.

Wenn man das Parenchym der Lunge vom Hilum aus entfernt, sieht man, dass die Lungenarterien sich auch im weiteren Verlauf den Aufzweigungen des Bronchialbaums anschließen, während die **Lungenvenen (Vv. pulmonales)** eigenständig verlaufen. Die gelbliche Farbe der Lungenarterien ist charakteristisch, da sie wie alle herznahen Arterien aufgrund der vielen elastischen Fasern in ihrer Muskelschicht zum elastischen Typ zählen. Wenn bei einer Lungenembolie ein erheblicher Teil der Gefäßdurchmesser verlegt wird, kommt es akut zu einer drastischen Abnahme der Gasaustauschfläche und dadurch zu Atemnot. Lebensgefährlich aber ist der Druckanstieg im Lungenkreislauf, dem der rechte Ventrikel entweder sofort oder auf Dauer nicht gewachsen ist, so dass es durch Rechtsherzinsuffizienz (Cor pulmonale) zum Tod kommen kann. Daher achtet man im Präpariersaal bei der Präparation des Herzens

Das Herz zum ersten Mal in der Hand zu halten ist ein besonderes Gefühl! Um dich orientieren zu können, musst du das Herz immer so halten, wie es im Mediastinum liegt. Dann ist der rechte Ventrikel vorne!

immer auf die Wandstärke des rechten Ventrikels, die normal mit 3–5 mm ungefähr ein Drittel der Dicke der linken Wand ausmacht. Ein größerer Wanddurchmesser kann Hinweis auf eine chronische Rechtsherzbelastung sein.

Zurück in der Klinik

Die Therapie wurde auf eine sechsmonatige orale Einnahme von Marcumar® zur Gerinnungshemmung umgestellt. Die molekularbiologische Untersuchung ergibt eine Mutation des Gerinnungsfaktors V und damit eine erblich bedingte Prädisposition. Daher wurde von „Pille" und Rauchen abgeraten. Bei längeren Reisen und bei einer geplanten Schwangerschaft wurde der Patientin die subkutane Injektion von niedermolekularem Heparin und das Tragen von Kompressionsstrümpfen empfohlen.

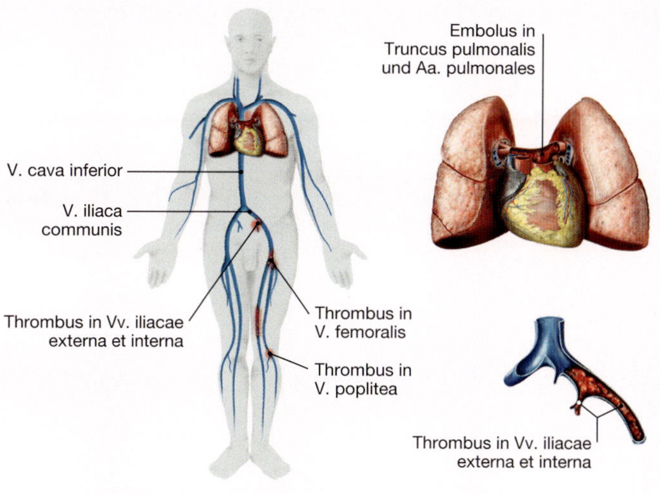

Abb. a Tiefe Beinvenenthrombose mit der Komplikation einer Lungenembolie. [L266]

Pleurahöhlen und Mediastinum

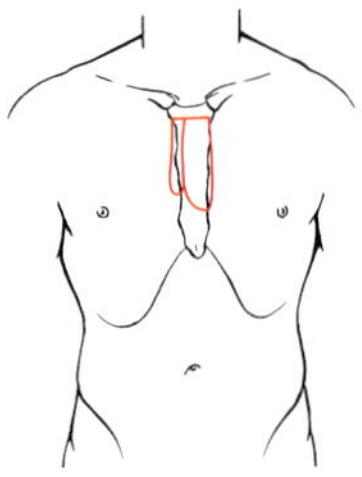

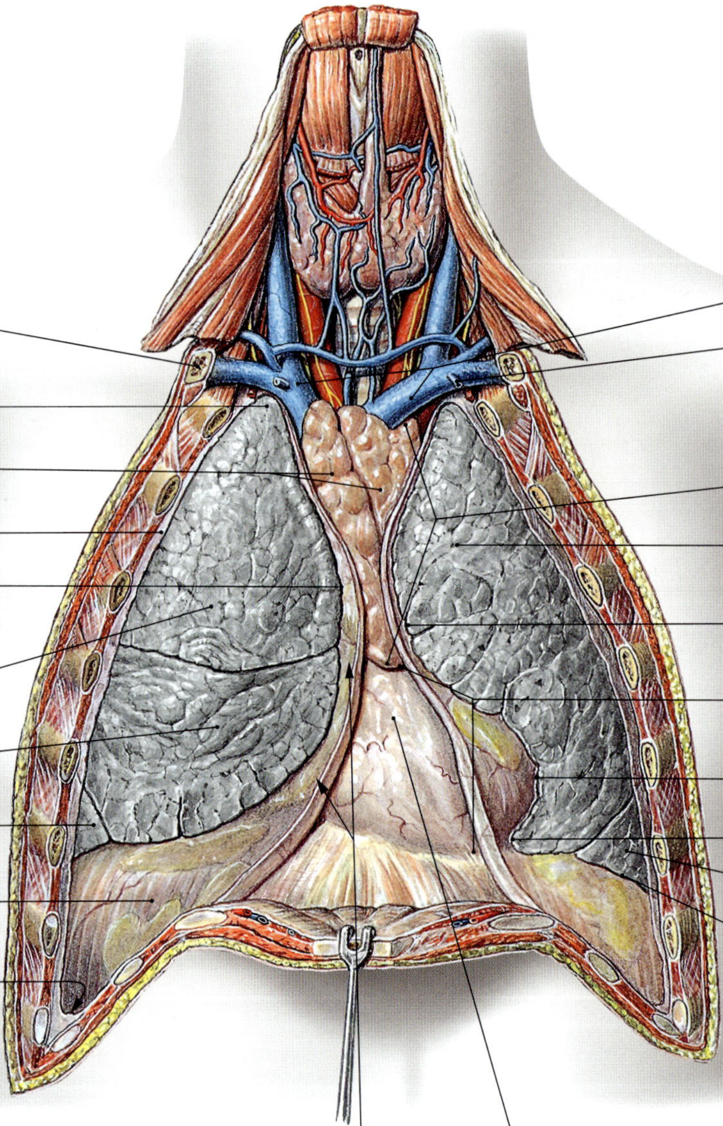

Abb. 5.1 Mittelfell, Mediastinum, und Pleurahöhlen, Cavitates pleurales, eines Jugendlichen; Ansicht von ventral; nach Entfernung der Brustwand.

Nach Eröffnung der **Brusthöhle, Cavea thoracis,** werden die beiden Pleurahöhlen sichtbar, in denen die beiden Lungen gelegen sind. Die Pleurahöhlen werden in der Mitte durch einen Bindegewebsraum getrennt, der als **Mittelfell (Mediastinum)** bezeichnet wird. Das Mediastinum enthält das Herz, das in den **Herzbeutel, Pericardium,** eingebettet ist, sowie den **Thymus** und eine Reihe von **Leitungsbahnen,** welche die Brusthöhle durch die obere Thoraxöffnung mit dem Hals sowie durch das Zwerchfell mit dem Bauchraum verbinden.

Die Pleurahöhle (Cavitas pleuralis) wird vom Rippenfell **(Pleura parietalis)** bedeckt. Die Pleura parietalis gliedert sich in Pars mediastinalis, Pars costalis und Pars diaphragmatica. Das Lungenfell **(Pleura visceralis)** bedeckt die äußere Oberfläche der Lungen. Beide Pleurablätter bilden einen kapillären Spaltraum, der insgesamt 5 ml seröse Flüssigkeit enthält, welche die Haftung der Lunge an der Rumpfwand vermittelt.

Oben überragen die Pleurahöhlen auf beiden Seiten mit der Pleurakuppel **(Cupula pleurae)** die obere Thoraxapertur um bis zu 5 cm. Die medialen Pleuragrenzen lassen oben das Trigonum thymicum und unten das Trigonum pericardiacum zwischen sich frei. Die Pleurahöhlen weisen vier paarige **Reserveräume (Recessus pleurales)** auf, in die sich die Lunge bei tiefer Inspiration ausdehnt:

- **Recessus costodiaphragmaticus:**
  lateral, in der mittleren Axillarlinie bis 5 cm tief
- **Recessus costomediastinalis:**
  beidseits ventral zwischen Mediastinum und Brustwand
- **Recessus phrenicomediastinalis:**
  kaudal zwischen Zwerchfell und Mediastinum
- **Recessus vertebromediastinalis:**
  dorsal neben der Wirbelsäule (→Abb. 5.119)

Klinik

Eine Vermehrung der Flüssigkeit im Pleuraspalt **(Pleuraerguss)** kann durch entzündliche Beteiligung bei Lungenentzündung (Pleuritis), durch Rückstau bei (Links-)Herzinsuffizienz oder bei Tumoren der Lunge und der Pleura auftreten. Daneben gibt es chylöse Pleuraergüsse, bei denen sich Lymphe aus dem Ductus thoracicus in die Pleurahöhle ergießt. Pleuraergüsse verursachen einen dumpfen Klopfschall. Sie werden im Recessus costodiaphragmaticus punktiert, um die Ursache abzuklären und die Atemexkursion zu verbessern.

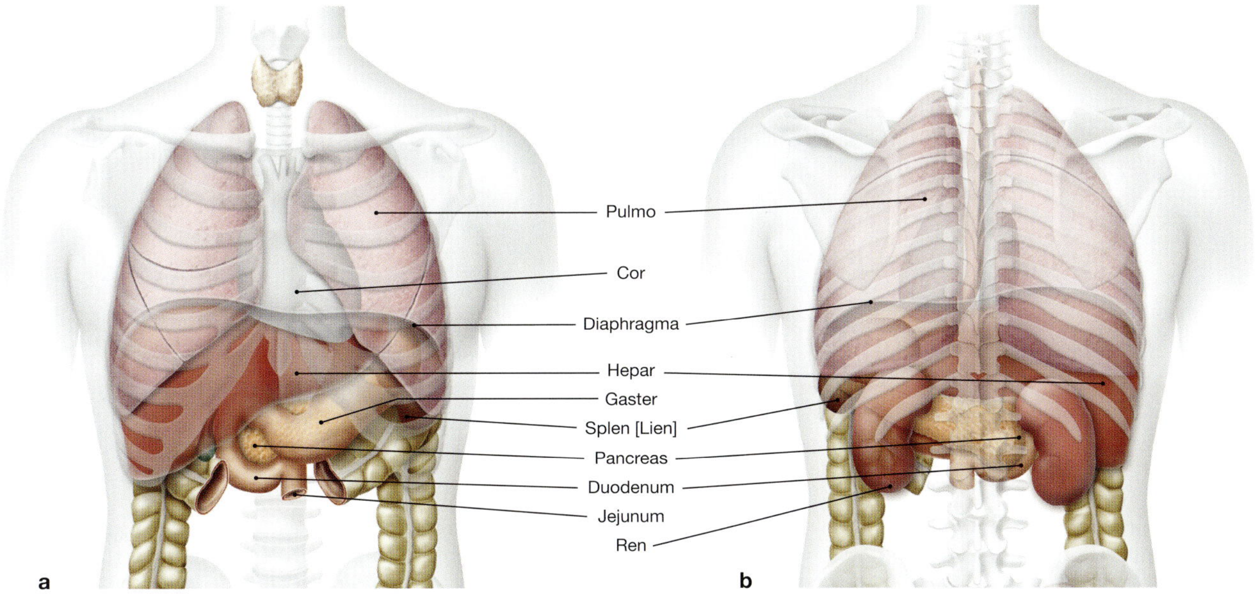

Abb. 5.2a und b Brusthöhle, Cavitas thoracis, und Organe des Oberbauchs; Ansicht von ventral (a) und dorsal (b); schematische Darstellung. [L275]
In der Brusthöhle liegt das **Herz, Cor,** in seinem Herzbeutel im **Mittelfell, Mediastinum,** und damit zwischen den beiden **Pleurahöhlen, Cavitates pleurales,** welche die rechte und linke **Lunge, Pulmo dexter und Pulmo sinister,** beherbergen. Da die Zwerchfellkuppeln relativ hoch stehen (rechts bei Exspiration im 4. Interkostalraum, ICR, links einen halben bis ganzen ICR tiefer), bedecken die Rippen neben den Organen der Brusthöhle auch die **Organe des Oberbauchs** (rechts Leber und Gallenblase, links Magen und Milz, beidseits dorsal Nieren und Nebennieren). Diese Organe sind damit relativ gut vor mechanischen Einwirkungen geschützt.

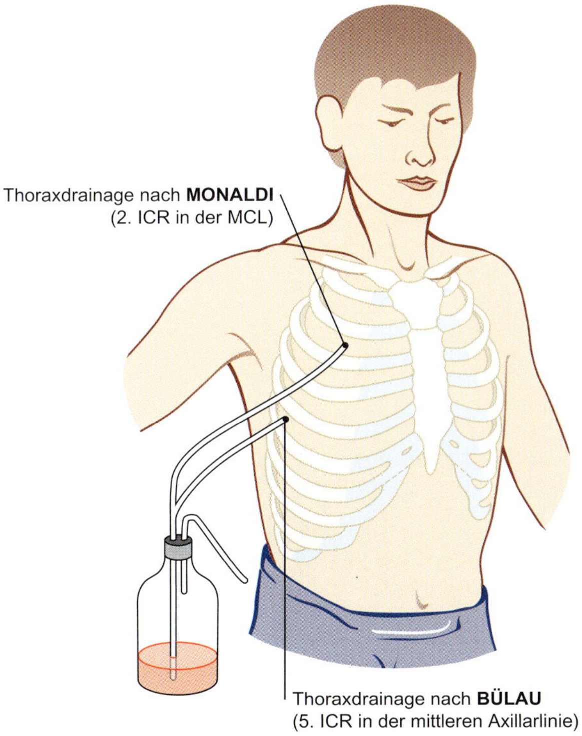

Abb. 5.3 Thoraxdrainage; Ansicht von rechts ventral; schematische Darstellung. [L126]
Bei der Thoraxdrainage unterscheidet man zwei Zugangswege: Nach **MONALDI** wird die Punktion im 2. Zwischenrippenraum (2. ICR) in der Medioklavikularlinie (MCL) angelegt, bei der Anlage nach **BÜLAU** im 5. ICR in der mittleren Axillarlinie.

Klinik

Wenn durch Blutansammlung in der Pleurahöhle (Hämatothorax) oder durch Stauung von Luft in der Pleurahöhle (Spannungspneumothorax) die Lungenexkursion beeinträchtigt oder bei einem Pneumothorax die Lunge kollabiert ist, wird eine **Thoraxdrainage** angelegt, um das Blut abzusaugen und die Lunge wieder zu entfalten. Dazu gibt es zwei Zugangswege, bei denen die Gefahr der Schädigung umliegender Organe möglichst gering ist:
MONALDI-Drainage: im 2. ICR in der MCL. Weiter medial sollte nicht eingestochen werden, um die parasternal verlaufende A./V. thoracica interna nicht zu schädigen. Lateral dagegen liegen die axillären Leitungsbahnen und die Nn. intercostobrachiales.
BÜLAU-Drainage: im 5. ICR in der mittleren Axillarlinie. Hier darf nicht die Leber punktiert werden, die sich unter der rechten Zwerchfellkuppel befindet. Letztere kann sich bei maximaler Exspiration bis in den 4. ICR erstrecken.
In der präklinischen Notfallversorgung sind beide Zugangswege sinnvoll, bei einem Pneumothorax wird in der Klinik dagegen der MONALDI-Zugang gewählt.

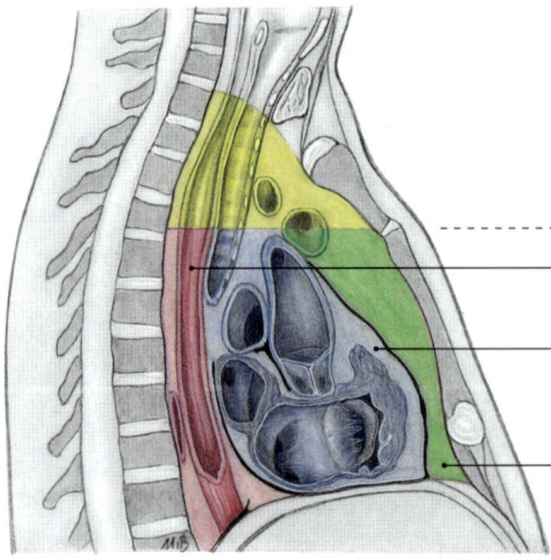

Abb. 5.4 Gliederung des Mediastinums.
Der Bindegewebsraum, der die beiden Pleurahöhlen trennt, wird als **Mittelfell, Mediastinum,** bezeichnet. Das Mediastinum gliedert sich in ein Mediastinum inferius, in dem das Herz liegt, und in ein Mediastinum superius. Das untere Mediastinum wird weiter in ein Mediastinum anterius vor dem Herzen, in ein Mediastinum medium mit dem Herzbeutel und in ein Mediastinum posterius hinter dem Herzbeutel eingeteilt.

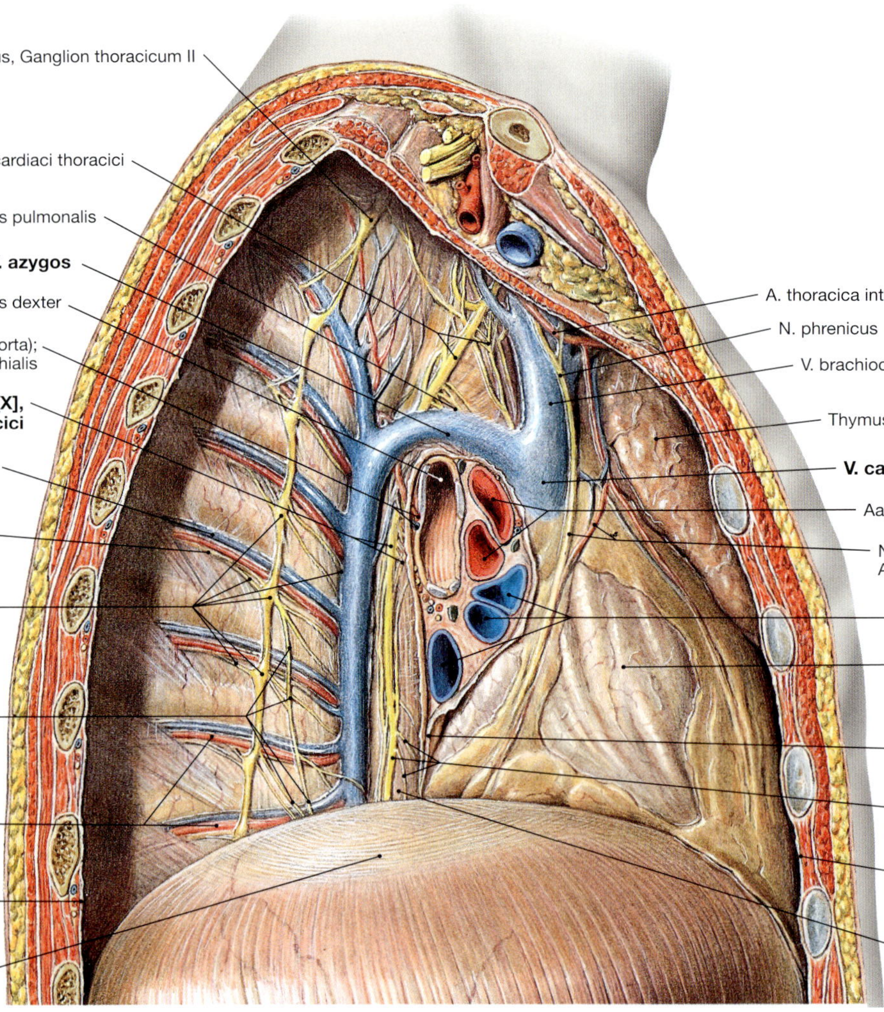

Abb. 5.5 Mediastinum und Pleurahöhle, Cavitas pleuralis, eines Jugendlichen; Ansicht von rechts; nach Entfernung der seitlichen Brustwand und der rechten Lunge.
Bei Ansicht von rechts fällt im hinteren Mediastinum besonders die **V. azygos** auf, die neben der Wirbelsäule aufsteigt, die rechte Lungenwurzel überquert und dann auf Höhe des 4./5. Brustwirbels von dorsal in die V. cava superior einmündet. Der N. vagus [X] zieht hinter dem Hauptbronchus (Bronchus principalis dexter) zum Oesophagus, während der N. phrenicus vor der V. cava superior auf den Herzbeutel gelangt.

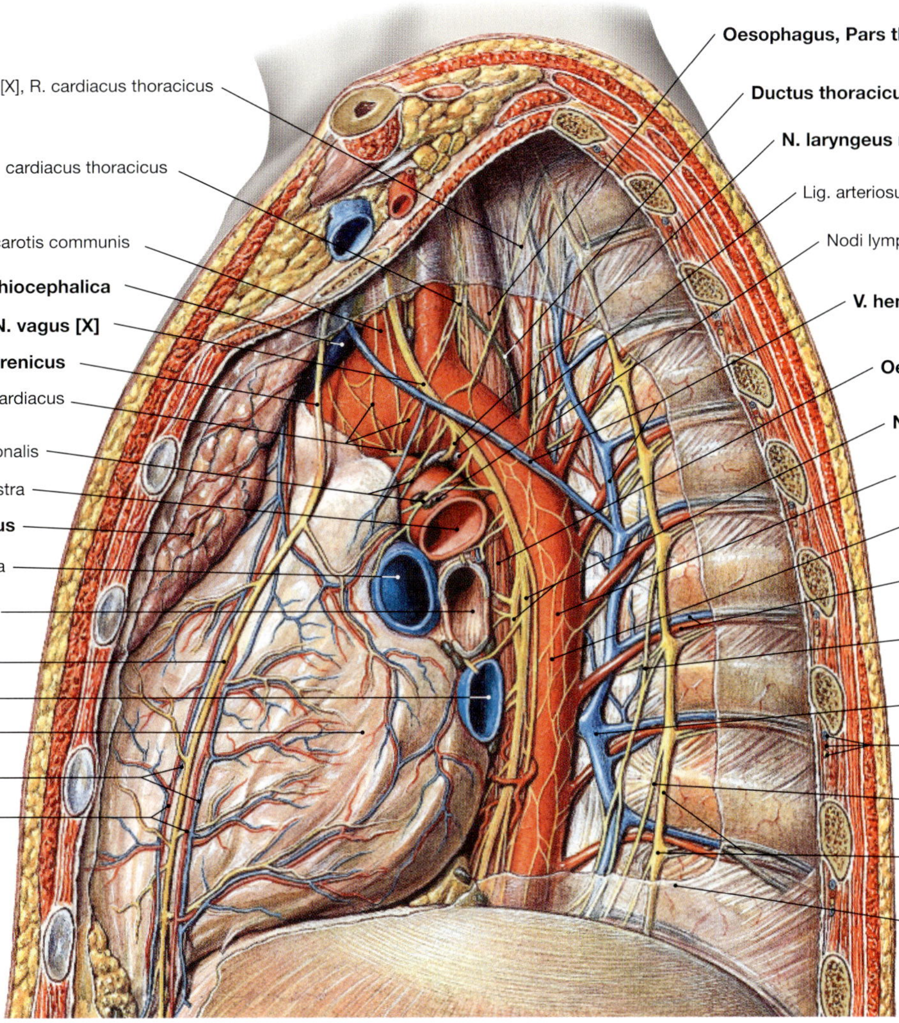

Abb. 5.6 Mediastinum und Pleurahöhle, Cavitas pleuralis, eines Jugendlichen; Ansicht von links; nach Entfernung der seitlichen Brustwand und der linken Lunge.

Bei Ansicht von links wird das hintere Mediastinum durch die Aorta dominiert, die links vor der Wirbelsäule absteigt. Seitlich auf den Wirbelkörpern liegt die V. hemiazygos, die zwischen dem 10. und 7. Brustwirbel in die V. azygos mündet. Sie kommuniziert meist mit der V. hemiazygos accessoria, die das Blut der oberen Interkostalvenen aufnimmt. Noch weiter lateral, auf den Köpfchen der Rippen, liegen die Ganglien des **Grenzstrangs** des sympathischen Nervensystems **(Truncus sympathicus),** aus denen die Nn. splanchnici major und minor abgehen. Der N. vagus [X] zieht hinter der Lungenwurzel an den Oesophagus heran, nachdem er den N. laryngeus recurrens abgegeben hat, der sich auf der linken Seite um den Aortenbogen herumschlingt. Im mittleren Mediastinum liegt der Herzbeutel und auf diesem der N. phrenicus, der von den Vasa pericardiacophrenica begleitet wird. Im oberen Mediastinum bedeckt der Thymus die großen Gefäße von ventral.

Inhalt des Mediastinum superius	Inhalt des Mediastinum inferius
• Thymus • Trachea • Oesophagus • Aorta und Truncus pulmonalis • Vv. brachiocephalicae und V. cava superior • Lymphbahnen: Lymphstämme (Ductus thoracicus, Trunci bronchomediastinales) und mediastinale Lymphknoten • vegetatives Nervensystem (Truncus sympathicus, N. vagus [X] mit N. laryngeus recurrens) • N. phrenicus	• **Mediastinum anterius:** retrosternale Lymphabflüsse der Brustdrüse • **Mediastinum medium:** Herzbeutel mit herznahen Gefäßen (Aorta ascendens, Truncus pulmonalis, V. cava superior) N. phrenicus mit Vasa pericardiacophrenica • **Mediastinum posterius:** Aorta descendens, Oesophagus mit Plexus oesophageus des N. vagus, Ductus thoracicus, Truncus sympathicus mit Nn. splanchnici, V. azygos und V. hemiazygos sowie interkostale Leitungsbahnen

Thymus

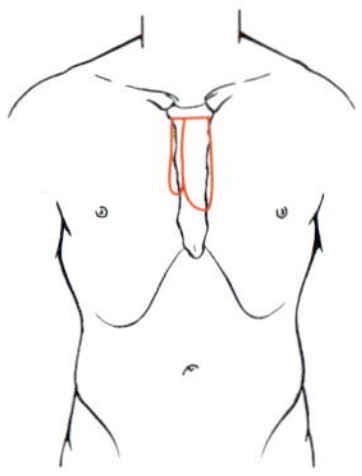

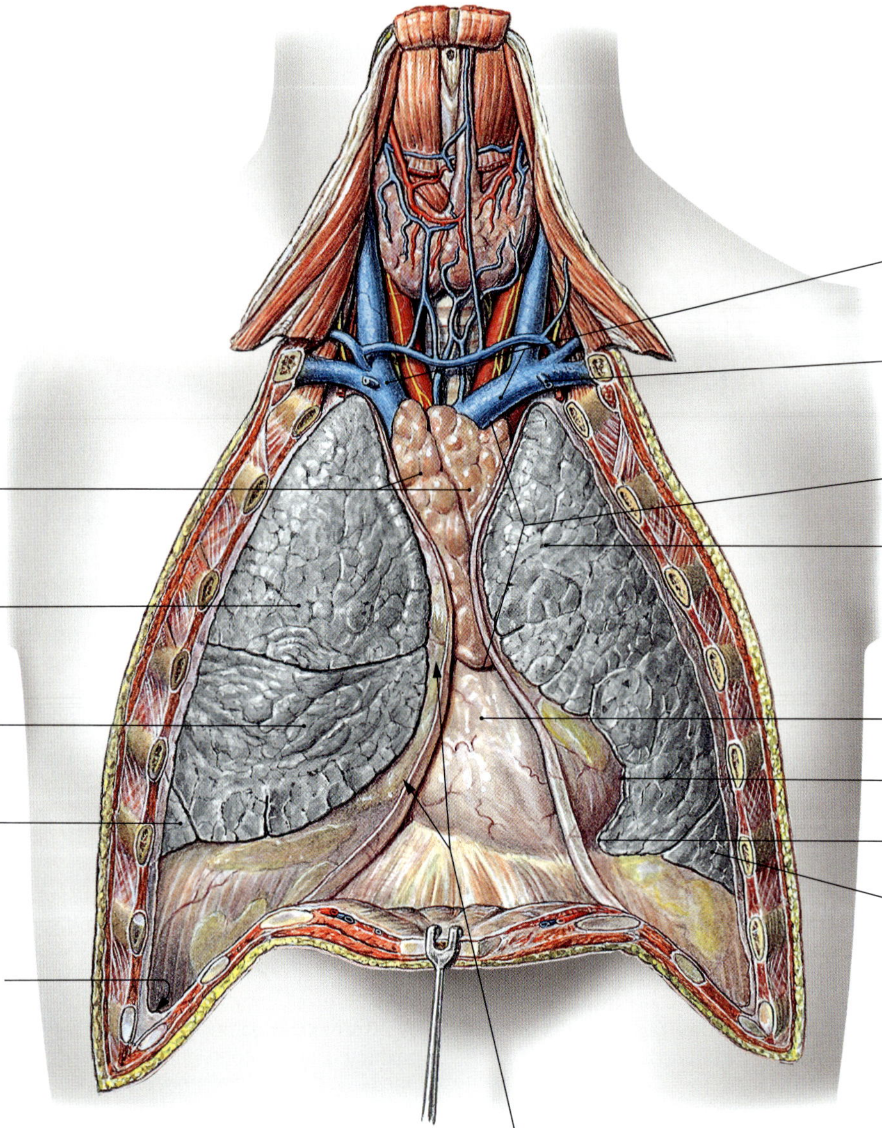

Abb. 5.7 Oberes Mediastinum mit Bries, Thymus, eines Jugendlichen; Ansicht von ventral; nach Entfernung der vorderen Rumpfwand. Das **Bries (Thymus)** liegt im oberen Mediastinum im Trigonum thymicum zwischen den medialen Rändern der Pleurahöhlen. Der Thymus verändert sich zeitlebens in seiner geweblichen Zusammensetzung. Da sich sein Gesamtvolumen dabei kaum ändert, ist er beim Neugeborenen relativ gesehen viel größer als beim Erwachsenen (→ Abb. 5.9). Bei einem jungen Erwachsenen ist der Thymus noch relativ groß. Nach der Pubertät wird das spezifische Thymusgewebe zunehmend durch Fettgewebe ersetzt, so dass der Thymus als Organ beim alten Menschen oft schwer zu identifizieren ist. Beim alten Menschen ist er fast vollständig durch zwei Fettlappen ersetzt. Daher findet man an den Präparaten oft nur Thymusrestkörper, die makroskopisch lediglich anhand kleiner arterieller Äste aus der A. thoracica interna und venöser Verbindungen zu den Vv. brachiocephalicae identifiziert werden können. Trotzdem bleibt immer spezifisches Thymusgewebe erhalten, um eine Immunabwehr zu ermöglichen.

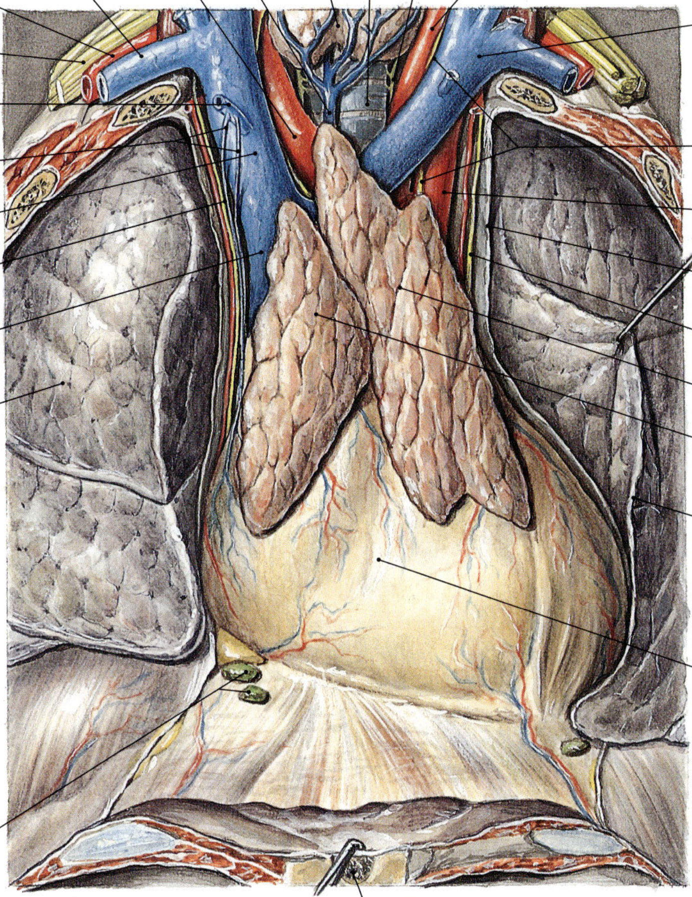

Abb. 5.8 Bries, Thymus, eines Jugendlichen; Ansicht von ventral. Der Thymus ist ein **primäres lymphatisches Organ.** Er dient der Vermehrung und Selektion von T-Lymphozyten, die anschließend den Thymus verlassen, um in den sekundären lymphatischen Organen die spezifische zelluläre Immunabwehr zu übernehmen.

Der Thymus entwickelt sich aus dem Entoderm der 3. Schlundtasche und dem Ektoderm der 3. Schlundfurche. Makroskopisch besteht er aus zwei Lappen (Lobi dexter und sinister), die im vorderen Abschnitt des oberen Mediastinums den großen Gefäßen aufliegen. Diese Lappen sind mikroskopisch in Läppchen untergliedert.

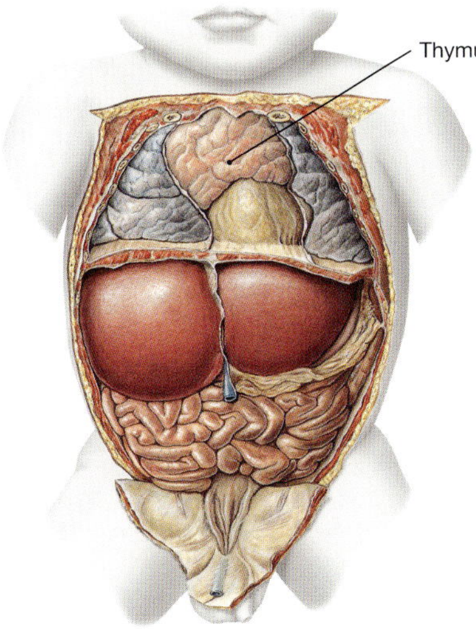

Abb. 5.9 Lage des Bries, Thymus, eines Neugeborenen; Ansicht von ventral; nach Entfernung der vorderen Rumpfwand.

N. phrenicus

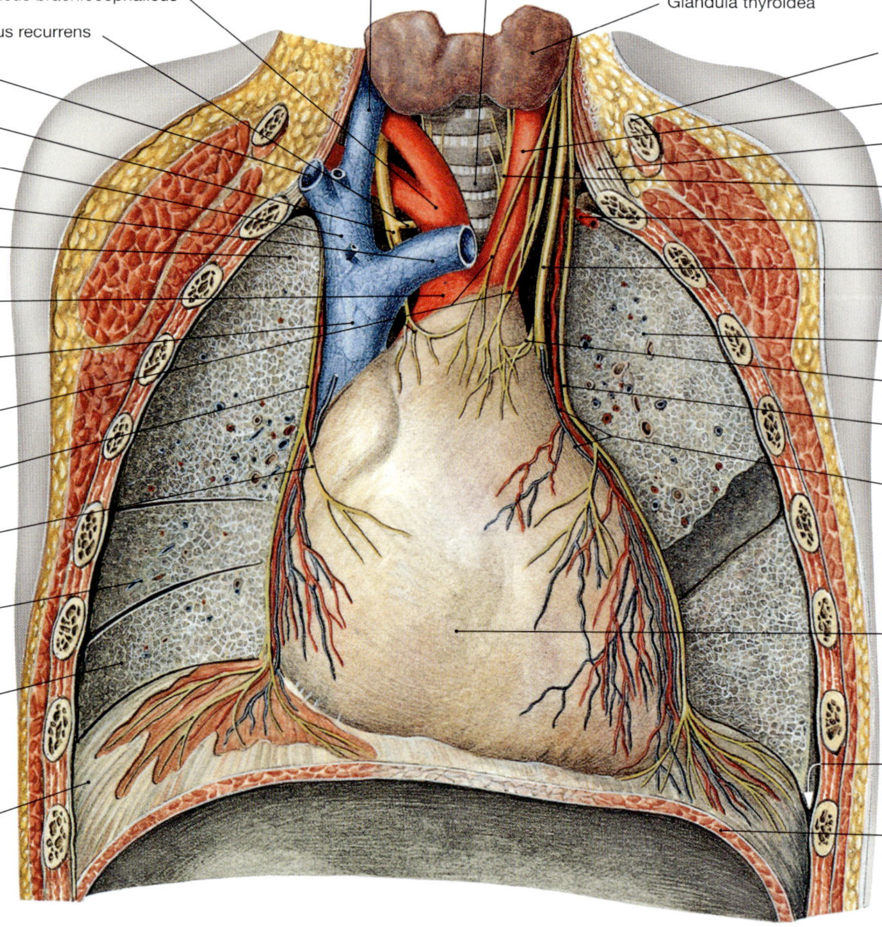

Abb. 5.10 Mittleres Mediastinum; Ansicht von ventral; nach Entfernung der vorderen Brustwand, Lungen in der Frontalebene durchgeschnitten.

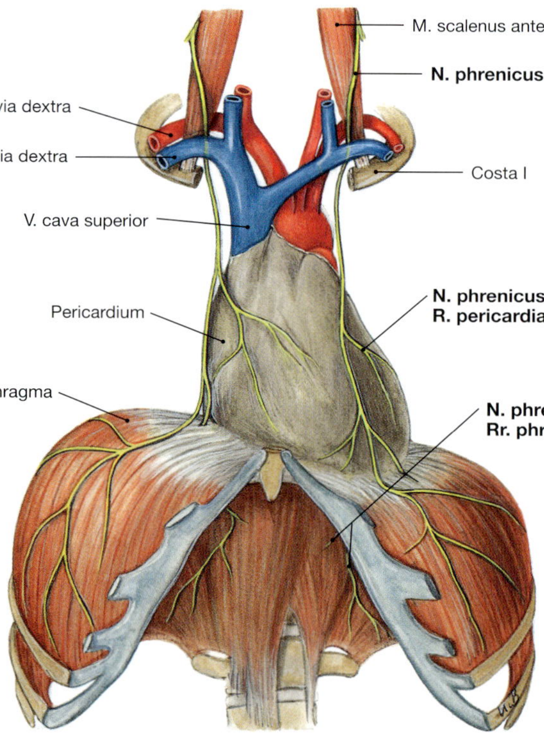

Abb. 5.11 Verlauf des N. phrenicus.
Der **N. phrenicus** entspringt den Segmenten C3 bis C5 (hauptsächlich C4) des Plexus cervicalis, zieht am Hals auf dem M. scalenus anterior nach kaudal (Leitmuskel!) und gelangt dann im unteren **mittleren Mediastinum** vor der Lungenwurzel auf den Herzbeutel **(Pericardium),** wo er in Begleitung der Vasa pericardiacophrenica, bedeckt von der Pleura mediastinalis, zum Zwerchfell absteigt, das er motorisch innerviert. Daneben besitzt er sensorische Äste zum Herzbeutel (R. pericardiacus), für die Pleura diaphragmatica sowie das Peritoneum parietale auf der Unterseite des Zwerchfells (Rr. phrenicoabdominales). Die Rr. phrenicoabdominales innervieren auch das Peritoneum viscerale auf Leber und Gallenblase.

Klinik

Der entwicklungsgeschichtlich bedingte Verlauf des N. phrenicus hat bei **Querschnittslähmungen** klinische Bedeutung. Schädigungen des Rückenmarks kaudal von C4 führen nicht zu Atemstörungen, während eine Verletzung des Segments C4 zum Ersticken führen kann.

Die Innervation von **Leber und Gallenblase** durch die Rr. phrenicoabdominales kann zu einer **Schmerzübertragung in die rechte Schulter** (bei Leberpunktion, Entzündung der Gallenblase) führen. Bei Rupturen der Milz gibt es eine ähnliche Schmerzausstrahlung in die linke Schulter.

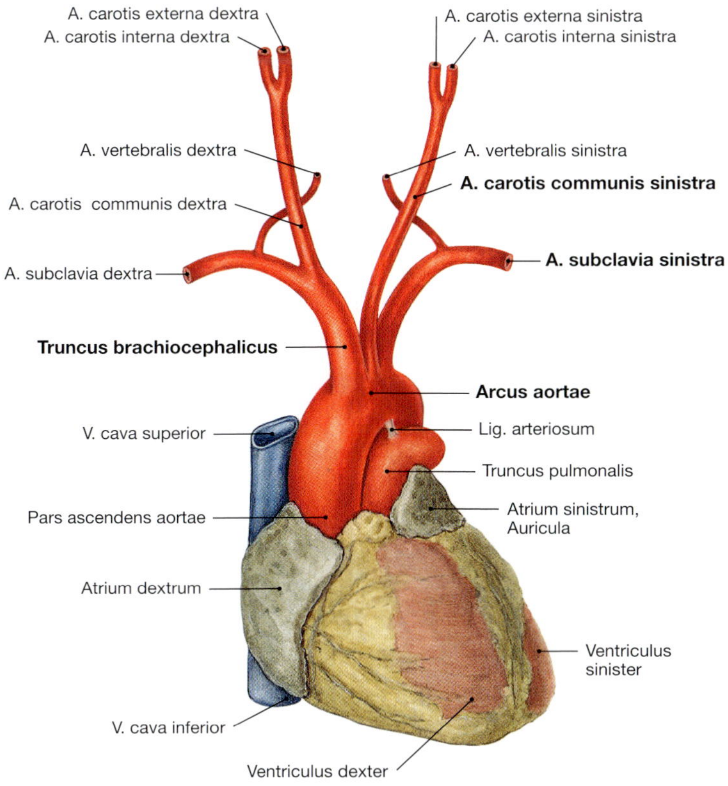

Abb. 5.12 Aorta ascendens und Aortenbogen, Arcus aortae, mit Abgängen der großen Arterien; Ansicht von ventral.
Die **aufsteigende Aorta (Pars ascendens aortae** oder **Aorta ascendens)** liegt noch im Herzbeutel und damit im unteren Mediastinum. Sie geht im oberen Mediastinum in den **Aortenbogen, Arcus aortae,** über, der über das Lig. arteriosum mit dem Truncus pulmonalis verbunden ist, und setzt sich dann im absteigenden Schenkel (Pars descendens aortae) der Aorta thoracica fort (→Abb. 5.15). Der Aortenbogen gibt folgende Äste ab:

- Truncus brachiocephalicus (rechts), der sich in die A. subclavia dextra und die A. carotis communis dextra aufzweigt
- A. carotis communis sinistra
- A. subclavia sinistra

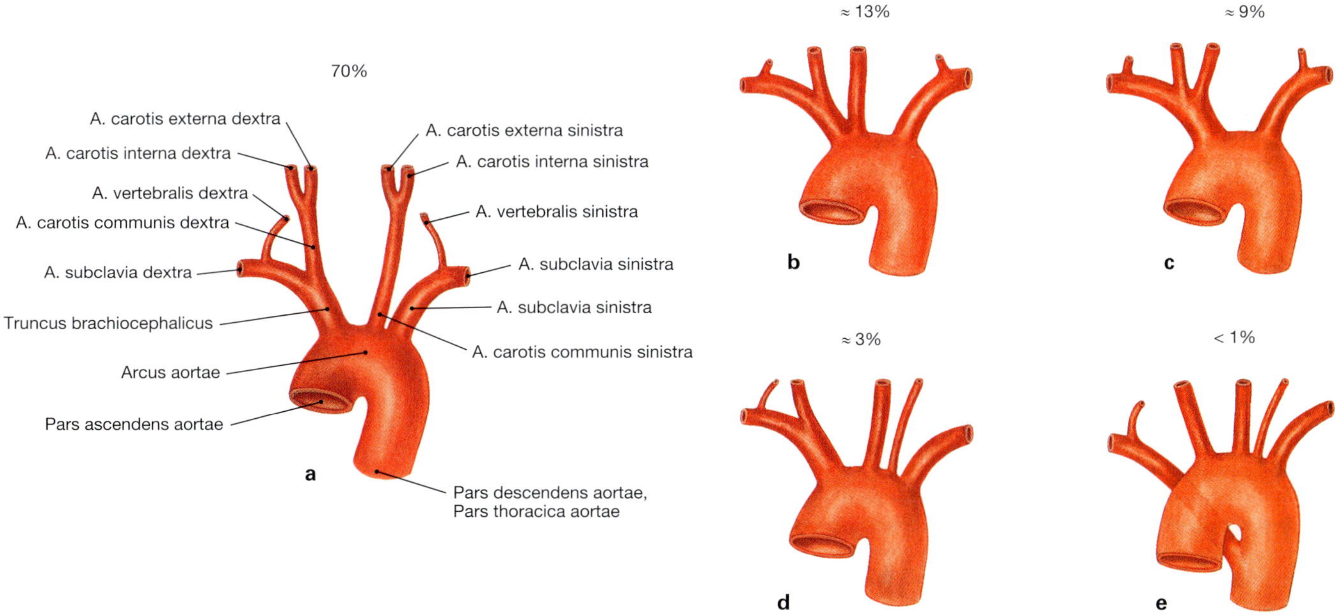

Abb. 5.13a bis e Varietäten der Abgänge der großen Arterien vom Aortenbogen.

- **a** „Lehrbuchfall"
- **b** gemeinsamer Ursprung von Truncus brachiocephalicus und A. carotis communis sinistra
- **c** gemeinsamer Stamm für Truncus brachiocephalicus und A. carotis communis sinistra
- **d** selbstständiger Abgang der A. vertebralis sinistra aus dem Arcus aortae
- **e** Abgang der A. subclavia dextra als letzter Ast aus dem Arcus aortae. Diese abnorme Arterie verläuft meist hinter dem Oesophagus nach rechts und kann Schluckbeschwerden (Dysphagie) hervorrufen **(Arteria lusoria)**.

Das Vorkommen einer eigenständigen, zur Schilddrüse ziehenden **A. thyroidea ima,** die dem Truncus brachiocephalicus oder als zweiter Ast dem Aortenbogen entspringt, ist relativ selten.

Arterien des oberen Mediastinums – Aortenbogen mit Abgängen

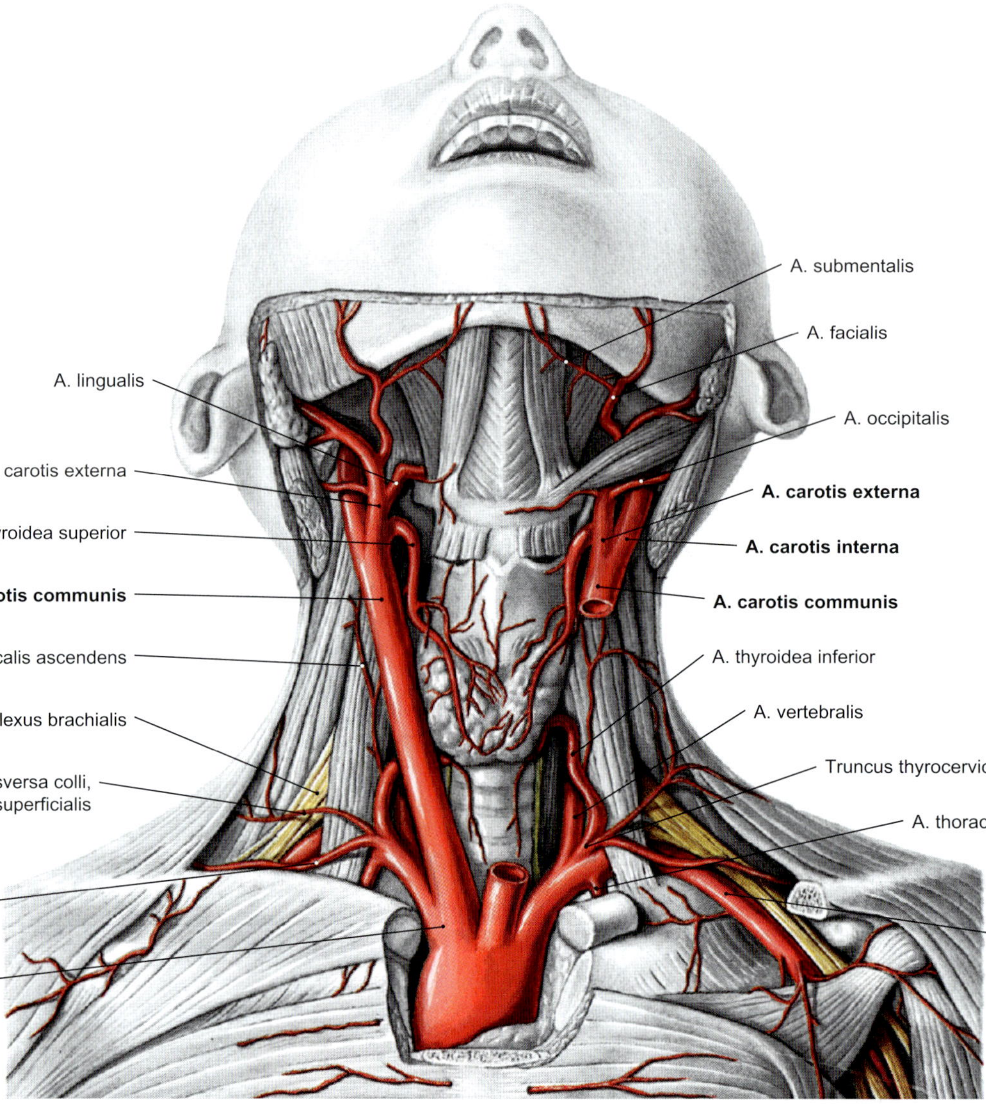

Abb. 5.14 Aortenbogen, Arcus aortae, mit Abgängen der großen Arterien; Ansicht von ventral nach Entfernung des Manubrium sterni. [S010-2-16]

Im oberen Mediastinum gibt der **Aortenbogen, Arcus aortae,** zunächst rechts den Truncus brachiocephalicus ab, der sich in die A. subclavia dextra und die A. carotis communis dextra teilt. Dann folgen als Abgänge die A. carotis communis sinistra und die A. subclavia sinistra.

Man unterscheidet einen **Brustabschnitt** der Aortae (Pars thoracica aortae oder Aorta thoracica) und einen **Bauchabschnitt** (Pars abdominalis aortae oder Aorta abdominalis).

Die **Aorta thoracica** gliedert sich in:

- **aufsteigende Aorta** (Pars ascendens aortae oder Aorta ascendens) mit den Herzkranzarterien (Aa. coronariae)
- **Aortenbogen** (Arcus aortae): → oben
- **absteigende Aorta** (Pars descendens aortae oder Aorta descendens) mit parietalen Ästen zur Versorgung der Rumpfwand und viszeralen Ästen für die Brustorgane

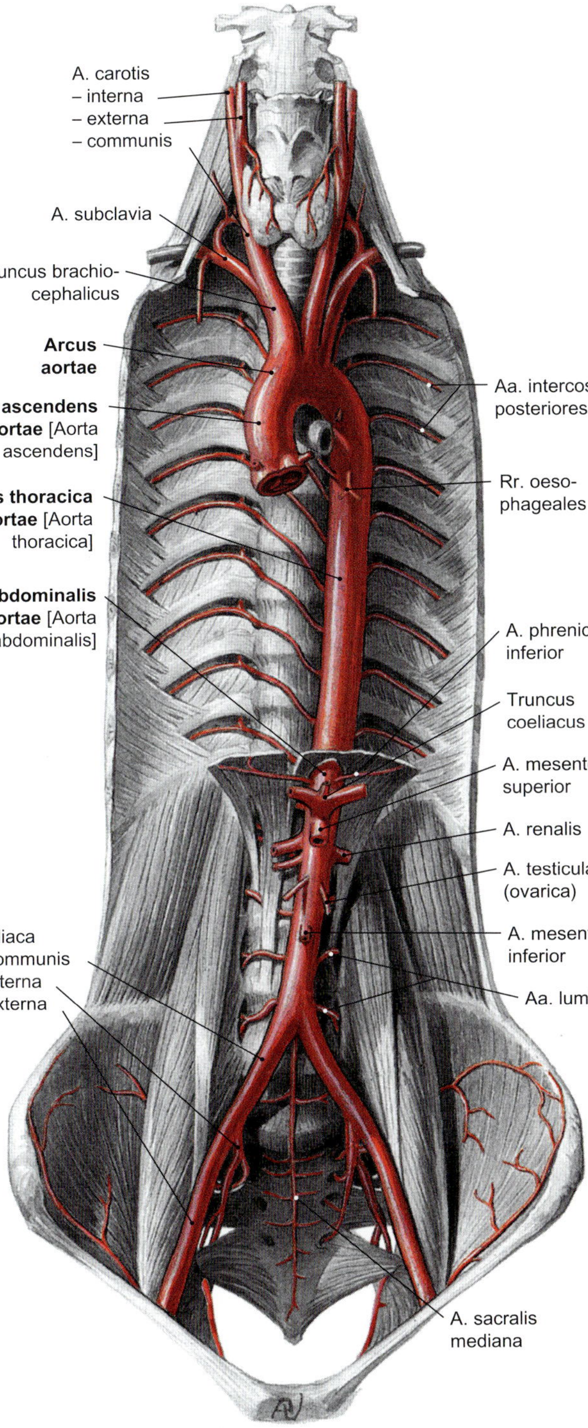

Abb. 5.15 Abschnitte der Aorta mit Abgängen der großen Arterien; Ansicht von ventral nach Entfernung der vorderen Rumpfwand, aller Organe und aller übrigen Leitungsbahnen von Brust-, Bauch- und Beckenhöhle. [S010-2-16]

Parietale Äste der Brustaorta sind:
Aa. intercostales posteriores (neun Paare; die beiden ersten Interkostalarterien gehen aus dem Truncus costocervicalis der A. subclavia hervor)
A. subcostalis (unter der 12. Rippe)
A. phrenica superior: zur Oberseite des Zwerchfells

Viszerale Äste der Brustaorta:
Rr. bronchiales: Vasa privata der Lunge
Rr. oesophageales: 3–6 Äste zur Speiseröhre
Rr. mediastinales: feine Äste zur Versorgung des Mediastinums und des Herzbeutels
Die Aorta tritt auf Höhe des 12. Brustwirbels durch den Hiatus aorticus des Zwerchfells, der von den beiden lumbalen Schenkeln des Zwerchfells gebildet wird, und setzt sich in der **Bauchaorta** fort. Diese hat auch parietale und viszerale Äste, wobei die parietalen Äste die Systematik der Äste im Brustabschnitt fortsetzen, und teilt sich dann in Höhe des 4. Lendenwirbels in ihre Endäste.

Parietale Äste der Bauchaorta sind:
A. phrenica inferior: zur Unterseite des Zwerchfells
Aa. lumbales (vier Paare; das letzte Paar entspringt der A. sacralis mediana)

Viszerale Äste der Bauchaorta:
Truncus coeliacus: erster unpaarer Ast auf Höhe des 12. Brustwirbels direkt unterhalb des Hiatus aorticus (→ Abb. 5.15)
Aa. suprarenales mediae: feine Äste zu den Nebennieren
A. mesenterica superior: unpaares Gefäß auf Höhe des 1. Lendenwirbels (→ Abb. 5.15)
Aa. renales: Die Nierenarterien entspringen auf Höhe des 2. Lendenwirbels
Aa. testiculares/ovaricae: absteigende Gefäße zur Versorgung der Hoden beim Mann bzw. der Eierstöcke bei der Frau
A. mesenterica inferior: unpaares Gefäß auf Höhe des 3. Lendenwirbels (→ Abb. 5.15)

Endäste der Bauchaorta sind die beiden **Beckenarterien (Aa. iliacae communes)** und die unpaare **A. sacralis mediana** auf der Vorderseite des Kreuzbeins.

Venen des oberen Mediastinums

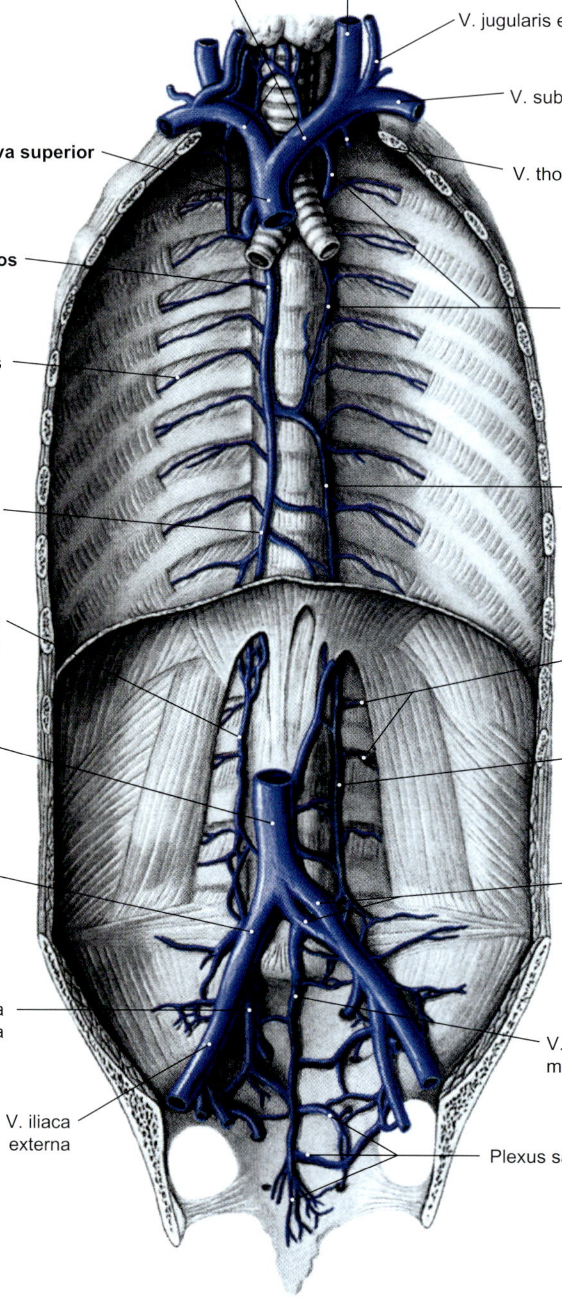

Abb. 5.16 Obere Hohlvene, Vena cava superior, und untere Hohlvene, Vena cava inferior, mit Zuflüssen; Ansicht ventral nach Entfernung der vorderen Rumpfwand, aller Organe und aller übrigen Leitungsbahnen von Brust-, Bauch- und Beckenhöhle. [S010-2-16]

Die **obere Hohlvene, V. cava superior,** bildet sich rechts der Wirbelsäule hinter dem ersten Sternokostalgelenk durch die Vereinigung der beiden Vv. brachiocephalicae. Sie nimmt vor der Einmündung in den rechten Vorhof des Herzens in Höhe des 4. und 5. Brustwirbels die V. azygos auf, die vorher den rechten Hauptbronchus überquert. Die V. azygos bildet mit der korrespondierenden V. hemiazygos das **Azygossystem.** Das System entspricht mit seinen parietalen und viszeralen Zuflüssen den Ästen der Aorta descendens.

Parietale Äste der V. azygos:
- Vv. intercostales posteriores: von der hinteren Rumpfwand
- V. subcostalis: unter dem untersten Rippenpaar
- Vv. phrenicae superiores: von der Oberseite des Zwerchfells

Viszerale Äste der V. azygos:
- venöse Zuflüsse vom Mediastinum mit all seinen Organen (Vv. mediastinales, Vv. oesophageales, Vv. bronchiales, Vv. pericardiacae)

Die V. azygos verläuft in der unteren Hälfte des Mediastinums oft ventral der Wirbelsäule oder sogar auf ihrer rechten Seite, so dass nicht immer eine **V. hemiazygos** ausgebildet ist. Wenn vorhanden, mündet diese zwischen dem 10. und 7. Brustwirbel in die V. azygos, wobei ihr Verlauf nach oben durch die V. hemiazygos accessoria fortgesetzt wird.

Die **untere Hohlvene, V. cava inferior,** bildet sich rechts der Aorta auf Höhe des 5. Lendenwirbels aus den beiden Beckenvenen (Vv. iliacae communes). Sie gleicht in ihren Zuflüssen weitgehend den parietalen und paarigen viszeralen Ästen der Bauchaorta und nimmt auf der Unterseite des Zwerchfells die Vv. phrenicae inferiores auf.

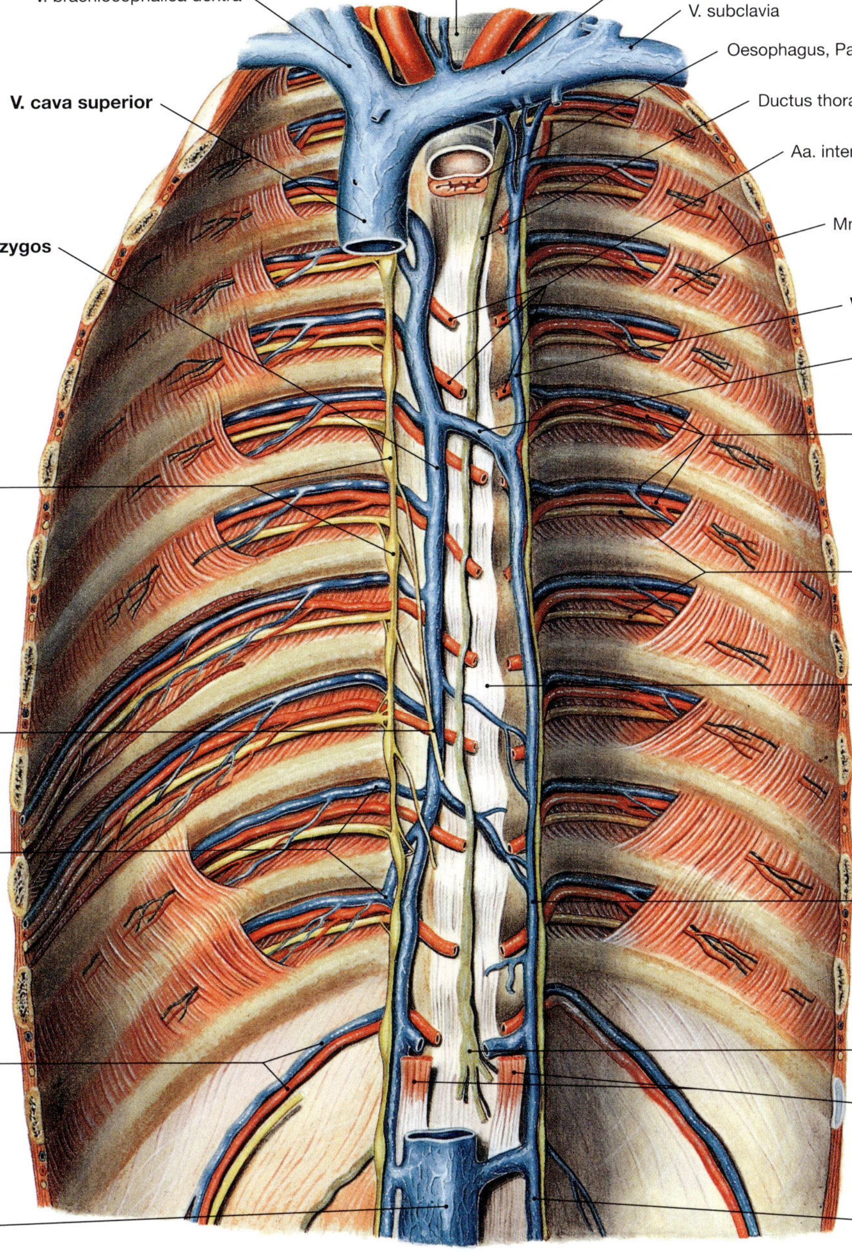

Abb. 5.17 Venen des Azygossystems; Ansicht von ventral auf die hintere Rumpfwand; nach Entfernung des Zwerchfells.

Das Azygossystem verbindet die Vv. cavae superior und inferior miteinander und entspricht in seinen Zuflüssen den Ästen der Brustaorta. Auf der **rechten Seite** der Wirbelsäule steigt die **V. azygos** auf und mündet auf Höhe des 4./5. Brustwirbels von dorsal in die V. cava superior. **Links** entspricht ihr die **V. hemiazygos,** die ihrerseits zwischen dem 10. und 7. Brustwirbel in die V. azygos mündet. Aus den oberen Interkostalvenen nimmt eine **V. hemiazygos accessoria** das Blut auf. Unterhalb des Zwerchfells setzt rechts und links jeweils eine V. lumbalis ascendens den Verlauf der Azygosvenen fort und hat Anschluss an die V. cava inferior. Dadurch ist das Azygossystem an einem Umgehungskreislaufsystem zwischen den beiden Hohlvenen beteiligt. Zu diesen **kavokavalen Anastomosen** zählen folgende **Zuflüsse:**

- V. epigastrica superior (Anschluss an V. thoracica interna) und V. epigastrica inferior (Anschluss an V. iliaca externa)
- V. thoracoepigastrica (Anschluss an V. axillaris) und V. epigastrica superficialis (Anschluss an V. femoralis)
- Vv. azygos/hemiazygos (Einmündung in V. cava superior) und Vv. lumbales (Einmündung in V. cava inferior)
- Plexus venosus vertebralis der Wirbel mit Einmündung über Interkostalvenen/Lumbalvenen in das Azygossystem, in die V. iliaca interna oder direkt in die V. cava inferior.

Arterien des hinteren Mediastinums

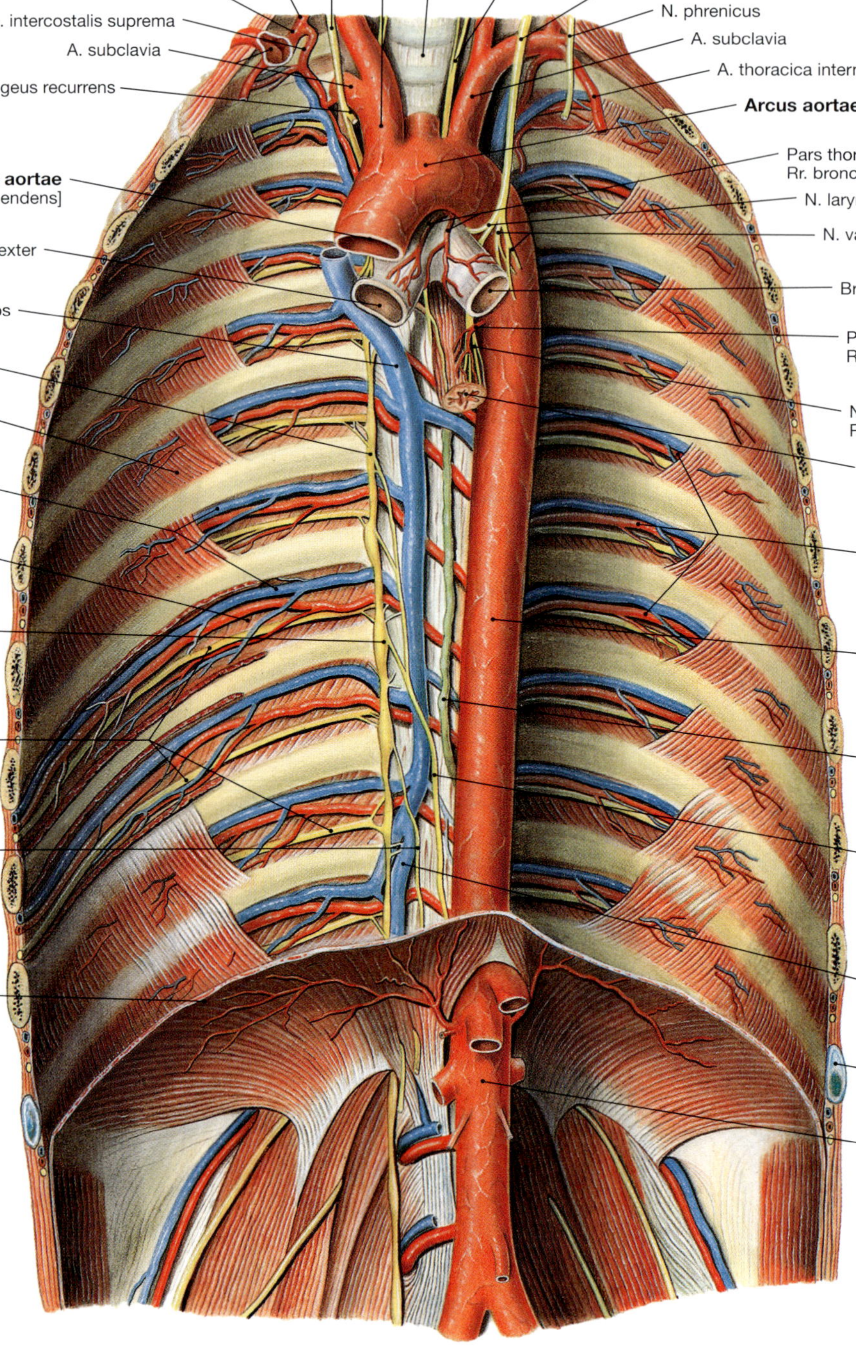

Abb. 5.18 Aorta descendens im Brustabschnitt; Ansicht von ventral auf die hintere Rumpfwand.
Die Pars descendens der Aorta steigt im hinteren Mediastinum ab (Pars thoracica) und tritt dann durch das Zwerchfell (Pars abdominalis).

Äste der Pars thoracica aortae	
parietale Äste zur Rumpfwand	• Aa. intercostales posteriores: 9 Paare (die ersten beiden sind Äste des Truncus costocervicalis der A. subclavia) • A. subcostalis: das letzte Paar unter der XII. Rippe • A. phrenica superior: zur Oberseite des Zwerchfells
viszerale Äste zu den Brusteingeweiden	• Rr. bronchiales: Vasa privata der Lunge (rechts meist aus der A. intercostalis posterior dextra III) • Rr. oesophageales: 3–6 Äste zur Speiseröhre • Rr. mediastinales: kleine Äste zu Mediastinum und Perikard

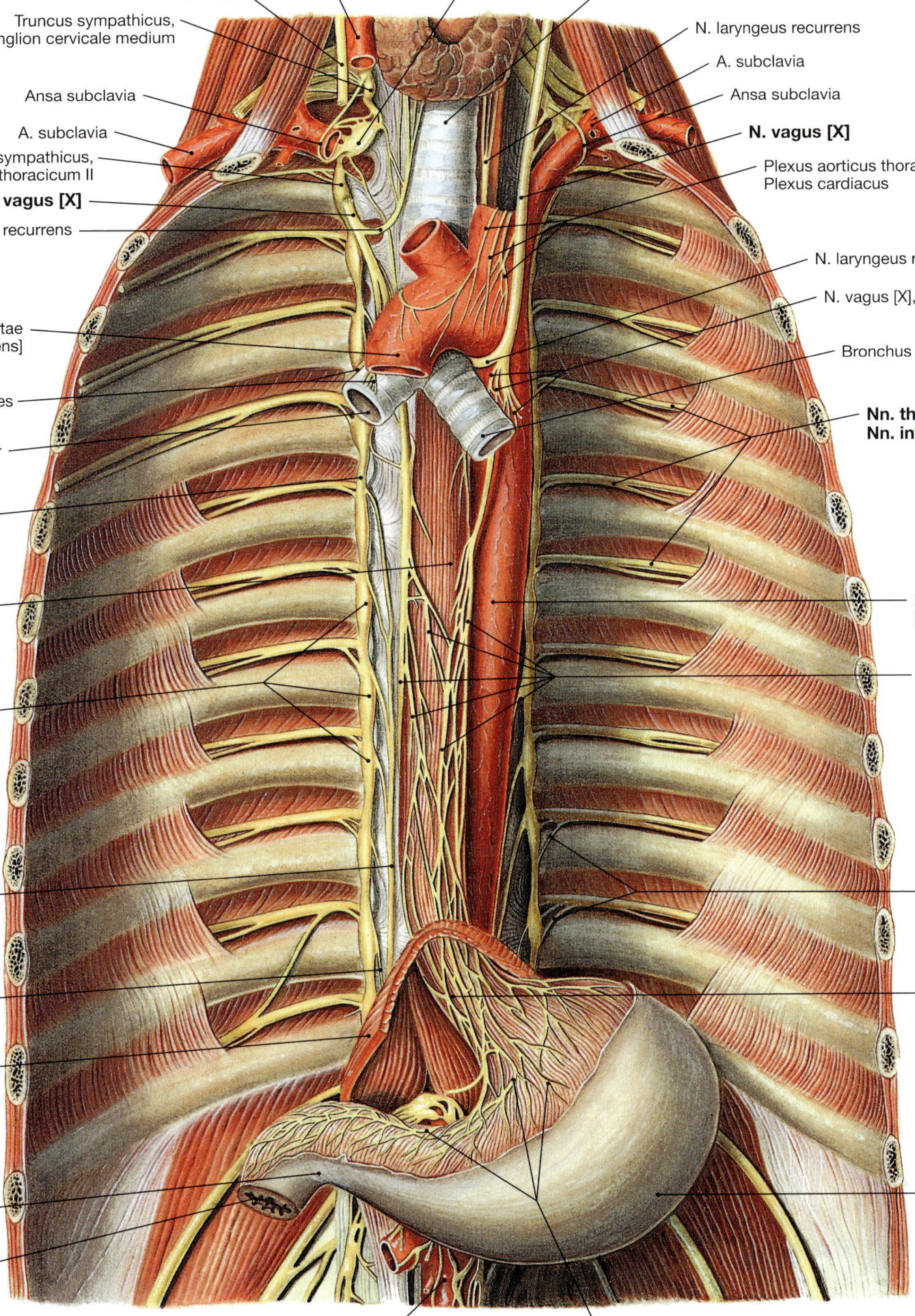

Abb. 5.19 Nerven des hinteren Mediastinums; Ansicht von ventral auf die hintere Rumpfwand; nach Entfernung des Zwerchfells.
Im hinteren Mediastinum liegen zum einen die Interkostalnerven (Nn. intercostales) des **somatischen Nervensystems** und zum anderen Abschnitte des Sympathicus (Truncus sympathicus) und des Parasympathicus (Nn. vagi) als Bestandteile des **vegetativen Nervensystems.** Der **Grenzstrang** (Truncus sympathicus) bildet im hinteren Mediastinum eine paravertebrale Kette aus zwölf thorakalen Ganglien, die über Rr. interganglionares verbunden sind. Die präganglionären Neurone des Sympathicus sitzen in den Seitenhörnern (C8–L3) des Rückenmarks und treten mit den Spinalnerven aus dem Wirbelkanal aus. Die Rr. communicantes albi führen die Fasern zu den Ganglien des Truncus sympathicus, in denen die Perikarya der postganglionären Neurone sitzen. Deren Axone gelangen über Rr. communicantes grisei zu den Spinalnerven und ihren Ästen zurück. Einige präganglionäre Neurone werden nicht im Grenzstrang umgeschaltet, sondern ziehen mit den Nn. splanchnici major und minor zu den Nervengeflechten auf der Aorta abdominalis, wo die Umschaltung erfolgt. Die präganglionären Neurone der **Nn. vagi** ziehen hinter der Lungenwurzel an die Speiseröhre heran und bilden hier den Plexus oesophageus. Aus diesem formieren sich zwei Stämme (Trunci vagales anterior und posterior), die mit der Speiseröhre durch das Zwerchfell zu den vegetativen Nervengeflechten der Bauchaorta verlaufen. Hier erfolgt allerdings keine Verschaltung, da die postganglionären Neurone meist in der Umgebung der jeweiligen Organe liegen.

Lymphgefäße und Lymphknoten des Mediastinums

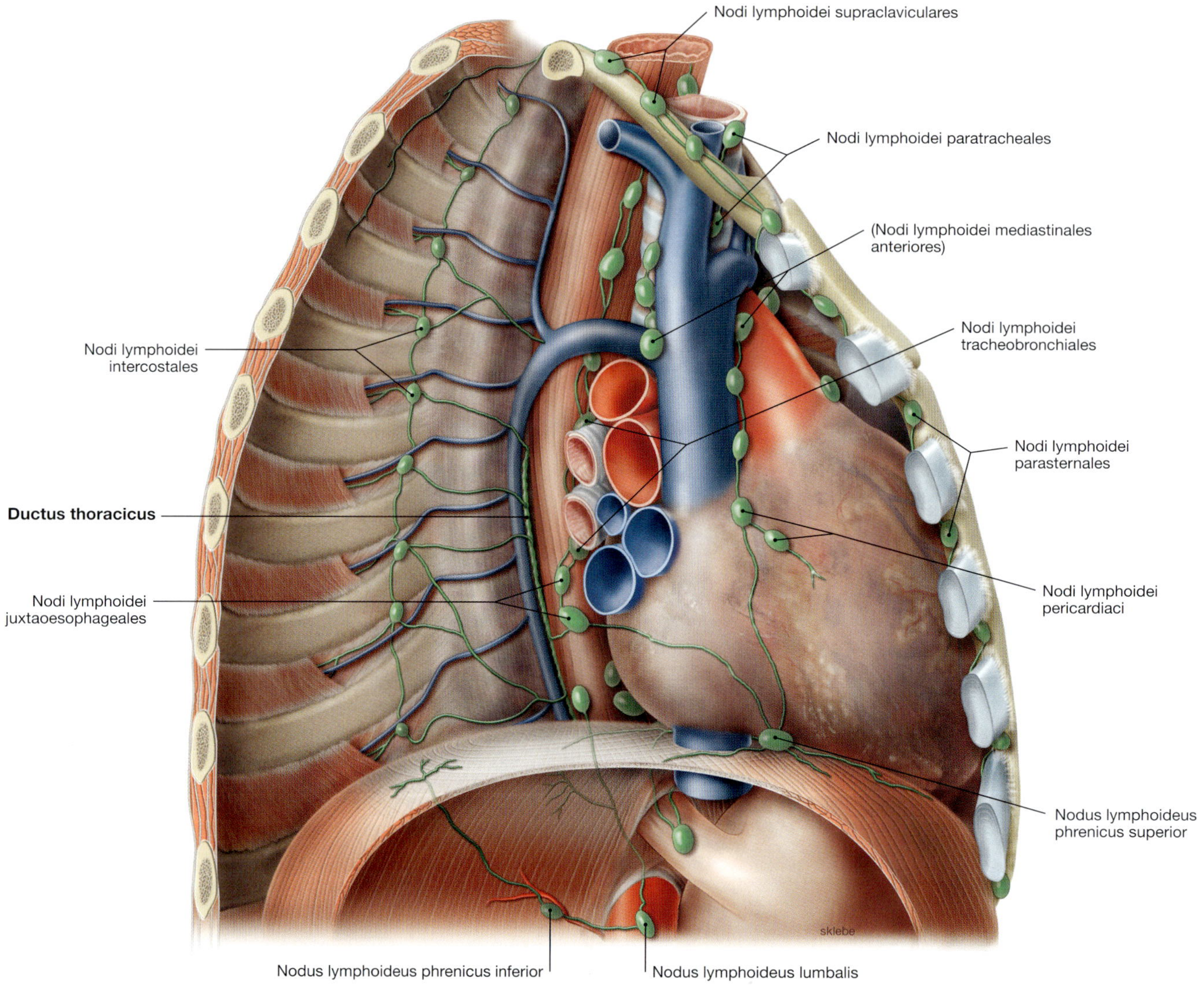

Abb. 5.20 Lymphgefäße und Lymphknoten des Mediastinums; Ansicht von rechts ventrolateral nach Entfernung der seitlichen Brustwand. [L238]

Im Mediastinum liegen verschiedene Gruppen von Lymphknoten, die man in parietale Lymphknoten (Drainage der Rumpfwände) und viszerale Lymphknoten (Drainage der Brusteingeweide) einteilen kann. Von dort fließt die Lymphe in die großen Lymphstämme.

Parietale Lymphknoten:

- Nodi lymphoidei parasternales: beidseits des Brustbeins. Sie nehmen Lymphe aus der vorderen Rumpfwand, der Brustdrüse und vom Zwerchfell auf. Von ihnen gelangt die Lymphe in den Truncus subclavius.
- Nodi lymphoidei intercostales: zwischen den Rippenköpfchen. Sie filtern Lymphe der hinteren Brustwand. Die efferenten Lymphbahnen münden direkt in den Ductus thoracicus.

Viszerale Lymphknoten mit Anschluss an die Trunci bronchomediastinales:

- Nodi lymphoidei mediastinales anteriores: beidseits der großen Gefäße, Zufluss aus Lungen und Pleura, Zwerchfell (Nodi lymphoidei phrenici superiores), Herz und Perikard (Nodi lymphoidei pericardiaci) sowie Thymus
- Nodi lymphoidei mediastinales posteriores: an Bronchien und Trachea (Nodi lymphoidei tracheobronchiales und paratracheales) und Oesophagus (Nodi lymphoidei juxtaoesophageales)

Lymphstämme:

Der Ductus thoracicus tritt vorne auf der Wirbelsäule (→ Abb. 5.17) durch das Zwerchfell und steigt im hinteren Mediastinum zunächst hinter der Aorta und dann hinter dem Oesophagus bis zum 7. Halswirbel auf, überquert die linke Pleurakuppel und mündet von dorsal im Bereich des linken Venenwinkels (zwischen V. subclavia und V. jugularis interna). Kurz vor seiner Einmündung nimmt er den Truncus bronchomediastinalis sinister auf, der eigenständig im Mediastinum verläuft, sowie den Truncus subclavius sinister (vom Arm) und den Truncus jugularis sinister (vom Hals). Rechts vereinigt meist ein kurzer (1 cm) Ductus lymphaticus dexter die entsprechenden Lymphstämme und mündet im rechten Venenwinkel.

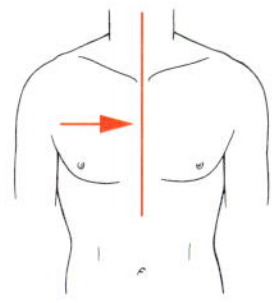

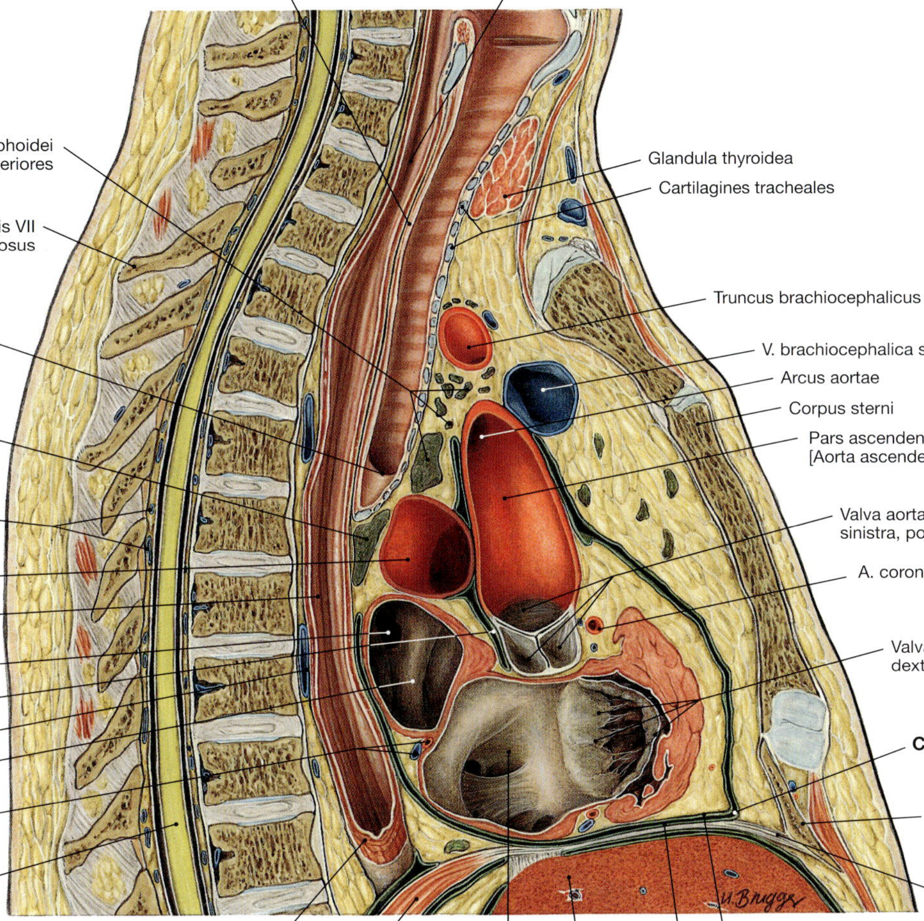

Abb. 5.21 Brusthöhle, Cavitas thoracis; Mediansagittalschnitt; Ansicht von lateral rechts.
Bei dieser Schnittführung wird besonders die Nähe des Oesophagus im hinteren Mediastinum zum linken Vorhof des Herzens im mittleren Mediastinum deutlich. Beide Strukturen sind nur durch die Perikardhöhle (Cavitas pericardiaca) getrennt.

Klinik

Bei der **transösophagealen Echokardiographie** wird die räumliche Nähe des Oesophagus zum Herzen genutzt. Mit einer in den Oesophagus eingeführten Ultraschallsonde gelingt die Darstellung des Herzens und besonders der Herzklappen viel genauer als bei der Untersuchung von der Außenseite des Brustkorbs.

Hinteres Mediastinum

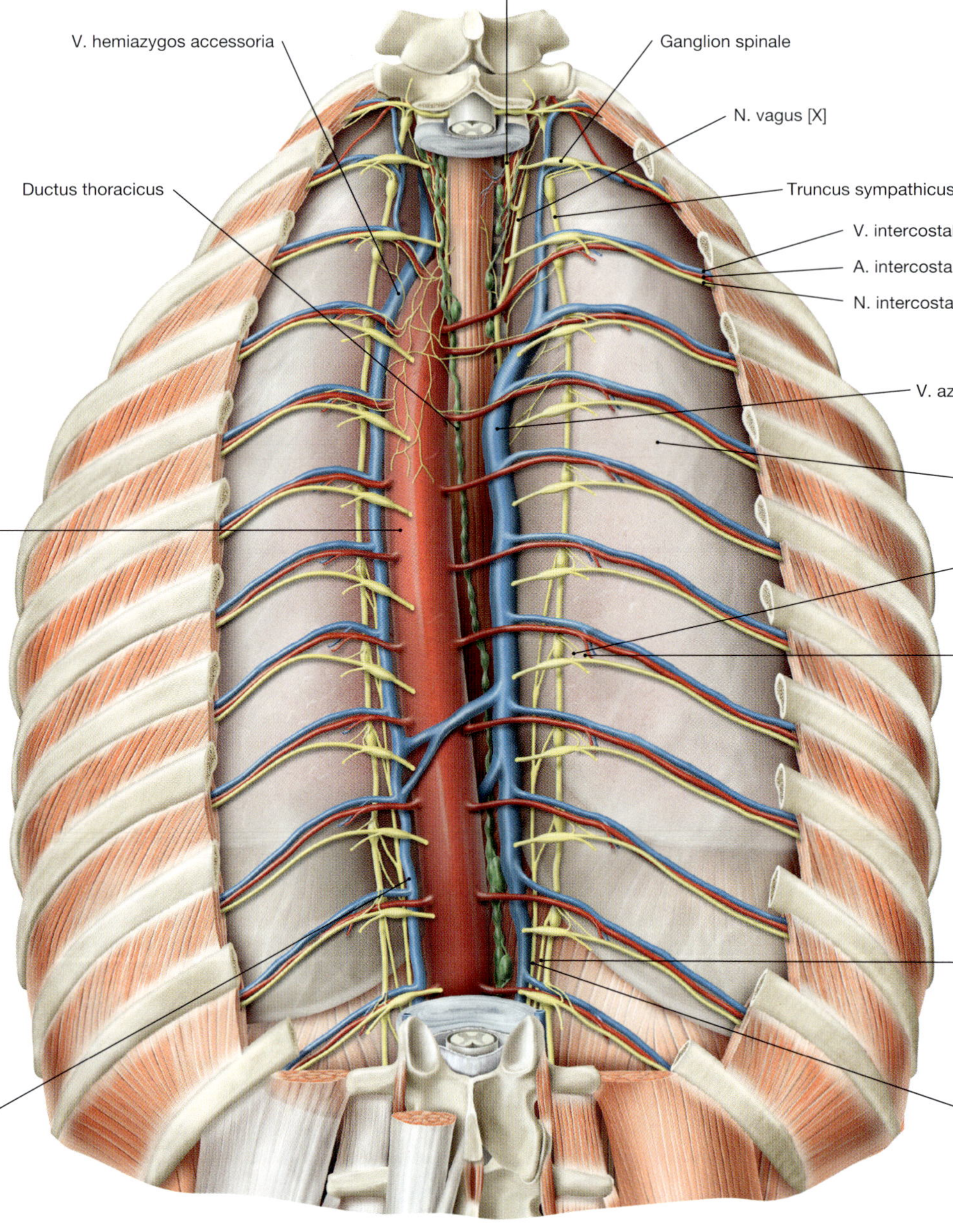

Abb. 5.22 Hinteres Mediastinum, Mediastinum posterius; Ansicht von dorsal; nach Entfernung der hinteren Rumpfwand einschließlich der Wirbelsäule. [L275]

Diese Ansicht erläutert die Topographie der Leitungsbahnen im hinteren Mediastinum. Weil diese Darstellung in der Regel nicht im Präparierkurs eingesetzt wird, ist sie für das Verständnis der Lageverhältnisse besonders nützlich. Die interkostalen Leitungsbahnen (von kranial nach kaudal: **V.** intercostalis, **A.** intercostalis, **N.** intercostalis; **VAN**), die am Unterrand der jeweiligen Rippen gelegen sind, verlaufen dorsal der Pleura costalis nach lateral. Die Aa. intercostales entspringen segmental aus der **Aorta descendens,** die links von der Medianebene verläuft. Rechts der Wirbelsäule, die im Lumbal- und Zervikalbereich abgesetzt wurde, steigt die **V. azygos** auf, die die Vv. intercostales aufnimmt. Ihr entsprechen auf der linken Seite die **V. hemiazygos,** die hier auf Höhe der VIII. und IX. Rippe Anastomosen mit der V. azygos aufweist, und kranial die **V. hemiazygos accessoria.** Die Nn. intercostales entsprechen den Rr. anteriores der Spinalnerven. Von den Spinalnerven ziehen die Rr. communicantes als Verbindungsäste zum Grenzstrang des vegetativen Nervensystems **(Truncus sympathicus)**. Zwischen Aorta und V. azygos steigt der Hauptlymphstamm des menschlichen Körpers, der **Ductus thoracicus,** ventral der Wirbelsäule auf. Im oberen Mediastinum liegt der Oesophagus direkt der Wirbelsäule an.

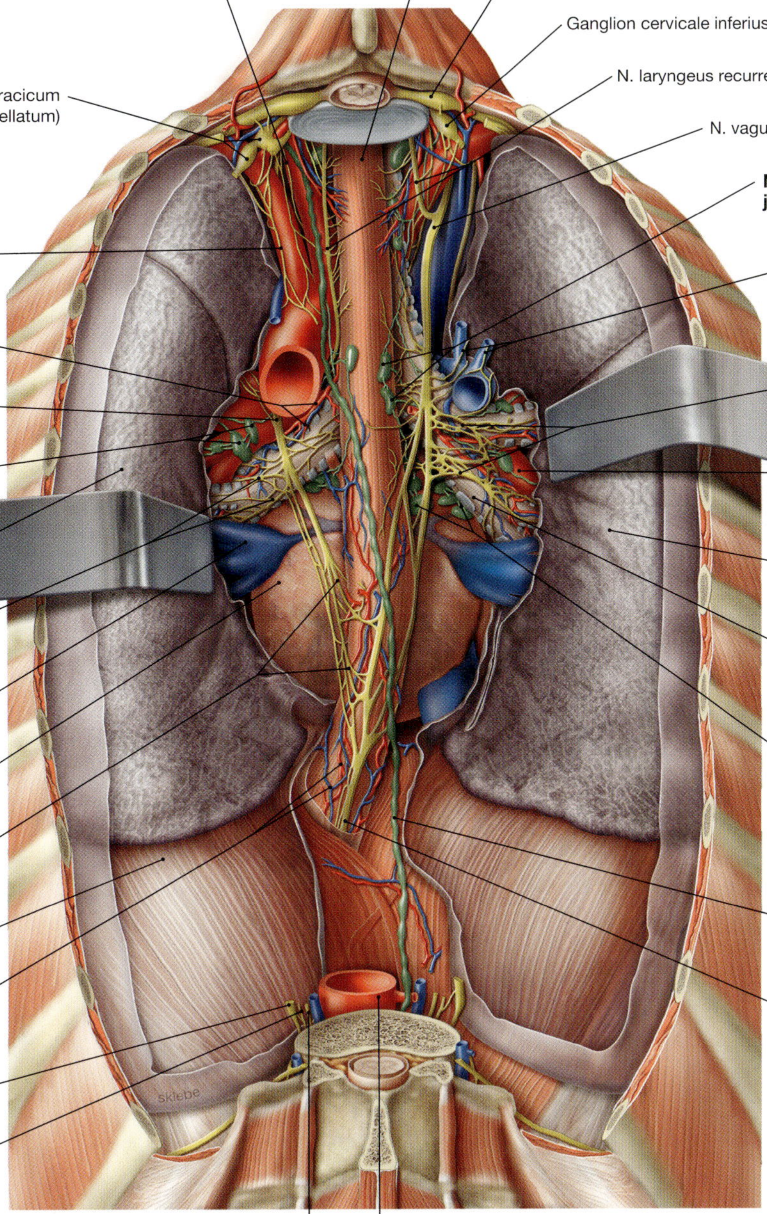

Abb. 5.23 Hinteres Mediastinum, Mediastinum posterius; Ansicht von dorsal; nach Entfernung der hinteren Rumpfwand einschließlich der Wirbelsäule. Die Pleura costalis ist eröffnet, und die Lungen werden beidseits nach lateral fixiert. Zusätzlich sind die Aorta descendens und das Azygossystem sowie der Grenzstrang an ihrem Durchtritt durch das Zwerchfell abgesetzt worden. [L238]

Der **Ductus thoracicus** steigt ventral der Wirbelsäule auf. Er wird unter dem Zwerchfell aus den Trunci lumbales und intestinales gebildet und tritt rechts dorsal der Aorta durch den Hiatus aorticus. Durch die Darstellung sind der gesamte Brustabschnitt des **Oesophagus** und ventral von diesem der **Herzbeutel (Pericardium)** und die **Lungenwurzel (Radix pulmonis)** sichtbar.

Der Oesophagus tritt durch den Hiatus oesophageus im lumbalen Abschnitt des Zwerchfells. Dabei wird er von einem vegetativen Nervengeflecht **(Plexus oesophageus)** begleitet, dessen parasympathische Anteile sich oberhalb des Hiatus oesophageus zu den **Trunci vagales** verdichten. Der hier sichtbare Truncus vagalis posterior geht aufgrund der Magendrehung bei der Entwicklung überwiegend aus Fasern des rechten N. vagus hervor. Der vegetative **Plexus pulmonalis** ist besonders dorsal stark ausgebildet und begleitet die Hauptbronchien zum Lungenhilum. Er erhält seine parasympathischen Fasern von den Nn. vagi und seine sympathischen Neurone vom Grenzstrang (hier nicht dargestellt).

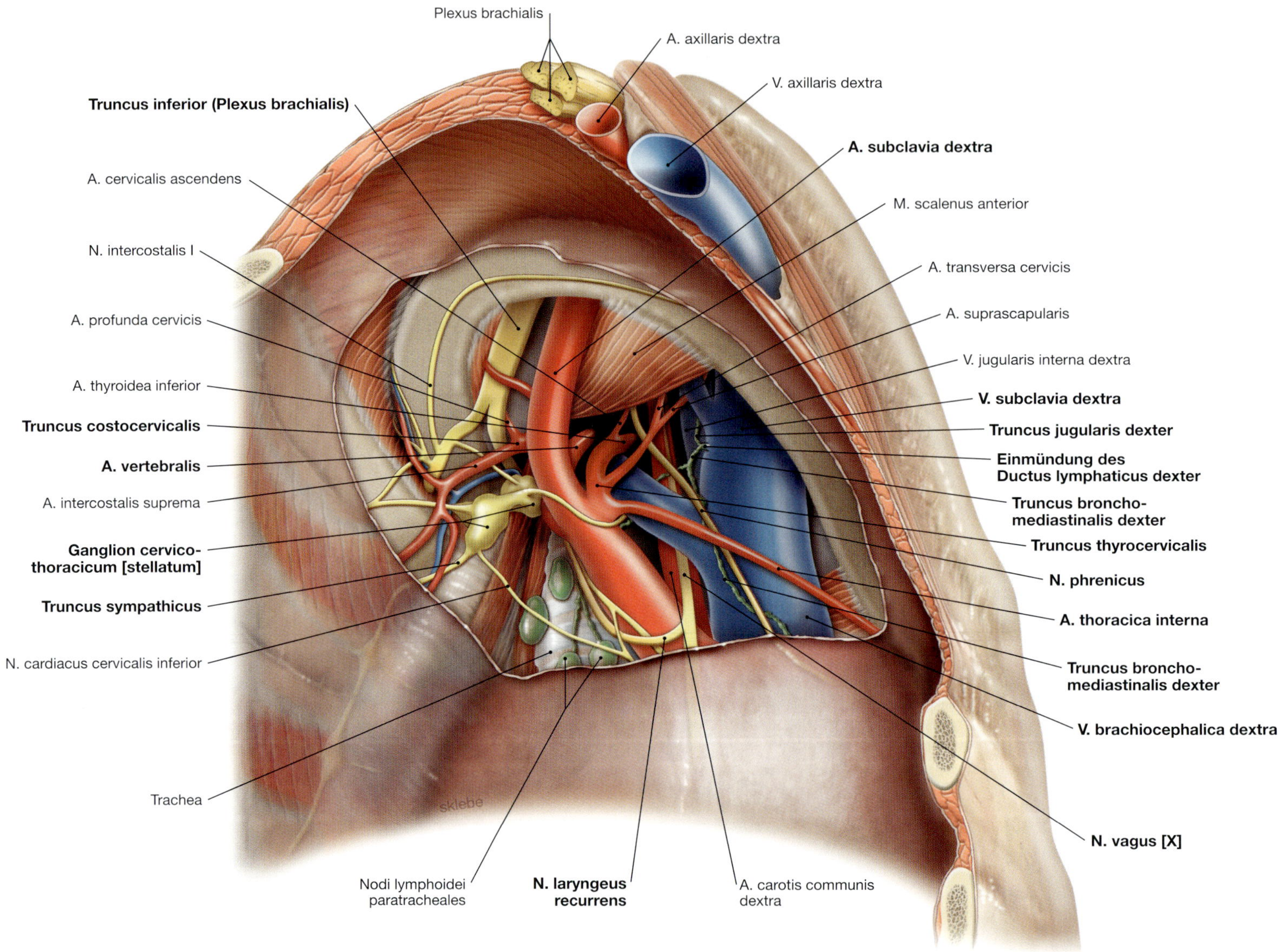

Abb. 5.24 Leitungsbahnen der oberen Thoraxapertur, rechts; Ansicht von kaudal; nach Entfernung der Pleurakuppel. [L238]
Die Pleurakuppel wird vor dem M. scalenus anterior von der V. subclavia und hinter dem Muskel **(Skalenuslücke)** von der A. subclavia und dem Plexus brachialis überbrückt. Der A. subclavia entspringen die A. thoracica interna, die zur Seitenfläche des Brustbeins absteigt, die A. vertebralis sowie der Truncus thyrocervicalis mit seinen Ästen. Dorsal des M. scalenus anterior geht der Truncus costocervicalis hervor, der sich in die A. profunda cervicis und die A. intercostalis suprema teilt. Der N. phrenicus liegt ventral auf der V. brachiocephalica. Weiter dorsal gibt der N. vagus auf seinem Verlauf den N. laryngeus recurrens ab, der sich auf der rechten Seite um die A. subclavia herumschlingt, bevor er wieder zum Hals aufsteigt. Hinter der A. subclavia liegt der Truncus sympathicus mit seinem Ganglion cervicothoracicum (stellatum). Am schwierigsten zu identifizieren ist der kurze Ductus lymphaticus dexter, der nach Vereinigung des Truncus bronchomediastinalis und des Truncus subclavius in den rechten Venenwinkel (zwischen V. subclavia und V. jugularis interna) einmündet.

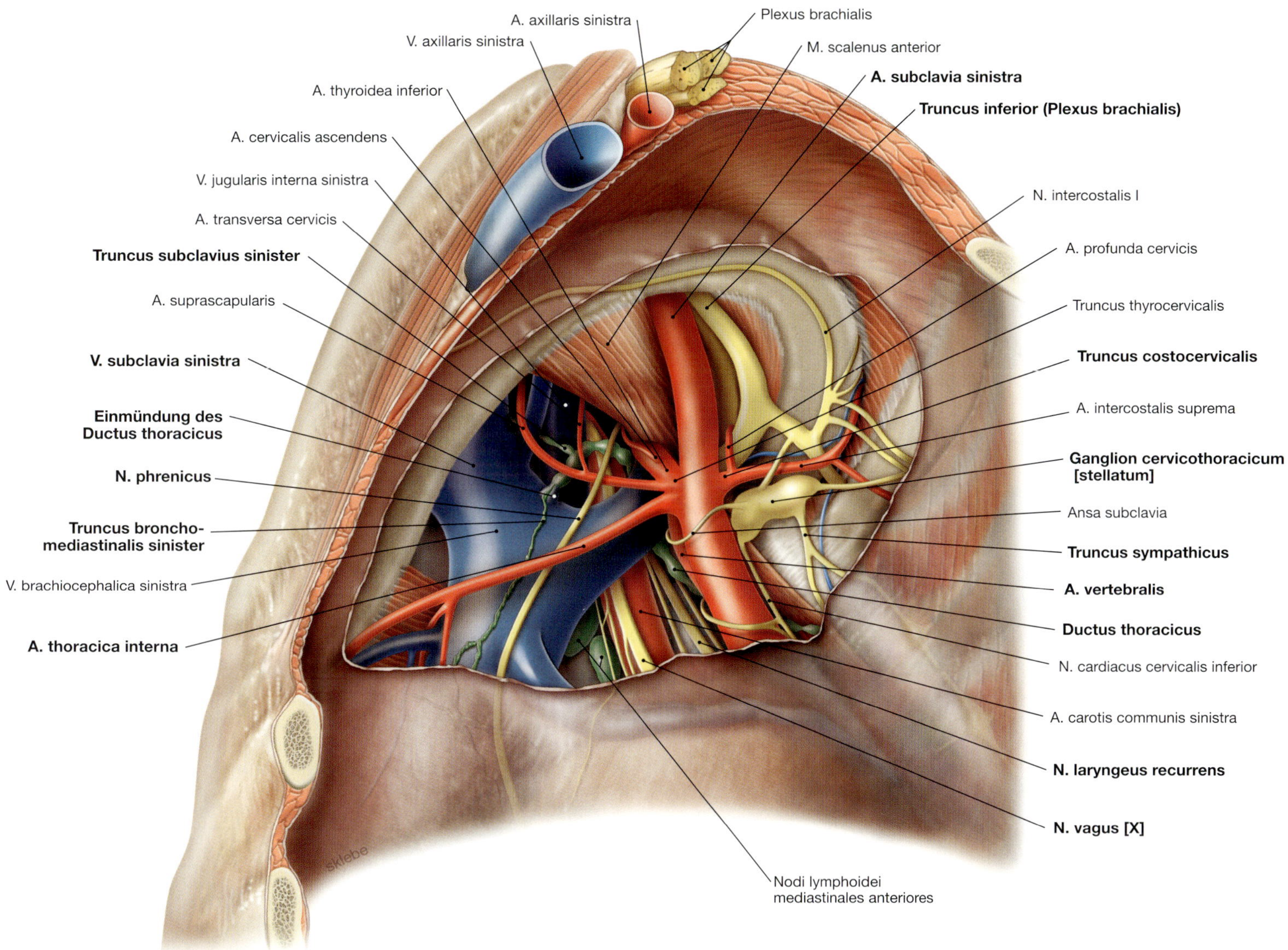

Abb. 5.25 Leitungsbahnen der oberen Thoraxapertur, links; Ansicht von kaudal; nach Entfernung der Pleurakuppel. [L238]
Hier werden nur die Strukturen beschrieben, die sich im Verlauf von den Leitungsbahnen der rechten Seite (→ Abb. 5.24) unterscheiden. Auf der linken Körperseite steigt der **N. vagus [X]** weiter nach kaudal ab, bevor er seinen N. laryngeus recurrens abgibt, der sich um den Aortenbogen herumschlingt (nicht zu sehen), bevor er wieder zum Hals aufsteigt. Auf den Verlauf des **Ductus thoracicus** ist besonders zu achten, da er bei der Präparation in diesem Gebiet oft verletzt wird. Der **Ductus thoracicus** steigt im hinteren Mediastinum auf und zieht über die linke Pleurakuppel, bevor er von dorsal in den linken Venenwinkel (zwischen V. subclavia und V. jugularis interna) einmündet. Vor seiner Mündung nimmt er den Truncus bronchomediastinalis, den Truncus subclavius und den Truncus jugularis (nicht zu sehen) auf.

Organisation des Herz-Kreislauf-Systems

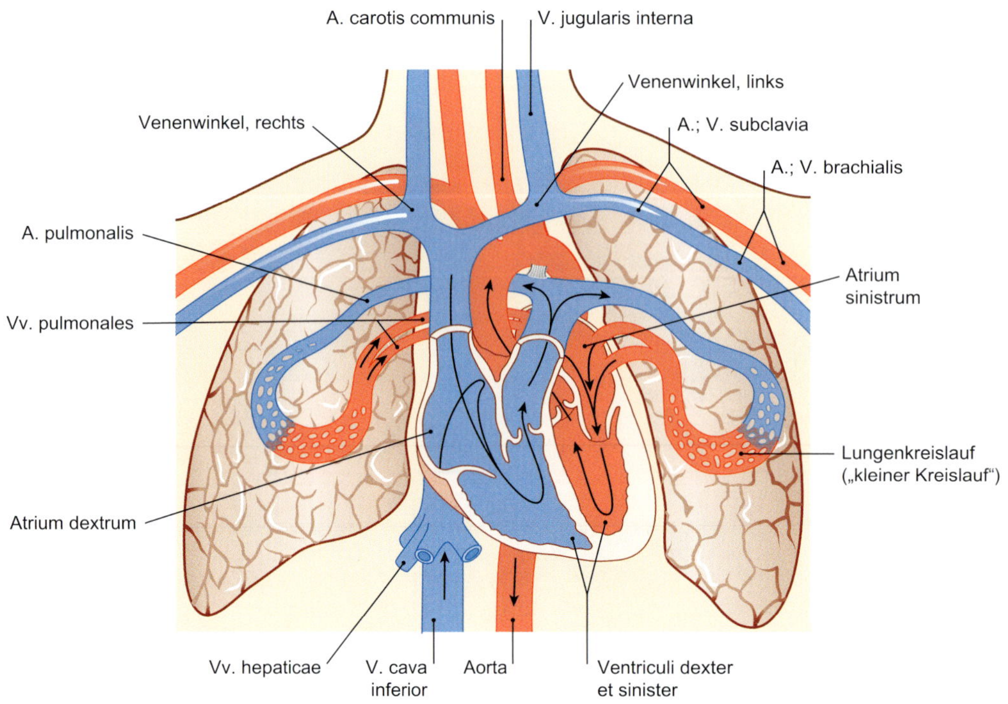

Abb. 5.26 Organisation des Herz-Kreislauf-Systems; blau: sauerstoffarmes Blut, rot: sauerstoffreiches Blut. [L126]

Das Herz-Kreislauf-System besteht aus dem Herz und den Blutgefäßen. Man unterscheidet einen **Körperkreislauf** (= großer Kreislauf) und einen **Lungenkreislauf** (= kleiner Kreislauf), die hintereinandergeschaltet sind. Das Herz ist das übergeordnete Organ des Herz-Kreislauf-Systems und treibt den Kreislauf als Saug- und Druckpumpe an. Dementsprechend ist das Herz in zwei Hälften geteilt, die wiederum aus einem Vorhof (Atrium) und einer Kammer (Ventriculus) bestehen.

Dabei wird das Blut vom Herz in **Arterien** gepumpt und über **Venen** wieder zum Herz zurückgeführt. Für diese Einteilung ist der Sauerstoffgehalt unerheblich! Im Körperkreislauf wird sauerstoffreiches Blut vom linken Ventrikel (Ventriculus sinister) über die Hauptschlagader (Aorta) und nachgeschaltete Arterien in die Peripherie geleitet, wo der Sauerstoff verbraucht und Kohlendioxid aufgenommen wird. Das venöse Blut ist entsprechend sauerstoffarm und wird über die Venen zum Herz zurückgebracht, die sich vor ihrer Einmündung in den rechten Vorhof (Atrium dextrum) zur oberen und unteren Hohlvene (Vv. cavae superior und inferior) vereinigen. Dieses Blut wird dann von der rechten Kammer (Ventriculus dexter) über den Truncus pulmonalis und die Lungenarterien in den Lungenkreislauf gepumpt, wo die erneute Sauerstoffaufnahme in das Blut und die Abatmung stattfinden. Die Lungenvenen bringen das sauerstoffreiche Blut wieder in den linken Vorhof (Atrium sinistrum), so dass der Kreislauf geschlossen ist.

Da das Herz der Verteilung des Bluts im Körper dient, sind seine Funktionen mit denen des Bluts identisch.

Die **wichtigsten Funktionen** des Herz-Kreislauf-Systems sind:

- Sauerstoff- und Nährstoffversorgung des Organismus (Transport von Atemgasen und Nährstoffen)
- Thermoregulation (Wärmetransport im Blut)
- Abwehrfunktion (Transport von Abwehrzellen und Antikörpern)
- hormonelle Steuerung (Transport von Hormonen)
- Blutstillung (Transport von Blutplättchen und Gerinnungsfaktoren)

Durch die Herzscheidewand wird das Herz in eine **linke und rechte Hälfte** geteilt. Die beiden Herzhälften sind jeweils durch Klappen (Atrioventrikularklappen) in einen rechten und linken **Vorhof** sowie eine rechte bzw. linke **Kammer** unterteilt. Daher unterscheidet man auch zwei Anteile der Herzscheidewand:

- **Septum interatriale** zwischen den Vorhöfen
- **Septum interventriculare** zwischen den Kammern. Es besteht aus einem schmalen kranialen membranösen Abschnitt (Pars membranacea), während der größte Anteil aus Herzmuskulatur besteht (Pars muscularis).

Arterien und Venen bezeichnet man als Gefäße der **Makrozirkulation,** da sie mit dem bloßen Auge sichtbar sind. In der Körperperipherie und den Organen sind zwischen Arterien und Venen die Gefäße der **Mikrozirkulation** geschaltet. In den Arteriolen wird hier der Blutdruck reduziert, damit in den Kapillaren der Stoff- und Gasaustausch stattfinden kann. Die Venulen sammeln das Blut wieder und vereinigen sich zu Venen.

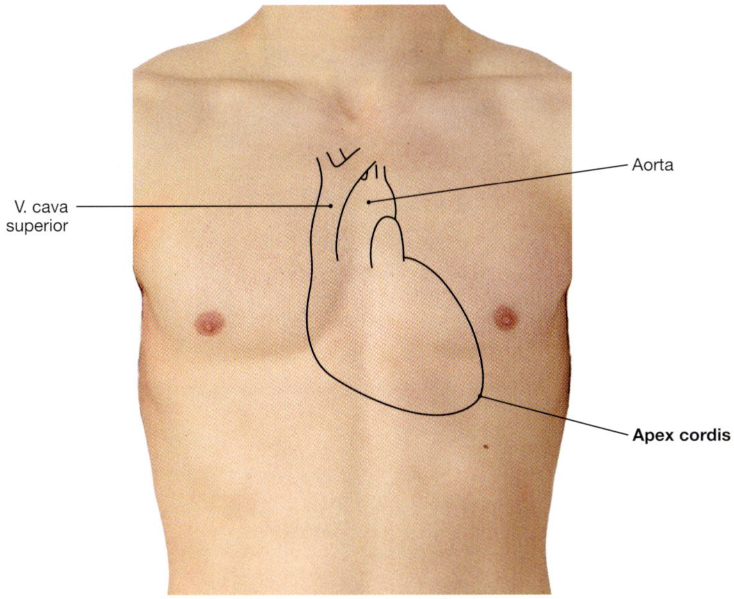

Abb. 5.27 Projektion der Herzkontur auf die vordere Brustwand.
Das Herz ist zur linken Seite verlagert und liegt daher nicht mittig in der Brusthöhle.
Der rechte Herzrand projiziert sich vom dritten bis sechsten Rippenknorpel auf eine Linie 2 cm lateral vom rechten Sternalrand. **Der linke Herzrand** projiziert sich auf eine Verbindungslinie zwischen dem Unterrand der III. Rippe (2–3 cm parasternal) und der Medioklavikularlinie links.

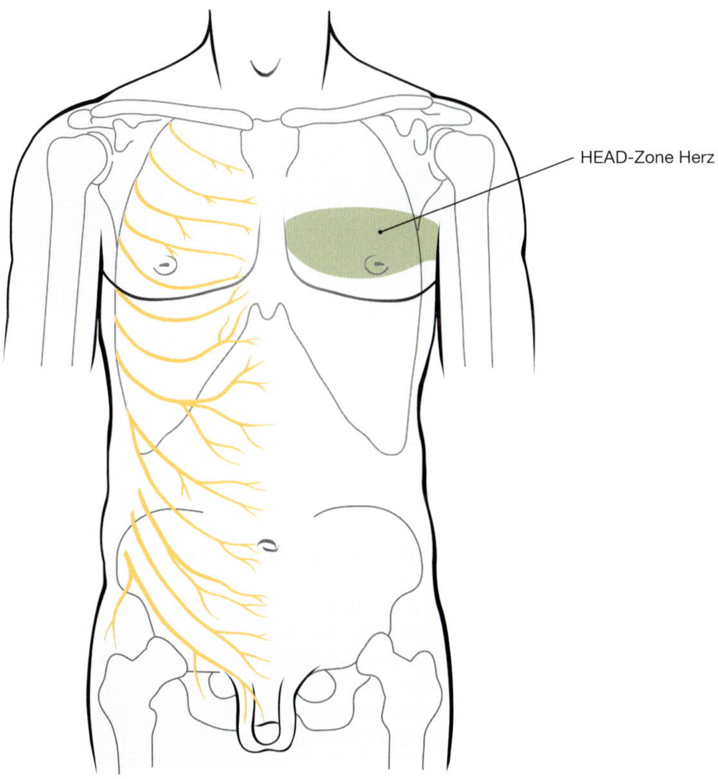

Abb. 5.28 Zone des übertragenen Schmerzes (HEAD-Zone) des Herzens. [L126]
Die afferenten Nervenbahnen aus dem Herz, über die Reize an das zentrale Nervensystem übermittelt werden, laufen in den jeweiligen Rückenmarksegmenten mit den Nervenfasern zusammen, die aus den zugeordneten Hautgebieten (Dermatomen) stammen. Beim Herz sind dies die Dermatome T3 und T4. Dieses organbezogene Hautareal, in dem der Schmerz wahrgenommen wird, bezeichnet man als **HEAD-Zone** des Herzens.

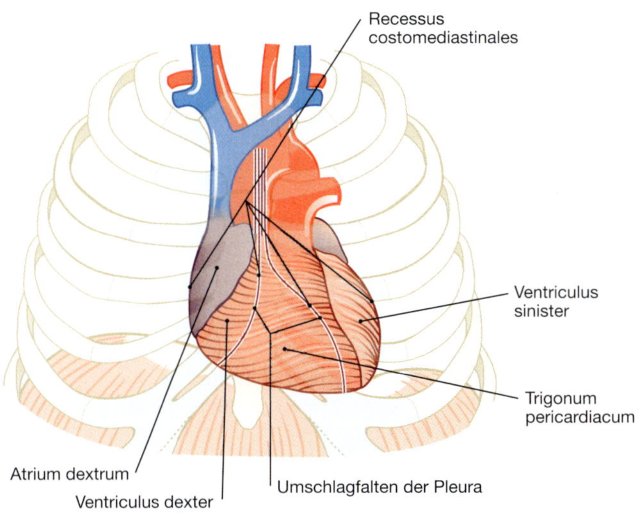

Abb. 5.29 Projektion des Herzens auf den Thorax; Schemazeichnung. [L126]

Klinik

In der HEAD-Zone verursachen Erkrankungen des Herzens wie z. B. ein Durchblutungsmangel bei **Angina pectoris** oder **Herzinfarkt** gelegentlich Schmerzen und Überempfindlichkeit bei Berührung, die in den entsprechenden Dermatomen T3 und T4 wahrgenommen werden (= übertragener Schmerz).

Projektion des Herzens

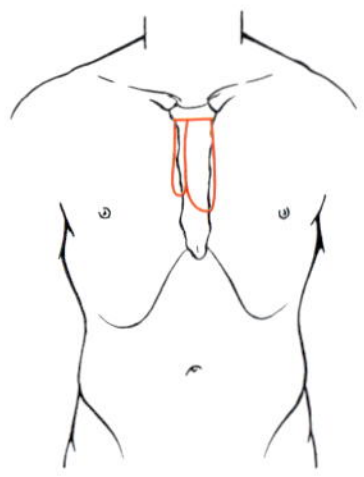

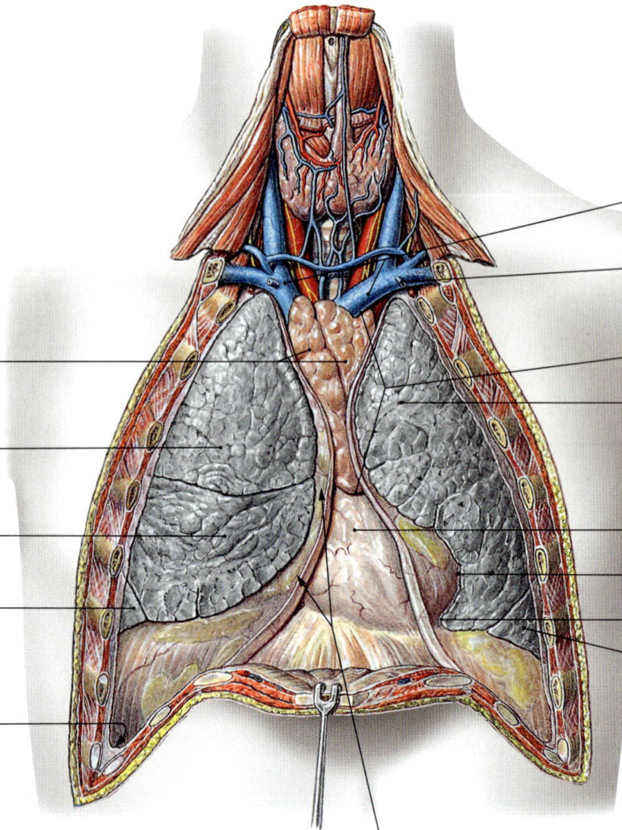

Abb. 5.30 Projektion des Herzens auf den Thorax; Mediastinum und Pleurahöhlen, Cavitates pleurales, nach Entfernung der Brustwand; Ansicht von ventral.

Das Herz ist ein kegelförmiges, vierkammeriges, muskuläres Hohlorgan. Die Größe entspricht der Faust der jeweiligen Person; das Gewicht beträgt durchschnittlich 250–300 g. Das Herz besitzt **vier Seiten:** Die nach vorne gerichtete **Facies sternocostalis** entspricht überwiegend dem rechten Ventrikel. Die nach unten weisende **Facies diaphragmatica** setzt sich aus Anteilen von beiden Ventrikeln zusammen. Die **Facies pulmonalis** wird rechts vom rechten Vorhof und links überwiegend vom linken Ventrikel gebildet. Daraus ergibt sich, dass der rechte Ventrikel weder rechts noch links an der Bildung des Herzrandes beteiligt ist. Die hintere Seite des Herzens hat keine offizielle anatomische Bezeichnung. Diese Fläche wird durch den linken Vorhof eingenommen. Da die Vorhöfe lange Zeit als Teil der vorgeschalteten Venen angesehen wurden, hat man auf die Benennung der hinteren Seite anscheinend verzichtet.

Der größte Teil der Facies sternocostalis ist beidseits von Lunge und Lungenfell (Pleura) bedeckt. Diese Bereiche entsprechen den **Recessus costomediastinales** der Pleurahöhle. Unterhalb der IV. Rippe weichen die Pleuraränder auseinander und begrenzen zwischen sich das **Trigonum pericardiacum,** in dem das Perikard direkt der vorderen Rumpfwand anliegt.

Klinik

Ab einem **Herzgewicht von 500 g (kritisches Herzgewicht)** reicht die Durchblutung des Herzmuskels) nicht mehr aus, so dass es zum Durchblutungsmangel (Ischämie) und Absterben von Herzgewebe kommen kann (Herzinfarkt). Vergrößerungen bis 1.100 g werden als **Cor bovinum** (Rinderherz) bezeichnet. Hierbei kann das Abklopfen des Herzens **(Perkussion)** eine erste Information über die **Größe** des Herzens geben. Die Projektion der Herzkonturen, die von der Pleura der Recessus costomediastinales bedeckt sind, entspricht dem Feld der **relativen Herzdämpfung,** weil hier der Klopfschall durch die mit Luft gefüllte Lunge weniger gedämpft klingt. Wenn dieses Feld links über die Medioklavikularlinie hinausreicht, ist das ein Hinweis für eine Linksherzvergrößerung. Der Bereich, in dem das Herz der vorderen Thoraxwand anliegt, wird als Trigonum pericardiacum bezeichnet und ist das Gebiet der **absoluten Herzdämpfung,** weil hier der Klopfschall maximal gedämpft wird. (→ Abb. 5.29) Dieses Gebiet hat keine diagnostische Relevanz, kann aber in Notfällen zur Injektion in den rechten Ventrikel genutzt werden **(intrakardiale Injektion),** ohne dass es dabei zu einer Verletzung der Pleura mit der Gefahr einer Ausbildung eines Pneumothorax kommt. Dabei wird im vierten bis fünften Zwischenrippenraum ca. 2 cm links parasternal eingestochen. Dennoch ist diese Maßnahme relativ riskant und daher weitgehend verlassen worden.

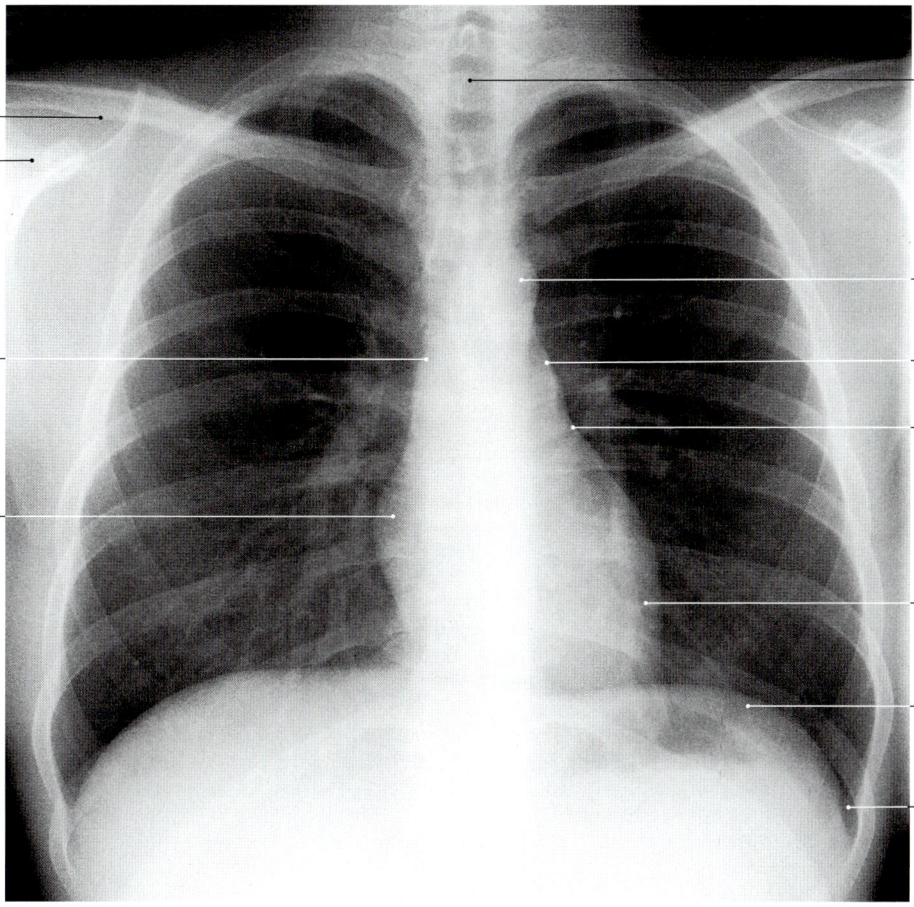

Abb. 5.31 Brustkorb, Cavea thoracis, mit Brusteingeweiden; Röntgenbild im postero-anterioren (pa) Strahlengang.

Das Röntgenbild kann zur Abschätzung der Herzgröße herangezogen werden. Neben der absoluten Größe ist die Kenntnis der Strukturen wichtig, die an der Bildung der Herzkonturen beteiligt sind (s. u.).

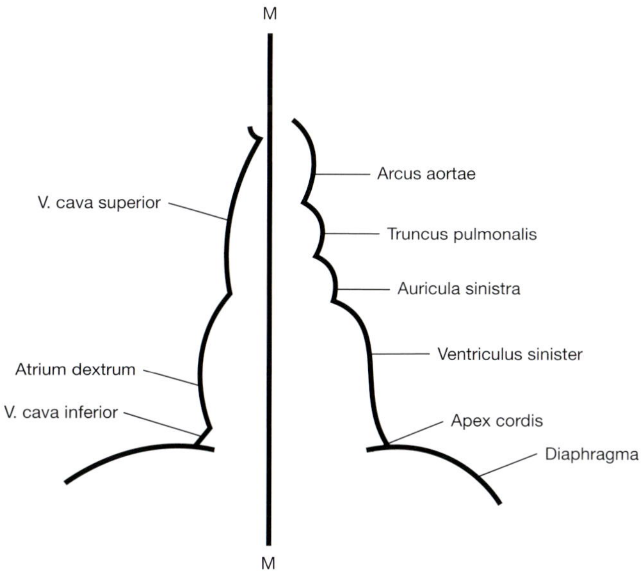

Abb. 5.32 Schema der Herzkonturen im Röntgenbild.
Der **rechte Herzrand** wird von oben nach unten gebildet von:

- oberer Hohlvene (V. cava superior)
- rechtem Vorhof (Atrium dextrum)

Der **linke Herzrand** wird von oben nach unten begrenzt durch:

- Aortenbogen (Arcus aortae)
- Truncus pulmonalis
- linkes Herzohr (Auricula sinistra)
- linken Ventrikel (Ventriculus sinister)

Der rechte Ventrikel ist damit auf keiner Seite randbildend!
M = Medianebene des Körpers

Klinik

Eine Röntgen-Übersichtsaufnahme des Thorax gibt Auskunft über die Größe des Herzens. Der quere Herzdurchmesser ist interindividuell verschieden. Wenn er allerdings mehr als den halben Durchmesser des Thorax einnimmt, liegt eine Vergrößerung vor, die durch **Hypertrophie** der Muskulatur oder durch **Dilatation** der Wand bedingt sein kann. Meist liegt eine Vergrößerung zur linken Seite (Facies pulmonalis sinistra) vor, die auf eine Schädigung des linken Ventrikels hinweist. Ursächlich kann ein **Bluthochdruck** (Hypertonie) im Körperkreislauf oder eine **Stenose** oder **Insuffizienz** der **Aorten-** bzw. eine **Insuffizienz** der **Mitralklappe** sein. Vergrößerungen des rechten Ventrikels, z. B. bei pulmonaler Hypertonie, bei chronisch obstruktiven Lungenerkrankungen (Asthma) oder bei Verschluss der Lungenarterien (Lungenembolie), sind dagegen auf einer Röntgenaufnahme im sagittalen Strahlengang nicht sichtbar, da der rechte Ventrikel nicht randbildend ist. Hier müssen Seitaufnahmen oder Schichtaufnahmen mit Computertomographie (CT) oder Magnetresonanztomographie (MRT) angefertigt werden.

Entwicklung

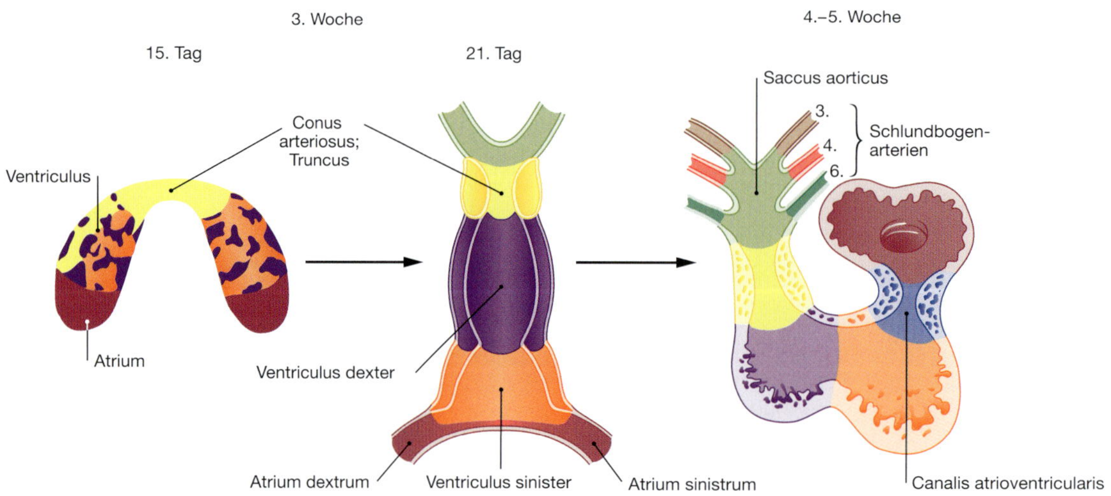

Abb. 5.33 Stadien der Herzentwicklung in der 3.–5. Woche. [L126]
In der **3. Woche** bildet sich im Mesoderm der kardiogenen Zone aus einem Gefäßplexus das zunächst hufeisenförmige **Endokardrohr.** Spalträume um das Endokardrohr führen zur Bildung der Perikardhöhle, die sich mit der Leibeshöhle verbindet. Das innere Blatt der Perikardhöhle verdichtet sich zum Myokard. Das Epikard entsteht aus Zellen, die aus dem Septum transversum und der Leberanlage einwandern. Die Schenkel des Endokardrohrs fusionieren zu einem **Herzschlauch,** der sich ab dem Ende der 3. Woche rhythmisch kontrahiert. Der Herzschlauch gliedert sich in ein zunächst paariges Atrium mit Sinus venosus als Einströmungssegment, einen Ventrikel und einen Conus arteriosus als Ausströmungssegment. Durch unterschiedliches Längenwachstum der einzelnen Abschnitte und durch Umlagerungen wird aus dem Herzschlauch in der **4.–5. Woche** die s-förmige **Herzschleife.** Die Verbindung zwischen Atrium und Ventrikel wird zum unpaaren Atrioventrikularkanal eingeengt, der zunächst in den linken Teil des Ventrikels einmündet, später aber in die Mittellinie verlagert und durch Endokardkissen in eine rechte und eine linke Atrioventrikularöffnung unterteilt wird. Die Endokardkissen bilden die Segelklappen.

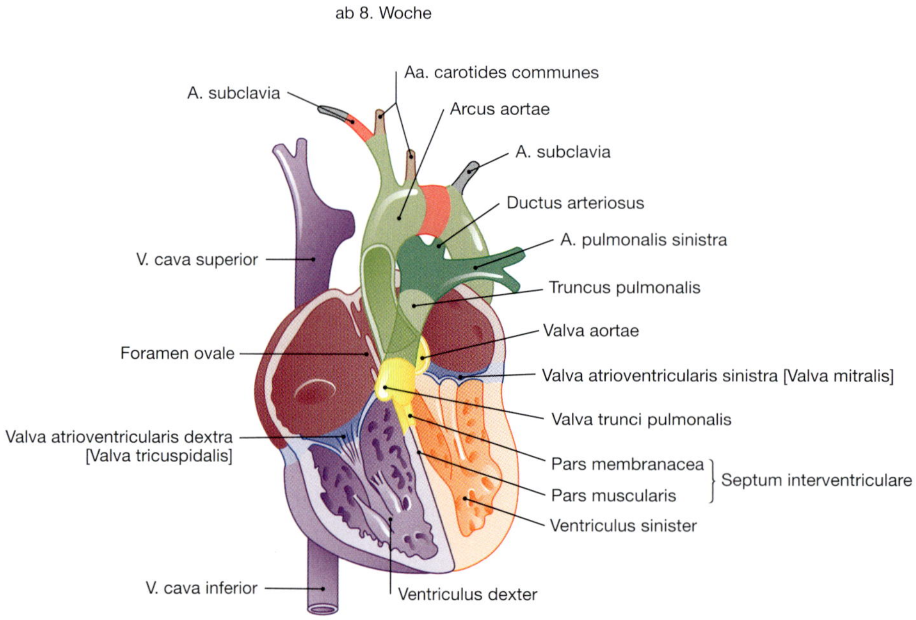

Abb. 5.34 Stadien der Herzentwicklung in der 5.–7. Woche. [L126]
In der 5.–7. Woche entwickelt sich ein **Interventrikularseptum** (Pars muscularis), das die beiden Ventrikel unvollständig separiert. Diese kommunizieren aber bis zum Ende der 7. Woche miteinander, bis durch die Vereinigung der Pars membranacea des Septums die beiden Ventrikel endgültig getrennt werden. Der Conus arteriosus der Ausstrombahn wird spiralig untergliedert und bildet mit dem sich anschließenden Saccus aorticus den **Truncus pulmonalis** und die **Aorta.** Dem Saccus aorticus entspringen die **Schlundbogenarterien.** Von den sechs Schlundbogenarterien entwickeln sich allerdings nur die dritte, vierte und sechste und werden zu Anteilen der herznahen Arterien. Aus der dritten Schlundbogenarterie geht die A. carotis communis hervor, aus der vierten rechts Teile der A. subclavia und links der Aortenbogen. Aus der sechsten Schlundbogenarterie entwickeln sich die Pulmonalarterien und der Ductus arteriosus.

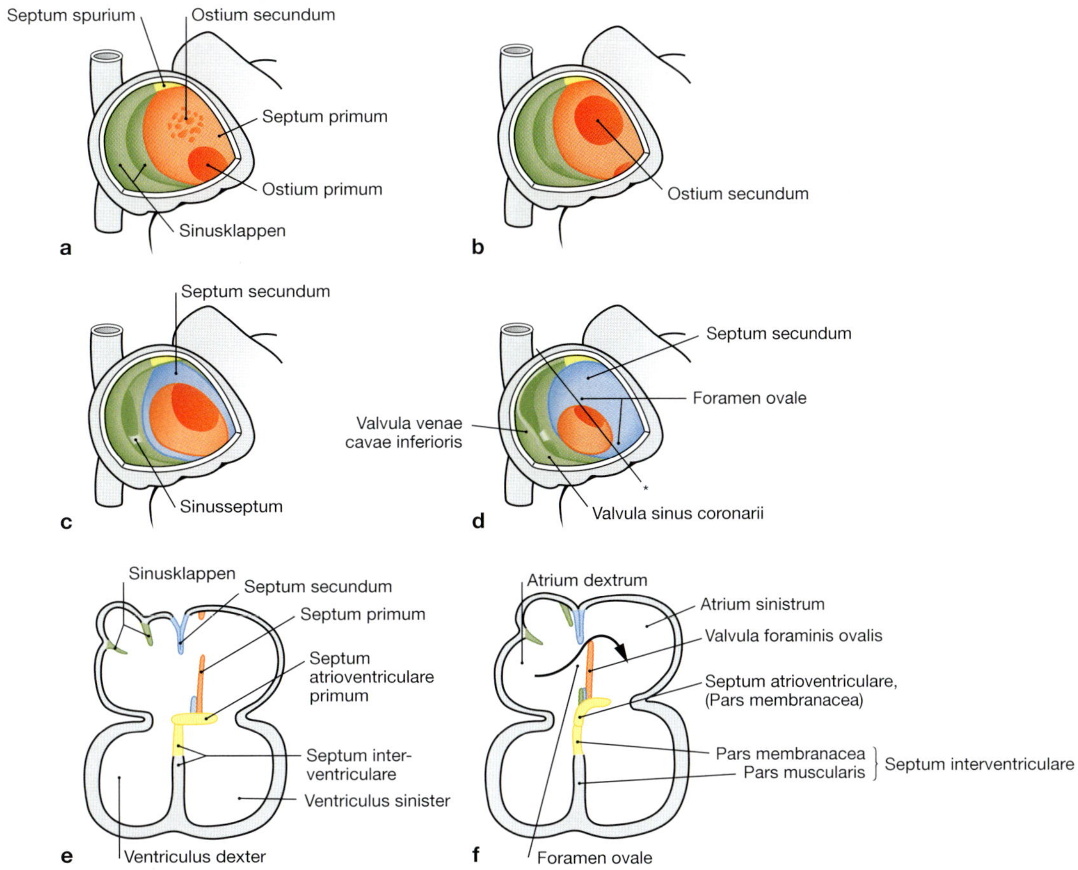

Abb. 5.35a bis f Schritte der Vorhofseptierung in der 5. (a, b), 6. (c, e) sowie 7. und 8. Woche (d, f); Ansicht vom eröffneten rechten Vorhof aus **(a–d)** und in der Vierkammerebene (**e** und **f**). [L126]

a Die Vorhofseptierung erfolgt in der 5.–7. Woche und beginnt mit der Bildung des **Septum primum,** das von dorsal oben einwächst und unten das **Ostium primum** frei lässt.

b Im oberen Abschnitt des Septum primum entsteht durch programmierten Zelltod (Apoptose) das **Ostium secundum.**

c, e Rechts vom Septum primum entwickelt sich das Septum secundum. Beide Septen legen sich aneinander und begrenzen zusammen das Foramen ovale.

d, f Das Septum primum bildet die **Valvula foraminis ovalis,** die eine gerichtete Strömung des Blutes vom rechten in den linken Vorhof ermöglicht (→Abb. 5.37). Nach der Geburt verschließt die Valvula foraminis ovalis das Foramen ovale durch den Druckanstieg im linken Vorhof (→Abb. 5.39).

* Schnittebene e, f

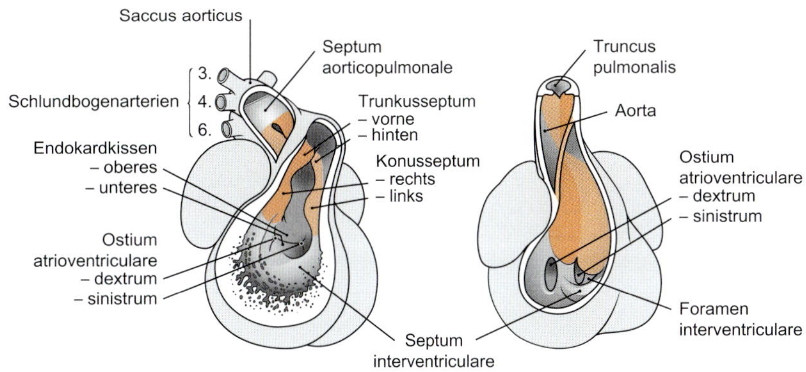

Abb. 5.36a und b Septierung der Ausstrombahn. [L126]

In der 5.–7. Woche wird auch die Ausstrombahn unterteilt. Dabei werden die einzelnen Abschnitte (Conus cordis, Truncus arteriosus, Saccus aorticus), die bereits im Herzschlauch sichtbar sind (→Abb. 5.33), durch Wülste getrennt. Da diese Wülste senkrecht zueinander ausgerichtet sind, entsteht ein in sich verdrilltes **Septum aorticopulmonale.** Durch dieses wird die Ausstrombahn spiralig in Aorta ascendens und Truncus pulmonalis unterteilt.

Klinik

Wenn die spiralige Untergliederung der Ausstrombahn ausbleibt, verlaufen Aorta ascendens und Truncus pulmonalis gerade nebeneinander. Dabei entspringt die Aorta dann fälschlicherweise aus dem rechten Ventrikel und der Truncus pulmonalis aus dem linken Ventrikel (= Transposition der großen Gefäße). Diese Fehlbildung führt dazu, dass Körper- und Lungenkreislauf vollkommen voneinander getrennt sind und somit kein sauerstoffreiches Blut in den Körperkreislauf und damit zu den Organen gelangen würde. Daher schließt sich in diesen Fällen das Ventrikel- und Vorhofseptum nicht, so dass bei Geburt Defekte der Kammerscheidewand vorhanden sind. Ohne diese Öffnungen ist das Überleben nicht möglich! Diese Herzfehler sind mit 5 % aller Herzfehler allerdings relativ selten.

Pränataler Kreislauf

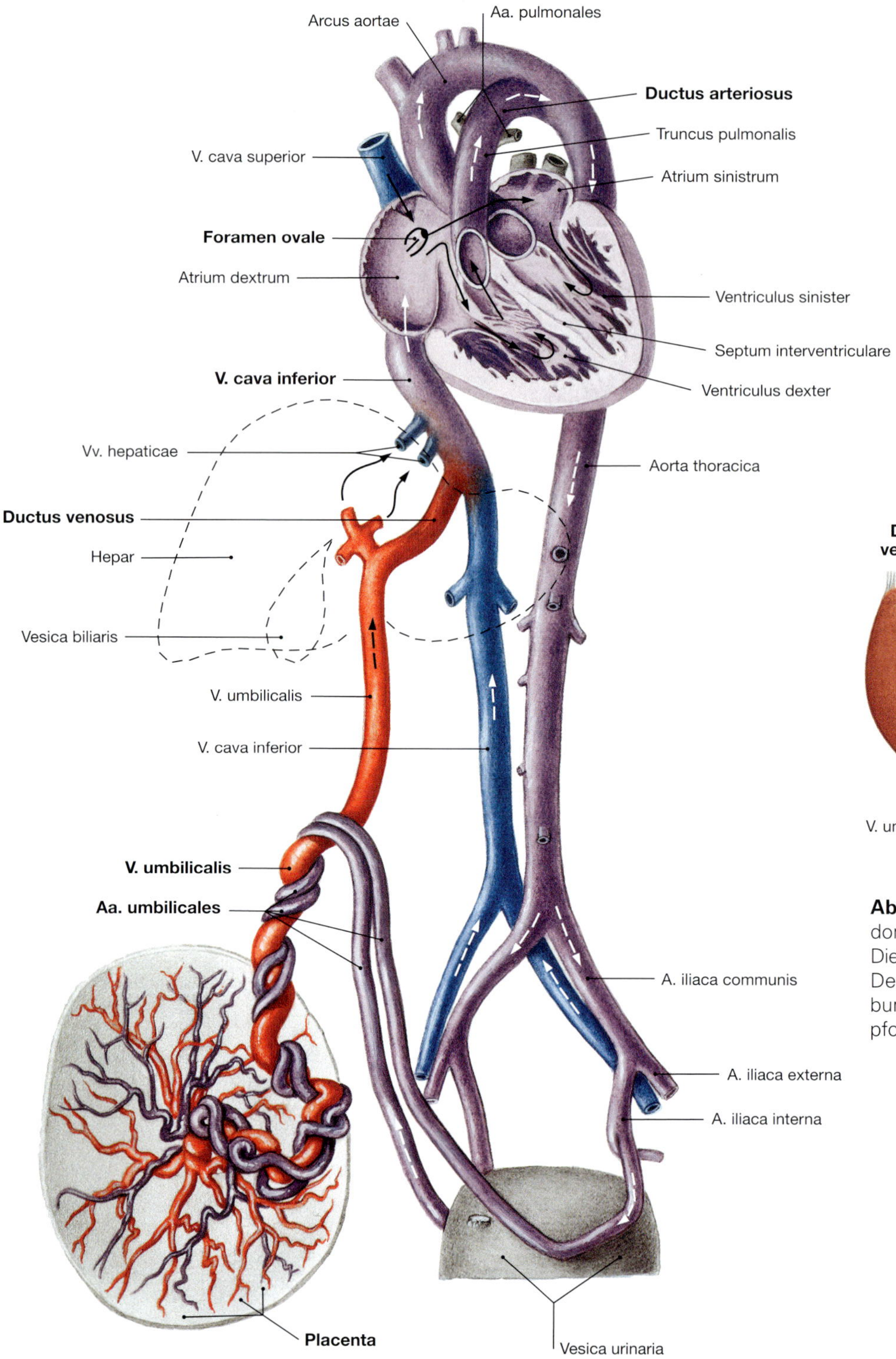

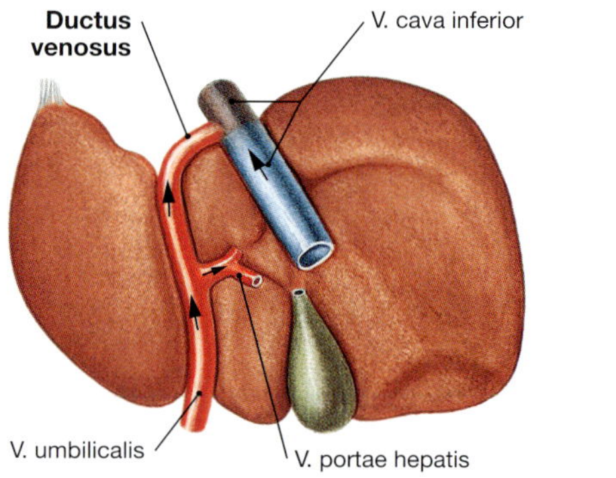

Abb. 5.38 Leber eines Fetus; Ansicht von dorsal.
Die Pfeile geben die Richtung des Blutflusses an. Der **Ductus venosus** obliteriert nach der Geburt zum **Lig. venosum (ARANTII)** der Leberpforte.

Abb. 5.37 Pränataler Kreislauf (Fetalkreislauf); schematische Darstellung.
In dieser Abbildung wird der Sauerstoffgehalt des Blutes durch Farben wiedergegeben: sauerstoffreich (rot), sauerstoffarm (blau), gemischtes Blut (violett). Die Pfeile geben die Richtung des Blutstroms an.
Der Fetalkreislauf unterscheidet sich vom postnatalen Kreislauf u. a. durch Umbilikalgefäße, den Ductus venosus, den Ductus arteriosus und durch das Foramen ovale (→ Abb. 5.39).
Das sauerstoffarme Blut des Fetus gelangt über die **Aa. umbilicales,** die von den Aa. iliacae internae abgehen, zur Placenta. Von dort wird es nach Oxygenierung über die V. umbilicalis zurück zum Fetus gebracht und umgeht über den **Ductus venosus (ARANTII)** die Leber, da der Strömungswiderstand in der Leber relativ hoch ist. Durch eine Klappe an der Einmündung der unteren Hohlvene (Valvula venae cavae inferioris) wird das Blut überwiegend durch das **Foramen ovale** in den linken Vorhof geleitet. Damit wird das sauerstoffreiche Blut auf dem kürzesten Weg zu den Organen gebracht. Das Blut der oberen Hohlvene gelangt in den rechten Ventrikel und wird von dort über den **Ductus arteriosus** (BOTALLI) als Kurzschlussgefäß vom Truncus pulmonalis in die Aorta geleitet und umgeht damit den nichtfunktionalen Lungenkreislauf.

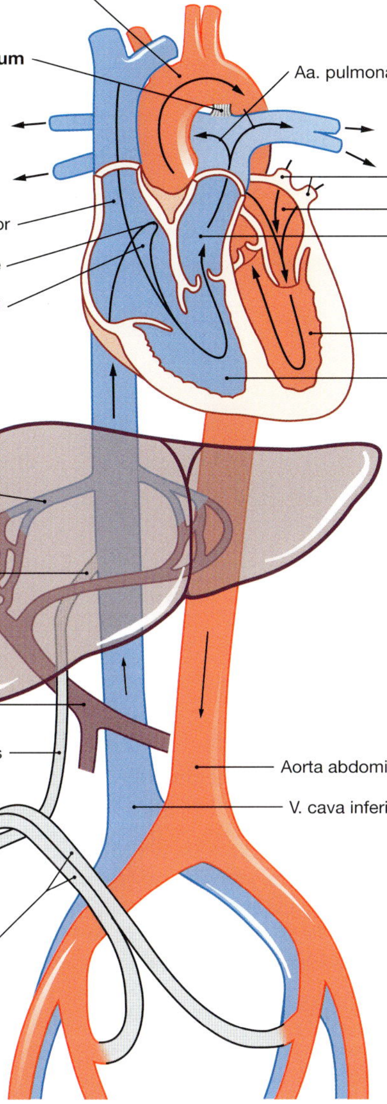

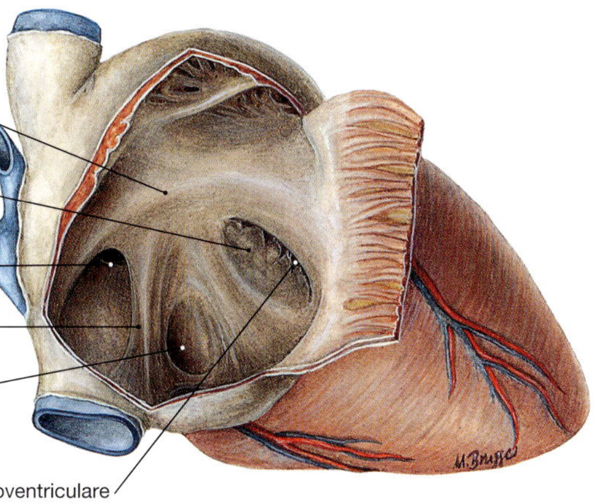

Abb. 5.40 Rechter Herzvorhof eines Neugeborenen; Ansicht von ventral rechts.
Nach der Geburt wird das Foramen ovale zunächst nur durch Druck verschlossen und ist in dieser Zeit in einem präparierten Herzen noch als Öffnung sichtbar.

Abb. 5.39 Schema des postnatalen Kreislaufs. [L126]
Bei der Geburt wird der Plazentarkreislauf unterbrochen. Durch Entfaltung der Lungen bei der Atmung wird der Lungenkreislauf eröffnet, so dass der Druck im linken Vorhof steigt. Bei der Umstellung des fetalen auf den postnatalen Kreislauf kommt es zu folgenden Veränderungen:
Die ventilartige Verbindung des Foramen ovale zwischen dem rechten und linken Vorhof wird durch den Druckanstieg im linken Vorhof passiv geschlossen. Später verwächst die Valvula foraminis ovalis mit dem Septum secundum. Vom Foramen ovale bleibt die **Fossa ovalis.**
Der Ductus arteriosus schließt sich innerhalb weniger Tage und wird zum **Lig. arteriosum** (→ Abb. 5.45).
Der Ductus venosus obliteriert nach der Geburt zum **Lig. venosum** der Leberpforte.
Die Nabelvene obliteriert zum **Lig. teres hepatis** zwischen Leber und Bauchwand.
Der distale Teil der Umbilikalarterien wird zum rechten und linken **Lig. umbilicale mediale,** das jeweils die Grundlage der Plica umbilicalis medialis am Innenrelief der Bauchwand bildet.

Klinik

Persistierender Ductus arteriosus: Da Prostaglandin E_2 dilatierend auf den Ductus wirkt, kann ein Hemmstoff der Prostaglandinsynthese einen Verschluss bewirken und evtl. eine Operation vermeiden helfen. Da diese Wirkstoffe allerdings z. T. als Entzündungshemmer und Schmerzmittel eingesetzt werden, können sie auch bei einer Schwangeren einen vorzeitigen Verschluss des kindlichen Ductus arteriosus bewirken.

Öffnung im Foramen ovale: Bei ca. 20 % der Erwachsenen ist eine sondierbare Öffnung im Foramen ovale vorhanden. Diese ist meist funktionell irrelevant, kann aber dazu führen, dass Thromben aus den Beinvenen als Emboli in den Körperkreislauf gelangen und dort Organinfarkte und Schlaganfälle im Gehirn verursachen.

Herzfehler

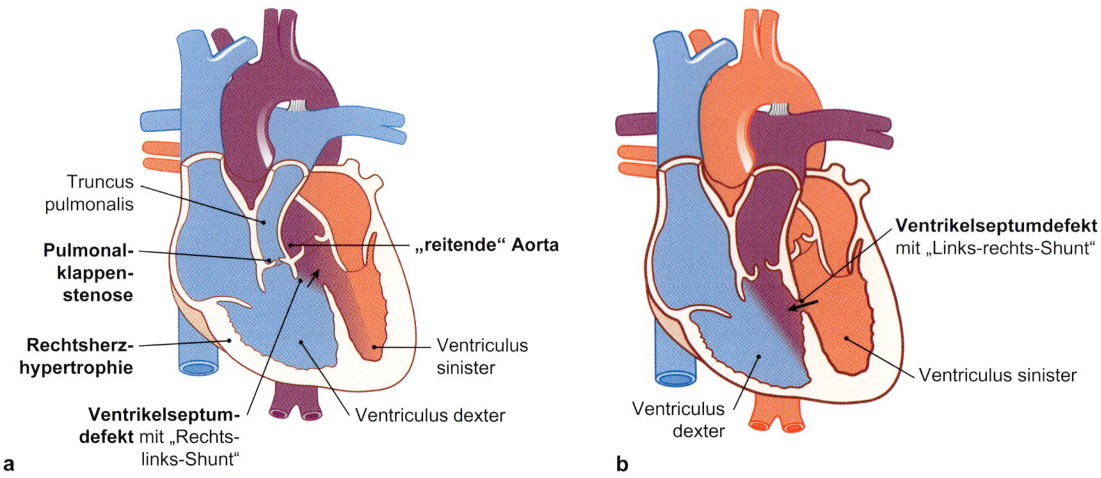

Abb. 5.41a und b Herzfehler: FALLOT-Tetralogie (→ Abb. 5.41a) und Ventrikelseptumdefekt (→ Abb. 5.41b), schematische Darstellung; Ansicht von ventral. [L126]

Wenn die relativ komplizierten Septierungsvorgänge bei der Herzentwicklung nicht ordnungsgemäß ablaufen, kommen die Kinder mit Herzfehlern auf die Welt. Das Verständnis der Entwicklung ist für die Diagnostik und die meist operative Therapie notwendig.

Wenn die Ausstrombahn nicht symmetrisch untergliedert wird, kommt es zur **FALLOT-Tetralogie.** Bei dieser handelt es sich um die häufigste Fehlbildung (9 % aller Herzfehler) mit **Rechts-links-Shunt,** bei der das Blut vom rechten Ventrikel aus in den Körperkreislauf strömt. Der **Ventrikelseptumdefekt** ist die häufigste Fehlbildung des Herzens überhaupt (25 % aller Herzfehler). Hier schließt sich das Septum interventriculare meist im Bereich der Pars membranacea nicht vollständig, so dass das Blut vom linken Ventrikel in den Lungenkreislauf gepumpt wird, was als **Links-rechts-Shunt** bezeichnet wird.

Klinik

Angeborene Herzfehler treten bei 0,75 % aller Neugeborenen auf und sind damit die häufigsten Entwicklungsstörungen. Zum Glück sind aber nicht alle Herzfehler **(Vitien)** behandlungsbedürftig, da sie oft funktionell nicht relevant sind. Um die Entstehung und die klinische Symptomatik der für die Kinder- und Jugendmedizin wichtigen Herzfehler verstehen zu können, muss man sich mit der Entwicklung des Herzens zumindest in Grundzügen vertraut machen. Aufgrund ihrer medizinischen Bedeutung und der Prüfungsrelevanz in verschiedenen Fächern werden hier die wichtigsten angeborenen Herzfehler kurz besprochen. Pathophysiologisch lassen sich die häufigsten Herzfehler in drei Gruppen einteilen:

- Die häufigste Gruppe sind die Defekte mit **Links-rechts-Shunt** (Ventrikelseptumdefekt 25 %, Vorhofseptumdefekt 12 %, persistierender Ductus arteriosus 12 %), bei denen das Blut aufgrund des höheren Drucks im Körperkreislauf von links nach rechts in den Lungenkreislauf fließt. Durch pulmonale Hypertonie kommt es zur Rechtsherzinsuffizienz, wenn keine operative Sanierung erfolgt.
- Die Vitien mit **Rechts-links-Shunt** (FALLOT-Tetralogie 9 %, Transposition der großen Gefäße 5 %) sind dagegen durch Blaufärbung der Haut (Zyanose) gekennzeichnet, weil sauerstoffarmes Blut aus dem Lungenkreislauf in den großen Kreislauf gelangt.
- Die dritte Gruppe sind die **Vitien mit Obstruktion** (Pulmonalklappenstenose, Aortenklappenstenose, Aortenisthmusstenose je 6 %), bei denen es zur Hypertrophie des jeweiligen Ventrikels kommt.

Die **FALLOT-Tetralogie** ist eine Kombination aus Ventrikelseptumdefekt, Pulmonalklappenstenose, rechtsventrikulärer Hypertrophie und „reitender“ Aorta. Durch asymmetrische Septierung des Conus arteriosus ist die Pulmonalklappe zu eng, die Aorta dagegen zu weit und über das Septum verlagert („reitend“). Durch die enge Pulmonalklappe kommt es zur Rechtsherzhypertrophie, die für den Rechts-links-Shunt durch den Ventrikelseptumdefekt und damit die Zyanose verantwortlich ist.

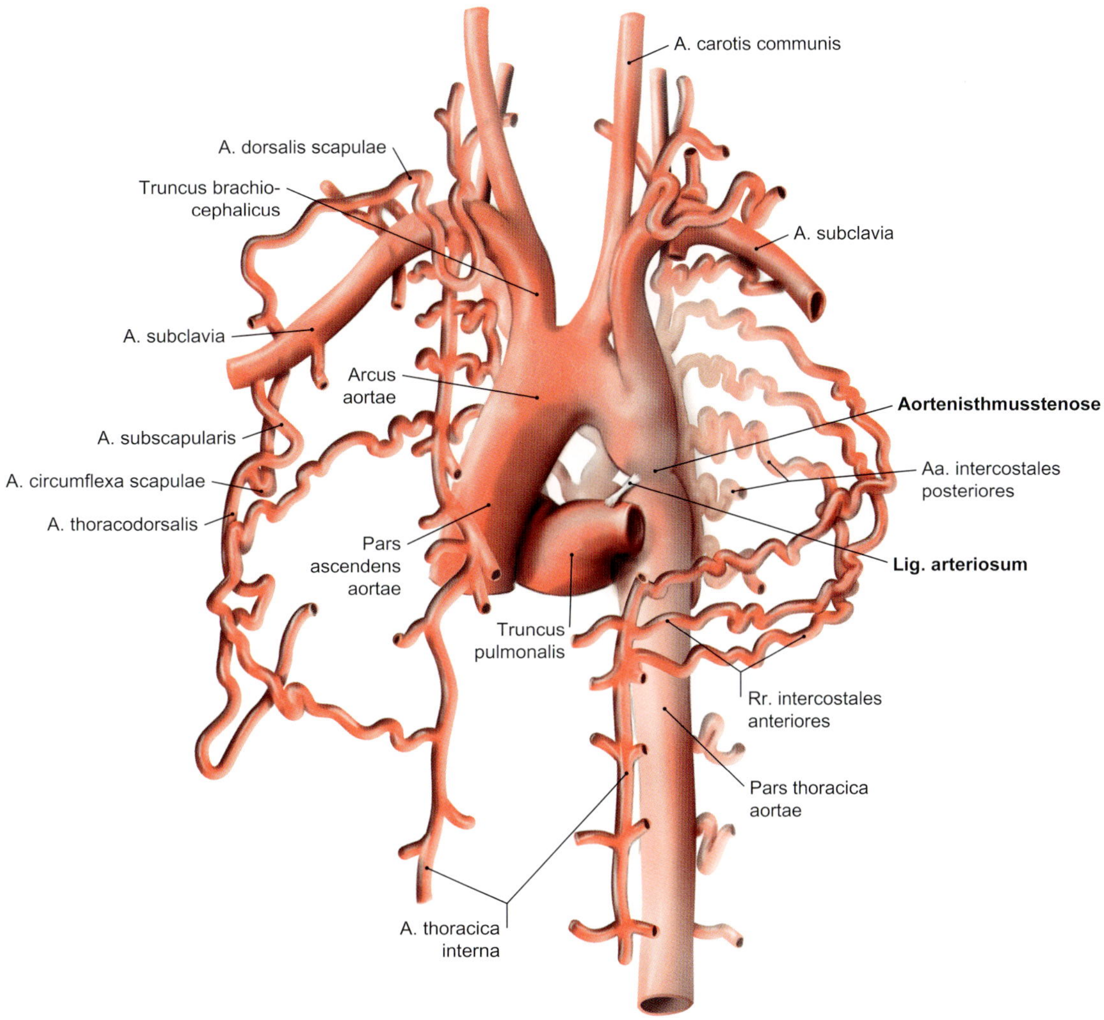

Abb. 5.42 Aortenisthmusstenose, halbschematische Darstellung; Ansicht von ventral. [L266]
Nach der Geburt verschließt sich der Ductus arteriosus aufgrund des erhöhten Sauerstoffgehalts im Blut. Wenn der Verschluss des Ductus arteriosus auf die umliegenden Abschnitte des Aortenbogens übergreift, führt dies zu einer Aortenisthmusstenose.

Klinik

Aortenisthmusstenose: Bei der Aortenisthmusstenose kommt es zu einer Hypertrophie des linken Herzens mit einem Hypertonus in der oberen Körperhälfte. In der unteren Körperhälfte ist der Druck dagegen zu niedrig. Diagnostisch fallen ein systolisches Herzgeräusch zwischen den Schulterblättern sowie röntgenologisch erkennbare Rippendefekte durch Umgehungskreisläufe der Interkostalarterien zur A. thoracica interna auf. Die Stenose muss operativ oder durch Dilatation behoben werden, weil es sonst bereits in jungem Alter zu Herzinsuffizienz und Schlaganfällen kommt. Da Prostaglandine im Blut den Ductus arteriosus durch Erschlaffung seiner Muskulatur offenhalten, kann ein Hemmstoff der Prostaglandinsynthese verwendet werden, um einen nach der Geburt ausbleibenden Verschluss zu fördern. Da diese Wirkstoffe teilweise in Medikamenten zur Entzündungshemmung und Schmerzlinderung enthalten sind, kann es bei Schwangeren zu einem vorzeitigen Verschluss des Ductus arteriosus mit Schädigung des Fetus kommen.

Herzsitus

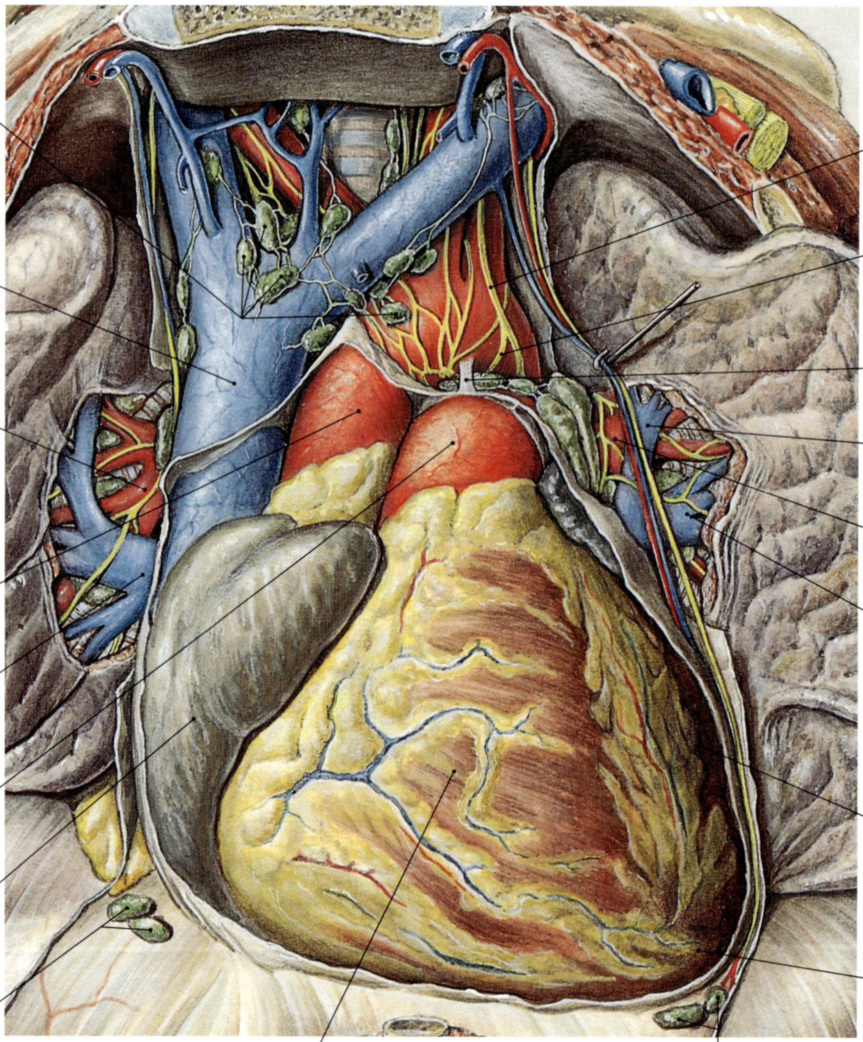

Abb. 5.43 Lage des Herzens, Cor, im Thorax, Situs cordis; Ansicht von ventral; nach Eröffnung des Herzbeutels.

Das Herz liegt in der Perikardhöhle (Cavitas pericardiaca) im unteren mittleren Mediastinum. Das Herz besitzt eine breite Basis, die nach oben rechts gerichtet ist und der Klappenebene am Ursprung der großen Gefäße entspricht. Die Herzspitze (Apex cordis) weist nach links unten und vorne. Basis und Spitze werden durch die **Längsachse** (12 cm) verbunden, die im Thorax schräg von rechts dorsal oben nach links ventral unten verläuft und damit **mit allen drei Raumebenen** einen **Winkel** von ca. 45° bildet. Das Herz hat vier Seiten (→ Abb. 5.29). Die Vorderseite des Herzens **(Facies sternocostalis)** wird überwiegend vom rechten Ventrikel gebildet. Die Unterseite liegt dem Zwerchfell auf **(Facies diaphragmatica)** und besteht aus Anteilen des rechten und linken Ventrikels. Die Unterseite entspricht dabei klinisch der „Hinterwand" in der EKG-Diagnostik, wenn z. B. von einem Hinterwandinfarkt die Rede ist. Die **Facies pulmonalis** wird rechts vom rechten Vorhof und links vom linken Ventrikel eingenommen.

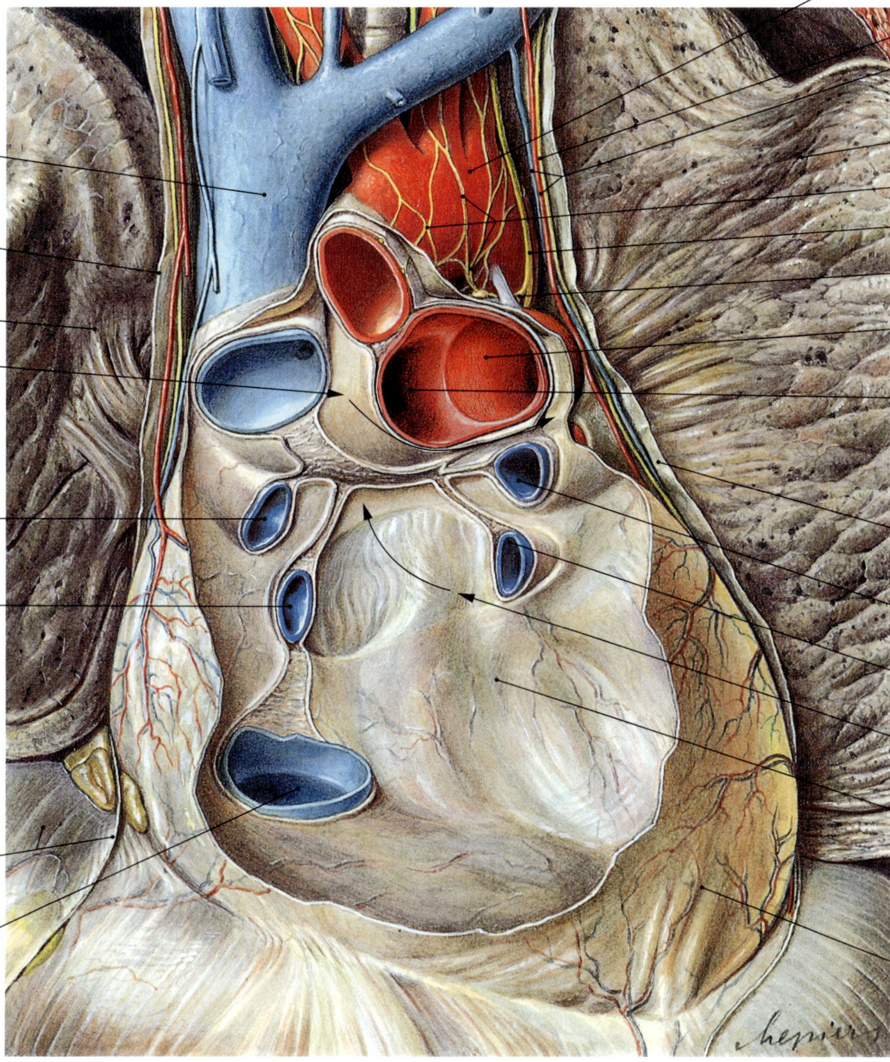

Abb. 5.44 Herzbeutel, Pericardium; Ansicht von ventral; nach Abtragung der Vorderwand des Herzbeutels und Entnahme des Herzens. Der Herzbeutel umgibt das Herz, stabilisiert seine Lage und ermöglicht eine reibungsarme Kontraktion. Der Herzbeutel besteht außen aus einem **Pericardium fibrosum** aus straffem Bindegewebe, dem innen als **Pericardium serosum** eine Tunica serosa aufliegt. Dieser Teil des Pericardium serosum stellt die Lamina parietalis dar, die vorne am Abgang der großen Gefäße als Lamina visceralis (= **Epikard**) auf die Oberfläche des Herzens umschlägt. Auf der Rückseite der Vorhöfe bilden die Umschlagfalten vom Perikard auf das Epikard einen vertikalen Schenkel zwischen Vv. cavae inferior und superior und einen horizontalen Schenkel zwischen den oberen Lungenvenen der rechten und linken Seite. Dadurch entstehen auf der Rückseite des Perikards zwei Spalträume (Sinus pericardii, Pfeile):

- **Sinus transversus pericardii:** oberhalb des horizontalen Schenkels zwischen V. cava superior bzw. Aorta und Truncus pulmonalis
- **Sinus obliquus pericardii:** unterhalb des horizontalen Schenkels zwischen den Lungenvenen beider Seiten

Das **Pericardium fibrosum** ist verbunden mit:

- dem Centrum tendineum des Zwerchfells
- der Rückseite des Sternums (Ligg. sternopericardiaca)
- der Trachealbifurkation (Membrana bronchopericardiaca)

Außen liegt dem Perikard die **Pleura parietalis, Pars mediastinalis** auf. Zwischen beiden verlaufen N. phrenicus und Vasa pericardiacophrenica.

Das Epikard ist das viszerale Blatt des Pericardium serosum.

Klinik

Normalerweise befinden sich im Herzbeutel 15–35 ml seröse Flüssigkeit. Insgesamt fasst das Perikard inkl. Herz jedoch 700–1100 ml. Bei Herzinsuffizienz oder bei Entzündung der Herzbeutels **(Perikarditis)** kann sich Flüssigkeit ansammeln **(Perikarderguss)** und sogar die Herzaktion beeinträchtigen.

Bei Ruptur der Herzwand nach einem Herzinfarkt oder durch eine Verletzung (Messerstich) kann es zur **Herzbeuteltamponade** kommen, bei der das Blut die Herzaktion hemmt und die daher meist tödlich verläuft.

Herz

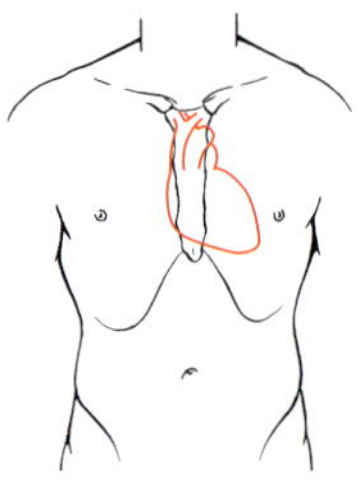

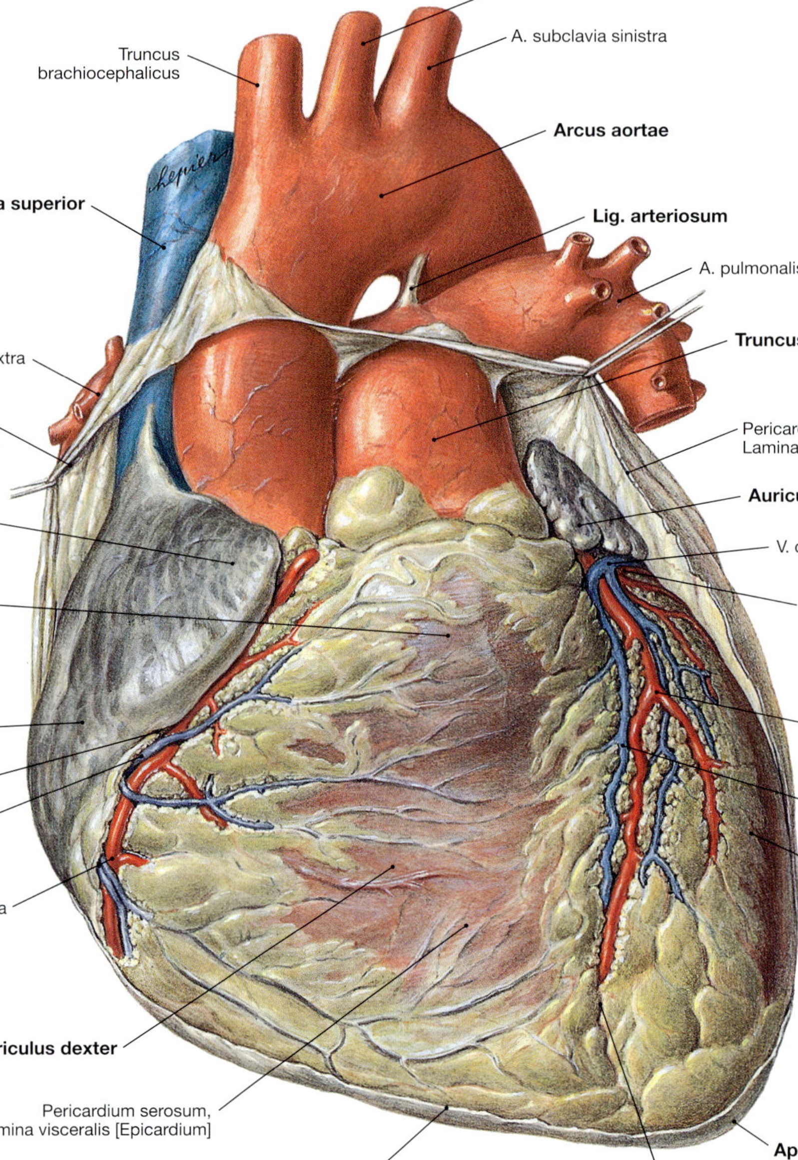

Abb. 5.45 Herz, Cor; Ansicht von ventral.
Das Herz wiegt 250–300 g und hat ungefähr die Größe der Faust der betreffenden Person. Die Herzspitze (Apex cordis) ist nach links unten gerichtet. Die Basis entspricht der Lage des **Sulcus coronarius,** in dem unter anderem die A. coronaria dextra verläuft. Das Herz besteht auf der rechten und linken Seite jeweils aus einer Kammer (Ventrikel) und einem Vorhof (Atrium). Auf der Vorderseite (Facies sternocostalis) ist die Lage der Herzscheidewand (Septum interventriculare) am **Sulcus interventricularis anterior** zu erkennen, in dem der R. interventricularis anterior der A. coronaria sinistra verläuft. Auf der Unterseite (Facies diaphragmatica) liegt die Grenze der Ventrikel im **Sulcus interventricularis posterior** (→ Abb. 5.46). Der rechte Ventrikel ist vor dem Übergang in den Truncus pulmonalis zum Conus arteriosus erweitert. Der Ursprung der Aorta aus dem linken Ventrikel ist dagegen aufgrund des spiraligen Verlaufs der Aorta hinter dem Truncus pulmonalis von außen nicht erkennbar. Daher entspringt die Aorta rechts vom Truncus pulmonalis. Dieser ist mit dem Aortenbogen durch das Lig. arteriosum verbunden, das ein Relikt des Ductus arteriosus des Fetalkreislaufs darstellt (→ Abb. 5.37). Beide Vorhöfe weisen einen Blindsack auf, der als Herzohr (Auriculae dextra und sinistra) bezeichnet wird. In den rechten Vorhof münden die Vv. cavae superior und inferior, in den linken Vorhof die vier Lungenvenen.

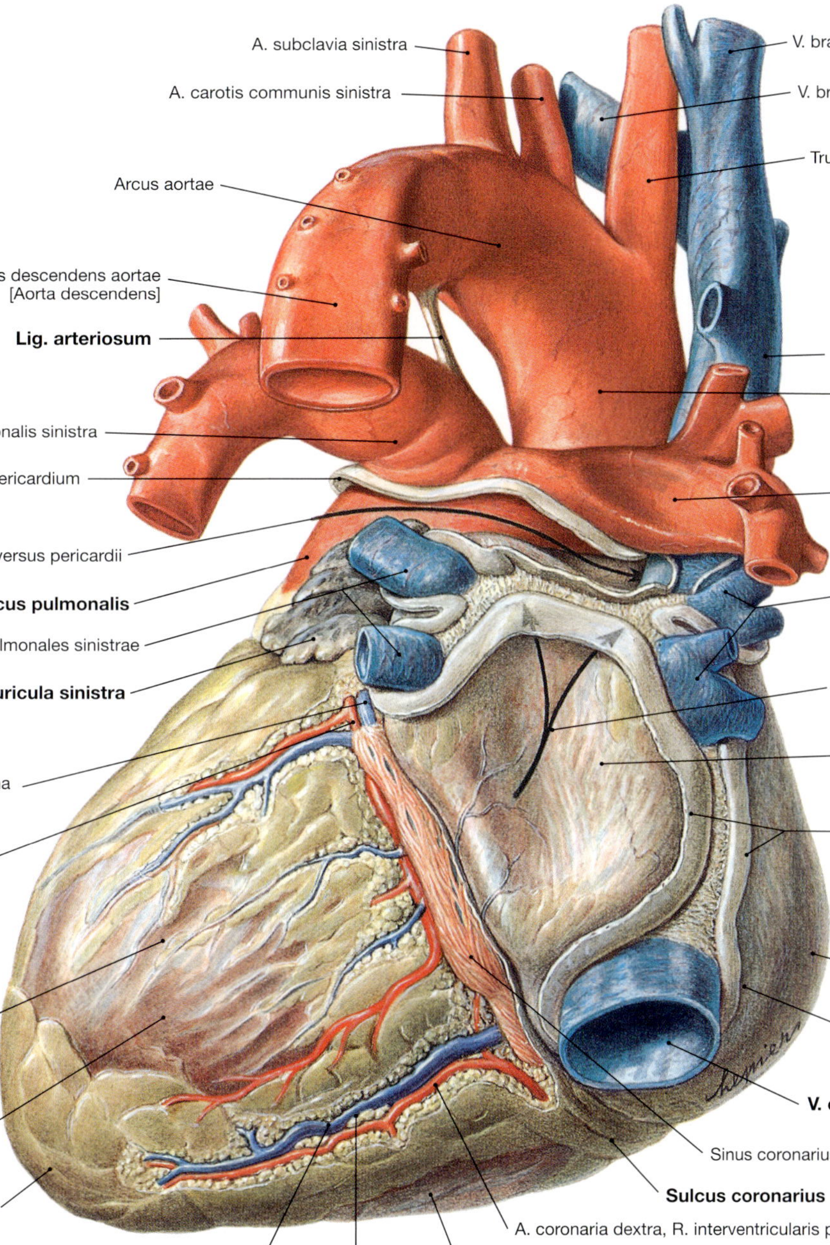

Abb. 5.46 Herz, Cor; Ansicht von dorsal (Erläuterung → Abb. 5.45).

Klinik

Die meisten Herzen, die man im Präparierkurs zu Gesicht bekommt, sind vergrößert. Dies deutet an, wie häufig Erkrankungen sind, die mit einer **Hypertrophie** (z. B. Hypertonie) oder **Dilatation** (z.B. Alkoholabusus, Viruserkrankungen, genetische Ursachen) des Herzens einhergehen.

Bei Leistungssportlern (durch Training, Anabolika) kann das Herzgewicht 500 g erreichen. Dies wird als **kritisches Herzgewicht** angesehen, da ab diesem Gewicht eine ausreichende Durchblutung nicht gewährleistet ist und es zu Herzinfarkten kommen kann.

Herzwand

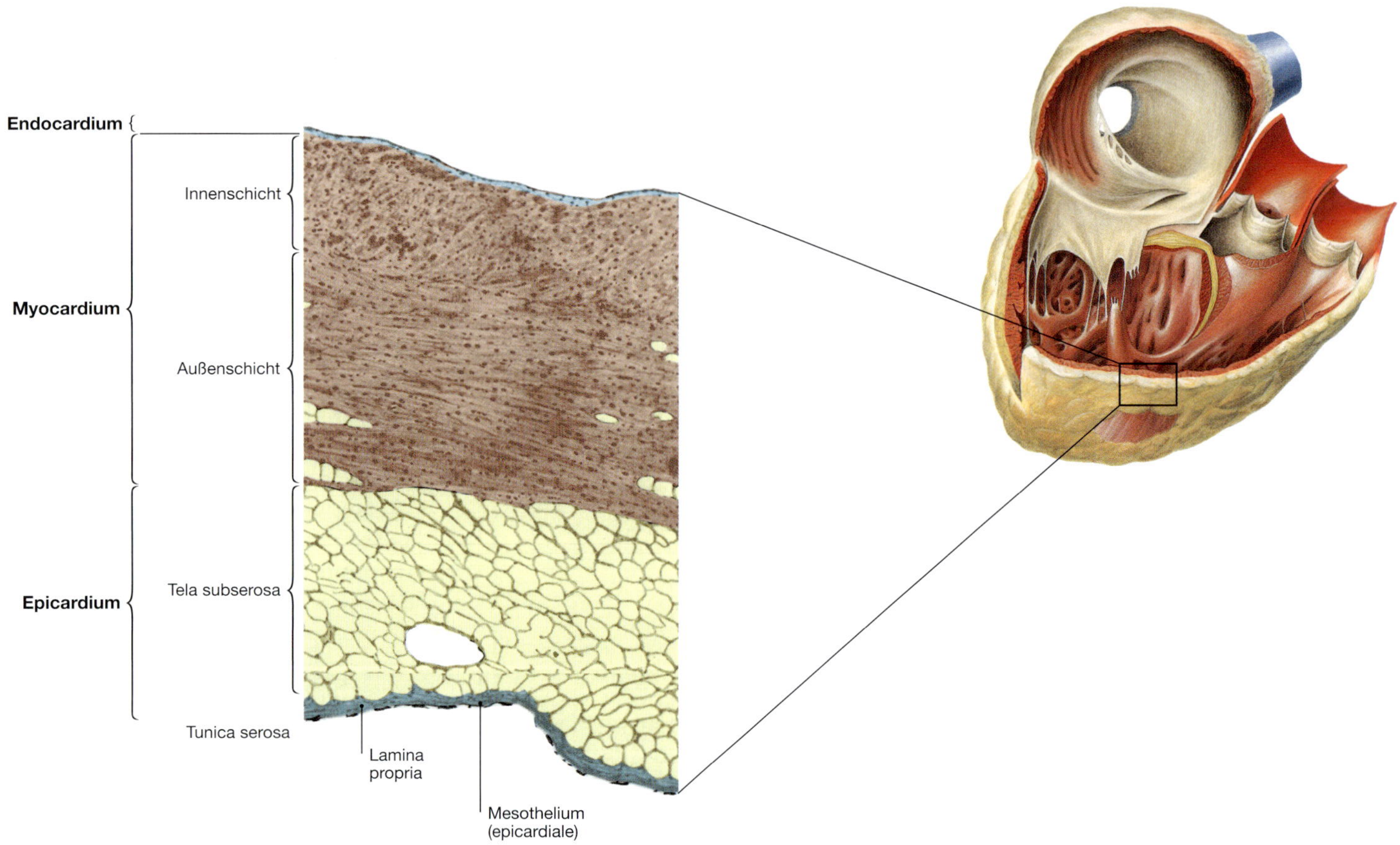

Abb. 5.47 Bau der Herzwand; Ausschnitt aus dem rechten Vorhof. (nach [S010-2-16])
Die Herzwand besteht aus drei Schichten:

- **Endokard (Endocardium):** innere Oberfläche aus Endothel und Bindegewebe
- **Myokard (Myocardium):** Herzmuskulatur aus Kardiomyozyten
- **Epikard (Epicardium):** Tunica serosa und Tela subserosa auf der äußeren Oberfläche entsprechen dem viszeralen Blatt des Pericardium serosum. Die Tela subserosa enthält beim Menschen viel Fettgewebe, in das die Blutgefäße und Nerven des Herzens eingebettet sind.

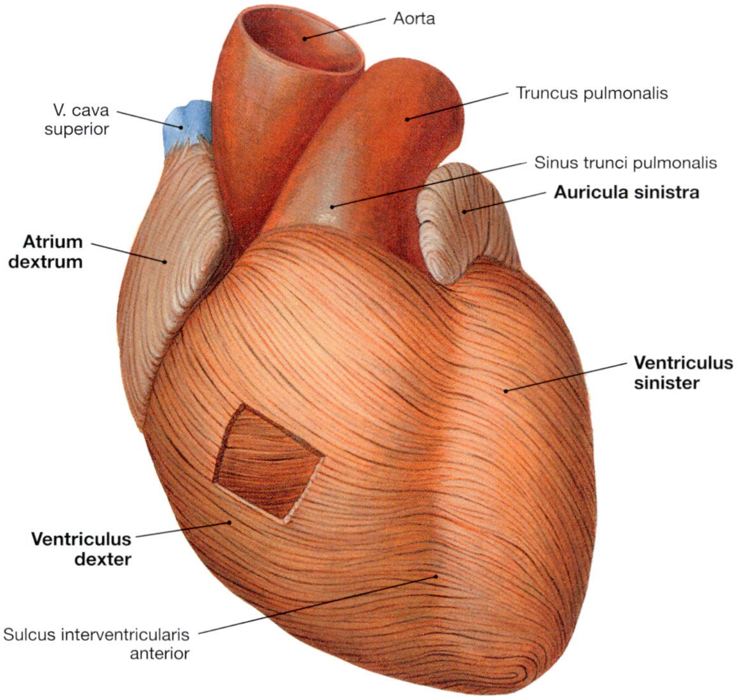

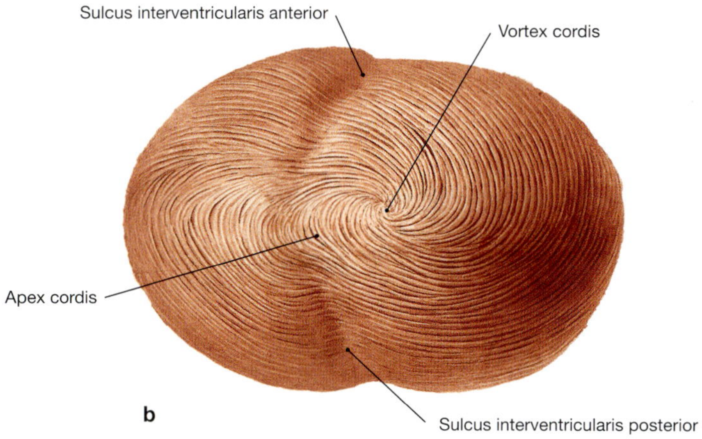

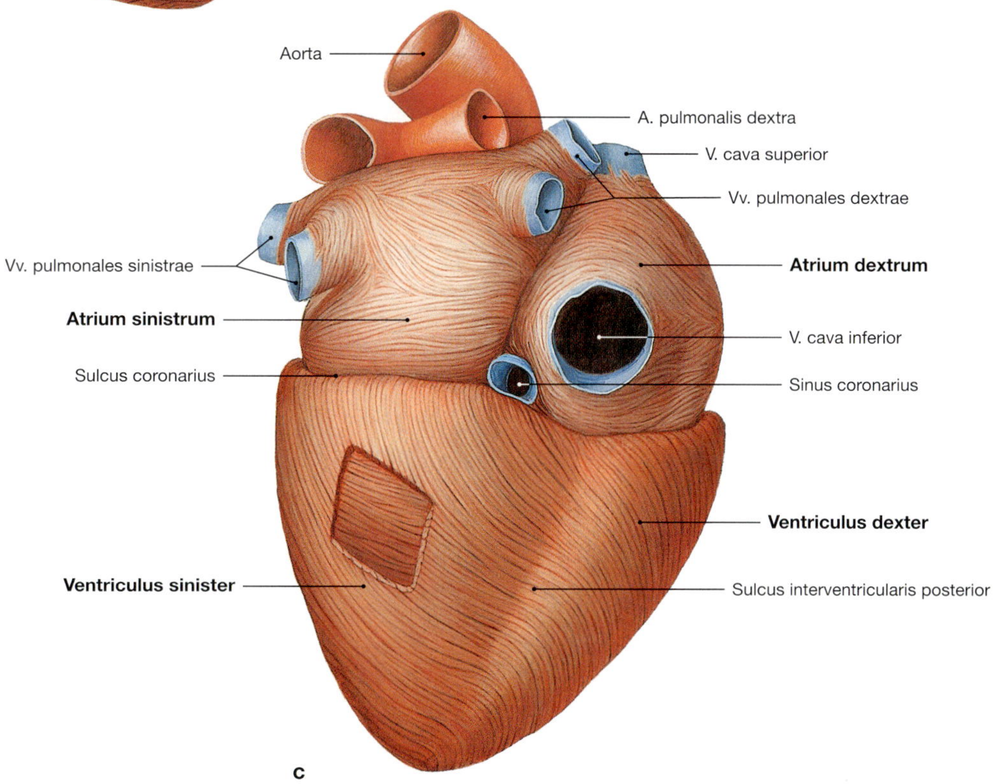

Abb. 5.48a bis c Herzmuskulatur, Myocardium; Ansicht von ventral (→ Abb. 5.48a), von der Herzspitze her (→ Abb. 5.48b) und von dorsal kaudal (→ Abb. 5.48c).
Die Herzmuskelfasern setzen sich aus einzelnen Kardiomyozyten zusammen und verlaufen schraubig um das Herz. In der Wand der Vorhöfe und des rechten Ventrikels bilden sie zwei Schichten, beim linken Ventrikel sogar drei Schichten. Das Myokard und damit auch die gesamte Herzwand sind im Bereich des linken Ventrikels viel dicker, weil der linke Ventrikel das Blut mit einem höheren Druck in den Körperkreislauf pumpen muss als der rechte Ventrikel. Die Wandstärke beträgt rechts 3–5 mm, links dagegen 8–12 mm.

Klinik

Bei einer Wandstärke des **linken Ventrikels über 15 mm** liegt eine **Hypertrophie** vor, die durch Hypertonie oder eine Aortenklappenstenose verursacht sein kann. Beim **rechten Ventrikel** besteht bei **mehr als 5 mm** eine Hypertrophie. Neben einer Pulmonalklappenstenose kommt eine pulmonale Hypertonie als Ursache in Frage, die durch chronisch obstruktive Lungenerkrankungen wie Asthma oder durch eine Lungenembolie bedingt sein kann.

Räume des Herzens

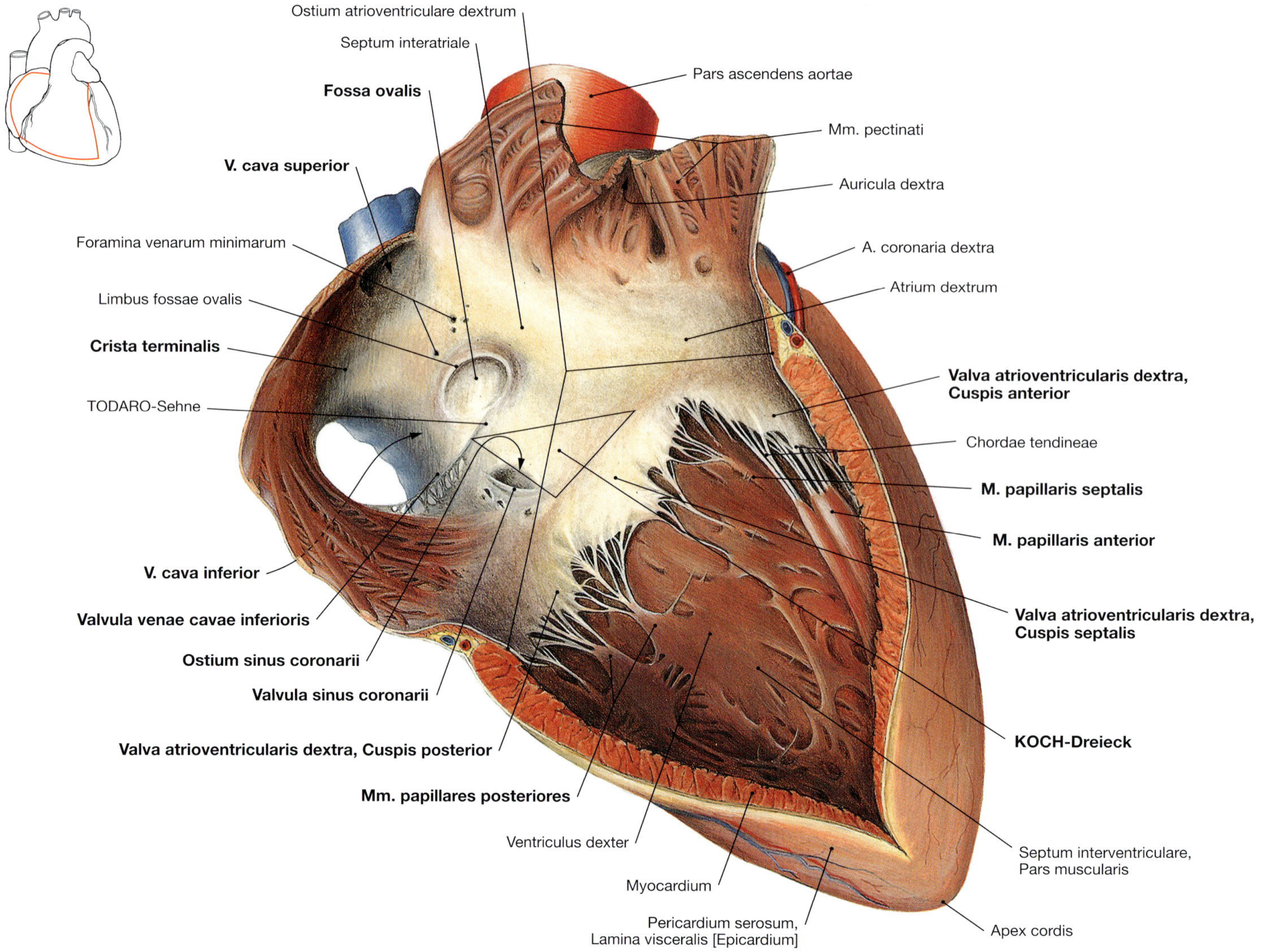

Abb. 5.49 Rechter Vorhof, Atrium dextrum, und rechte Kammer, Ventriculus dexter; Ansicht von ventral.
Der rechte Vorhof besteht aus einem Abschnitt mit einer glatten Innenoberfläche, dem Vorhofsinus (Sinus venarum cavarum) und einem Teil, dessen Innenrelief durch Muskelkämme (Mm. pectinati) aufgeworfen ist. Zwischen beiden Abschnitten liegt die **Crista terminalis,** die eine wichtige Orientierungsstruktur darstellt, da auf ihrer Höhe auf der Außenseite (subepikardial) zwischen der Einmündung der V. cava superior und dem rechten Herzohr (Auricula dextra) der Sinusknoten des Erregungsbildungs- und Erregungsleitungssystems liegt (→ Abb. 5.51). In der Scheidewand der Vorhöfe (Septum interatriale) liegt als Relikt des Foramen ovale die **Fossa ovalis,** deren Rand zum Limbus fossae ovalis aufgeworfen ist. Die Einmündung des **Sinus coronarius** (Ostium sinus coronarii), der die größte Herzvene darstellt, besitzt eine Klappe (Valvula sinus coronarii), und auch die Öffnung der V. cava inferior ist von einer Klappe (Valvula venae cavae inferioris) flankiert, die allerdings beide das Lumen nicht verschließen. Auch kleine Herzvenen münden direkt in den rechten Vorhof (Foramina venarum minimarum). In Verlängerung der Valvula venae cavae inferioris liegt die TODARO-Sehne (Tendo valvulae venae cavae inferioris). Diese ist auch als Orientierungsstruktur von Bedeutung, da sie zusammen mit der Einmündung des Sinus coronarius und der Trikuspidalklappe (Valva atrioventricularis dextra) das **KOCH-Dreieck** begrenzt, in dem der AV-Knoten liegt (→ Abb. 5.61 bis 5.63). Im rechten Ventrikel sind die drei Segel über Sehnenfäden (Chordae tendineae) an drei **Papillarmuskeln** (Mm. papillares anterior, posterior und septalis) befestigt. Von der Herzscheidewand (Septum interventriculare) ist hier nur der muskuläre Teil sichtbar. Von diesem ziehen (hier nicht sichtbar) Fasern des Reizleitungssystems (Moderatorband von LEONARDO DA VINCI) zum vorderen Papillarmuskel **(M. papillaris anterior).** Diese Verbindung wird als **Trabecula septomarginalis** (→ Abb. 5.63) bezeichnet.

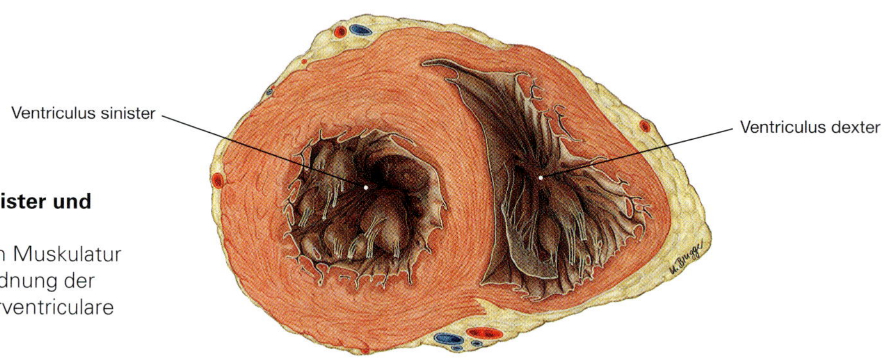

Abb. 5.50 Linke und rechte Kammer, Ventriculus sinister und Ventriculus dexter; Querschnitt, Ansicht von kranial.
Die Wand des linken Ventrikels ist aufgrund der stärkeren Muskulatur viel dicker als die Wand des rechten Ventrikels. Die Anordnung der Herzmuskelzellen lässt erkennen, dass das Septum interventriculare funktionell ein Teil des linken Ventrikels ist.

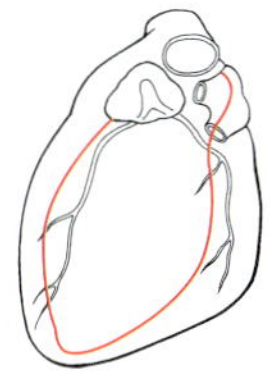

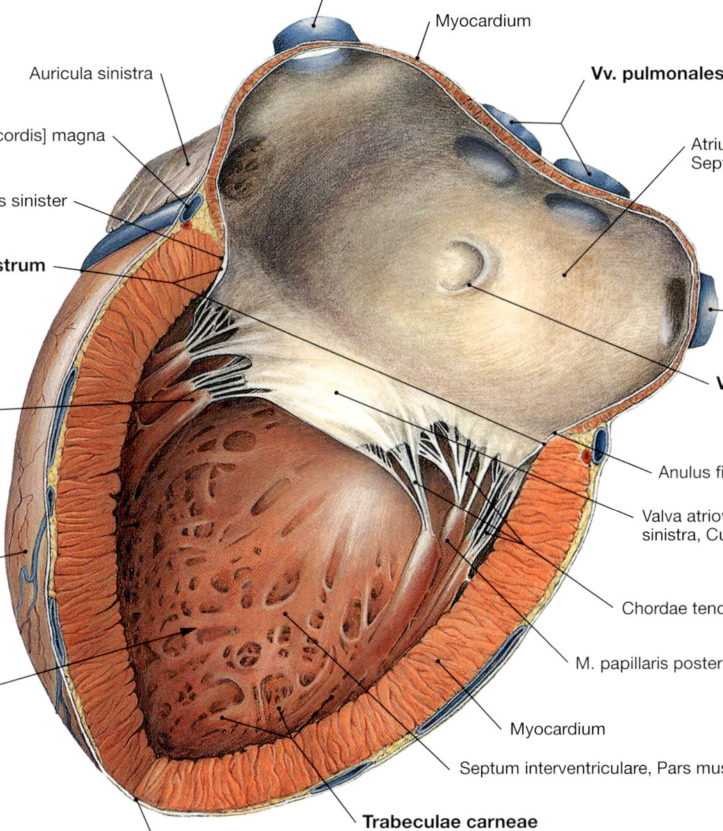

Abb. 5.51 Linker Vorhof, Atrium sinistrum, und linker Ventrikel, Ventriculus sinister; Ansicht von lateral.
Der linke Vorhof besitzt ein Herzohr (Auricula sinistra). In ihn münden die vier Lungenvenen (Vv. pulmonales). An der septalen Wand tritt als sichelförmige Leiste die Valvula foraminis ovalis hervor. Sie ist ein Relikt des Septum primum der Herzentwicklung (→ Abb. 5.35). Das Ostium atrioventriculare sinistrum enthält die Valva mitralis und stellt die Verbindung zum linken Ventrikel dar. Die Wand des Ventrikels ist nicht glatt, sondern durch Muskelbälkchen (Trabeculae carneae) aufgeworfen.

Räume des Herzens

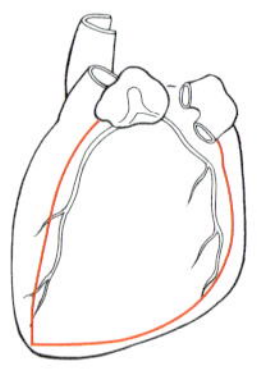

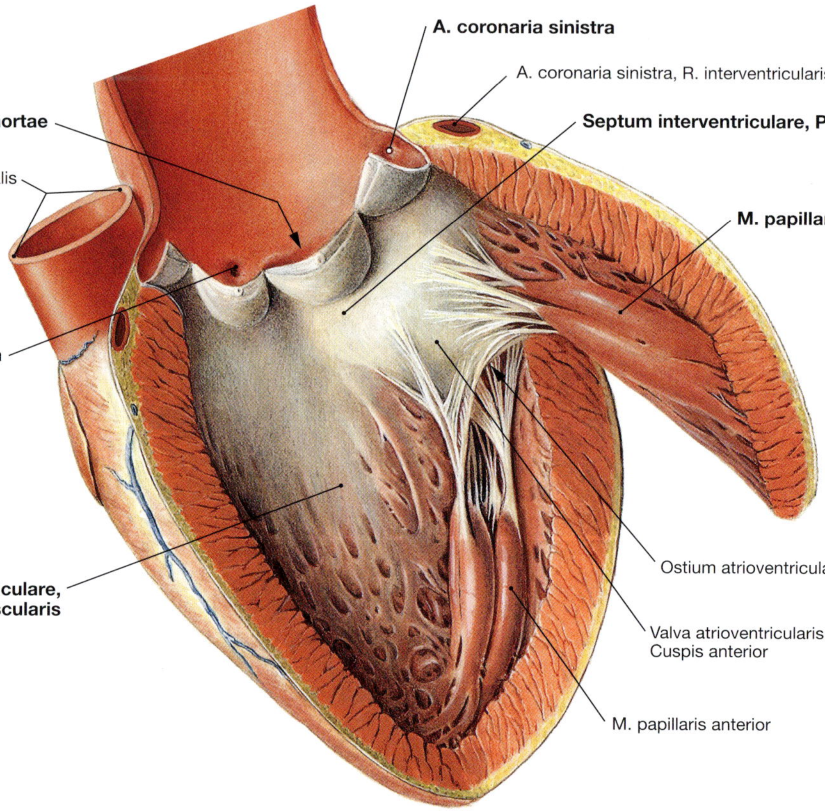

Abb. 5.52 Linke Kammer, Ventriculus sinister; Ansicht von lateral. Unter der linken Atrioventrikularklappe liegt das ca. 1 cm² große Areal der **Pars membranacea** des Ventrikelseptums. Der größte Teil der Herzscheidewand besteht dagegen aus Muskulatur (Pars muscularis).

Hinter den Taschenklappen der Aortenklappe liegen die Sinus aortae, in denen rechts und links die beiden **Koronararterien** (Aa. coronariae dextra und sinistra) entspringen.

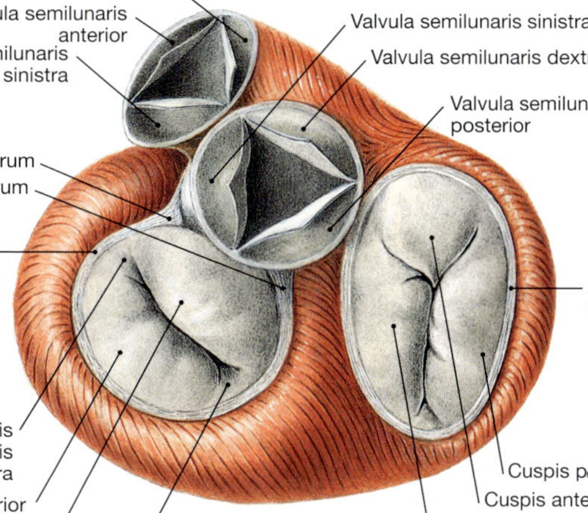

Abb. 5.53 Herzklappen, Valvae cordis; Ansicht von kranial; nach Entfernung von Vorhöfen, Aorta und Truncus pulmonalis.

Das Herz besitzt zwei **Segelklappen** (Valvae cuspidales), je eine zwischen Vorhöfen und Kammern. Die rechte Atrioventrikularklappe (Valva atrioventricularis dextra) besteht aus drei Segeln **(Trikuspidalklappe).** Die linke Atrioventrikularklappe (Valva atrioventricularis sinistra) setzt sich aus zwei Segeln zusammen **(Mitralklappe).** Die Segelklappen werden über Sehnenfäden (Chordae tendineae) an den Papillarmuskeln verankert, die ein Durchschlagen der Klappen verhindern. Daneben gibt es zwischen Ventrikeln und großen Gefäßen links die **Aortenklappe** (Valva aortae) und auf der rechten Seite die **Pulmonalklappe** (Valva trunci pulmonalis), die aus jeweils drei Taschenklappen (Valvulae semilunares) gebildet werden. In der Austreibungsphase der **Systole,** in der das Blut aus den Ventrikeln in die großen Gefäße ausgeworfen wird, sind die **Taschenklappen geöffnet** und die Segelklappen geschlossen. In der Füllungsphase der **Diastole** sind die **Segelklappen offen,** um das Blut aus den Vorhöfen in die Ventrikel aufzunehmen. Die Taschenklappen sind geschlossen.

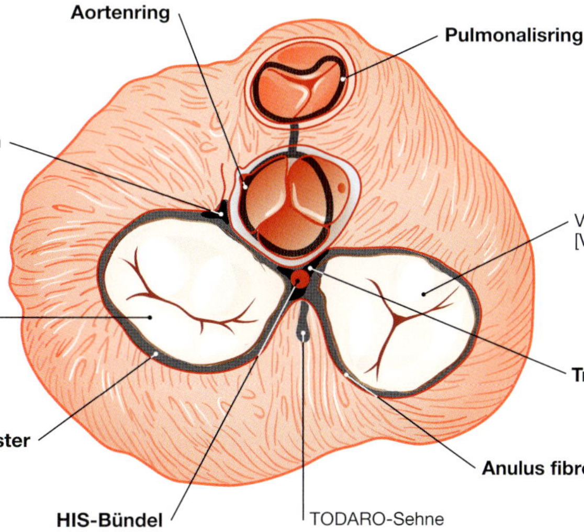

Abb. 5.54 Herzskelett; Ansicht von kranial, schematische Darstellung. [L126]

Die Herzklappen sind am Herzskelett fixiert. Dieses besteht aus Bindegewebe, das jeweils einen Ring (Anuli fibrosi dexter und sinister) um die Atrioventrikularklappen (Valvae atrioventriculares) sowie einen Faserring um die Taschenklappen bildet. Zwischen den Anuli fibrosi liegt das Trigonum fibrosum dextrum, durch das das HIS-Bündel des Reizleitungssystems vom rechten Vorhof in das Interventrikularseptum übertritt. Neben der **Stabilisierung der Herzklappen** dient das Herzskelett auch der **elektrischen Isolierung der Vorhöfe und Kammern,** da alle Herzmuskelzellen am Herzskelett befestigt sind und damit nicht von den Vorhöfen auf die Kammern übergreifen. Damit wird die Erregung nur über das HIS-Bündel auf die Kammern fortgeleitet.

Herzklappen

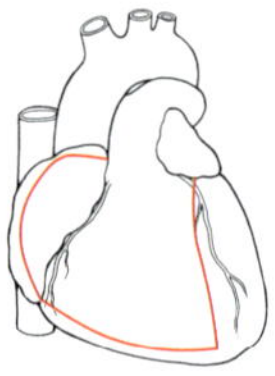

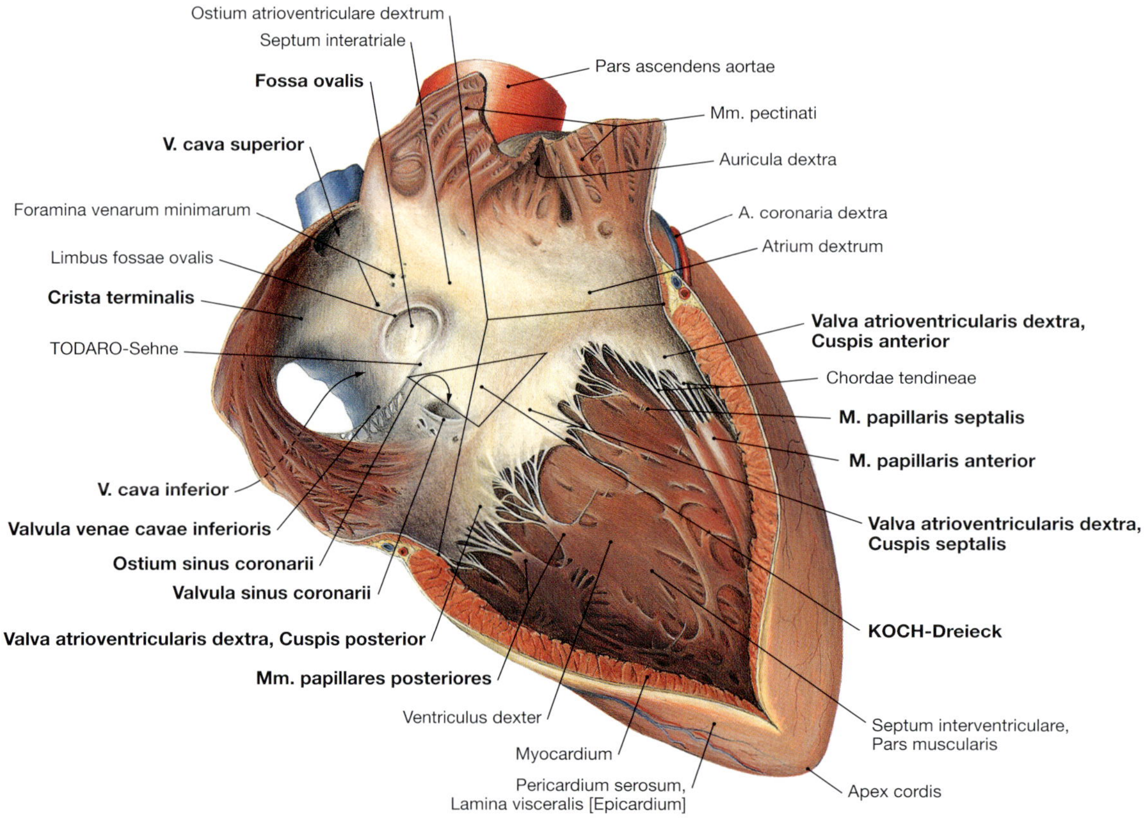

Abb. 5.55 Rechte Atrioventrikularklappe, Valva atrioventricularis dextra; Ansicht von ventral.
Der rechte Vorhof und die rechte Herzkammer werden durch die Trikuspidalklappe (Valva atrioventricularis dextra) getrennt. Diese besteht aus drei Segeln, die über Sehnenfäden (Chordae tendineae) an drei **Papillarmuskeln** (Mm. papillares anterior, posterior und septalis) befestigt sind. Durch aktive Kontraktion der Papillarmuskeln kann bei der Ventrikelkontraktion ein Zurückschlagen der Segel in die Vorhöfe verhindert werden.

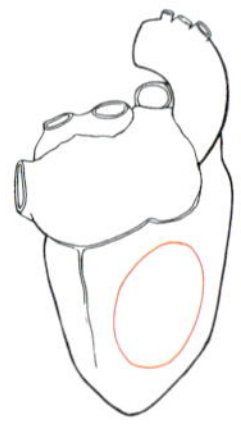

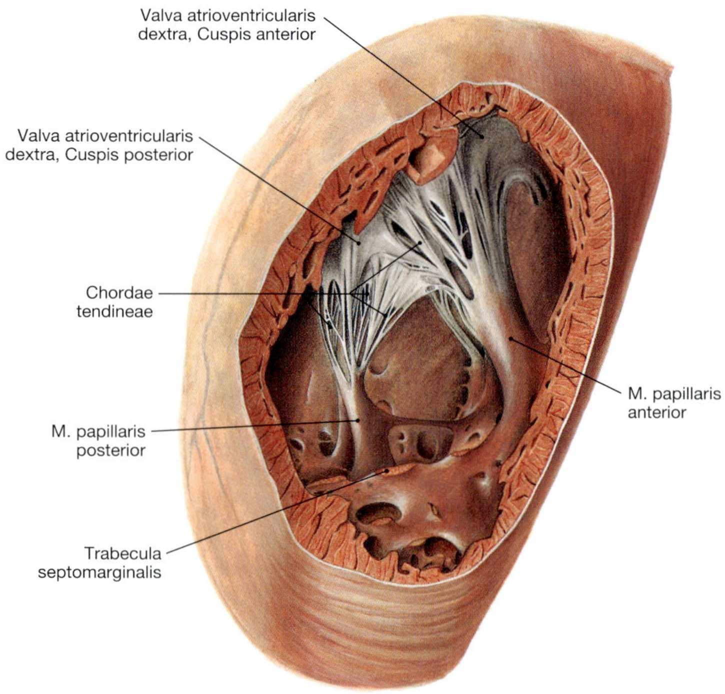

Abb. 5.56 Papillarmuskeln der rechten Atrioventrikularklappe, Valva atrioventricularis dextra; Ansicht von dorsal.
Der rechte Ventrikel ist vom Septum her eröffnet, so dass man zwei der drei **Papillarmuskeln** (Mm. papillares) erkennen kann. Die **Sehnenfäden** (Chordae tendineae) verbinden den M. papillaris anterior mit dem vorderen Segel (Cuspis anterior) der Trikuspidalklappe (Valva atrioventricularis dextra) und den M. papillaris posterior mit dem hinteren Segel (Cuspis posterior).

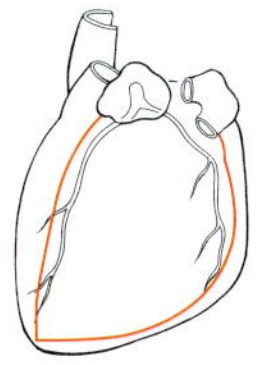

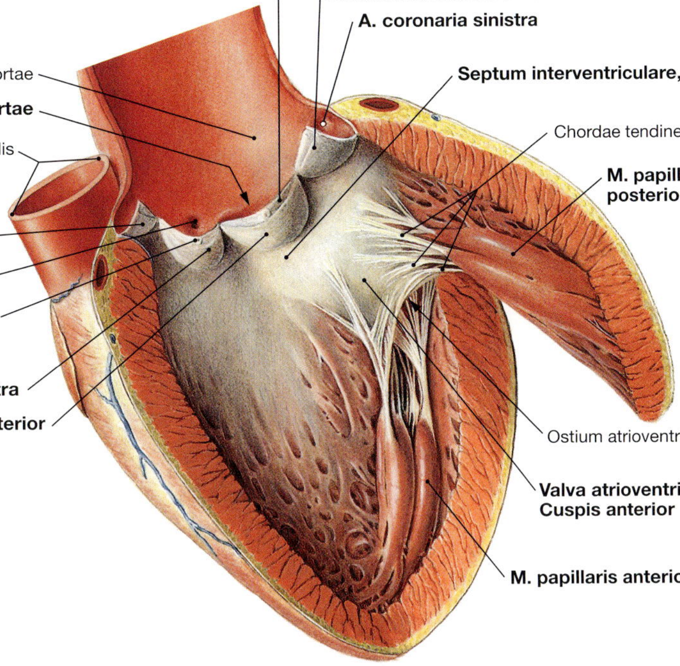

Abb. 5.57 Linke Atrioventrikularklappe, Valva atrioventricularis sinistra, und Aortenklappe, Valva aortae; Ansicht von lateral.
Die Mitralklappe (Valva atrioventricularis sinistra) ist nur aus zwei Segeln zusammengesetzt, entsprechend gibt es auch nur zwei **Papillarmuskeln** (Mm. papillares anterior und posterior). Durch die **Aortenklappe** (Valva aortae), die aus drei Taschenklappen (Valvulae semilunares) besteht, wird das Blut in den erweiterten Teil der Aorta (Bulbus aortae) gepumpt.

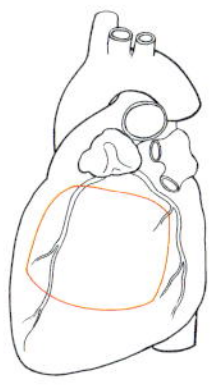

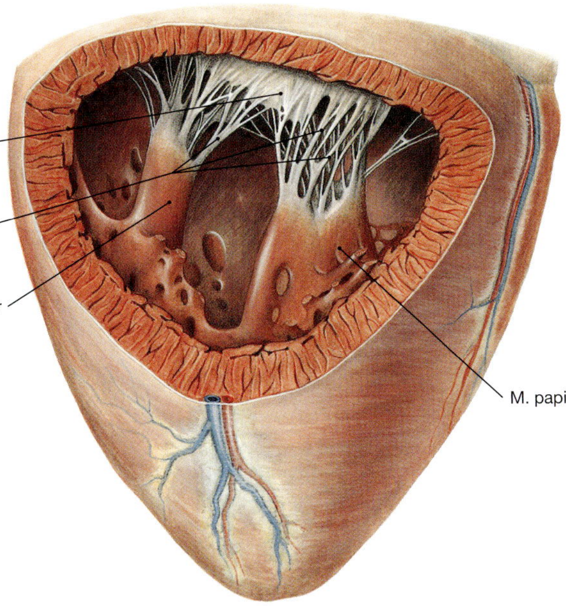

Abb. 5.58 Papillarmuskeln der linken Atrioventrikularklappe, Valva atrioventricularis sinistra; Ansicht von ventral kranial.
Der linke Ventrikel ist so eröffnet, dass man die beiden **Papillarmuskeln** der Mitralklappe erkennen kann. Die **Sehnenfäden** (Chordae tendineae) verbinden den M. papillaris anterior mit dem vorderen Segel (Cuspis anterior) der Valva atrioventricularis sinistra und den M. papillaris posterior mit dem hinteren Segel (Cuspis posterior).

Projektion der Herzklappen

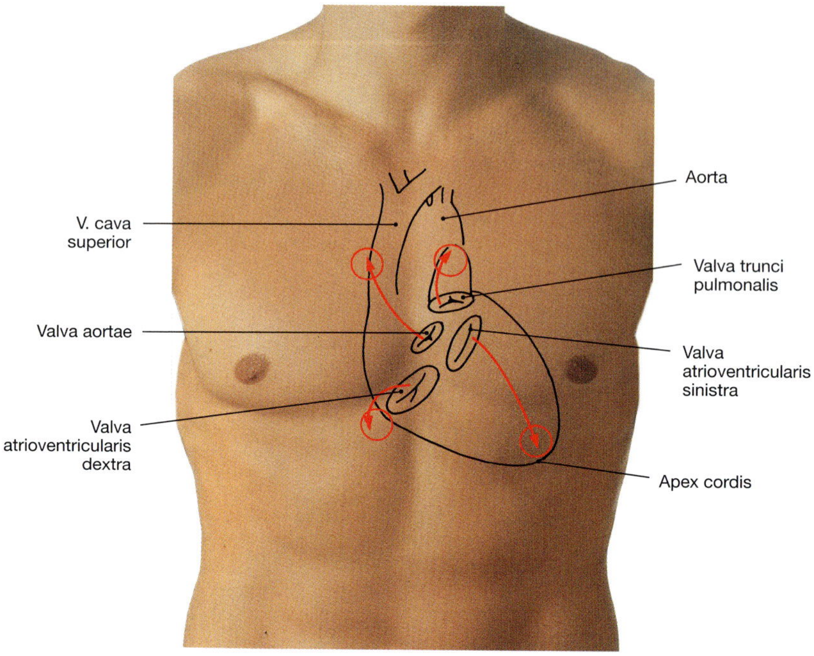

Abb. 5.59 Projektion der Herzklappen und der Auskultationsstellen auf die vordere Brustwand.
Die **Projektion der vier Herzklappen** bildet ein leicht aus der Medianebene nach links verschobenes Kreuz. Die Projektion der Klappen ist von untergeordneter praktischer Bedeutung, da die im Bereich der Klappen entstehenden Herztöne und ggf. die Herzgeräusche mit dem Blutstrom zu den Maximalpunkten (Kreise) fortgeleitet werden (Pfeile), an denen das Herz abgehört (auskultiert) wird.

	Projektionsstellen der Herzklappen	Auskultationsstellen der Herzklappen
Pulmonalklappe	linker (!) Sternalrand, 3. Rippenknorpel	2. ICR links parasternal
Aortenklappe	linker Sternalrand, 3. ICR	2. ICR rechts parasternal
Mitralklappe	4.–5. Rippenknorpel links	5. ICR links in der Medioklavikularlinie
Trikuspidalklappe	hinter dem Sternum, 5. Rippenknorpel	5. ICR rechts parasternal

ICR = Zwischenrippenraum

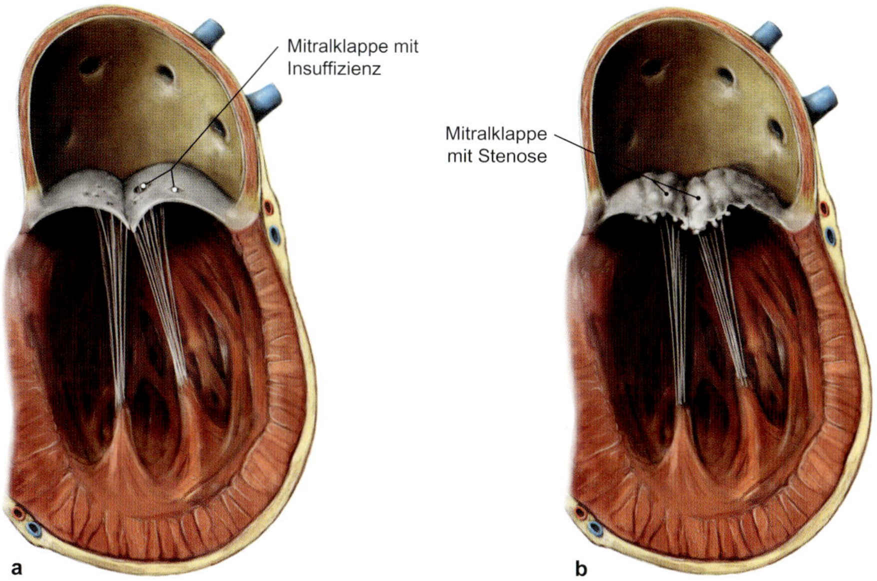

Abb. 5.60 Pathologische Veränderung der Herzklappen am Beispiel der Mitralklappe. a Mitralinsuffizienz, b Mitralstenose. [L266]
Neben angeborenen Stenosen der Herzklappen, die zu den Herzfehlern (Vitien) zählen, kann es auch z.B. durch entzündliche Prozesse zu Defekten oder Deformationen der Herzklappen kommen, die mit einer Insuffizienz oder Stenose der Klappen einhergehen.

Klinik

Beim Abhören des Herzens mit dem Stethoskop **(Auskultation)** hört man an den verschiedenen Stellen **Herztöne,** die sich aus der Herzaktion ergeben:

- Der **erste Herzton** entsteht zu Beginn der Systole durch Ventrikelkontraktion und Zurückschlagen der Segelklappen.
- Der **zweite Herzton** wird zu Beginn der Diastole durch Schluss der Taschenklappen hervorgerufen.

Herzgeräusche kommen dagegen beim Gesunden nicht vor und entstehen durch Fehlfunktion der Klappen. Sowohl Engstellen (Stenosen) als auch mangelnder Schluss (Insuffizienz) der Klappen können zu Geräuschen führen. Der Zeitpunkt des Geräuschs und die Lokalisation geben Aufschluss über die Fehlfunktion der jeweiligen Klappe.
Die Geräusche sind an den jeweiligen Auskultationsstellen der Klappen am lautesten. Wenn während der **Systole** (also zwischen dem ersten und zweiten Herzton) ein Geräusch über einer **Segelklappe** auftritt, spricht dies für eine **Insuffizienz,** da die Klappe in dieser Phase geschlossen sein sollte. Ist das Geräusch in der **Diastole** über einer Segelklappe zu hören, deutet dies auf eine **Stenose** hin, da die Klappe in der Füllungsphase offen sein sollte. Bei den **Taschenklappen** verhält es sich genau **umgekehrt.** Stenosen können angeboren oder erworben (rheumatische Erkrankungen, bakterielle Endokarditis) sein. Insuffizienzen sind meist erworben und können auch durch Herzinfarkte bedingt sein, wenn die Papillarmuskeln geschädigt werden, die die Segelklappen verankern.

Erregungsbildungs- und Erregungsleitungssystem

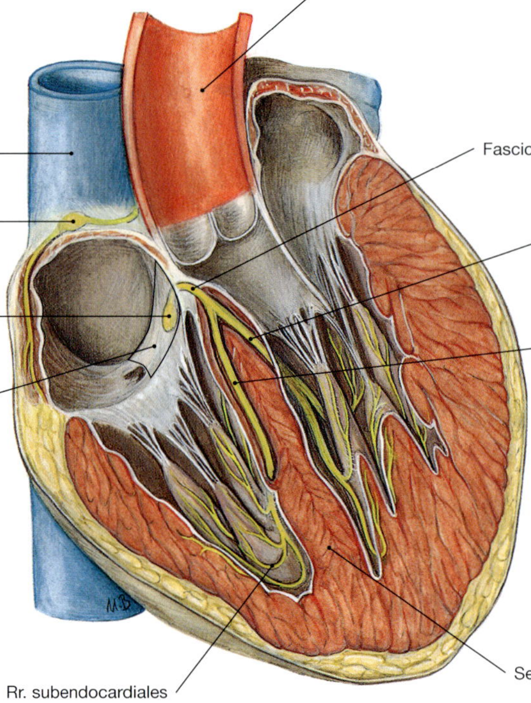

Abb. 5.61 Erregungsbildungs- und Erregungsleitungssystem entlang der Herzachse am aufgeschnittenen Herzen.
Das Herz besitzt ein Erregungsbildungs- und Erregungsleitungssystem, das aus modifizierten Herzmuskelzellen (keine Nervenfasern!) aufgebaut ist. Es gliedert sich in vier Abschnitte:

- **Sinusknoten** (Nodus sinuatrialis, KEITH-FLACK-Knoten)
- **AV-Knoten** (Nodus atrioventricularis, ASCHOFF-TAWARA-Knoten)
- **Atrioventrikularbündel** (Fasciculus atrioventricularis, HIS-Bündel)
- **Kammerschenkel** (Crura dextrum und sinistrum, TAWARA-Schenkel)

Die Erregung entsteht selbstständig im Sinusknoten durch spontane Depolarisation der Muskelzellen mit einer Frequenz von ca. 70/min. Der **Sinusknoten** ist ca. 3 × 10 mm groß und liegt in der Wand des rechten Vorhofs subepikardial zwischen der Einmündung der V. cava superior und dem rechten Herzohr in einer Rinne (Sulcus terminalis cordis), der innen die Crista terminalis entspricht. Manchmal ist er von subepikardialem Fett bedeckt, so dass er mit dem bloßen Auge sichtbar ist. Zum Sinusknoten zieht eine eigene Arterie (R. nodi sinuatrialis), die meist aus der A. coronaria dextra entspringt. Vom Sinusknoten wird die Erregung über das Myokard des Vorhofs zum **AV-Knoten** geleitet, der sie geringfügig verzögert, um eine ausreichende Füllung der Ventrikel zu ermöglichen.

Der AV-Knoten ist ca. 5 × 3 mm groß und liegt im KOCH-Dreieck, eingebettet in das Myokard des atrioventrikulären Septums. Das KOCH-Dreieck wird von der TODARO-Sehne, der Einmündung des Sinus coronarius und dem septalen Segel der Trikuspidalklappe begrenzt (→ Abb. 5.55). Auch der AV-Knoten besitzt eine eigene Arterienversorgung (R. nodi atrioventricularis), die der dominanten Arterie (meist der A. coronaria dextra) am Abgang des R. interventricularis posterior entspringt.
Vom AV-Knoten aus wird die Erregung vom **HIS-Bündel** (ca. 4 × 20 mm), das durch das Trigonum fibrosum dextrum hindurchtritt, in das Kammerseptum weitergeleitet.
In der Pars membranacea des Septums teilt sich das HIS-Bündel in die **Kammerschenkel.** Der linke TAWARA-Schenkel verzweigt sich in einen vorderen, einen septalen und einen hinteren Faszikel zu den jeweiligen Abschnitten des Myokards einschließlich der Papillarmuskeln sowie zur Herzspitze. Der rechte Schenkel steigt subendokardial im Septum zur Herzspitze ab und erreicht den vorderen Papillarmuskel über die Trabecula septomarginalis (→ Abb. 5.63).

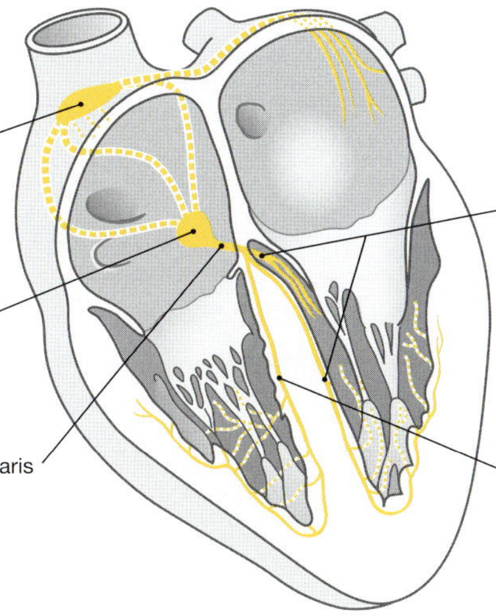

Abb. 5.62 Erregungsbildungs- und Erregungsleitungssystem des Herzens; schematische Darstellung. [L126]
Die gestrichelten Linien im Bereich der Vorhöfe deuten an, dass die Erregungsausbreitung hier nicht über spezialisiertes Herzmuskelgewebe, sondern durch das normale Arbeitsmyokard geschieht.

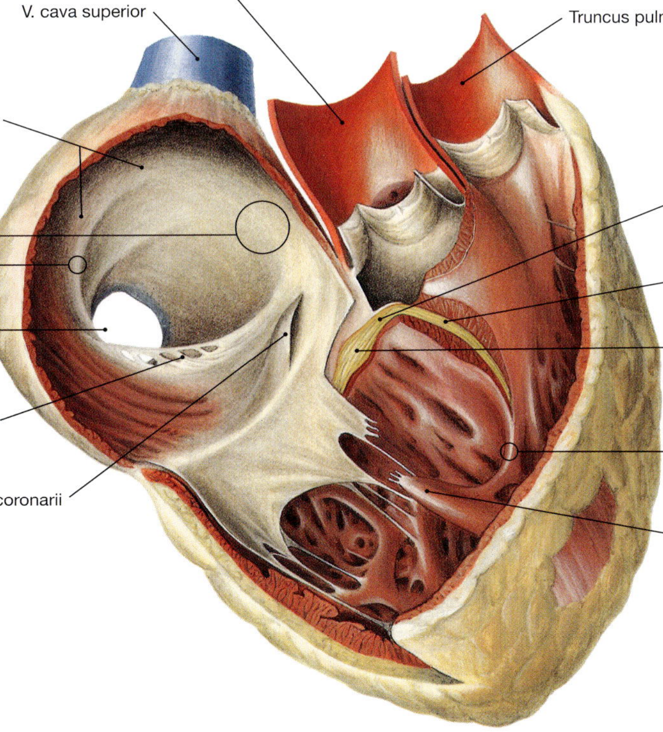

Abb. 5.63 Erregungsbildungs- und Erregungsleitungssystem des Herzens.
Das Erregungsbildungs- und Erregungsleitungssystem gliedert sich in **vier Abschnitte** (→ Abb. 5.61).

In der Abbildung ist gut sichtbar, wie ein Teil des rechten Kammerschenkels (Crus dextrum) über die **Trabecula septomarginalis** den rechten vorderen Papillarmuskel erreicht.

Erregungsbildungs- und Erregungsleitungssystem

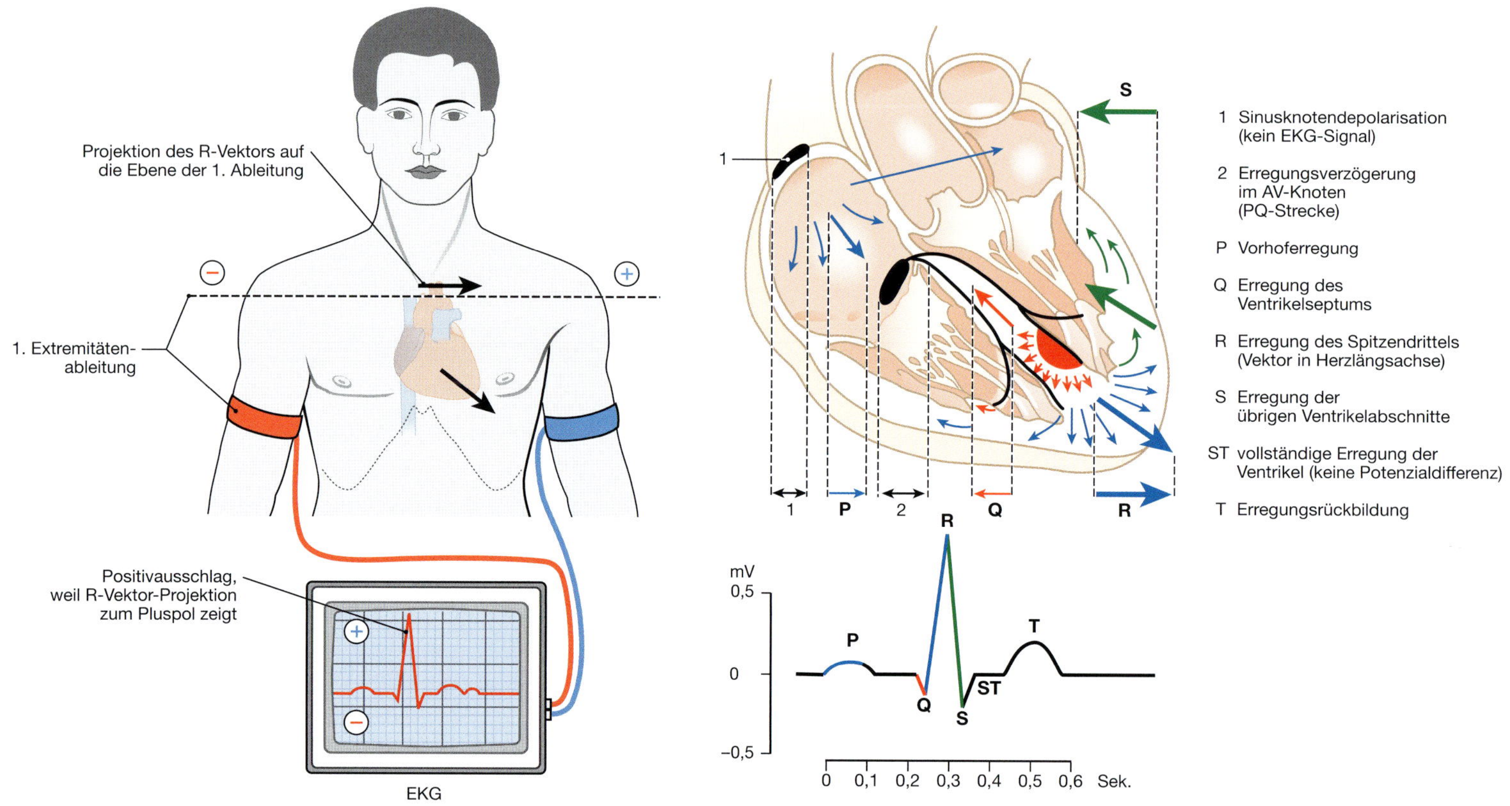

Abb. 5.64 Anatomische Grundlagen des Elektrokardiogramms (EKG). [L126]
Die Erregung breitet sich vom Sinusknoten aus und wird nach Leitungsverzögerung im AV-Knoten durch das HIS-Bündel auf das Kammerseptum übertragen. Die Kammerschenkel verzweigen sich und erregen schließlich die Ventrikelmuskulatur. Diese Erregungsausbreitung lässt sich durch Elektroden an der Körperoberfläche ableiten. Wenn die Erregung auf die Elektroden an der Körperoberfläche zuläuft, kommt es zu einem positiven Ausschlag nach oben. Die Sinusknoten-Erregung ist aufgrund des geringen Volumens des Knotens nicht erkennbar. Der Erregung der Vorhöfe entspricht die **P-Welle.** Die Erregungsverzögerung im AV-Knoten fällt in die PQ-Strecke, in der das gesamte Vorhofmyokard erregt ist und daher keine Potenzialänderung nachweisbar ist. Die **Q-Zacke** ergibt sich durch eine kurzfristige rückläufige Erregungsausbreitung im Ventrikelseptum. Der aufsteigende Schenkel der **R-Zacke** entsteht durch die Erregungsausbreitung zur Herzspitze, der absteigende Schenkel und die **S-Zacke** durch die Ausbreitung von der Herzspitze weg. Während der ST-Strecke ist das gesamte Ventrikelmyokard erregt. Da die Erregungsrückbildung in umgekehrter Reihenfolge abläuft, ergibt sich für die **T-Welle** wieder ein positiver Ausschlag im EKG. Da typischerweise mindestens drei Extremitätenableitungen aufgenommen werden, lässt sich aus der Ableitung mit der größten R-Zacke die elektrische Herzachse und damit der Lagetyp bestimmen. Die elektrische Herzachse ist allerdings nicht mit der anatomischen Herzachse identisch, da auch die Muskelmasse der beiden Ventrikel und die Erregbarkeit des Gewebes einen Einfluss haben.

Klinik

Mit dem EKG lassen sich **Herzrhythmusstörungen** nachweisen, bei denen das Herz zu schnell **(Tachykardie, >100/min),** zu langsam **(Bradykardie, <60/min)** oder einfach unregelmäßig **(Arrhythmie)** schlägt. Daneben beeinflussen aber auch Durchblutungsstörungen bei koronarer Herzerkrankung (z. B. Herzinfarkt) und andere Erkrankungen, wie Entzündungen des Myokards, die Erregungsausbreitung. Das EKG ist für den Nachweis von Herzinfarkten von besonderer Bedeutung.

Wenn Vorhoffasern den AV-Knoten umgehen und direkt an das HIS-Bündel oder die Kammermuskulatur Anschluss erhalten (KENT-Bündel), kann es ebenfalls zu Herzrhythmusstörungen kommen **(WOLFF-PARKINSON-WHITE-Syndrom).** Wenn diese Rhythmusstörungen unangenehm symptomatisch werden und sich nicht medikamentös behandeln lassen, müssen die akzessorischen Leitungsbündel per Herzkatheter unterbrochen werden.

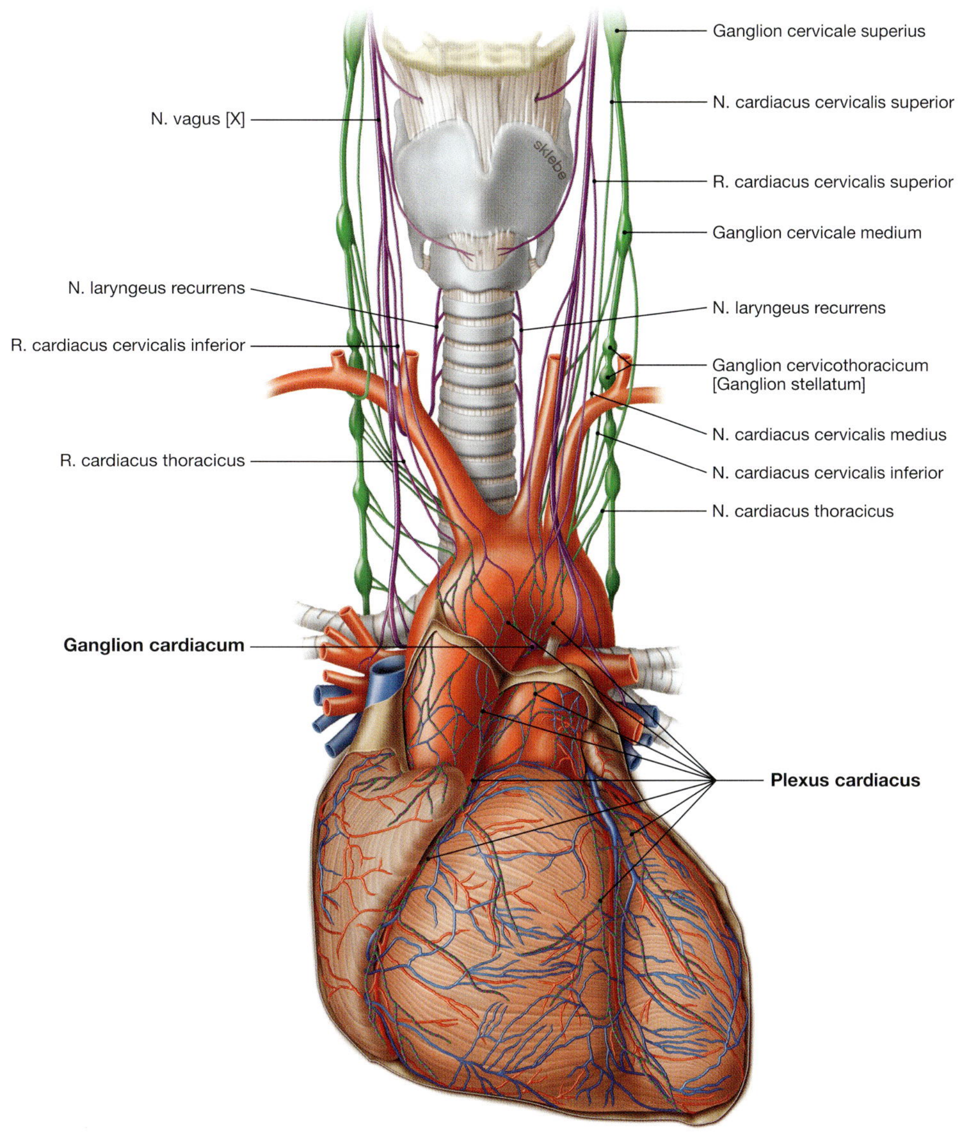

Abb. 5.65 Innervation des Herzens: Plexus cardiacus mit sympathischen (grün) und parasympathischen (violett) Nervenfasern; schematische Darstellung. [L238]
Die Funktion des Erregungsleitungssystems und des Arbeitsmyokards kann durch vegetative Innervation an die Bedürfnisse der Leistungsfähigkeit des gesamten Körpers angepasst werden. Dieser Teil des vegetativen Nervensystems ist der **Plexus cardiacus,** der sowohl sympathische als auch parasympathische Nervenfasern enthält. Bei den **sympathischen Fasern** handelt es sich um postganglionäre Nervenfasern, deren Zellkörper (Perikarya) in den Halsganglien des Grenzstrangs (Truncus sympathicus) lokalisiert sind und den Plexus cardiacus über drei Nerven (Nn. cardiaci cervicales superior, medius und inferior) erreichen. Der **Sympathicus** steigert die Herzfrequenz (positiv chronotrop), die Erregungsleitung (positiv dromotrop) und die Erregbarkeit (positiv bathmotrop) der Herzmuskelfasern. Daneben wird auch die Kontraktionskraft erhöht (positiv inotrop), die Erschlaffung beschleunigt (positiv lusitrop) und der Zusammenhalt der Zellen gesteigert (positiv adhäsiotrop). Der **Parasympathicus** wirkt negativ chrono-, dromo- und bathmotrop und auf die Vorhöfe auch negativ inotrop. Die **parasympathischen Nervenfasern** sind präganglionäre Nervenfasern aus dem N. vagus [X] und erreichen als Rr. cardiaci cervicales superior und inferior bzw. als Rr. cardiaci thoracici den Plexus cardiacus, wo sie in bis zu 500 meist mikroskopisch kleinen Ganglien (Ganglia cardiaca) auf postganglionäre Neurone verschaltet werden.

Klinik

Ein erhöhter Sympathikotonus, z. B. durch Stress bedingt, geht mit einer erhöhten Herzfrequenz **(Tachykardie)** und einer Steigerung des Blutdrucks **(Hypertonie)** einher. Auch eine Schädigung der parasympathischen Nervenfasern kann zu einer Tachykardie führen. Die Steigerung der Herzleistung erhöht den Sauerstoffbedarf der Herzmuskelzellen und kann bei Verengung der Herzkranzgefäße (koronare Herzkrankheit) zu Angina pectoris und Herzinfarkten führen.

Innervation des Herzens

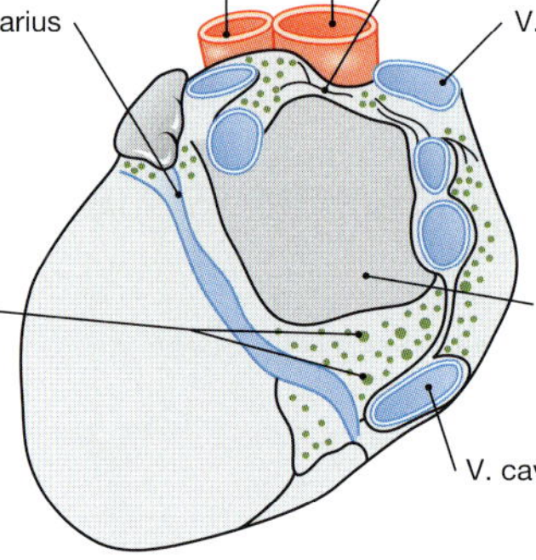

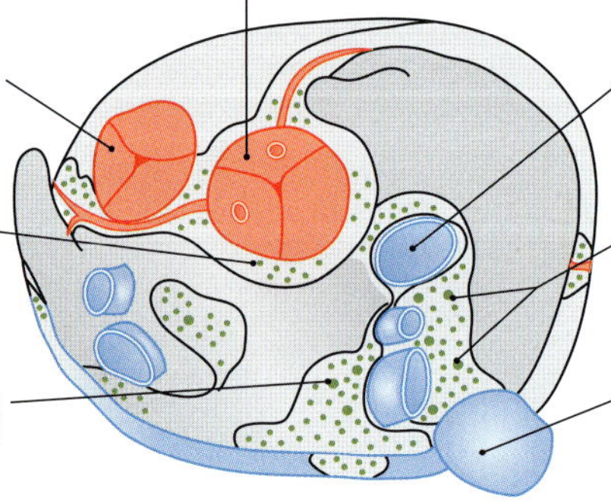

Abb. 5.66a und b Plexus cardiacus mit Ganglien; Ansicht von dorsal (→ Abb. 5.66a), **Ansicht von kranial** (→ Abb. 5.66b), schematische Darstellung. [L126]

Die Umschaltung der **parasympathischen Nervenfasern** des **Plexus cardiacus** geschieht in eigenen Ganglien **(Ganglia cardiaca).** Wie auch bei anderen Organen, bei denen diese Ganglien häufig in die Wand der Organe eingebettet sind, sind die parasympathischen Herzganglien meist mikroskopisch klein und daher bei der Präparation mit bloßem Auge nicht sichtbar. Die Ganglien enthalten die Zellkörper (Perikarya) der postganglionären parasympathischen Neurone und liegen in großer Zahl überwiegend auf den großen Gefäßen sowie eingebettet in das Epikard auf der Oberfläche des Herzens. Die bis zu 500 kleinen Ganglien lassen daher eine **oberflächliche, vordere Gruppe** erkennen, die auf der Aorta ascendens gelegen ist. Die **tiefe, hintere Gruppe** erstreckt sich im Sinus transversus pericardii und damit zwischen den arteriellen Gefäßen (Aorta ascendens und Truncus pulmonalis) und den venösen Gefäßen (V. cava superior und Vv. pulmonales). Diese hintere Gruppe breitet sich an den dorsalen Umschlagfalten des Perikards entlang nach kaudal in den Sinus obliquus pericardii aus.

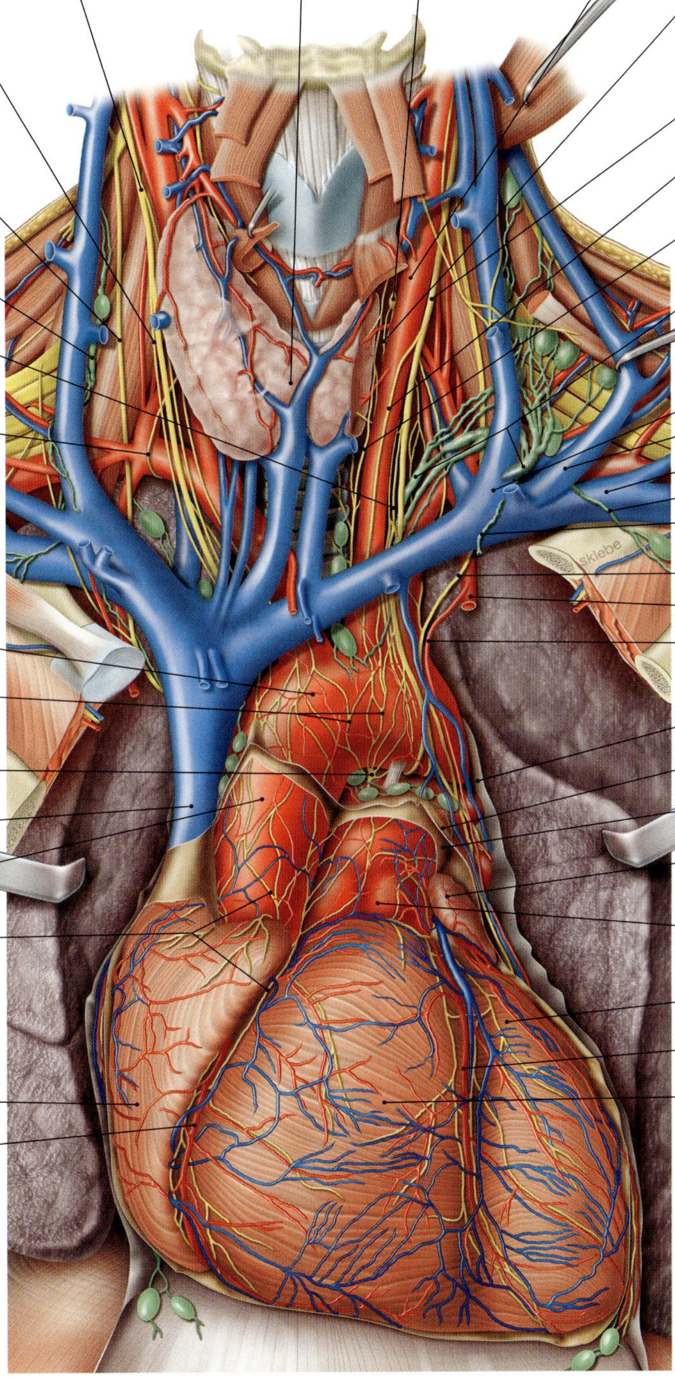

Abb. 5.67 Plexus cardiacus in situ; die vordere Brustwand ist entfernt, das Mediastinum und der Herzbeutel wurden eröffnet, um das Herz freizulegen; Ansicht von ventral. [L238]
Die Abbildung zeigt einen Blick auf das obere (Mediastinum superius) sowie das untere mittlere Mediastinum (Mediastinum medium). Zentral ist die Darstellung des **Plexus cardiacus** in seiner natürlichen Lage (in situ) einschließlich des Verlaufs der vegetativen Neurone. Die postganglionären **sympathischen Neurone** ziehen als **Nn. cardiaci cervicales superior, medius und inferior** vom Grenzstrang (Truncus sympathicus) zum Plexus cardiacus. Der oberflächliche, anteriore Abschnitt des Plexus breitet sich vorne auf der Aorta ascendens und dem Truncus pulmonalis aus. Dann folgen die Neurone zunächst den Ästen der Herzkranzgefäße und breiten sich von dort auf die Oberfläche des Herzens aus. Bei den **parasympathischen Neuronen** handelt es sich dagegen um präganglionäre Nervenfasern aus dem N. vagus [X] und seinem N. laryngeus recurrens. Sie erreichen als **Rr. cardiaci cervicales superior und inferior** bzw. als **Rr. cardiaci thoracici** den Plexus cardiacus, wo sie in bis zu 500 meist mikroskopisch kleinen Ganglien **(Ganglia cardiaca)** auf postganglionäre Neurone verschaltet werden. Ein größeres Ganglion ist rechts neben dem Lig. pulmonale zwischen Truncus pulmonalis und Aortenbogen erkennbar.

Herzkranzarterien

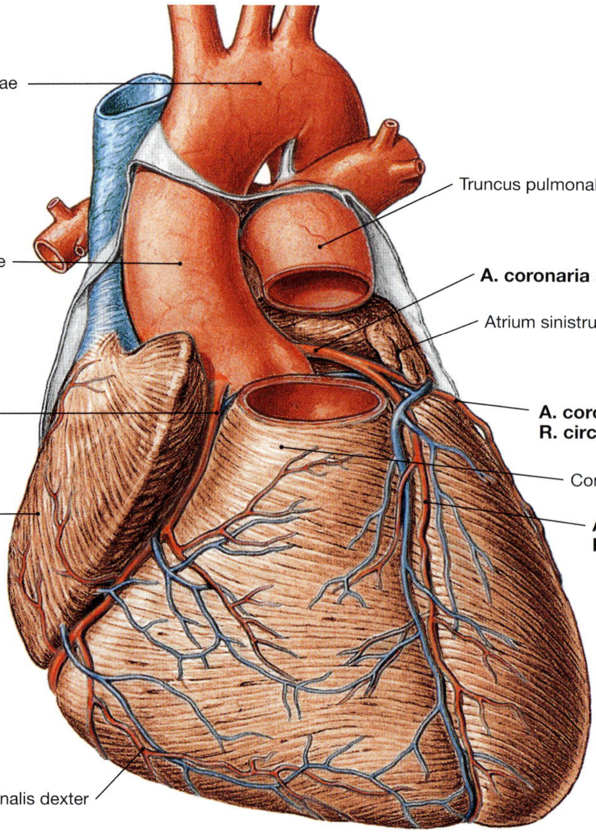

Abb. 5.68 Herzkranzarterien, Aa. coronariae; Ansicht von ventral. Die **rechte Herzkranzarterie** (A. coronaria dextra) entspringt im rechten Klappensinus der Aorta, verläuft im Sulcus coronarius zum unteren Rand (Margo dexter) und geht auf die Facies diaphragmatica über, an der meist der **R. interventricularis posterior** als Endast entspringt. Die **linke Herzkranzarterie** (A. coronaria sinistra) geht aus dem linken Klappensinus der Aorta hervor und verzweigt sich nach 1 cm in den **R. interventricularis anterior,** der zur Herzspitze zieht, und den **R. circumflexus,** der im Sulcus coronarius um den linken Herzrand auf die Rückfläche läuft.
Üblicherweise wird diejenige Herzkranzarterie als „dominant" bezeichnet, die den R. interventricularis posterior abgibt. Daher ist meist (beim ausgeglichenen und Rechtsversorgungstyp, zusammen in 75% der Fälle → S. 56 und 57) die rechte Herzkranzarterie dominant.

Wichtige Äste der rechten Herzkranzarterie (A. coronaria dextra)

- R. coni arteriosi
- R. nodi sinuatrialis (zwei Drittel der Fälle): zum **Sinusknoten**
- R. marginalis dexter
- R. posterolateralis dexter
- R. nodi atrioventricularis: zum **AV-Knoten** (bei Dominanz)
- R. interventricularis posterior (bei Dominanz) und Rr. interventriculares septales versorgen **HIS-Bündel**

Wichtige Äste der linken Herzkranzarterie (A. coronaria sinistra)

R. interventricularis anterior:
- R. coni arteriosi
- R. lateralis (klin.: R. diagonalis)
- Rr. interventriculares septales

R. circumflexus:
- R. nodi sinuatrialis (ein Drittel der Fälle): zum **Sinusknoten**
- R. marginalis sinister
- R. posterior ventriculi sinistri

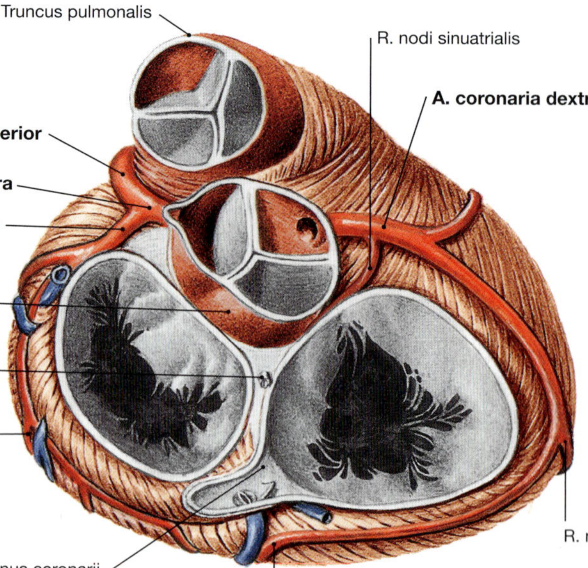

Abb. 5.69 Herzkranzarterien, Aa. coronariae; Ansicht von kranial.

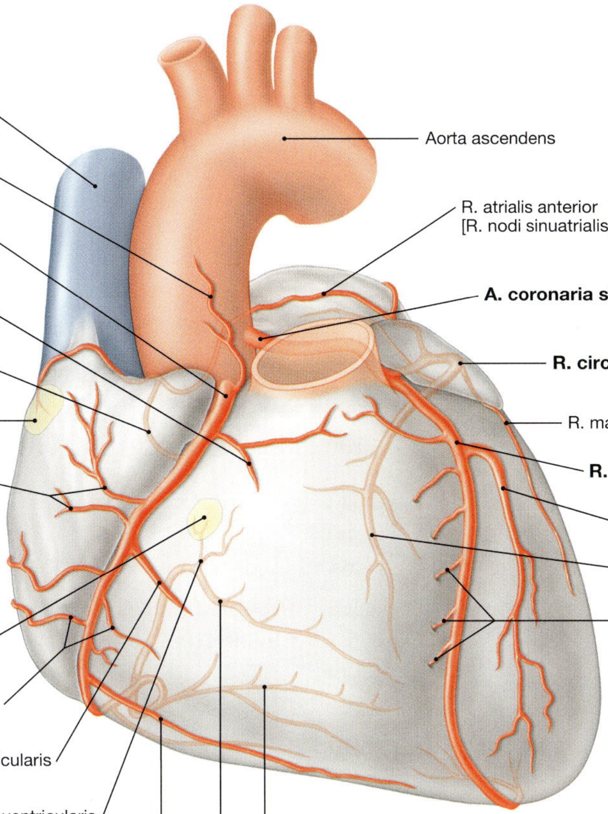

Abb. 5.70 Äste der Herzkranzarterien, Aa. coronariae. [L238]
Die **rechte Kranzarterie (A. coronaria dextra)** steigt im Sulcus coronarius nahezu senkrecht ab. Hier zweigt als erster Ast nach rechts der **R. nodi sinuatrialis** ab, der zunächst bedeckt vom rechten Herzohr zum Sinusknoten zieht. Daneben versorgen weitere Äste auf der Facies sternocostalis den rechten Vorhof und Ventrikel. Bevor die rechte Kranzarterie auf die Facies diaphragmatica übergeht, entspringt der **R. marginalis dexter.** Auf der kaudalen Fläche des Herzens läuft die A. coronaria dextra im Regelfall (ausgeglichener Versorgungstyp) im **R. interventricularis posterior** aus. Dort, wo dieser fast senkrecht in den Sulcus interventricularis posterior einbiegt, entspringt der **R. nodi atrioventricularis.**
Im Unterschied zur rechten Kranzarterie teilt sich die **A. coronaria sinistra** bald in ihre beiden Hauptstämme: Der **R. interventricularis anterior** setzt auf der Facies sternocostalis den Verlauf nach kaudal fort und gibt den **R. lateralis** in Richtung Herzspitze ab. Der **R. circumflexus** versorgt mit dem **R. marginalis sinister** die linke Facies pulmonalis, bevor er sich auf die Facies diaphragmatica wendet. Dort bildet der R. circumflexus als Endast den **R. posterior ventriculi sinistri.**

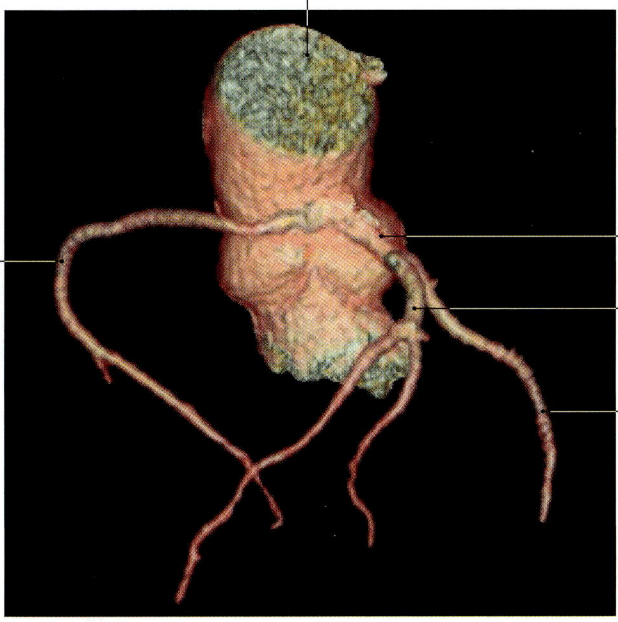

Abb. 5.71 CT-Angiographie des Herzens: Volume Rendering zur nichtinvasiven 3D-Darstellung des Koronarbaums bei einer 55-jährigen Frau. [T832]

Versorgungstypen der Herzkranzarterien

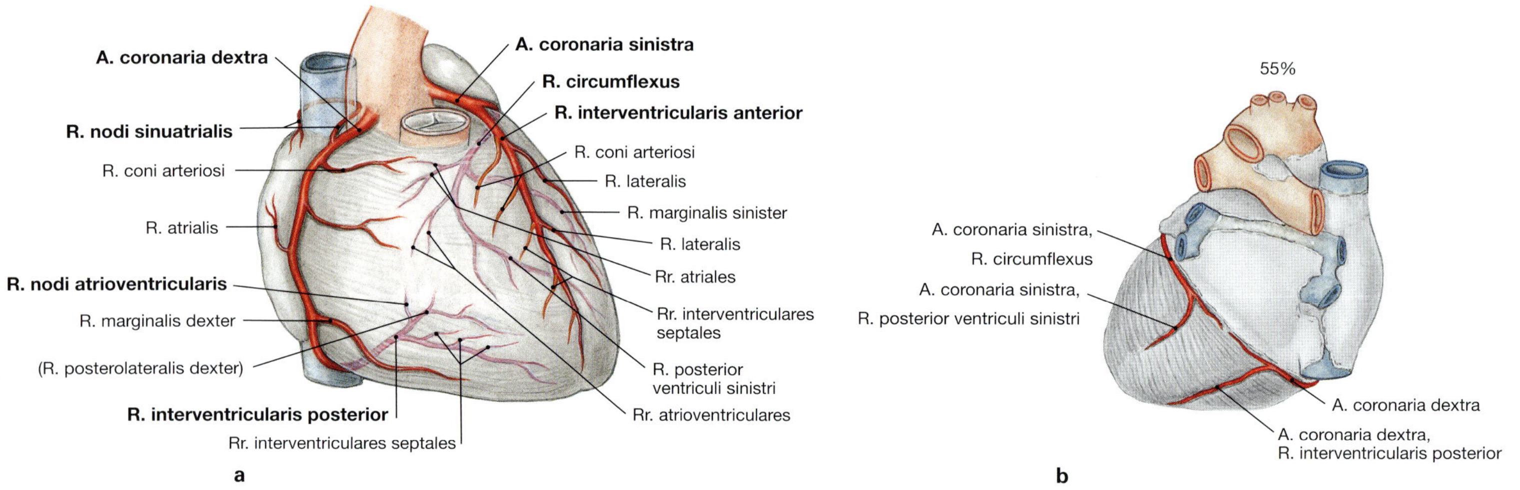

Abb. 5.72a und b Ausgeglichener Versorgungstyp der Herzkranzarterien, Aa. coronariae; Ansicht von ventral (→ Abb. 5.72a) und von dorsal (→ Abb. 5.72b).

Meist (in 55% der Fälle) entspringt der R. interventricularis posterior aus der A. coronaria dextra, greift aber nicht auf die Rückseite des linken Ventrikels über. Das bezeichnet man als **ausgeglichenen Versorgungstyp.**

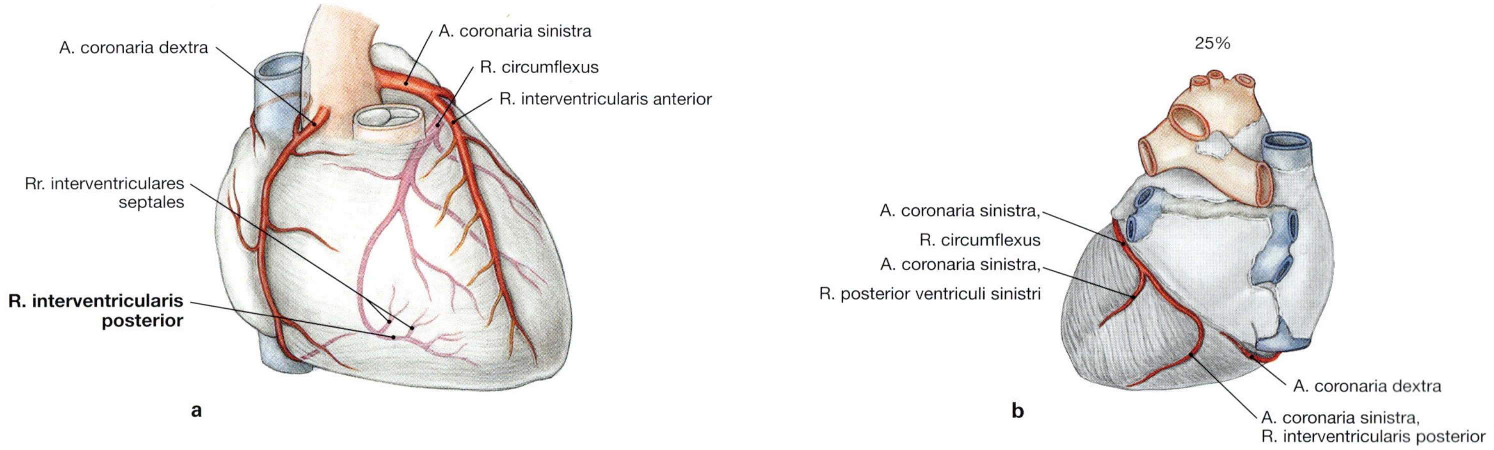

Abb. 5.73a und b Linksversorgungstyp der Herzkranzarterien, Aa. coronariae; Ansicht von ventral (→ Abb. 5.73a) und von dorsal (→ Abb. 5.73b).

In 11–20% der Fälle entspringt der R. interventricularis posterior aus der A. coronaria sinistra, was einem **Linksversorgungstyp** entspricht.

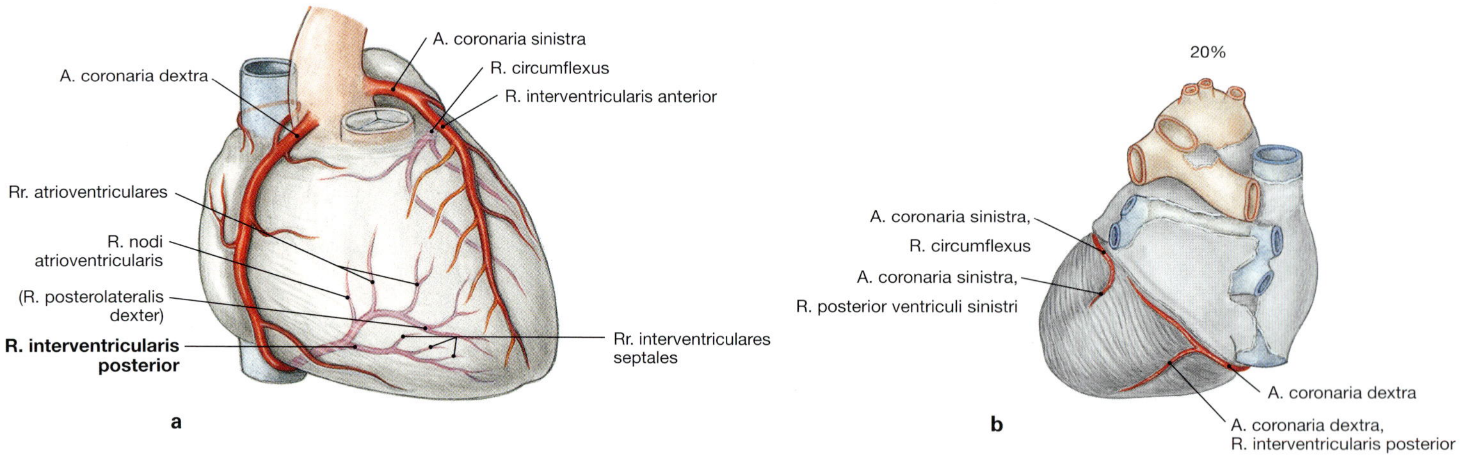

Abb. 5.74a und b Rechtsversorgungstyp der Herzkranzarterien, Aa. coronariae; Ansicht von ventral (→ Abb. 5.74a) und von dorsal (→ Abb. 5.74b).

In 14–25% der Fälle gibt die A. coronaria dextra nicht nur den R. interventricularis posterior ab, sondern versorgt auch Teile der Rückseite des linken Ventrikels. Es handelt sich dann um einen **Rechtsversorgungstyp.**

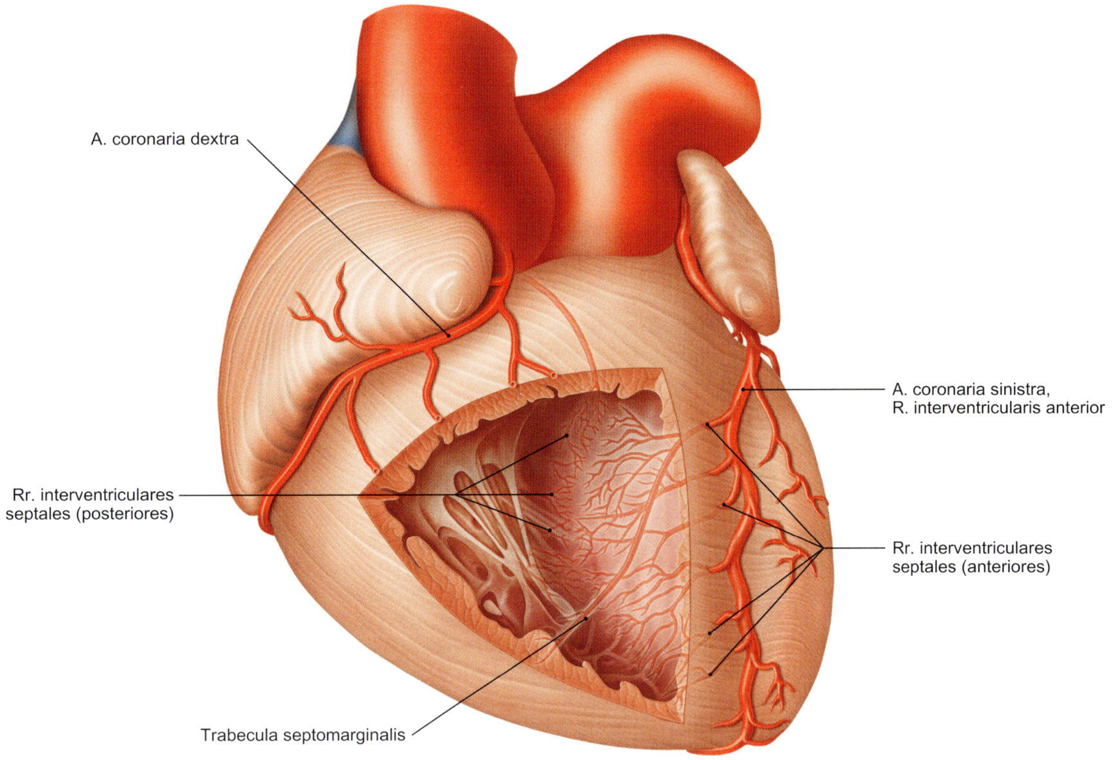

Abb. 5.75 Arterielle Versorgung des Kammerseptums, Septum interventriculare, ausgeglichener Versorgungstyp; Ansicht von ventral. [L238]

Die vorderen **zwei Drittel des Kammerseptums** einschließlich des Moderatorbands und des rechten vorderen Papillarmuskels werden von den septalen Ästen des **R. interventricularis anterior** versorgt. Nur das **hintere Drittel** erhält sein Blut aus den septalen Ästen des R. interventricularis posterior, der beim ausgeglichenen Versorgungstyp und beim Rechtsversorgungstyp aus der rechten Kranzarterie hervorgeht. Daher gibt es neben der Unterscheidung der Versorgungstypen noch eine Einteilung nach der „Dominanz" einer Koronararterie, die vor allem klinisch verwendet wird. Hier hängt die Unterscheidung davon ab, welche Kranzarterie den R. interventricularis posterior abgibt und damit an der Versorgung des hinteren Teils des Kammerseptums und des sich anschließenden Teils des linken Ventrikels auf der Facies diaphragmatica („Hinterwand" der Kliniker) beteiligt ist. Beim Normalversorgungstyp und beim Rechtsversorgungstyp ist die dominante Arterie die A. coronaria dextra, was in über 80 % der Fälle gegeben ist. Nur in bis zu 20 % der Fälle ist die A. coronaria sinistra dominant.

Die **dominante Arterie** versorgt auch den **AV-Knoten** und das **HIS-Bündel.** Der Ast zum AV-Knoten dringt meist dort in die Herzwand ein, wo der R. interventricularis posterior aus dem Sulcus coronarius in den Sulcus interventricularis posterior abzweigt. Das HIS-Bündel wird von den proximalen septalen Ästen des R. interventricularis posterior ernährt. Damit werden in der Mehrzahl der Fälle („Regelfall") sowohl der Sinusknoten als primärer Schrittmacher der Herzerregung als auch der AV-Knoten und das HIS-Bündel von der rechten Kranzarterie versorgt.

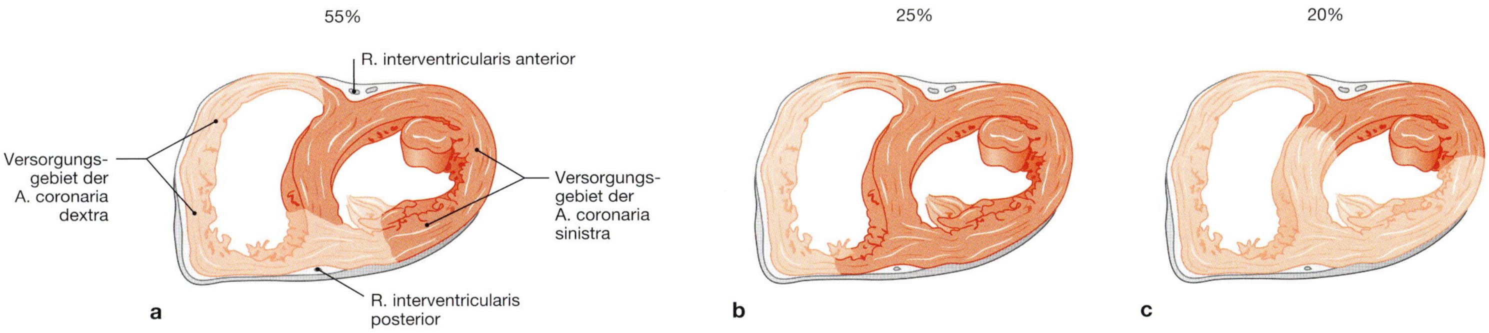

Abb. 5.76a bis c Versorgungsgebiete der A. coronaria dextra (hellrot) und der A. coronaria sinistra (dunkelrot) im Querschnitt; Ansicht von kaudal. [L126]

a Ausgeglichener Versorgungstyp: Die linke Herzkranzarterie versorgt über die Rr. interventriculares septales aus dem R. interventricularis anterior ungefähr die vorderen zwei Drittel des Septums. Entsprechende Äste aus dem R. interventricularis posterior der rechten Herzkranzarterie erreichen das hintere Drittel der Kammerscheidewand.

b Linksversorgungstyp: Die linke Herzkranzarterie versorgt das gesamte Septum und auch den AV-Knoten.

c Rechtsversorgungstyp: Zwei Drittel des Septums und große Teile der Rückseite des linken Ventrikels werden von der A. coronaria dextra mit Blut versorgt.

Dieses Verteilungsmuster hat Auswirkungen auf den Schweregrad eines Herzinfarkts bei Verschluss einer der Herzkranzarterien.

Koronare Herzkrankheit und Versorgungsgebiete der Herzkranzarterien

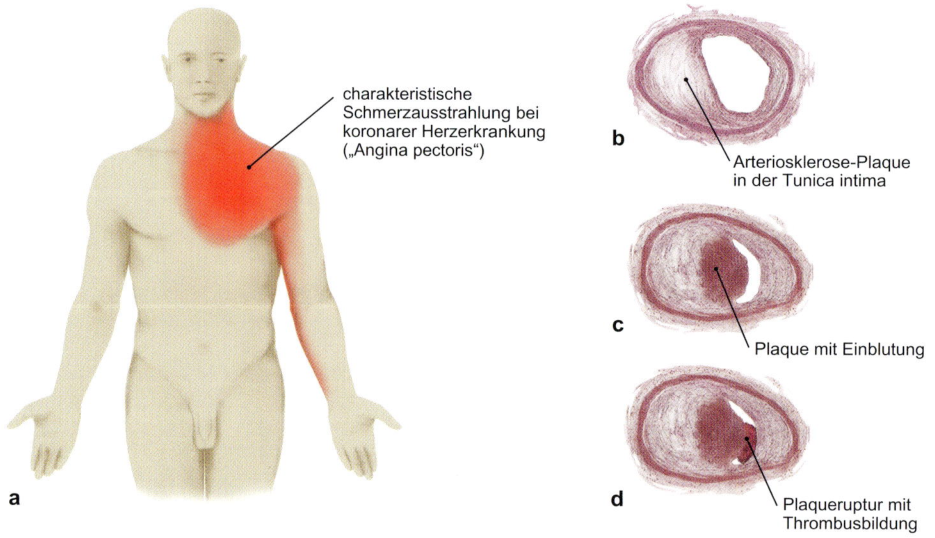

Abb. 5.77a bis d Koronare Herzkrankheit (KHK). [L266]
a Symptomatik: Wenn es bei der koronaren Herzerkrankung (KHK) zu einer Unterversorgung (Ischämie) des Myokards kommt, tritt oft ein Engegefühl in der Brust auf, das als **Angina pectoris** bezeichnet wird. Diese Symptomatik lässt keine Unterscheidung zu, ob eine geringfügige Versorgung des Myokards noch möglich ist oder ob bei einem vollständigen Verschluss ein Untergang (Nekrose) von Muskelzellen droht. Wenn Myokard zugrunde geht, liegt ein **Herzinfarkt (Myokardinfarkt)** vor. Entsprechend der Zone des übertragenen Schmerzes (HEAD-Zone) wird der Schmerz überwiegend in der linken Brustregion wahrgenommen und strahlt in den linken Arm sowie die linke Hälfte des Halses aus. Es muss aber berücksichtigt werden, dass auch Schmerzausstrahlungen zur rechten Seite möglich sind oder aber keine Schmerzen empfunden werden, da die Risikofaktoren, die zur KHK führen, häufig ebenfalls die afferenten Nervenfasern schädigen, z. B. die „Zuckerkrankheit" (Diabetes mellitus). Ein Ausschluss eines Herzinfarkts ohne eingehende Diagnostik ist daher unmöglich!
b bis d Arteriosklerose als Ursache der KHK: In den meisten Fällen wird eine KHK durch **Arteriosklerose** der Kranzarterien und deren Ästen verursacht. Risikofaktoren sind dabei Diabetes mellitus, hoher Blutdruck (Hypertonie), erhöhte Cholesterinspiegel im Blut (Hypercholesterinämie) und Rauchen. Dabei entsteht ein entzündlicher Prozess in der Tunica intima der Herzkranzgefäße, der durch Cholesterin enthaltende Lipideinlagerungen ausgelöst wird. Durch den **chronisch entzündlichen Prozess** bilden sich Arteriosklerose-Plaques (a), die das Gefäßlumen einengen und in die es zu Einblutungen kommen kann (b). Aufgrund der Strömungsverhältnisse sind häufig vor allem die Abgänge der Herzkranzarterien aus der Aorta ascendens oder die Abgangsstellen von Ästen aus den Koronararterien von der Plaquebildung betroffen. Wenn diese Plaques rupturieren, geht die schützende Schicht aus Endothelzellen verloren, so dass sich Blutgerinnsel (Thromben) bilden (c), die das Lumen komplett verlegen können. Wenn der Verschluss komplett ist und eine Rekanalisierung nicht spontan auftritt, geht Herzmuskelgewebe zugrunde, und es kommt zum **Myokardinfarkt.** Wichtig ist, dass Arteriosklerose oft eine **systemische Erkrankung** ist und den ganzen Körperkreislauf betrifft, in dem der Blutdruck hoch ist. Daher haben Herzinfarktpatienten ein erhöhtes Risiko für Schlaganfälle, Nieren- oder Darminfarkte oder die periphere arterielle Verschlusskrankheit (PAVK), bei der das Gehen aufgrund des Durchblutungsmangels schmerzhaft eingeschränkt ist.

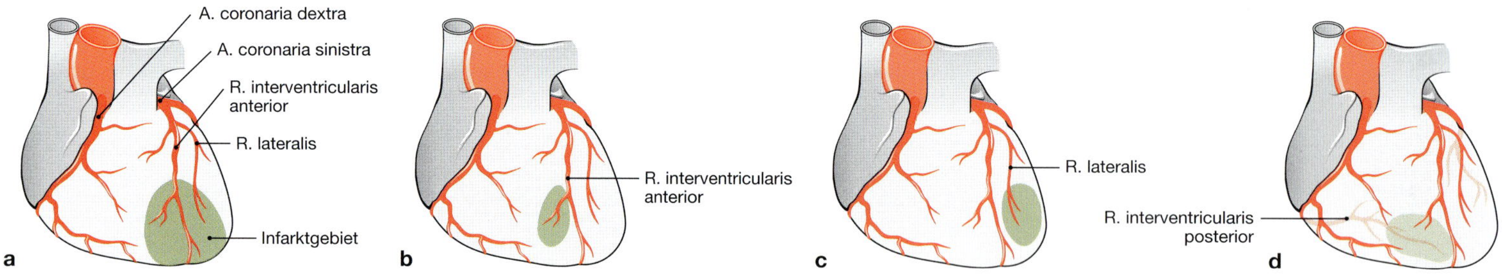

Abb. 5.78a bis d Infarktmuster bei Verschluss der Herzkranzarterien. [L126]
- **a** Bei isoliertem Verschluss des R. interventricularis anterior kommt es zum **Vorderwandinfarkt.**
- **b** Bei distalem Verschluss des R. interventricularis anterior resultiert ein **Herzspitzeninfarkt.**
- **c** Wenn nur der R. lateralis betroffen ist, führt dies zum **Seitenwandinfarkt.**
- **d** Ein Verschluss des R. interventricularis posterior führt zu einem Infarkt auf der unten gelegenen Facies diaphragmatica, der als **Hinterwandinfarkt** bezeichnet wird.

Klinik

Da die Herzkranzarterien funktionelle Endarterien sind, führt ein Verschluss einzelner Äste zu bestimmten Infarktmustern. Diese können häufig bereits im EKG in den verschiedenen Ableitungen festgestellt werden. Der sicherste Nachweis gelingt durch eine Herzkatheteruntersuchung mittels Röntgenkontrastmittel. Beim **Hinterwandinfarkt** ist typischerweise auch die Versorgung des AV-Knotens beeinträchtigt, da die versorgende Arterie meist am Abgang des R. interventricularis posterior entspringt (→Abb. 5.70). Dies kann zusätzlich zu bradykarden Rhythmusstörungen führen. Da die Muskelwand des rechten Ventrikels aufgrund der Druckverhältnisse einen geringeren Sauerstoffbedarf aufweist als die des linken Ventrikels, kommt es auch bei einem proximalen Verschluss der A. coronaria dextra häufig zu einem isolierten Hinterwandinfarkt. In diesem Fall kann aufgrund zusätzlicher Minderversorgung des Sinusknotens die Bradykardie sehr ausgeprägt sein.

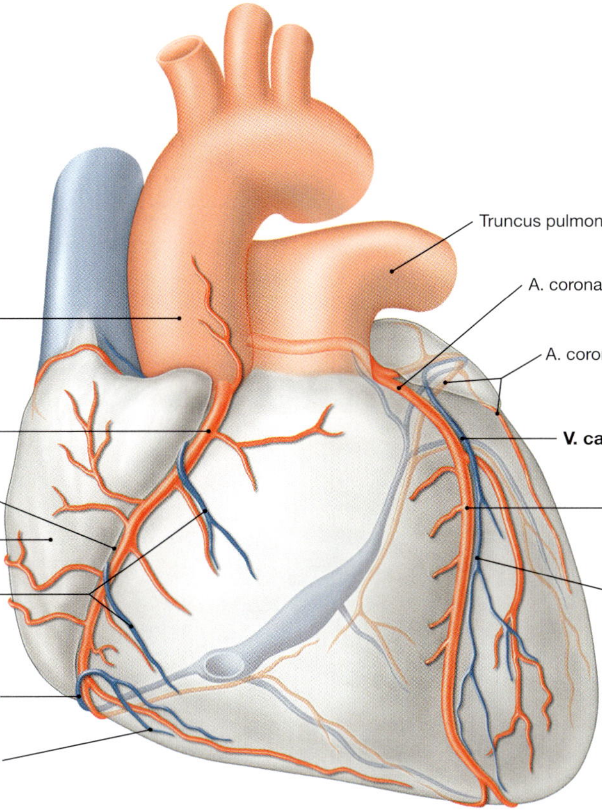

Abb. 5.79 Herzvenen, Vv. cordis; Ansicht von ventral. [L238]
Das venöse Blut des Herzens fließt über **drei Venensysteme** ab. 75% des Blutes werden vom **Sinus coronarius** aufgenommen und in den rechten Vorhof befördert. Die übrigen 25% gelangen über das **transmurale** und das **endomurale System** direkt in die Vorhöfe und Kammern.

Herzvenen (Vv. cordis)
Sinus-coronarius-System: • V. cardiaca magna: entspricht dem Versorgungsgebiet der A. coronaria sinistra – V. interventricularis anterior – V. marginalis sinistra – Vv. ventriculi sinistri posteriores • V. cardiaca media: im Sulcus interventricularis posterior • V. cardiaca parva: im rechten Sulcus coronarius, in 50% vorhanden • V. obliqua atrii sinistri
Transmurales System: • Vv. ventriculi dextri anteriores • Vv. atriales
Endomurales System: • Vv. cardiacae minimae (Vasa THEBESII)

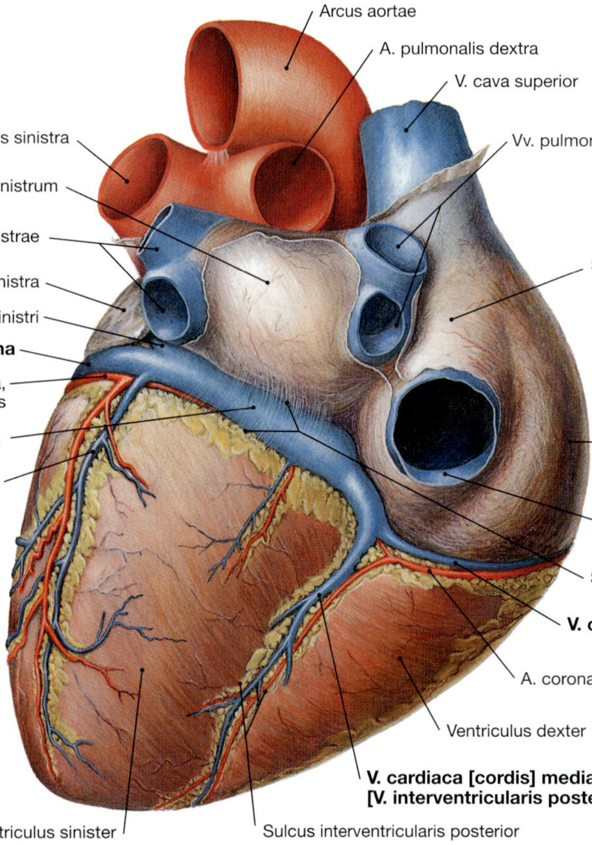

Abb. 5.80 Herzvenen, Vv. cordis; Ansicht von dorsal kaudal.

Projektion der Luftröhre und der Bronchien

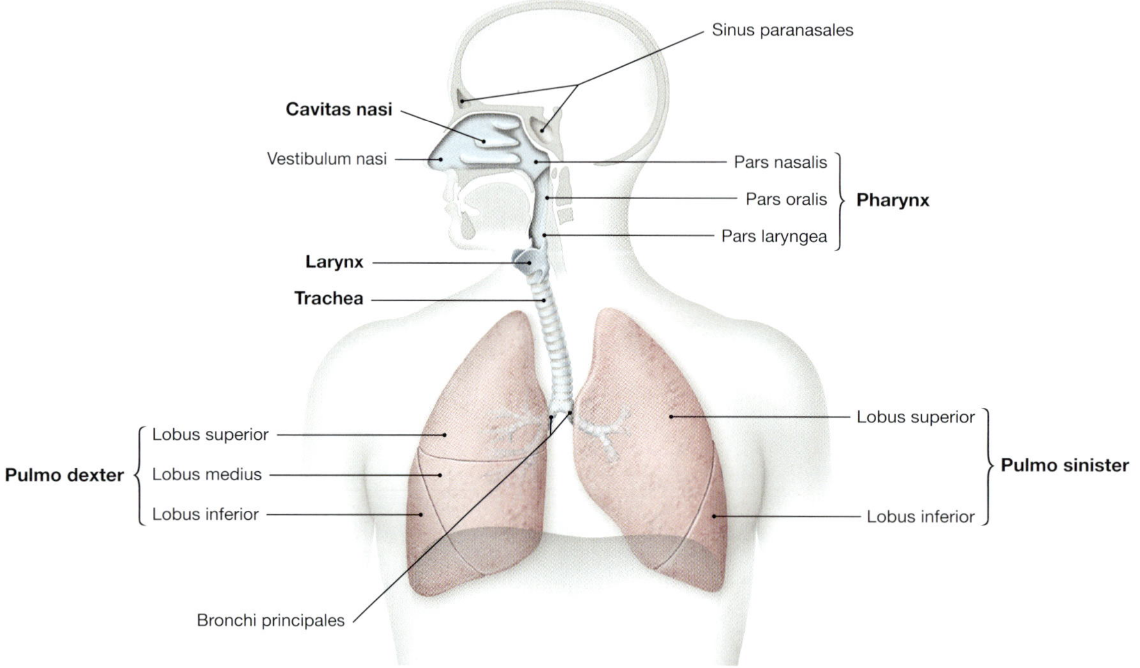

Abb. 5.81 Obere und untere Atemwege; schematische Darstellung. [L275]
Das Atmungssystem wird in obere und untere Atemwege eingeteilt. Zu den **oberen** Atemwegen zählen:

- Nasenhöhle (Cavitas nasi)
- Teil des Rachens (Pharynx)

Die **unteren** Atemwege setzen sich zusammen aus:

- Kehlkopf (Larynx)
- Luftröhre (Trachea)
- Lungen (Pulmones)

Die rechte Lunge (Pulmo dexter) besitzt drei Lappen, die linke Lunge (Pulmo sinister) zwei.

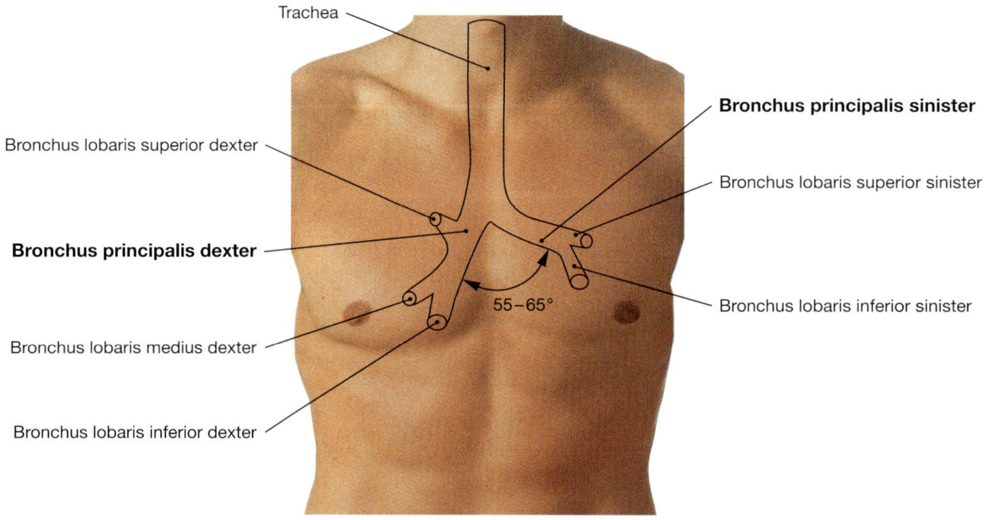

Abb. 5.82 Projektion der Luftröhre und der Hauptbronchien auf die vordere Brustwand.
Die Luftröhre (Trachea) ist 10–13 cm lang und verlängert sich bei tiefer Inspiration um bis zu 5 cm. Ihr Beginn am Ringknorpel des Kehlkopfs projiziert sich auf den 7. Halswirbel; die Bifurkation, an der sie sich in die beiden Hauptbronchien teilt, auf den 4. bis 5. Brustwirbel (II. bis III. Rippe). Der Winkel zwischen den Hauptbronchien beträgt zwischen 55° und 65°. Der **rechte Hauptbronchus** (Bronchus principalis dexter) ist stärker, 1–2,5 cm lang und steht **nahezu vertikal,** während der **linke Hauptbronchus** (Bronchus principalis sinister) nahezu doppelt so lang ist und schräg steht.

Klinik

Wegen der steileren Stellung des rechten Hauptbronchus gelangt bei Einatmung **(Aspiration)** von Fremdkörpern das aspirierte Material meist in die **rechte Lunge.** Bei drohendem Ersticken kann dieses Wissen für den helfenden Arzt einen entscheidenden Zeitvorteil bringen!
Auch bei der **Intubation** ist die asymmetrische Stellung der Hauptbronchien zu beachten: Dabei wird ein Gummischlauch (Tubus) über den Mund bis in die unteren Atemwege eingeführt, um eine Beatmung zu ermöglichen. Wenn dieser Tubus zu weit eingeführt wird, gelangt er meist in den steiler stehenden rechten Hauptbronchus, so dass bei der Beatmung nur die rechte Lunge belüftet wird. Daher sollte man nach Anlegen des Tubus durch Abhören (Auskultation) der Lunge die korrekte Lage des Tubus in der Trachea sicherstellen!

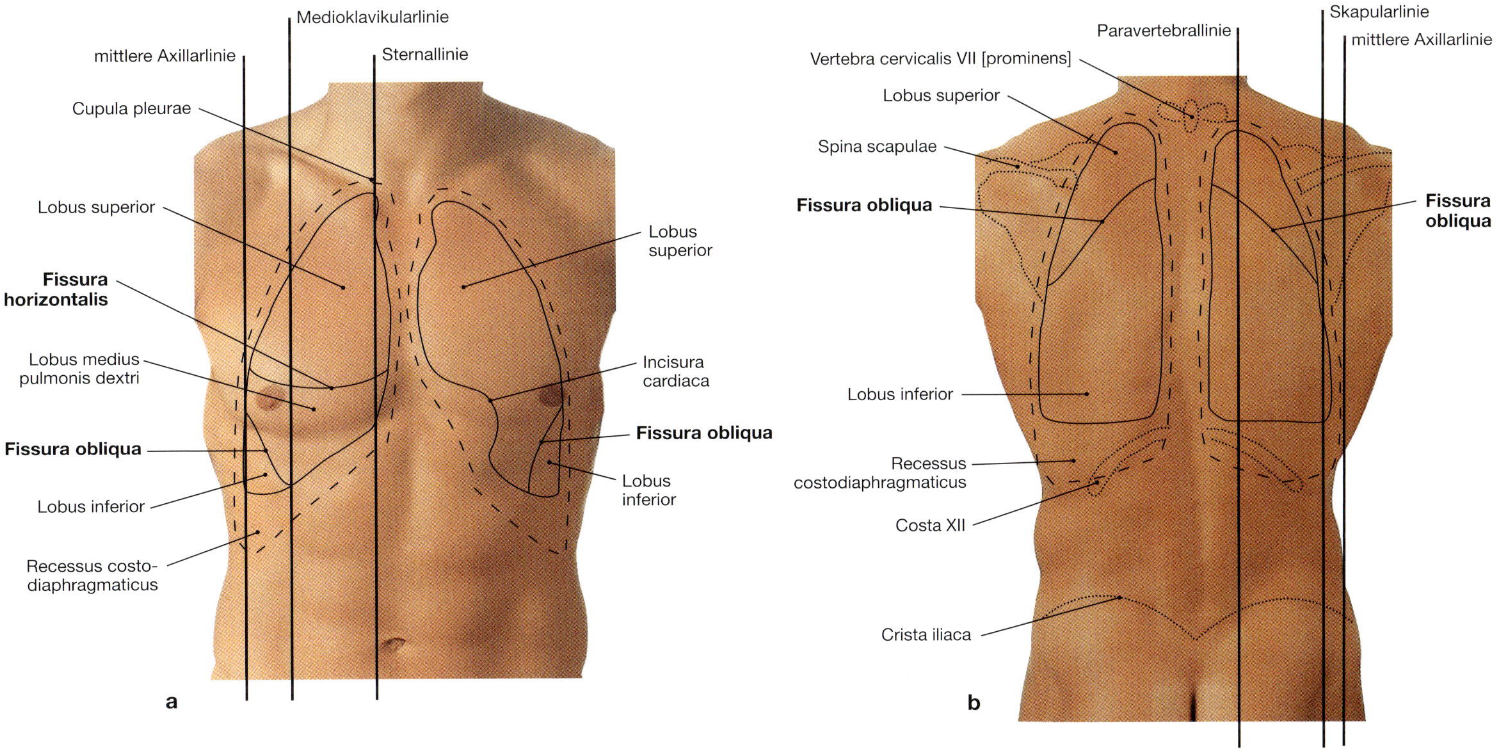

Abb. 5.83a und b Projektion von Lungen- und Pleuragrenzen auf die vordere Brustwand (→ Abb. 5.83a) und auf den Rücken (→ Abb. 5.83b).
Die **rechte Lunge** besitzt drei Lappen, die durch die **Fissura obliqua** und die **Fissura horizontalis** abgegrenzt werden. Dabei folgt die Fissura obliqua dorsalseitig der IV. Rippe und trennt Ober- und Unterlappen. Ab der mittleren Axillarlinie steigt sie dann steiler ab und erreicht die VI. Rippe in der Medioklavikularlinie. Auf der Vorderseite der Lunge teilt die Fissura obliqua daher Mittel- und Unterlappen voneinander (→ Abb. 5.90a und b). Vorn setzt die Fissura horizontalis den Verlauf entlang der IV. Rippe fort und trennt Ober- und Mittellappen.
Die **linke Lunge** hat nur zwei Lappen, die von der **Fissura obliqua** getrennt werden. Aufgrund der durch das Herz hervorgerufenen Ausdehnung des Mediastinums nach links (Incisura cardiaca) ist das Volumen der linken Lunge kleiner, auch ihre Lage unterscheidet sich in der Sternallinie und Medioklavikularlinie von der rechten Lunge (s. Tabelle).
Jede **Pleurahöhle** (Cavitas pleuralis) wird vom **Rippenfell** (Pleura parietalis) ausgekleidet. Die Pleura parietalis gliedert sich in Pars mediastinalis, Pars costalis und Pars diaphragmatica (→ Abb. 5.1). Die Pleurahöhlen weisen vier Reserveräume (Recessus pleurales) auf. Der größte ist der **Recessus costodiaphragmaticus,** der sich lateral in der mittleren Axillarlinie bis 5 cm tief ausdehnt.
Lungengrenzen = durchgezogene Linie, Pleuragrenzen = gestrichelte Linie

	Lungengrenzen rechts	**Lungengrenzen links**
Sternallinie	VI. Rippe geschnitten	IV. Rippe geschnitten
Medioklavikularlinie	parallel zur VI. Rippe	VI. Rippe geschnitten
mittlere Axillarlinie	VIII. Rippe geschnitten	wie rechts
Skapularlinie	X. Rippe geschnitten	wie rechts
Paravertebrallinie	XI. Rippe geschnitten	wie rechts

Pleuragrenzen: jeweils eine Rippe tiefer

Klinik

Die Lungen- und die Pleuragrenzen spielen bei der körperlichen Untersuchung eine Rolle, um **Größe und Atemverschieblichkeit** der Lungen und die **Lokalisation pathologischer Veränderungen** bestimmen zu können, die auf eine Lungenentzündung (Pneumonie) oder eine Vermehrung von Flüssigkeit im Pleuraspalt (Pleuraerguss) hinweisen könnten. **Pleuraergüsse** werden im Recessus costodiaphragmaticus punktiert.

Nur die **Pleura parietalis** ist nozizeptiv innerviert und daher **schmerzempfindlich.** Wenn Pneumonien oder Lungentumoren mit Schmerzen im Brustkorb einhergehen, ist daher von einer Beteiligung der Pleura parietalis auszugehen.
Wenn Luft in den Pleuraspalt eindringt, kollabiert die Lunge ganz oder teilweise **(Pneumothorax).** Bei der Perkussion erhält man dann einen lauten (hypersonoren) Klopfschall.

Entwicklung

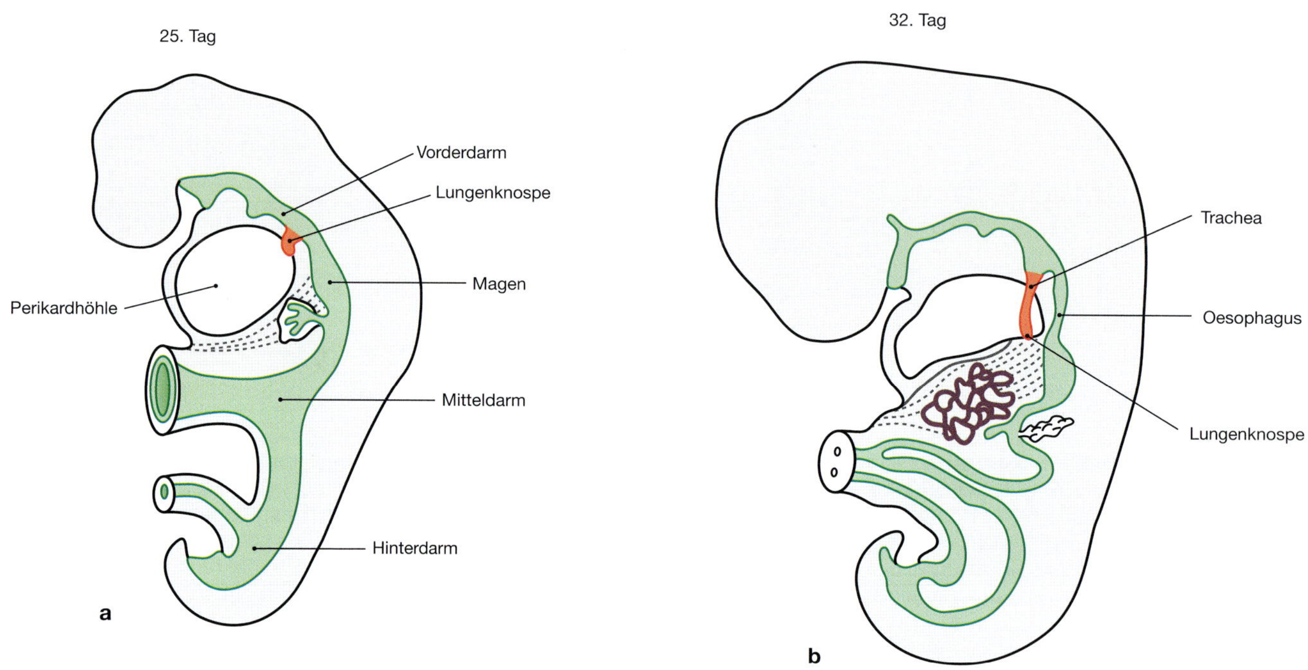

Abb. 5.84a und b Entwicklung der unteren Atemwege am 25. (→ Abb. 5.84a) und 32. Tag (→ Abb. 5.84b). [L126]

Die Epithelien von Kehlkopf, Luftröhre und Lungen entwickeln sich ab der 4. Woche aus dem Entoderm des Vorderdarms. Bindegewebe, glatte Muskulatur und Blutgefäße gehen aus dem umliegenden Mesoderm hervor. Es bildet sich zunächst eine **Lungenknospe,** die sich zum **Laryngotrachealschlauch** verlängert, an dessen unterem Ende die **Bronchialknospen** als Vorläufer der Hauptbronchien entstehen.

Klinik

Eine Störung der Abgliederung von Oesophagus und Trachea kann zu Kurzschlussverbindungen **(Ösophagotrachealfisteln)** führen, die oft mit einem blind endenden Oesophagus **(Ösophagusatresie)** einhergehen.
Ab der **28. Woche** wird in den Alveolen **Surfactant** produziert, ein Sekret, das die Oberflächenspannung der Alveolen herabsetzt. Ab der 35. Woche ist die Produktion meist ausreichend, um gegebenenfalls eine **Spontanatmung** zu ermöglichen. Bei ungenügender Produktion von Surfactant kommt es zum **Atemnotsyndrom** (Respiratory distress syndrome, RDS), das die häufigste Todesursache bei Frühgeborenen darstellt. Bei Geburt vor der 30. Woche entwickeln bis zu 60 % der Frühgeborenen ein RDS.
Da erst bei der Geburt die Lunge mit Luft gefüllt wird, kann der Rechtsmediziner mit der **Schwimmprobe** feststellen, ob das Kind tot geboren wurde (Lunge geht unter) oder nach der Geburt gestorben ist (Lunge schwimmt).

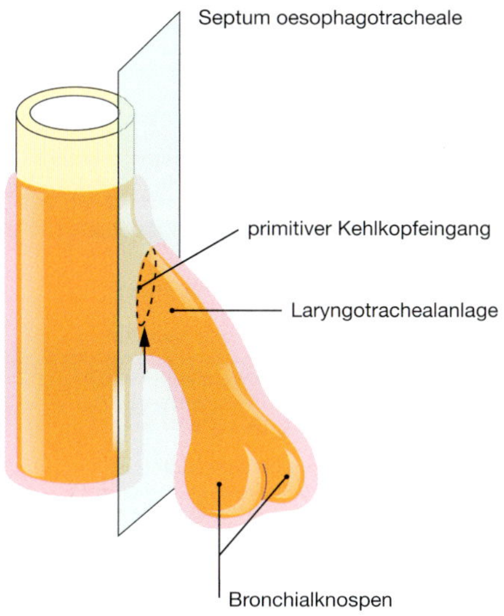

Abb. 5.85 Entwicklung des Septum oesophagotracheale. [E347-09]
Während der 4. und 5. Woche bilden sich beidseits Mesenchymfalten, die sich zum Septum oesophagotracheale vereinen und dadurch die Anlage der unteren Atemwege vom Oesophagus abtrennen.

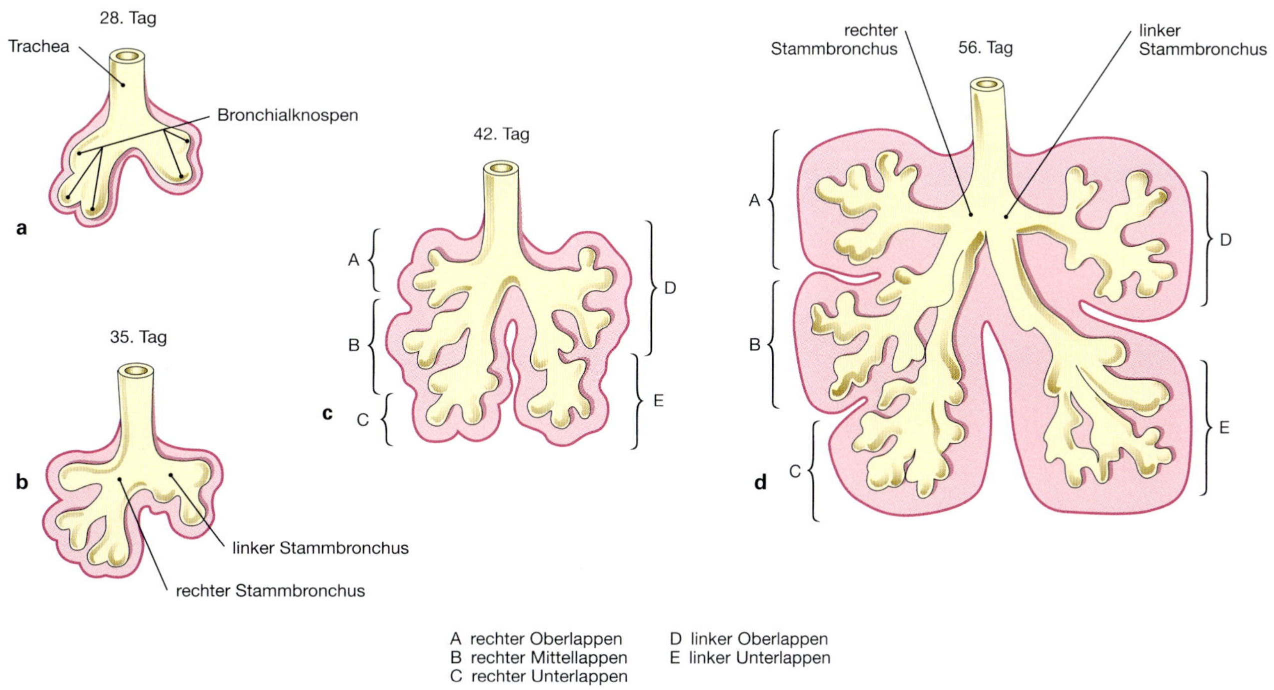

Abb. 5.86a bis d Stadien der Lungenentwicklung. [E347-09]
Man unterscheidet drei Phasen der Lungenentwicklung, die sich teilweise überschneiden:

- **pseudoglanduläre Phase** (7.–17. Woche): Entstehung des luftleitenden Abschnitts der Atemwege
- **kanalikuläre Phase** (13.–26. Woche): Frühentwicklung des gasaustauschenden Abschnitts der Atemwege
- **alveoläre Phase** (23. Woche–8. Lebensjahr): Entstehung der Alveolen. Die Lungenentwicklung ist daher nicht bei der Geburt abgeschlossen, sondern setzt sich bis in das Kindesalter fort!

Luftröhre und Bronchien

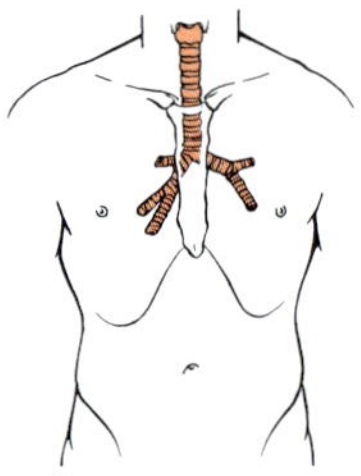

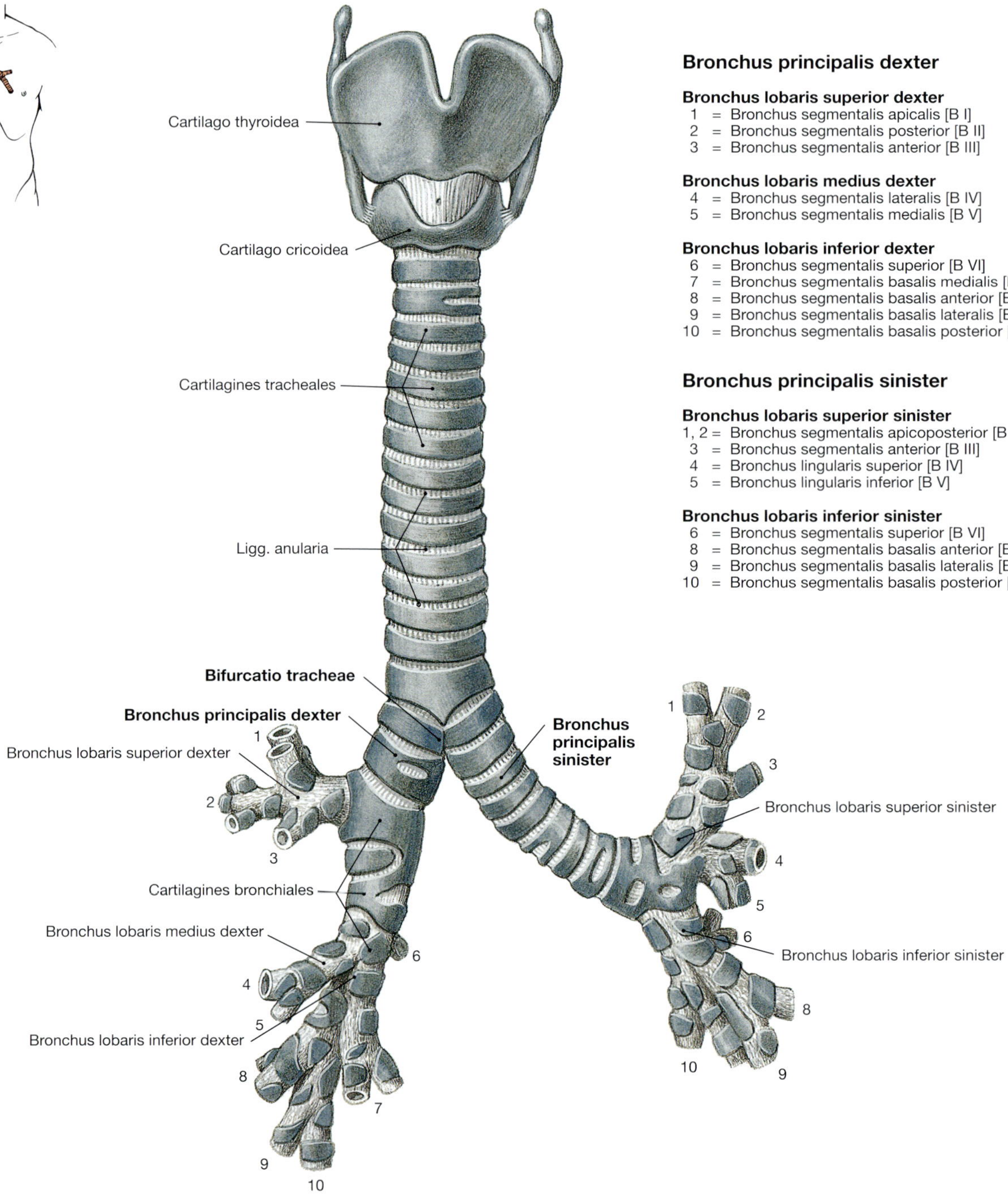

Bronchus principalis dexter

Bronchus lobaris superior dexter
1 = Bronchus segmentalis apicalis [B I]
2 = Bronchus segmentalis posterior [B II]
3 = Bronchus segmentalis anterior [B III]

Bronchus lobaris medius dexter
4 = Bronchus segmentalis lateralis [B IV]
5 = Bronchus segmentalis medialis [B V]

Bronchus lobaris inferior dexter
6 = Bronchus segmentalis superior [B VI]
7 = Bronchus segmentalis basalis medialis [B VII]
8 = Bronchus segmentalis basalis anterior [B VIII]
9 = Bronchus segmentalis basalis lateralis [B IX]
10 = Bronchus segmentalis basalis posterior [B X]

Bronchus principalis sinister

Bronchus lobaris superior sinister
1, 2 = Bronchus segmentalis apicoposterior [B I+II]
3 = Bronchus segmentalis anterior [B III]
4 = Bronchus lingularis superior [B IV]
5 = Bronchus lingularis inferior [B V]

Bronchus lobaris inferior sinister
6 = Bronchus segmentalis superior [B VI]
8 = Bronchus segmentalis basalis anterior [B VIII]
9 = Bronchus segmentalis basalis lateralis [B IX]
10 = Bronchus segmentalis basalis posterior [B X]

Abb. 5.87 Untere Atemwege mit Kehlkopf, Larynx, Luftröhre, Trachea, und Bronchien, Bronchi; Ansicht von ventral.
Die Luftröhre ist 10–13 cm lang und reicht vom Ringknorpel des Kehlkopfs (Larynx) bis zu ihrer Aufspaltung (Bifurcatio tracheae) in die beiden Hauptbronchien **(Bronchi principales).** Sie gliedert sich in einen Halsabschnitt (Pars cervicalis) und einen Brustabschnitt (Pars thoracica). Projektion und Topographie sind in → Abbildung 5.81 beschrieben. Die Hauptbronchien verzweigen sich rechts in drei und links in zwei Lappenbronchien **(Bronchi lobares).** Aus den Lappenbronchien gehen die Segmentbronchien **(Bronchi segmentales)** hervor. Auf der rechten Seite gibt es zehn Lungensegmente und damit zehn Segmentbronchien. Links dagegen fehlt das Segment 7 und damit auch der entsprechende Bronchus.

Die weitere Systematik des Bronchialbaums ist hier nicht dargestellt. Die Bronchien verzweigen sich sechs- bis zwölfmal und gehen dann in die **Bronchioli** über, die einen Durchmesser <1 mm aufweisen und daher nur mit dem Mikroskop deutlich sichtbar sind. Man kann sie leicht von Bronchien unterscheiden, da Bronchioli in ihrer Wand keine Knorpel und Drüsen mehr enthalten. Der Bronchiolus erster Ordnung versorgt ein Lungenläppchen (Lobulus pulmonis), in dem sich die Bronchioli drei- bis viermal bis zu den **Bronchioli terminales** aufzweigen. Bis zu diesen reicht der **luftleitende Abschnitt** der Atemwege, der ein Volumen von 150–170 ml umfasst. Ein Bronchiolus terminalis versorgt einen Lungenazinus **(Acinus pulmonis),** der zehn Generationen von Bronchioli respiratorii mit Ductus und Sacculi alveolares aufweist. Alle Abschnitte des Azinus besitzen Lungenbläschen (Alveolen) und zählen daher zum **gasaustauschenden Abschnitt** der Atemwege.

Klinik

Das Volumen der luftleitenden Abschnitte der Atemwege **(150–170 ml)** entspricht dem **anatomischen Totraum** und hat bei der **Reanimation** praktische Relevanz. Bei der Beatmung muss mehr Volumen ausgetauscht werden als 170 ml, da sonst keine sauerstoffreiche Luft die Alveolen erreicht, sondern nur die verbrauchte Luft in den Atemwegen bewegt wird. Daher sollte man lieber langsam mit mehr Volumen beatmen als schnell mit zu geringem Volumen.

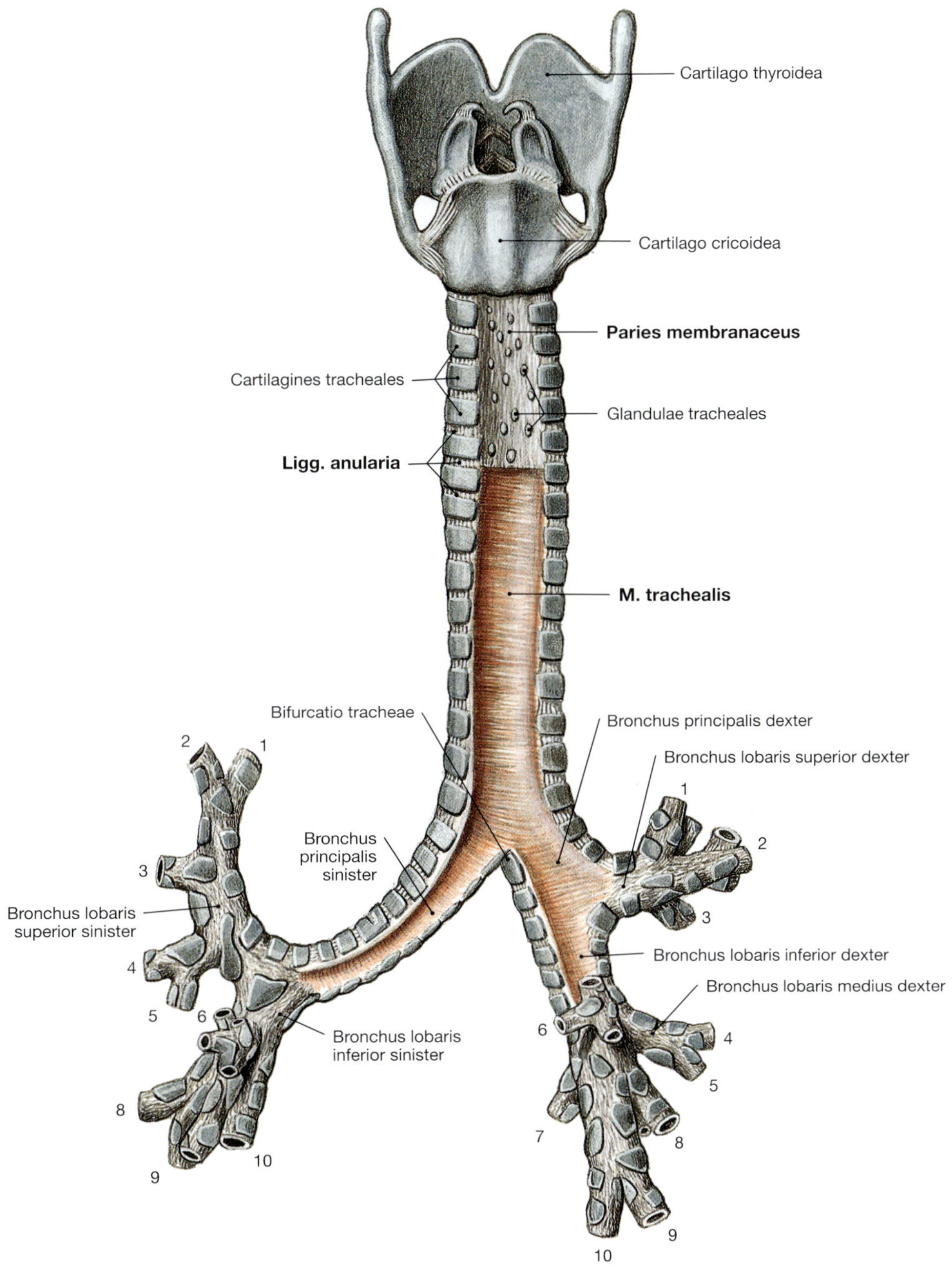

Abb. 5.88 Untere Atemwege mit Kehlkopf, Larynx, Luftröhre, Trachea, und Bronchien, Bronchi; Ansicht von dorsal.
Die Systematik des Bronchialbaums ist in → Abbildung 5.87 beschrieben. Bei Ansicht von dorsal fällt auf, dass die Rückwand der Luftröhre und der Hauptbronchien keine Knorpelspangen aufweist (Paries membranaceus), sondern weitgehend aus glatter Muskulatur (M. trachealis) besteht. Die einzelnen Spangen werden durch Ligg. anularia aus elastischem Bindegewebe verbunden, so dass sich die Trachea bei tiefer Einatmung um bis zu 5 cm verlängern kann.

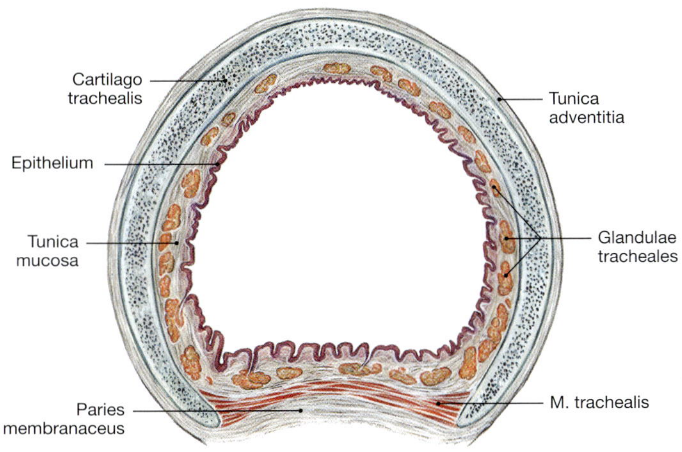

Abb. 5.89 Luftröhre, Trachea; Querschnitt, Lupenvergrößerung.
Die Wand der Luftröhre und der Hauptbronchien besteht innen aus einer Schleimhaut (Tunica mucosa), an die sich außen die Tunica fibromusculocartilaginea und die Tunica adventitia anschließen. Die Tunica fibromusculocartilaginea besteht aus 16 bis 20 hufeisenförmigen Spangen aus hyalinem Knorpel, die hinten offen sind und dort durch glatte Muskulatur (M. trachealis) verbunden werden.

Lunge

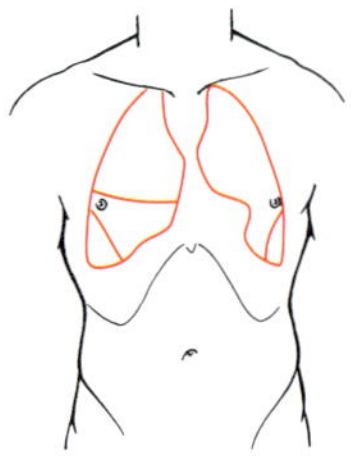

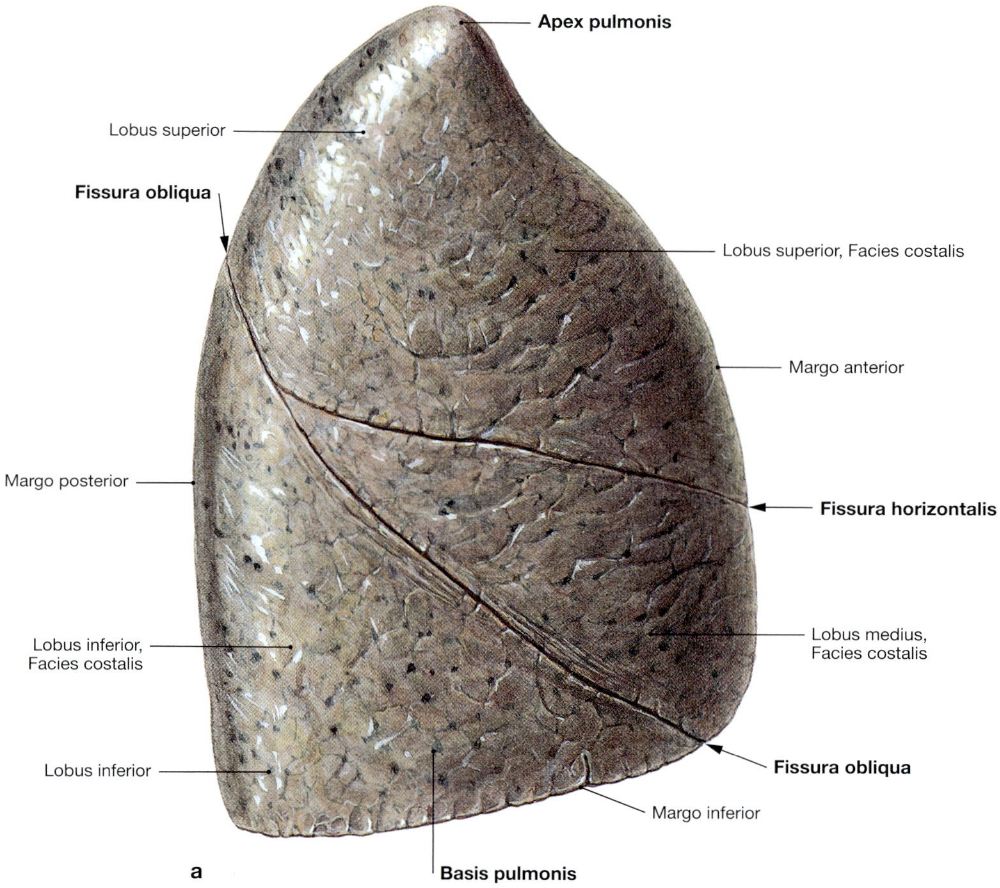

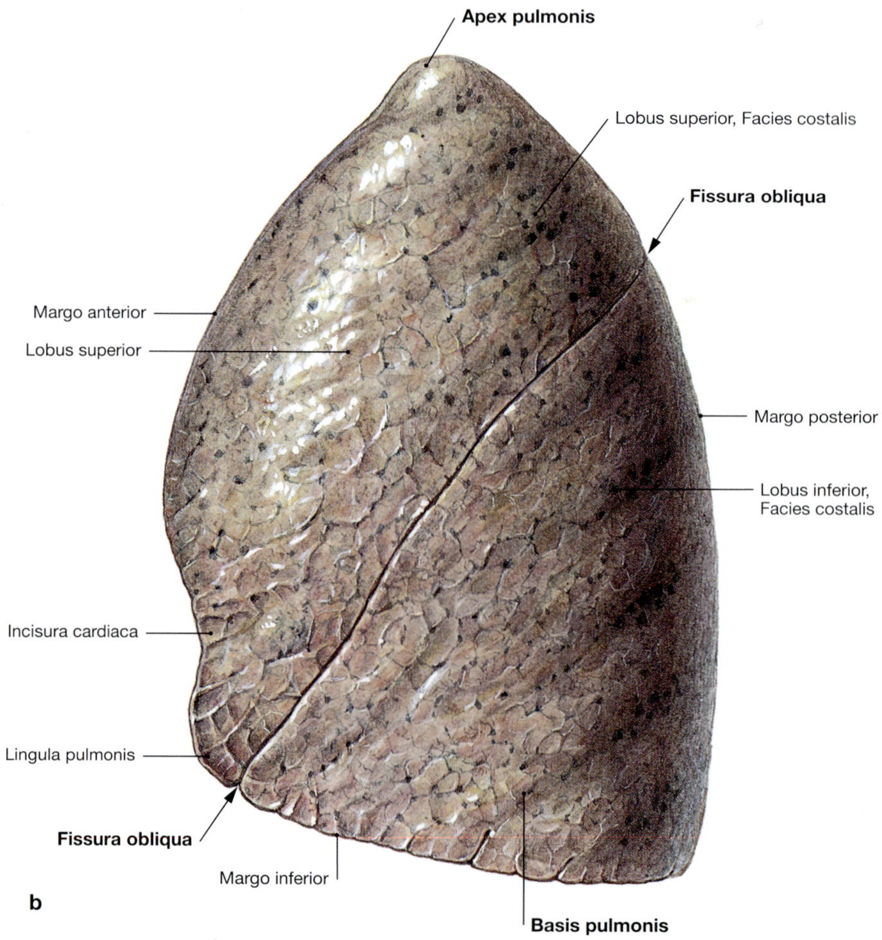

Abb. 5.90a und b Rechte Lunge, Pulmo dexter (→ Abb. 5.90a), und linke Lunge, Pulmo sinister (→ Abb. 5.90b);
Ansicht von lateral.
Die **rechte Lunge** besitzt **drei Lappen (Lobi superior, medius und inferior),** die durch die Fissura obliqua und die Fissura horizontalis abgegrenzt werden. Die **linke Lunge** besteht dagegen aus **zwei Lappen (Lobi superior und inferior)** und weist nur eine Fissura obliqua auf. Dem Mittellappen entspricht die Lingula pulmonis des Oberlappens, die unterhalb der Incisura cardiaca einen zungenförmigen Ausläufer bildet.
Das Volumen der rechten Lunge umfasst 2–3 l, bei maximaler Inspiration sogar 5–8 l. Diesem Volumen entspricht eine Gasaustauschoberfläche von 70–140 m^2. Die linke Lunge hat aufgrund der Linksverlagerung des Herzens ein um 10–20% geringeres Volumen.
Die Lungen besitzen kranial eine **Spitze (Apex pulmonis)** und kaudal eine breitflächige **Basis (Basis pulmonis).** Die Oberfläche ist von Lungenfell (Pleura visceralis) bedeckt und lässt sich nach den Lagebeziehungen in drei Flächen gliedern. Die lateral liegende **Facies costalis** geht unten am Margo inferior in die **Facies diaphragmatica** über (→ Abb. 5.91), am Margo anterior und am stumpfen Margo posterior in die **Facies mediastinalis** auf der Medialseite.

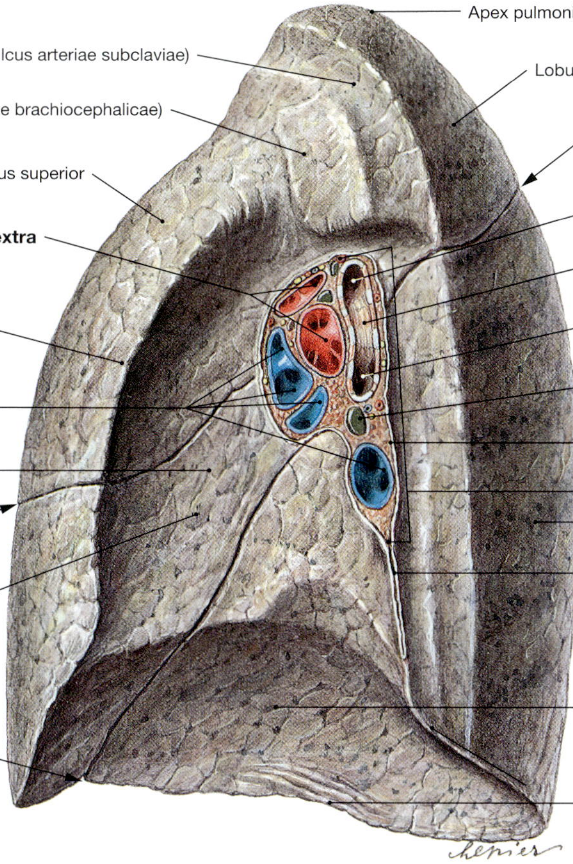

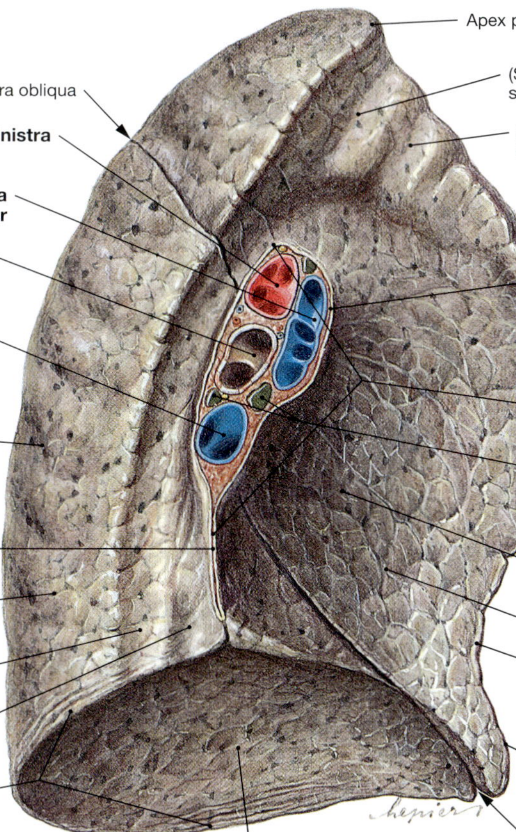

Abb. 5.91a und b Rechte Lunge, Pulmo dexter (→ Abb. 5.91a), und linke Lunge, Pulmo sinister (→ Abb. 5.91b);
Ansicht von medial.
Medial liegt die **Lungenpforte (Hilum pulmonis),** an der die Hauptbronchien und die Leitungsbahnen der Lunge als sog. **Lungenwurzel (Radix pulmonis)** ein- und austreten. Am Hilum geht auch das **Lungenfell (Pleura visceralis)** von der Lungenoberfläche auf das **Rippenfell (Pleura parietalis)** über, das die Pleurahöhle auskleidet. Diese Umschlagfalte ist nach unten zum Lig. pulmonale ausgezogen.
Die Anordnung der Hauptbronchien und der großen Gefäße im Lungenhilum ist bei beiden Lungen charakteristisch. An der **rechten Lunge** liegt der **Bronchus principalis** am weitesten **oben**, während er auf der linken Seite unterhalb der A. pulmonalis gelegen ist. Die Vv. pulmonales liegen vorne und unten. Im Bereich der Pforte sind bei Durchtrennung der Lungenwurzel meist auch einige Lymphknoten (Nodi lymphoidei tracheobronchiales) angeschnitten, die aufgrund von Kohlestaubablagerungen meist schwarz gefärbt sind. Die Facies mediastinalis ist (links stärker als rechts) durch das Herz (Impressio cardiaca) konkav. Beide Lungen weisen oft Einsenkungen auf, die durch anliegende Blutgefäße oder auf der linken Seite durch den Oesophagus hervorgerufen werden. Diese Einbuchtungen sind wie die Ränder der Lunge nur an der fixierten Lunge sichtbar (Fixierungsartefakt), verdeutlichen aber die Lagebeziehungen der Lungen.

Klinik

Da die Lungenspitze die obere Thoraxapertur um bis zu 5 cm überragt, besteht bei Anlage eines **zentralen Venenkatheters** (ZVK) über die V. subclavia die Gefahr, die Lunge zu verletzen und durch Eröffnung des Pleuraspalts einen **Pneumothorax** mit Lungenkollaps zu „stechen", wie der Kliniker sagt. Obwohl diese Gefahr prinzipiell auch bei einem ZVK in der V. jugularis interna am Hals gegeben ist, da man dabei in Richtung auf das Sternoklavikulargelenk und damit die Lungenspitze zu sticht, ist die Gefahr bei einem ZVK in der V. subclavia weitaus größer, da diese direkt mit der Pleurahöhle in Kontakt steht (→ Abb. 5.117), bevor sie sich in die V. brachiocephalica fortsetzt.

Lungensegmente

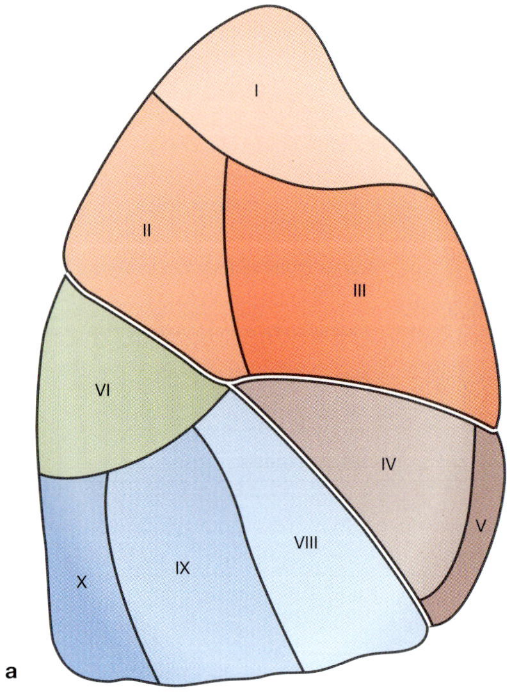

Pulmo dexter

Lobus superior

- Segmentum apicale [S I]
- Segmentum posterius [S II]
- Segmentum anterius [S III]

Lobus medius

- Segmentum laterale [S IV]
- Segmentum mediale [S V]

Lobus inferior

- Segmentum superius [S VI]
- Segmentum basale mediale [cardiacum] [S VII]
- Segmentum basale anterius [S VIII]
- Segmentum basale laterale [S IX]
- Segmentum basale posterius [S X]

Pulmo sinister

Lobus superior

- Segmentum apicoposterius [S I + II]
- Segmentum anterius [S III]
- Segmentum lingulare superius [S IV]
- Segmentum lingulare inferius [S V]

Lobus inferior

- Segmentum superius [S VI]
- Segmentum basale anterius [S VIII]
- Segmentum basale laterale [S IX]
- Segmentum basale posterius [S X]

Abb. 5.92a und b Lungensegmente, Segmenta bronchopulmonalia, der rechten (→ Abb. 5.92a) und der linken (→ Abb. 5.92b) Lunge; Ansicht von lateral. [L126]
Die Lungenlappen untergliedern sich in kegelförmige Lungensegmente, die durch Bindegewebesepten unvollständig voneinander getrennt sind, so dass die Segmentgrenzen an der Lungenoberfläche nicht zu erkennen sind. Die Segmente besitzen eigene **Segmentbronchien** und segmentale Äste der Pulmonalarterien. Die **rechte Lunge** hat **zehn Segmente,** drei im Oberlappen, zwei im Mittellappen und fünf im Unterlappen. Die **linke Lunge** hat nur **neun Segmente,** da aufgrund der größeren Ausdehnung des Mediastinums auf der linken Seite das VII. Segment (Segmentum basale mediale, → Abb. 5.93a) fehlt bzw. stark verkleinert und mit dem Segment VIII verschmolzen ist. Ansonsten ist die Segmentaufteilung relativ ähnlich, da die Segmente des Mittellappens auf der rechten Seite links zwei Segmenten in der Lingula pulmonis entsprechen.

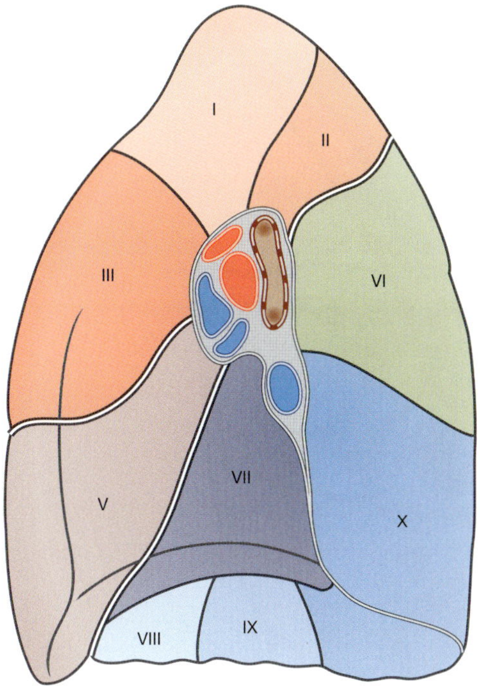

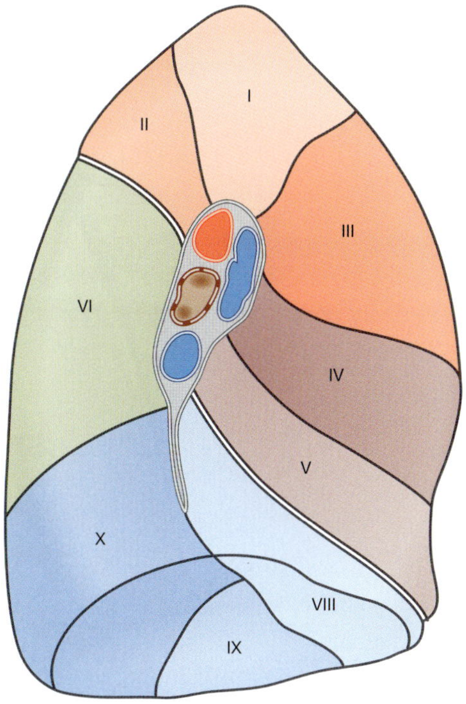

Abb. 5.93a und b Lungensegmente, Segmenta bronchopulmonalia, der rechten (→ Abb. 5.93a) und der linken (→ Abb. 5.93b) Lunge; Ansicht von medial. [L126]

Die rechte Lunge hat zehn Segmente. Dagegen hat die linke Lunge nur neun Segmente, da das VII. Segment (Segmentum basale mediale) fehlt.

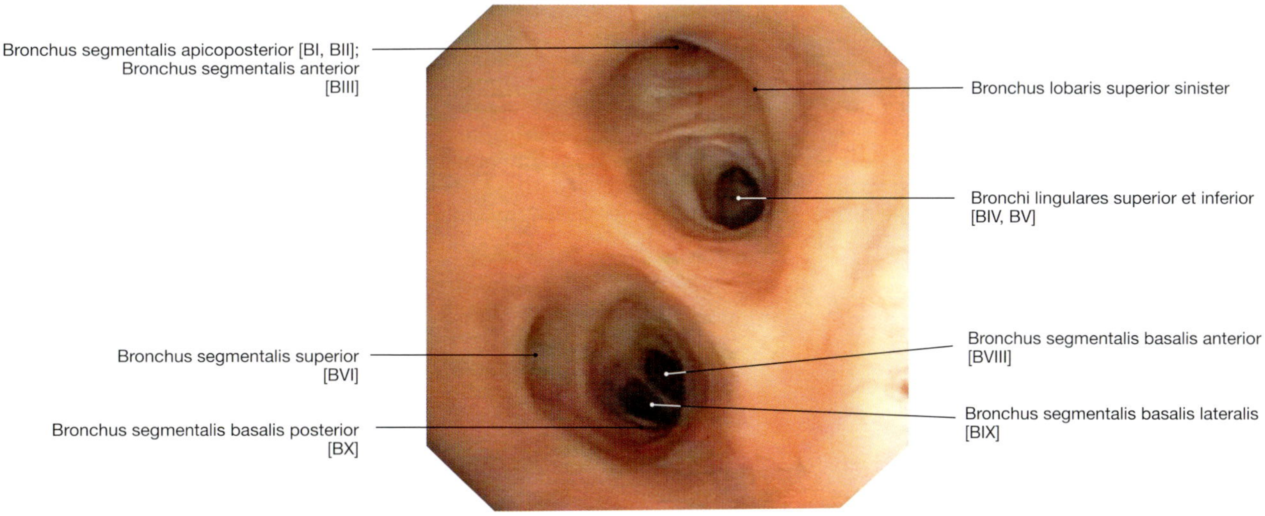

Abb. 5.94 Bronchien, Bronchi; Bronchoskopie mit Blick auf die Segmentbronchien links. Wie man erkennt, fehlt auf der linken Seite der Segmentbronchus VII (→ Abb. 5.93b).

Klinik

Um sich bei der Durchführung einer Lungenspiegelung **(Bronchoskopie)** orientieren zu können, ist die Kenntnis der Lungensegmente wichtig. Eine Bronchoskopie wird durchgeführt, wenn in der bildgebenden Diagnostik unklare Raumforderungen aufgefallen sind, die durch Biopsie abgeklärt werden müssen, um z. B. einen Tumor auszuschließen oder nachzuweisen. Eine andere Indikation ist eine therapieresistente Lungenentzündung. Hier ist es das Ziel, den Erreger nachzuweisen.

Blutgefäße der Lunge

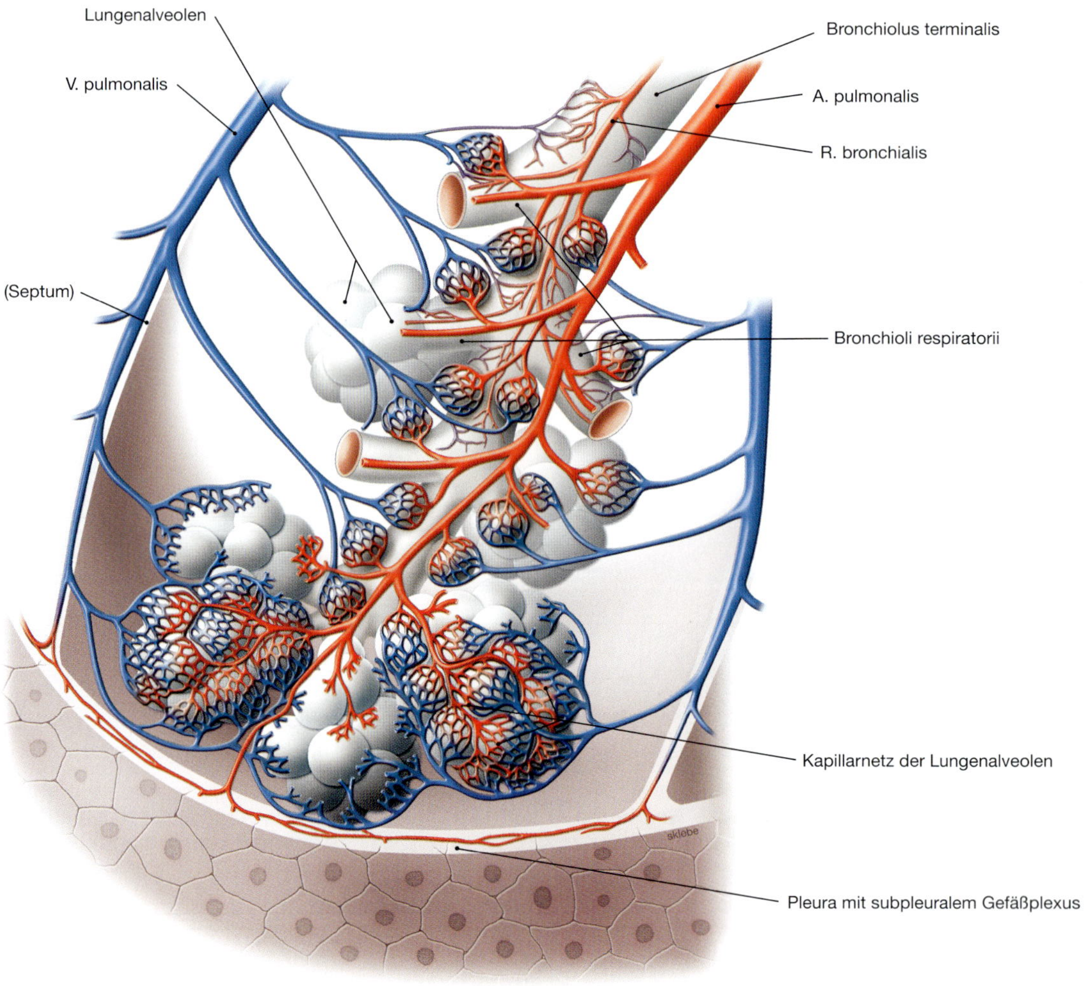

Abb. 5.95 Lungenazinus, Acinus pulmonis, mit Blutversorgung. [L238]
Die Lunge besitzt zwei Gefäßsysteme, deren Endäste in den Wänden der Lungenbläschen (Alveolarsepten) kommunizieren. Die Aa. und Vv. pulmonales des Lungenkreislaufs bilden die **Vasa publica,** die dem Gasaustausch des Bluts dienen. Die Äste der Aa. pulmonales verlaufen im peribronchialen und subpleuralen Bindegewebe und bringen das sauerstoffarme Blut vom rechten Herzen zu den Alveolen. Die Vv. pulmonales liegen dagegen im intersegmentalen Bindegewebe und bringen das sauerstoffreiche Blut zum linken Vorhof.
Die **Vasa privata** der Lunge dienen der Versorgung des Lungengewebes selbst. Die arteriellen Rr. bronchiales und die Vv. bronchiales verlaufen zusammen mit den Bronchien. Die Vv. bronchiales münden in die Venen des Azygossystems (→ Abb. 5.111).

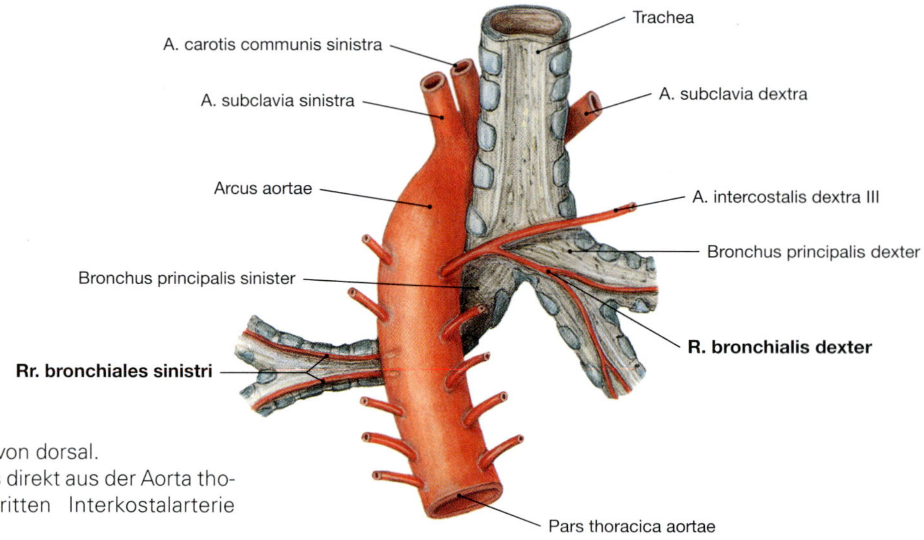

Abb. 5.96 Vasa privata der Lunge; Ansicht von dorsal.
Die arteriellen Rr. bronchiales entspringen links direkt aus der Aorta thoracica, rechts dagegen meist aus der dritten Interkostalarterie (A. intercostalis dextra III).

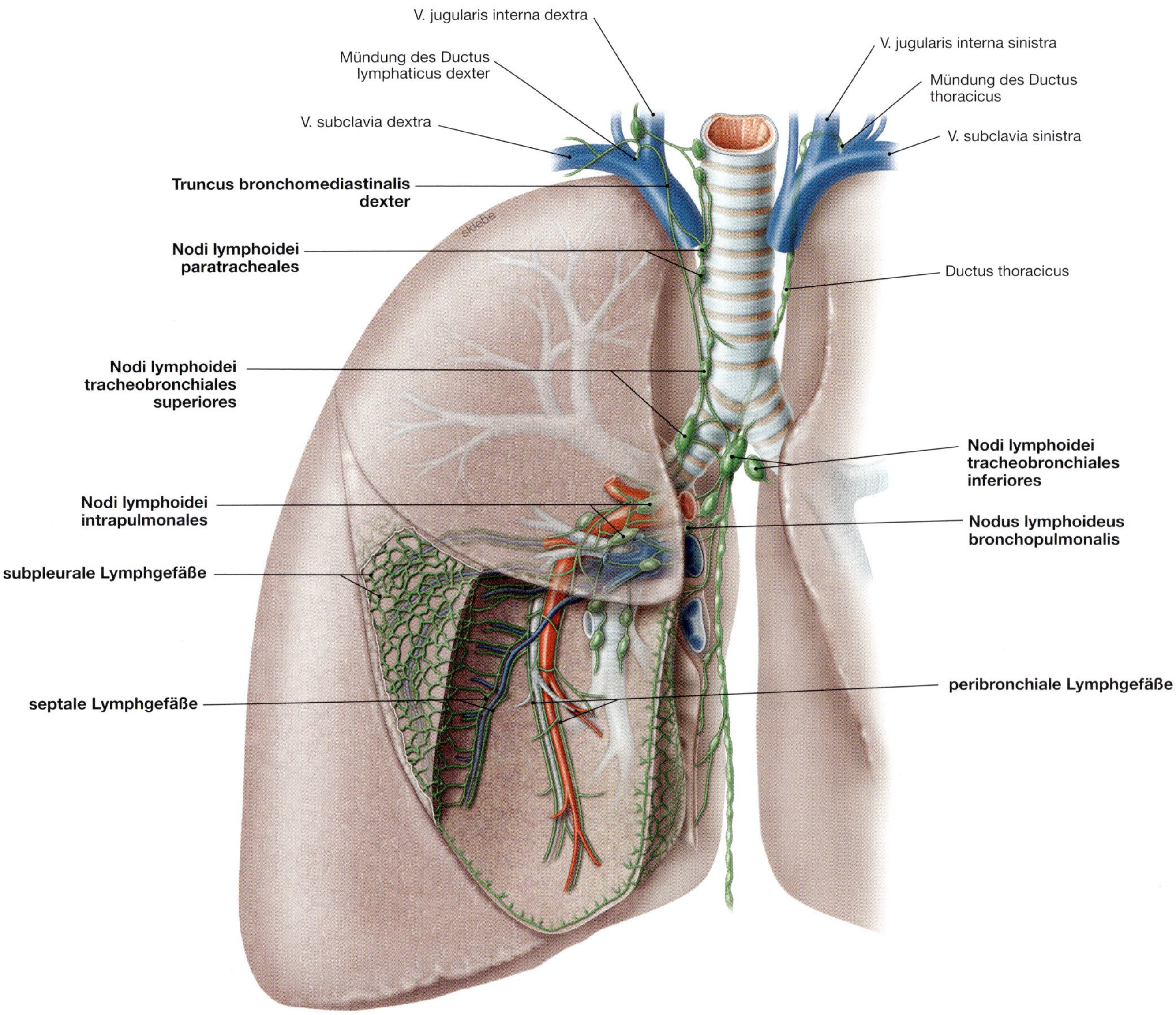

Abb. 5.97 Lymphgefäße, Vasa lymphatica, und Lymphknoten, Nodi lymphoidei, der Lunge; Ansicht von ventral; schematische Darstellung. [L238]

Die Lunge besitzt zwei Lymphgefäßsysteme, die sich am Hilum vereinigen. Das **peribronchiale System** folgt den Bronchien und enthält auf seinem Weg mehrere Lymphknotenstationen. Die erste Station sind die **Nodi lymphoidei intrapulmonales,** die an der Aufzweigung der Lappen- in die Segmentbronchien liegen. Die zweite Station sind die **Nodi lymphoidei bronchopulmonales** im Lungenhilum. Die nachfolgenden **Nodi lymphoidei tracheobronchiales** liegen bereits in der Lungenwurzel. Man unterscheidet Nodi lymphoidei tracheobronchiales superiores und inferiores ober- und unterhalb der Trachealbifurkation. Von dort fließt die Lymphe in **Nodi lymphoidei paratracheales** oder die **Trunci bronchomediastinales** beider Seiten, so dass keine strenge Seitenzuordnung der Lymphbahnen gegeben ist.

Das **subpleurale** und das **septale Lymphgefäßsystem** dagegen besitzen als erste Station die Nodi lymphoidei tracheobronchiales. Die feinen Lymphbahnen bilden ein polygonales Netzwerk auf der Lungenoberfläche, dessen Maschen den Grenzen der einzelnen Lungenläppchen entsprechen. Durch Kohlestaubablagerungen (Autoabgase und Zigarettenrauch) sind die Lymphbahnen und damit die Läppchengrenzen am Präparat meist gut sichtbar.

Klinik

Die Kliniker bezeichnen meist alle Lymphknoten der Lunge zusammenfassend als **Hilumlymphknoten.** Das täuscht darüber hinweg, dass die Nodi lymphoidei intrapulmonales relativ weit in das Lungenparenchym hineinreichen. Diese sprachliche Unschärfe kann dazu führen, dass Raumforderungen im Parenchym vorschnell für eigenständige Krankheitsprozesse und nicht für Vergrößerungen der Lymphknoten gehalten und überflüssige diagnostische Schritte zu deren Abklärung eingeleitet werden.

Leitungsbahnen der Lunge in situ und Innervation der Lunge

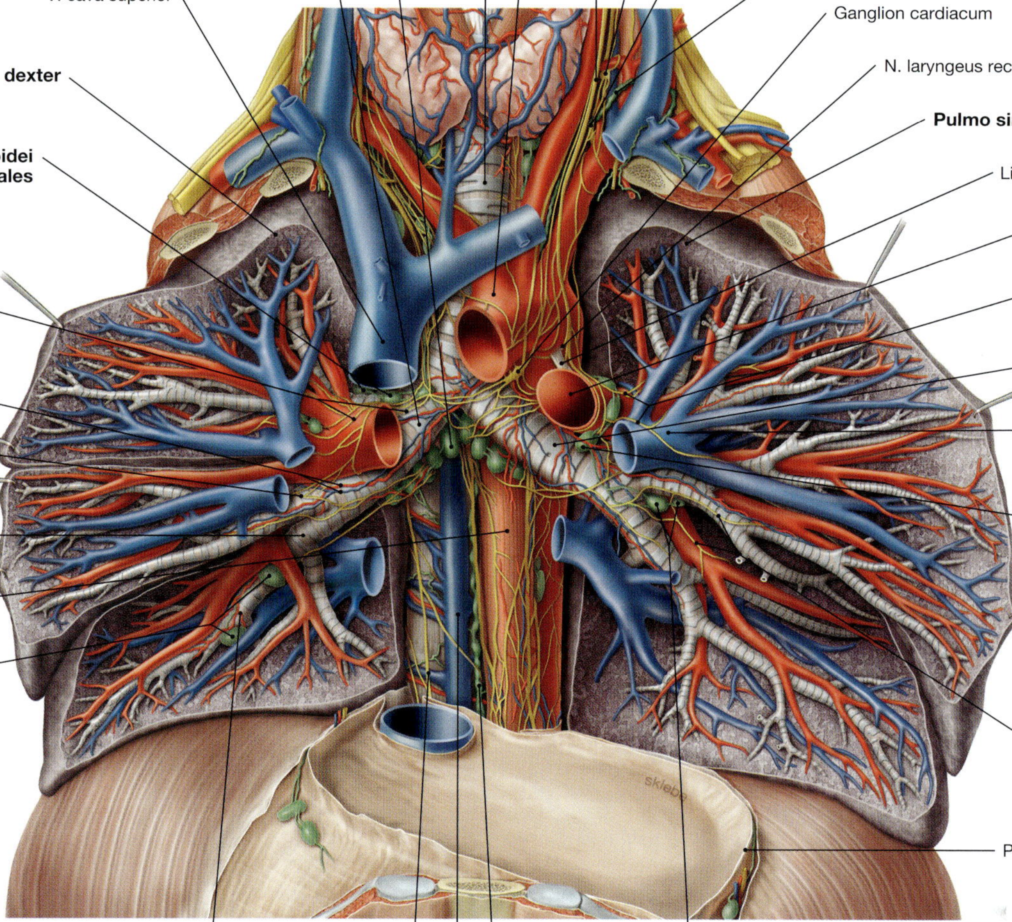

Abb. 5.98 Bronchialbaum der Lungen mit Leitungsbahnen; Ansicht von ventral nach Entfernung des Herzens mit Herzbeutel. [L238]

Am Hilum der Lungen treten die **Hauptbronchien (Bronchi principales)** ein. Diese bilden zusammen mit den Leitungsbahnen der Lungen die **Lungenwurzel (Radix pulmonis).** Die Hauptbronchien verzweigen sich in die **Lappen- und Segmentbronchien (Bronchi lobares und Bronchi segmentales),** wobei sie von den Ästen der **Lungenarterien (Aa. pulmonales)** begleitet werden. Die **Lungenvenen (Vv. pulmonales)** verlaufen dagegen isoliert im subpleuralen und intersegmentalen Bindegewebe, das hier entfernt wurde. Diese großen Gefäße werden als Vasa publica zusammengefasst, da sie der Oxygenierung des Blutes und damit der Versorgung des gesamten Körpers dienen. Sie lassen sich bei der Präparation gut darstellen. Die Abbildung zeigt darüber hinaus auch die feineren Leitungsbahnen, die man am Präparat in der Regel nicht eindeutig identifizieren kann: Die arteriellen **Rr. bronchiales** und die **Vv. bronchiales** bilden die Vasa privata der Lunge, da sie das Lungengewebe versorgen. Sie verlaufen direkt mit den Bronchien. Die Lymphbahnen des peribronchialen Lymphgefäßsystems sind an die Nodi lymphoidei intrapulmonales angeschlossen, die als erste Lymphknotenstation an der Aufzweigung der Lappen- in die Segmentbronchien gelegen sind. Die zweite Station der **Nodi lymphoidei bronchopulmonales** liegt direkt im Hilum.

Die vegetativen Nervenfasern des **Lungengeflechts (Plexus pulmonalis)** bilden ein Netz auf den Hauptbronchien, das sowohl efferente als auch afferente Nervenfasern umfasst. Die sympathischen Nervenfasern **(Rr. pulmonales)** sind postganglionär und stammen aus dem unteren Ganglion des Halsgrenzstrangs (Ganglion cervicale inferius) sowie den oberen thorakalen Grenzstrangganglien. Die parasympathischen Nervenfasern **(Rr. bronchiales)** aus N. vagus und N. laryngeus recurrens sind noch präganglionär. Ihre synaptische Umschaltung erfolgt in den meist mikroskopisch kleinen Ganglien des Plexus pulmonalis. Der **Sympathicus** bewirkt eine Erweiterung der Bronchien **(Bronchodilatation)** zur besseren Belüftung der Lunge, während der **Parasympathicus** die Bronchien verengt **(Bronchokonstriktion)** und die Sekretion der schleimbildenden Drüsen aktiviert. Der N. vagus führt auch afferente Nervenfasern aus der Lunge zum Hirnstamm, um Dehnungs- und Schmerzreize vermitteln zu können.

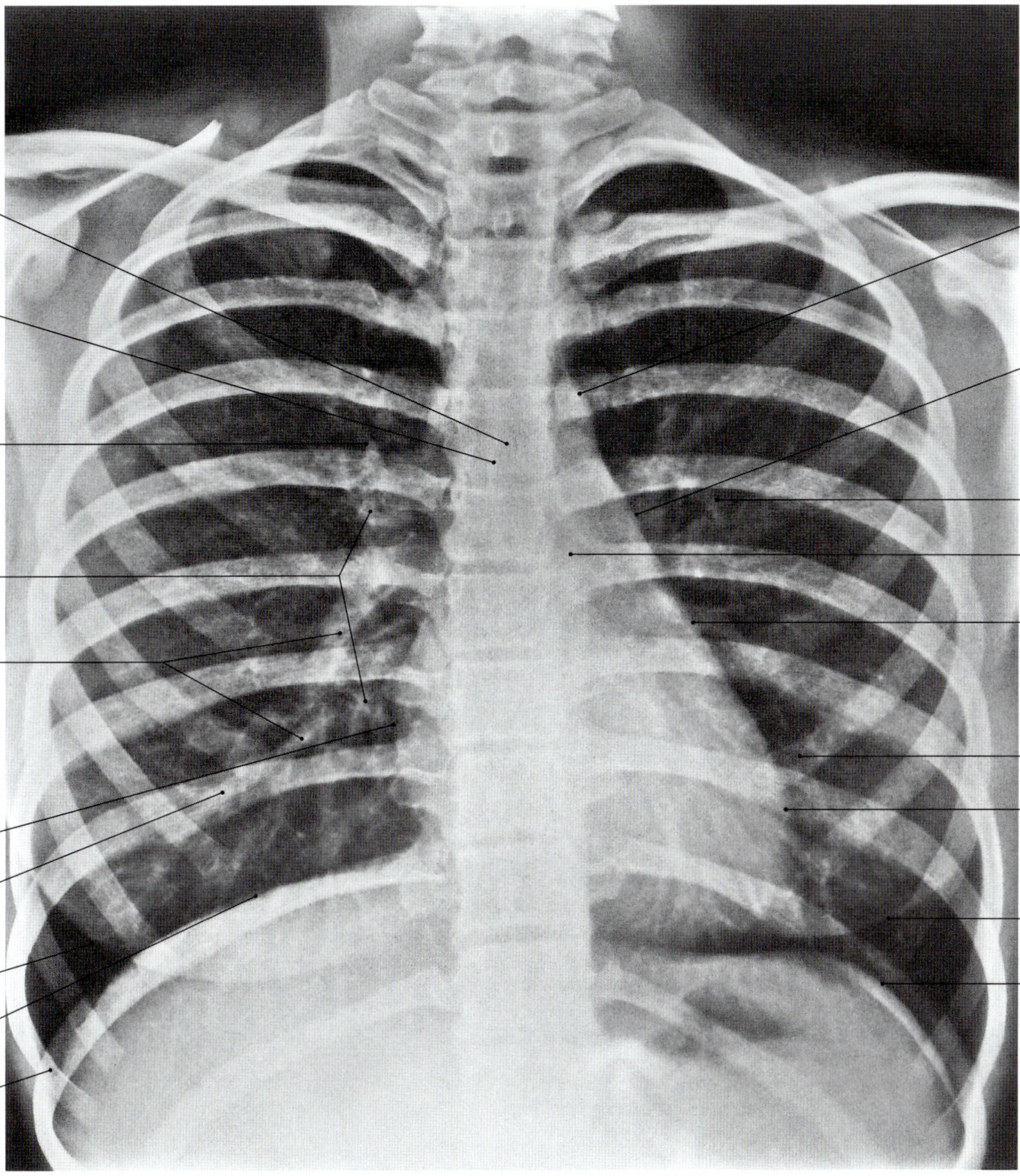

Abb. 5.99 Brustkorb, Cavea thoracis, mit Organen der Brusthöhle; Röntgenbild im postero-anterioren (pa) Strahlengang. [R316-007]

Die Bronchien sind teilweise im Verlauf zu erkennen. Auf der rechten Seite sind außerdem Lymphknotenansammlungen im Bereich des Lungenhilums zu erkennen.

* Mammaschatten (Kontur)
** klin.: Hilumlymphknoten

Klinik

Übersichtsaufnahmen des Thorax werden häufig bei Verdacht auf **Krankheitsprozesse** der Lungen und der Pleura, wie Entzündungen (Pneumonie, Pleuritis) oder Tumoren (Bronchialkarzinom), durchgeführt. Veränderungen im Parenchym fallen oft als „Verschattungen" auf, da die Strahlendurchlässigkeit meist geringer ist als bei intaktem Lungengewebe. Bei einem Pleuraerguss ist bei aufrechter Körperhaltung der Recessus costodiaphragmaticus verstrichen, so dass es zu einer horizontalen Spiegelbildung kommt.

Projektion der Speiseröhre

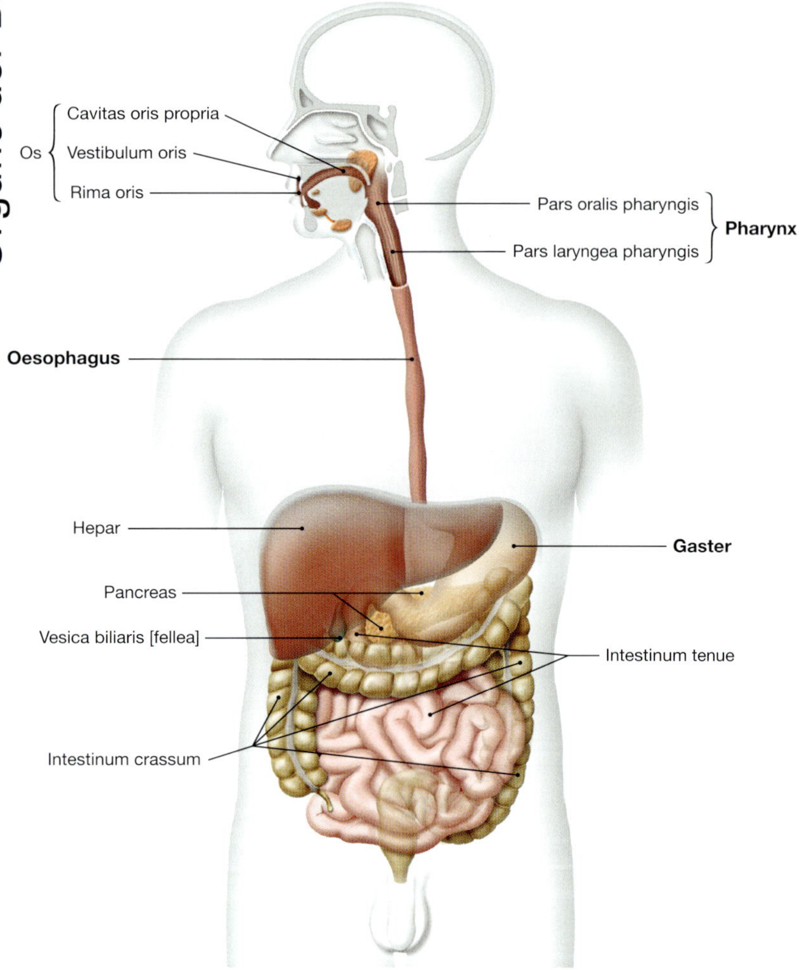

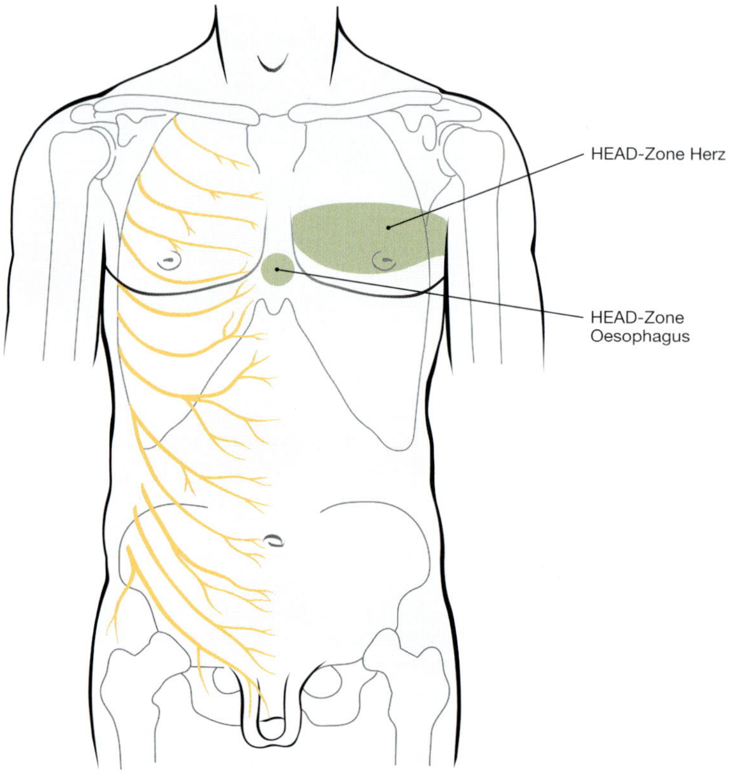

Abb. 5.100 Übersicht über das Verdauungssystem. [L275]
Das Verdauungssystem reicht von der Mundhöhle über den Rachen zum Gastrointestinaltrakt und umfasst auch die Anhangsdrüsen wie Mund- und Bauchspeicheldrüsen, Leber und Gallenblase.
Die **Speiseröhre (Oesophagus)** ist ein Muskelschlauch, der den **Rachen (Pharynx)** mit dem **Magen (Gaster)** verbindet und der Beförderung der geschluckten Nahrung dient. Die Speiseröhre (Oesophagus) ist **25 cm lang** und reicht vom Ringknorpel des Kehlkopfs, der sich auf den 6. Halswirbel projiziert, bis zum Mageneingang (Cardia) in Höhe des 10. Brustwirbels (unterhalb des Proc. xiphoideus des Brustbeins). Die anatomische Länge der Speiseröhre ist für die Diagnostik relativ unerheblich. Hier wird der Abstand von der Zahnreihe angegeben, da bei der endoskopischen Untersuchung des oberen Gastrointestinaltrakts (Magenspiegelung) auch die Länge von Mundhöhle und Rachen berücksichtigt werden muss.

Abb. 5.101 HEAD-Zonen von Oesophagus und Herz; schematische Darstellung der sensiblen Innervation der ventralen Rumpfwand; Ansicht von ventral. [L126]
Die afferenten Nervenbahnen aus dem Oesophagus, über die Reize an das zentrale Nervensystem übermittelt werden, laufen in den jeweiligen Rückenmarksegmenten mit den Nervenfasern zusammen, die aus den zugeordneten Hautgebieten (Dermatomen) stammen. Bei der Speiseröhre sind dies die Dermatome T4 und T5. Dieses organbezogene Hautareal, in dem der Schmerz wahrgenommen wird, bezeichnet man als **HEAD-Zone des Oesophagus.** Da die **HEAD-Zone des Herzens** eng benachbart liegt, sind Schmerzen im Bereich der vorderen Brustwand immer zunächst als Angina pectoris anzusehen, bis eine koronare Herzerkrankung (KHK) ausgeschlossen ist.

Klinik

Die Projektion des Oesophagus macht verständlich, warum eine durch Magensaft hervorgerufene Entzündung **(Refluxösophagitis)** Schmerzen und retrosternales Brennen in einer ähnlichen Lokalisation verursacht wie ein Herzinfarkt. Von beiden Organen gelangen die afferenten Nervenfasern in die gleichen Rückenmarksegmente wie Nervenfasern von der vorderen Rumpfwand, so dass das Gehirn nicht sicher differenzieren kann, ob die Schmerzen von der Körperoberfläche oder von einem der inneren Organe stammen.

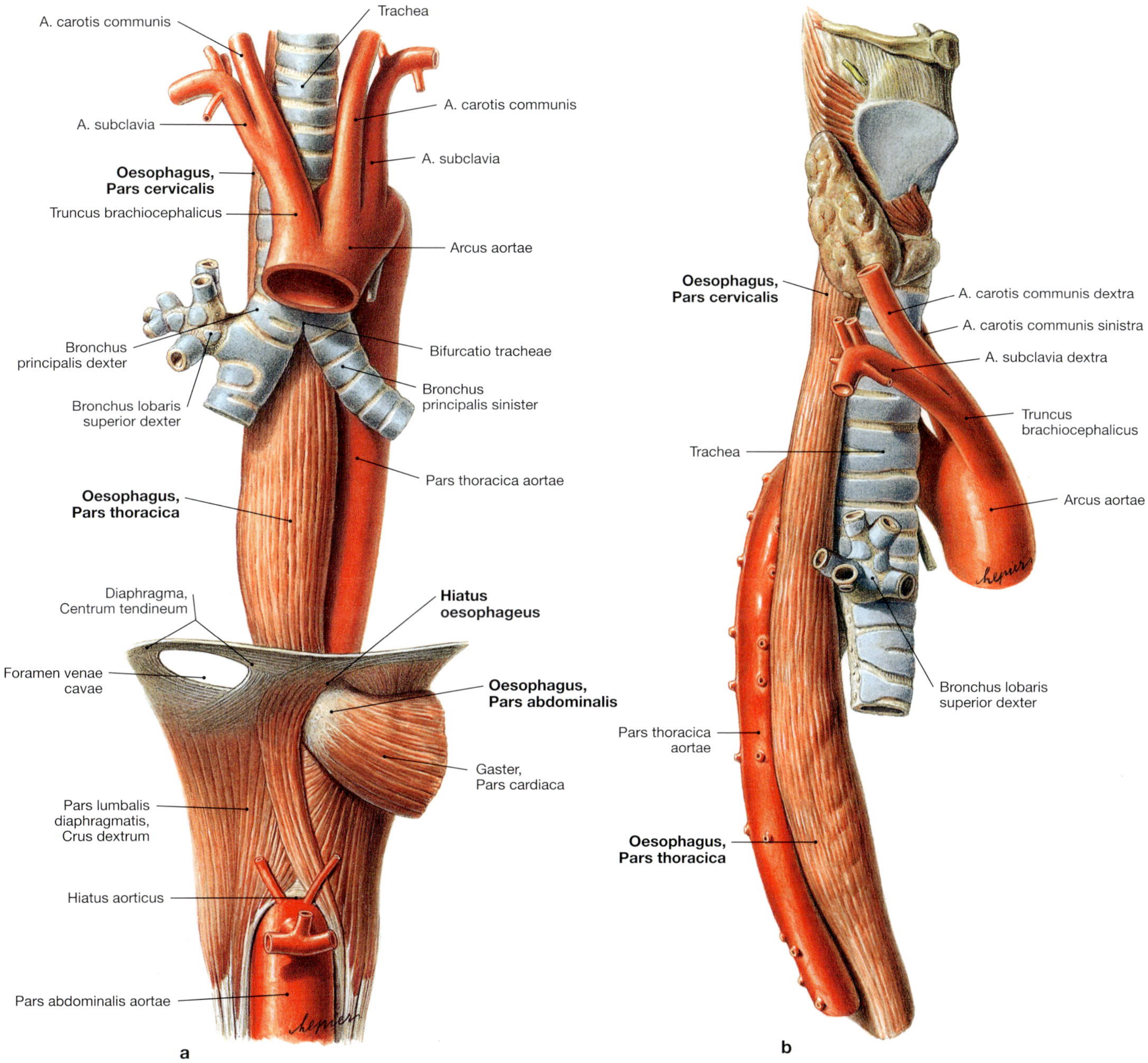

Abb. 5.102a und b Speiseröhre, Oesophagus, Luftröhre, Trachea, und Brustaorta, Pars thoracica aortae; Ansicht von ventral (→ Abb. 5.102a) und von rechts (→ Abb. 5.102b).
Die Speiseröhre ist 25 cm lang und gliedert sich in drei Abschnitte:

- Pars cervicalis (5–8 cm)
- Pars thoracica (16 cm)
- Pars abdominalis (1–4 cm)

Die **Pars cervicalis** liegt der Wirbelsäule an. Die **Pars thoracica** kreuzt den Aortenbogen, der sich von links dorsal anlagert, zieht am linken Hauptbronchus vorbei und entfernt sich im weiteren Verlauf zunehmend nach ventral von der Wirbelsäule. Bei Ansicht von dorsal wird deutlich, dass die Pars thoracica direkt Kontakt zum Perikard hat und daher in räumliche Nähe zum linken Vorhof gelangt (→ Abb. 5.103). Nach Durchtritt durch den Hiatus oesophageus des Zwerchfells beginnt die kurze intraperitoneal gelegene **Pars abdominalis.**

Aufbau der Speiseröhre

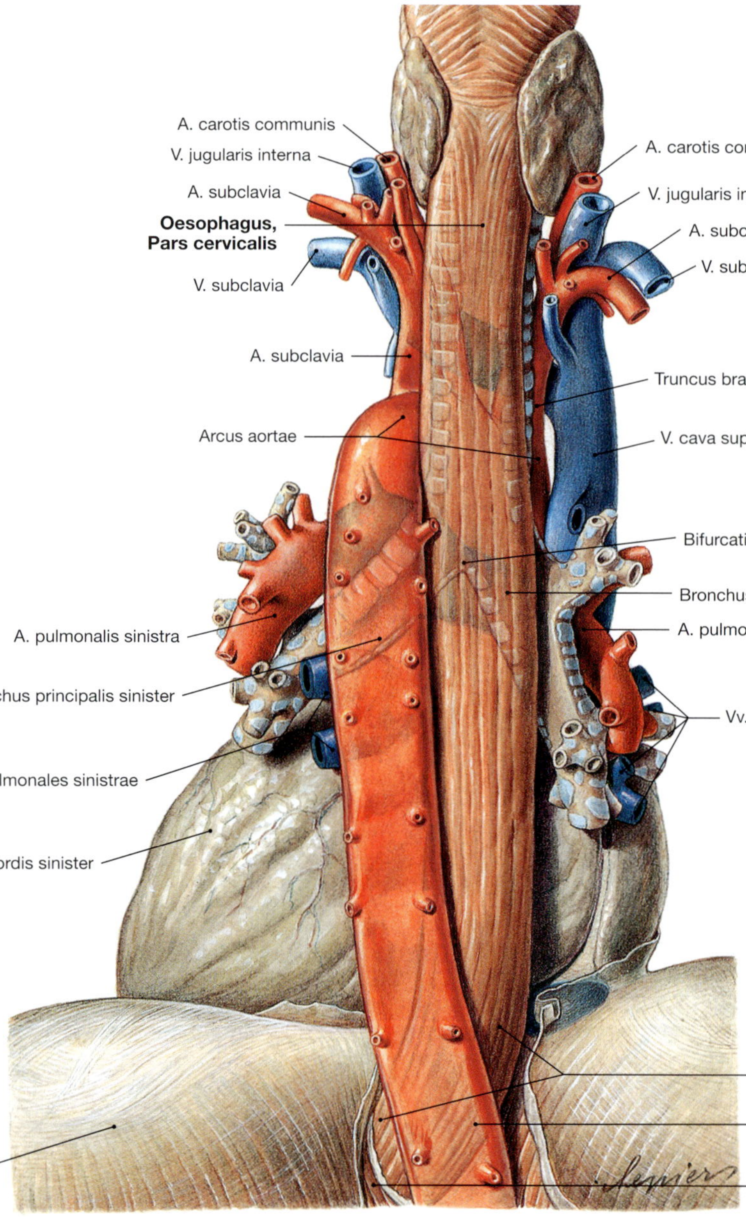

Abb. 5.103 Speiseröhre, Oesophagus, Herzbeutel, Pericardium, und Brustaorta, Pars thoracica aortae; Ansicht von dorsal.
Der Brustteil des Oesophagus verläuft rechts neben der **Aorta descendens.** Der Halsabschnitt und der obere Teil der Pars thoracica liegen direkt dorsal der **Trachea.** Der kaudale Teil der Pars thoracica, der unterhalb der Trachealbifurkation gelegen ist, liegt nur durch das Perikard getrennt dorsal dem linken Vorhof des Herzens **(Atrium sinistrum)** an. Die Trachealbifurkation liegt dem Oesophagus bei ca. 23 cm ab der Zahnreihe an.

Abb. 5.104 Wandbau der Speiseröhre, Oesophagus; Lupenvergrößerung.
Die Wand der Speiseröhre besteht wie der gesamte Rumpfdarm aus einer innen gelegenen Schleimhaut **(Tunica mucosa),** die durch eine bindegewebige Verschiebeschicht **(Tela submucosa)** von der Muskelschicht **(Tunica muscularis)** getrennt wird. In den Partes cervicalis und thoracica folgt außen die **Tunica adventitia.** Nur in der intraperitoneal gelegenen Pars abdominalis wird die äußere Oberfläche durch Bauchfell (Peritoneum viscerale) bedeckt, das eine **Tunica serosa** bildet.

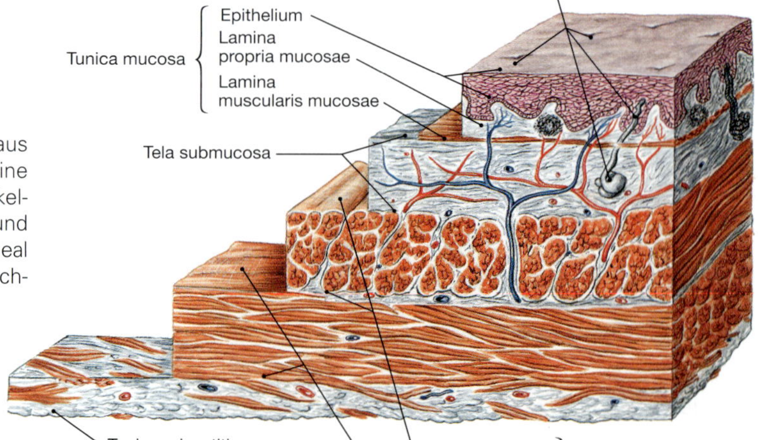

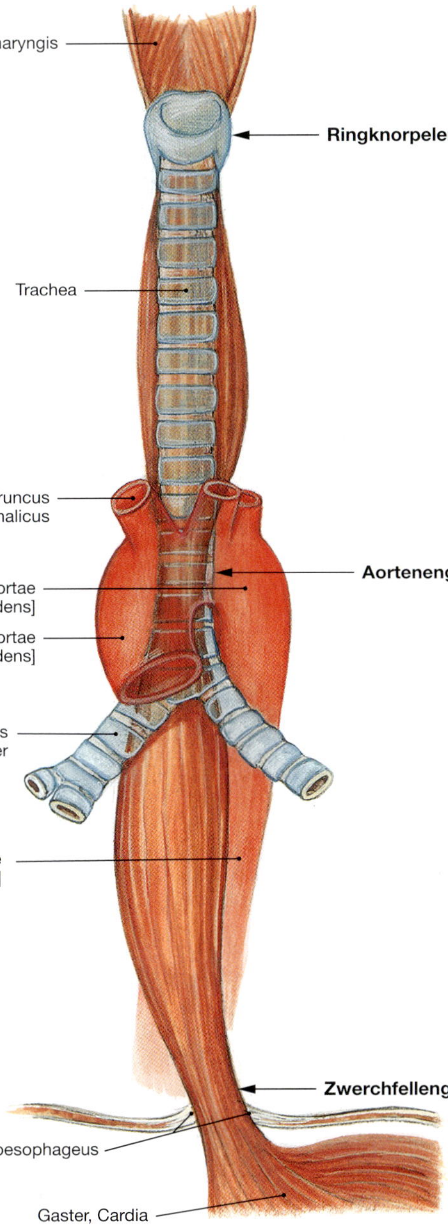

Abb. 5.105 Engstellen, Angustiae, der Speiseröhre; Ansicht von ventral.

Die Speiseröhre weist drei Engstellen auf:

- Schildknorpelenge (Angustia cricoidea)
- Aortenenge (Angustia aortica)
- Zwerchfellenge (Angustia diaphragmatica)

Die **Schildknorpelenge** ist die engste Stelle im Bereich des oberen Ösophagussphinkters auf Höhe des 6. Halswirbels. Die **Aortenenge** wird durch die Anlagerung des Aortenbogens von links dorsal hervorgerufen (Höhe 4. Brustwirbel). Die **Zwerchfellenge** liegt im Hiatus oesophageus des Zwerchfells (Höhe 10. Brustwirbel). Hier gibt es keinen echten Sphinkter, sondern nur einen angiomuskulären Dehnverschluss. Außen wird der Oesophagus durch elastisches Bindegewebe (Lig. phrenicooesophageale) im Hiatus oesophageus fixiert.

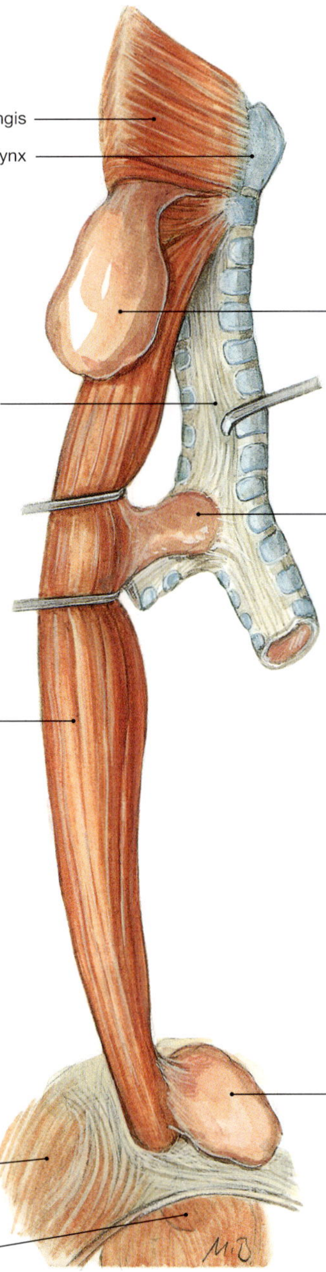

Abb. 5.106 Aussackungen, Divertikel, der Speiseröhre; Ansicht von dorsal rechts.

* klin.: ZENKER-Divertikel
** klin.: Traktionsdivertikel
*** klin.: epiphrenisches Divertikel

Klinik

An den Engstellen können **verschluckte Fremdkörper** (z. B. Fischgräten) stecken bleiben. Aussackungen (Divertikel) der gesamten Ösophaguswand können an verschiedenen Stellen vorkommen. Die häufigsten sind die **ZENKER-Divertikel** (70%). Diese Divertikel treten durch das KILLIAN-Dreieck des Hypopharynx und werden nur fälschlicherweise zu den Ösophagusdivertikeln gezählt. Ursache ist ein fehlerhaftes Erschlaffen des unteren Schlundschnürers. **Traktionsdivertikel** (22%) sind entwicklungsgeschichtlich durch eine fehlerhafte Trennung von Oesophagus und Trachea bedingt (→ Abb. 5.85). **Epiphrenische Divertikel** (8%) werden anscheinend durch eine Störung des unteren angiomuskulären Dehnverschlusses hervorgerufen.

Verschlussmechanismen der Speiseröhre – oberer Ösophagussphinkter

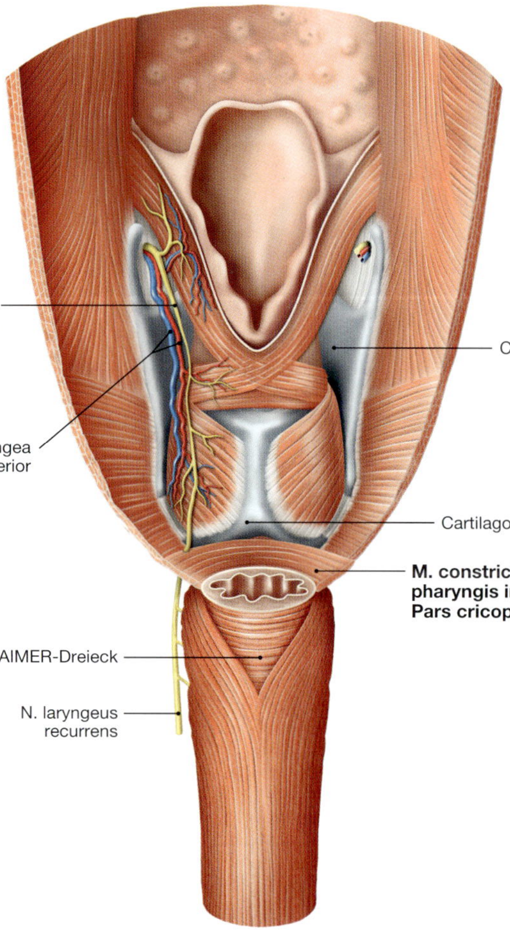

Abb. 5.107 Oberer Ösophagussphinkter; Ansicht von dorsal auf den eröffneten Pharynx, dessen Schleimhaut auf der Vorderseite reseziert wurde. [L275]
Die Speiseröhre beginnt an der Ringknorpelenge. Dieser engste Bereich des Oesophagus projiziert auf den 6. Halswirbel. Hier befindet sich ein echter Schließmuskel **(oberer Ösophagussphinkter),** der auch morphologisch abgrenzbar ist. Er wird **innen** von den quer verlaufenden quergestreiften Muskelfasern (Stratum circulare) der **Tunica muscularis des Oesophagus** gebildet. **Außen** liegen ihnen die horizontal verlaufenden Muskelfasern (Pars transversa) des unteren Schlundschnürers **(M. constrictor pharyngis inferior, Pars cricopharyngea)** an.

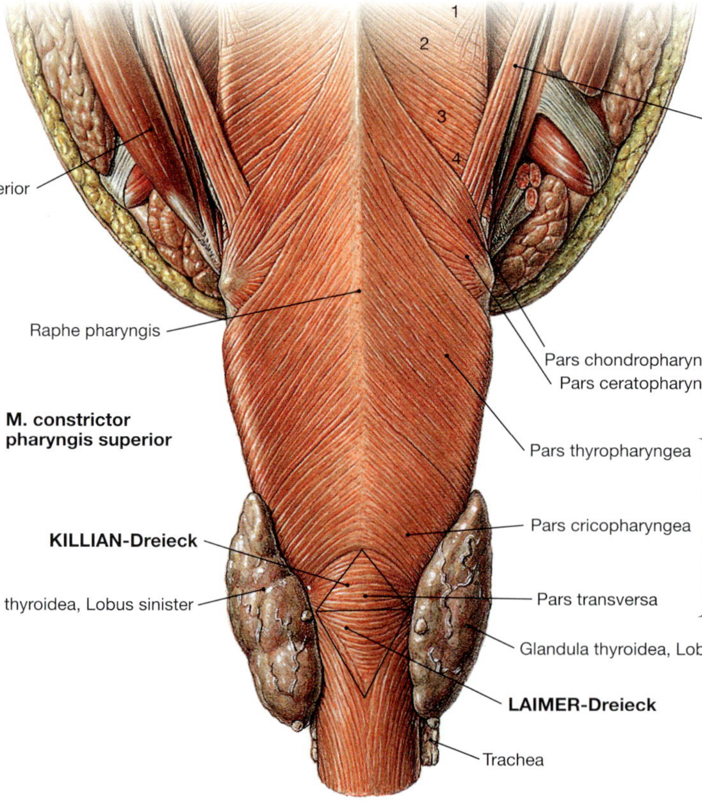

Abb. 5.108 KILLIAN-Dreieck und LAIMER-Dreieck; Ansicht von dorsal.
Im Übergangsbereich zwischen Pharynx und Oesophagus befinden sich zwei muskelschwache Dreiecke. **Kranial** der Pars transversa des unteren Schlundschnürers liegt das **KILLIAN-Dreieck. Kaudal** der queren Fasern ist das **LAIMER-Dreieck** als muskelschwaches Areal abzugrenzen.

Klinik

Wenn beim Schluckakt die quer verlaufenden Fasern des unteren Schlundschnürers nicht zeitgerecht erschlaffen und es daher oberhalb des Sphinkters zu einem Druckanstieg kommt, können als Ausstülpungen **ZENKER-Divertikel** auftreten. Sie können zu Schluckbeschwerden (Dysphagie) führen, da sie den Oesophagus von außen komprimieren.

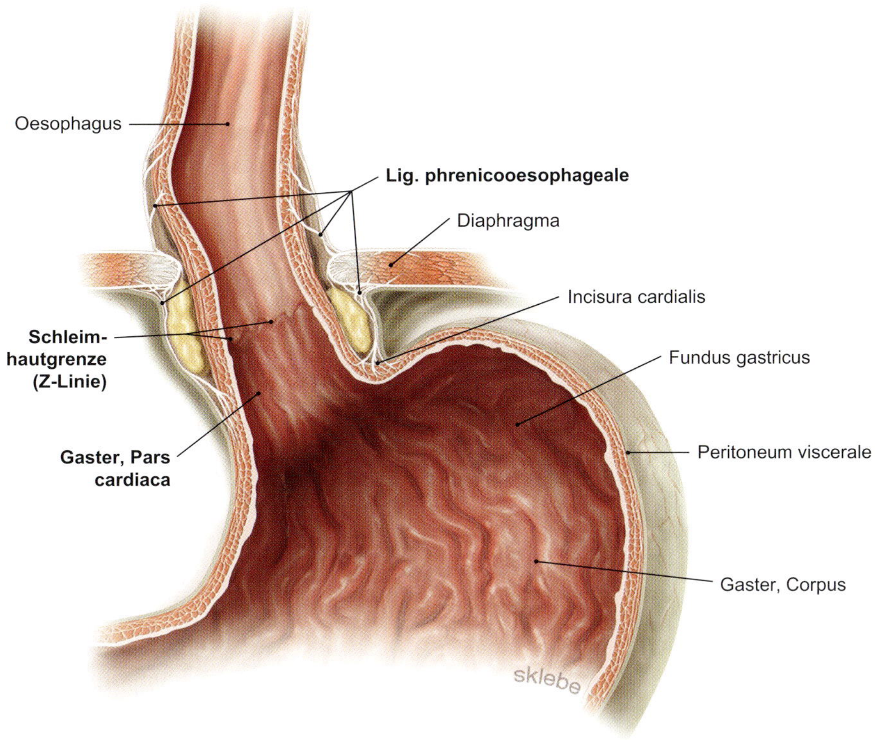

Abb. 5.109 Verankerung des Oesophagus im Hiatus oesophageus des Zwerchfells; Ansicht von ventral nach Entfernung der vorderen Wand von Oesophagus und Magen. [L238]

An ihrem kaudalen Ende verfügt die Speiseröhre nicht über einen morphologisch abgrenzbaren Sphinkter. Es besteht dagegen ein funktioneller Verschluss, der auf verschiedenen Mechanismen beruht.

- **Angiomuskulärer Dehnverschluss:** Die spiralig verlaufenden Muskelfasern der Tunica muscularis (Stratum longitudinale) sind aufgrund der Längsspannung des Oesophagus verdrillt. Zusammen mit Venenpolstern unter der Schleimhaut kommt es so zu einem Verschluss.
- **Schleimhautfalte im HIS-Winkel:** Zwischen Mageneingang (Cardia) und Fundus des Magens befindet sich eine Einschnürung (Incisura cardialis) mit einem spitzen Winkel von 65°. In diesem HIS-Winkel springt eine Schleimhautfalte in das Lumen des Magens vor, die durch die Inzisur aufgeworfen wird, und verhindert den Reflux von Mageninhalt.
- **Lig. phrenicooesophageale:** Die bindegewebige Verankerung des Oesophagus im Hiatus oesophageus des Zwerchfells stabilisiert die Position der Speiseröhre und wirkt einem Reflux entgegen.
- **Druckgradient zwischen Bauch- und Brusthöhle:** Der höhere Druck in der Bauchhöhle unterstützt den Verschluss.

Der Schleimhautübergang zwischen Oesophagus und Magen ist aufgrund des Epithelwechsels makroskopisch sichtbar. Aufgrund seiner gezackten Struktur wird er als **Z-Linie** bezeichnet. Diese Linie liegt meist im Bereich des Oesophagus (70 %) und damit proximal der von außen angenommenen Grenze zwischen Oesophagus und Magen.

Klinik

Wenn der untere Verschlussmechanismus versagt, kommt es zu einem Reflux von Mageninhalt und längerfristig zu einer Entzündung der Ösophagusschleimhaut **(Refluxösophagitis).** Typisches Symptom ist Sodbrennen. Als Folge kann es zu einer Umwandlung der Schleimhaut des Oesophagus in Magenschleimhaut kommen, so dass die Z-Linie nicht mehr regulär darstellbar ist oder sich nach proximal verlagert. Diese Metaplasie bezeichnet man als **BARRETT-Ösophagus.** Sie geht mit einem erhöhten Risiko für die Ausbildung eines Ösophaguskarzinoms einher. Diese **Adenokarzinome des Oesophagus** sind zwar nicht sehr häufig, stellen aber eine der am rasantesten zunehmenden Tumorerkrankungen in der westlichen Welt dar, da die Risikofaktoren für einen Reflux mit den Ernährungsgewohnheiten einhergehen.

Da sich die Z-Linie bei Krankheitsprozessen verlagern kann, kann sie klinisch nicht als Grenze zwischen Oesophagus und Magen herangezogen werden. Auf der anderen Seite ist eine eindeutige Grenze wichtig, da sich die Therapie bei einem **Ösophaguskarzinom** (Entfernung des Oesophagus mit Magenhochzug oder Dünndarminterponat) grundsätzlich von der bei einem Magenkarzinom (Entfernung des Magens, Gastrektomie) unterscheidet. Daher wird als Grenze zwischen Magen und Speiseröhre die erste Schleimhautfalte des Magens herangezogen.

Gefäßversorgung der Speiseröhre

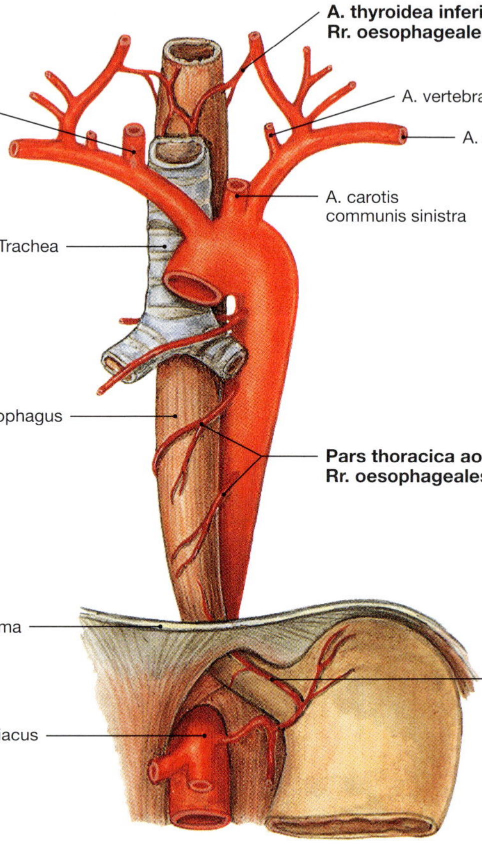

Abb. 5.110 Arterien der Speiseröhre; Ansicht von ventral.
Die einzelnen Abschnitte der Speiseröhre werden von umliegenden Arterien versorgt:
- **Pars cervicalis:** A. thyroidea inferior
- **Pars thoracica:** Rr. oesophageales der Aorta thoracica
- **Pars abdominalis:** A. gastrica sinistra und A. phrenica inferior

Die arterielle und venöse Versorgung der Luftröhre entspricht den Blutgefäßen des Hals- und Brustteils der Speiseröhre.

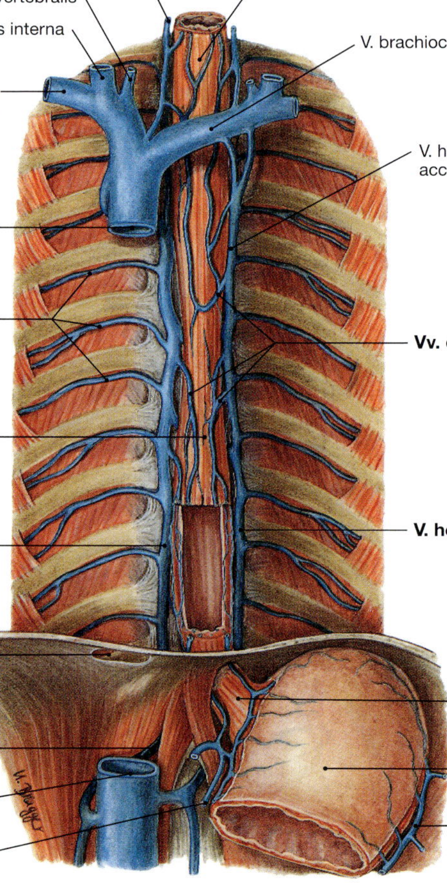

Abb. 5.111 Venen der Speiseröhre, Vv. oesophageae; Ansicht von ventral.
Das starke Venengeflecht in der Tunica adventitia wird in unterschiedliche Venen drainiert:
- **Pars cervicalis:** V. thyroidea inferior
- **Pars thoracica:** über V. azygos und V. hemiazygos in V. cava superior
- **Pars abdominalis:** Der untere Abschnitt des Oesophagus hat über die Magenvenen (V. gastrica sinistra) **Anschluss an das Pfortadersystem.** Diese Verbindungen können bei erhöhtem Druck in der V. portae hepatis (portale Hypertonie) als **portokavale Anastomosen** genutzt werden (→ Abb. 5.112).

Klinik

Die **Speiseröhre** hat im Unterschied zu den anderen Organen des Gastrointestinaltrakts **keine eigenen Arterien,** sondern wird durch Blutgefäße in ihrer Umgebung versorgt. Das erschwert die Operabilität und trägt dazu bei, dass die Ösophaguschirurgie als anspruchsvoll angesehen wird.

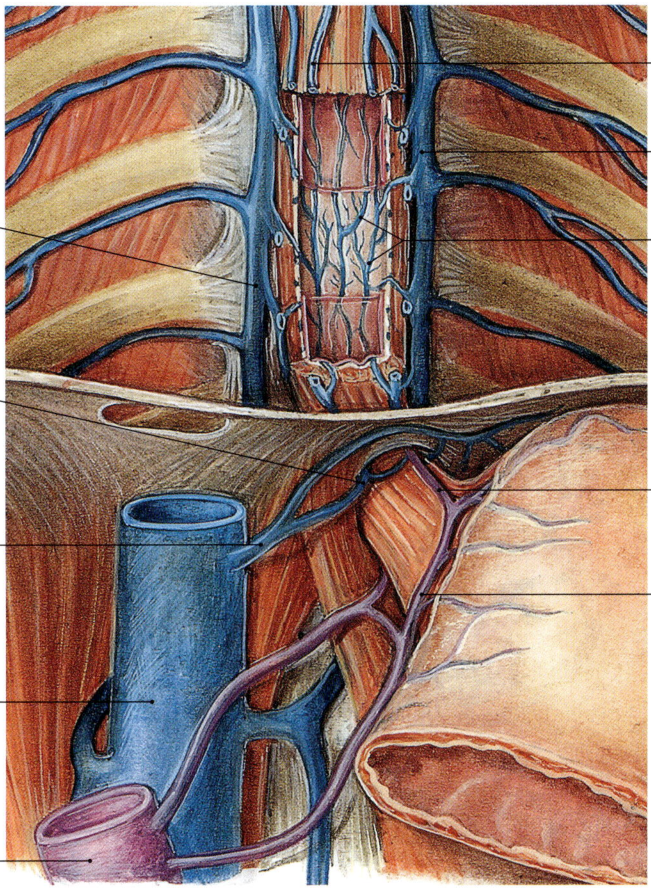

Abb. 5.112 Venen der Speiseröhre, Vv. oesophageae, mit Darstellung der portokavalen Anastomosen zwischen Pfortader, V. portae hepatis, und V. cava superior; Ansicht von ventral.
Das starke Venengeflecht in der Tunica adventitia hat Verbindungen zu den submukösen Venen (Plexus venosus submucosus). Das Blut fließt über die **V. azygos** (rechts) und die **V. hemiazygos** (links) nach oben zur **V. cava superior.** In den unteren Abschnitten des Oesophagus besteht außerdem nach unten über die Venen der kleinen Magenkurvatur **(Vv. gastricae dextra und sinistra)** Anschluss an die **Pfortader, V. portae hepatis.**

Klinik

Wenn der Druck im Pfortadersystem steigt **(portale Hypertonie),** z. B. weil der Strömungswiderstand in der Leber durch narbige Umorganisation (Leberzirrhose) erhöht ist, wird das Blut durch Kurzschlussverbindungen der oberen und der unteren Hohlvene zugeleitet **(portokavale Anastomosen).** Die klinisch wichtigsten portokavalen Anastomosen sind die Verbindungen über die Magenvenen zum Oesophagus, da diese zu Erweiterungen der submukösen Venen führen können (**Ösophagusvarizen** → Abb. 5.116). Die Ruptur solcher Varizen geht mit einer Letalität von ca. 50% einher und stellt damit die häufigste Todesursache bei Leberzirrhose dar. Bei Ruptur nach innen ist der Magen mit meist schwarzem Blut angefüllt, bei der selteneren Ruptur nach außen fließt das Blut in die Bauchhöhle.

Lymphgefäße der Speiseröhre

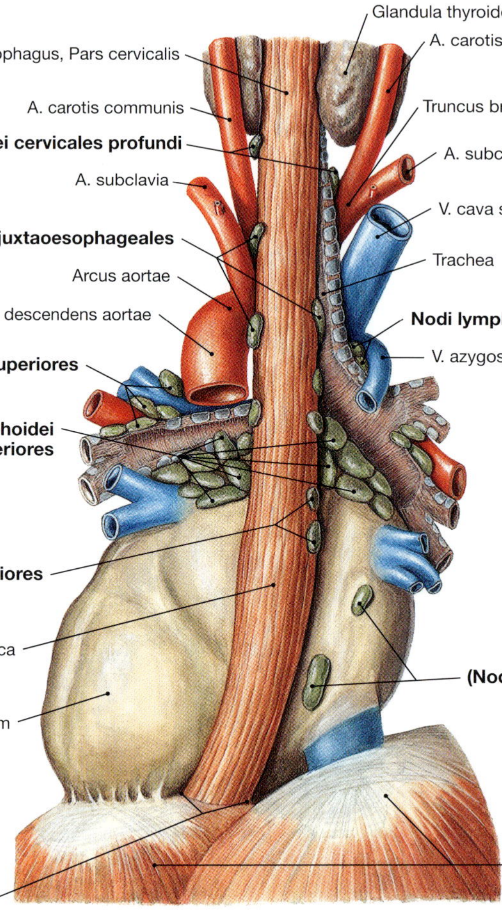

Abb. 5.113 Lymphknoten, Nodi lymphoidei, des hinteren Mediastinums, Ansicht von dorsal.
Die Lymphe des Oesophagus wird über die direkt am Oesophagus gelegenen Lymphknoten (Nodi lymphoidei juxtaoesophageales) drainiert.

- **Pars cervicalis:** Nodi lymphoidei cervicales profundi
- **Pars thoracica:** Lymphknoten des Mediastinums (Nodi lymphoidei mediastinales posteriores, Nodi lymphoidei tracheobronchiales und paratracheales)
- **Pars abdominalis:** Lymphknoten auf der Zwerchfellunterseite (Nodi lymphoidei phrenici inferiores) und an der kleinen Magenkurvatur (Nodi lymphoidei gastrici)

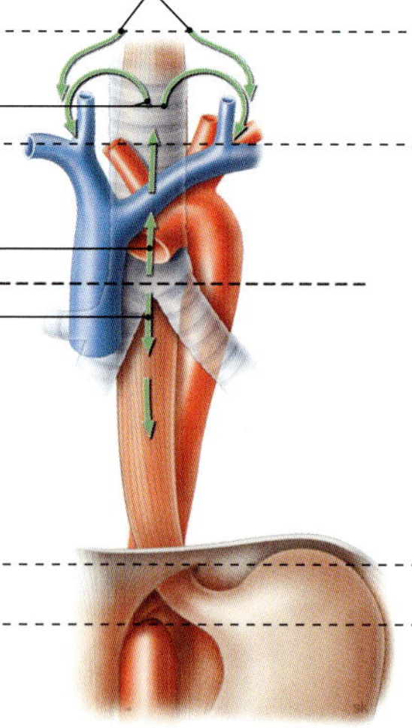

Abb. 5.114 Lymphabfluss der Speiseröhre; Ansicht von ventral. [L238]
Die Lymphe der Pars cervicalis gelangt über die tiefen Halslymphknoten zum **Truncus jugularis.** In der Pars thoracica gibt es zwei Strömungsrichtungen: Die obere Hälfte oberhalb der Trachealbifurkation drainiert nach oben in die mediastinalen Lymphknoten und von dort in den **Truncus bronchomediastinalis.** Die untere Hälfte unterhalb der Trachealbifurkation hat Verbindungen zu den Lymphknoten der Bauchhöhle, die auch für die Pars abdominalis die regionären Lymphknoten darstellen. Von hier gelangt die Lymphe über Nodi lymphoidei coeliaci in den **Truncus intestinalis.**

Klinik

Die Richtung der Lymphdrainage spielt bei der Metastasierung von **Ösophagus- und Magenkarzinomen** eine Rolle. Bei Tumoren der unteren Ösophagushälfte ist eine Metastasierung in die Lymphknoten des Bauchraums möglich. Ähnliche Stromgebiete scheint es auch für das venöse Blut des Oesophagus zu geben, da Ösophaguskarzinome unterhalb der Trachealbifurkation häufiger Lebermetastasen verursachen, während bei Tumoren oberhalb der Trachealbifurkation Lungenmetastasen häufiger sind.

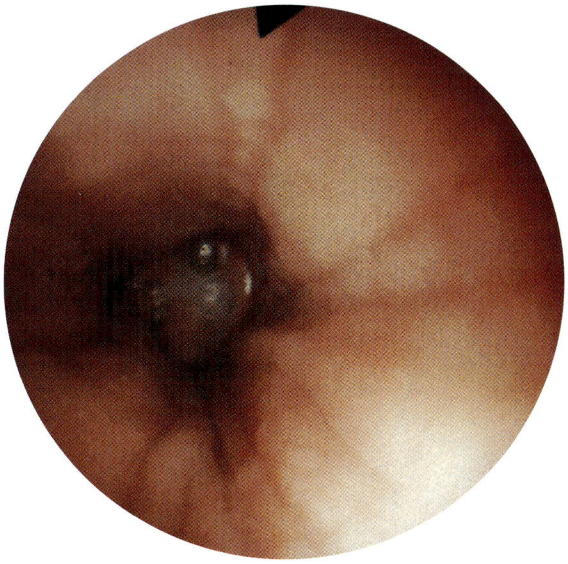

Abb. 5.115 Speiseröhre, Oesophagus; Ösophagoskopie, Normalbefund. [G159]

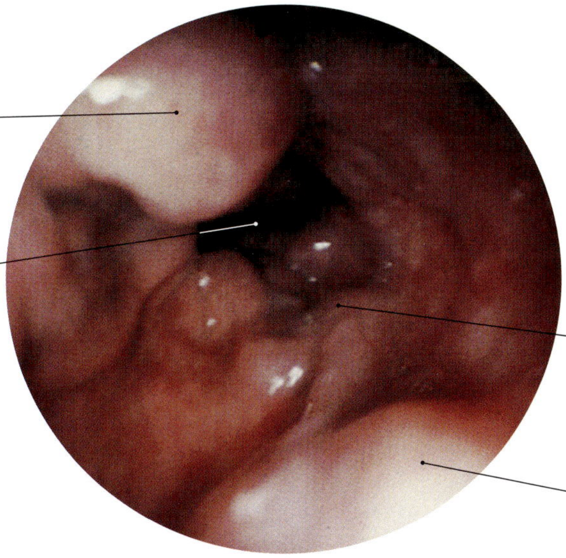

Abb. 5.116 Speiseröhre, Oesophagus; Ösophagoskopie, Ösophagusvarizen bei Leberzirrhose. [G159]

* klin.: Varize

Klinik

Bei **portaler Hypertonie** kommt es zur Ausbildung **portokavaler Anastomosen** zu den Venen des Oesophagus, die sich zu **Ösophagusvarizen** erweitern können. Eine Ruptur dieser Varizen führt oft zu **lebensgefährlichen Blutungen.** Daher werden Ösophagusvarizen prophylaktisch abgebunden (Gummibandligatur) oder mit gefäßverödenden Substanzen unterspritzt (sklerosiert).

Brusthöhle, Transversalschnitte

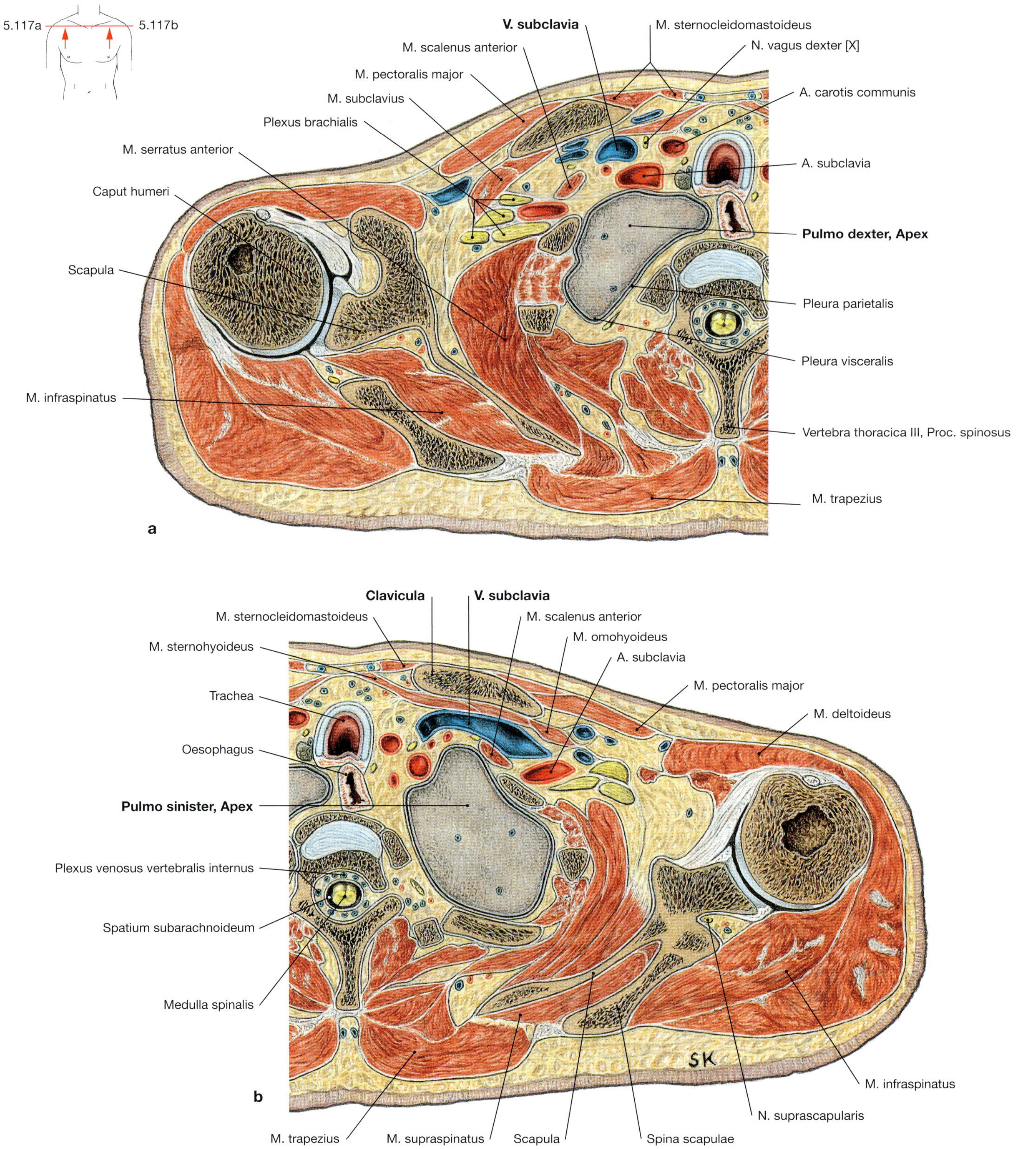

Abb. 5.117a und b Pleurakuppel, Cupula pleurae; Transversalschnitte auf Höhe des Schultergelenks; Ansicht von kaudal. [L238]
Bei dieser Schnittführung ist erkennbar, dass sich die Pleurakuppel hinter dem Gefäß-Nerven-Strang des Arms über die obere Thoraxapertur ausdehnt. Dadurch gelangt die Lungenspitze unmittelbar hinter die V. und A. subclavia.

Klinik

Die Ausdehnung der Pleurakuppel muss beim Legen eines **zentralen Venenkatheters** (ZVK) in die **V. subclavia** bedacht werden. Dabei sticht man am Unterrand der vorderen Konvexität der Clavicula in Richtung auf das Sternoklavikulargelenk ein. Wenn die Kanüle zu steil gestellt wird, besteht die Gefahr, die Pleurahöhle zu verletzen, was durch Eindringen von Luft zum Kollaps der Lunge **(Pneumothorax)** führen kann.

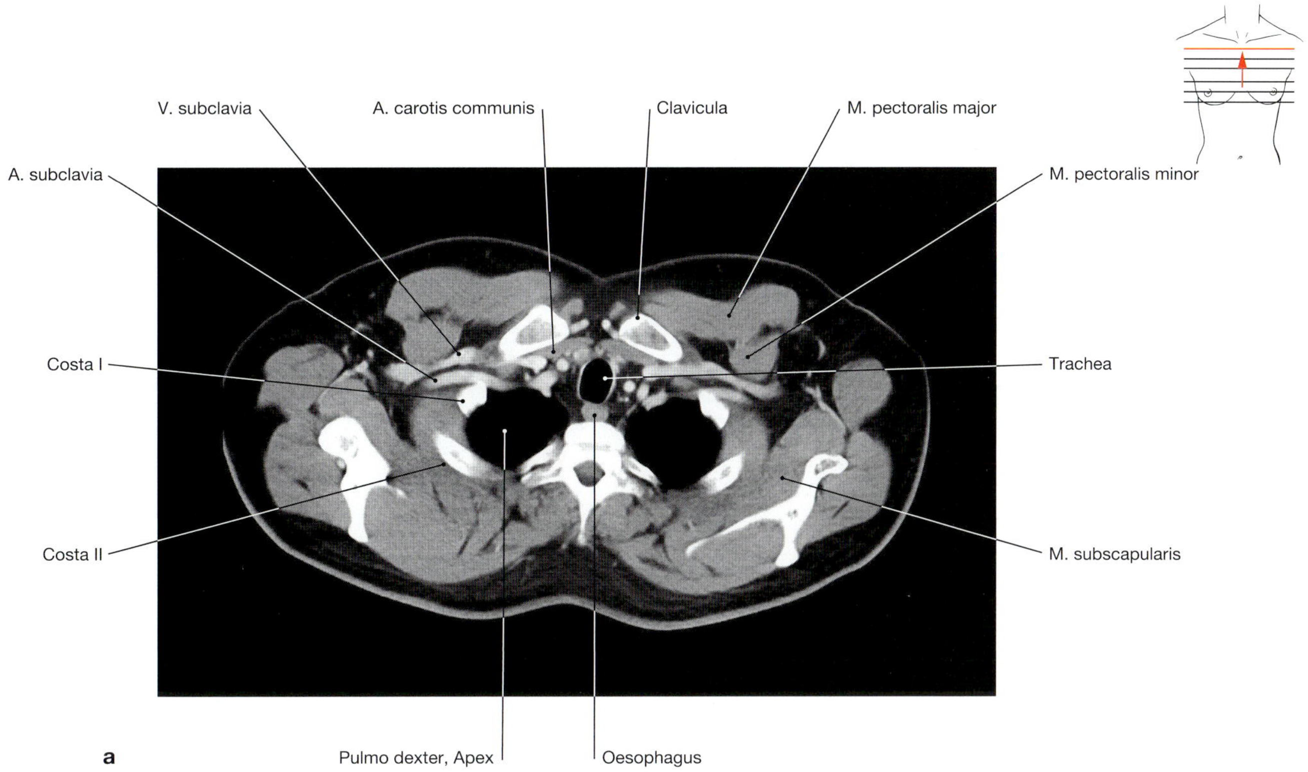

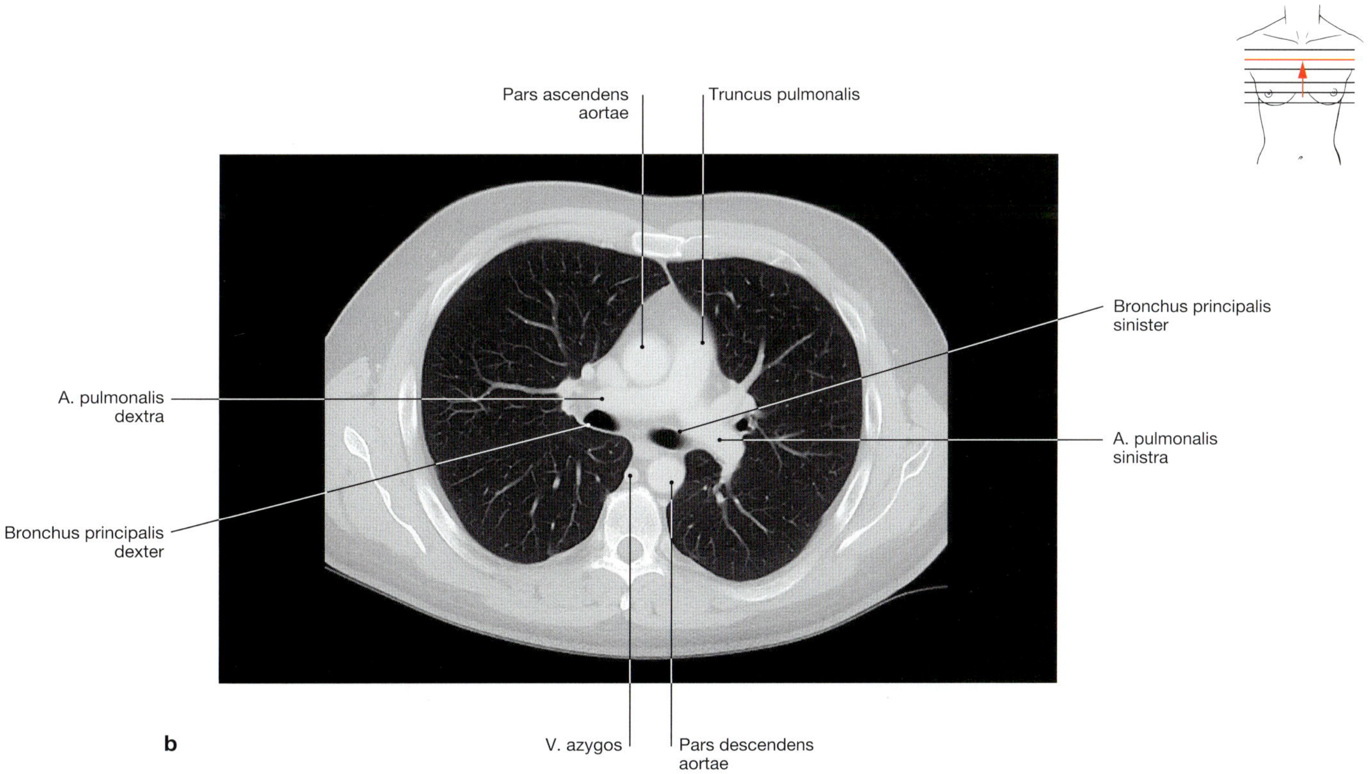

Abb. 5.118a und b Obere Thoraxapertur; kontrastverstärktes CT des Thorax in portalvenöser Phase (46-jähriger Mann) (→ Abb. 5.118a) und kontrastverstärktes CT des Thorax in portalvenöser Phase auf Höhe des Truncus pulmonalis (→ Abb. 5.118b). [T832]

Klinik

Die Schnittbilddarstellung durch die **Computertomographie** (CT) oder die **Magnetresonanztomographie** (MRT) hat einen großen Stellenwert in der medizinischen Diagnostik. Per Konvention werden die Bilder immer mit Blickrichtung von kaudal wiedergegeben.
Der Vorteil der **Computertomographie** (CT) gegenüber konventionellen Röntgenaufnahmen besteht u.a. darin, dass sich nicht wie bei Summationsbildern alle Strukturen übereinanderprojizieren, sondern alle Strukturen einzeln in ihrer räumlichen Ausdehnung auf einem Satz von Schnitten mit einer Dicke von wenigen Millimetern zu erkennen sind. Die Dichte der Strukturen lässt bei krankhaften Veränderungen bereits Aussagen über die gewebliche Zusammensetzung zu.

Brusthöhle, Transversalschnitte

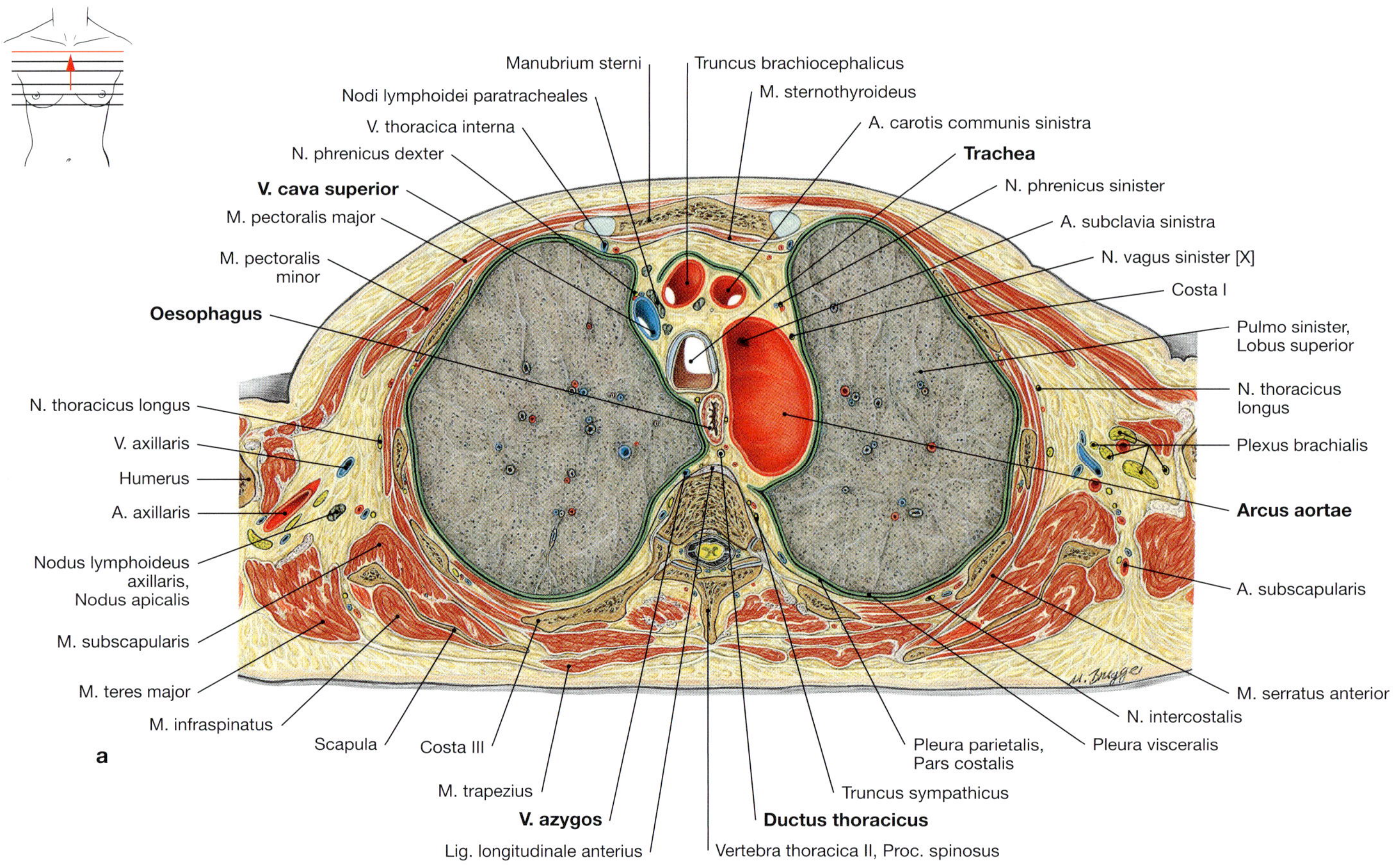

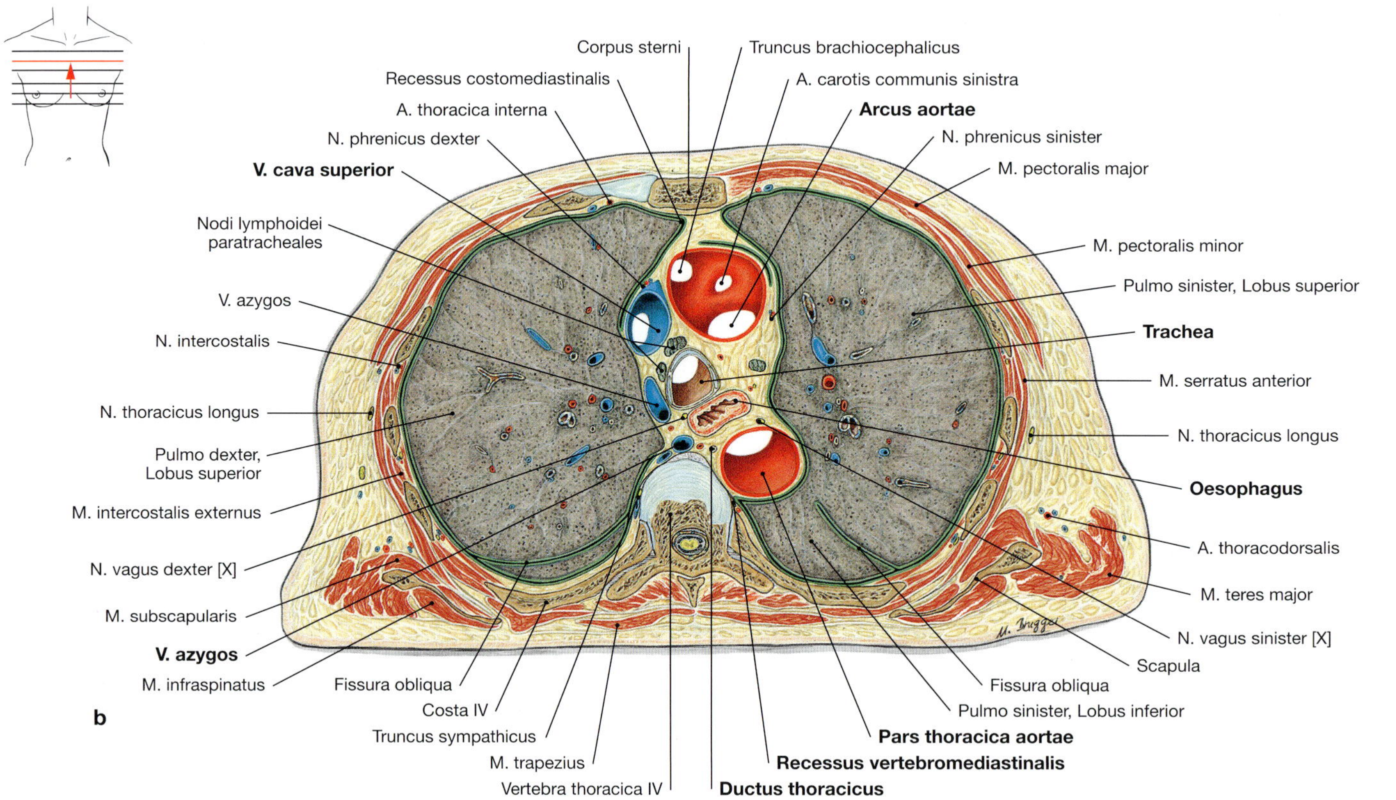

Abb. 5.119a und b Brusthöhle, Cavitas thoracis; Transversalschnitte auf Höhe des Aortenbogens; Ansicht von kaudal.
Im oberen Mediastinum liegt vorne der Aortenbogen und rechts davon die V. cava superior. Dahinter folgen die Luftröhre und nach links versetzt der Oesophagus und die Pars thoracica der Aorta. Nach hinten grenzt die Aorta an den Recessus vertebromediastinalis der Pleurahöhle. Direkt auf der Wirbelsäule liegen rechts die V. azygos und links davon der Ductus thoracicus.

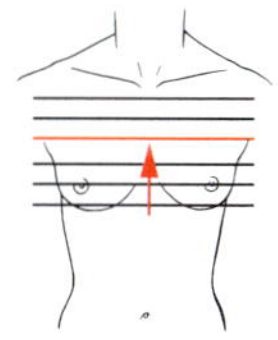

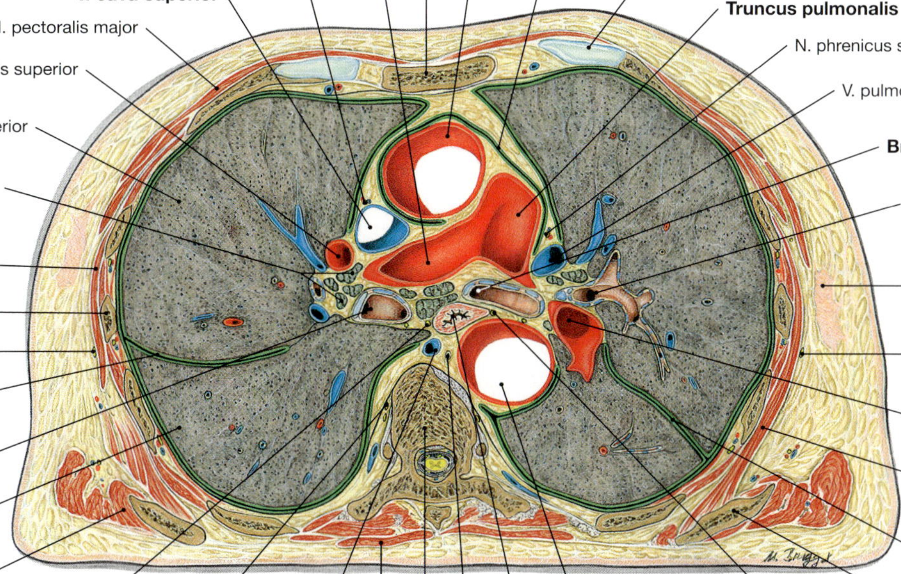

a

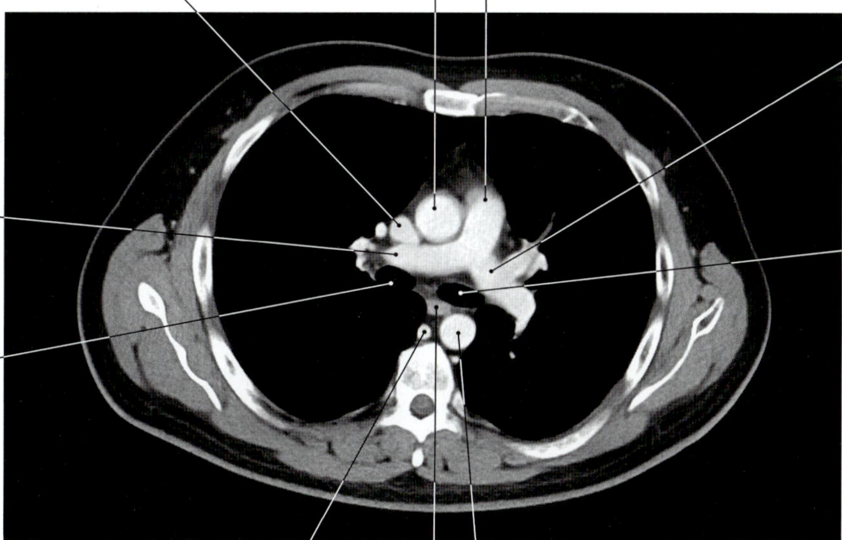

b

Abb. 5.120a und b Brusthöhle, Cavitas thoracis; Transversalschnitt auf Höhe der Aorta ascendens (→Abb. 5.120a) und kontrastverstärkte Computertomographie (CT) des Thorax in portalvenöser Phase auf Höhe des Truncus pulmonalis (→Abb. 5.120b); Ansicht von kaudal. (b [T832])
Am weitesten ventral im oberen Mediastinum liegt die Aorta ascendens, links dahinter der Truncus pulmonalis mit Aufzweigung in die Lungenarterien, rechts der Aorta die V. cava superior. Hinter den Lungenarterien (Aa. pulmonales) folgen die Hauptbronchien (Bronchi principales) und der Oesophagus. Links neben der Wirbelsäule steigt die Aorta descendens ab, rechts vor der Wirbelsäule ist die V. azygos angeschnitten.

Klinik

Mittels **CT-gesteuerter Punktion** können Biopsien selbst aus einzelnen vergrößerten Lymphknoten gewonnen werden. Damit wird eine pathologische und mikrobiologische Diagnose möglich.

Brusthöhle, Transversalschnitt

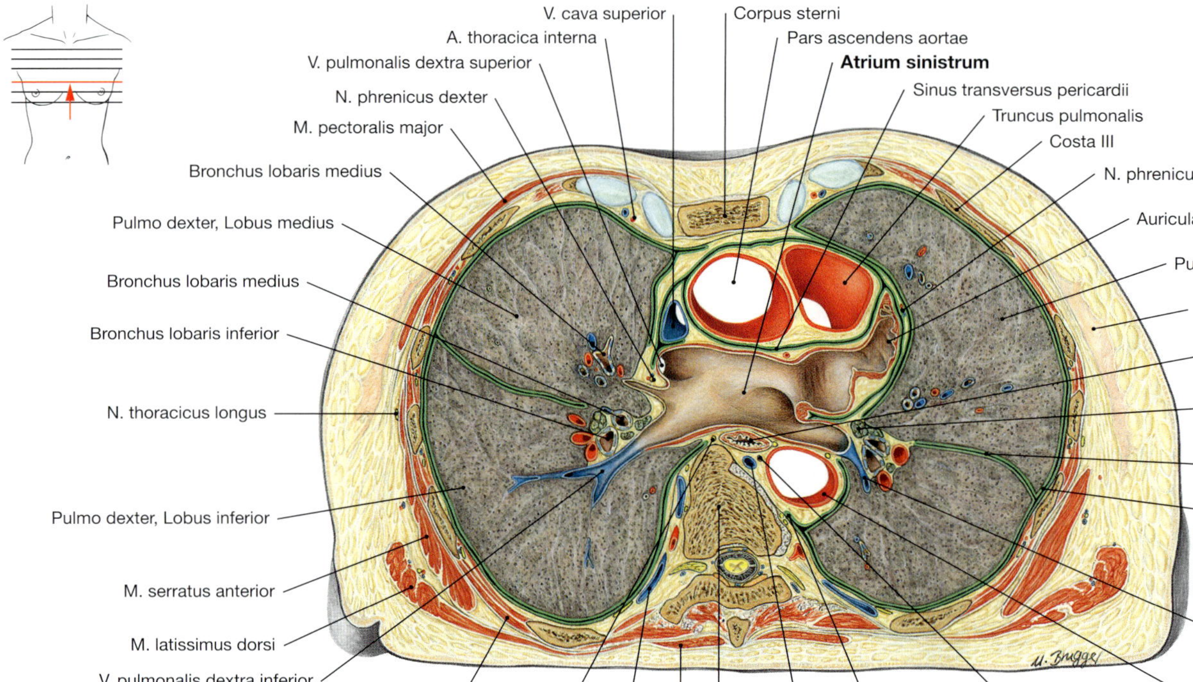

Abb. 5.121 Brusthöhle, Cavitas thoracis; Transversalschnitt auf Höhe des linken Vorhofs; Ansicht von kaudal.

Der linke Vorhof des Herzens (Atrium sinistrum) reicht weiter nach kranial als der rechte Vorhof und liegt hinter den großen Gefäßen. Dorsal liegt dem linken Vorhof der Oesophagus direkt an.

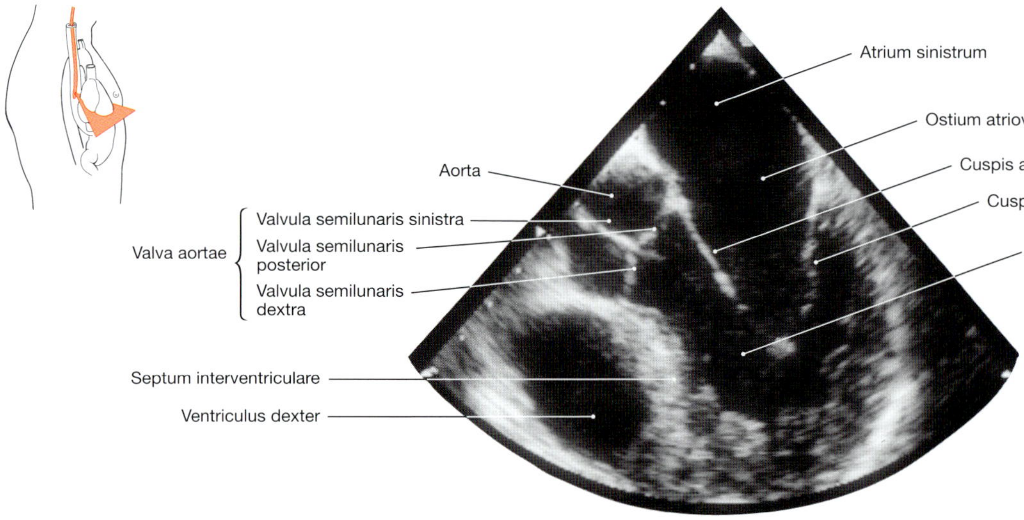

Abb. 5.122 Herz, Cor; Ultraschallbild vom Oesophagus aus (transösophageale Echokardiographie).

Klinik

Bei der **transösophagealen Echokardiographie** wird die räumliche Nähe des Oesophagus zum Herzen genutzt (→ Abb. 5.21). Mit einer in den Oesophagus eingeführten Ultraschallsonde gelingt die Darstellung des Herzens und besonders der Herzklappen viel genauer als bei der Untersuchung von der Außenseite des Brustkorbs.

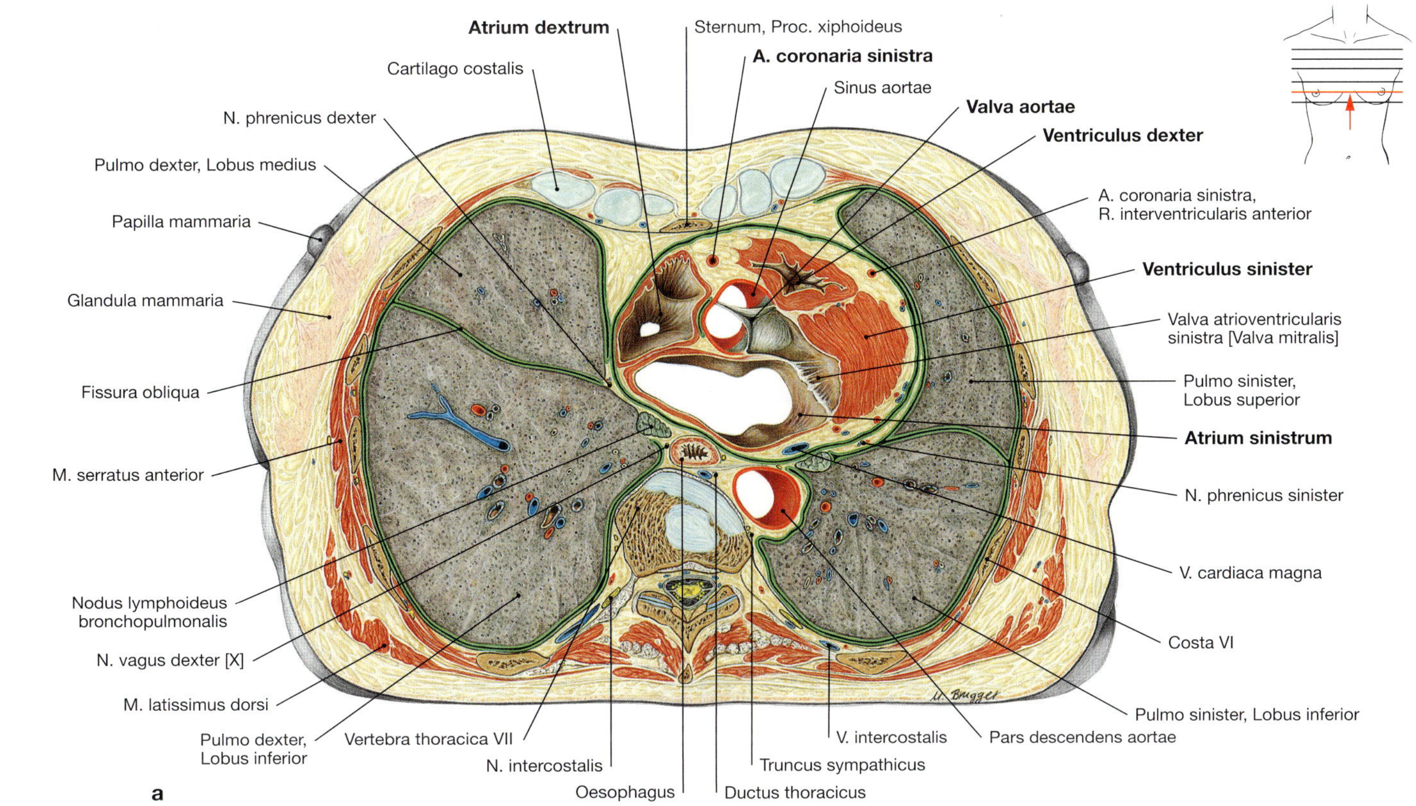

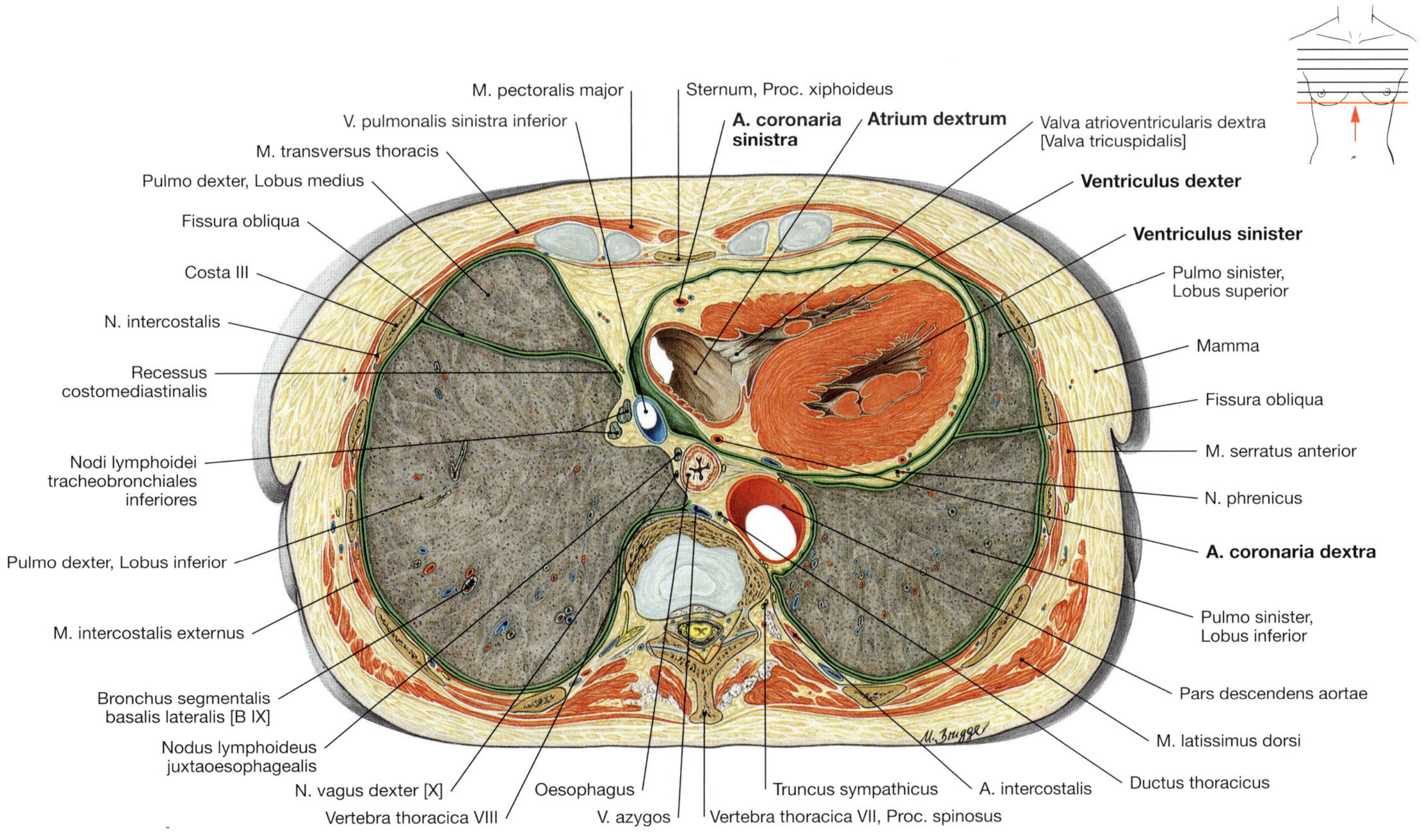

Abb. 5.123a und b Brusthöhle, Cavitas thoracis; Transversalschnitte auf Höhe der Aortenklappe (→ Abb. 5.123a) und unterhalb der Aortenklappe (→ Abb. 5.123b); Ansicht von kaudal.
An diesen Schnitten ist zu erkennen, dass sich das mittlere Mediastinum, das Herzbeutel und Herz enthält, weiter nach links ausbreitet als nach rechts. Daraus resultiert das geringe Volumen der linken Lunge. Im Herzbeutel fällt die dicke Schicht an subepikardialem Fettgewebe auf, in das die Herzkranzgefäße eingebettet sind. Der Herzrand (Facies pulmonalis des Herzens) wird in dieser Schnittebene auf der rechten Seite vom rechten Vorhof und auf der linken Seite vom linken Ventrikel gebildet. Der rechte Ventrikel ist dagegen nicht randbildend, sondern liegt vorne (Facies sternocostalis).

Brusthöhle, Frontalschnitt

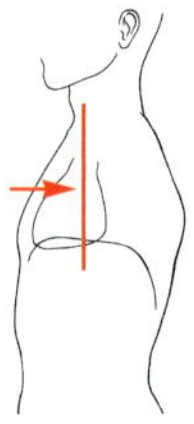

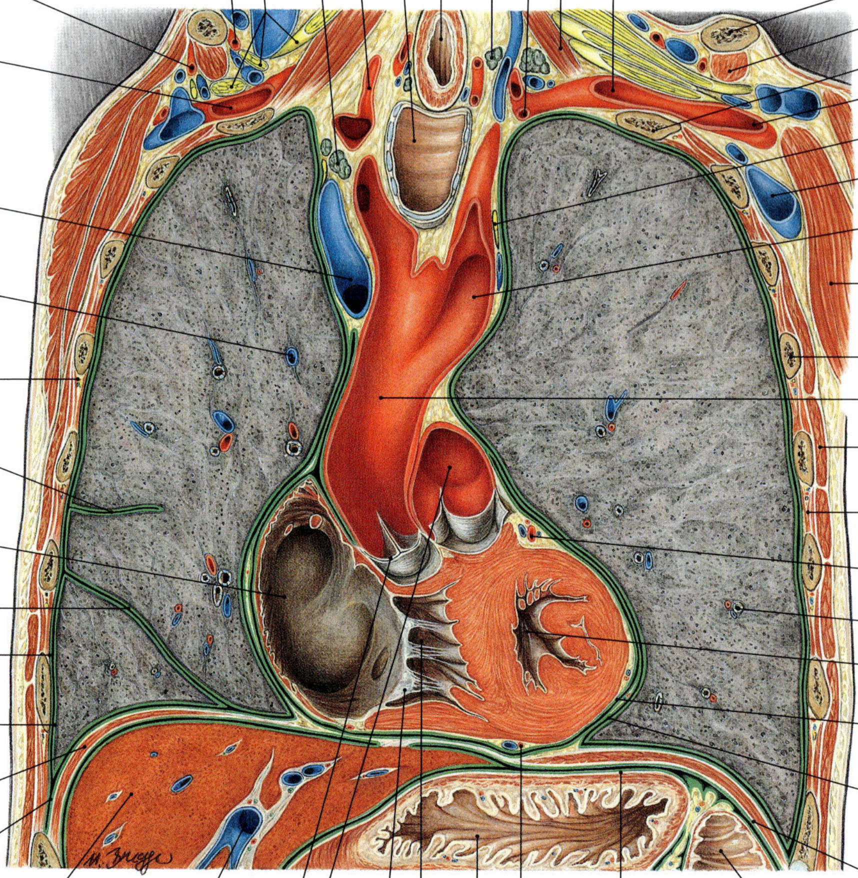

Abb. 5.124 Brusthöhle, Cavitas thoracis; Frontalschnitt auf Höhe der Aorten- und Pulmonalklappe; Ansicht von ventral.
Der Schnitt lässt sehr gut die Verdrillung von Aorta und Truncus pulmonalis nach ihrem Abgang aus den beiden Ventrikeln erkennen. Von der Aorta sind, beginnend an der Aortenklappe (Valva aortae), der gesamte aufsteigende Anteil (Pars ascendens) und der Aortenbogen (Arcus aortae) angeschnitten. Vom Truncus pulmonalis dagegen sieht man nur seinen Ursprung nach der Pulmonalklappe (Valva trunci pulmonalis), da er dann nach hinten aus der Schnittebene heraustritt, wo er sich in die beiden Pulmonalarterien (Aa. pulmonales) aufzweigt. Der rechte Ventrikel (Ventriculus dexter) selbst liegt dagegen ventral der Schnittebene, während der linke Ventrikel (Ventriculus sinister) getroffen ist.

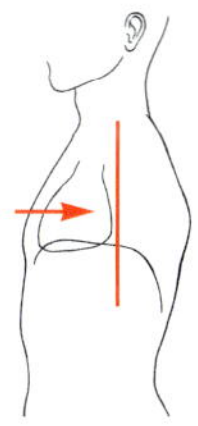

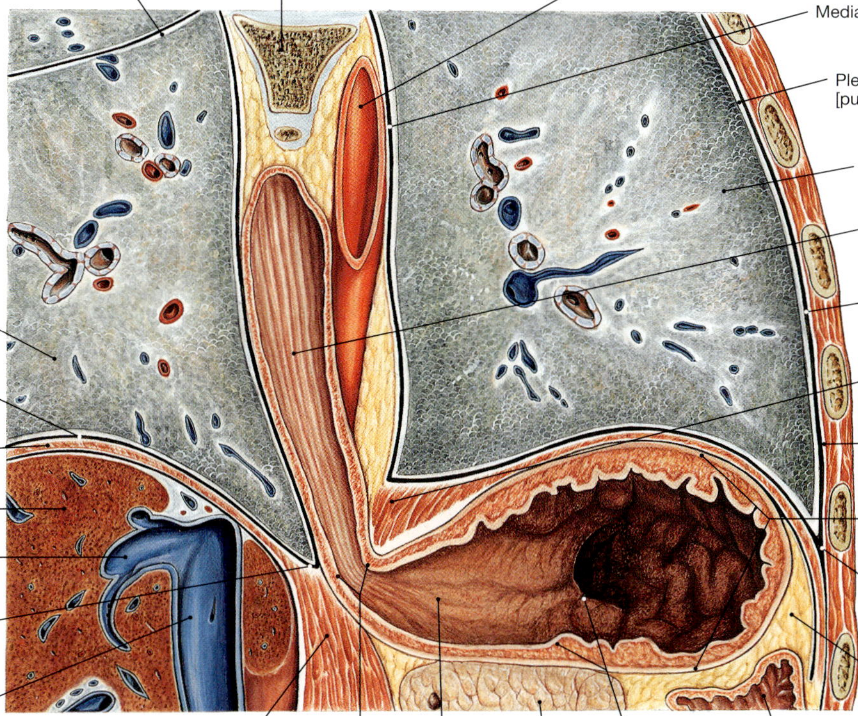

Abb. 5.125 Brusthöhle, Cavitas thoracis; Frontalschnitt auf Höhe des Hiatus oesophageus des Zwerchfells; Ansicht von ventral.
Die Schnittführung zeigt die Anordnung von Oesophagus und Aorta im unteren Mediastinum. Der Brustabschnitt (Pars thoracica) des Oesophagus liegt zunächst rechts der Pars thoracica aortae. Vor seinem Durchtritt durch den Hiatus oesophageus gelangt der Oesophagus vor die Aorta. Der Bauchabschnitt des Oesophagus (Pars abdominalis) ist sehr kurz und mündet in die Pars cardiaca des Magens. Der Schleimhautübergang zwischen Magen und Oesophagus ist an einer leicht gezackten Linie (Z-Linie) zu erkennen, die hier relativ weit distal gelegen ist. Sie liegt damit distal der ersten Schleimhautfalte des Magens in der Incisura cardialis. Durch die Inzisur wird der HIS-Winkel zwischen Pars cardiaca des Magens und dem Magenfundus abgegrenzt. Die Schleimhautfalte im HIS-Winkel trägt zu den Verschlussmechanismen des unteren Ösophagusabschnitts bei.

Brusthöhle, Frontalschnitte

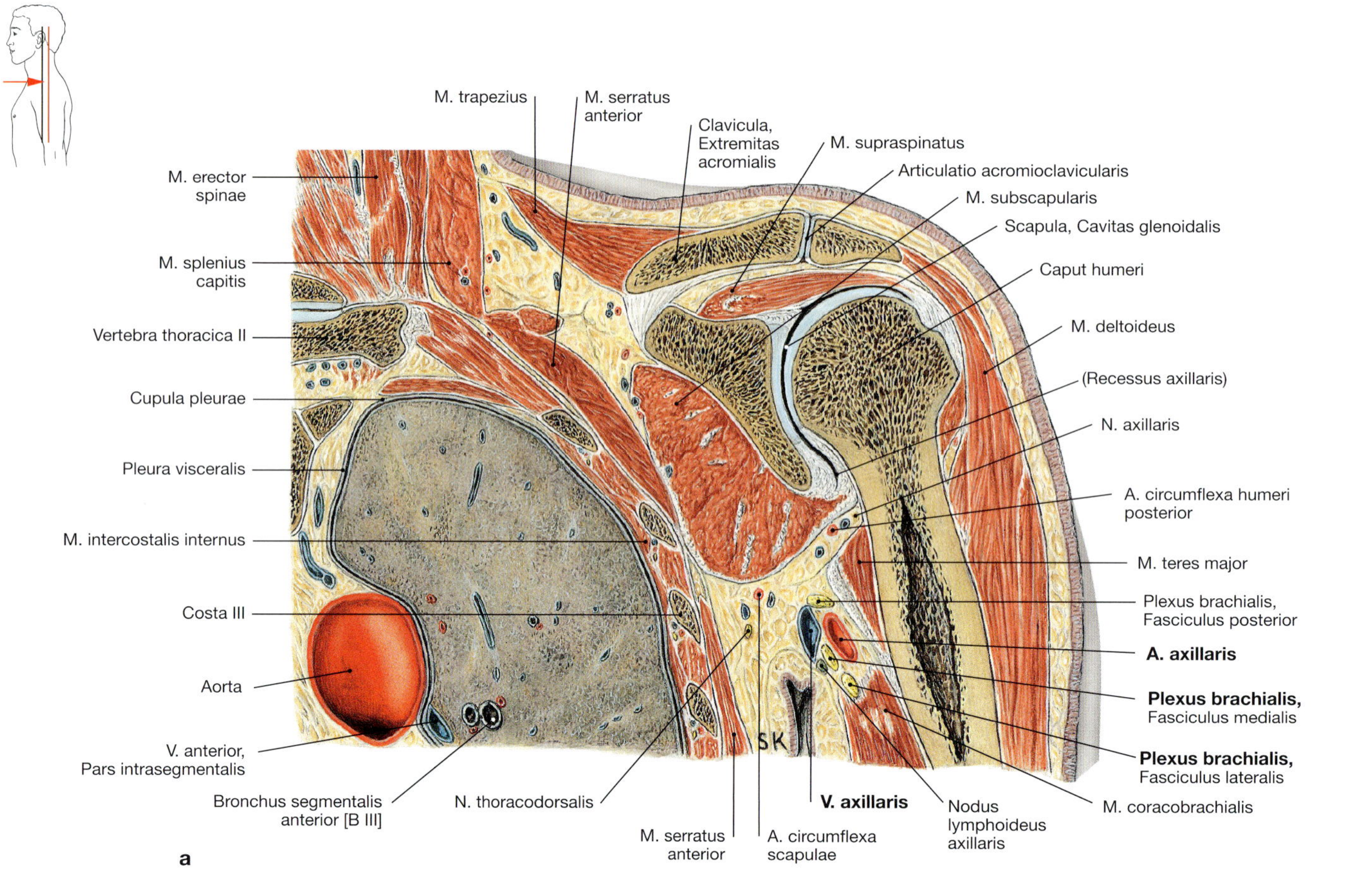

a

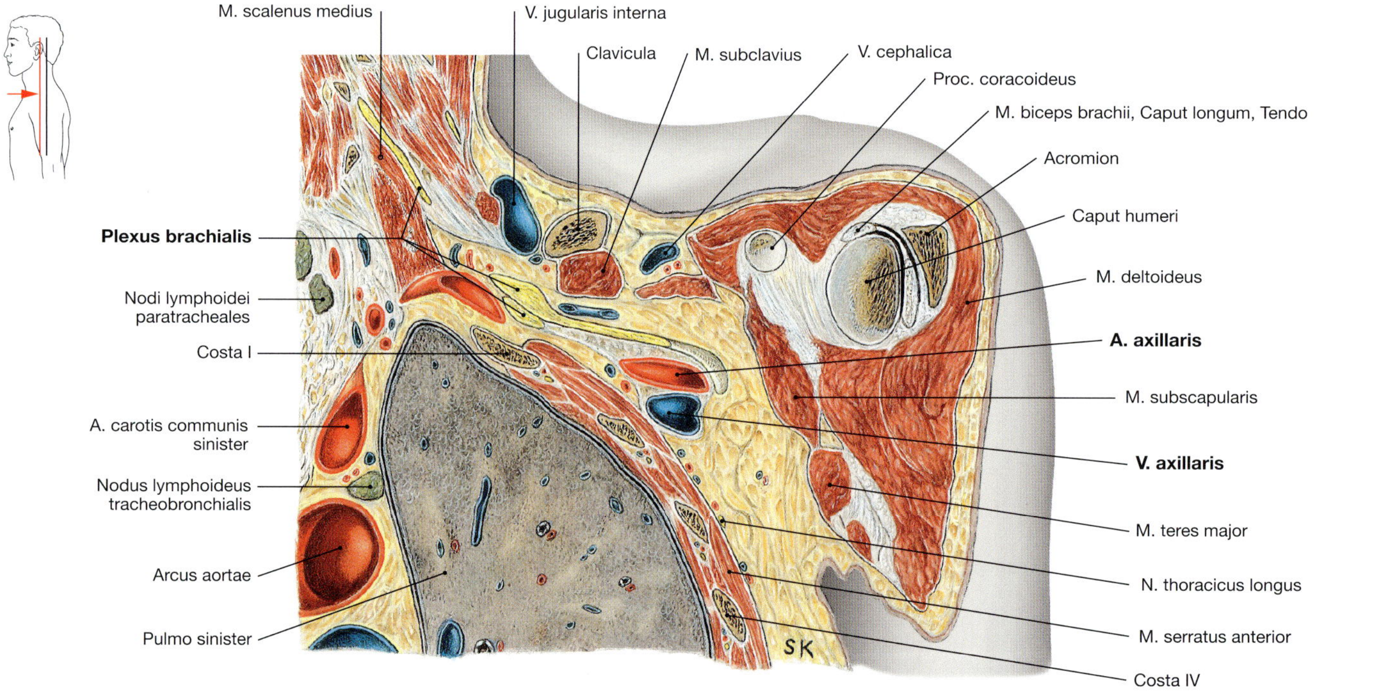

b

Abb. 5.126a und b Brusthöhle, Cavitas thoracis, Achselhöhle, Axilla, und Schultergelenk, Articulatio humeri; Frontalschnitte auf Ebene des Schultergelenks (→ Abb. 5.126a) sowie davor (→ Abb. 5.126b); Ansicht von ventral. [L238]

Die Abbildungen verdeutlichen, dass ventral des Schultergelenks die A. und V. axillaris sowie der Plexus brachialis als versorgende Leitungsbahnen für den Arm eine enge Lagebeziehung zur Lungenspitze aufweisen.

Beispielfragen aus der Prüfung

Damit Sie überprüfen können, ob Sie die Inhalte dieses Kapitels verinnerlicht haben, werden hier exemplarisch Fragen aus einer mündlichen Anatomieprüfung aufgelistet.

Bitte zeigen Sie die Abschnitte des Mediastinums und die Pleurahöhlen.

- Welche Organe und Leitungsbahnen liegen darin?
- Welche Recessus haben die Pleurahöhlen und wo befinden sich diese?
- Bitte zeigen Sie den Ductus thoracicus: Wie verläuft er durch die Brusthöhle?
- Bitte erläutern Sie den Verlauf des Azygossystems am Präparat.
- Wo liegt der Thymus und welche Funktion hat er?

Wo projiziert das Herz und welche Abschnitte des Herzens bilden dessen Seiten?

- Bitte zeigen Sie am Präparat, welche Strukturen des Herzens auf einer Röntgenaufnahme randbildend sind.

Bitte erklären Sie den Bau der Herzklappen am Präparat.

- Worauf projizieren sie und wo auskultiert man bei Verdacht auf eine Aortenklappenstenose?

Bitte zeigen Sie alle wichtigen Äste der Herzkranzgefäße.

- Um welchen Versorgungstyp handelt es sich bei diesem Präparat?
- Wie werden die Abschnitte des Reizleitungssystems mit Blut versorgt?

Wie sind die Lungen gegliedert und wo projizieren die Lungenlappengrenzen auf das Skelett?

Bitte erläutern Sie die Vasa publica und Vasa privata der Lunge.

Welche Lymphdrainagesysteme besitzt die Lunge und welche Lymphknoten sind in diese eingegliedert?

Wo liegen die Engstellen des Oesophagus?

Wie wird der Oesophagus an seinen beiden Enden verschlossen und welche klinische Bedeutung hat dies?

Welche Blutgefäße versorgen den Oesophagus und wofür spielt dies eine Rolle?

- Was sind Ösophagusvarizen und wie sind diese anatomisch bedingt?

Bitte erläutern Sie den Lymphabfluss des Oesophagus am Präparat.

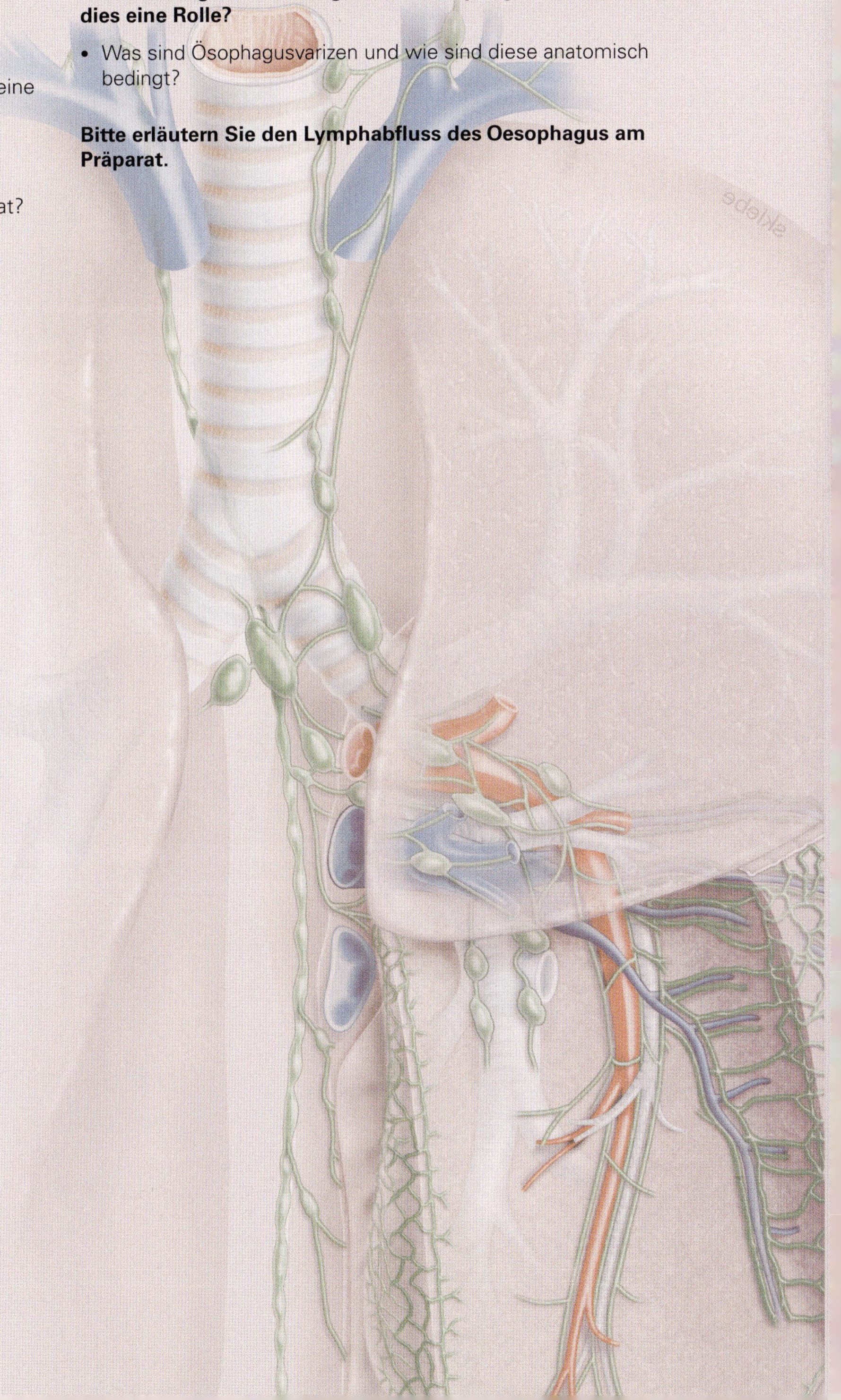

Organe der Bauchhöhle

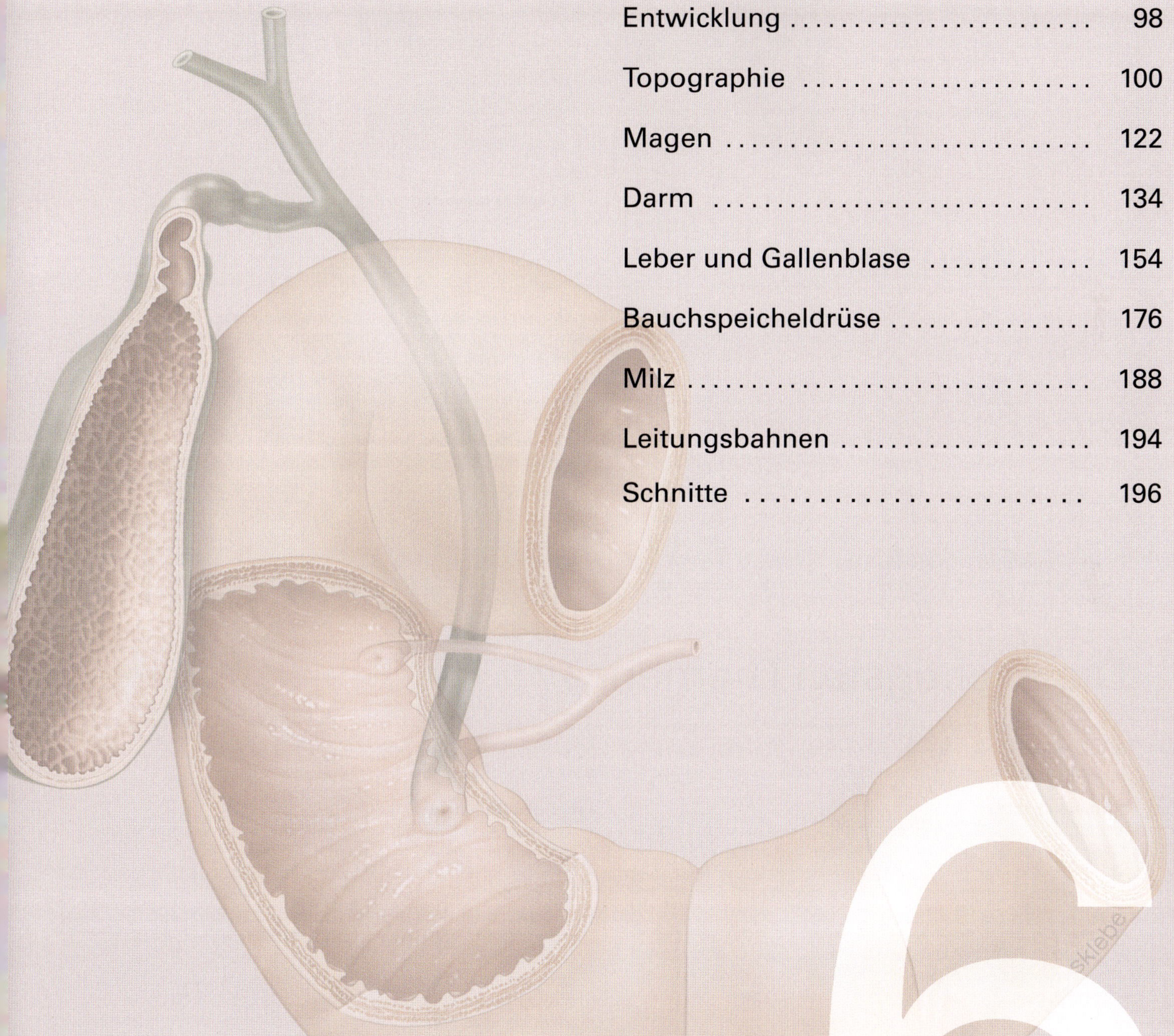

6

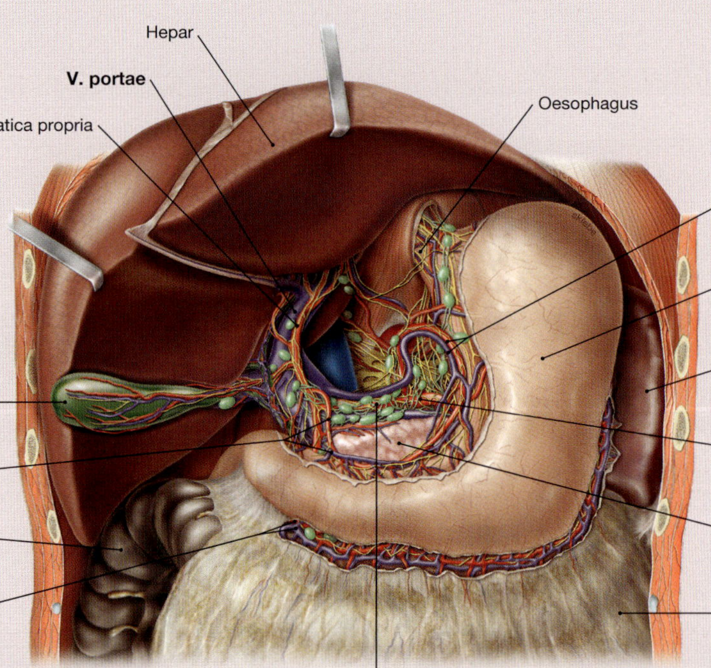

Der Überblick

Öffnet man die Bauchwand, blickt man in eine prall mit teils geschmeidigen, teils festen Organen (Eingeweiden) gefüllte Höhle. In ihrer Gesamtheit nennt man sie den „Situs" der Bauchorgane. Die Innenseite der Bauchwand und die Oberflächen der Organe sind von dünnen, feucht glänzenden Häuten überzogen, die als **Bauchfell (Peritoneum)** zusammengefasst werden. Der Überzug auf der Innenseite der Bauchwand wird als parietales Blatt des Peritoneums bezeichnet, während das viszerale Blatt die verschiedenen Organe bedeckt. Daher wird dieser größte Teil der Bauchhöhle **Peritonealhöhle (Cavitas peritonealis)** genannt, von der als flacher Abschnitt hinter dem parietalen Peritoneum, in dem z. B. die Nieren liegen, der Retroperitonealraum abgegrenzt wird. Das glatte Peritoneum gewährleistet, dass sich z. B. Magen und Darm bei der Peristaltik verformen und die Darmschlingen gegeneinander verschieben können. Der mittlere, quer gelegene Anteil des Dickdarms (Colon transversum) unterteilt die Peritonealhöhle in einen **Oberbauchsitus** und einen **Unterbauchsitus.**
Den Situs des Oberbauchs nennt man **Drüsenbauch,** weil sich in ihm unter anderem die Leber (Hepar) mit der angelagerten Gallenblase (Vesica biliaris) und die Bauchspeicheldrüse (Pancreas) als größte Drüsen des Menschen befinden. Der Magen (Gaster) schmiegt sich an die rechts gelegene Leber. Links hinter dem Magen sitzt die Milz in einer eigenen Nische. Der Unterbauch wird von den Schlingen des Dünndarms (Intestinum tenue) eingenommen, die vom Dickdarm (Intestinum crassum) wie von einem Bilderrahmen eingefasst werden. Daher wird der Unterbauch auch als **Darmbauch** bezeichnet.

Die wichtigsten Themen

In Anlehnung an die Lernziele des Nationalen Kompetenzbasierten Lernzielkatalogs Medizin (NKLM) finden Sie hier eine Zusammenfassung der wichtigsten Themen dieses Kapitels. Nach Bearbeitung dieses Kapitels sollten Sie in der Lage sein:

Peritonealhöhle
- die Gliederung der Bauchhöhle mit Recessus einschließlich der Peritonealduplikaturen am Präparat zu erläutern;
- bei allen Organen die Leitungsbahnen mit klinischer Bedeutung und organspezifischen Eigenheiten zu erklären;

Magen
- die Lageverhältnisse des Magens zu den übrigen Oberbauchorganen am Präparat zu zeigen und aus seiner Entwicklung heraus zu beschreiben;

Darm
- die Abschnitte des Dünn- und Dickdarms am Präparat zu zeigen und ihre Baumerkmale zu erläutern;
- die Herkunft der einzelnen Darmabschnitte mit den Grenzen ihrer Versorgungsgebiete durch Leitungsbahnen und die Lageveränderungen in der Entwicklung zu beschreiben;
- die Lageverhältnisse der Appendix mit Projektion auf die Körperoberfläche in ihrer klinischen Bedeutung darzulegen;

Leber und Gallenblase
- die vitale Bedeutung der Leber mit ihren verschiedenen Funktionen wiederzugeben;
- die Lage und Projektion von Leber und Gallenblase zu zeigen und aus der Entwicklung heraus zu beschreiben;
- die funktionelle Gliederung der Leber einschließlich der Lebersegmente am Präparat zu zeigen und die klinische Bedeutung zu erklären;
- Einmündung und Verschlussmechanismen des Ductus choledochus zu beschreiben und die Topographie des CALOT-Dreiecks am Präparat zu zeigen;

Bauchspeicheldrüse
- die vitale Bedeutung und die Funktion des Pancreas zu erläutern;
- die Gliederung und Topographie des Pancreas einschließlich des Gangsystems am Präparat zu zeigen und ihre Entwicklung einschließlich der Fehlbildungen darzulegen;

Milz
- die verschiedenen Funktionen der Milz sowie deren Lage und Gliederung zu verstehen.

Der Bezug zur Klinik

Um bei den vielen anatomischen Details nicht den Bezug zum späteren Klinikalltag zu verlieren, wird im Folgenden ein typischer Fall geschildert, der zeigt, warum die Inhalte dieses Kapitels so wichtig sind.

Kolonkarzinom

Anamnese

Ein 63-jähriger Mann sucht den Hausarzt auf, weil ihm seit mehreren Wochen Blutauflagerungen auf dem Stuhl aufgefallen sind. Er leide auch zunehmend an Verstopfung, was ihn verwundere, da er kaum noch Appetit habe und dementsprechend wenig esse. Darauf führt er zurück, dass er in den letzten drei Monaten ca. 5 kg an Gewicht verloren habe.

Untersuchungsbefund

Die körperliche Untersuchung ist einschließlich der rektalen Palpation unauffällig. Darmgeräusche sind lebhaft, Druckschmerz besteht am Bauch nicht.

Diagnostik

Die Blutauflagerungen können mit einem Stuhltest bestätigt werden. Die von einem niedergelassenen Gastroenterologen durchgeführte Darmspiegelung (Koloskopie) zeigt im Colon descendens einen ulzerierten Tumor mit 2 cm Durchmesser, aus dem Biopsien entnommen und in die Pathologie gesendet werden. Im Blut sind die Tumormarker CEA und CA 19-9 erhöht, die typischerweise von Adenokarzinomen gebildet werden. Nach Einweisung in eine chirurgische Klinik wird die Diagnostik zum Ausschluss von Metastasen durch eine Computertomographie (CT) von Bauch- und Beckenhöhle sowie des Schädels vervollständigt.

Diagnose

Kolonkarzinom (→ Abb. a). Metastasen in Leber, Lunge und Gehirn wurden nicht gefunden. Kolonkarzinome sind zusammen mit bösartigen Tumoren von Lunge, Brust und Prostata die häufigsten Tumoren überhaupt. Man kann sie im Rahmen von Vorsorgeuntersuchungen mit einer Darmspiegelung sehr gut in frühen Stadien erkennen. Daher ist die Sterblichkeit in den letzten Jahren deutlich gesunken.

Therapie

Bei einer Hemikolektomie werden Colon descendens und Colon sigmoideum einschließlich der drainierenden Lymphknoten entlang der A. mesenterica inferior entfernt und in die Pathologie geschickt. Das Kolon kann mit dem Rektum kontinenzerhaltend anastomosiert werden, so dass kein künstlicher Darmausgang (Anus praeter) nötig ist.

Weiterer Verlauf

Der Patient beginnt am Folgetag mit dem Kostaufbau und ist abgesehen von den Schmerzen an der gut verheilenden Narbe beschwerdefrei. Da bei der pathologischen Aufarbeitung mehrere Lymphknoten als vom Tumor befallen identifiziert werden, wird der Patient in der onkologischen Therapieambulanz vorgestellt. Dort erhält er über die nächsten Monate regelmäßig eine intravenöse Chemotherapie, die er nach anfänglicher Übelkeit sehr gut verträgt. Nach der Operation ist der Spiegel der Tumormarker im Blut abgefallen, so dass sich ggf. ein Rezidiv des Tumors an einem erneuten Anstieg erkennen lässt. Der Patient ist auch nach 10 Jahren in kompletter Remission und kann als geheilt betrachtet werden.

Aus dem Präpsaal

Der Dickdarm ist nach Eröffnung der Bauchhöhle einfach aufzufinden,

> *Hier musst du dir die Lagebeziehungen der einzelnen Organe zueinander genau ansehen.*

da er wie ein Bilderrahmen den Dünndarm umgibt und den Ober- vom Unterbauch trennt. Er gliedert sich in mehrere Abschnitte: Auf den **Blinddarm (Caecum)** mit seinem **Wurmfortsatz (Appendix vermiformis)** folgen die Kolonabschnitte **(Colon ascendens, Colon transversum, Colon descendens und Colon sigmoideum)** und dann **Mastdarm (Rectum)** und **Analkanal (Canalis analis).** Da das Colon descendens während der Entwicklung an die hintere Rumpfwand verlagert wird, ist es sekundär retroperitoneal gelegen. Dagegen wird das Colon sigmoideum wieder allseits von viszeralem Peritoneum bedeckt und befindet sich damit intraperitoneal. Für die Durchführung einer Hemikolektomie ist die Kenntnis der versorgenden Leitungsbahnen der einzelnen Darmabschnitte essenziell. Diese wechseln entwicklungsgeschichtlich bedingt an der linken Kolonflexur, die den Übergang vom Colon transversum zum Colon descendens markiert. Die „linksseitigen" Dickdarmabschnitte (Colon descendens und Colon sigmoideum) werden daher von Ästen der **A. mesenterica inferior** ernährt, die aus dem Bauchabschnitt der Aorta entspringt und zunächst retroperitoneal verläuft. Die „rechtsseitigen" Abschnitte bis zum Colon transversum werden dagegen von der A./V. mesenterica superior versorgt.

> *Die klinisch wichtige Anastomose der A. mesenterica superior mit der A. mesenterica inferior heißt RIOLAN-Anastomose. Man sieht sie nach Präparation der Gefäßarkaden richtig deutlich!*

Die entsprechende Vene (V. mesenterica inferior) steigt dorsal des Pancreas auf und vereinigt sich mit den anderen Hauptstämmen, die dann die **Pfortader (V. portae)** bilden. Daher gelangen Metastasen aus Dickdarmtumoren häufig über das venöse Blut in die Leber. Die regionären Lymphknoten entlang des Dickdarms haben Anschluss an die Sammellymphknoten am Abgang der A. mesenterica inferior **(Nodi lymphoidei mesenterici inferiores).**

> *Die Lymphknoten sind oft nicht gut zu finden. Man kann ihre Lage entlang der A. mesenterica aber sehr gut nachvollziehen.*

Zurück in der Klinik

Bei der Operation kann die gesamte A. mesenterica inferior mit umgebenden Lymphknoten entfernt werden, da sie nur die entfernten Abschnitte des Dickdarms versorgt. Dagegen könnte man bei einem Tumor im Colon ascendens nicht die gesamte A. mesenterica superior absetzen, da diese auch den Dünndarm und die Bauchspeicheldrüse versorgt.

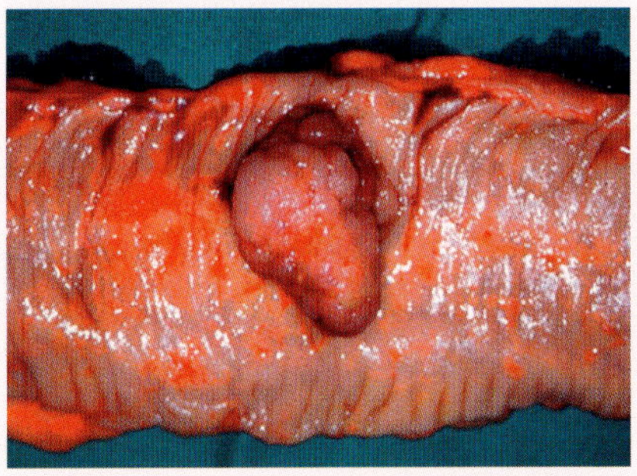

Abb. a Polypöses Kolonkarzinom. [O892, M526]

Entwicklung des Oberbauchsitus

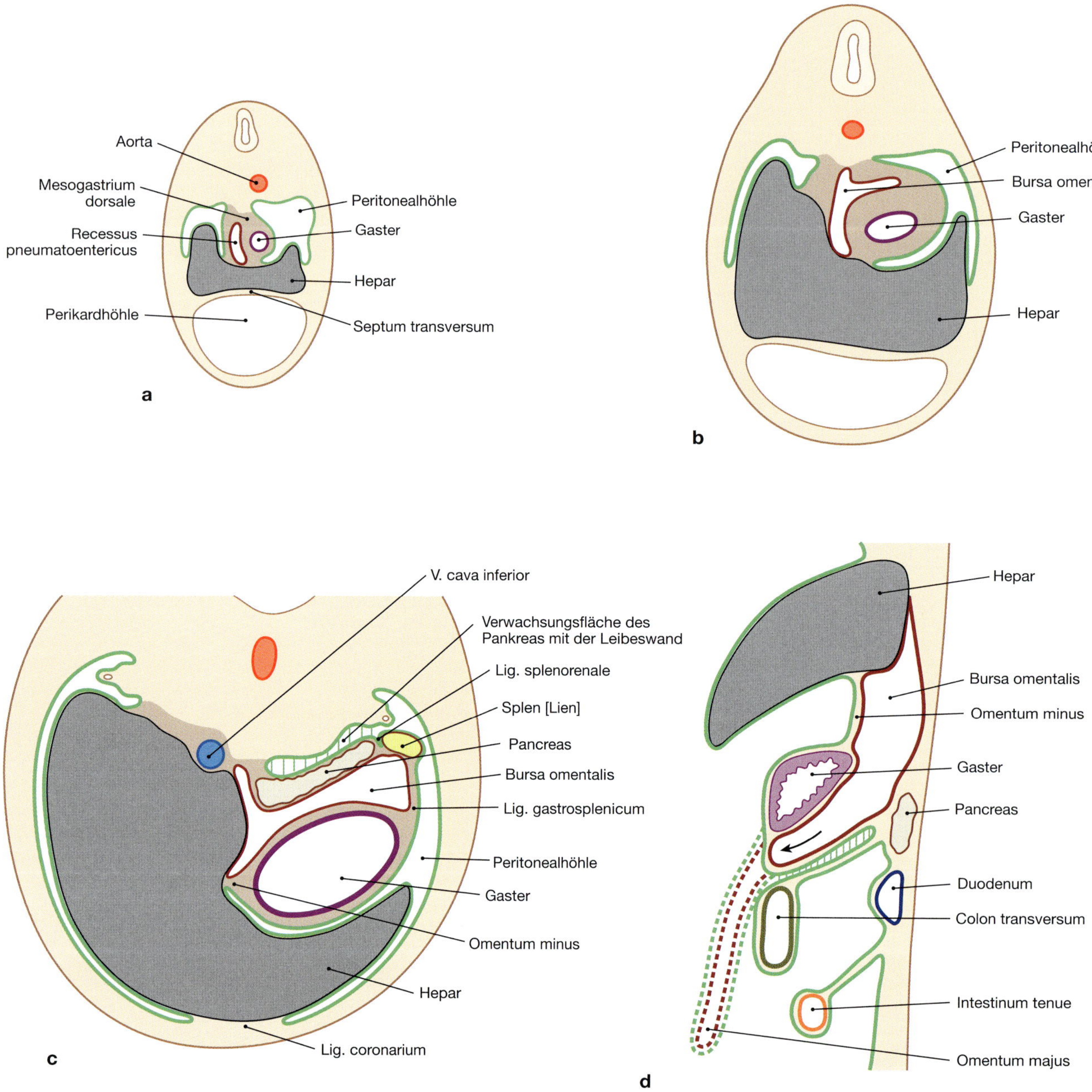

Abb. 6.1a bis d Entwicklung des Oberbauchsitus am Ende der 4. (a), Anfang der 5. (b) und Anfang der 7. Woche (c); Transversalschnitte (**a** bis **c**) und Paramedianschnitt (**d**) durch den Oberbauch. Peritoneum (grün); Peritoneum des Recessus pneumatoentericus bzw. der Bursa omentalis (dunkelrot). [L126]

Das **Darmrohr** entsteht überwiegend aus dem Entoderm und Anteilen des Dottersacks. Im umgebenden Mesoderm entstehen Spalträume, die zur Leibeshöhle werden. Das Mesoderm bedeckt das Darmrohr von außen und wird dort zum Peritoneum viscerale bzw. kleidet als Peritoneum parietale die Leibeshöhle aus. Das viszerale Peritoneum bildet auch die Mesenterien, die als Aufhängebänder fungieren und die Leitungsbahnen enthalten. Das dorsale Mesenterium verbindet das Darmrohr mit der hinteren Rumpfwand. Im Oberbauch gibt es zusätzlich ein ventrales Mesenterium.

Zu Beginn der **4. Woche** entwickelt sich ventral aus dem Darmrohr in Höhe des späteren Zwölffingerdarms eine Entodermaussprossung, die die Epithelien von Leber, Gallenblase, Gallengängen und Bauchspeicheldrüse bildet. Anschließend kommt es zu folgenden Umlagerungen:

1. Die **Leber** wächst in das Mesogastrium ventrale ein und unterteilt es dadurch in ein Mesohepaticum ventrale (zwischen vorderer Rumpfwand und Leber) und ein Mesohepaticum dorsale (zwischen Leber und Magen; **a** und **b**). Aus dem Mesohepaticum ventrale geht kranial das **Lig. coronarium** und kaudal das **Lig. falciforme hepatis** hervor. Am kaudalen Ende verläuft als Relikt der Nabelvene das **Lig. teres hepatis.** Das Mesohepaticum dorsale wird zum Omentum minus.
2. Im Mesogastrium dorsale tritt rechts eine Spalte auf (Recessus pneumatoentericus), die zur **Bursa omentalis** wird (**a** und **b**).
3. Der **Magen** dreht sich um **90° im Uhrzeigersinn** (Blick von oben) und gelangt damit auf der linken Körperseite in eine Frontalstellung (**c**). Das Omentum minus verbindet Leber und kleine Magenkurvatur ebenfalls in der Frontalebene und bildet die Vorderwand der Bursa omentalis, die nach links hinter den Magen gelangt ist.
4. Im Mesogastrium dorsale entstehen die **Bauchspeicheldrüse,** die nach retroperitoneal verlagert wird, und die **Milz,** die intraperitoneal bleibt.
5. Das Mesogastrium dorsale gliedert sich schließlich in ein **Lig. gastrosplenicum** (von der großen Magenkurvatur zur Milz) und ein **Lig. splenorenale** (vom Milzhilum zur dorsalen Rumpfwand) und bildet die übrigen Abschnitte des **Omentum majus** (schürzenförmig an der großen Magenkurvatur; **d**). Daher gehört das Omentum majus entwicklungsgeschichtlich und auch nach seinen Leitungsbahnen zum Oberbauchsitus.

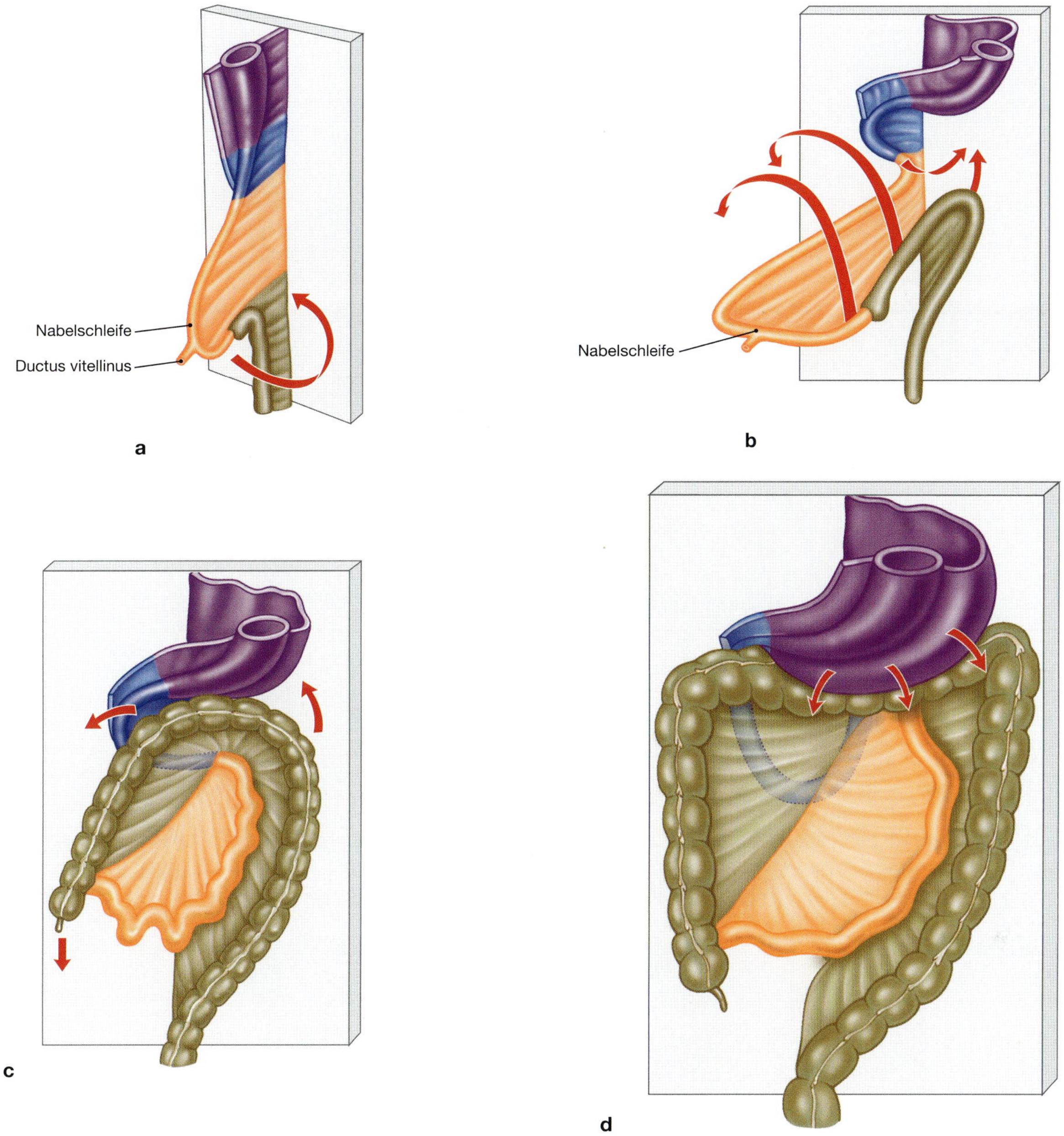

Abb. 6.2a bis d Schematische Darstellung der Darmdrehung. Darmabschnitte und ihre Mesenterien sind in verschiedenen Farben dargestellt: Magen und Mesogastrien (violett), Duodenum und Mesoduodenum (blau), Jejunum und Ileum mit zugehörigem Mesenterium (orange), Colon und Mesocolon (ocker). [L126]

1. Durch das Längenwachstum des Darmrohrs bildet sich eine nach ventral gerichtete Schlinge **(Nabelschleife).** Aus dem proximalen (oberen) Schenkel bildet sich der größte Teil des Dünndarms, aus dem distalen (unteren) Schenkel der Dickdarm bis einschließlich Colon transversum. Der distale Dickdarm geht aus dem Enddarm hervor und unterscheidet sich daher auch in seinen Leitungsbahnen.
2. Die Nabelschleife wird aus Platzgründen vorübergehend aus dem Embryo in die Nabelschnur verlagert **(physiologischer Nabelbruch)** und bleibt mit dem Dottersack über den Ductus vitellinus verbunden. Wenn sich der Darm nicht vollständig in den Embryo zurückverlagert, bleibt ein angeborener Nabelbruch **(Omphalozele),** der Darmabschnitte mit Mesenterium enthält. Da er außen durch den späteren Nabelring tritt, ist er nur von Amnion und nicht von Bauchwandmuskulatur bedeckt.
3. Reste des Ductus vitellinus können als **MECKEL-Divertikel** am Dünndarm zurückbleiben.
4. Durch Längenwachstum kommt es zu einer Drehung des Darms um **270° gegen den Uhrzeigersinn.** Dadurch umgibt der Dickdarm den Dünndarm wie ein Rahmen.
5. Colon ascendens und Colon descendens werden sekundär nach retroperitoneal verlagert. Dabei verschmilzt das embryonale Mesocolon mit dem Peritoneum parietale (Fusionsfaszie nach TOLDT).

Klinik

MECKEL-Divertikel sind häufig (3% der Bevölkerung) und befinden sich meist in dem 100 cm oral der Ileozäkalklappe gelegenen Abschnitt des Dünndarms. Da sie oft versprengte Magenschleimhaut enthalten, können sie durch Entzündung und Blutung das klinische Bild einer Appendizitis („Blinddarmentzündung") vortäuschen. Bei gestörter Darmdrehung kann es zu **Malrotationen** (Hypo- und Hyperrotation) kommen. Diese können zu einem Darmverschluss (Ileus), aber auch zu einer abnormen Lage von Darmabschnitten führen, was z. B. die Diagnose einer Appendizitis erschweren kann. Beim **Situs inversus** liegen alle Organe seitenverkehrt.

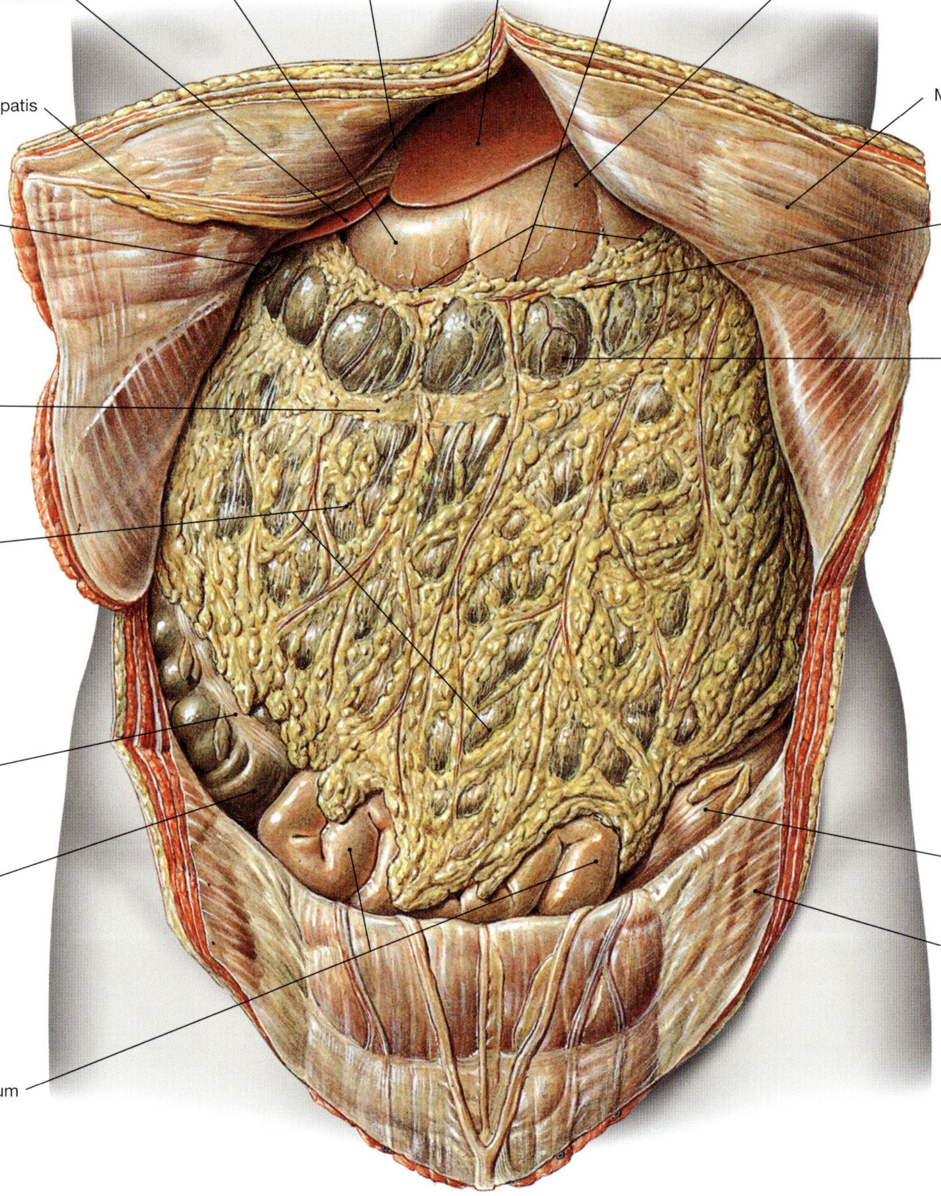

Abb. 6.3 Lage der Eingeweide, Situs viscerum, im Oberbauch und großes Netz, Omentum majus; Ansicht von ventral.
Wenn man die Bauchhöhle eröffnet, stößt man auf das quer verlaufende Colon transversum, das den Bauchraum in einen **Oberbauch** (sog. Drüsenbauch) und einen **Unterbauch** (sog. Darmbauch) gliedert. Hier wurde der Bauchnabel links umschnitten, um das Lig. teres hepatis als Verbindung zwischen Leber und vorderer Rumpfwand nicht zu beschädigen. Die Organe des Unterbauchs sind weitgehend vom **großen Netz (Omentum majus)** bedeckt, das an der großen Magenkurvatur befestigt ist.

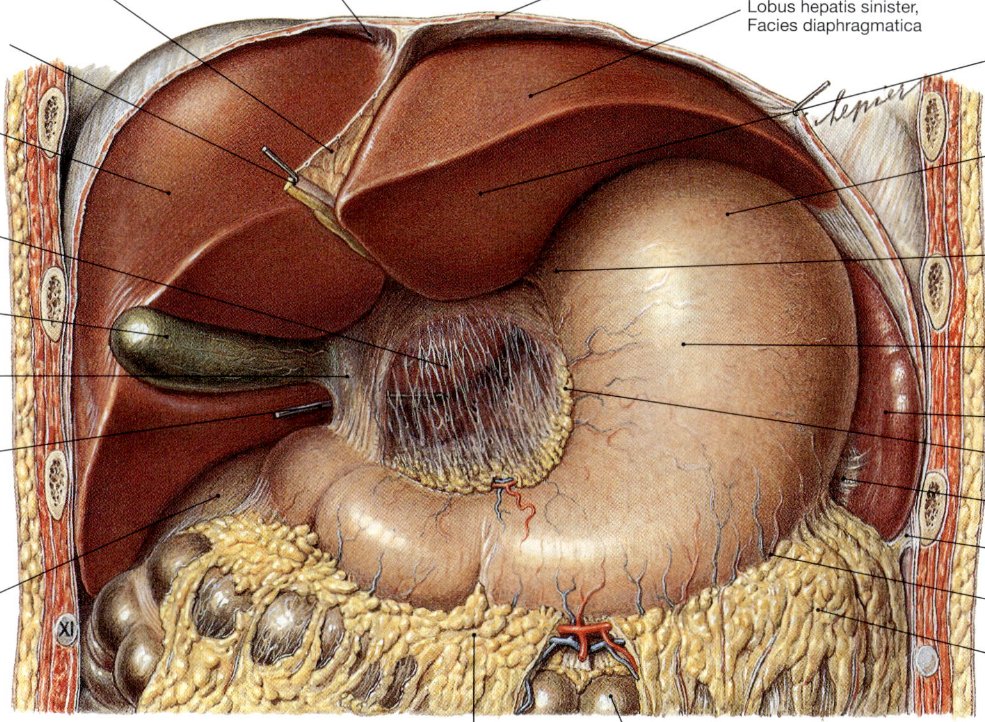

Abb. 6.4 Lage der Eingeweide, Situs viscerum, im Oberbauch; Ansicht von ventral. Die vordere Rumpfwand und die vorderen Anteile des Zwerchfells wurden entfernt.

Wenn man den Unterrand der Leber nach oben anhebt, wird das kleine Netz **(Omentum minus)** sichtbar. Es spannt sich zwischen der Leber und der kleinen Kurvatur des Magens sowie der Pars superior des Zwölffingerdarms aus. Das Omentum minus setzt sich aus dem **Lig. hepatogastricum** und dem **Lig. hepatoduodenale** zusammen, das den Ductus choledochus, die Pfortader (V. portae hepatis) und die A. hepatica propria zur Leberpforte führt. Hinter dem Lig. hepatoduodenale befindet sich der Eingang in die **Bursa omentalis** (Foramen omentale, hier durch eine Sonde markiert), einem Verschiebespalt zwischen Magen und Pancreas, dessen Vorderwand das Omentum minus bildet.

Das **Omentum majus** ist an der großen Kurvatur des Magens und an der Taenia omentalis des Colon transversum befestigt. Die Milz sitzt in der Milznische auf dem **Lig. phrenicocolicum** zwischen linker Kolonflexur und Zwerchfell.

Großes Netz (Omentum majus)

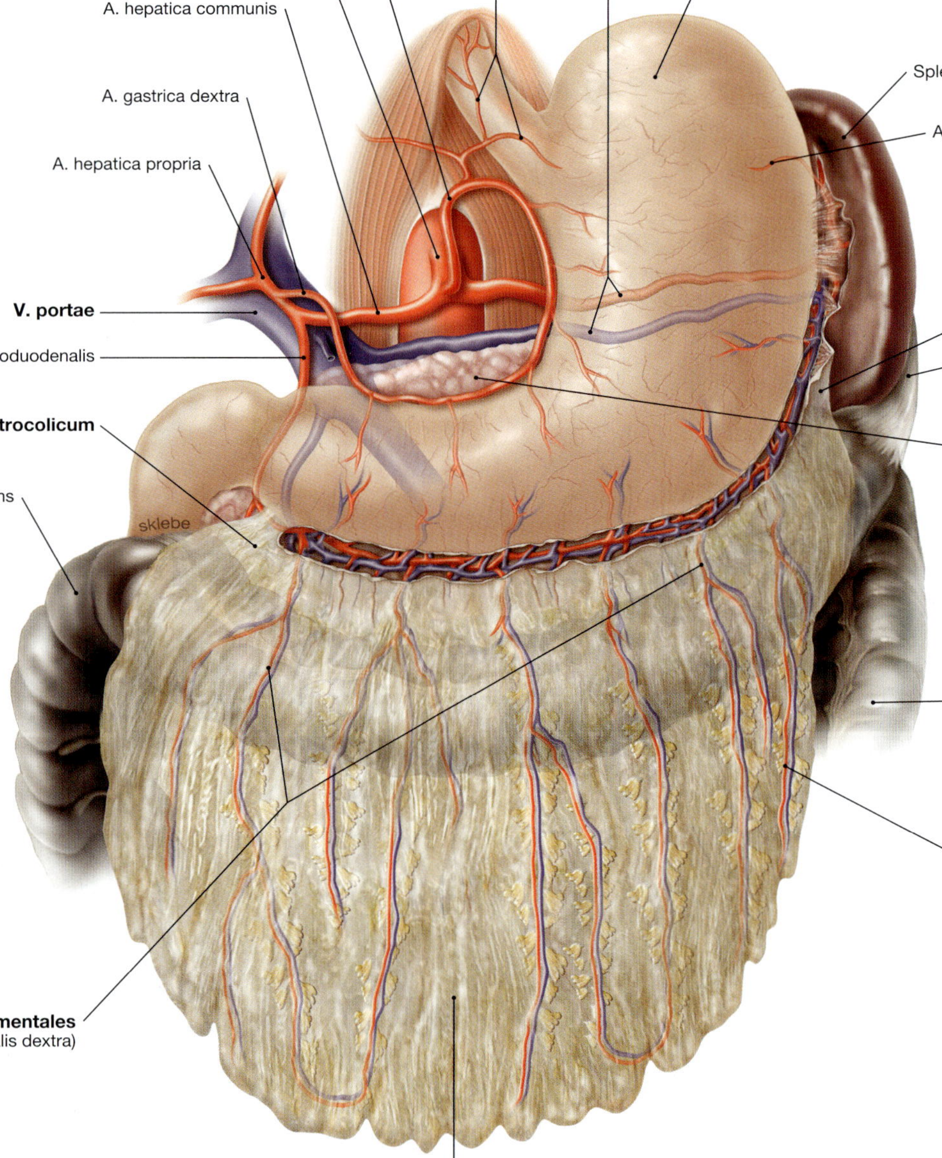

Abb. 6.5 Abschnitte und Leitungsbahnen des großen Netzes, Omentum majus; halbschematische Darstellung; Ansicht von ventral. [L238]
Das große Netz **(Omentum majus)** untergliedert sich in ein **Lig. gastrocolicum** (zum Colon transversum), ein **Lig. gastrosplenicum** (zur Milz) und ein **Lig. gastrophrenicum** (zur hinteren Leibeswand). Nach kaudal setzen sich diese Abschnitte in einen **schürzenförmigen Abschnitt** fort. Das Omentum majus dient neben dem mechanischen Schutz und der thermischen Isolierung auch der Sekretion und Resorption von Peritonealflüssigkeit und besitzt immunologische Funktionen, da es von lymphatischem Gewebe besiedelt ist.

Das große Netz wird zum Oberbauchsitus gezählt, da es durch die Leitungsbahnen der großen Magenkurvatur versorgt wird. Dabei gehen **5–8 Äste (Rr. omentales)** aus der **A. gastroomentalis dextra** hervor, während meist nur **ein Ast** aus der **A. gastroomentalis sinistra** abzweigt. Die venösen Äste münden entsprechend in die Vv. gastroomentales ein, an denen auch die Nodi lymphoidei gastroomentales die Lymphe aus dem großen Netz aufnehmen.

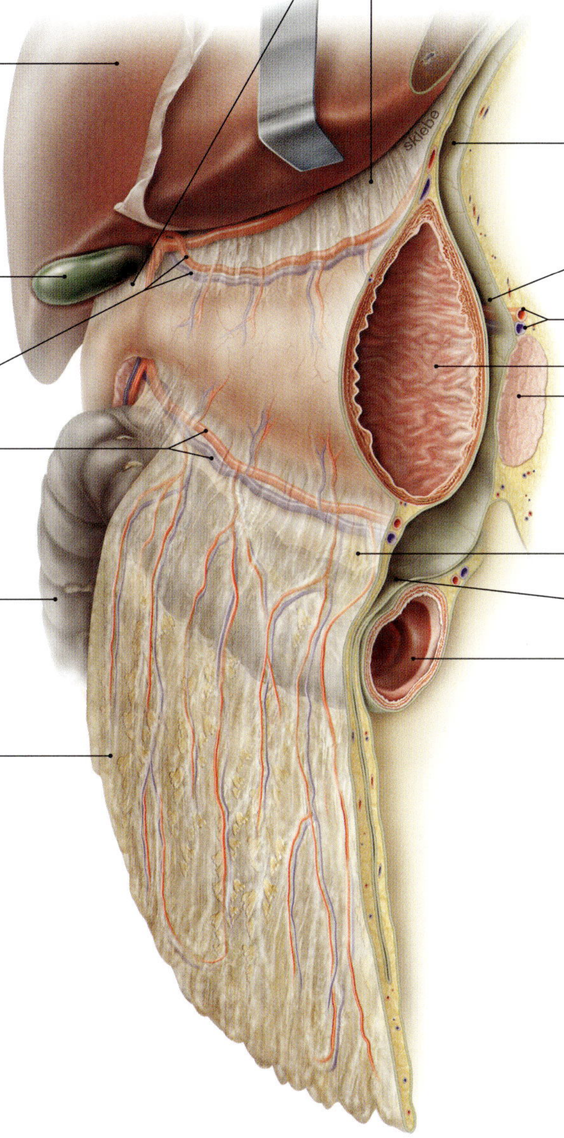

Abb. 6.6 Abschnitte und Leitungsbahnen des großen Netzes, Omentum majus; Sagittalschnitt von Magen, Pancreas, Colon transversum, Bursa omentalis und Omentum majus; halbschematische Darstellung; Ansicht von links lateral. [L238]

Das große Netz **(Omentum majus)** entspringt mit einem **Lig. gastrocolicum** vom Colon transversum, das nach kaudal in den sehr variabel ausgebildeten **schürzenförmigen Anteil** übergeht. Das Omentum majus ist eine Peritonealduplikatur, wie gut erkennbar wird, da sich ein unterer Ausläufer (Recessus inferior) der **Bursa omentalis** von oben in das Lig. gastrocolicum erstreckt (→ Abb. 6.8). Die Bursa omentalis ist eine Aussackung der Peritonealhöhle, die sich vom Lig. hepatoduodenale aus zwischen Magen (ventral) und Pancreas (dorsal) einschiebt. Meist reicht der Recessus inferior nicht wie hier bis weit in den schürzenförmigen Teil des Omentum majus hinein.

Oberbauchsitus mit Bursa omentalis

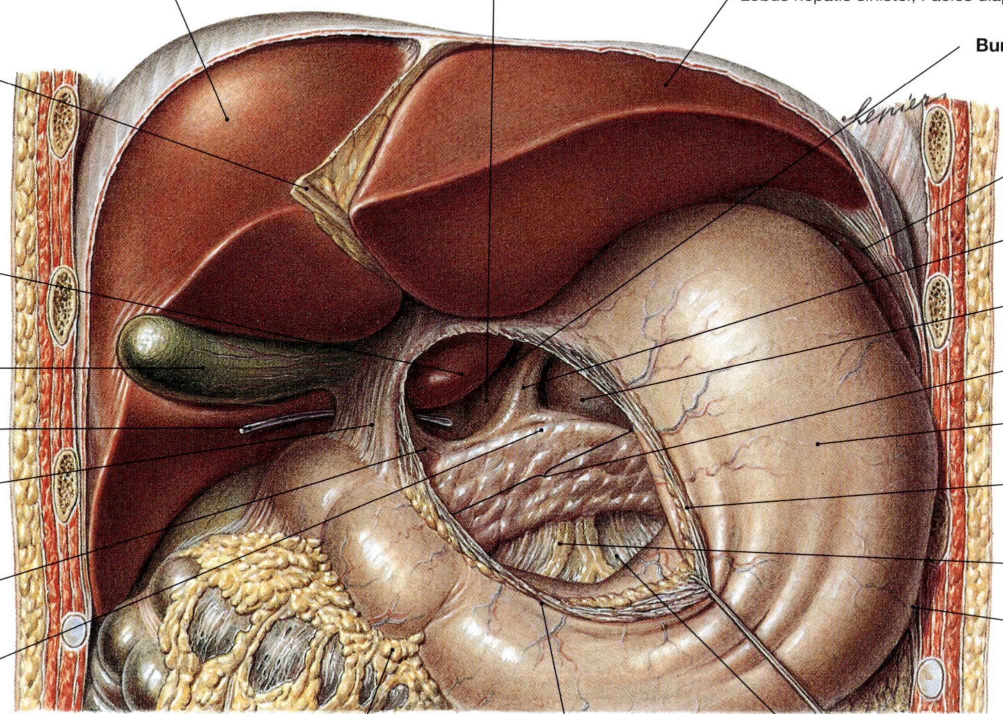

Abb. 6.7 Lage der Eingeweide, Situs viscerum, im Oberbauch; Ansicht von ventral.
Das kleine Netz (Omentum minus) zwischen der Leber und der kleinen Kurvatur des Magens wurde durchtrennt, um in die Bursa omentalis hineinsehen zu können.
Die **Bursa omentalis** ist ein Verschiebespalt zwischen Magen und Pancreas, der nur durch das Foramen omentale hinter dem Lig. hepatoduodenale mit der Bauchhöhle kommuniziert. Aufgrund ihrer Ausdehnung wird die Bursa omentalis im angloamerikanischen Sprachgebrauch auch als „kleine Bauchhöhle" („lesser sac of the peritoneal cavity") bezeichnet.
Die Bursa omentalis gliedert sich in vier Abschnitte:

- **Foramen omentale:** Der Eingang in die Bursa omentalis wird vorne vom Lig. hepatoduodenale, oben vom Lobus caudatus, unten vom Bulbus duodeni und hinten von der V. cava inferior umrandet.
- **Vestibulum:** Der Vorraum ist vorne durch das Omentum minus begrenzt und reicht mit einem Recessus superior hinter die Leber.
- **Isthmus:** Die Engstelle zwischen Vor- und Hauptraum wird durch zwei Peritonealfalten begrenzt, rechts durch die Plica hepatopancreatica, die durch die A. hepatica communis aufgeworfen wird, und links durch die Plica gastropancreatica, in der die A. gastrica sinistra verläuft.
- **Hauptraum:** Er liegt zwischen dem Magen (vorne) und dem Pancreas bzw. dem Mesocolon transversum (hinten). Der Recessus splenicus dehnt sich nach links bis zum Milzhilum aus, der Recessus inferior unter dem Lig. gastrocolicum bis zum Ansatz des Mesocolons am Colon transversum.

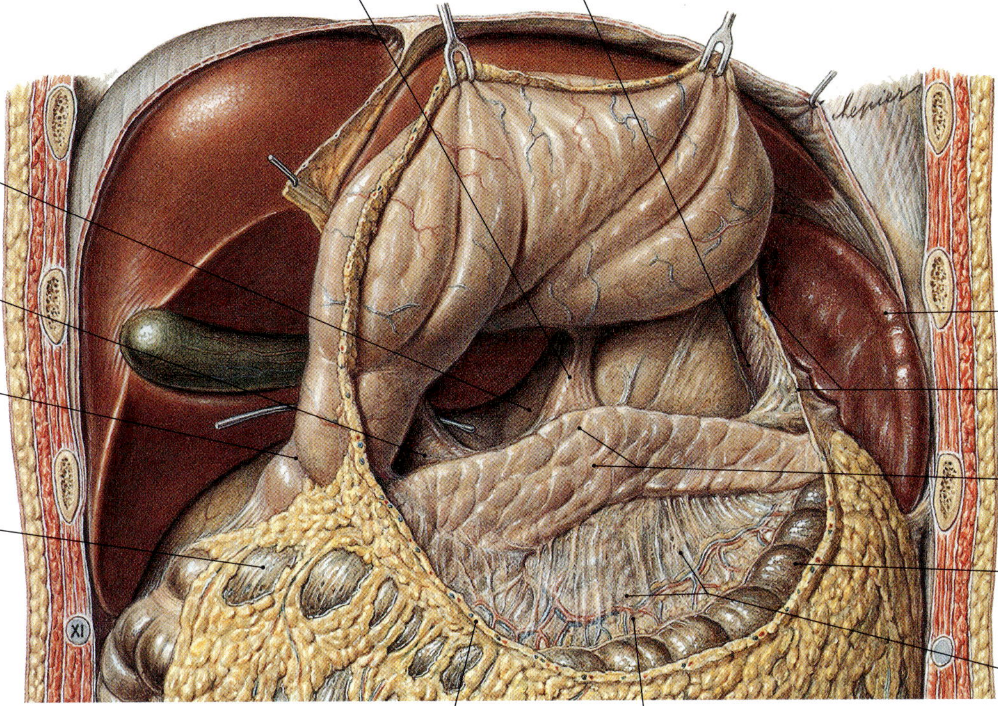

Abb. 6.8 Lage der Eingeweide, Situs viscerum, im Oberbauch; Ansicht von ventral.
Das Lig. gastrocolicum wurde durchtrennt und der Magen nach oben geklappt, um den Hauptraum der Bursa omentalis zu eröffnen. Die Rückwand der Bursa wird vom Pancreas und vom Mesocolon transversum gebildet. Nach links dehnt sie sich bis zum Milzhilum aus (Recessus splenicus), nach unten bis zum Ansatz des Mesocolons am Colon transversum (Recessus inferior).

Klinik

Die Bursa omentalis hat wie auch die übrigen Recessus der Peritonealhöhle klinische Bedeutung, da es hier zur Einklemmung von Dünndarmschlingen **(innere Hernien)** oder zur Absiedlung von Tumoren bei **Peritonealkarzinose** oder von Krankheitserregern bei **Peritonitis** kommen kann. Daher inspiziert der Chirurg bei Operationen im Bauchraum die Bursa omentalis, um keine Krankheitserscheinungen zu übersehen.

Der Chirurg kann bei **Operationen** im Oberbauch, z.B. bei Eingriffen am Pancreas, auf **drei Zugangswegen** in die Bursa omentalis gelangen:
- durch das Omentum minus (→ Abb. 6.7)
- durch das Lig. gastrocolicum (s.o.)
- durch das Mesocolon transversum

Unterbauchsitus

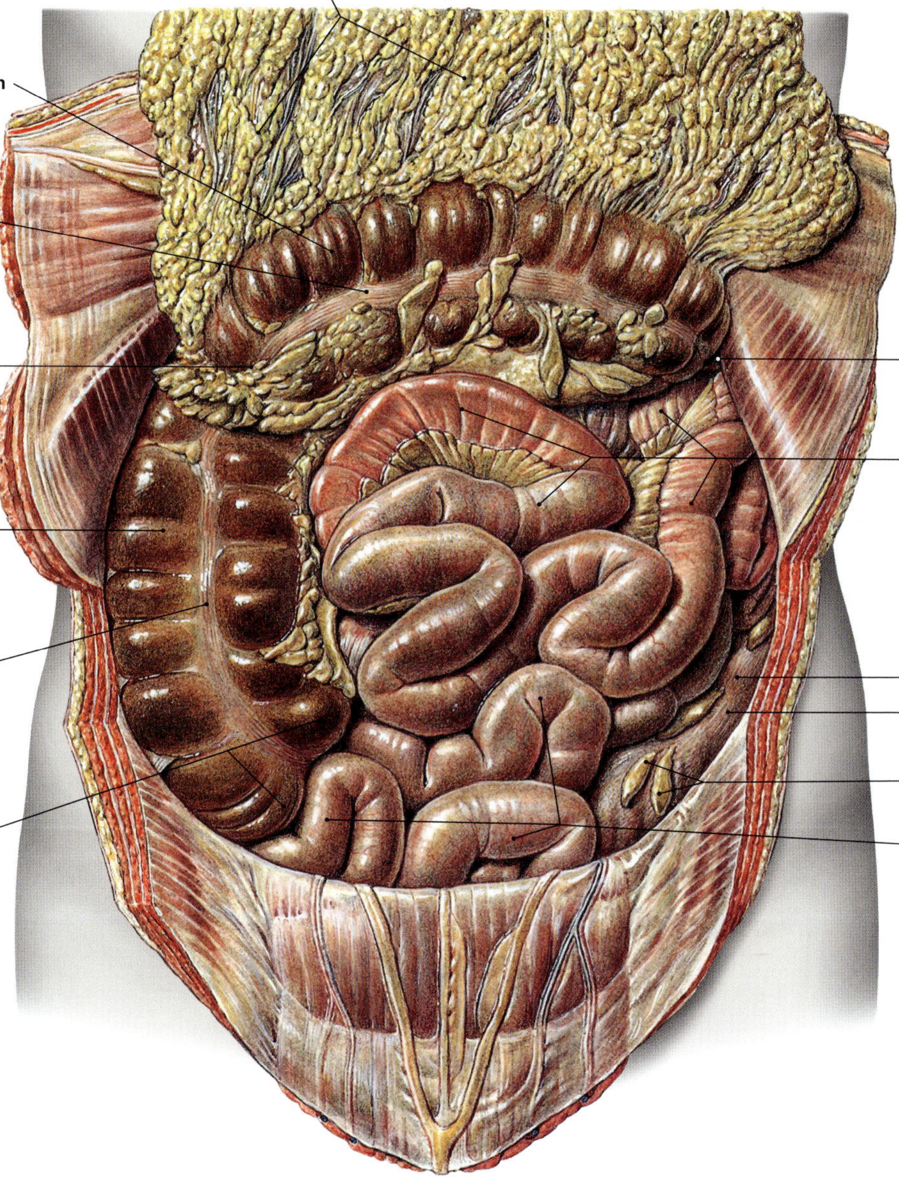

Abb. 6.9 Lage der Eingeweide, Situs viscerum, im Unterbauch; Ansicht von ventral.

Das Omentum majus wurde nach oben geklappt, um Dünn- und Dickdarm im **Unterbauch** freizulegen. Es sind damit die intraperitoneal gelegenen Abschnitte (vom Dünndarm) **Jejunum und Ileum** sowie (vom Dickdarm) **Caecum, Colon transversum** und **Colon sigmoideum** zu erkennen. Weiterhin zeigt die Abbildung, dass die retroperitoneal gelegenen Abschnitte des Colons in einem variablen Ausmaß an die hintere Rumpfwand verlagert sind. In diesem Fall ist das **Colon ascendens** gut einsehbar, während das **Colon descendens** weiter dorsal gelegen ist und vom Dünndarm überlagert wird. Der Dickdarm umgibt das Dünndarmkonvolut aus Jejunum und Ileum wie ein Rahmen.

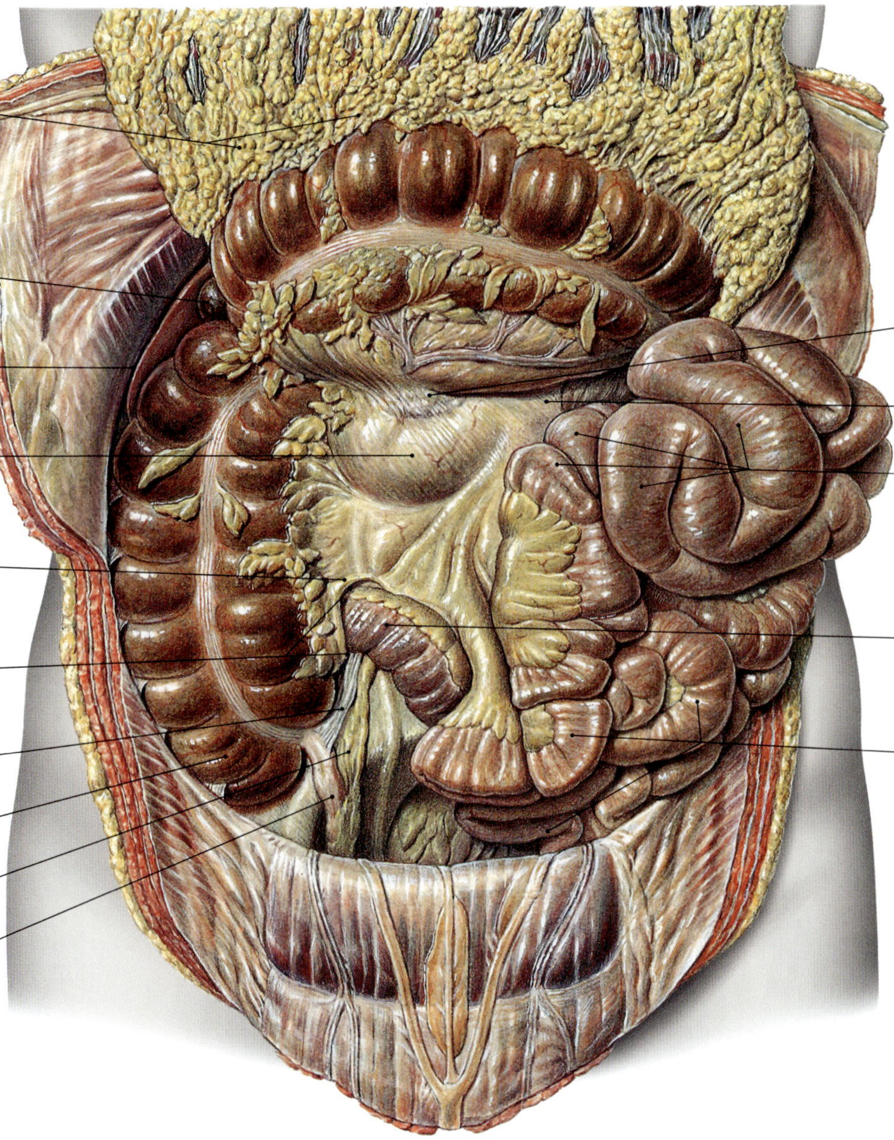

Abb. 6.10 Lage der Eingeweide, Situs viscerum, im Unterbauch; Ansicht von ventral.

Das Omentum majus wurde nach oben geklappt und die Dünndarmschlingen wurden nach links verlagert, um die sekundär retroperitoneal gelegene Pars horizontalis des Duodenums sichtbar zu machen. Zwischen den einzelnen Organen bildet die Peritonealhöhle **Aussackungen (Recessus).** An der Einmündung des Ileums in das Caecum gibt es zwei dieser Spalträume. Der **Recessus ileocaecalis superior** wird durch die Plica caecalis vascularis (enthält einen Ast der A. ileocolica) überdeckt, der **Recessus ileocaecalis inferior** durch die Plica ileocaecalis zwischen Ileum und Appendix vermiformis. Ähnlich wie bei der Bursa omentalis und den anderen Recessus kann es auch hier zur Einklemmung von Dünndarmanteilen (innere Hernien) kommen.

Unterbauchsitus mit Recessus der Peritonealhöhle

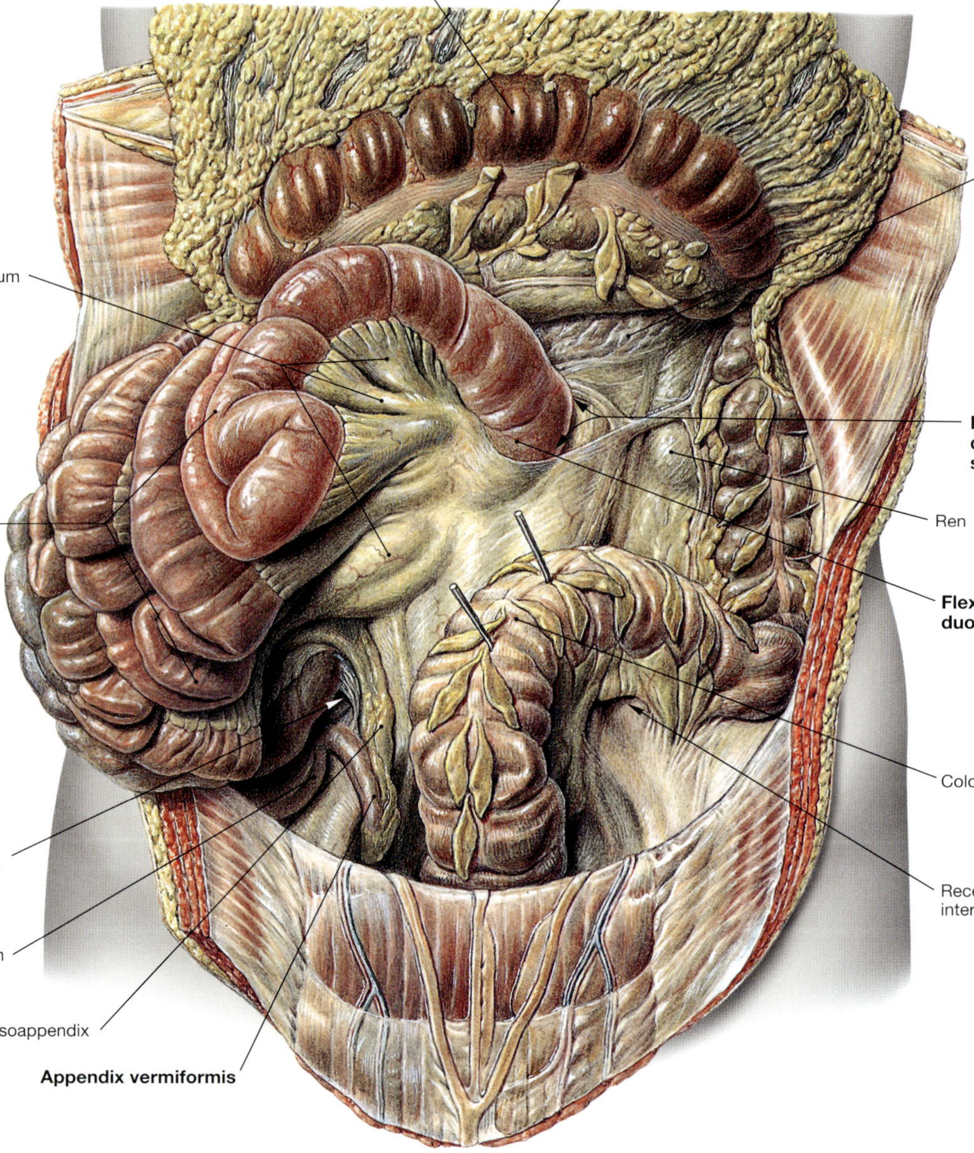

Abb. 6.11 Lage der Eingeweide, Situs viscerum, im Unterbauch; Ansicht von ventral.
Das Omentum majus wurde nach oben geklappt und die Dünndarmschlingen wurden nach rechts verlagert, so dass die Flexura duodenojejunalis sichtbar wird, in der das retroperitoneal gelegene Duodenum sich im intraperitoneal lokalisierten Jejunum fortsetzt. Auch hier gibt es zwei Spalträume: **Recessus duodenales superior** und **inferior.** Im rechten Unterbauch ist die Appendix vermiformis erkennbar, die mit ihrer Spitze in das kleine Becken herabhängt (absteigender Typ).

Klinik

In den Recessus duodenales superior und inferior kommt es am häufigsten von allen Spalträumen zur Einklemmung von Dünndarmanteilen **(TREITZ-Hernien).** Die Einklemmung kann zu einem Darmverschluss (Ileus) und zu Darminfarkten führen.

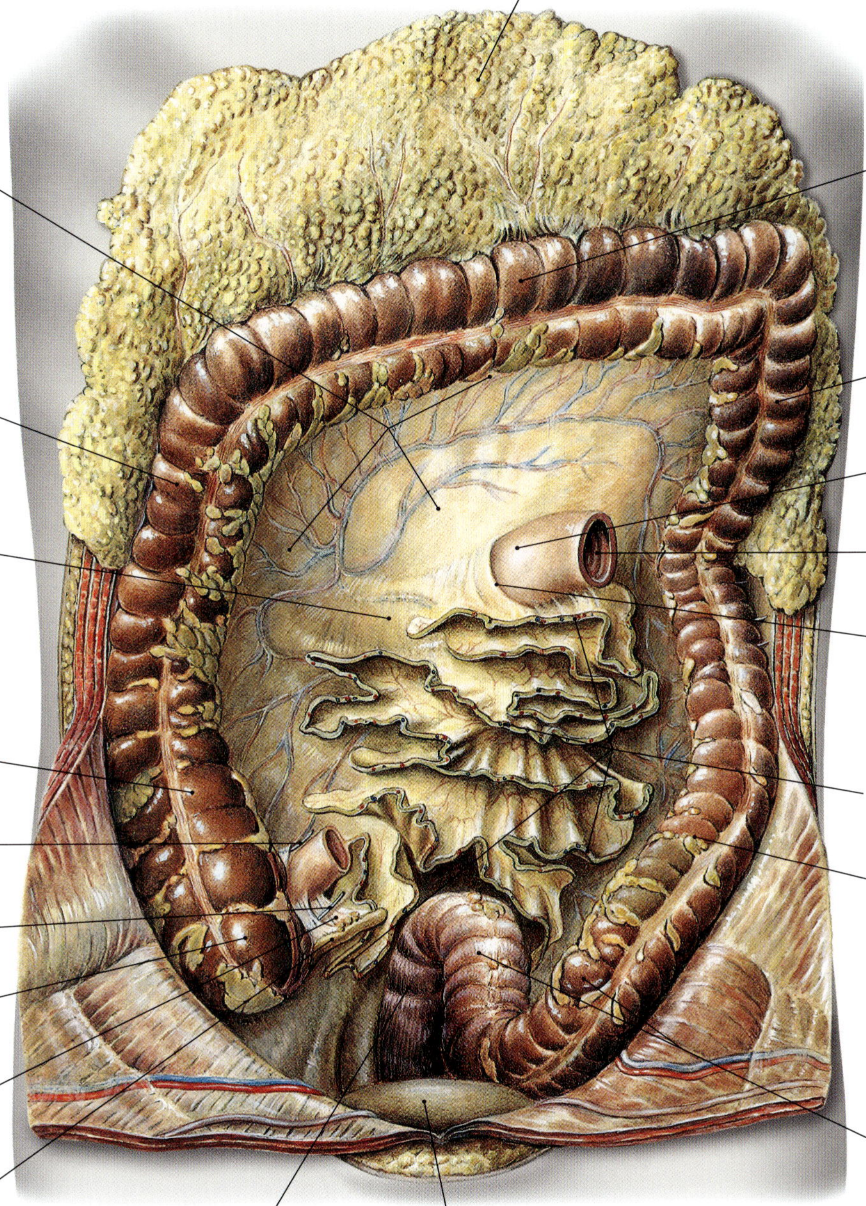

Abb. 6.12 Dünndarmgekröse, Mesenterium, und Dickdarm, Intestinum crassum; Ansicht von ventral.
Das Omentum majus und das Colon transversum wurden nach oben geklappt. Das intraperitoneal gelegene Dünndarmkonvolut aus Jejunum und Ileum wurde am **Mesenterium** abgesetzt. Das Mesenterium ist eine Peritonealduplikatur, die für eine bewegliche Aufhängung des Dünndarms sorgt und dessen Leitungsbahnen enthält.

Sekundär retroperitoneal gelegene Organe

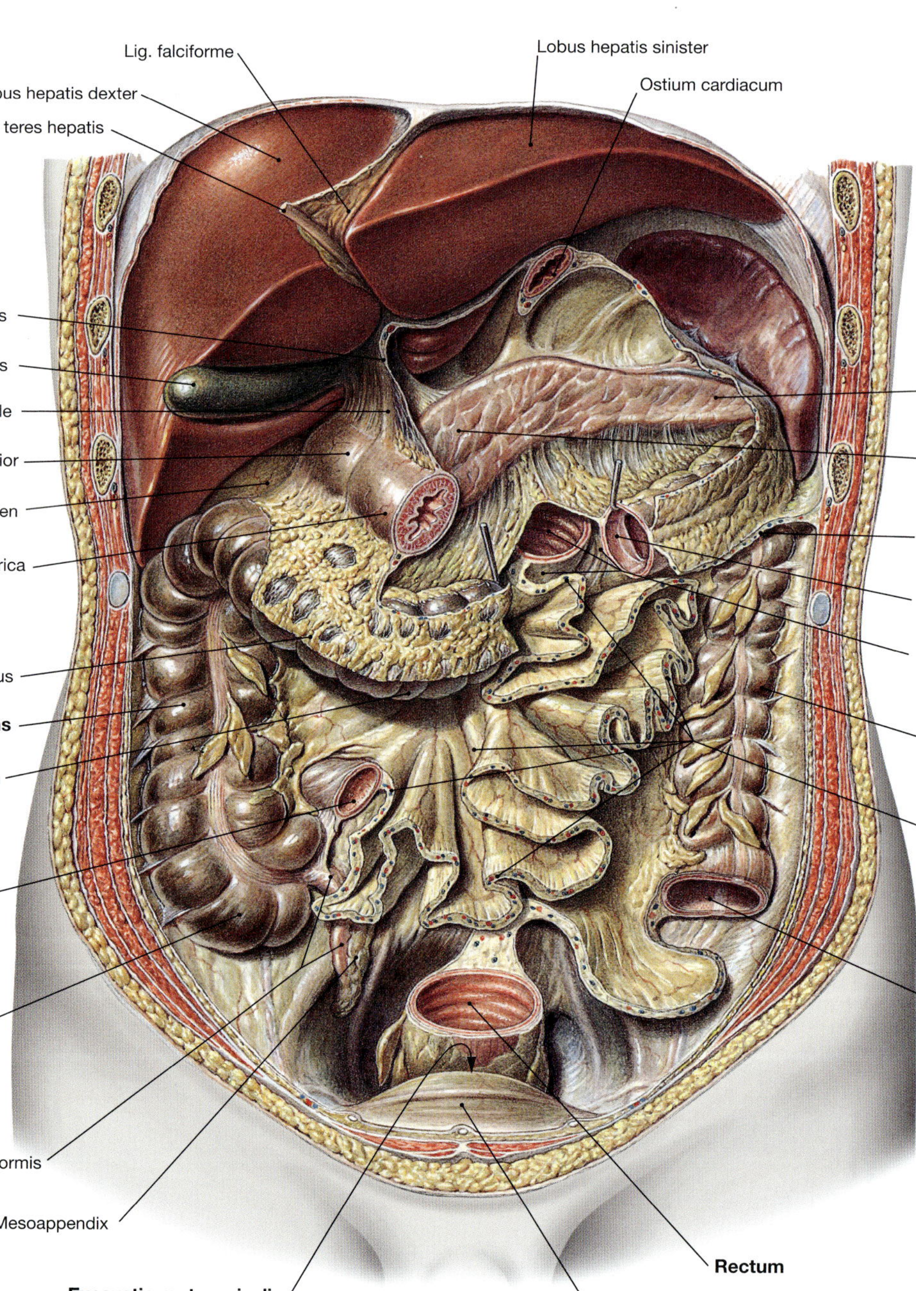

Abb. 6.13 Lage der sekundär retroperitoneal gelegenen Organe; Ansicht von ventral.
Der Magen wurde entfernt, Jejunum und Ileum wurden am Mesenterium abgesetzt sowie Colon transversum und Colon sigmoideum durchtrennt. Die meisten sekundär retroperitoneal gelegenen Organe sind nun erkennbar. Dazu zählen das **Duodenum** (abgesehen von der Pars superior), das **Pancreas, Colon ascendens** und **Colon descendens** sowie das **proximale Rectum bis zur Flexura sacralis.** Vor dem Rectum sieht man den Eingang in die **Excavatio rectovesicalis,** einen Spaltraum, der beim Mann den tiefsten Punkt der Bauchhöhle darstellt.

Klinik

In den tiefsten Aussackungen der Bauchhöhle, der **Excavatio rectovesicalis** beim Mann und der **Excavatio rectouterina** (DOUGLAS-Raum) bei der Frau (→ Abb. 6.14), kann sich bei Entzündungen im Unterbauch bei aufrechter Haltung (also weniger beim bettlägerigen Patienten) entzündliches Exsudat oder Eiter ansammeln, was im Ultraschall als freie Flüssigkeit nachgewiesen werden kann.

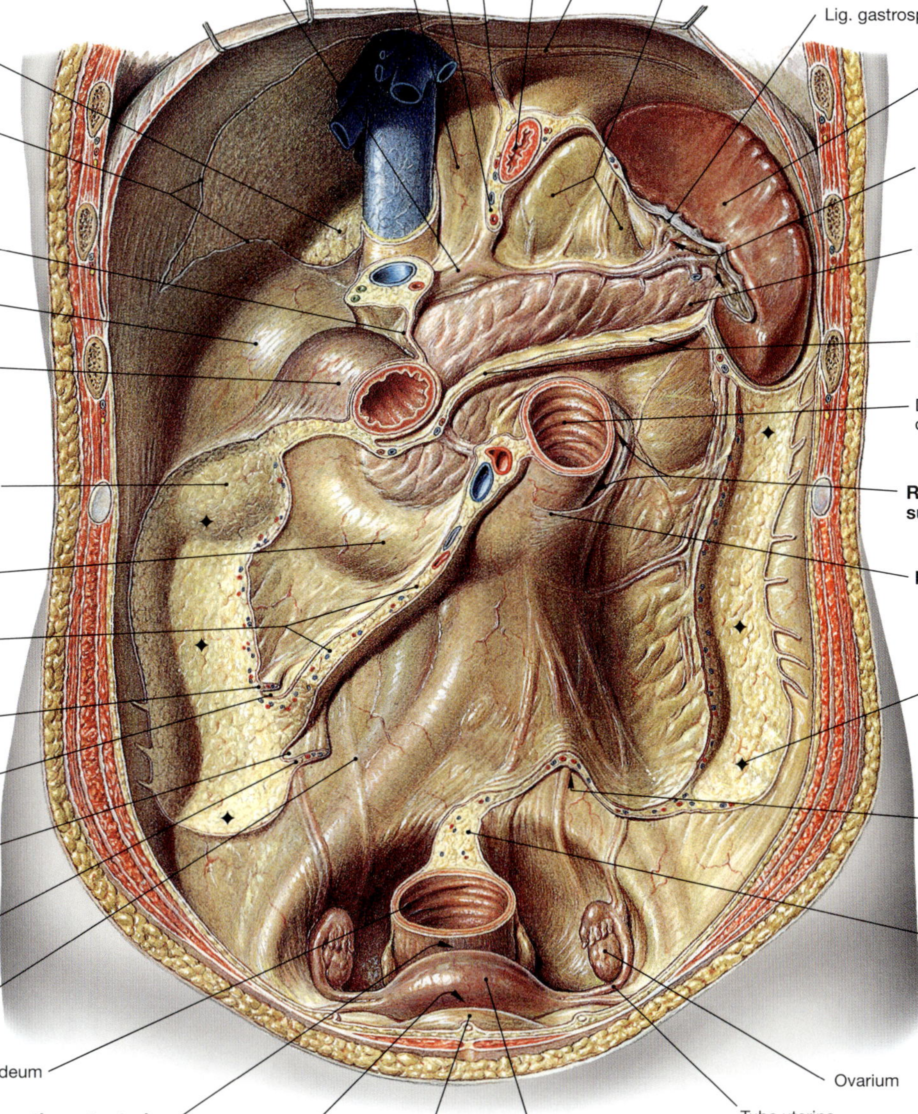

Abb. 6.14 Dorsale Wand der Peritonealhöhle, Cavitas peritonealis, mit Spalträumen, Recessus, und Milz, Splen [Lien]; Ansicht von ventral.

Leber sowie Dünn- und Dickdarm wurden bis auf das Duodenum entfernt, um die Rückseite der Peritonealhöhle freizulegen. Auf der rechten Niere und auf der Pars horizontalis des Duodenums ist das Peritoneum parietale an seinem schimmernden Glanz sehr deutlich zu erkennen. An den Verklebungsstellen der sekundär retroperitoneal gelegenen Colon ascendens und Colon descendens fehlt der Überzug des Peritoneum parietale.

Peritonealduplikaturen, die als Falten (Plicae) und Bänder (Ligamenta) das Relief der hinteren Wand der Peritonealhöhle aufwerfen, bilden die verschiedenen **Spalträume (Recessus).** Der größte dieser Spalträume ist die **Bursa omentalis** (→ Abb. 6.7), deren Abschnitte und Ausläufer hier zu sehen sind. Im Bereich der Flexura duodenojejunalis bilden die Plicae duodenales superior und inferior zwei Spalträume **(Recessus duodenales superior** und **inferior).** Weitere Recessus gibt es an der Einmündung des terminalen Ileums in das Caecum **(Recessus ileocaecales superior** und **inferior)** sowie gelegentlich unterhalb des Mesocolon sigmoideum **(Recessus intersigmoideus).**

Vor dem Rectum liegt ein Spaltraum, der nach vorne vom Uterus begrenzt wird. Diese **Excavatio rectouterina** (DOUGLAS-Raum) ist der tiefste Punkt der weiblichen Peritonealhöhle. Die davor gelegene **Excavatio vesicouterina** zwischen Harnblase und Uterus reicht nicht ganz so weit nach unten. Zwischen der Flexura duodenojejunalis und der rechten Fossa iliaca erstreckt sich die ca. 12–16 cm lange **Mesenterialwurzel (Radix mesenterii),** in der die Leitungsbahnen des Dünndarms (A./V. mesenterica superior) angeschnitten sind. Die Mesenterialwurzel überkreuzt die Pars horizontalis des Duodenums und den rechten Harnleiter (Ureter).

* **Fusionsfaszie nach TOLDT;** dorsal von Colon ascendens und Colon descendens, die hier entfernt wurden

Arterien des Bauches

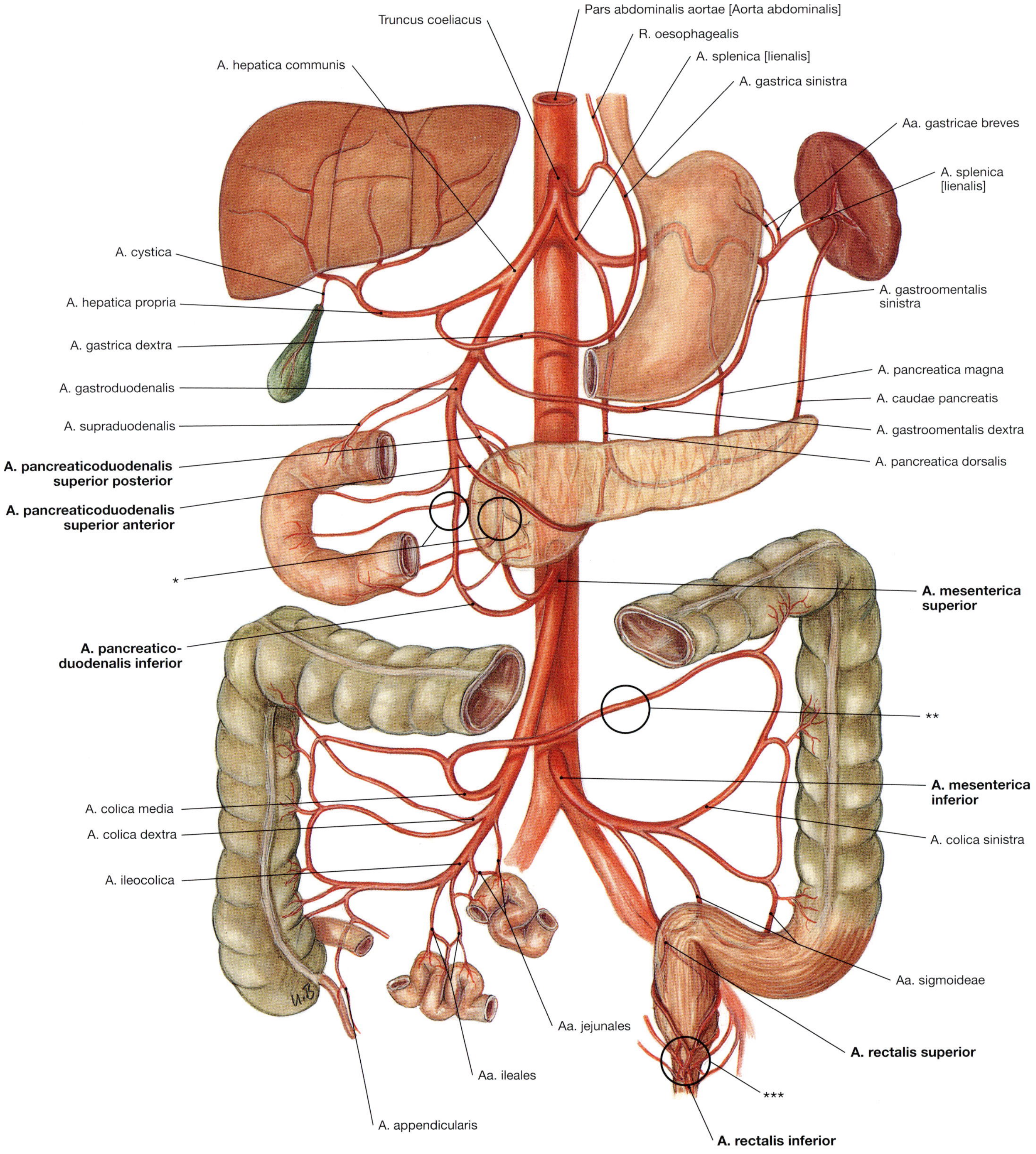

Abb. 6.15 Arterien der Baucheingeweide; halbschematische Darstellung; Ansicht von ventral.

Die wichtigsten Anastomosen sind mit schwarzen Kreisen gekennzeichnet. Die drei unpaaren Arterien der Baucheingeweide, die aus dem Bauchabschnitt der Aorta abgehen, sind der Truncus coeliacus, die A. mesenterica superior und die A. mesenterica inferior. Die A. mesenterica superior entspringt dabei direkt unterhalb des Truncus coeliacus (hier wegen halbschematischer Darstellung nicht berücksichtigt). Ihre einzelnen Äste werden auf den folgenden Seiten beschrieben. Die drei Arterien bilden untereinander und mit Ästen der A. iliaca interna **Anastomosen,** die bei Verschluss eines Gefäßes einen Darminfarkt verhindern können.

Im Einzelnen sind dies:

- Verbindungen zwischen Truncus coeliacus und A. mesenterica superior über die Aa. pancreaticoduodenales: **BÜHLER-Anastomose** (*)
- Verbindungen zwischen A. mesenterica superior und A. mesenterica inferior: **RIOLAN-Anastomose** der Aa. colicae media und sinistra (**)
- Plexus der Rektumarterien: Hier verbindet sich die A. rectalis superior aus der A. mesenterica inferior mit den Aa. rectales media und inferior aus dem Stromgebiet der A. iliaca interna (***).

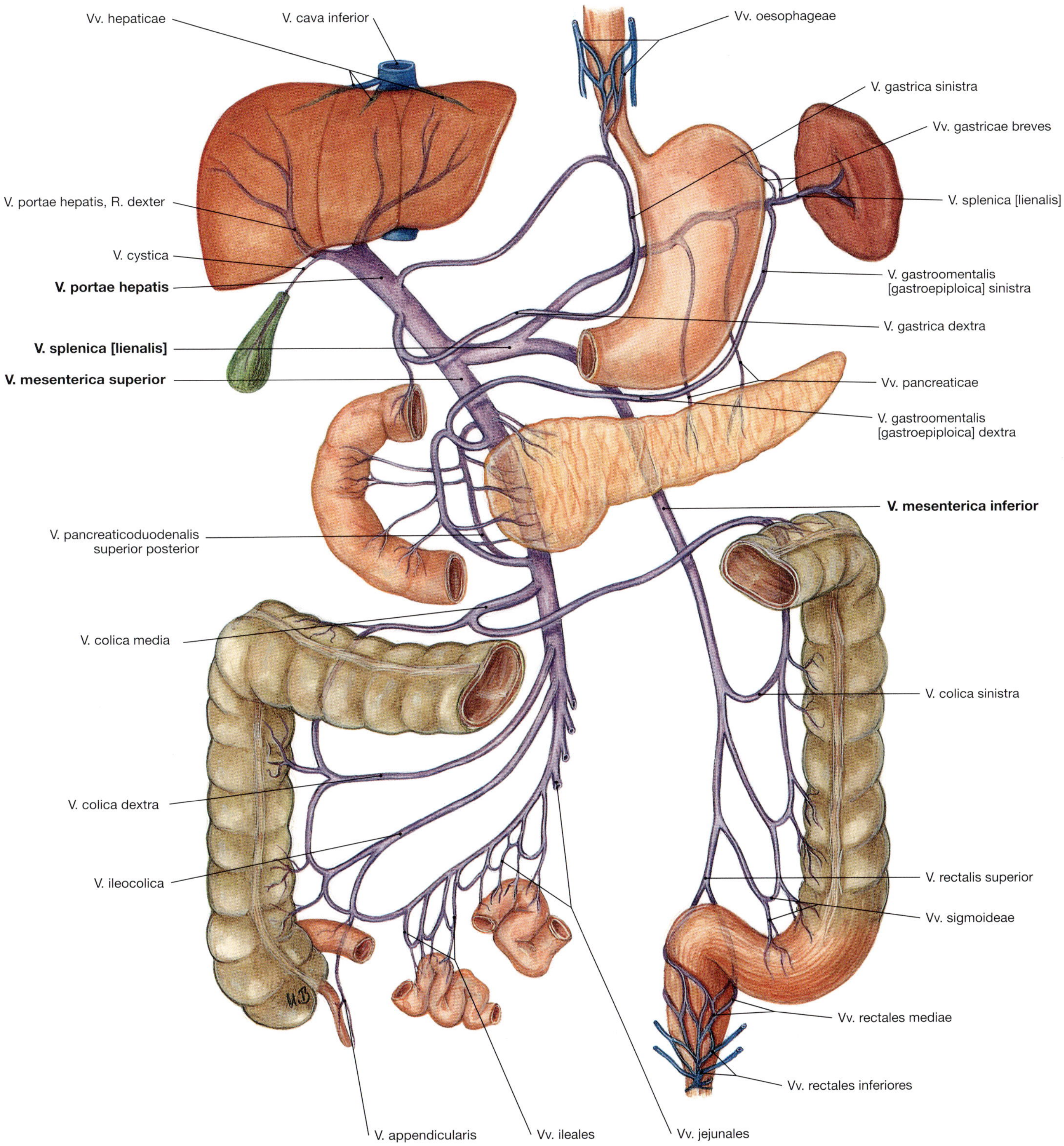

Abb. 6.16 Pfortader, V. portae hepatis, mit Zuflüssen; halbschematische Darstellung; Ansicht von ventral.
Die **Pfortader** (V. portae hepatis) sammelt das nährstoffreiche Blut aus den unpaaren Bauchorganen (Magen, Darm, Bauchspeicheldrüse, Milz) und leitet es zur Leber.

Die Pfortader entsteht durch Zusammenfluss ihrer **drei Hauptstämme:** Die V. mesenterica superior vereinigt sich hinter dem Pankreashals mit der V. splenica zur V. portae hepatis. Die V. mesenterica inferior mündet meist (in 70 % der Fälle) in die V. splenica. Daneben münden einige Äste direkt in die Pfortader ein (detaillierte Darstellung → Abb. 6.89).

Nerven der Bauchorgane

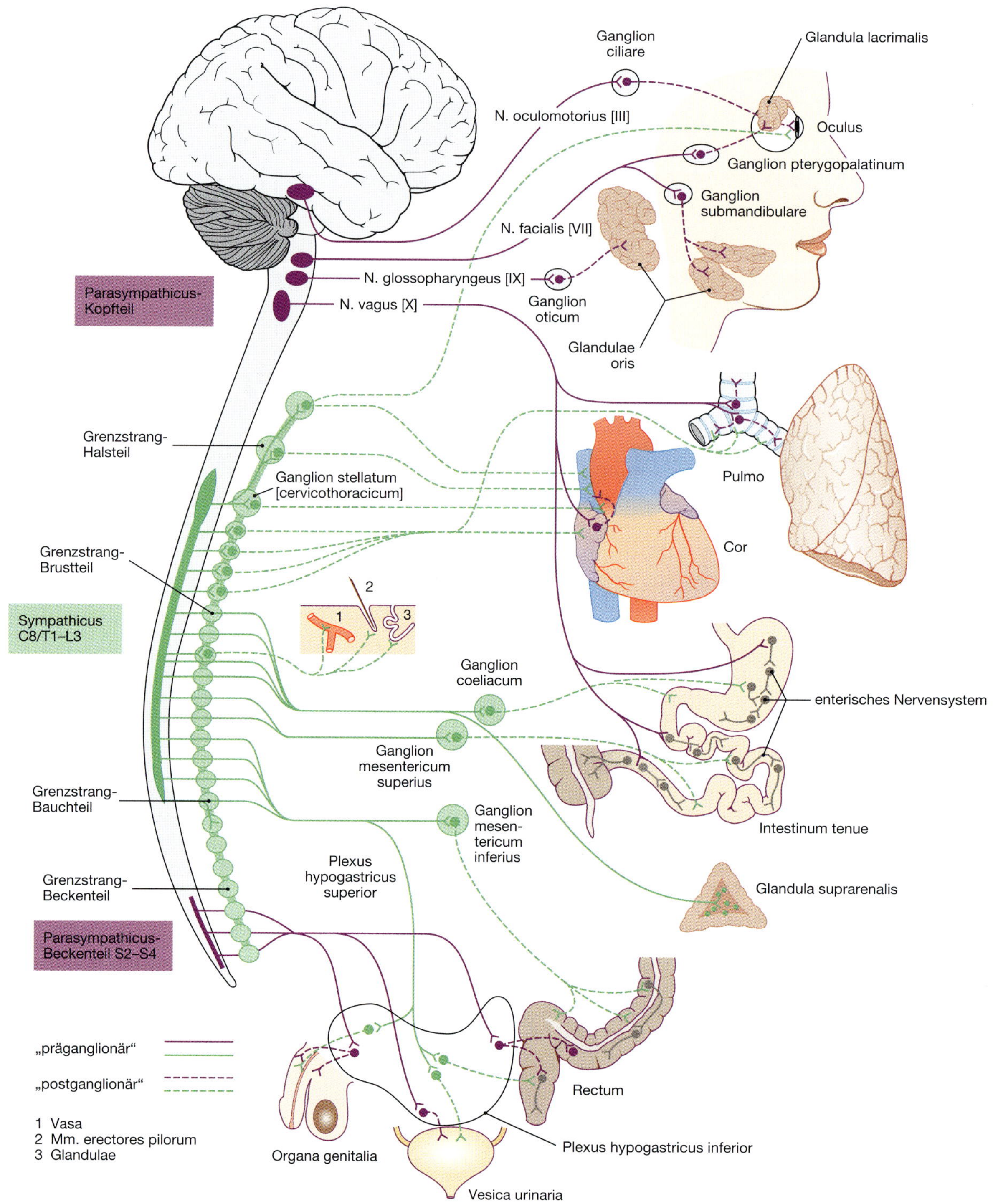

Abb. 6.17 Vegetative Innervation der Bauchorgane; schematische Darstellung. [L106, L126]

Die Bauchorgane werden vegetativ vom **Sympathicus** und vom **Parasympathicus** innerviert. Das erste sogenannte **präganglionäre** Neuron sitzt mit seinem Nervenzellkörper im ZNS und schickt sein Axon als Nervenfaser zu knotenförmigen Strukturen **(Ganglien),** die durch die zweiten **postganglionären** Neurone aufgeworfen werden (→ Abb. 12.216). Die Ganglien des **Sympathicus** bilden neben der Wirbelsäule **(paravertebral)** den Grenzstrang (Truncus sympathicus) und liegen auf der Aorta **(prävertebral)** an den Abgängen der Eingeweideäste. Dagegen befinden sich die Ganglien des **Parasympathicus** meist direkt an den Erfolgsorganen **(organnah).** Die Nerven für die Bauchorgane bilden auf dem Bauchabschnitt der Aorta ein Geflecht **(Plexus aorticus abdominalis)** und erreichen die Zielorgane überwiegend als periarterielle Geflechte, die in den Bauchfellduplikaturen der Mesenterien verlaufen (→ Abb. 7.5).

- **Sympathicus**
  Präganglionäre Neurone: Seitenhorn des Brust- und Lumbalabschnitts des Rückenmarks **(C8–L3) = thorakolumbaler** Teil des vegetativen Nervensystems.

  Die Nervenfasern für den Bauchraum werden allerdings in den Ganglien des **Grenzstrangs nicht** umgeschaltet, sondern durchlaufen sie und ziehen mit den beiden Eingeweidenerven **(N. splanchnicus major,** T5–9, und **N. splanchnicus minor,** T10–11) zu den **Ganglien des Plexus aorticus abdominalis,** wo sie auf die postganglionären Neurone umgeschaltet werden.
- **Parasympathicus**
  Präganglionäre Neurone: Kerne des **N. vagus** sowie im sakralen Teil des Rückenmarks **(S2–4) = kraniosakraler** Teil des vegetativen Nervensystems. Die präganglionären Neurone für die Bauchorgane verlaufen mit dem **N. vagus** und treten schließlich als **Trunci vagales anterior und posterior** mit dem Oesophagus durch das Zwerchfell zum Plexus aorticus abdominalis. Das Versorgungsgebiet des kranialen Parasympathicus umfasst alle Oberbauchorgane und endet im Bereich der linken Kolonflexur (traditionell als CANNON-BÖHM-Punkt bezeichnet). Die „linksseitigen Dickdarmabschnitte" erhalten wie auch alle Beckenorgane ihre Nervenfasern aus dem sakralen Parasympathicus (S2–4), wo sie als **Nn. splanchnici pelvici** austreten und dann im **Plexus hypogastricus inferior** in der Umgebung des Rectums auf postganglionäre Neurone verschaltet werden.

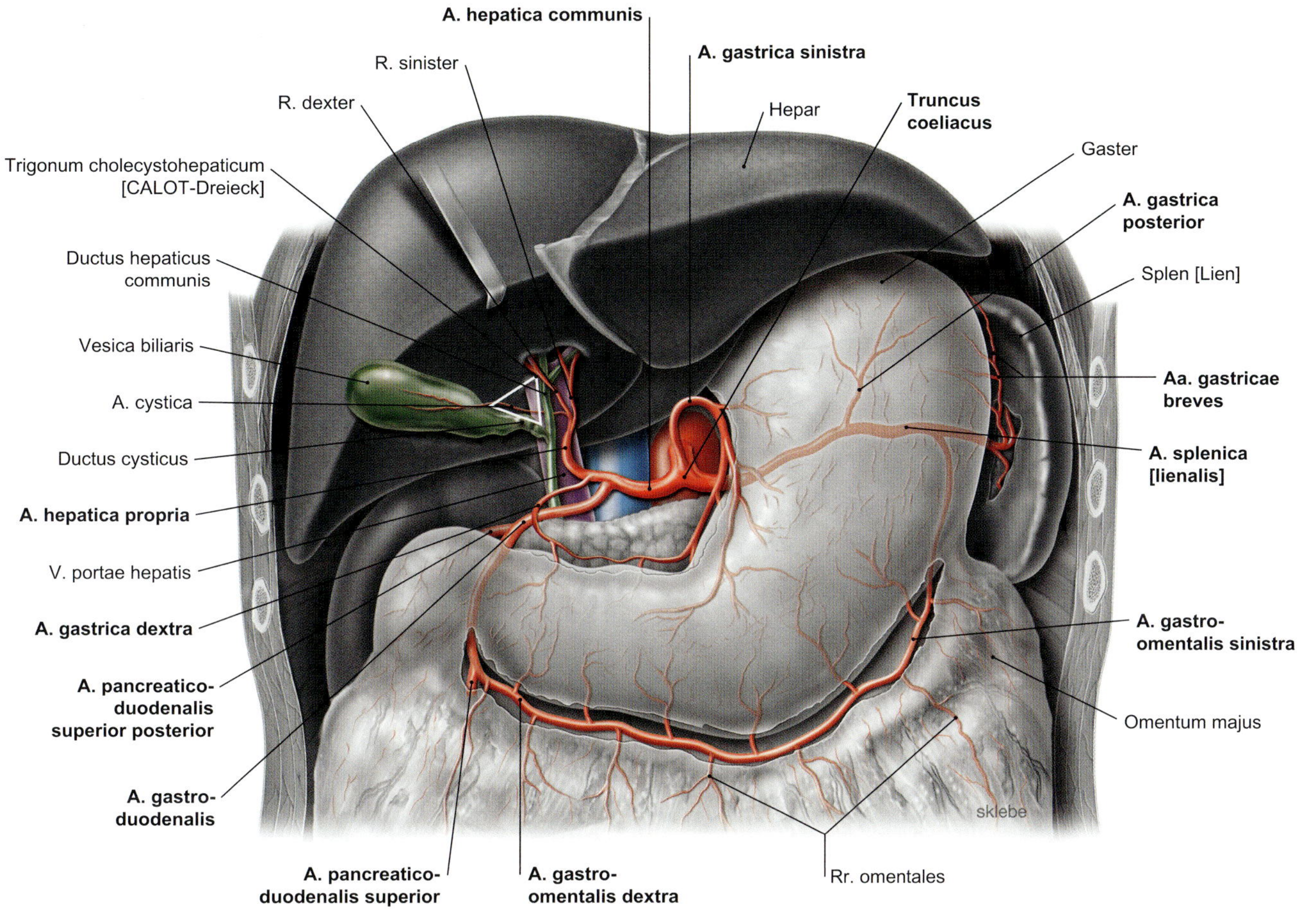

Abb. 6.18 Äste des Truncus coeliacus; halbschematische Darstellung; die Leber ist nach oben mobilisiert, Ansicht von ventral nach Entfernung des Omentum minus. [L238]

Der Truncus coeliacus ist der erste unpaare viszerale Ast der Bauchaorta. Er besitzt drei Hauptäste, die die Oberbauchorgane (Magen, Zwölffingerdarm, Leber, Gallenblase, Bauchspeicheldrüse und Milz) versorgen:

- **A. gastrica sinistra:** geht nach links oben ab und ist meist stärker als die A. gastrica dextra, mit der sie an der kleinen Magenkurvatur anastomosiert
- **A. hepatica communis:** wendet sich nach rechts und teilt sich in
  - A. hepatica propria: gibt die A. gastrica dextra ab, versorgt danach Leber und Gallenblase (A. cystica)
  - A. gastroduodenalis: steigt hinter dem Pylorus oder Duodenum ab, teilt sich in die A. gastroomentalis dextra zur großen Magenkurvatur und in die Aa. pancreaticoduodenales superiores anterior und posterior, die mit der A. pancreaticoduodenalis inferior aus der A. mesenterica superior anastomosieren und den Pankreaskopf sowie das Duodenum versorgen
- **A. splenica [lienalis]:** zieht nach links unten und verläuft am oberen Rand des Pancreas, gibt auf ihrem Weg zur Milz folgende Äste ab:
  - Rr. pancreatici zur Bauchspeicheldrüse
  - A. gastrica posterior zum Magen (in 30–60 % der Fälle)
  - A. gastroomentalis sinistra: zieht von links zur großen Magenkurvatur und anastomosiert mit der A. gastroomentalis dextra
  - Aa. gastrici breves: kurze Äste zum Magenfundus
  - Rr. splenici: Endäste zur Milz

Truncus coeliacus

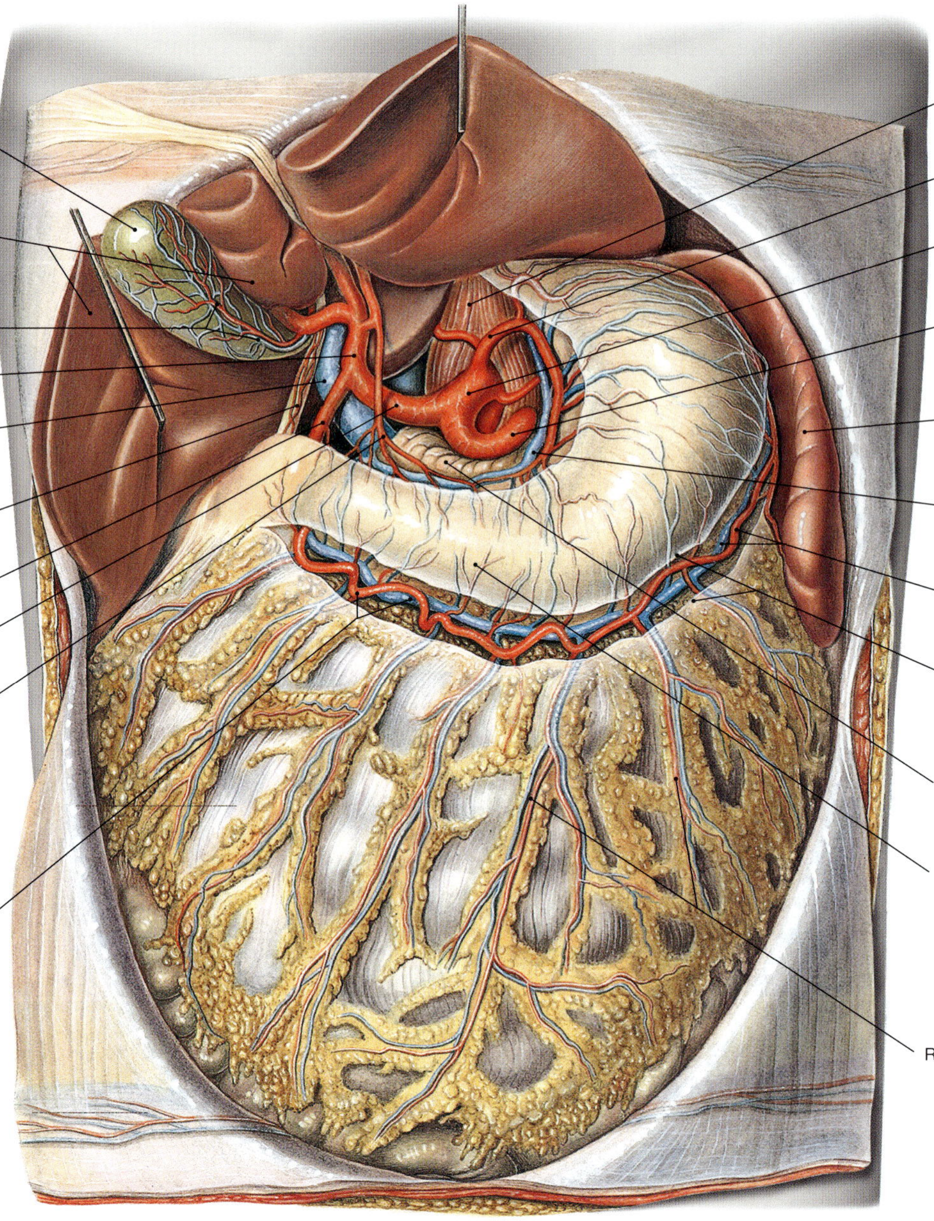

Abb. 6.19 Topographie des Truncus coeliacus; Ansicht von ventral; nach Entfernung des Omentum minus.

Der Truncus coeliacus entspringt knapp unterhalb des Hiatus aorticus auf Höhe des 12. Brustwirbels als erster unpaarer Ast der Aorta. Noch im Retroperitonealraum hinter der Bursa omentalis teilt sich der kurze (meist 1–2 cm) Stamm in seine drei Hauptäste:

- Die **A. gastrica sinistra** geht nach links oben ab und wirft in der Rückwand der Bursa omentalis die **Plica gastropancreatica** auf, bevor sie im **Lig. hepatogastricum** an die kleine Magenkurvatur herantritt.
- Die **A. hepatica communis** wendet sich nach rechts und bildet die **Plica hepatopancreatica** der Bursa omentalis, bevor sie sich in ihre Hauptäste teilt:
  - Die A. hepatica propria gibt die A. gastrica dextra ab und zieht dann im **Lig. hepatoduodenale** zur Leberpforte.
  - Die A. gastroduodenalis steigt retroperitoneal hinter dem Pylorus oder Duodenum ab und setzt sich in die Aa. pancreaticoduodenales superiores anterior und posterior fort.
  - Die A. gastroomentalis dextra gelangt im **Lig. gastrocolicum** zur großen Magenkurvatur.
- Die **A. splenica [lienalis]** zieht im Retroperitoneum nach links und verläuft am oberen Rand des Pancreas. Die Äste für die Versorgung der großen Magenkurvatur (A. gastroomentalis sinistra) und des Magenfundus (Aa. gastricae breves): Kurze Äste zum Magenfundus treten am Milzhilum in das **Lig. gastrosplenicum** ein.

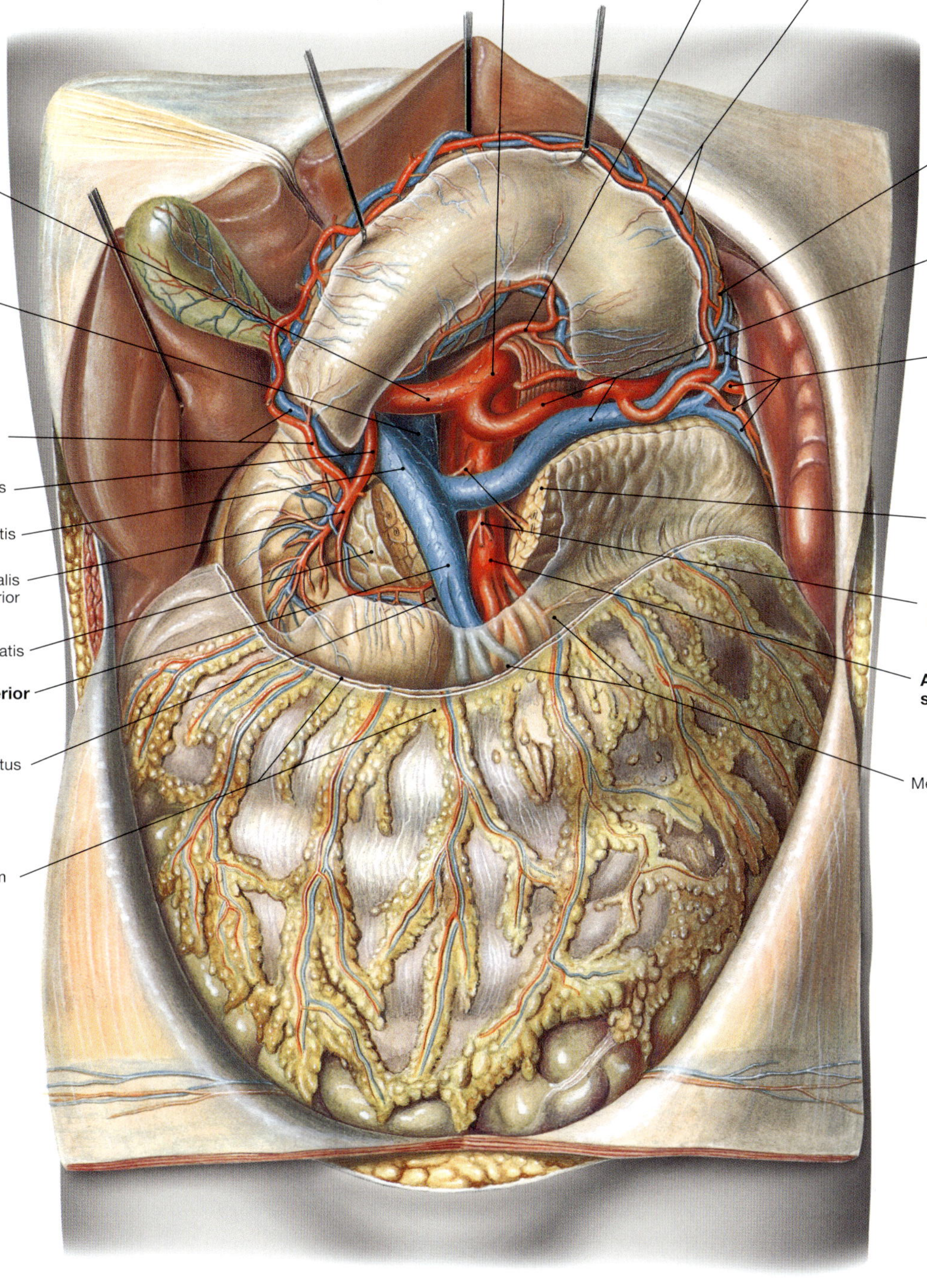

Abb. 6.20 Ursprung der A. mesenterica superior und Äste des Truncus coeliacus; Ansicht von ventral; Magen nach oben geklappt und Pancreas durchtrennt.

Die **A. mesenterica superior** steigt nach ihrem Ursprung aus der Aorta auf Höhe des ersten Lendenwirbels und damit unterhalb des Truncus coeliacus hinter dem Pancreas ab und gelangt in das Mesenterium. Das Pancreas wurde durchtrennt, um A. und V. mesenterica superior, die vom Proc. uncinatus der Bauchspeicheldrüse unterlagert werden, in ihrem Verlauf darzustellen. Als ersten Ast gibt die A. mesenterica superior die **A. pancreaticoduodenalis inferior** nach rechts oben ab. Sie anastomosiert mit den **Aa. pancreaticoduodenales superiores anterior und posterior** aus dem Stromgebiet des Truncus coeliacus. Diese setzen sich aus der A. gastroduodenalis der A. hepatica propria fort.

Da der Magen nach oben geklappt ist, kann man sehr gut die Gefäßarkaden an den beiden Magenkurvaturen erkennen, die aus den Ästen des Truncus coeliacus hervorgehen.

Der **Truncus coeliacus** gibt direkt die **A. gastrica sinistra** zur kleinen Magenkurvatur ab. Sie anastomosiert mit der **A. gastrica dextra,** die meist aus der A. hepatica propria abzweigt. Die **A. gastroomentalis dextra** aus der A. gastroduodenalis verbindet sich an der großen Magenkurvatur mit der **A. gastroomentalis sinistra** aus der A. splenica. Aus dieser gehen auch die **Aa. gastricae breves** hervor, die sich nach oben zum Magenfundus wenden.

A. mesenterica superior

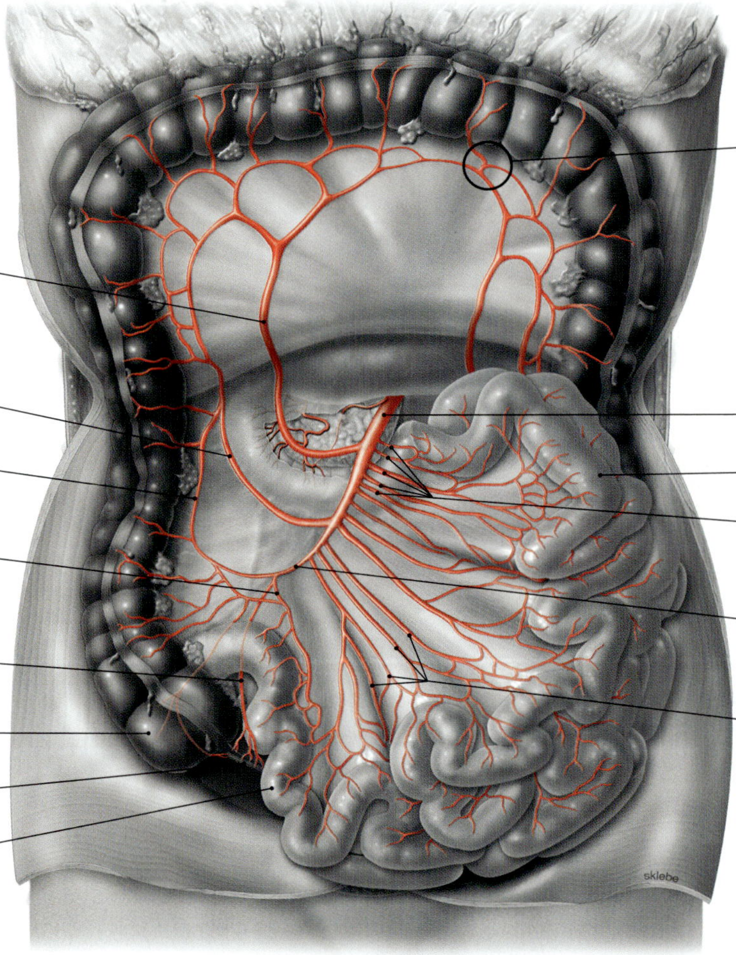

Abb. 6.21 A. mesenterica superior; Ansicht von ventral; Colon transversum hochgeklappt. [L238]
Die A. mesenterica superior entspringt unpaar aus der Aorta direkt unterhalb des Truncus coeliacus, verläuft zunächst retroperitoneal hinter dem Pancreas und tritt dann in das Mesenterium ein. Ihre Äste können präpariert werden, wenn das Mesenterium eröffnet und das Fettgewebe zwischen den Gefäßarkaden entfernt wird. Sie versorgt Teile von Pancreas und Duodenum, den gesamten Dünndarm sowie den Dickdarm bis zur linken Kolonflexur.

Äste der A. mesenterica superior:
- **A. pancreaticoduodenalis inferior:** geht nach rechts oben ab; R. anterior und R. posterior anastomosieren mit den Aa. pancreaticoduodenales superiores anterior und posterior (→ Abb. 6.20)
- **Aa. jejunales** (4–5) und **Aa. ileales** (12): nach links gerichtet
- **A. colica media:** entspringt rechts, anastomosiert mit der A. colica dextra sowie mit der A. colica sinistra (RIOLAN-Anastomose)
- **A. colica dextra:** zieht zum Colon ascendens
- **A. ileocolica:** versorgt distales Ileum, Caecum und Appendix vermiformis (A. appendicularis)

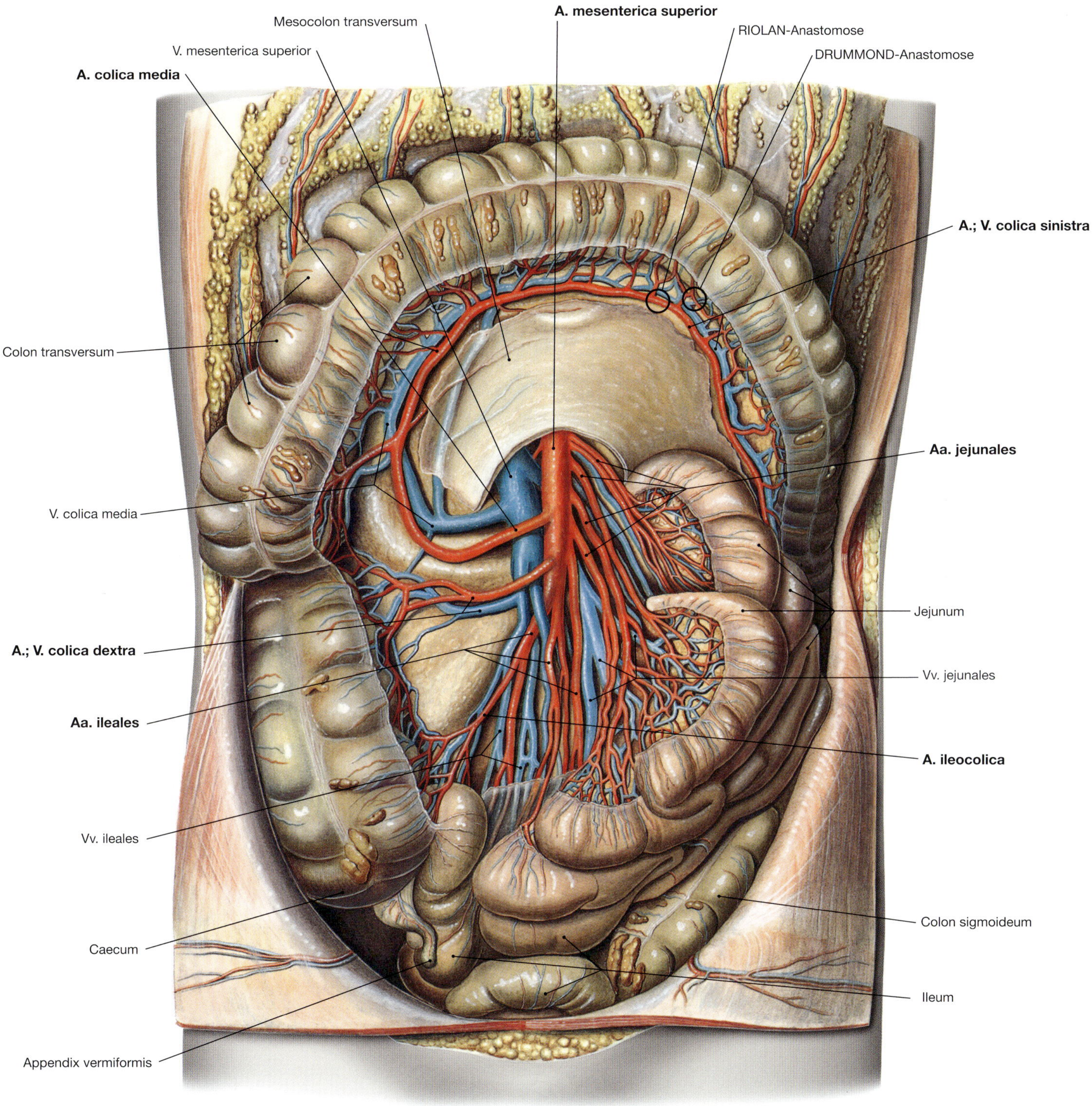

Abb. 6.22 Verlauf von A. und V. mesenterica superior; Ansicht von ventral; nach Eröffnung des Mesenteriums bei hochgeschlagenem Colon transversum.

Im Mesenterium gibt die A. mesenterica superior nach links die Aa. jejunales und Aa. ileales, nach rechts die A. colica media, A. colica dextra und A. ileocolica ab. Alle Arterien bilden am Darm auf verschiedenen Verzweigungsstufen Arkaden, die die Beweglichkeit der Darmschlingen ermöglichen. Die A. colica media bildet mit der A. colica sinistra aus der A. mesenterica inferior im Bereich der linken Kolonflexur funktionell **wichtige Anastomosen (RIOLAN-Anastomose),** über die sich bei Verschluss einer Arterie Umgehungskreisläufe bilden können. Eine Anastomose in einer darmnahen Arkade zwischen den beiden Gefäßen wird gelegentlich als DRUMMOND-Anastomose bezeichnet. Meist fassen die Kliniker jedoch alle Gefäßverbindungen im Bereich der linken Kolonflexur als RIOLAN-Anastomose zusammen.

Die venösen Äste entsprechen den Arterien.

A. mesenterica inferior

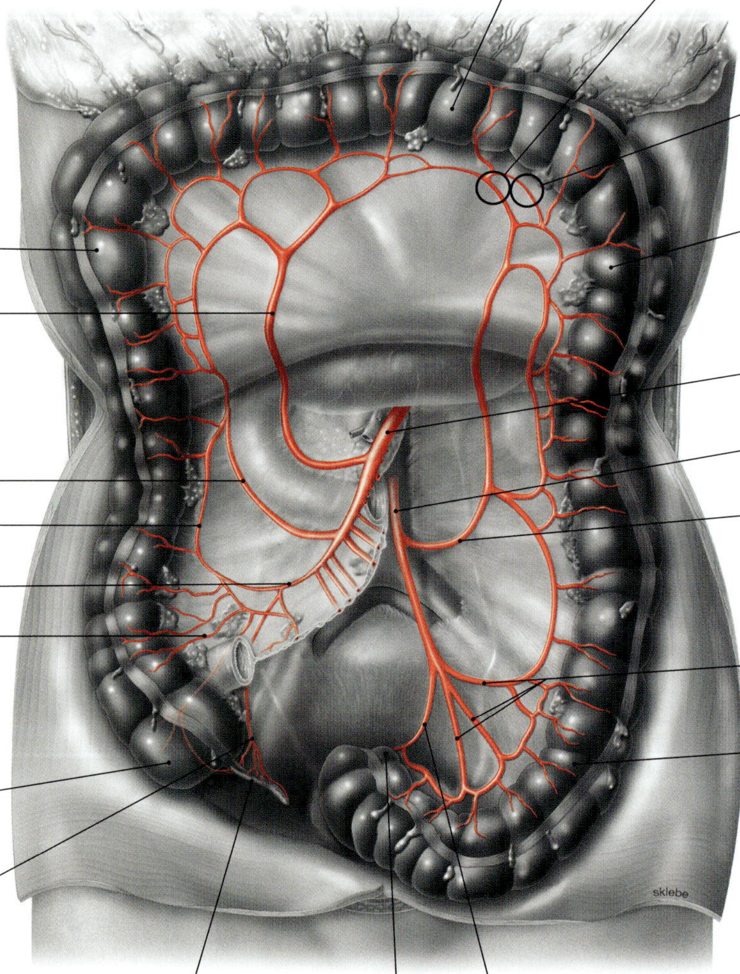

Abb. 6.23 A. mesenterica inferior; Ansicht von ventral; Colon transversum nach oben geklappt. [L238]
Die A. mesenterica inferior entspringt unpaar aus der Aorta ca. 5 cm oberhalb der Aortenbifurkation nach links, steigt dann ab, wobei sie bis auf einen kurzen Endabschnitt retroperitoneal verläuft. Sie versorgt das Colon descendens und das obere Rectum.

Äste der A. mesenterica inferior:
- **A. colica sinistra:** steigt am Colon descendens auf, anastomosiert mit der A. colica media aus der A. mesenterica superior (RIOLAN-Anastomose)
- **Aa. sigmoideae:** mehrere Äste zum Colon sigmoideum
- **A. rectalis superior:** versorgt Rectum und oberen Analkanal, speist u.a. überwiegend dessen Schwellkörper (Corpus cavernosum recti), der einen Teil des Kontinenzorgans darstellt

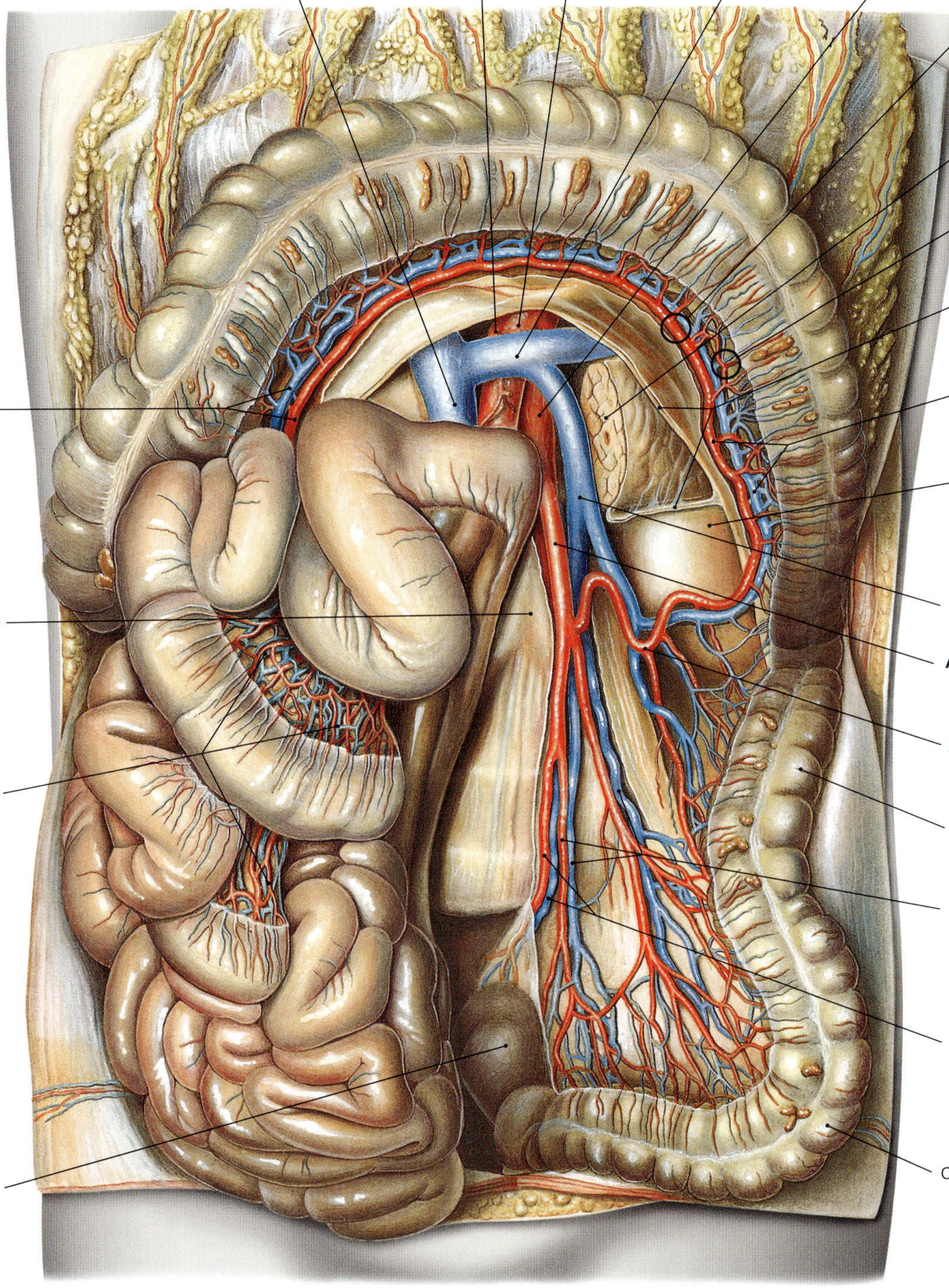

Abb. 6.24 Verlauf von A. und V. mesenterica inferior im Retroperitoneum; Ansicht von ventral; Colon transversum nach oben geschlagen und Dünndarmschlingen nach rechts verlagert.
Nach ihrem Ursprung oberhalb der Aortenbifurkation steigt die A. mesenterica inferior im Retroperitoneum ab und gibt nach links zuerst die A. colica sinistra, dann mehrere Aa. sigmoideae und schließlich eine (unpaare) A. rectalis superior ab.
Die A. colica sinistra steigt am Colon descendens auf, bildet Arkaden und anastomosiert mit der A. colica media aus der A. mesenterica superior **(RIOLAN-Anastomose).** Gelegentlich wird die Verbindung in einer darmnahen Arkade als DRUMMOND-Anastomose bezeichnet.

Magen

Projektion des Magens

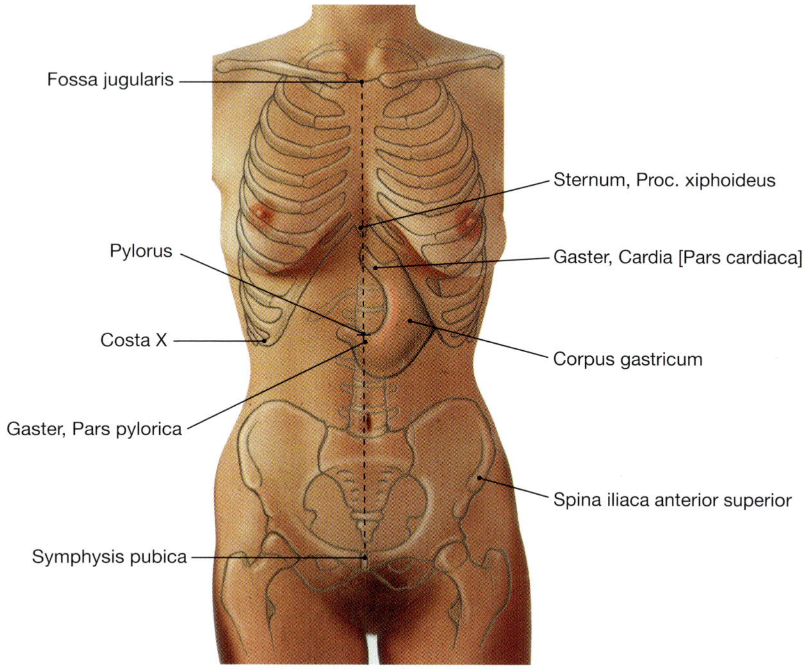

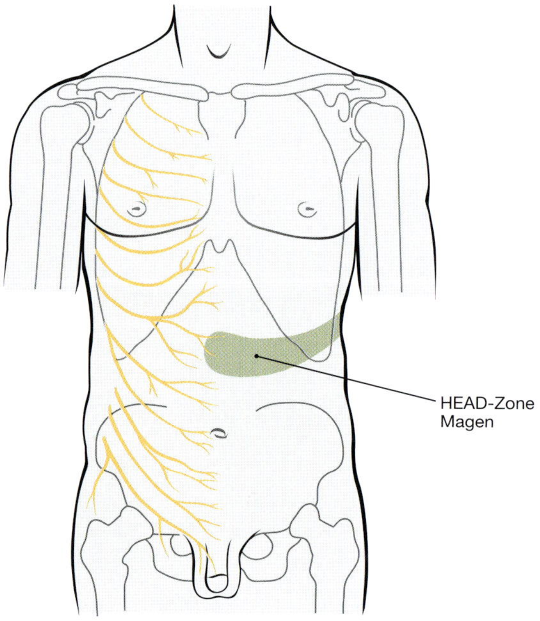

Abb. 6.25 Projektion des Magens, Gaster, auf die vordere Rumpfwand; Ansicht von ventral.
Der Mageneingang (Cardia) projiziert sich ungefähr auf die Höhe des 10. Brustwirbels und damit ventral unterhalb des Proc. xiphoideus des Brustbeins. Der kaudale Anteil liegt relativ variabel auf Höhe des 2. bis 3. Lendenwirbels. Dagegen kommt der Pylorus recht konstant auf dem Mittelpunkt einer Linie zwischen Schambeinfuge (Symphysis pubica) und Drosselgrube (Fossa jugularis) zu liegen. Dieser Mittelpunkt projiziert sich ungefähr auf den 1. Lendenwirbel.

Abb. 6.26 HEAD-Zone des Magens, schematische Darstellung; Ansicht von ventral. [L126]
Das organbezogene Hautareal oder die **HEAD-Zone** des Magens, in die Schmerzwahrnehmungen bei Erkrankungen des Magens übertragen werden, liegt im Bereich des Dermatoms T8. Dies ist dadurch begründet, dass die afferenten Nervenfasern aus dem Magen auf Rückenmarksebene mit denen aus dem 8. Hautwurzelfeld konvergieren, so dass eine Unterscheidung nicht möglich ist.

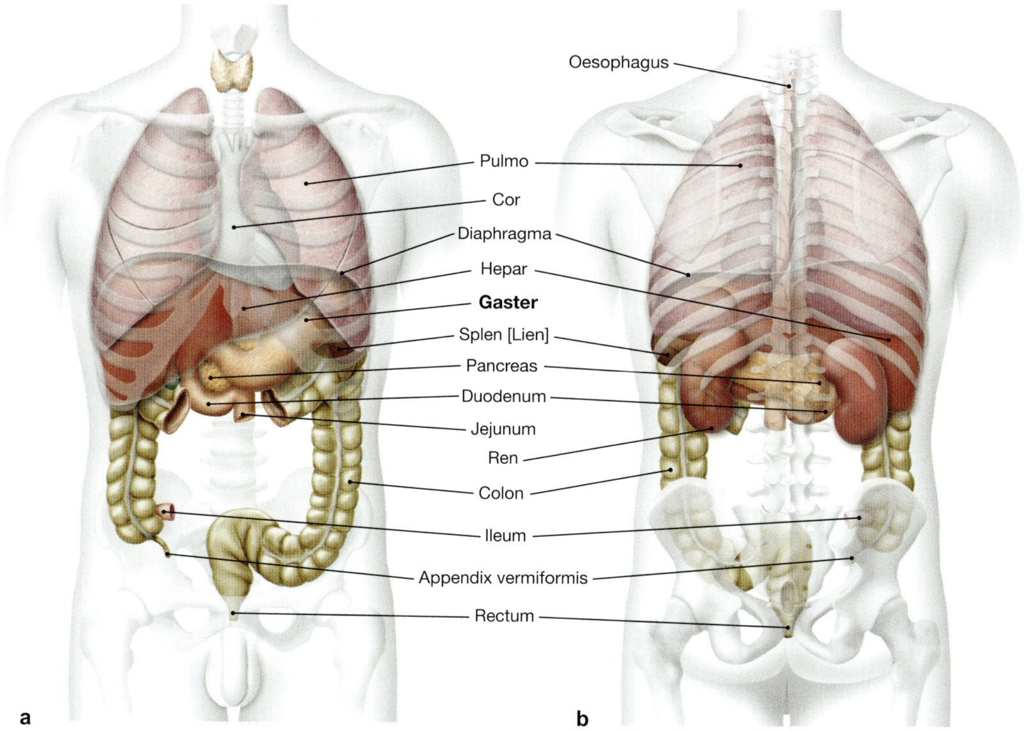

Abb. 6.27a und b Projektion der inneren Organe auf die Körperoberfläche; Ansicht von ventral (→ Abb. 6.27a) und von dorsal (→ Abb. 6.27b). [L275]
Der Magen liegt **intraperitoneal** im linken Oberbauch zwischen linkem Leberlappen und Milz. Er wird weitgehend vom linken Rippenbogen bedeckt, liegt aber mit einem kleinen Areal auch direkt der Bauchwand an (Magenfeld). Dieses Gebiet ist klinisch von Bedeutung, weil man hier zur Ernährung eine PEG-Sonde (**p**erkutane **e**ndoskopische **G**astrostomie) anlegen kann.

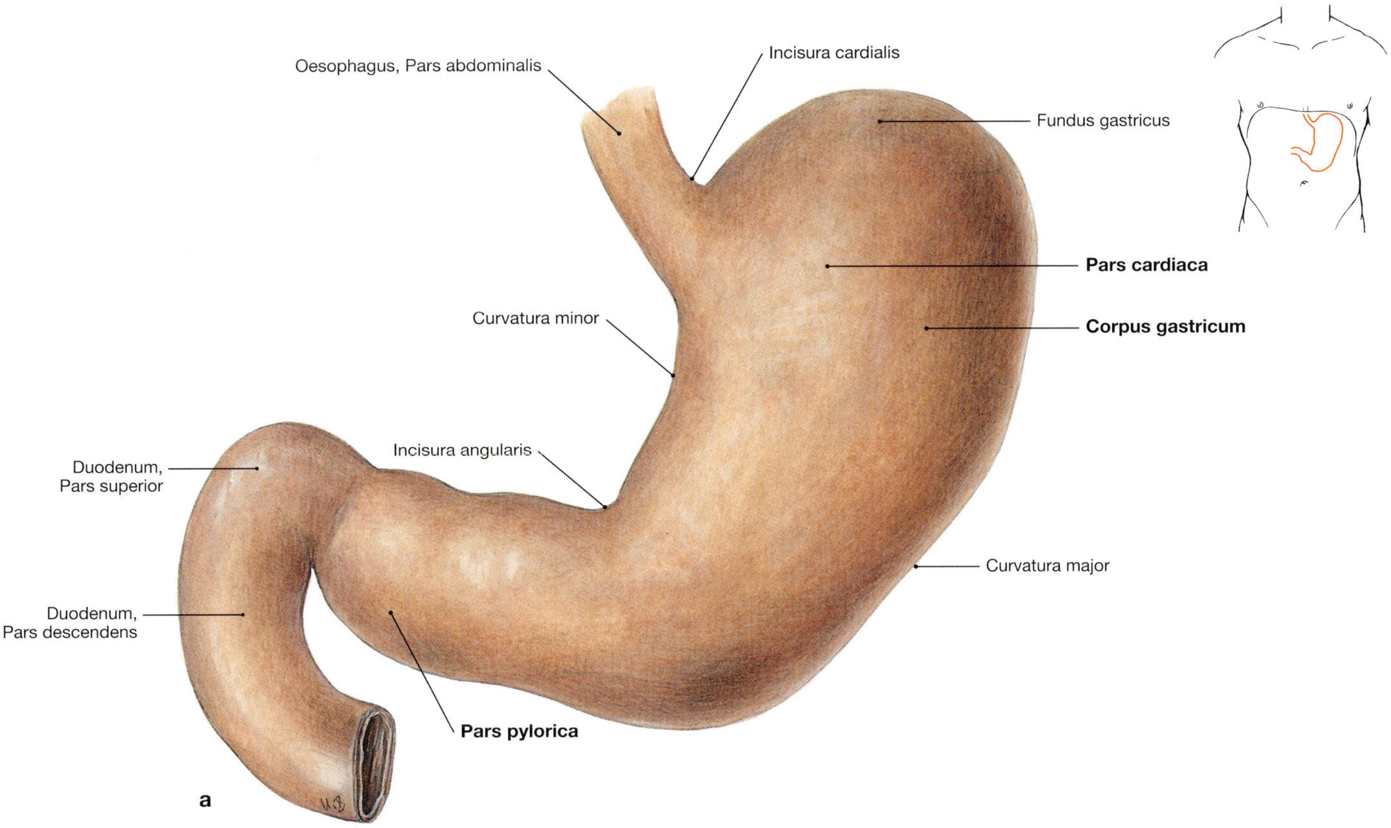

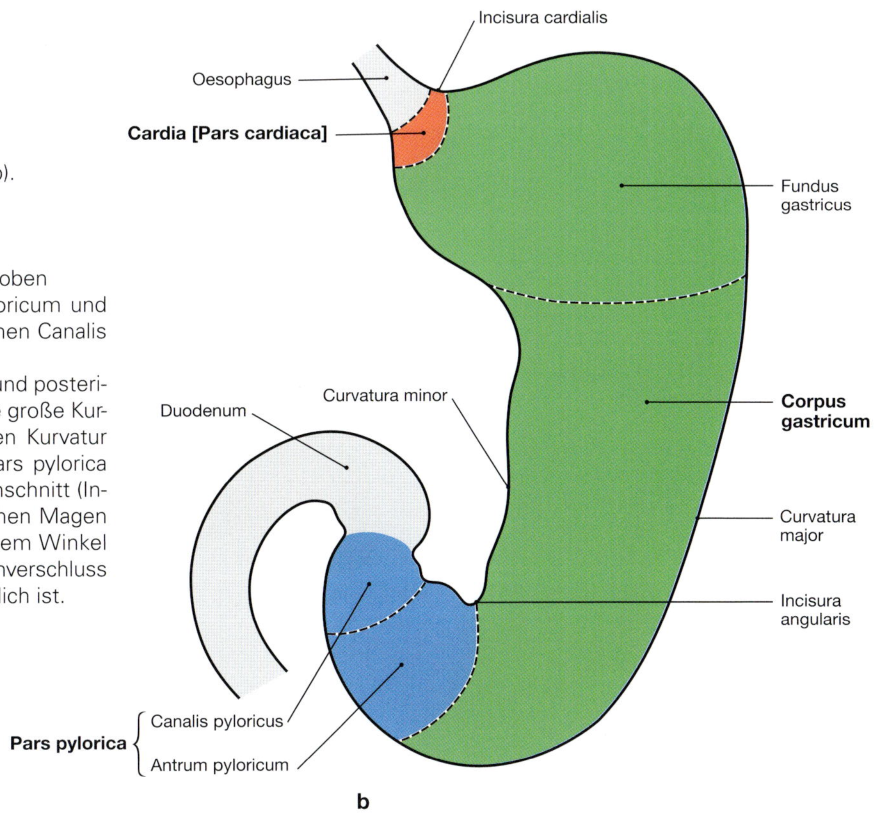

Abb. 6.28a und b Magen, Gaster; Ansicht von ventral (→ Abb. 6.28a) und schematische Darstellung (→ Abb. 6.28b).
b [L126]
Der Magen gliedert sich in drei Teile:
- **Pars cardiaca:** Mageneingang
- **Corpus gastricum:** Hauptteil mit Fundus gastricus nach oben
- **Pars pylorica:** Magenausgang, der sich im Antrum pyloricum und im vom Schließmuskel (M. sphincter pyloricus) umgebenen Canalis pyloricus fortsetzt

Der Magen hat eine Vorder- und Rückwand (Paries anterior und posterior). Die kleine Kurvatur (Curvatura minor) ist nach rechts, die große Kurvatur (Curvatura major) nach links gerichtet. An der kleinen Kurvatur befindet sich ein Knick (Incisura angularis), an dem die Pars pylorica beginnt. Die große Kurvatur beginnt ebenfalls mit einem Einschnitt (Incisura cardialis), die für die Bildung des HIS-Winkels zwischen Magen und Speiseröhre verantwortlich ist. Innen entspricht diesem Winkel eine Schleimhautfalte, die neben dem angiomuskulären Dehnverschluss der Speiseröhre für den Verschluss des Magens verantwortlich ist.

Klinik

Wenn der HIS-Winkel, z. B. durch fehlerhafte Fixierung im Zwerchfell (axiale Gleithernie), verloren geht, kann es zum Reflux von Magensaft mit Entzündung der Speiseröhre kommen **(Refluxösophagitis).** Versagt eine medikamentöse Therapie zur Reduktion der Säureproduktion mit Protonenpumpenblockern, wird operativ der Verschluss verbessert, indem der Fundus des Magens um die Speiseröhre geschlungen wird (Fundoplicatio nach NISSEN).

Muskulatur des Magens

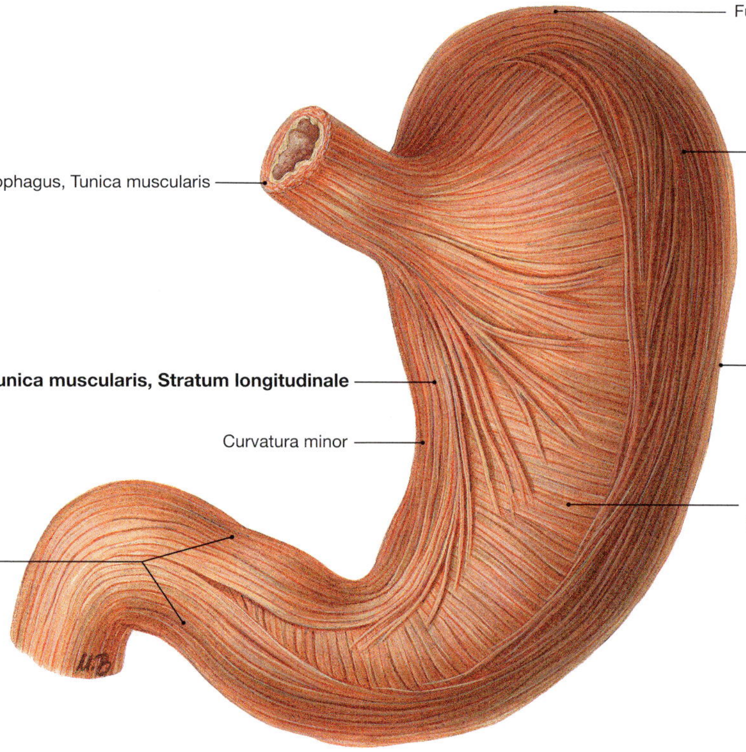

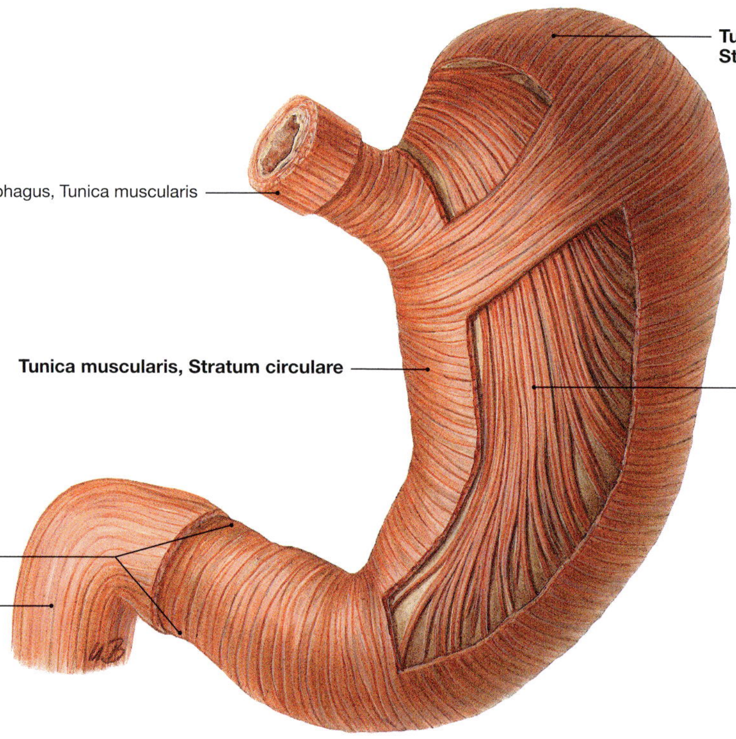

Abb. 6.29a und b Äußere (→ Abb 6.29a) und innere (→ Abb. 6.29b) Muskelschichten des Magens, Gaster; Ansicht von ventral.
Die Wand des Magens besteht aus drei Muskelschichten (Tunica muscularis), die allerdings nicht alle am gesamten Magen vorhanden sind. Außen liegt die Längsmuskelschicht (Stratum longitudinale), der innen die Ringmuskelschicht (Stratum circulare) anliegt. Am tiefsten liegen schräg verlaufende Muskelzüge (Fibrae obliquae), die allerdings in der kleinen Kurvatur fehlen.

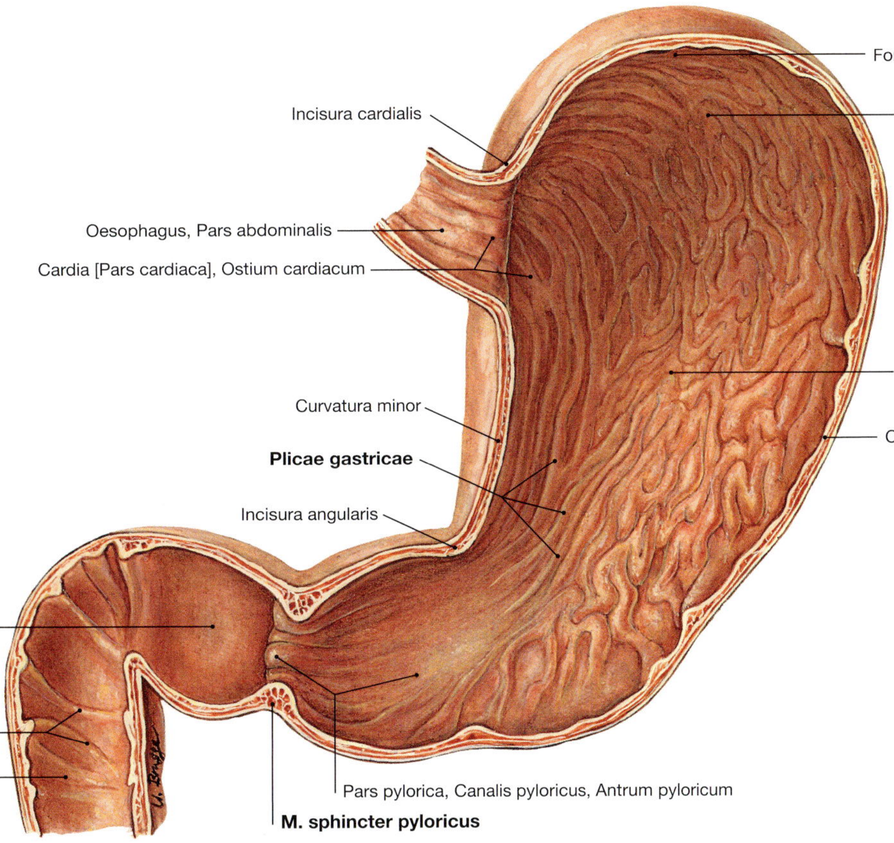

Abb. 6.30 Magen, Gaster, und Zwölffingerdarm, Duodenum; Ansicht von ventral.
Die Magenschleimhaut besitzt ein charakteristisches **Relief** zur Vergrößerung der Oberfläche. Makroskopisch sind davon jedoch nur die **Magenfalten (Plicae gastricae)** sichtbar, die längs orientiert sind (Magenstraße). Mit der Lupe sind auf diesen Falten beetartige **Felderungen (Areae gastricae)** sichtbar (→ Abb. 6.31). Am Magenausgang (Pylorus) ist die Ringmuskulatur zu einem Schließmuskel (M. sphincter pyloricus) verdickt.

Magen

Aufbau der Magenwand

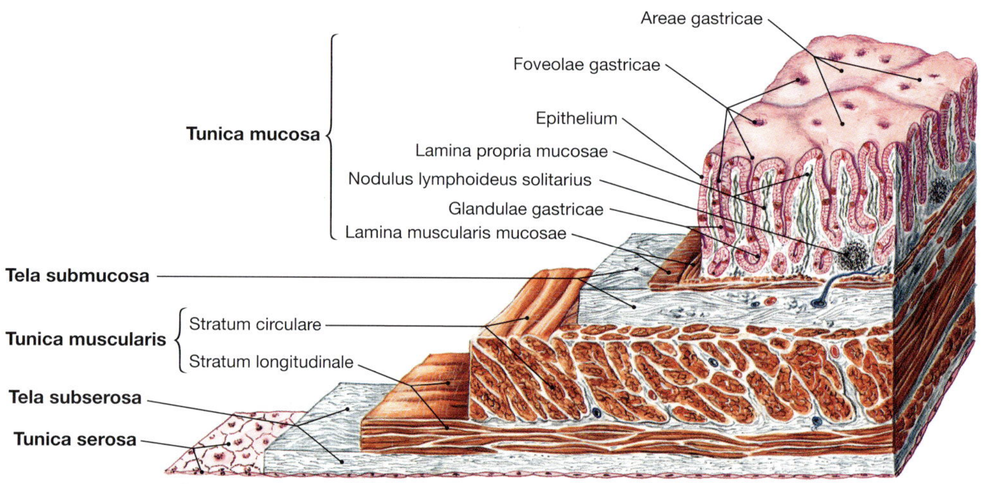

Abb. 6.31 Wandbau des Magens, Gaster; Lupenvergrößerung.
Die Wand des Magens besteht wie die des gesamten Rumpfdarms aus einer innen gelegenen Schleimhaut (Tunica mucosa), die durch eine bindegewebige Verschiebeschicht (Tela submucosa) von der Muskelschicht (Tunica muscularis, → Abb. 6.29a und b) getrennt wird. Als intraperitoneales Organ wird der Magen auf der äußeren Oberfläche durch Bauchfell (Peritoneum viscerale) bedeckt, das eine Tunica serosa bildet.

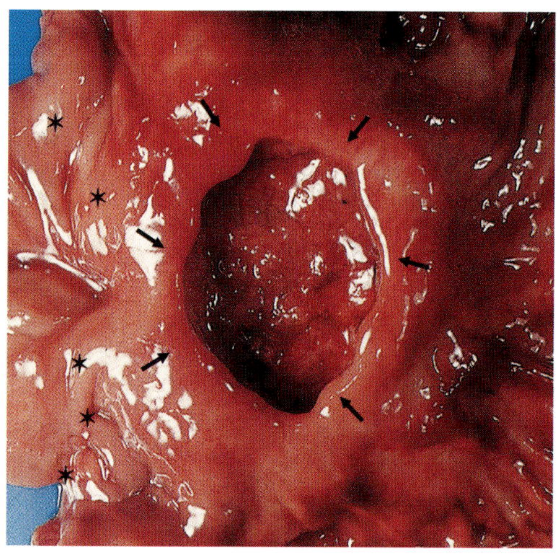

Abb. 6.32 Magengeschwür (Ulcus ventriculi). [R235]
Magengeschwüre sind Substanzdefekte, die die gesamte Magenschleimhaut betreffen.
Sternchen kennzeichnen den Pylorusring, Pfeile die Ränder des Ulcus.

Klinik

Über 80% aller **Geschwüre in Magen und Duodenum** sind durch das Bakterium *Helicobacter pylori* bedingt. Zusätzlich kann eine gesteigerte Magensäureproduktion oder eine verminderte Bildung von Oberflächenschleim, z. B. nach Einnahme von Schmerzmitteln mit dem Wirkstoff Acetylsalicylsäure, die Bildung von Magengeschwüren fördern. Dementsprechend besteht die Therapie aus einer antibiotischen Entfernung der Bakterien zusammen mit einer Hemmung der Magensäureproduktion. Bei Komplikationen ist eine chirurgische Therapie indiziert. Neben einer Perforation in Nachbarorgane oder in die Bauchhöhle mit der Gefahr einer lebensbedrohlichen Bauchfellentzündung (Peritonitis) besteht auch die Möglichkeit der Arrosion einer Magenarterie (→ S. 128), was zu starken Blutungen führen kann.

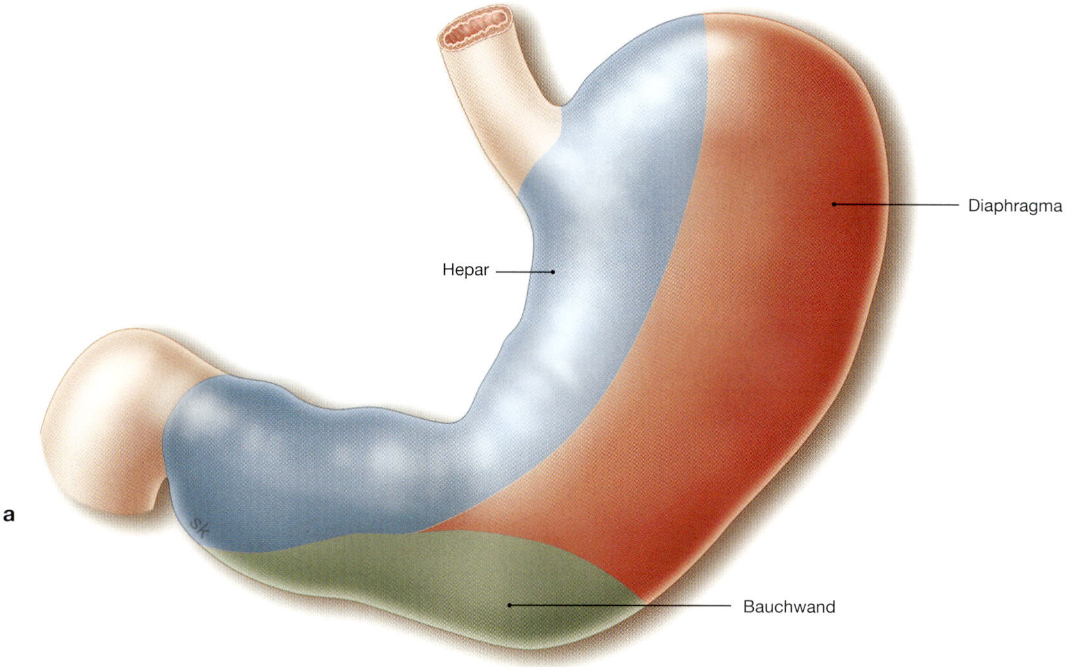

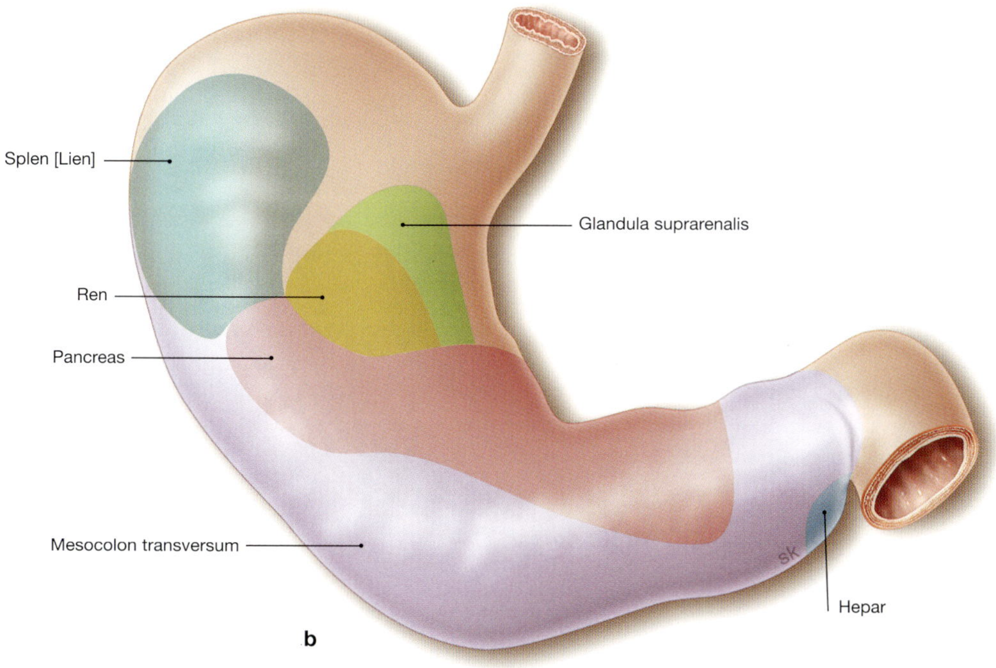

Abb. 6.33a und b Kontaktflächen, Facies, der Magenvorderwand (→ Abb. 6.33a) und der Magenrückwand (→ Abb. 6.33b) mit Nachbarorganen [L238]:

- **ventral:** Leber, Zwerchfell, Bauchwand
- **dorsal:** Milz, Niere, Nebenniere, Bauchspeicheldrüse, Mesocolon transversum

Der Magen ist gegenüber den Nachbarorganen gut verschieblich. Die Kontaktflächen sind auch stark vom Füllungszustand des Magens abhängig.

Klinik

Die Kontaktflächen haben eine gewisse klinische Relevanz, da bei Magengeschwüren oder Magentumoren eine **Perforation in Nachbarorgane** vorkommen kann, die zur Schädigung der Organe führen bzw. die Entfernung der Tumoren erschweren kann.

Arterien des Magens

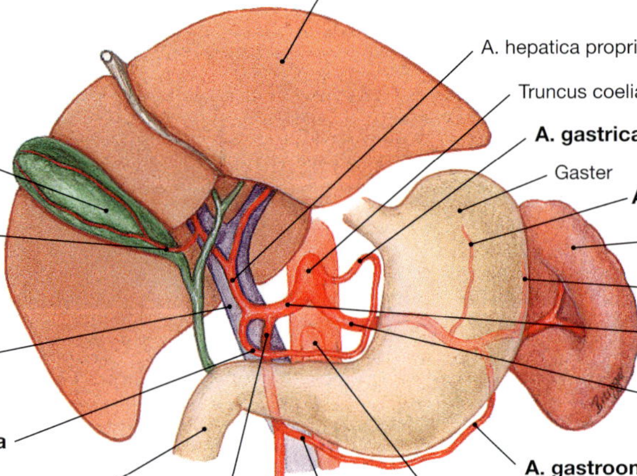

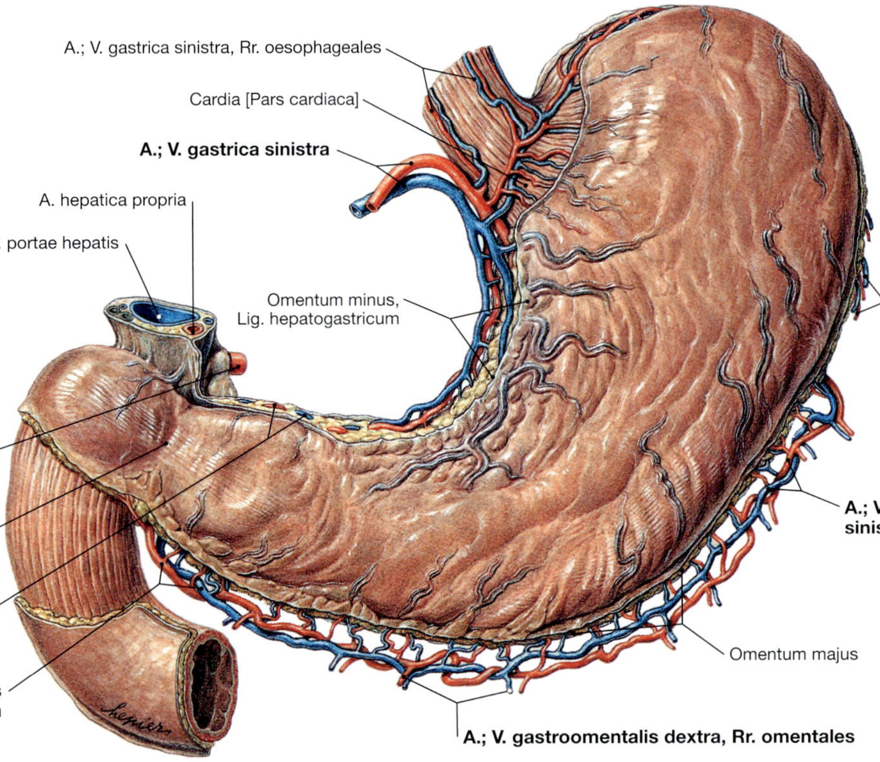

Abb. 6.34a und b Arterien des Magens, Gaster, im Schema (→ Abb. 6.34a) und im Verlauf an den Magenkurvaturen (→ Abb. 6.34b); Ansicht von ventral.

Die drei Hauptäste des Truncus coeliacus (A. gastrica sinistra, A. hepatica communis, A. splenica) geben insgesamt sechs Magenarterien ab (→Tabelle).

Arterien des Magens	
kleine Kurvatur	• A. gastrica sinistra (direkt aus dem Truncus coeliacus) • A. gastrica dextra (aus der A. hepatica propria)
große Kurvatur	• A. gastroomentalis sinistra (aus der A. splenica) • A. gastroomentalis dextra (aus der A. gastroduodenalis der A. hepatica communis) Die Gefäße versorgen auch das Omentum majus!
Fundus	• Aa. gastricae breves (im Bereich des Milzhilums aus der A. splenica)
Rückseite	• A. gastrica posterior (in 30–60% der Fälle vorhanden, entspringt hinter dem Magen aus der A. splenica)

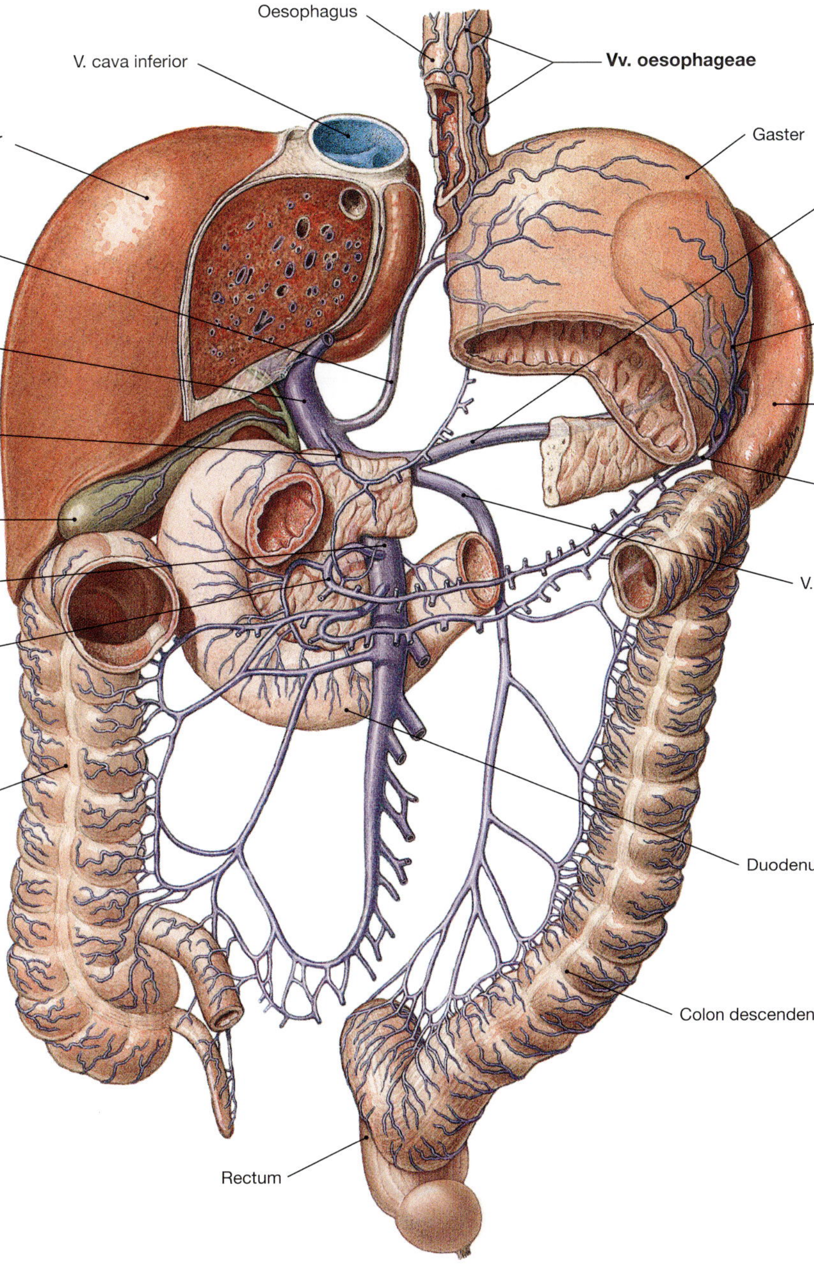

Abb. 6.35 Venen des Magens, Gaster, mit Bezug zur Pfortader, V. portae hepatis; Ansicht von ventral.

Die Venen entsprechen den Arterien, allerdings münden die Venen der kleinen Kurvatur direkt in die Pfortader, während die Venen der großen Kurvatur Anschluss an die großen Äste der Pfortader erhalten.

Venen des Magens	
kleine Kurvatur	• V. gastrica sinistra • V. gastrica dextra Einmündung in die V. portae hepatis: Diese Venen haben über die Vv. oesophageae Anschluss an das Azygossystem und damit an die V. cava superior!
große Kurvatur	• V. gastroomentalis sinistra (zur V. splenica) • V. gastroomentalis dextra (zur V. mesenterica superior)
Fundus	• Vv. gastricae breves (zur V. splenica)
Rückseite	• V. gastrica posterior (in 30–60% der Fälle vorhanden, zur V. splenica)

Klinik

Bei Druckerhöhung in der Pfortader (portale Hypertonie), z. B. bei Leberzirrhose, kann es zur Ausbildung von **portokavalen Anastomosen** über die Ösophagusvenen kommen. Diese können sich erweitern **(Ösophagusvarizen)** und bei Ruptur lebensbedrohliche Blutungen verursachen (→ Abb. 5.116)!

Lymphgefäße des Magens

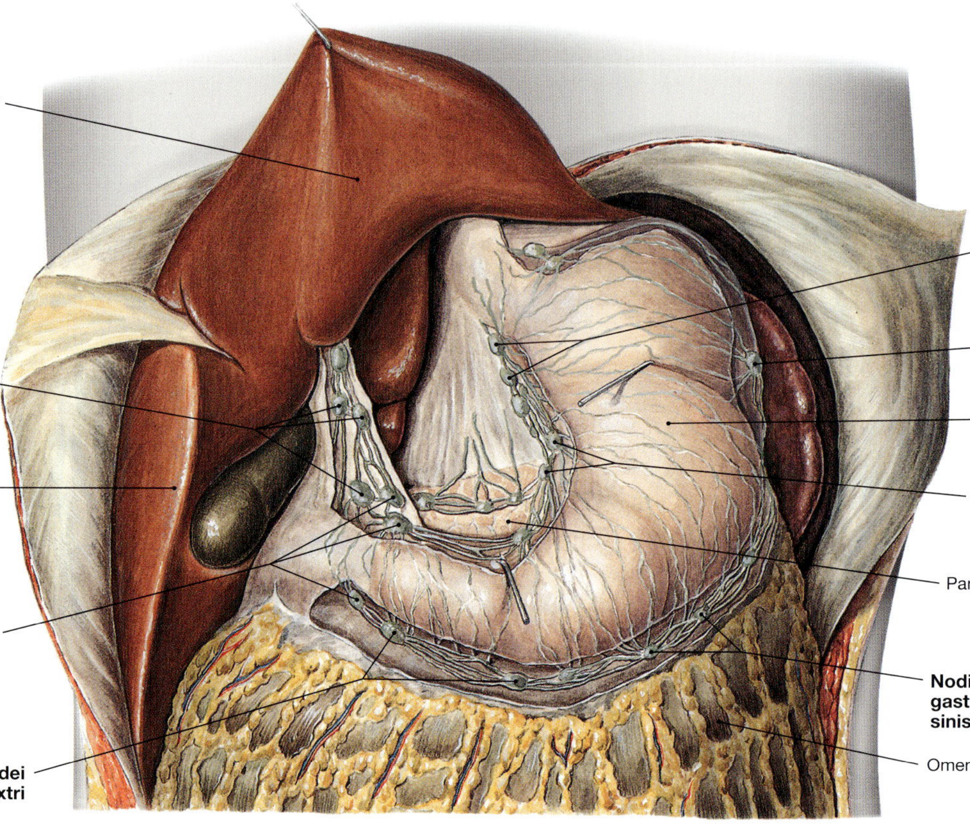

Abb. 6.36 Lymphgefäße und Lymphknoten von Magen, Gaster, und Leber, Hepar; Ansicht von ventral.
Die Lymphgefäße und -knoten des Magens ziehen sich an beiden **Kurvaturen** und am **Pylorus** entlang: An der kleinen Kurvatur liegen die **Nodi lymphoidei gastrici,** an der großen Kurvatur liegen kranial die **Nodi lymphoidei splenici** und kaudal die **Nodi lymphoidei gastroomentales.** Die **Nodi lymphoidei pylorici** im Pylorusbereich haben Anschluss an die Nodi lymphoidei hepatici der Leberpforte.
Es lassen sich drei große Lymphabflussgebiete mit drei hintereinandergeschalteten Stationen unterscheiden (→ Abb. 6.37).

Klinik

Die Abflussstationen der Lymphe (→ Abb. 6.38) spielen für die **operative Therapie des Magenkarzinoms** eine Rolle. Die Lymphknoten der ersten und zweiten Station werden in der Regel zusammen mit dem Magen entfernt. Wenn auch Lymphknoten der dritten Station betroffen sind, ist keine Heilung möglich. Daher erspart man dem Patienten in diesem Fall die Entfernung des Magens.

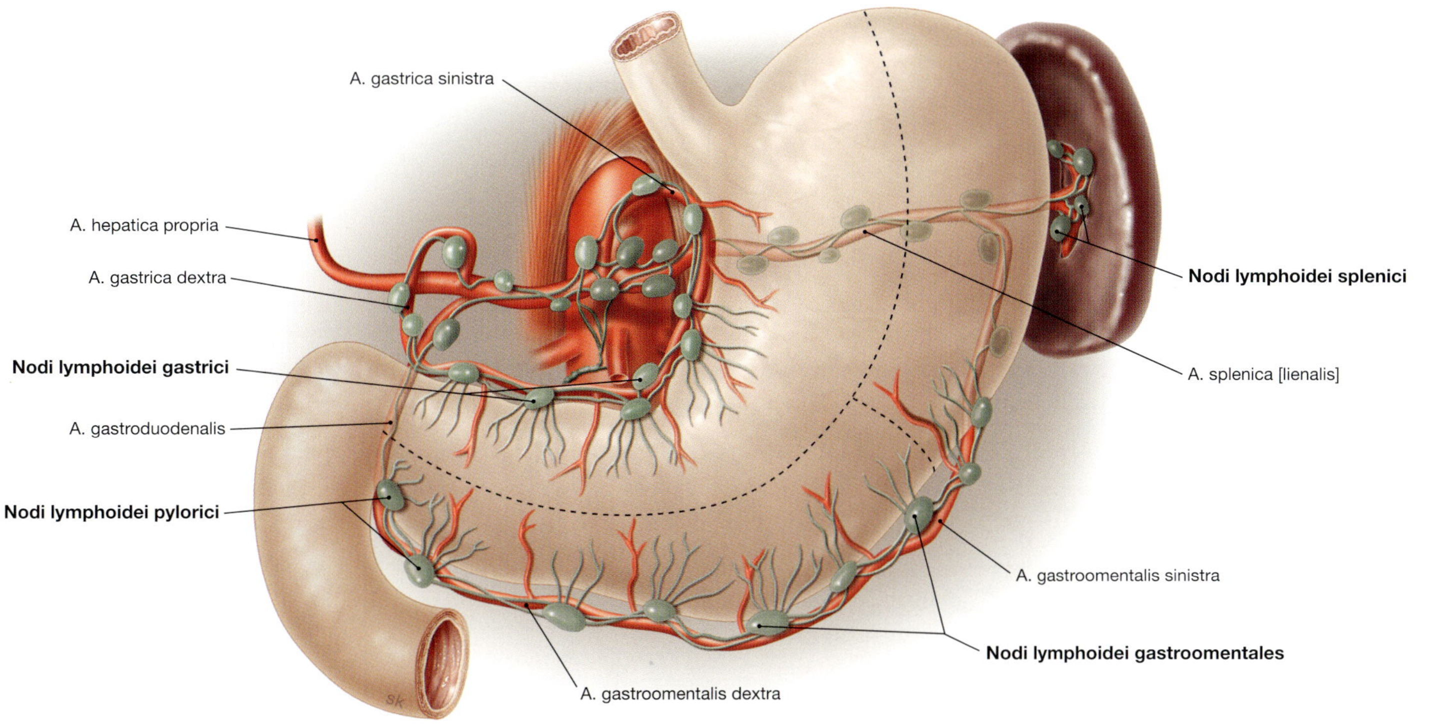

Abb. 6.37 Lymphabflussgebiete und regionäre Lymphknoten des Magens, Gaster; Ansicht von ventral. [L238]
Es gibt **drei große Abflussgebiete** der Lymphe **(Territorien der Lymphdrainage),** die in der Abbildung durch gestrichelte Linien abgegrenzt sind:

- **Kardiabereich** und **kleine Kurvatur:** Nodi lymphoidei gastrici
- **oberer linker Quadrant:** Nodi lymphoidei splenici
- **untere zwei Drittel der großen Kurvatur und Pylorus:** Nodi lymphoidei gastroomentales und Nodi lymphoidei pylorici

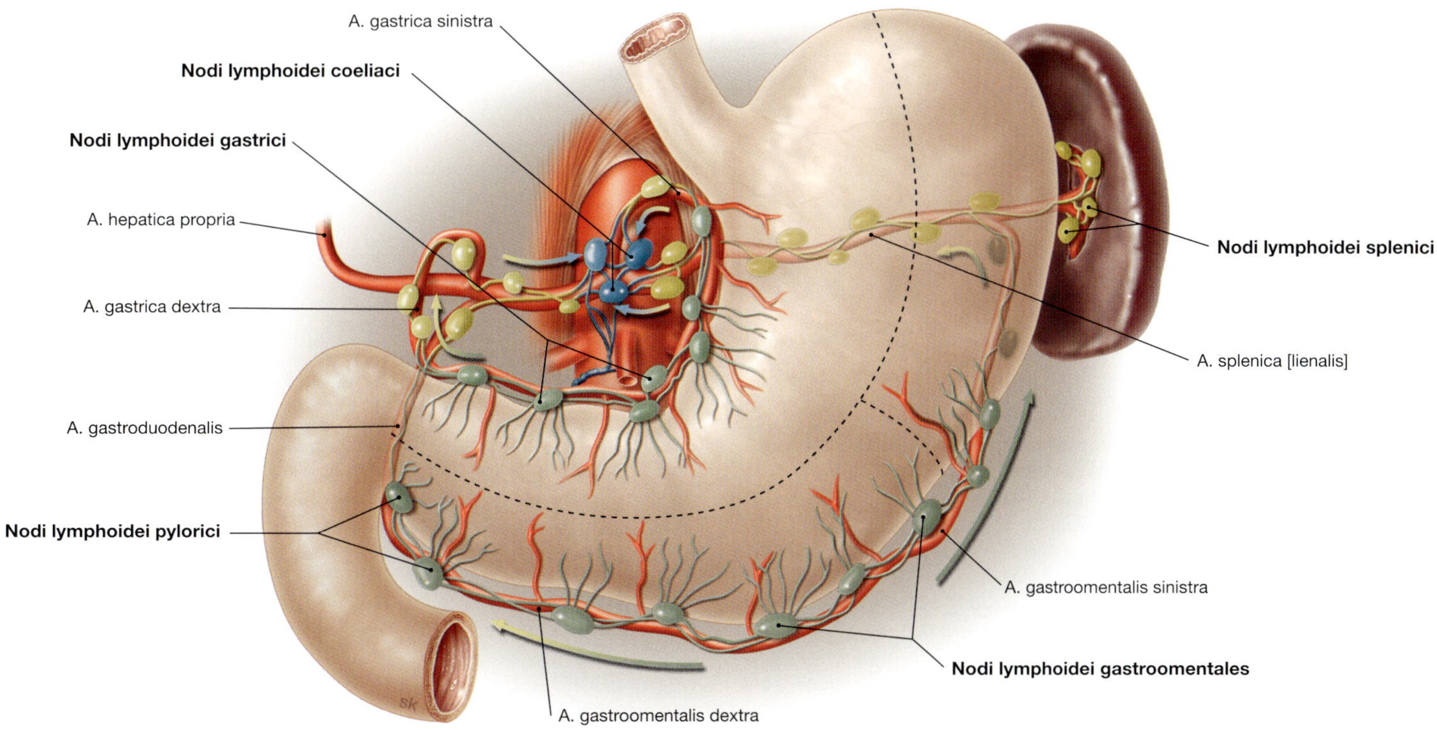

Abb. 6.38 Lymphabflussstationen des Magens; Ansicht von ventral. [L238]
In den drei großen Lymphabflussgebieten gibt es **drei hintereinandergeschaltete Stationen:**

- erste Station (grün): Lymphknoten entlang der Kurvaturen (→ Abb. 6.37)
- zweite Station (gelb): Lymphknoten entlang den Ästen des Truncus coeliacus
- dritte Station (blau): Lymphknoten am Abgang des Truncus coeliacus [Nodi lymphoidei coeliaci]; von dort fließt die Lymphe über den Truncus intestinalis in den Ductus thoracicus

Vegetative Innervation des Magens

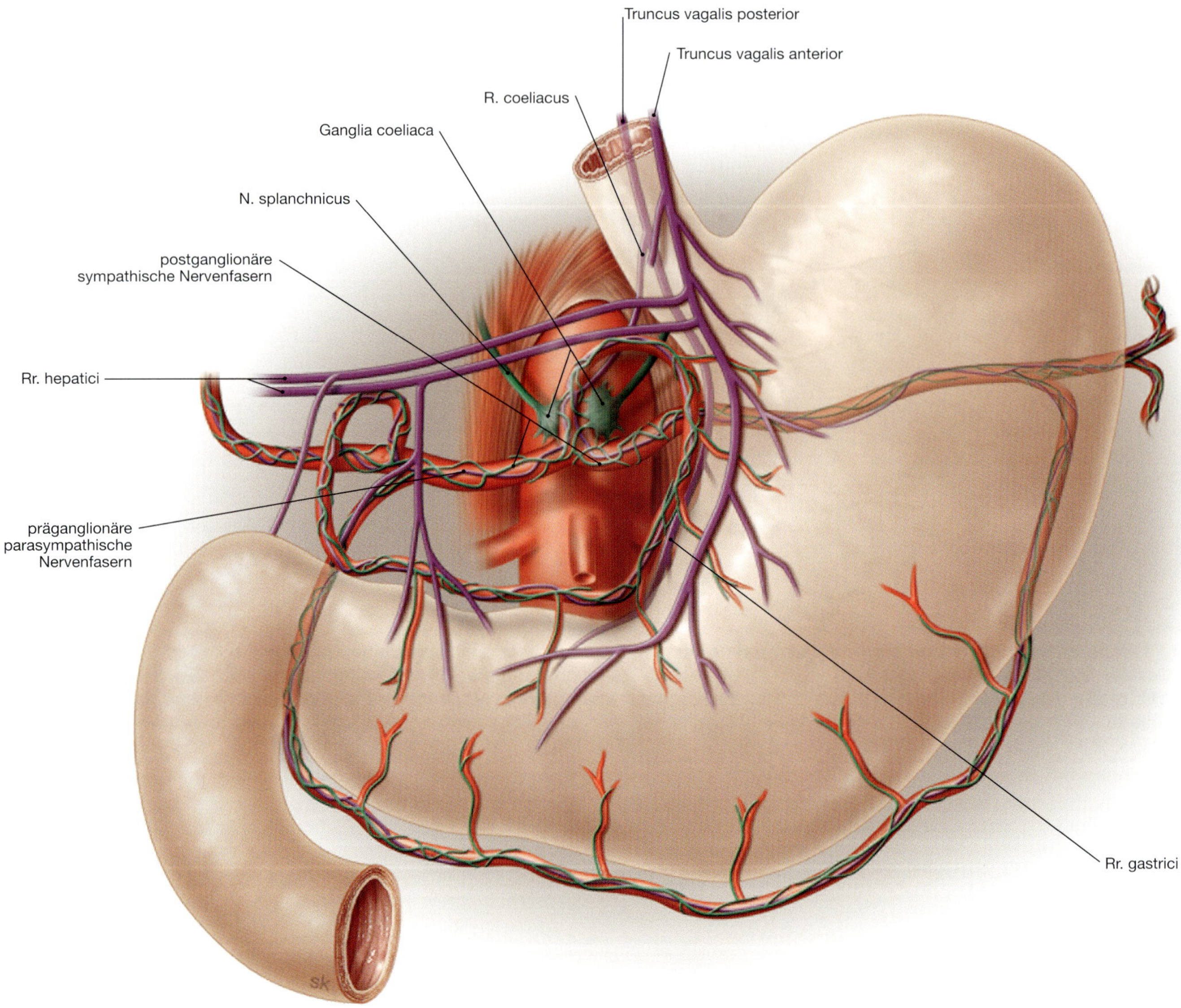

Abb. 6.39 Vegetative Nervenversorgung des Magens, Gaster; halbschematische Darstellung. Sympathische Innervation (grün), parasympathische Innervation (violett). [L238]

Die präganglionären **parasympathischen Fasern** (Rr. gastrici) erreichen den Magen als Trunci vagales anterior und posterior in Begleitung der Speiseröhre und verlaufen entlang der kleinen Kurvatur. Aufgrund der Magendrehung bei der Entwicklung geht der vordere Truncus vagalis überwiegend aus dem linken, der hintere Truncus vagalis dagegen aus dem rechten N. vagus [X] hervor. Die Pars pylorica wird durch eigene Äste (Rr. hepatici) erreicht, die ebenfalls den Trunci vagales entstammen. Die postganglionären Neurone liegen meist in der Magenwand. Der **Parasympathicus fördert** die Magensäureproduktion und die Peristaltik des Magens.

Die präganglionären **sympathischen Fasern** treten als Nn. splanchnici major und minor auf beiden Seiten durch das Zwerchfell und erreichen die Ganglia coeliaca am Abgang des Truncus coeliacus, wo sie auf postganglionäre Neurone umgeschaltet werden. Diese erreichen als periarterielle Nervengeflechte die verschiedenen Abschnitte des Magens. Der Sympathicus wirkt antagonistisch zum Parasympathicus, indem er Magensäuresekretion, Peristaltik und Durchblutung **drosselt.**

Klinik

Früher wurden entweder der gesamte N. vagus [X] unterhalb des Zwerchfells **(totale Vagotomie)** oder die Äste zum Magen **(selektiv proximale Vagotomie)** durchtrennt, um bei Magengeschwüren die Säuresekretion zu reduzieren. Seit es jedoch die Möglichkeit der medikamentösen Säureblockade und der Entfernung der auslösenden *Helicobacter-pylori*-Bakterien durch Antibiotika gibt, hat dieser Eingriff einen deutlich geringeren Stellenwert.

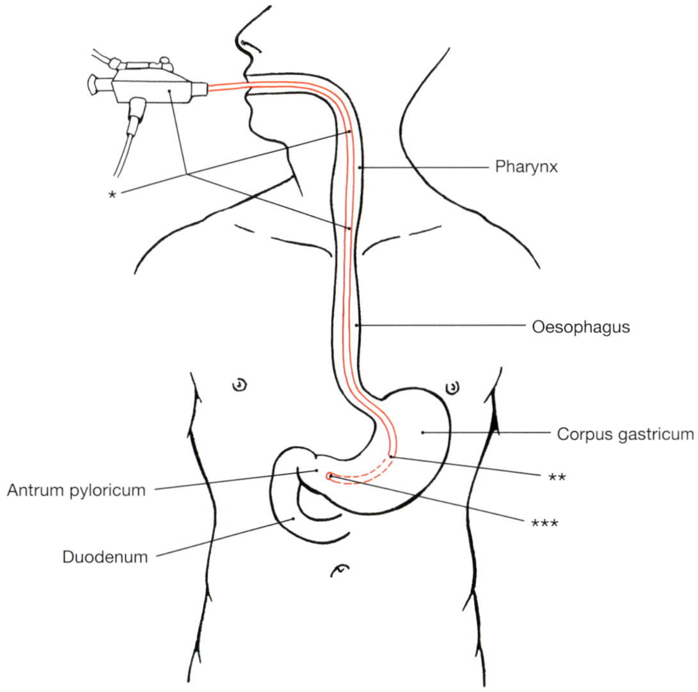

Abb. 6.40 Technik der Ösophagoskopie und der Gastroskopie.

* Gastroskop
** Gastroskop, Spitze im Corpus gastricum (→ Abb. 6.41a)
*** Gastroskop, Spitze im Antrum pyloricum (→ Abb. 6.41b)

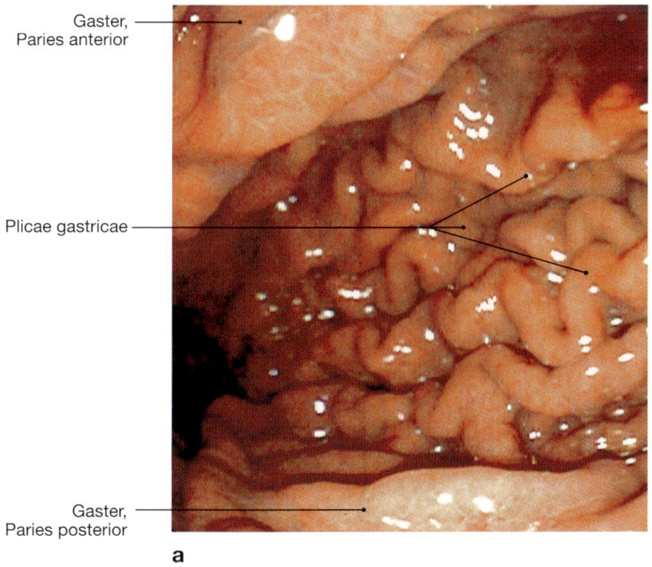

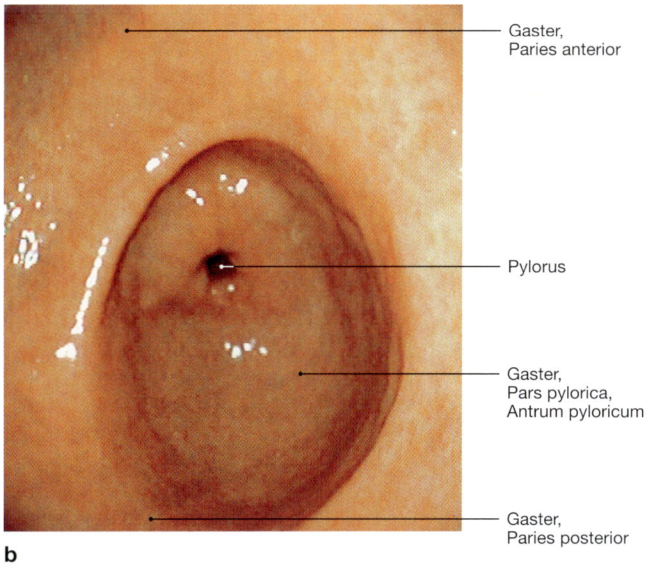

Abb. 6.41a und b Magen, Gaster; Magenspiegelung (Gastroskopie); Ansicht von kranial. [T901]
a Ansicht vom Corpus gastricum mit ausgeprägten Längsfalten der Schleimhaut (Plicae gastricae)
b Ansicht vom Antrum pyloricum mit überwiegend glatter Schleimhaut

Klinik

Die Magenspiegelung (Gastroskopie) ermöglicht die **Inspektion** der Magenschleimhaut. Auffällige Befunde, wie Substanzdefekte (→ Abb. 6.32), müssen dabei durch eine Probenentnahme **(Biopsie)** abgeklärt werden, da sonst keine sichere Unterscheidung zwischen einem gutartigen Magengeschwür und einem Magenkarzinom möglich ist.

Organe des Verdauungssystems

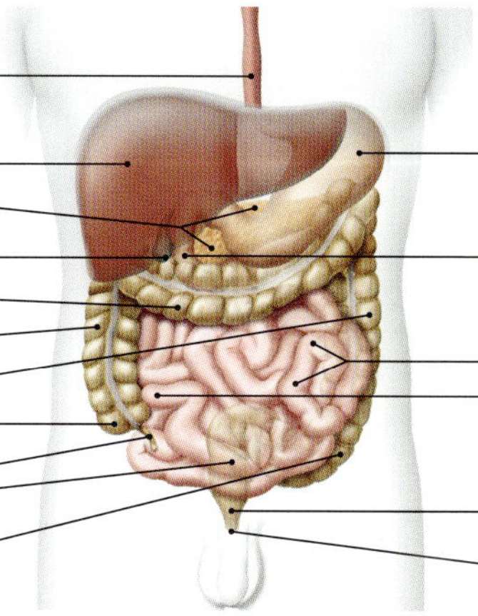

Abb. 6.42 Organe des Verdauungssystems; Ansicht von ventral. [L275]
Das Verdauungssystem bildet eine Einheit aus Organen, die alle der Verdauung dienen und sich zu diesem Zweck gegenseitig regulieren. Das genaue Verständnis dieser Regulationsvorgänge wird erst nach dem zusätzlichen Studium der mikroskopischen Anatomie möglich, da von den einzelnen Organen Hormone und Botenstoffe gebildet werden, die z.T. über das Blut die Kommunikation und Abstimmung der Organe untereinander ermöglichen. Die scheinbare Eigenständigkeit, die die makroskopische Abgrenzung der einzelnen Organe suggeriert, ist damit nur bedingt gegeben.
Das Verdauungssystem umfasst neben der Mundhöhle die **Hohlorgane,** die sich an diese anschließen und bis zum Analkanal reichen:
- Rachen (Pharynx)
- Speiseröhre (Oesophagus)
- Magen (Gaster)
- Dünndarm (Intestinum tenue)
- Dickdarm (Intestinum crassum)

Weiterhin zählen die **Anhangsdrüsen** des Gastrointestinaltrakts zum Verdauungssystem:
- Leber (Hepar)
- Gallenblase (Vesica biliaris)
- Bauchspeicheldrüse (Pancreas)

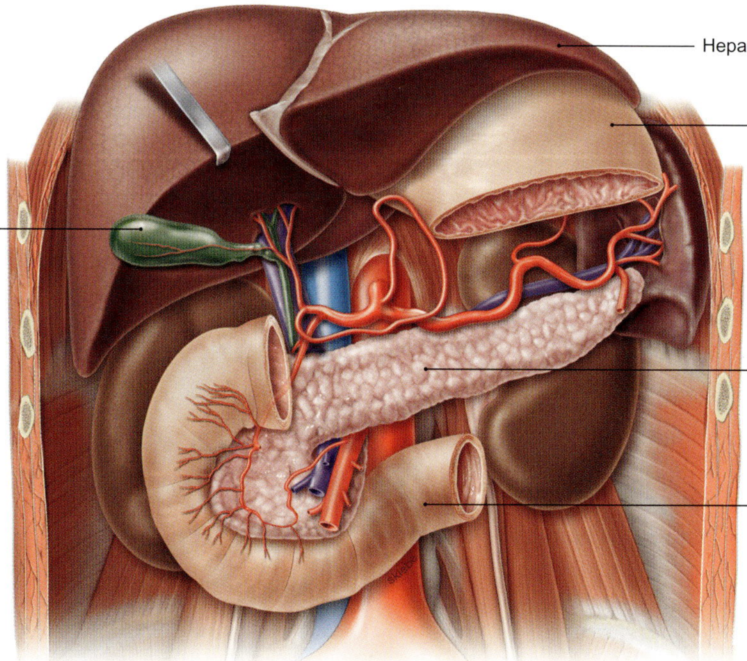

Abb. 6.43 Organe des Oberbauchs, halbschematische Darstellung; Ansicht von ventral. [L238]
Magen, Dünndarm, Leber, Gallenblase und Pancreas kommunizieren beim Verdauungsvorgang sehr ausgeprägt miteinander. Diese wechselseitige Regulation geschieht überwiegend durch Hormone und Botenstoffe und ergänzt so die zentralnervöse Steuerung durch parasympathische Nerven, die ebenfalls die Verdauung fördern. Der **Parasympathicus** wird bereits durch Anblick, Geruch und Geschmack der Nahrung und oft schon durch den reinen Gedanken an die Nahrungsaufnahme aktiviert. Die Füllung des **Magens** stimuliert die Bildung von Magensäure. Wenn der angesäuerte Mageninhalt mit seinen Nährstoffen in den ersten Abschnitt des **Dünndarms,** den Zwölffingerdarm (Duodenum), abgegeben wird, ist dies ein Reiz für die Freisetzung von Hormonen aus der Darmschleimhaut. Diese induzieren die Abgabe von Gallenflüssigkeit aus der **Gallenblase** und die Sekretion von Verdauungssaft aus der **Bauchspeicheldrüse.** Galle und Pankreassaft werden direkt über Gangsysteme dem Nahrungsbrei im Duodenum beigemengt und ermöglichen die Verdauung und die Resorption der Nährstoffe. Die Nährstoffe werden über die Pfortader sowie über das Lymphgefäßsystem und das Blut in die Leber gebracht. Die **Leber** bildet schließlich Botenstoffe, die im Gehirn ein Sättigungsgefühl erzeugen. Daran sind auch die Hormone der Darmschleimhaut beteiligt, die afferente Nervenfasern des N. vagus erregen und so neben Dehnungsrezeptoren im Magen zu einer Beendigung der Nahrungsaufnahme führen.

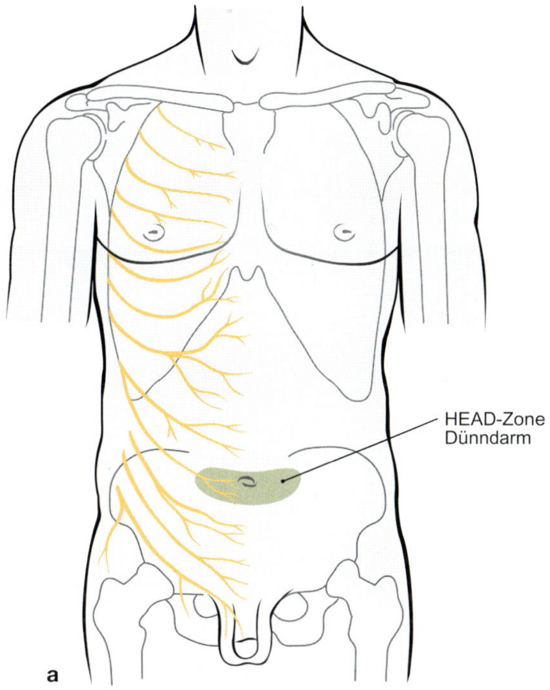

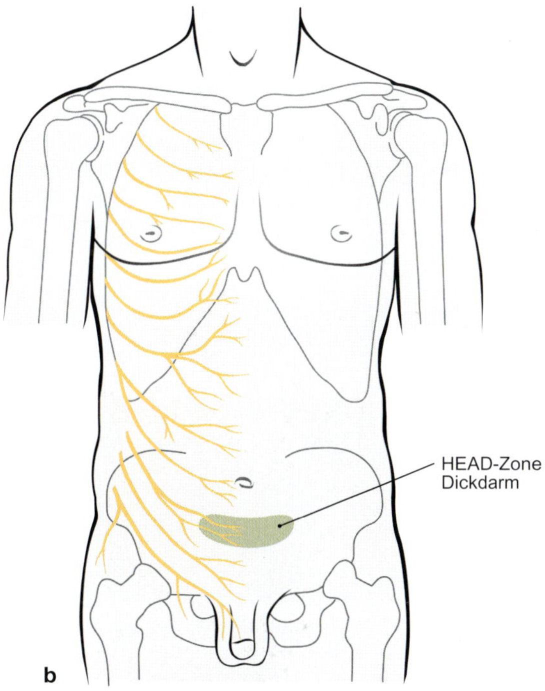

Abb. 6.44a und b HEAD-Zonen des Dünn- und Dickdarms, schematische Darstellung; Ansicht von ventral. [L126]
Die Körperoberfläche wird segmental durch afferente Neurone aus den einzelnen Rückenmarksegmenten innerviert. Diese Hautareale bezeichnet man als Hautwurzelfelder oder **Dermatome.** In den Rückenmarksegmenten konvergieren die afferenten Neurone von der Körperoberfläche mit denen der inneren Organe, so dass Irritationen der Organe häufig zu Missempfindungen und Schmerzen führen, die an der Körperoberfläche in den entsprechenden Dermatomen wahrgenommen werden. Man spricht daher von projiziertem Schmerz. Diese organbezogenen Hautareale sind die **HEAD-Zonen.** Für den Dünndarm befindet sich die **HEAD-Zone** im Dermatom T10 (→ Abb. 6.44a), für den Dickdarm dagegen in T11 (→ Abb. 6.44b). Diese Projektionsgebiete sind aber nur als Maximalpunkte zu verstehen und überlappen sich oft, so dass eine genaue Unterscheidung zwischen den einzelnen Darmabschnitten nicht möglich ist.

Gliederung des Dünndarms und Projektion des Zwölffingerdarms

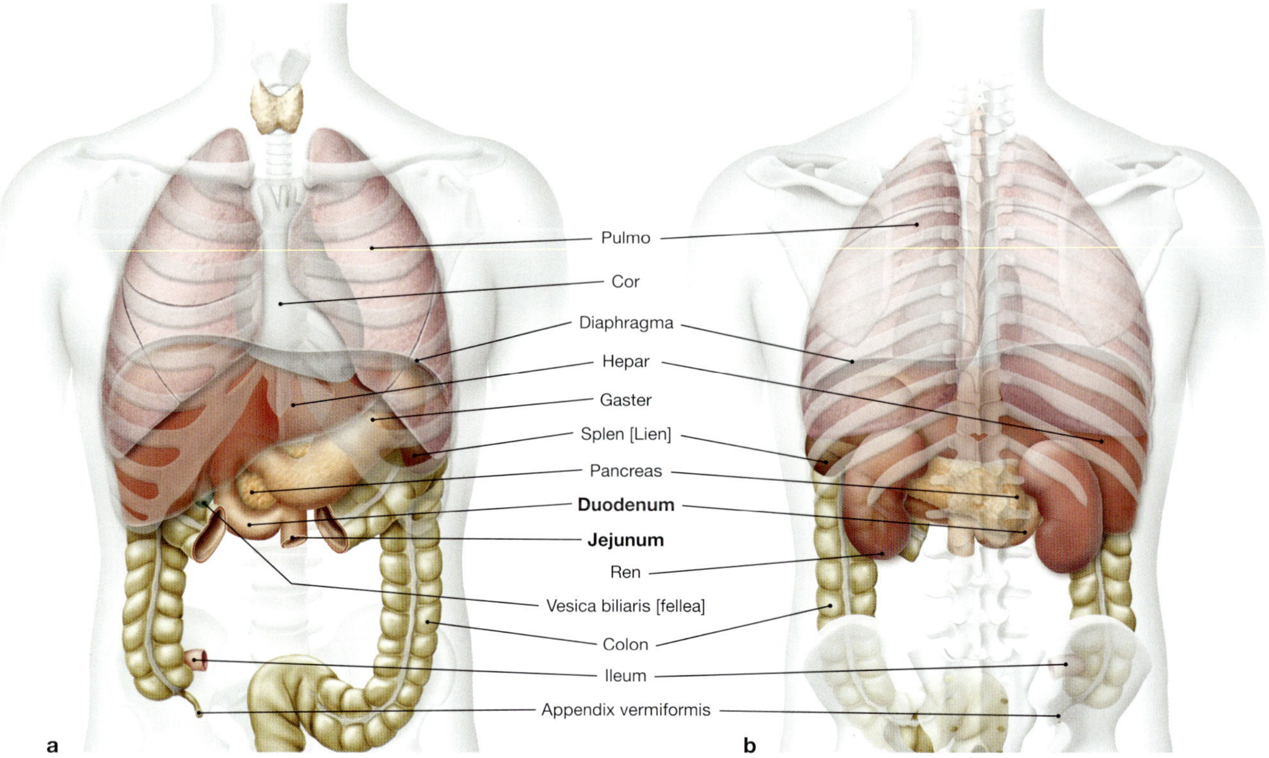

Abb. 6.45a und b Projektion des Zwölffingerdarms, Duodenum, auf die Körperoberfläche; Ansicht von ventral (→ Abb. 6.45a) und dorsal (→ Abb. 6.45b). Jejunum und Ileum sind weitgehend entfernt. [L275]
Der Dünndarm (4–6 m) gliedert sich in drei Abschnitte:

- **Zwölffingerdarm (Duodenum,** 25–30 cm)
- **Leerdarm (Jejunum,** zwei Fünftel der Gesamtlänge)
- **Krummdarm (Ileum,** drei Fünftel der Gesamtlänge)

Das Duodenum beginnt am Pylorus des Magens und reicht bis zur Flexura duodenojejunalis. Da es abgesehen von seinem Anfangsabschnitt (Pars superior) im Retroperitoneum fixiert ist, ist es durch seine relativ konstante Lage gut vom Rest des Dünndarms abgrenzbar.
Daher projiziert sich die Pars superior typischerweise auf den 1. Lendenwirbel und die Flexura duodenojejunalis auf den 2. Lendenwirbel.
Dagegen ist das **intraperitoneal** gelegene **Dünndarmkonvolut** aus Jejunum und Ileum nicht eindeutig untergliedert und reicht aboral bis zur Valva ileocaecalis (BAUHIN-Klappe) am Übergang zum Dickdarm.

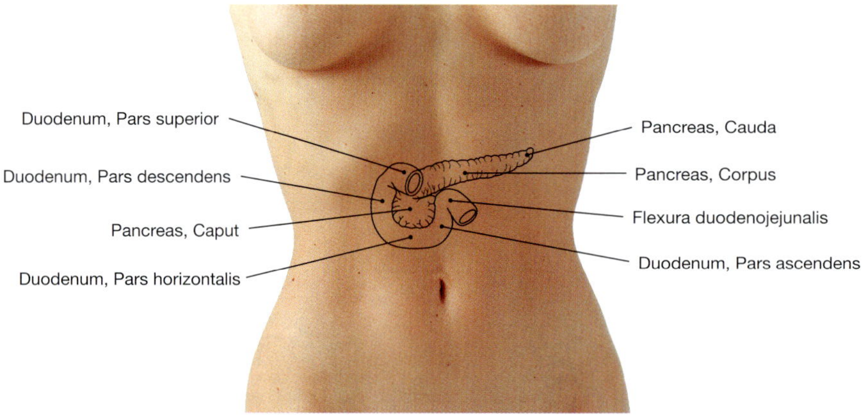

Abb. 6.46 Projektion von Zwölffingerdarm, Duodenum, und Bauchspeicheldrüse, Pancreas, auf die vordere Rumpfwand.
Das Duodenum projiziert sich mit seiner **intraperitoneal** gelegenen **Pars superior** auf Höhe des 1. Lendenwirbels. Die **übrigen Abschnitte** liegen **sekundär retroperitoneal** und umgreifen den Kopf der Bauchspeicheldrüse C-förmig. Dabei liegt der Kopf der Bauchspeicheldrüse der Pars descendens des Duodenums an. Die Pars horizontalis verläuft quer auf Höhe des 3. Lendenwirbels und setzt sich in der Pars ascendens fort, die bis zur Flexura duodenojejunalis auf Höhe des 2. Lendenwirbels aufsteigt. Diese markiert den Übergang zum intraperitoneal gelegenen Jejunum.

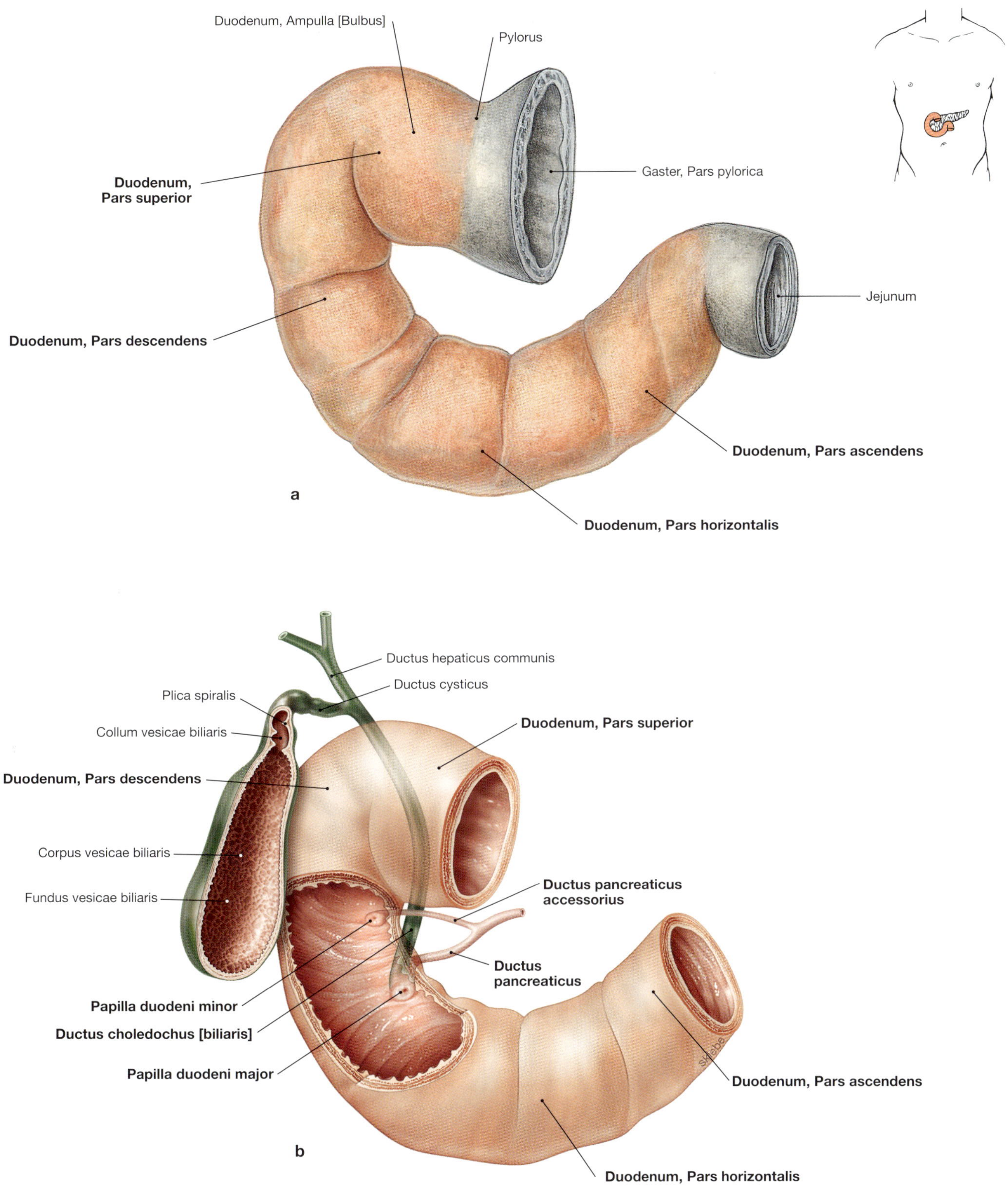

Abb. 6.47a und b Abschnitte des Zwölffingerdarms, Duodenum, isoliert (→ Abb. 6.47a) und zusammen mit den extrahepatischen Gallengängen (→ Abb. 6.47b); Ansicht von ventral. b [L238]

Das Duodenum gliedert sich in **vier Abschnitte:**

- Pars superior
- Pars descendens
- Pars horizontalis
- Pars ascendens

Die **Pars superior** ist als einziger Teil intraperitoneal gelegen und proximal etwas erweitert, was als Ampulla (Bulbus) bezeichnet wird.

In der **Pars descendens** mündet der Ausführungsgang der Bauchspeicheldrüse (Ductus pancreaticus, Ductus WIRSUNGIANUS) meist zusammen mit dem Gallengang (Ductus choledochus) auf einer Schleimhautaufwerfung (Papilla duodeni major, Papilla VATERI), die 8–10 cm aboral des Pylorus gelegen ist. Meist liegt 2 cm proximal von dieser eine Papilla duodeni minor, auf der der Ductus pancreaticus accessorius (Ductus SANTORINI) sein Sekret abgibt.

Die **Pars horizontalis** überquert die Wirbelsäule und geht dann in die **Pars ascendens** über.

Aufbau der Dünndarmwand

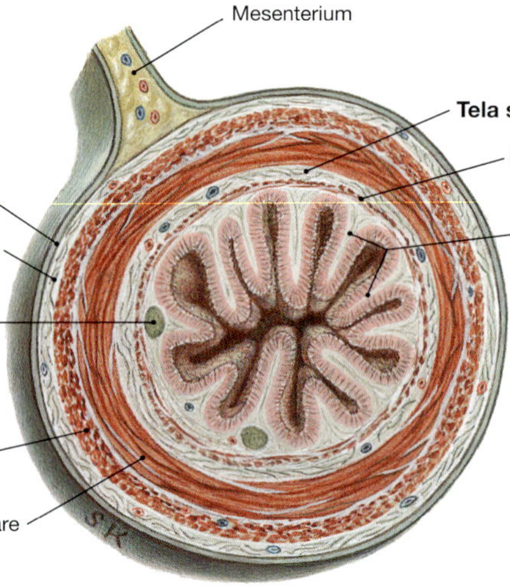

Abb. 6.48 Dünndarm, Intestinum tenue; Querschnitt. [L238]
Die verschiedenen Abschnitte des Dünndarms haben einen grundsätzlich gleichen Wandbau. Die Schichten sind in → Abbildung 6.49 beschrieben.

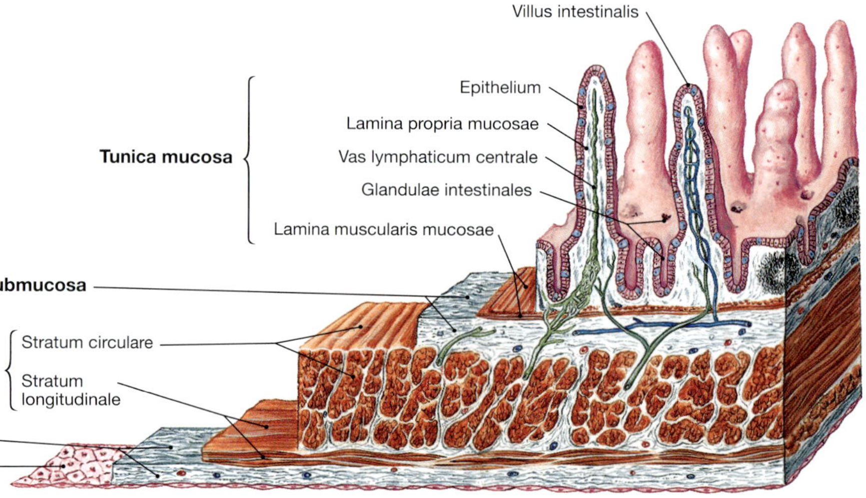

Abb. 6.49 Wandbau des Dünndarms, Intestinum tenue; Lupenvergrößerung.
Die Wand des Dünndarms besteht wie die des gesamten Rumpfdarms aus einer innen gelegenen Schleimhaut **(Tunica mucosa),** die zur Oberflächenvergrößerung Zotten (Villi intestinales) aufweist. Es folgt, durch eine bindegewebige Verschiebeschicht **(Tela submucosa)** getrennt, die Muskelschicht **(Tunica muscularis).** Diese gliedert sich innen in eine Ringmuskelschicht (Stratum circulare) und außen in eine Längsmuskelschicht (Stratum longitudinale). Die intraperitoneal gelegenen Abschnitte (Pars superior des Duodenums, Jejunum, Ileum) sind auf der Außenseite von Bauchfell (Peritoneum viscerale) bedeckt, das eine **Tunica serosa** bildet. Dagegen sind die retroperitonealen Abschnitte des Duodenums durch eine **Tunica adventitia** im Bindegewebe des Retroperitoneums verankert.

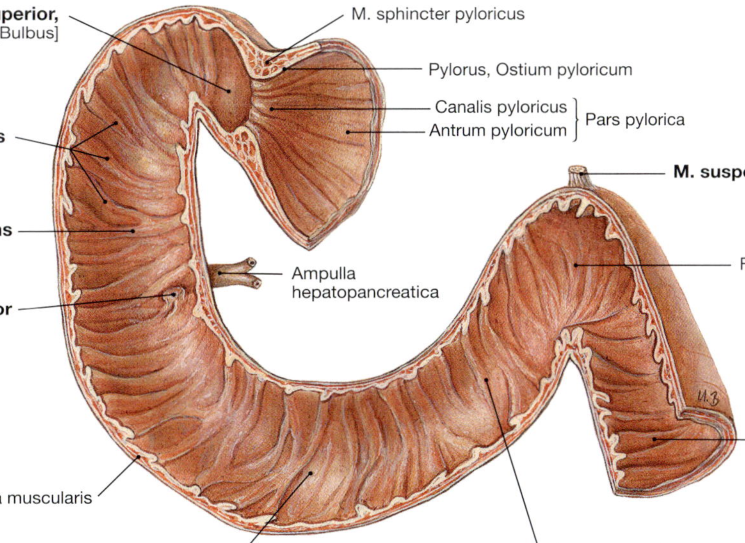

Abb. 6.50 Innenrelief des Zwölffingerdarms, Duodenum; Frontalschnitt; Ansicht von ventral.
Das Innenrelief des Duodenums wie auch das des übrigen Dünndarms ist durch **zirkuläre Falten (Plicae circulares, KERCKRING-Falten)** aufgeworfen. Das Duodenum gliedert sich in vier Abschnitte: 1. Pars superior, 2. Pars descendens, 3. Pars horizontalis, 4. Pars ascendens. In der Pars descendens befindet sich die **Papilla duodeni major (Papilla VATERI)** als Einmündung von Ductus pancreaticus (Ductus WIRSUNGIANUS) und Ductus choledochus, die meist zusammen die Ampulla hepatopancreatica bilden. Die Pars ascendens ist über glatte Muskulatur **(M. suspensorius duodeni, TREITZ-Muskel)** und **straffes Bindegewebe (Lig. suspensorium duodeni)** am Abgang der A. mesenterica superior aus der Aorta fixiert, bevor das Duodenum in der Flexura duodenojejunalis in das intraperitoneal gelegene Jejunum übergeht.

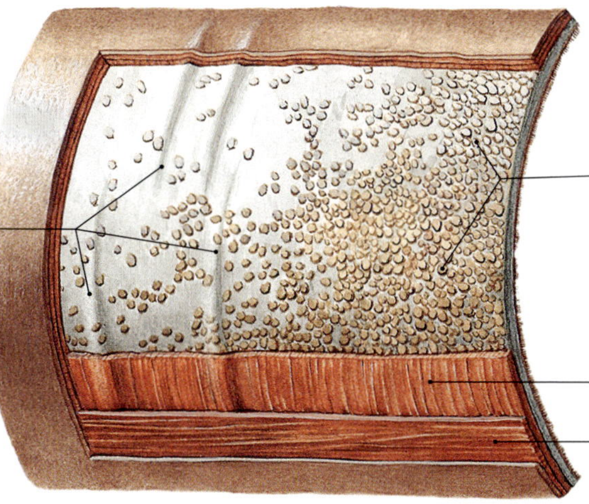

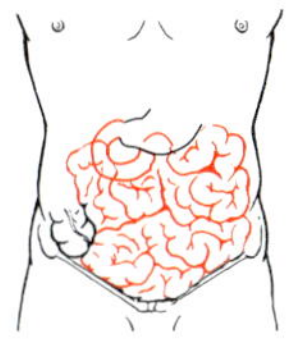

Abb. 6.51 Wandbau des Zwölffingerdarms, Duodenum, mit Glandulae duodenales; Ansicht von außen.

In der Tela submucosa liegen die Schleim produzierenden Glandulae duodenales (BRUNNER-Drüsen). Diese erlauben (mikroskopisch!) eine eindeutige Identifikation des Duodenums.

Klinik

Der TREITZ-Muskel definiert die Grenze zwischen **oberer und unterer gastrointestinaler Blutung (GI-Blutung).** Dies ist dadurch begründet, dass es durch die Aufhängung der Pars ascendens des Duodenums am Abgang der A. mesenterica superior distal der Flexura duodenojejunalis nicht mehr zu einem Reflux von Darminhalt und damit auch von Blut kommt. Diese Einteilung ist wichtig, da es für beide Formen Erfahrungswerte über die häufigsten Ursachen und die sinnvollsten diagnostischen Schritte zur Abklärung gibt. Bei einer **oberen GI-Blutung** ist das Blut durch Kontakt mit Magensäure meist schwärzlich verfärbt. Daher würde man in diesem Fall eine Magen-Zwölffingerdarm-Spiegelung (Gastroduodenoskopie) zur Abklärung durchführen. Bei einer **unteren GI-Blutung** ist das Blut dagegen hellrot. Wenn die angeschlossene Dickdarmspiegelung (Koloskopie) keinen Hinweis auf die Blutungsquelle ergibt, kann mit einer Videokapsel in Tablettengröße der gesamte Darm dargestellt werden.

Zwölffingerdarm, Bildgebung

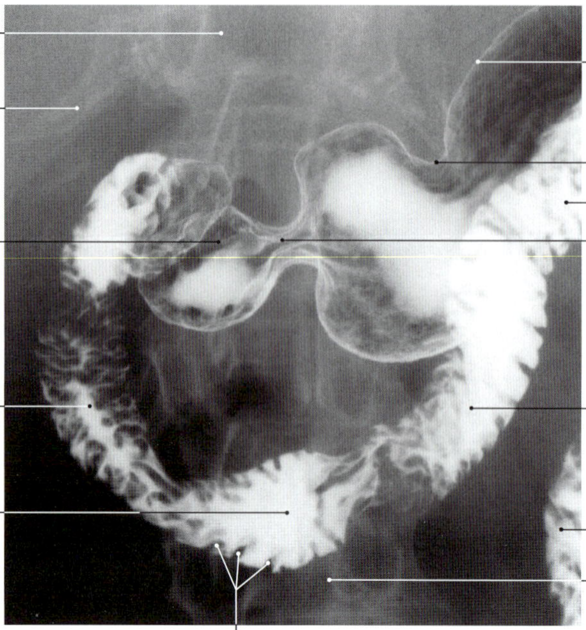

Abb. 6.52 Zwölffingerdarm, Duodenum; Röntgenbild im anteroposterioren (ap) Strahlengang nach oraler Gabe eines Kontrastmittels; Patient in aufrechter Haltung; Ansicht von ventral. [T893]

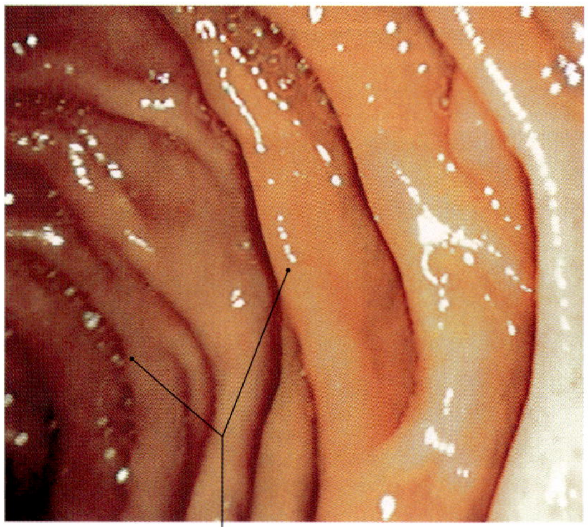

Abb. 6.53 Zwölffingerdarm, Duodenum; endoskopische Aufnahme. Hier sind die zirkulär verlaufenden **Schleimhautfalten (Plicae circulares, KERCKRING-Falten)** gut sichtbar. [T901]

Klinik

Ebenso wie der Magen ist auch das Duodenum oft Sitz von Geschwüren **(Ulcera duodeni),** die sich klinisch nicht eindeutig von Magengeschwüren unterscheiden (→ S. 126). Bösartige Tumoren sind dagegen im Duodenum selten.

Zur Abklärung dieser Krankheiten gibt es verschiedene diagnostische Möglichkeiten. Die **Röntgenkontrastdarstellung** hat in den letzten Jahren an Bedeutung verloren, da sie der **Darmspiegelung** (Duodenoskopie) unterlegen ist, die neben der Inspektion der Schleimhaut auch eine Probenentnahme (Biopsie) ermöglicht.

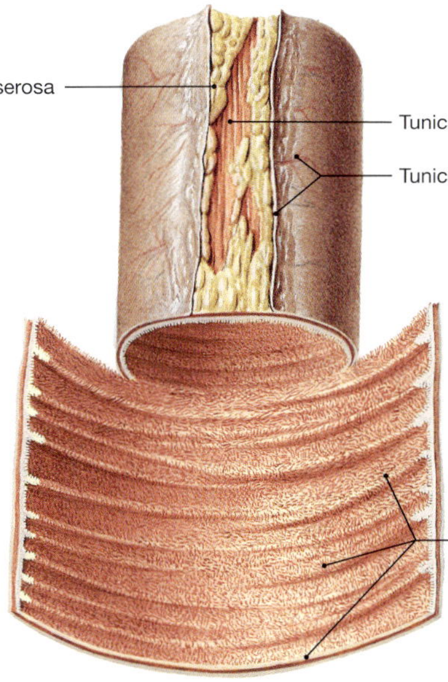

Abb. 6.54 Ausschnitt aus dem Leerdarm, Jejunum.
Das Jejunum gleicht im Aufbau weitgehend dem Duodenum, allerdings fehlen die **Glandulae duodenales (BRUNNER-Drüsen).**

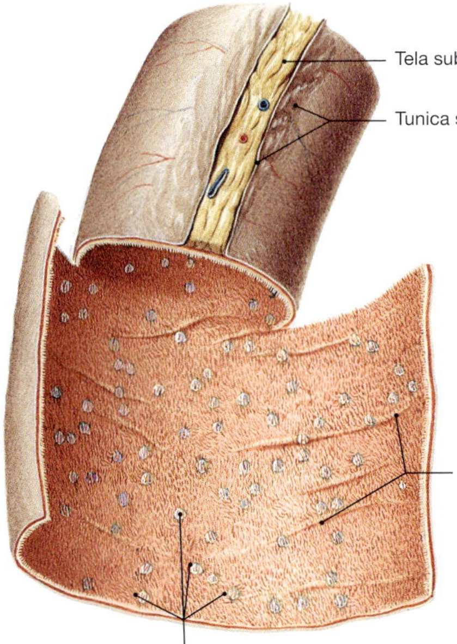

Abb. 6.55 Ausschnitt aus dem proximalen Krummdarm, Ileum.
Im Ileum sind die **Plicae circulares (KERCKRING-Falten)** viel spärlicher als im oberen Dünndarm.

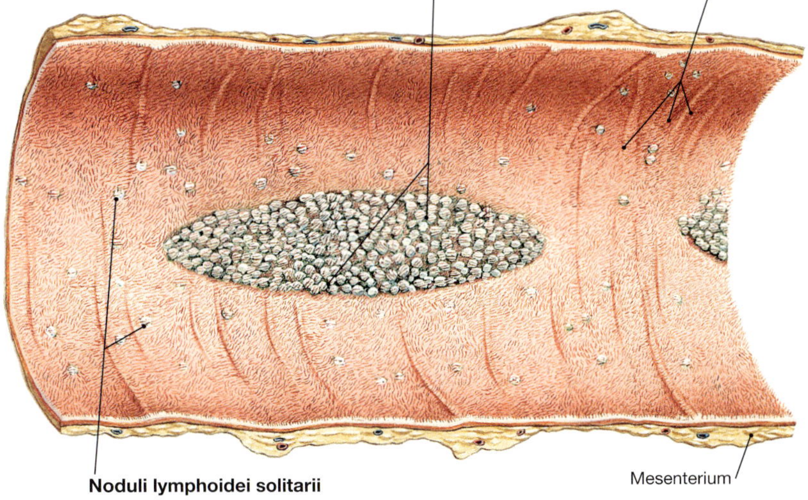

Abb. 6.56 Ausschnitt aus dem distalen Krummdarm, Ileum.
Charakteristisch ist die Vielzahl von Lymphfollikeln, die der Immunabwehr dienen. Diese liegen entweder einzeln in der Tela submucosa (Noduli lymphoidei solitarii; → Abb. 6.55) oder bilden Gruppen (Noduli lymphoidei aggregati, **PEYER-Platten**), die die Schleimhaut aufwerfen.

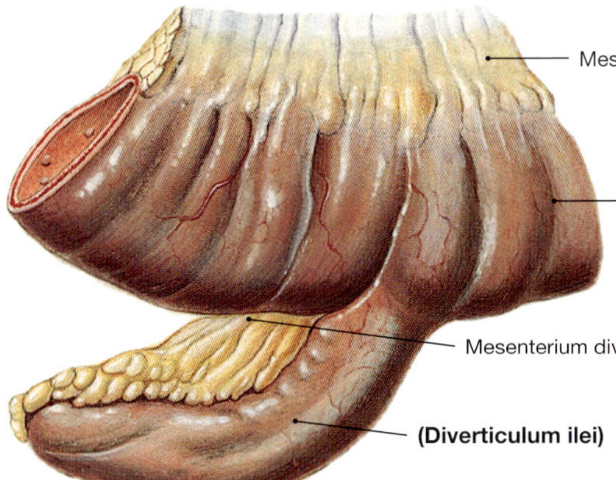

Abb. 6.57 MECKEL-Divertikel, Diverticulum ilei.
Bei bis zu 3% der Menschen findet man meist in dem 100 cm oral der Ileozäkalklappe gelegenen Ileumabschnitt gegenüber dem Mesenterialansatz ein Divertikel als entwicklungsgeschichtlichen Rest des Dottersackgangs (Ductus omphaloentericus/Ductus vitellinus; → Abb. 6.2). Diese **MECKEL-Divertikel** können versprengte Magenschleimhaut enthalten und daher durch Entzündung und Blutung das klinische Bild einer Appendizitis vortäuschen.

Projektion des Dickdarms

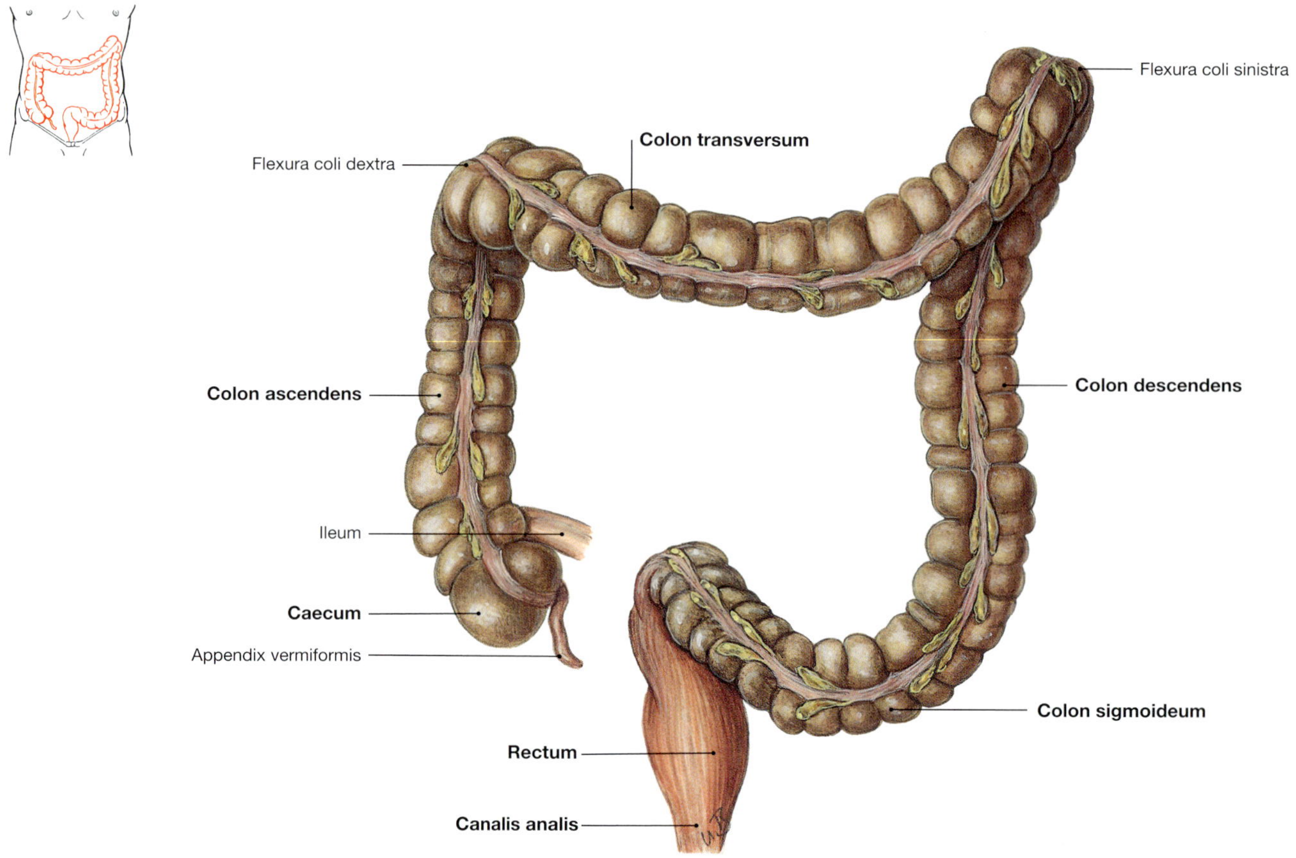

Abb. 6.58 Gliederung des Dickdarms, Intestinum crassum; Ansicht von ventral.
Der Dickdarm ist ca. 1,5 m lang und gliedert sich in **vier Abschnitte:**
- Caecum (Blinddarm) mit Appendix vermiformis (Wurmfortsatz)
- Colon (Grimmdarm) mit Colon ascendens, Colon transversum, Colon descendens und Colon sigmoideum
- Rectum (Mastdarm)
- Canalis analis (Analkanal)

Der Analkanal wird bei den Beckenorganen abgehandelt.

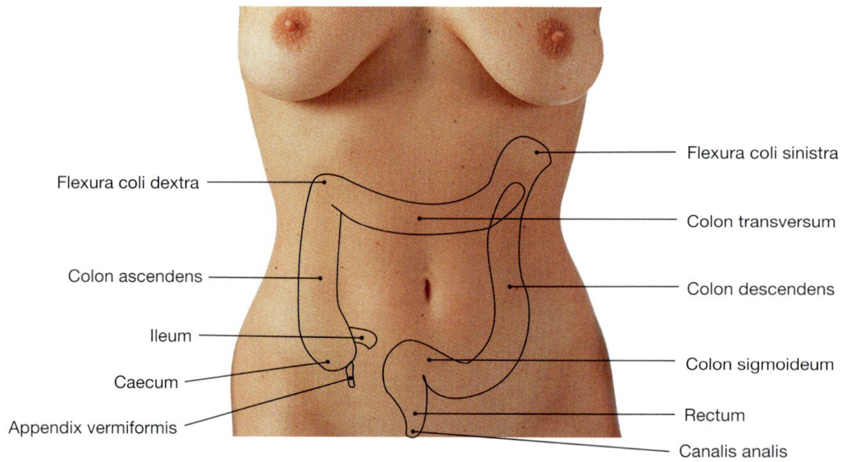

Abb. 6.59 Projektion des Dickdarms, Intestinum crassum, auf die vordere Rumpfwand.
Caecum mit Appendix vermiformis, Colon transversum und Colon sigmoideum liegen **intraperitoneal** und besitzen entsprechend jeweils ein eigenes Mesenterium. Das Caecum und die Appendix vermiformis können auch retroperitoneal liegen (Caecum fixum), wobei dann ein Mesenterium fehlt. **Colon ascendens, Colon descendens** und der größte Teil des **Rectums** befinden sich dagegen meist **sekundär retroperitoneal,** das distale Rectum und der **Analkanal subperitoneal.** Die Projektion und die Länge der einzelnen Abschnitte des Dickdarms sind sehr variabel und die retroperitonealen Abschnitte oft uneinheitlich weit mit der hinteren Rumpfwand verwachsen. Aufgrund der Lage der Leber auf der rechten Seite ist die linke Kolonflexur (Flexura coli sinistra) meist weiter kranial gelegen als die Flexura coli dextra (→ Abb. 6.75).

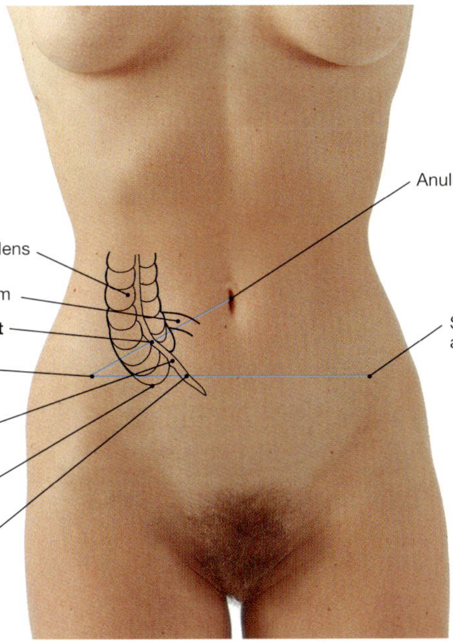

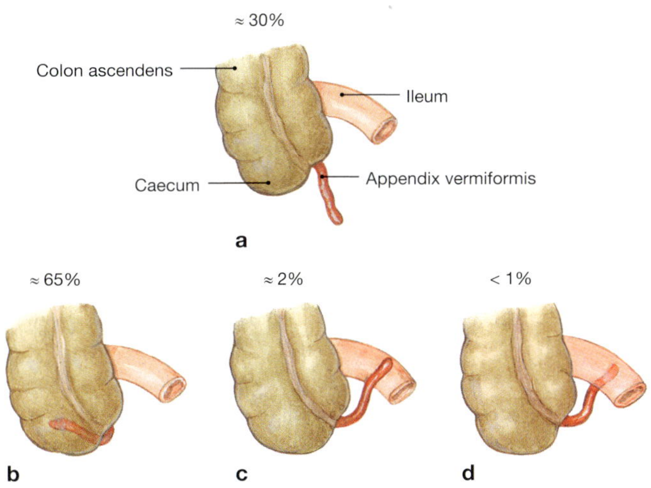

Abb. 6.60 Projektion von Blinddarm, Caecum, und Wurmfortsatz, Appendix vermiformis, auf die vordere Rumpfwand.
Auf den **McBURNEY-Punkt** (rechter Drittelpunkt der Verbindungslinie zwischen Spina iliaca anterior superior und Nabel) projiziert sich die Basis des Wurmfortsatzes. Auf den **LANZ-Punkt** (rechter Drittelpunkt der Verbindungslinie zwischen den Spinae iliacae anteriores superiores beider Seiten) projiziert sich die Spitze des herabhängenden Wurmfortsatzes (30%; → Abb. 6.61 und → Abb. 6.62).

Abb. 6.61a bis d Lagevarianten des Wurmfortsatzes, Appendix vermiformis; Ansicht von ventral.
a in das kleine Becken absteigend (herabhängend)
b retrozäkal (häufigster Fall!)
c präileal
d retroileal

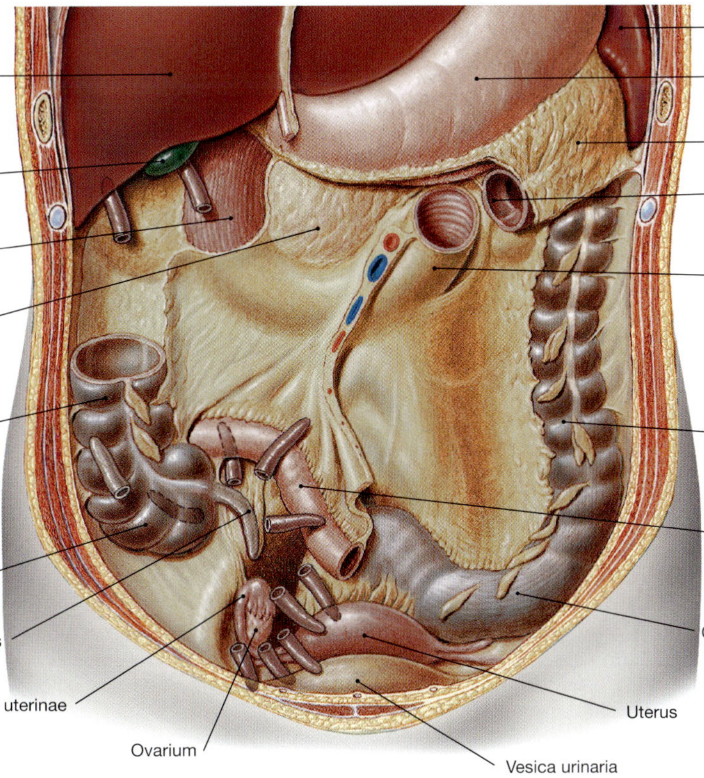

Abb. 6.62 Lagevarianten des Wurmfortsatzes, Appendix vermiformis; Ansicht von ventral.

Klinik

Die Diagnose der **Appendizitis** (oft fälschlich als „Blinddarmentzündung" bezeichnet) ist häufig schwierig, da Schmerzen im rechten Unterbauch auch durch eine Enteritis oder bei Frauen durch eine Entzündung von Eierstock und Eileiter ausgelöst werden können. Ein Druckschmerz am McBURNEY- oder am LANZ-Punkt ist daher ein wichtiger diagnostischer Hinweis.

Aufbau des Dickdarms

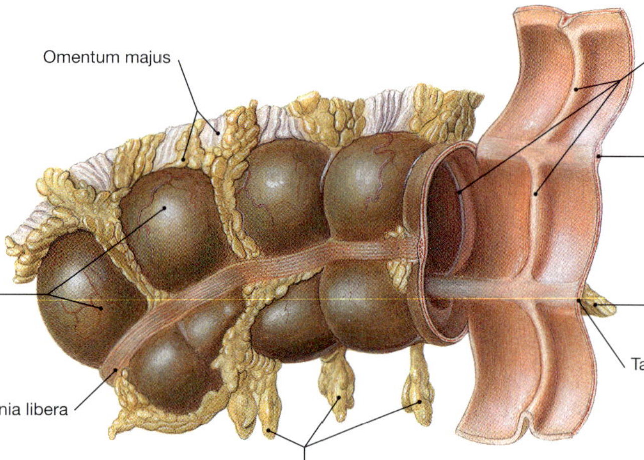

Abb. 6.63 Baumerkmale des Dickdarms, Intestinum crassum, am Beispiel des Querkolons; Ansicht von ventral kaudal.
Der Dickdarm unterscheidet sich in vier Kriterien vom Dünndarm:
- **größerer Durchmesser** (er ist „dick", während der Dünndarm eher „dünn" ist)
- **Tänien:** Die Längsmuskulatur ist auf drei Streifen reduziert. Von diesen ist die Taenia libera sichtbar, während an der Taenia mesocolica das Mesocolon transversum und an der Taenia omentalis das große Netz (Omentum majus) befestigt sind.
- **Haustren** und **Plicae semilunares:** Die Haustren (Haustra coli) sind Ausstülpungen, die durch die Einziehungen auf der Innenseite, die wie halbmondförmige Falten (Plicae semilunares) aussehen, hervorgerufen werden.
- **Appendices epiploicae:** Anhängsel, die durch in der Tela subserosa liegendes Fettgewebe hervorgerufen werden

Diese Baumerkmale treffen für alle Abschnitte des Dickdarms abgesehen von Wurmfortsatz, Mastdarm und Analkanal zu. Diese Abschnitte haben keine Tänien, Haustren und Appendices epiploicae.

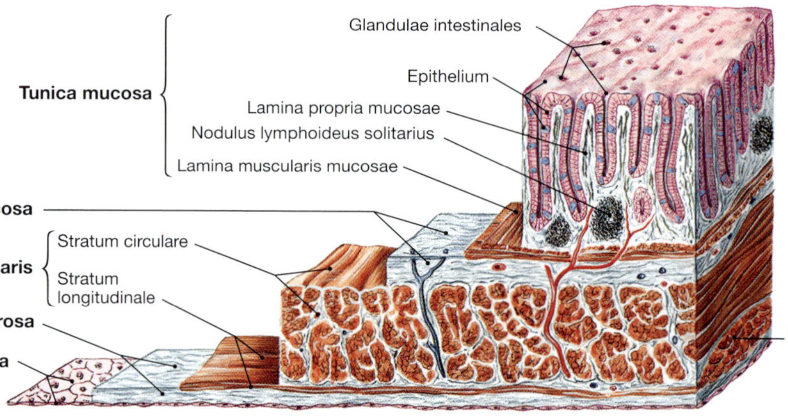

Abb. 6.64 Wandbau des Dickdarms, Intestinum crassum; Lupenvergrößerung.
Die Wand des Dickdarms besteht wie die des gesamten Rumpfdarms aus einer innen gelegenen Schleimhaut **(Tunica mucosa),** die im Unterschied zum Dünndarm jedoch keine Zotten aufweist. Es folgt, durch eine bindegewebige Verschiebeschicht **(Tela submucosa)** getrennt, die Muskelschicht **(Tunica muscularis).** Diese gliedert sich innen in eine Ringmuskelschicht **(Stratum circulare)** und außen in eine Längsmuskelschicht **(Stratum longitudinale).** Die Längsmuskulatur bildet jedoch keine geschlossene Schicht, sondern ist auf drei Streifen **(Tänien)** reduziert. Die intraperitoneal gelegenen Abschnitte (Caecum mit Appendix vermiformis, Colon transversum und Colon sigmoideum) sind auf der Außenseite von Bauchfell (Peritoneum viscerale) bedeckt, das eine **Tunica serosa** bildet. Dagegen sind die retroperitonealen Abschnitte (Colon ascendens, Colon descendens und oberer Mastdarm) durch eine **Tunica adventitia** im Bindegewebe des Retroperitoneums verankert.

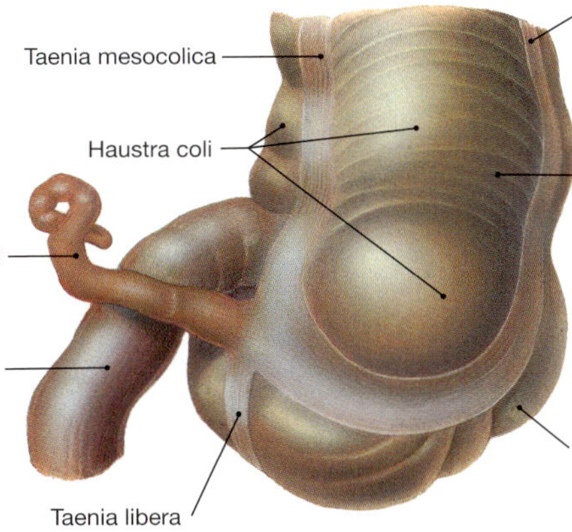

Abb. 6.65 Blinddarm, Caecum, mit Wurmfortsatz, Appendix vermiformis, und terminales Ileum, Pars terminalis ilei; Ansicht von dorsal.

Der **Blinddarm** oder das **Caecum** ist ungefähr 7 cm lang. An ihm hängt der 8–9 cm lange Wurmfortsatz (Appendix vermiformis), der meist eine eigene Mesoappendix (hier nicht gezeigt) besitzt, in der die versorgenden Leitungsbahnen verlaufen. Die Kolontänien konvergieren auf die Appendix, so dass diese wieder eine geschlossene Längsmuskelschicht aufweist.

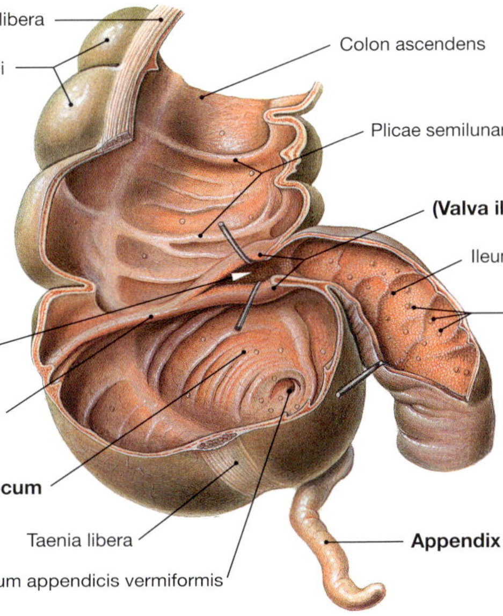

Abb. 6.66 Blinddarm, Caecum, mit Wurmfortsatz, Appendix vermiformis, und terminales Ileum, Pars terminalis ilei; Ansicht von ventral; nach Entfernung der vorderen Wandanteile.

Das Caecum schließt sich an das terminale Ileum an und ist von diesem durch die **Ileozäkalklappe** (Valva ileocaecalis, BAUHIN-Klappe) getrennt. Innen sind die beiden Lippen der Klappe zur Papilla ilealis aufgeworfen und begrenzen zusammen die Öffnung (Ostium ileale). Nach lateral setzen sich die Lippen in das Frenulum ostii ilealis fort. Das terminale Ileum besitzt Ansammlungen von Lymphfollikeln (Noduli lymphoidei aggregati), die als **PEYER-Platten** bezeichnet werden und der Immunabwehr dienen. Auch die Appendix vermiformis besitzt viele Lymphfollikel und steht im Dienste der Immunabwehr.

Klinik

Die **Appendizitis** ist eine häufige Erkrankung im 2. und 3. Lebensjahrzehnt. Sie ist eine endogene Infektion, bei der es meist durch Verlegung des Lumens durch Kot oder (selten) andere Fremdkörper zu einer Durchwanderung der Wand durch Bakterien aus der Darmflora kommt. Eine Perforation mit einer lebensbedrohlichen Bauchfellentzündung (Peritonitis) kann die Folge sein. Das terminale Ileum ist neben der Resorption von Vitamin B_{12} und Gallensäuren auch aufgrund seiner immunologischen Funktionen besonders wichtig. Es ist häufig vom **Morbus CROHN** betroffen, einer chronischen Darmerkrankung mit autoimmunologischer Komponente, die durch Vitamin-B_{12}-Mangel auch zu einer Blutarmut (Anämie) führen kann.

Topographie von Dünn- und Dickdarm

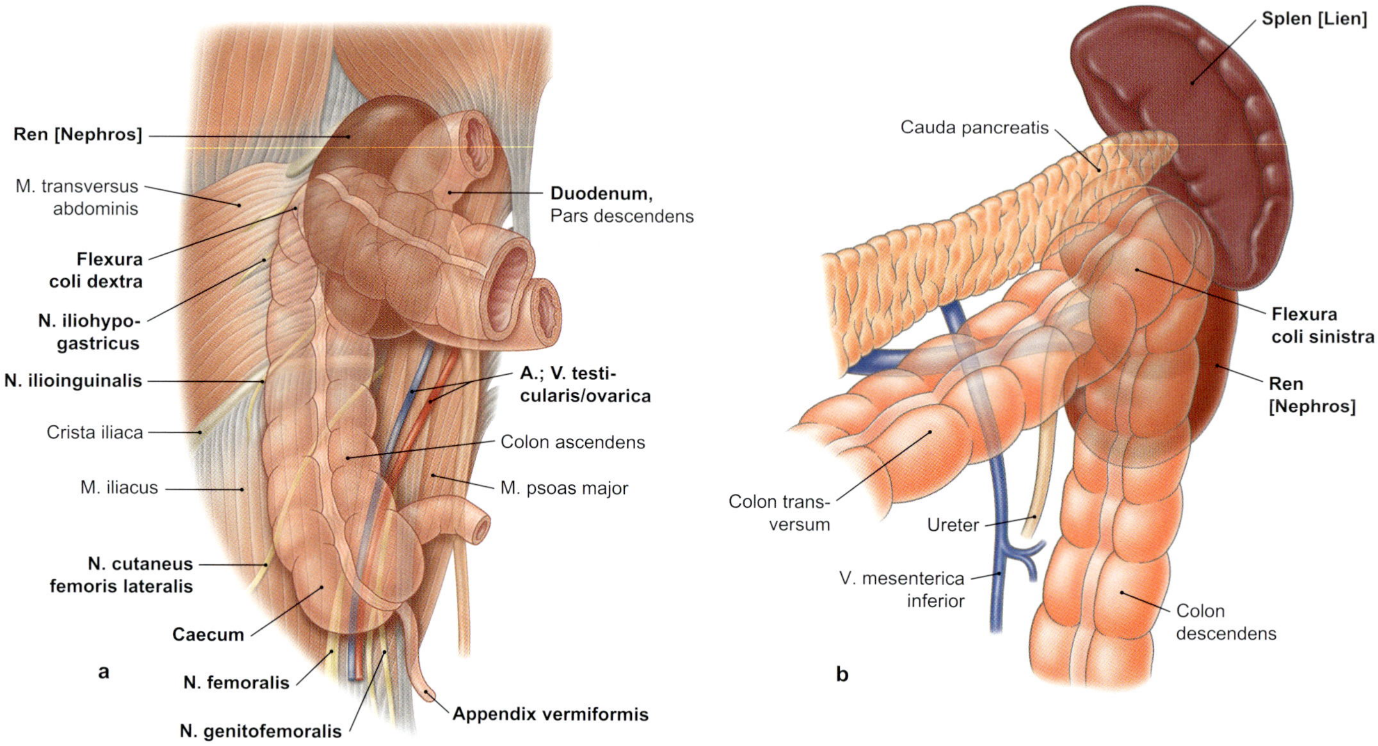

Abb. 6.67a und b Lagebeziehungen des Duodenums sowie der „rechtsseitigen" Dickdarmabschnitte (Blinddarm, Caecum, mit Wurmfortsatz, Appendix vermiformis, Colon ascendens und transversum); halbschematische Darstellung nach überwiegender Entfernung des Dünndarms, Ansicht von ventral. [G210]

Topographie der Abschnitte des Dünndarms:
Zu den Lagebeziehungen des Duodenums vergleiche auch folgende Abbildungen: → Abb. 6.88, → Abb. 6.104, → Abb. 6.112, → Abb. 6.132 und → Abb. 6.133. Die **Pars superior** des Duodenums liegt hinter der Gallenblase und hat direkten Kontakt zur Facies visceralis der Leber. Die **Pars descendens** ist der rechten Niere und Nebenniere aufgelagert, von denen sie aber durch die Nierenhüllen getrennt ist. Medial schmiegt sich an die Pars descendens der Kopf des Pancreas. Die **Pars horizontalis** überquert unterhalb des Pankreaskopfes die Wirbelsäule und vor dieser die Aorta abdominalis und die V. cava inferior sowie die rechten Vasa testicularia/ovarica und den rechten Harnleiter. Die **Pars ascendens** steigt bis zur Flexura duodenojejunalis auf und bedeckt dabei die linken Niere mit Harnleiter und die linken Vasa testicularia/ovarica. **Jejunum und Ileum** (hier nicht gezeigt) haben Kontakt zu beiden Nieren, zu verschiedenen Abschnitten des Dickdarms und liegen im Becken der Harnblase und bei der Frau dem Uterus mit seinen Adnexen (Eierstöcke und Eileiter) auf.

Topographie der Abschnitte des „rechtsseitigen" Dickdarms:
Caecum und Appendix vermiformis liegen ventral dem M. posas major auf und bedecken damit verschiedene Nerven des Plexus lumbalis und die rechten Vasa testicularia/ovarica. Bei dem hier dargestellten herabhängenden/absteigenden Lagetyp kann die Appendix in enge Nachbarschaft zum rechten Eierstock und Eileiter gelangen. Das **Colon ascendens** steigt dann bis zur rechten Kolonflexur auf und überquert dabei den N. cutaneus femoris lateralis sowie N. ilioinguinalis und N. iliohypogastricus. Die rechte **Kolonflexur (Flexura coli dextra)** berührt die Unterfläche der Leber und wird daher als „hepatische Flexur" bezeichnet; sie hat Kontakt zum Fundus der Gallenblase. Sie liegt ventral der rechten Niere und lateral der Pars descendens des Duodenums. Das **Colon transversum** zieht kaudal des Magens zur linken Kolonflexur. Dabei liegt es rechts ventral der Pars descendens des Duodenums und des Pankreaskopfes, mittig vor den Dünndarmschlingen des Jejunums und Ileums und rechts vor der Flexura duodenojejunalis. Die **linke Kolonflexur (Flexura coli sinistra)** hat Kontakt zur Facies visceralis der Milz und heißt daher auch „splenische Flexur". Dorsal von ihr liegen die linke Niere und der Pankreasschwanz (Cauda pancreatis).

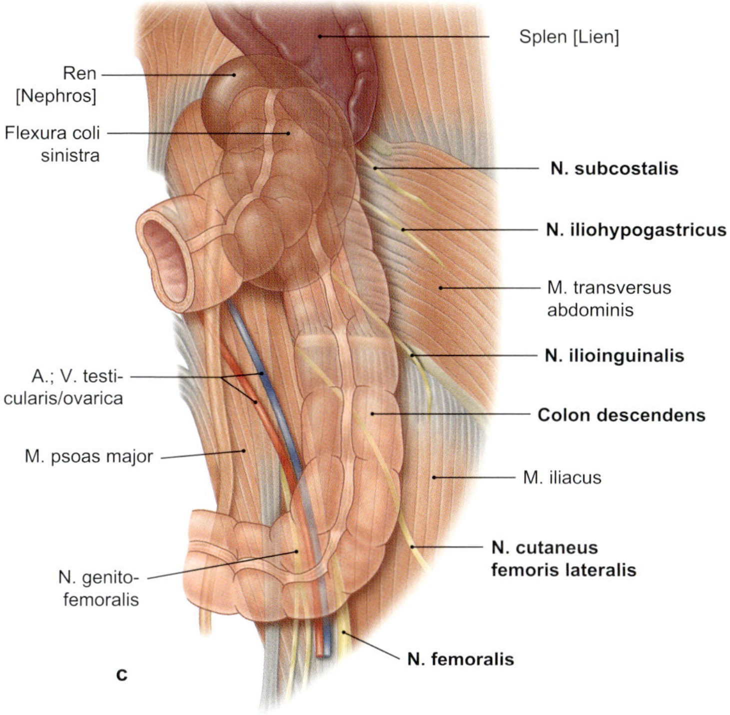

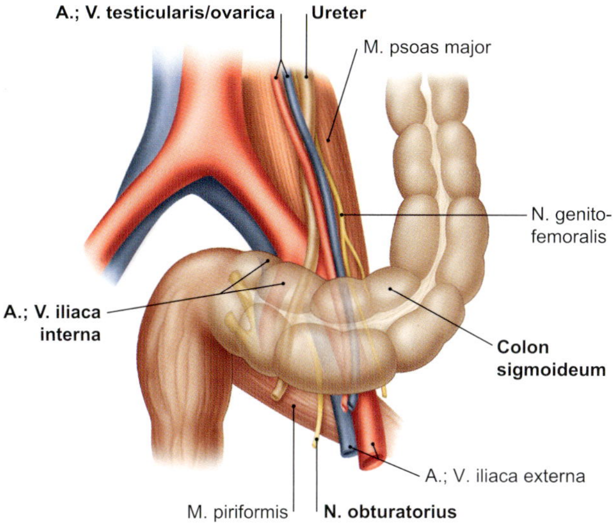

Abb. 6.67c und d Lagebeziehungen der „linksseitigen" Dickdarmabschnitte (Colon descendens und Colon sigmoideum) sowie von Mastdarm und Analkanal; halbschematische Darstellung nach überwiegender Entfernung des Dünndarms, Ansicht von ventral. [G210]

Topographie der Abschnitte des „linksseitigen" Dickdarms:
Das Colon descendens steigt ventral der linken Niere ab und überquert dabei die Nerven des linken Plexus lumbalis. Das **Colon sigmoideum** wendet sich nach rechts und überquert dabei die Nerven des Plexus lumbalis, den rechten Harnleiter und die linken Vasa testicularia/ovarica sowie die Vasa iliaca externa und interna. Im Becken berührt es die Oberfläche der Harnblase und bei der Frau den Uterus mit seinen Adnexen (Eierstöcke und Eileiter).

Topographie von Mastdarm und Analkanal:
Zu den Lagebeziehungen von Mastdarm und Analkanal siehe auch folgende Abbildungen: (→ Abb. 7.96, → Abb. 7.99, → Abb. 7.115 und → Abb. 7.116).

Der **Mastdarm** oder das (!) **Rectum** liegt direkt der Vorderfläche des Kreuzbeins auf. Beim Mann liegt ventral vom Rectum die Harnblase, bei der Frau Uterus und Vagina. Der **Analkanal** tritt durch den Beckenboden hindurch.

Arterien des Dünndarms

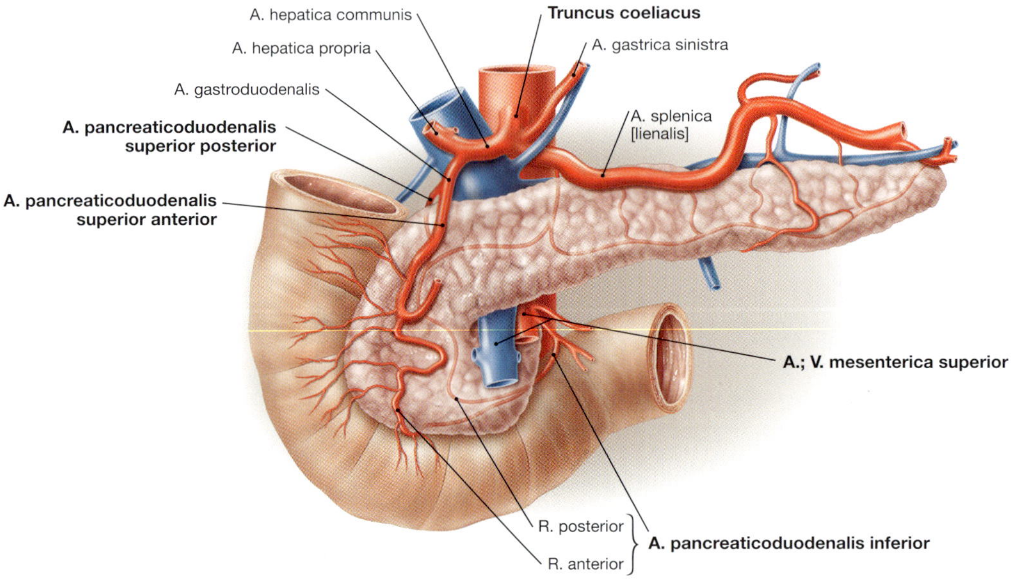

Abb. 6.68 Arterien des Zwölffingerdarms, Duodenum; Ansicht von ventral. [L238]
Die Blutversorgung des Duodenums erfolgt ventral und dorsal durch einen doppelten Gefäßbogen. Dieser wird kranial durch die **Aa. pancreaticoduodenales superiores anterior und posterior** aus dem Stromgebiet des Truncus coeliacus und kaudal durch die **A. pancreaticoduodenalis inferior** (R. anterior und R. posterior) aus der A. mesenterica superior gespeist. Die Verbindung zwischen den kranialen und kaudalen Gefäßbögen wird als **BÜHLER-Anastomose** bezeichnet.

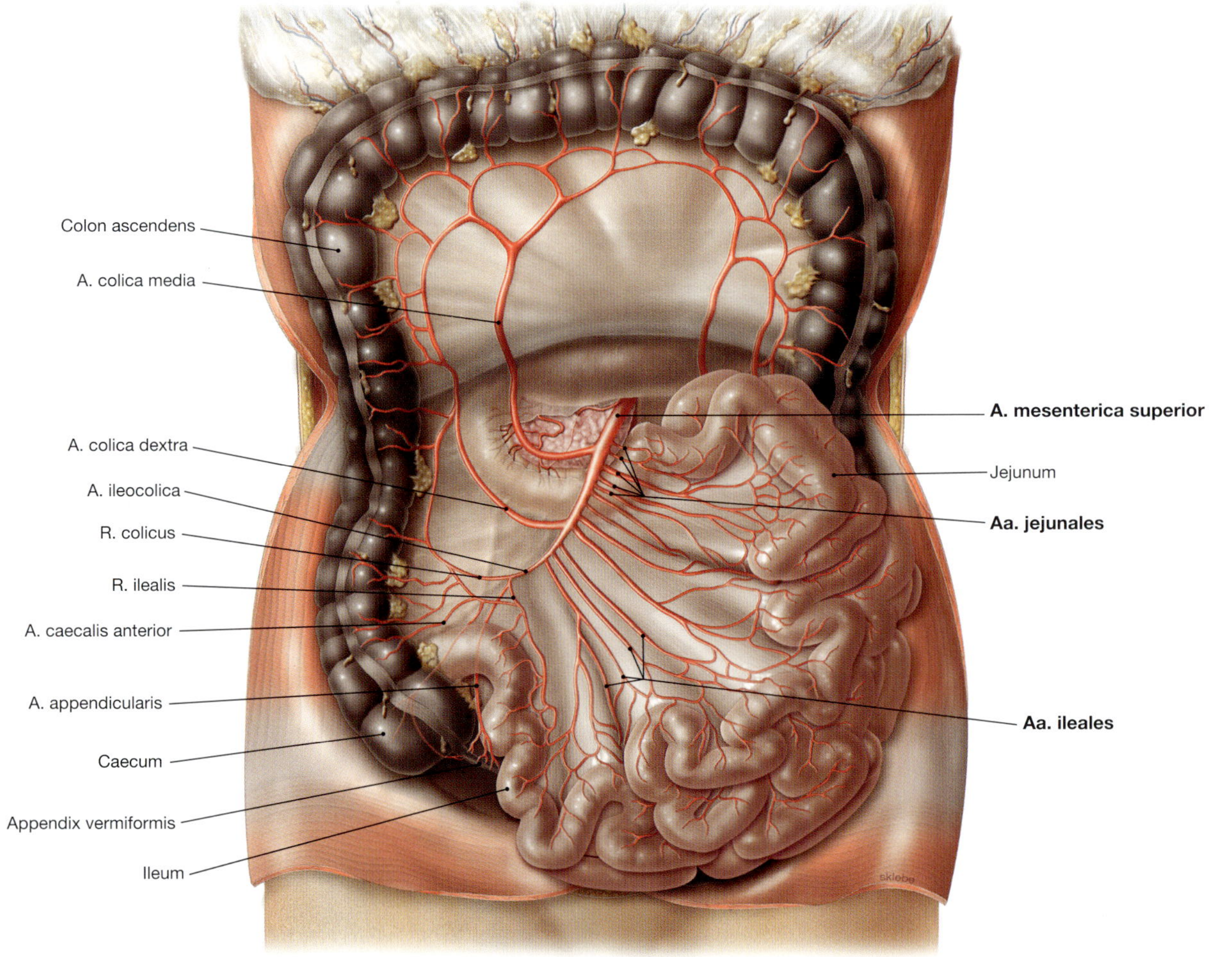

Abb. 6.69 Arterien von Leerdarm, Jejunum, und Krummdarm, Ileum; Ansicht von ventral; Colon transversum hochgeklappt. [L238]
Das intraperitoneale Dünndarmkonvolut aus Jejunum und Ileum wird durch die A. mesenterica superior versorgt, die mit ihren Ästen (meist vier bis fünf **Aa. jejunales** und zwölf **Aa. ileales**) im Mesenterium des Dünndarms verläuft (→ Abb. 6.21).

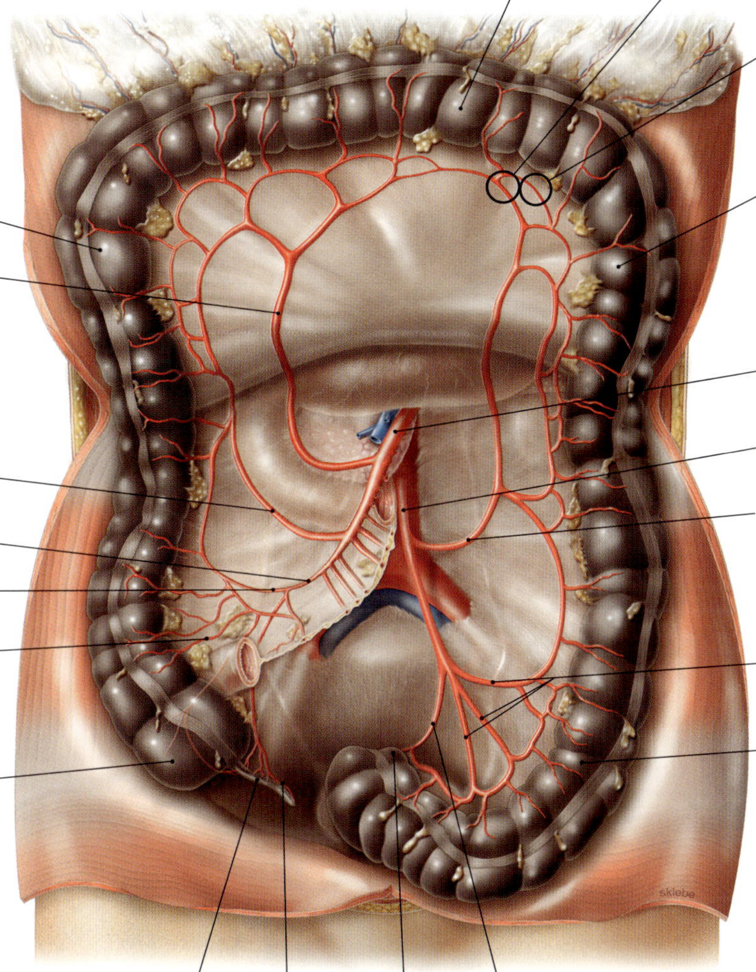

Abb. 6.70 Arterien des Dickdarms, Intestinum crassum; Ansicht von ventral; Colon transversum hochgeklappt. [L238]

- **Caecum und Appendix vermiformis: A. ileocolica** mit einem R. ilealis zum terminalen Ileum (anastomosiert mit der letzten A. ilealis) und einem R. colicus (anastomosiert mit der A. colica dextra). Die Arterie teilt sich dann in eine A. caecalis anterior und eine A. caecalis posterior auf beiden Seiten des Caecums und in eine A. appendicularis, die in der Mesoappendix verläuft und die Appendix vermiformis versorgt.
- **Colon ascendens und Colon transversum: A. colica dextra** und **A. colica media** (aus A. mesenterica superior), die miteinander anastomosieren. Die A. colica media hat eine Verbindung zur A. colica sinistra **(RIOLAN-Anastomose).** Gelegentlich wird die Verbindung in einer darmnahen Arkade als DRUMMOND-Anastomose bezeichnet.
- **Colon descendens und Colon sigmoideum: A. colica sinistra** und **Aa. sigmoideae** aus der A. mesenterica inferior. Die auch aus der A. mesenterica inferior stammende A. rectalis superior versorgt den oberen Mastdarm.

Merke: Entwicklungsgeschichtlich bedingt **wechseln** an der **linken Kolonflexur** die Versorgungsgebiete sämtlicher Leitungsbahnen. Bei den Arterien: von der **A. mesenterica superior,** die Colon ascendens und Colon transversum versorgt, zur **A. mesenterica inferior** für das Colon descendens.

Klinik

Die Kurzschlussverbindungen zwischen A. colica media und A. colica sinistra, die klinisch meist zusammenfassend als **RIOLAN-Anastomose** bezeichnet werden, spielen bei Durchblutungsstörungen, z. B. bei Arteriosklerose oder durch ein verschlepptes Blutgerinnsel (Embolie), eine Rolle. Ähnliche Verbindungen gibt es im Bereich des Duodenums und des Mastdarms (→ Abb. 6.15). Sogar der komplette Verschluss einer der drei unpaaren Baucharterien (Truncus coeliacus, A. mesenterica superior, A. mesenterica inferior) kann dadurch meist kompensiert werden, ohne dass es zu einem Darminfarkt kommt. Durchblutungsstörungen des Darms sind meist durch nach dem Essen auftretende (postprandiale) Bauchschmerzen gekennzeichnet.

Venen von Dünn- und Dickdarm

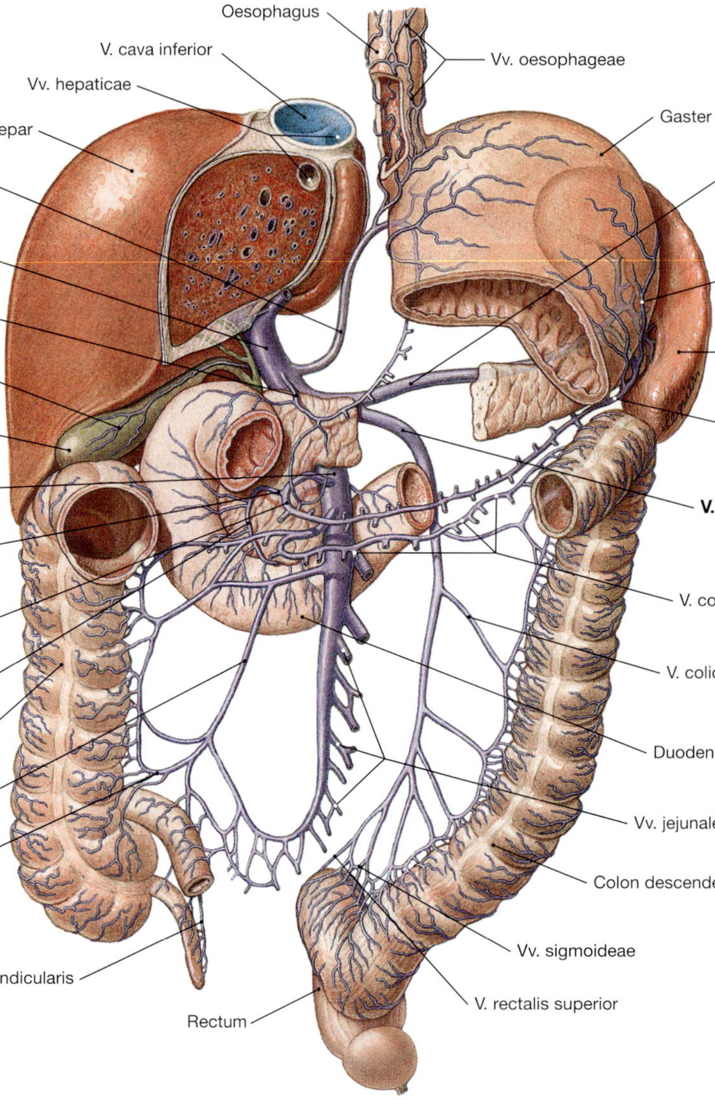

Abb. 6.71 Venen von Dünndarm, Intestinum tenue, und Dickdarm, Intestinum crassum; Ansicht von ventral.
Die Venen entsprechen den Arterien und münden alle in die drei **großen Hauptstämme der Pfortader (V. portae hepatis):** Die V. mesenterica superior vereinigt sich hinter dem Pankreaskopf mit der V. splenica zur V. portae hepatis. Die V. mesenterica inferior mündet meist (in 70% der Fälle) in die V. splenica, in den übrigen Fällen (30%) in die V. mesenterica superior.

Merke: Entwicklungsgeschichtlich bedingt **wechseln** an der **linken Kolonflexur** die Versorgungsgebiete sämtlicher Leitungsbahnen. Bei den Venen: von der **V. mesenterica superior,** die Colon ascendens und Colon transversum erreicht, zur **V. mesenterica inferior** für das Colon descendens.

Äste der V. mesenterica superior:
- V. gastroomentalis dextra mit Vv. pancreaticoduodenales nimmt meist eine Vene von der rechten Kolonflexur (hier abgeschnitten) auf. Der so gebildete Venenstamm wird von den Viszeralchirurgen als **Truncus venosus HENLE** bezeichnet und umfasst oft auch die Einmündung der V. colica dextra.
- Vv. pancreaticae
- Vv. jejunales und ileales
- V. ileocolica
- V. colica dextra
- V. colica media

Äste der V. mesenterica inferior:
- V. colica sinistra
- Vv. sigmoideae
- V. rectalis superior: Die Vene hat Verbindung zur V. rectalis media und zur V. rectalis inferior, die zum Stromgebiet der V. cava inferior zählen.

Klinik

Bei Hochdruck im Pfortaderkreislauf (portale Hypertonie), z. B. bei Leberzirrhose, können sich Verbindungen zum Stromgebiet der V. cava superior und V. cava inferior **(portokavale Anastomosen)** öffnen oder ausbilden (→ Abb. 6.90). Zu diesen zählen auch Verbindungen der V. rectalis superior zur V. rectalis media und V. rectalis inferior, die das Blut zur V. cava inferior abführen. Diese sind klinisch bedeutungslos und führen nicht, wie manchmal angenommen, zur Ausbildung von Hämorrhoiden. Lediglich bei der Gabe von Suppositorien sollte man sich vor Augen führen, dass hier gezielt die Wirkstoffe über die unteren Venen des Rectums in den Körperkreislauf eingebracht werden, um die Pfortader und damit die Leber zu umgehen, die die Wirkstoffe sonst teilweise bereits abbaut und ausscheidet.

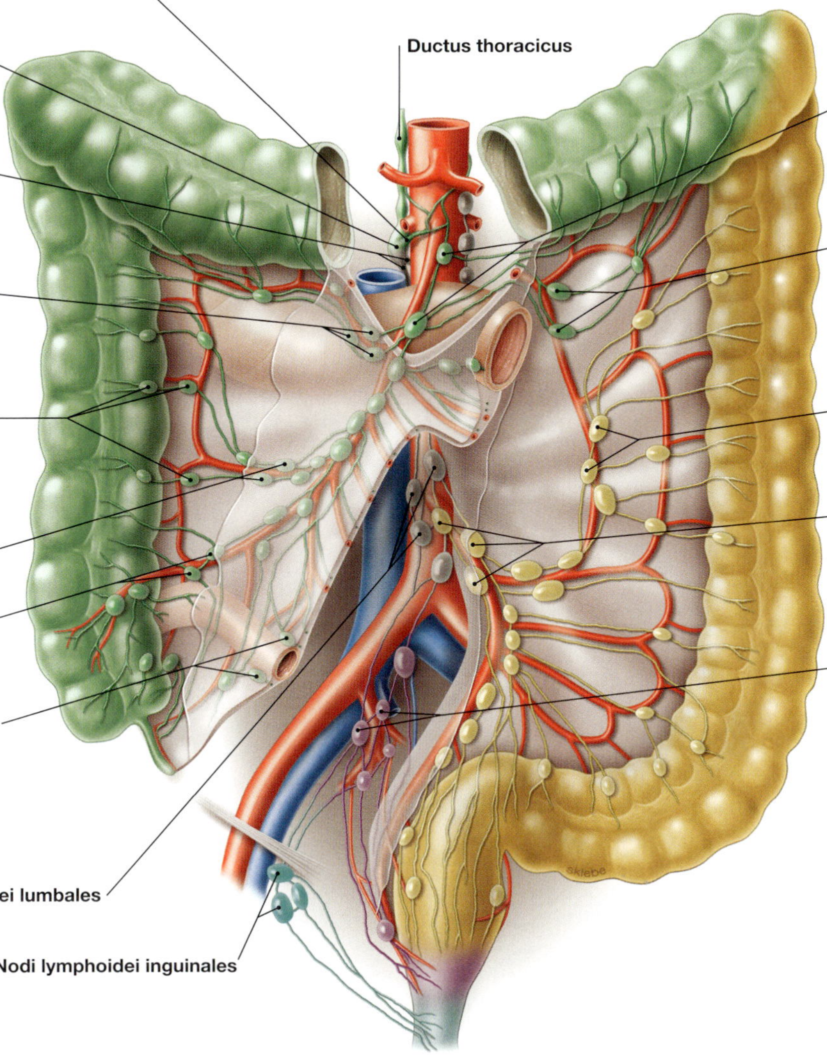

Abb. 6.72 Lymphgefäße und regionäre Lymphknoten von Dünndarm, Intestinum tenue, und Dickdarm, Intestinum crassum. Die einzelnen Lymphknotengruppen (insgesamt 100 bis 200 Lymphknoten) sind entsprechend ihren Einzugsgebieten in unterschiedlichen Farben dargestellt. [L238]

Direkt am Dünndarm liegen die **Nodi lymphoidei juxtaintestinales,** neben dem Dickdarm die **Nodi lymphoidei paracolici.** Über verschiedene Zwischenstationen entlang der Gefäßarkaden (z. B. **Nodi lymphoidei colici dextri, colici medii, colici sinistri, ileocolici, mesocolici**) fließt die Lymphe in zwei getrennte Abflusssysteme:

- Vom gesamten **Dünndarm** sowie von **Caecum, Colon ascendens und Colon transversum** wird die Lymphe in die **Nodi lymphoidei mesenterici superiores** am Abgang der A. mesenterica superior drainiert, die sie über den Truncus intestinalis in den Ductus thoracicus weiterleiten (grün).
- Vom **Colon descendens,** vom **Colon sigmoideum** und vom **proximalen Rectum** gelangt die Lymphe in die **Nodi lymphoidei mesenterici inferiores** am Abgang der A. mesenterica inferior (gelb) und von dort in die retroperitoneal gelegenen paraaortalen Lymphknoten (Nodi lymphoidei lumbales, grau) und in die Trunci lumbales (grau).

Das **distale Rectum** und der **Analkanal** haben ebenfalls Anschluss an das Drainagegebiet der Trunci lumbales. Die erste Lymphknotenstation sind allerdings die **Nodi lymphoidei iliaci interni** (rosa) bzw. für den Endabschnitt des Analkanals die **Nodi lymphoidei inguinales** (türkis).

Merke: Entwicklungsgeschichtlich bedingt **wechseln** an der **linken Kolonflexur** die Versorgungsgebiete sämtlicher Leitungsbahnen. Die **Nodi lymphoidei mesenterici superiores** bilden die regionären Lymphknoten von Colon ascendens und Colon transversum, während die **Nodi lymphoidei mesenterici inferiores** das Colon descendens drainieren.

Klinik

Die **Lymphdrainage** spielt bei der Diagnostik von Kolonkarzinomen eine Rolle, da die Therapie auch vom Krankheitsstadium (Staging) abhängt. Bei einem Tumor im Colon ascendens oder im Colon transversum sollte nach Lymphknotenmetastasen im Drainagegebiet der Nodi lymphoidei mesenterici superiores gesucht werden. Bei einem Tumor im Colon descendens sind dagegen die Lymphknoten im Einzugsgebiet der Nodi lymphoidei mesenterici inferiores relevant, die aufgrund des retroperitonealen Verlaufs der A. mesenterica inferior, die sie begleiten, häufig Anschluss an andere retroperitoneale Lymphknoten aufweisen.

Innervation des Darms

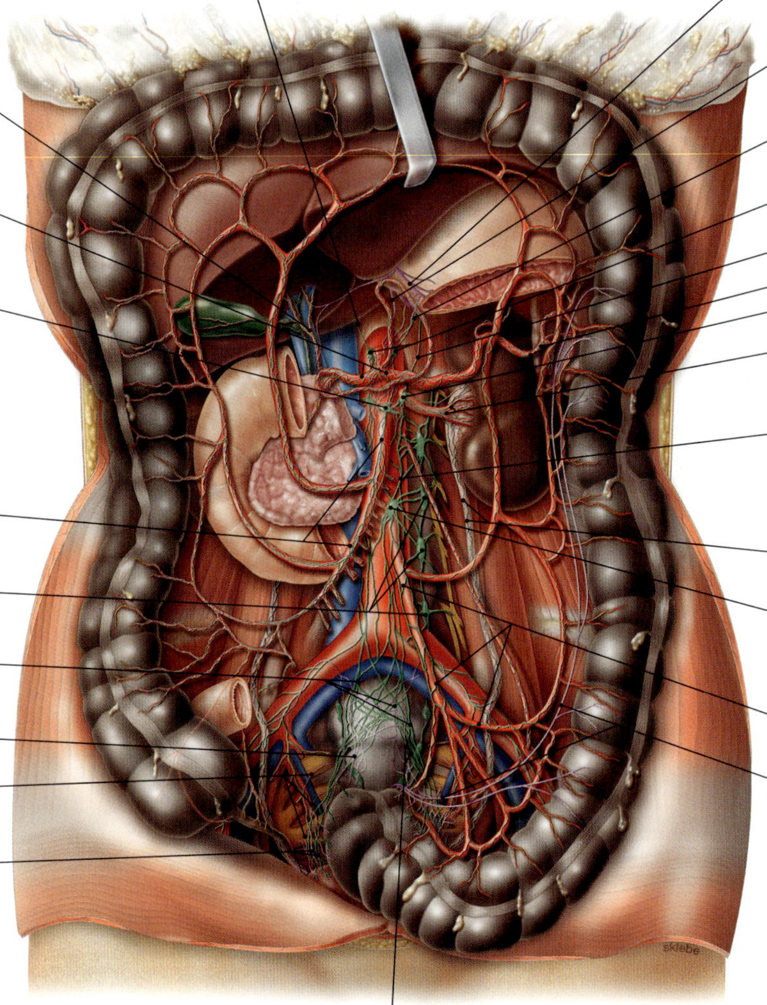

Abb. 6.73 Vegetative Innervation von Dünndarm, Intestinum tenue, und Dickdarm, Intestinum crassum; Ansicht von ventral. [L238]

Auf der Vorderseite der Aorta bilden die vegetativen Nervenfasern des Sympathicus (grün) und des Parasympathicus (violett) ein Geflecht **(Plexus aorticus abdominalis),** das an den Abgängen der Aortenäste eigene Plexus bildet, deren Nervenfasern die jeweiligen Versorgungsgefäße zu den Organen begleiten. Dünn- und Dickdarm versorgen die Plexus am Abgang der drei unpaaren viszeralen Äste der Aorta **(Plexus coeliacus, Plexus mesenterici superior und inferior).**

Die Perikarya der **präganglionären Neurone des Sympathicus** sitzen in den Seitenhörnern des Rückenmarks, ihre Axone gelangen zum Grenzstrang (Truncus sympathicus) und weiter ohne Umschaltung über die Nn. splanchnici major und minor zu den Plexus der Aorta, wo sie in den gleichnamigen Ganglien **(Ganglion coeliacum, Ganglia mesenterica superius** und **inferius)** synaptisch auf postganglionäre Neurone verschaltet werden, deren Axone mit den Ästen der jeweiligen Arterien die verschiedenen Darmabschnitte erreichen.

Die **präganglionären parasympathischen Neurone** der **Nn. vagi [X]** ziehen mit der Speiseröhre als Trunci vagales anterior und posterior durch das Zwerchfell zu den vegetativen Nervengeflechten der Bauchaorta, die sie allerdings ohne Verschaltung bis zu den Organen durchlaufen, in deren Wand oder Umgebung die postganglionären Neurone liegen. Das Versorgungsgebiet der Nn. vagi [X] endet im Plexus mesentericus superior und damit im Bereich der linken Kolonflexur (traditionell als CANNON-BÖHM-Punkt bezeichnet).

Das Colon descendens wird dagegen vom **sakralen Teil des Parasympathicus** versorgt, dessen präganglionäre Neurone im Rückenmark (S2–S4) liegen, aus den Spinalnerven als Nn. splanchnici pelvici austreten und dann im Plexus hypogastricus inferior in der Umgebung des Rectums auf postganglionäre Neurone verschaltet werden. Die postganglionären Nervenfasern steigen nur zu einem geringen Teil zum Plexus mesentericus inferior auf (nicht dargestellt), die anderen gelangen meist als direkte Äste zum Colon descendens.

Der **Parasympathicus fördert,** der **Sympathicus hemmt** die Peristaltik und die Durchblutung des Darms.

Merke: Entwicklungsgeschichtlich bedingt **wechseln** an der **linken Kolonflexur** die Versorgungsgebiete sämtlicher Leitungsbahnen. Bei den vegetativen Nerven: vom **Plexus mesentericus superior,** der Colon ascendens und Colon transversum innerviert, zum **Plexus mesentericus inferior** und **Plexus hypogastricus inferior** für Colon descendens und Colon sigmoideum. Der Ursprung der parasympathischen Neurone wechselt vom kranialen Abschnitt (N. vagus) zum sakralen Teil (Nn. splanchnici pelvici).

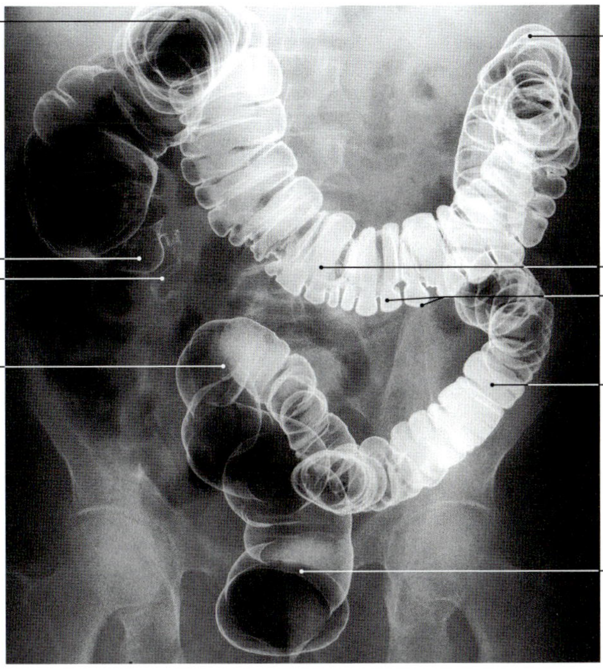

Abb. 6.74 Dickdarm, Intestinum crassum; Röntgenbild im antero-posterioren (ap) Strahlengang nach Füllung mit Kontrastmittel und Luft (Doppelkontrastmethode). Im Röntgenbild kann man verschiedene Lagevarianten des Querkolons nachweisen (→ Abb. 6.75).

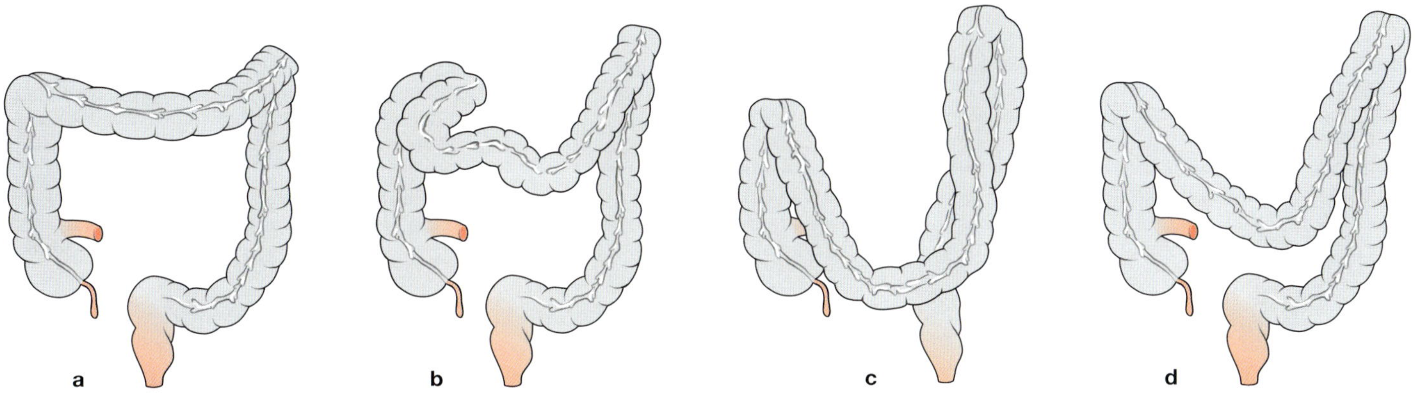

Abb. 6.75a bis d Lagevarianten des Querkolons, Colon transversum; Ansicht von ventral. [L126]

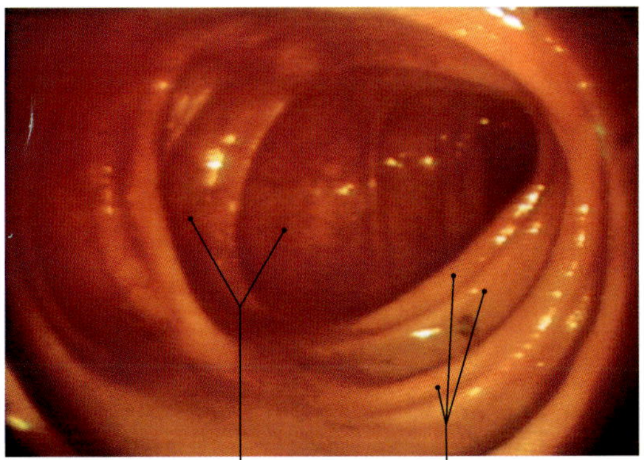

Abb. 6.76 Aufsteigender Dickdarm, Colon ascendens; Dickdarmspiegelung (Koloskopie).
Im Unterschied zu den zirkulären Falten im Dünndarm sind die Schleimhautfalten im Dickdarm halbmondförmig (Plicae semilunares).

Klinik

Bösartige Tumoren des Dickdarms **(Kolonkarzinome)** gehören bei beiden Geschlechtern zu den drei häufigsten Tumorerkrankungen und sind damit für einen wesentlichen Anteil der Todesfälle in westlichen Ländern verantwortlich. Bei geeigneter Vorsorge könnten diese Todesfälle weitgehend verhindert werden. Die Diagnostik der Wahl zur Abklärung von Kolonkarzinomen ist dabei die Koloskopie, die daher auch in regelmäßigen Abständen als Vorsorgeuntersuchung von den Krankenkassen erstattet und empfohlen wird. Sie ermöglicht neben der Inspektion der Schleimhaut auch eine Probenentnahme (Biopsie), um die endgültige Diagnose durch den Pathologen zu ermöglichen. Die Bedeutung der Röntgenkontrastdarstellung hat dagegen eher abgenommen. Sie ermöglicht aber bei nicht passierbarem Lumen, z. B. durch einen stenosierenden Tumor oder bei einem nicht endoskopisch zugänglichen Krankheitsprozess unter der Schleimhaut, wegen charakteristischer Form- und Lageveränderungen des Lumens ebenfalls eine relativ sichere Diagnose.

Projektion von Leber und Gallenblase

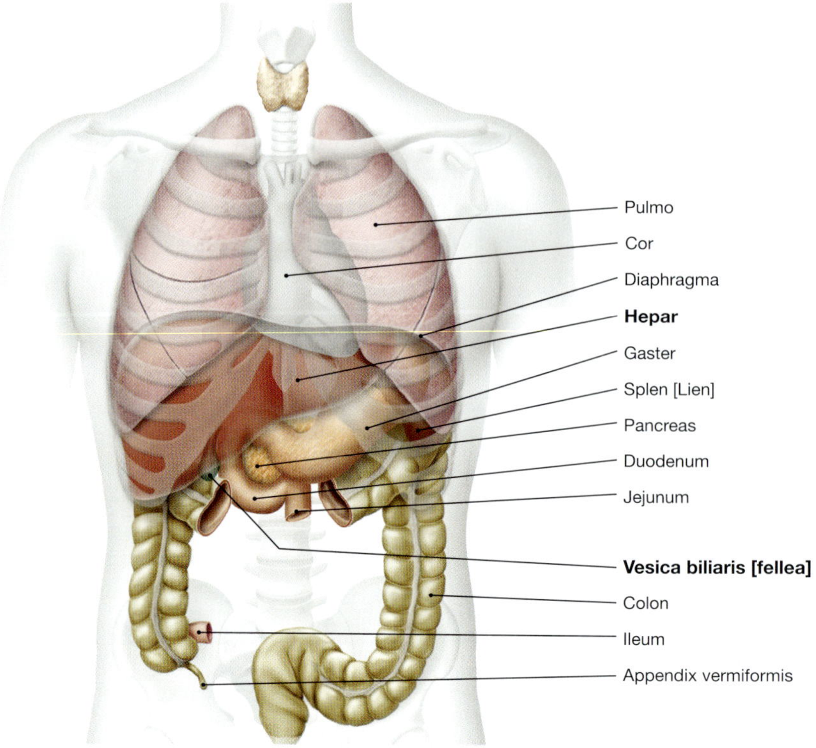

Abb. 6.77 Projektion der inneren Organe auf die Körperoberfläche; Ansicht von ventral. [L275]
Leber und Gallenblase liegen **intraperitoneal** im rechten Oberbauch. Der Oberrand der Leber projiziert sich rechts auf den 4. Zwischenrippenraum (Interkostalraum, ICR), links etwas tiefer auf die V. Rippe. Der Fundus der Gallenblase projiziert sich in der rechten Medioklavikularlinie auf die IX. Rippe. Die Leber reicht mit dem linken Leberlappen bis in den linken Oberbauch (ungefähr bis zur linken Medioklavikularlinie), wo sie vor dem Magen liegt. Ihre Lage ist atemabhängig (senkt sich bei Ein-, hebt sich bei Ausatmung), da ihre Area nuda mit dem Zwerchfell verwachsen ist. Daher ist die Lage auch stark von der Größe der Lunge abhängig. Aufgrund der Wölbung des Zwerchfells wird die Leber vorne und hinten zum Teil von der Pleurahöhle überlagert (→ Abb. 6.136). Bei normaler Anatomie fällt der untere Leberrand bis zur Medioklavikularlinie rechts mit dem Rippenbogen zusammen, so dass die Leber nicht tastbar ist.

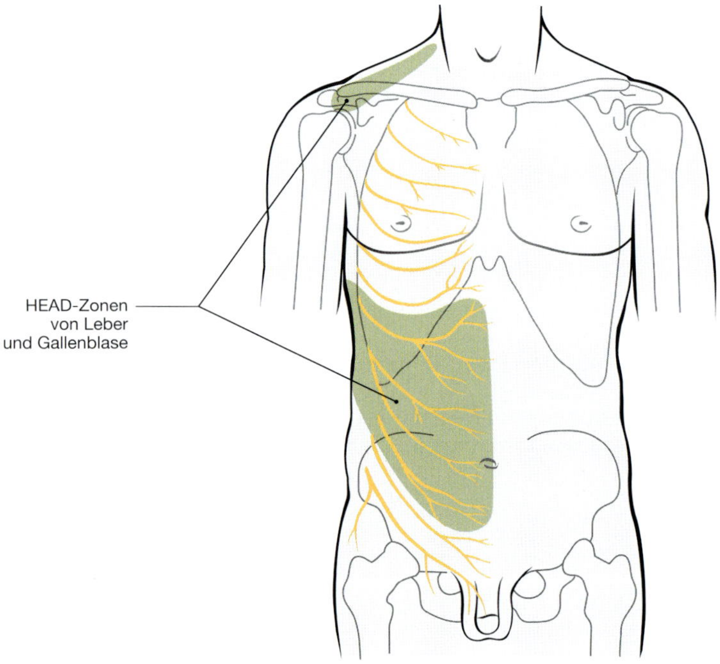

Abb. 6.78 HEAD-Zonen von Leber und Gallenblase, schematische Darstellung; Ansicht von ventral. [L126]
Die organbezogenen Hautareale oder **HEAD-Zonen** für Leber und Gallenblase projizieren sich in die Dermatome (Hautwurzelfelder) T8–11 der rechten Körperseite. Auch das Dermatom C4 im Bereich der rechten Schulter ist eine HEAD-Zone von Leber und Gallenblase, weil der N. phrenicus aus dem Plexus cervicalis überwiegend aus C4 gespeist wird und sein Endast (R. phrenicoabdominalis) rechts auch das Bauchfell auf der Oberfläche von Leber und Gallenblase sensorisch innerviert.

Klinik

Die **Bestimmung der Lebergröße** gehört zu jeder vollständigen körperlichen Untersuchung, da Konsistenz und Größe erste Hinweise auf krankhafte Veränderungen geben können, z. B. **Leberverfettung** (bei Diabetes mellitus, Alkoholabusus), **Entzündung** (Hepatitis) durch Hepatitisviren oder Alkoholmissbrauch oder **Leberzirrhose** als pathologische Endstrecke der meisten chronischen Lebererkrankungen. Bei der Untersuchung nicht nur der untere Leberrand durch Tasten (Palpation) unter Einatmung, sondern auch der obere Leberrand durch Klopfen (Perkussion) auf den Brustkorb bestimmt. Als grobes Richtmaß sollte die Leber in der rechten Medioklavikularlinie nicht mehr als 12 cm im kraniokaudalen Durchmesser einnehmen.
Bei Leber- und Gallenblasenentzündung (Hepatitis oder Cholezystitis) oder nach einer diagnostisch durchgeführten **Leberpunktion** können die Schmerzen aufgrund der HEAD-Zonen auch in die rechte Schulter ausstrahlen.

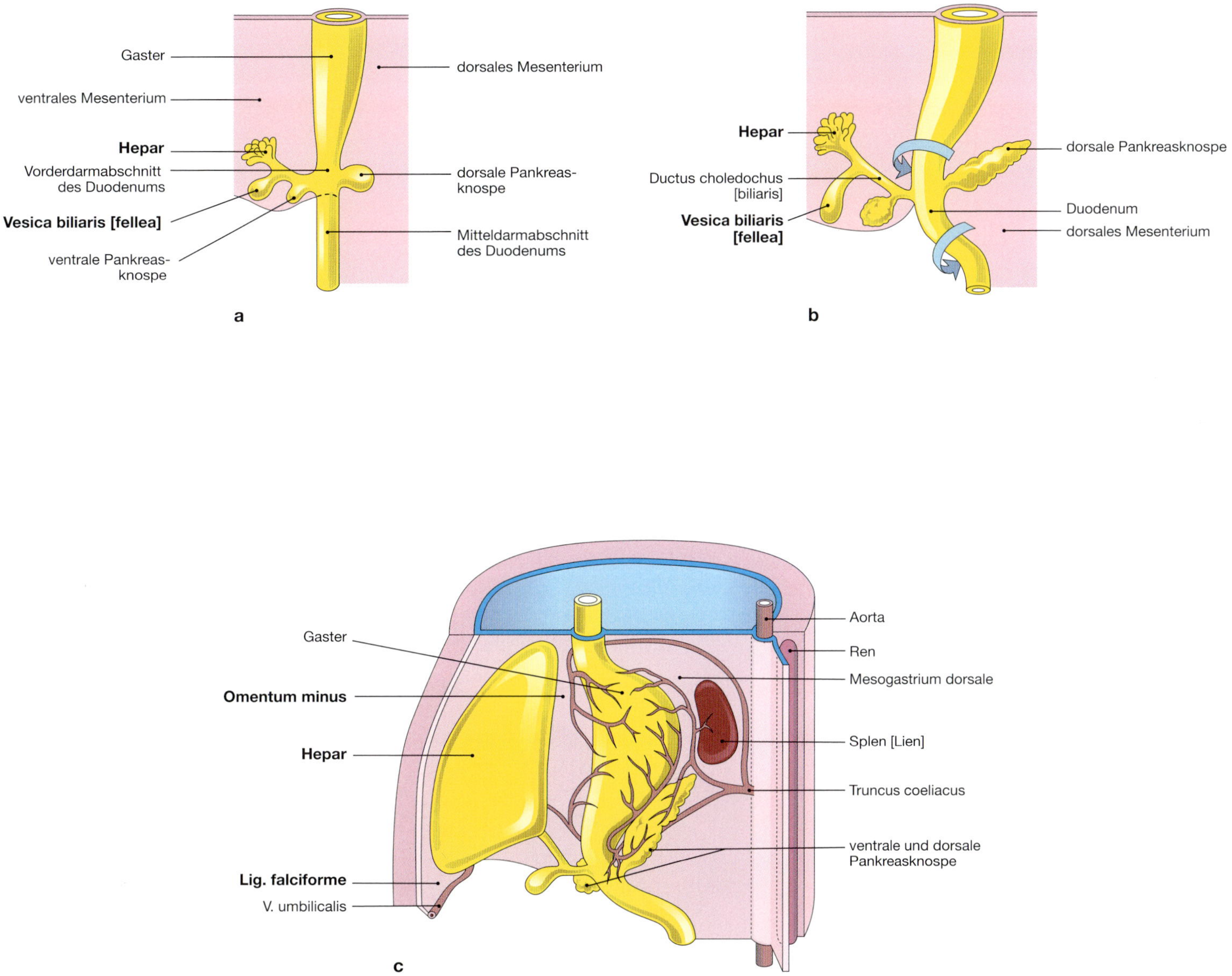

Abb. 6.79a bis c Entwicklungsstadien der Leber, Hepar, und Gallenblase, Vesica biliaris, in der 4.–5. Woche. [E347-09]
Die Epithelien von Leber und Gallensystem entstammen dem Entoderm des Darmrohrs auf Höhe des späteren Duodenums. Das Entoderm bildet in der 4. Woche (ab dem 22. Tag) eine Verdickung **(hepatische Platte),** die sich in eine obere Leberanlage und eine untere Anlage für das Gallensystem teilt (**a** und **b**). Das Epithel der Leberanlage wächst in das bindegewebige Septum transversum ein, in dem Inseln der Blutbildung entstehen. So gelangen die Bindegewebeanteile und die intrahepatischen Blutgefäße (Sinusoide) in die Leberanlage. Die Leber verlagert sich dann zunehmend in das Mesogastrium ventrale hinein (**c**) und teilt es dadurch in ein Mesohepaticum ventrale und ein Mesohepaticum dorsale (→ Abb. 6.1). Aus dem Mesohepaticum ventrale wird u. a. das **Lig. falciforme hepatis** als Verbindung zur vorderen Rumpfwand. Das Mesohepaticum dorsale wird zum **Omentum minus,** das die Leber mit Magen und Duodenum verbindet.

Leber, Übersicht

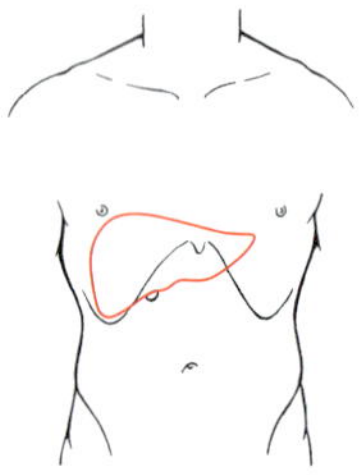

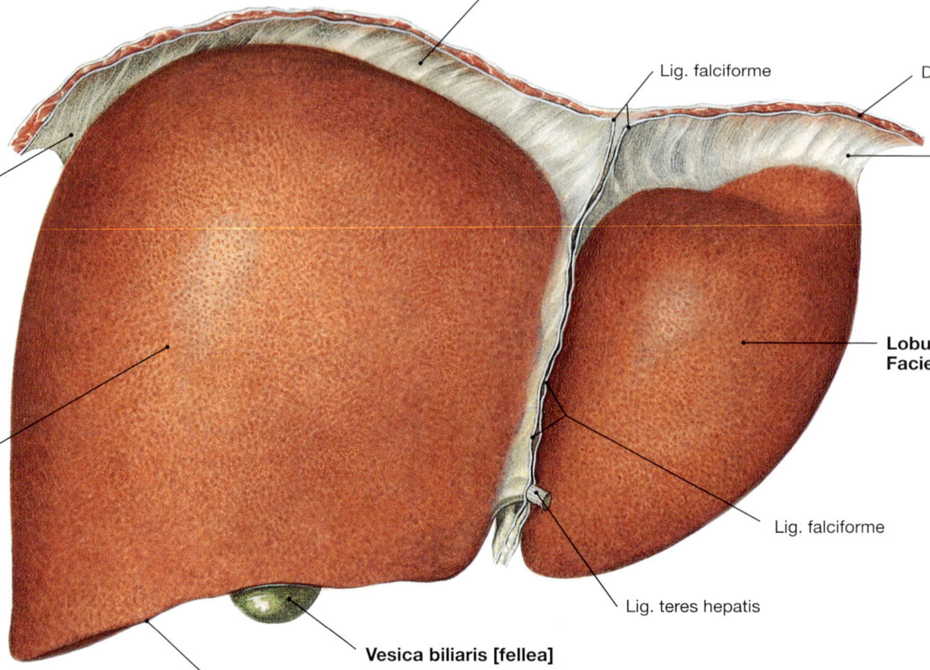

a

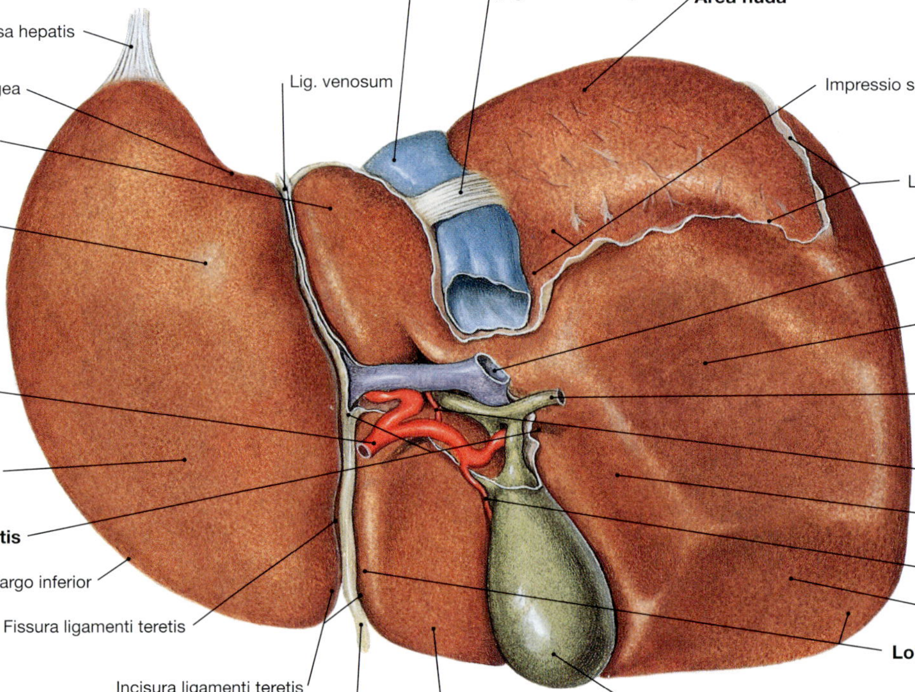

b

Abb. 6.80a und b Leber, Hepar; Ansicht von ventral (→ Abb. 6.80a) und von dorsokaudal (→ Abb. 6.80b). Zur Beschreibung → Abb. 6.81.

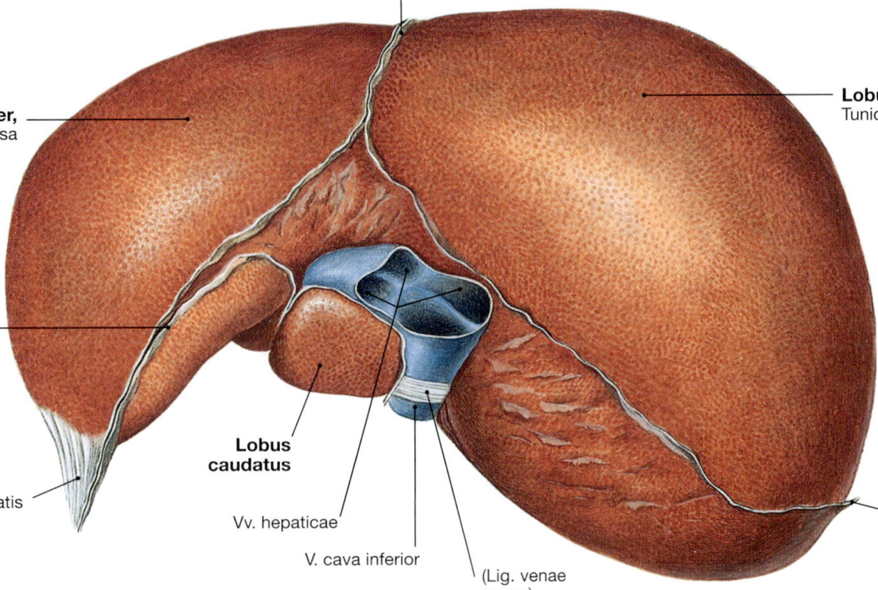

Abb. 6.81 Leber, Hepar; Ansicht von kranial.
Die Leber ist die größte Drüse (1200–1800 g) und das zentrale Stoffwechselorgan des Körpers. Sie besitzt eine dem Zwerchfell anliegende Facies diaphragmatica und eine nach unten den Eingeweiden zugewandte Seite (Facies visceralis), die vorne vom Unterrand (Margo inferior) begrenzt wird (→ Abb. 6.80a und 6.80b).
Die **Facies diaphragmatica** ist teilweise mit dem Zwerchfell verwachsen und hier nicht mit Peritoneum viscerale bedeckt **(Area nuda).** Die Leber gliedert sich in einen großen rechten und einen kleinen linken Leberlappen (**Lobus dexter** und **Lobus sinister**), die vorne durch das **Lig. falciforme** getrennt werden. Dieses setzt sich nach kranial im **Lig. coronarium** fort, das rechts und links in je ein **Lig. triangulare** als Verbindung zum Zwerchfell ausläuft. Das Lig. triangulare sinistrum geht in die zipfelförmige Appendix fibrosa hepatis über. Unten schließt sich an das Lig. falciforme das **Lig. teres hepatis** (Relikt der V. umbilicalis des Fetalkreislaufs) an. Beide Bänder ziehen zur vorderen Rumpfwand.
Auf der **Facies visceralis** setzt sich der durch das Lig. teres hepatis hervorgerufene Einschnitt (Fissura ligamenti teretis hepatis) bis zur Leberpforte (Porta hepatis) fort, in der die Leitungsbahnen der Leber (V. portae hepatis, A. hepatica propria, Ductus hepaticus communis) ein- bzw. austreten. Nach kranial schließt sich das **Lig. venosum** (**ARANTII,** Relikt des Ductus venosus des Fetalkreislaufs) an. Auf der rechten Seite der Leberpforte liegt oben in einer Einbuchtung die V. cava inferior und unten die Gallenblase **(Vesica biliaris)** im Gallenblasenbett (Fossa vesicae biliaris). Durch Lig. teres hepatis, Lig. venosum, V. cava inferior und Gallenblase werden beidseits der Leberpforte auf der Unterseite des rechten Leberlappens zwei annähernd viereckige Bereiche abgegrenzt, die ventral als **Lobus quadratus** und dorsal als **Lobus caudatus** bezeichnet werden. Die Leber ist an vier größeren Stellen nicht von Peritoneum bedeckt: Area nuda, Leberpforte, Gallenblasenbett, Bucht der V. cava inferior.
Beim Lebenden ist die Leber verformbar und passt sich der Form der umliegenden Organe an. Im fixierten Zustand hinterlassen die Organe Abdrücke (Impressionen), die als Fixierungsartefakte anzusehen sind und keine Bedeutung haben. Sie geben allerdings über die Lagebeziehungen der Leber Auskunft.

Aufbau der Leber

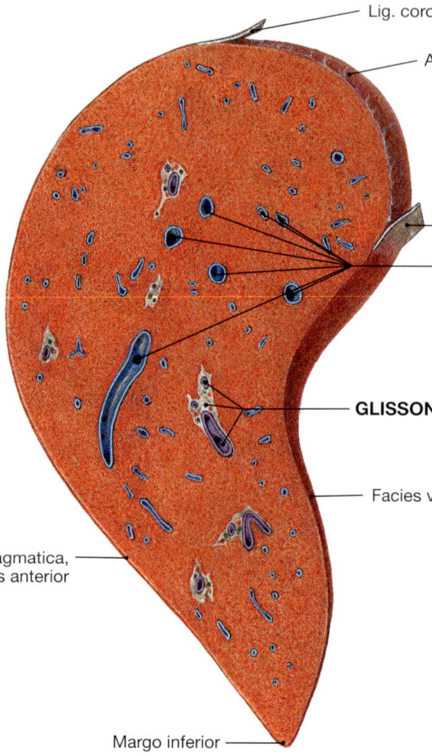

Abb. 6.82 Leber, Hepar; Sagittalschnitt durch den rechten Leberlappen.
Die an der Leberpforte ein- und austretenden Leitungsbahnen **(V. portae hepatis, A. hepatica propria, Ductus hepaticus communis)** verzweigen sich, von Bindegewebe umgeben, im Parenchym der Leber und bilden schließlich in den Periportalfeldern die **GLISSON-Trias** (→ Abb. 6.83).
Die **Lebervenen (Vv. hepaticae)** und ihre Zuflüsse, die das Blut aus der Leber in die V. cava inferior leiten, verlaufen getrennt von den Ästen der GLISSON-Trias.

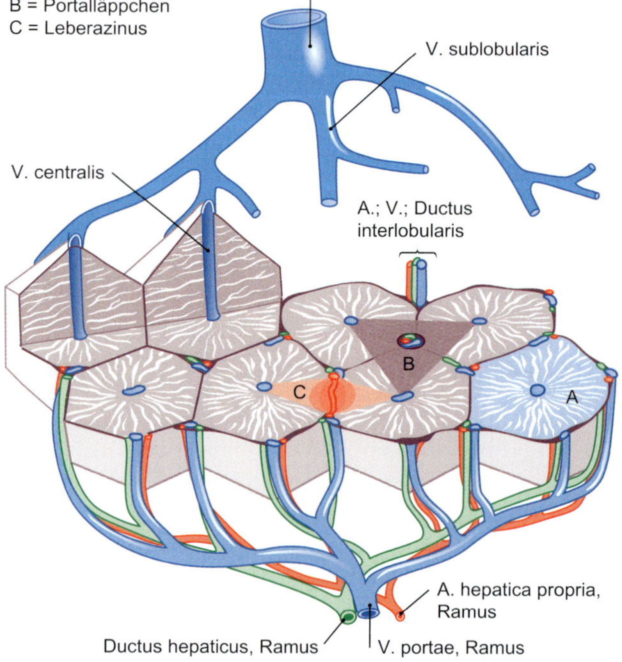

Abb. 6.83 Läppchengliederung des Leberparenchyms; schematische Darstellung eines histologischen Schnitts. [L126]
Das Leberparenchym ist in Leberläppchen gegliedert, die aus radiär angeordneten Balken von **Hepatozyten** bestehen. Das annähernd sechseckige **klassische Leberläppchen** (Zentralvenenläppchen) ist an drei bis sechs Ecken von einem **Periportalfeld** umgeben. Im Periportalfeld befindet sich die mit Bindegewebe umhüllte **GLISSON-Trias** (A./V. interlobularis, Ductus interlobularis bilifer). Die Blutgefäße stellen die Endäste der A. hepatica propria/V. portae dar, während der Ductus interlobularis bilifer den Anfang des Gallengangsystems bildet, das sich an der Leberpforte zum Ductus hepaticus communis vereinigt. Im Zentrum des Leberläppchens liegt die **V. centralis.** Das Blut, das von den Arterien und Venen der Läppchenperipherie aus in die Lebersinusoide zwischen den Leberzellbalken eintritt, wird von den Zentralvenen wieder gesammelt und über die Vv. sublobulares den Lebervenen (Vv. hepaticae) zugeführt. So können die Hepatozyten Nährstoffe und auszuscheidende Substanzen aus dem Blut aufnehmen und synthetisierte Stoffe, wie Plasmaproteine, abgeben. Die Galle fließt zwischen den Leberzellen auf die Portalfelder zu. Daher liegt bei dem dreieckigen **Portalläppchen** der Gallengang (Ductus interlobularis bilifer) im Zentrum, während die drei Ecken von Zentralvenen gebildet werden. Der **Leberazinus** ist rautenförmig und wird durch je zwei Portalfelder und zwei Zentralvenen begrenzt. Entlang der Verbindungsachse zwischen den Portalfeldern ist die Sauerstoff- und Nährstoffversorgung am besten, so dass die Hepatozyten in verschiedenen Zonen des Azinus unterschiedliche Aufgaben wahrnehmen können.

Klinik

Der Blutfluss in den Leberläppchen ist für die Aufrechterhaltung der Leberfunktion von großer Bedeutung. Wenn bei der **Leberzirrhose** die Läppchenstruktur durch knötchenförmige bindegewebige Umorganisation zerstört wird, ist der Blutfluss beeinträchtigt. Dadurch kommt es zum Rückstau des Blutes in die Pfortader und zu einem Anstieg des portalen Blutdrucks **(portale Hypertonie).** In der Folge kann es zur Ausbildung von Umgehungskreisläufen **(portokavale Anastomosen)** kommen (→ Abb. 6.91).

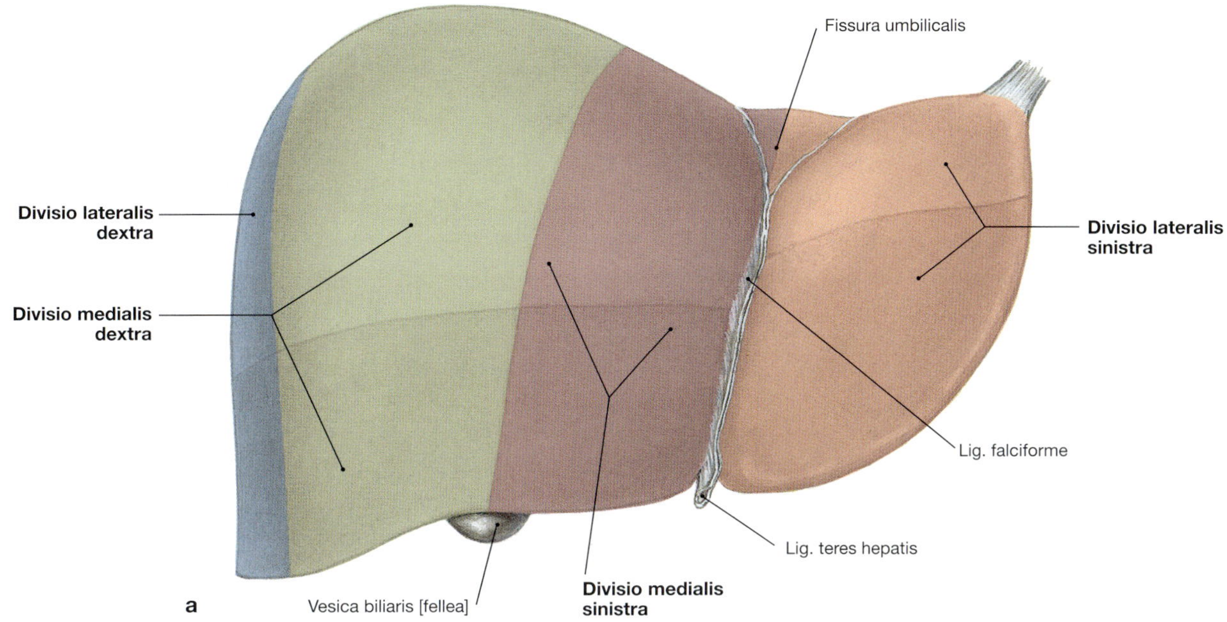

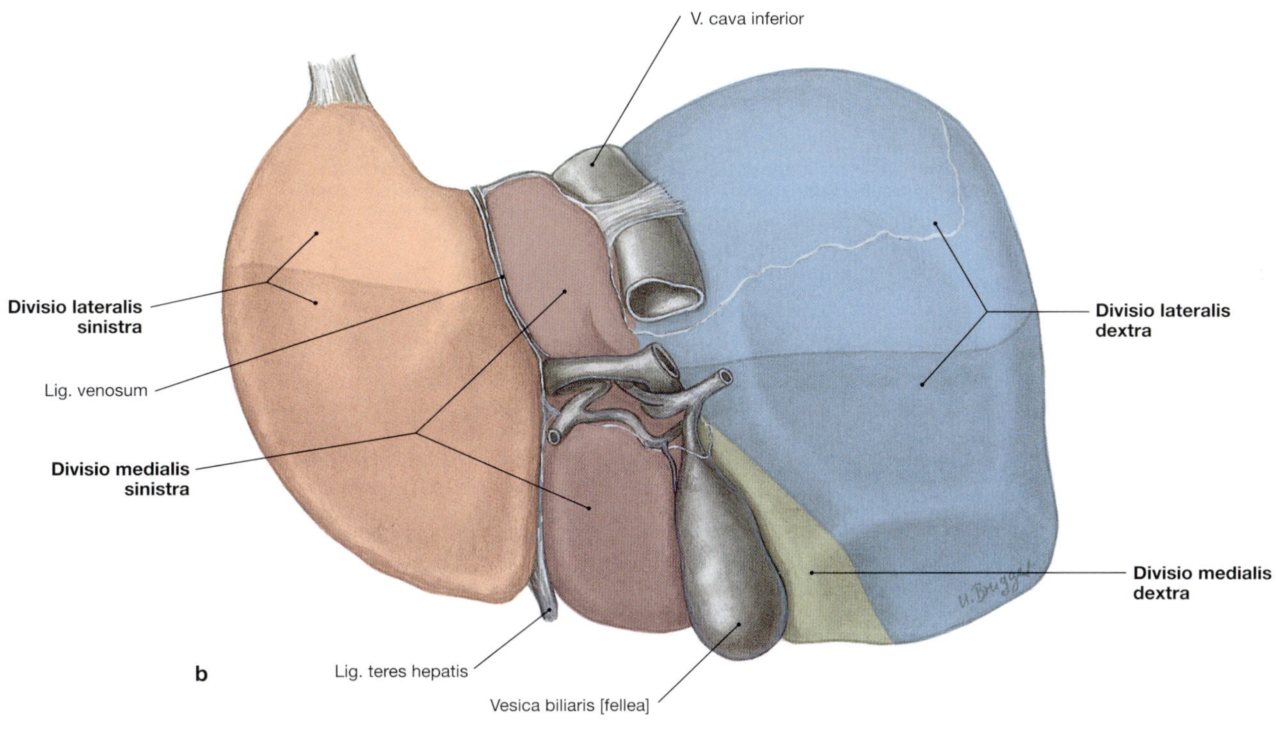

Abb. 6.84a und b Segmente der Leber, Hepar; Ansicht von ventral (→ Abb. 6.84a) und von dorsal (→ Abb. 6.84b). Segmente der Leberlappen sind farblich hervorgehoben.

Die annähernd vertikal verlaufenden **drei Lebervenen** (Vv. hepaticae, → Abb. 6.85) unterteilen die Leber in **vier nebeneinanderliegende Divisionen.** Die **Divisio lateralis sinistra** entspricht dem linken anatomischen Leberlappen und reicht damit bis an das Lig. falciforme hepatis heran, hinter dem die linke Lebervene liegt. Zwischen dem Lig. falciforme und der Gallenblase, auf deren Höhe die mittlere Lebervene liegt, erstreckt sich die **Divisio medialis sinistra.** Nach rechts folgen dann die **Divisio medialis dextra,** und die **Divisio lateralis dextra,** die durch die rechte Lebervene getrennt werden, was auf der äußeren Oberfläche aber an keiner Landmarke erkennbar ist. Durch die Leitungsbahnen der **Leber-Trias** werden diese Lebersegmente **in acht funktionelle** und klinisch sehr wichtige **Lebersegmente** (→ Abb. 6.85) untergliedert, die hier bereits durch Farbschattierungen abgegrenzt sind.

Lebersegmente

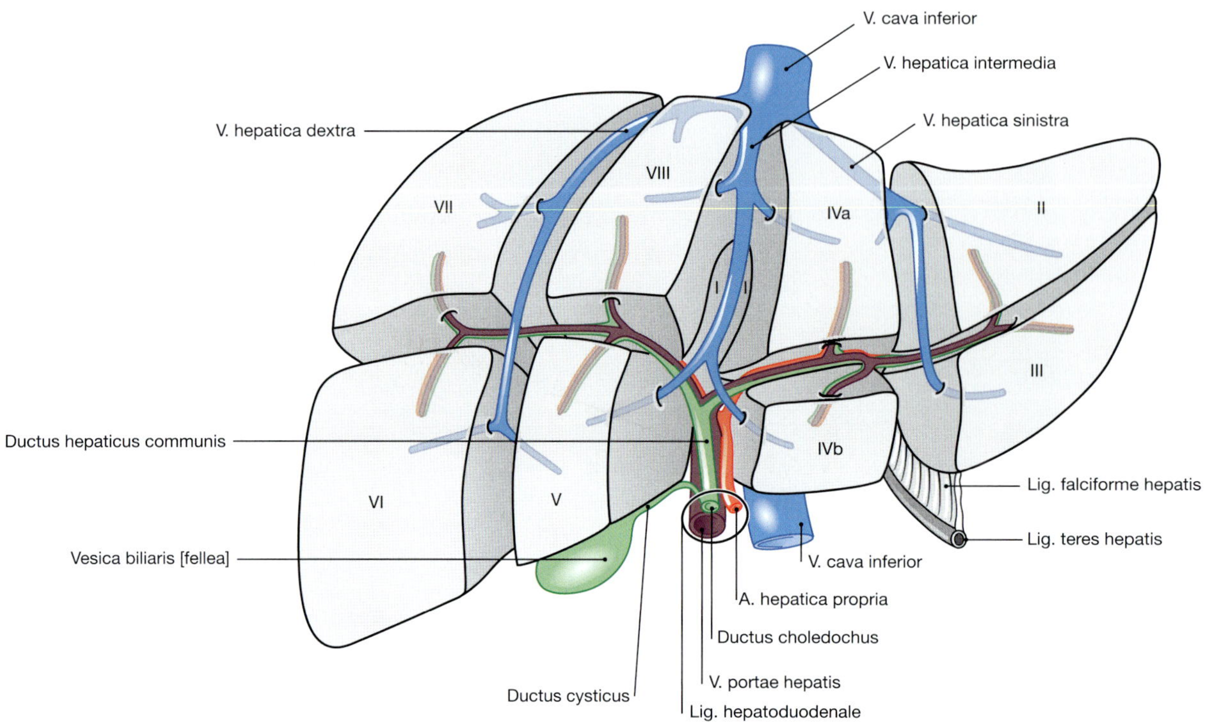

I	Segmentum posterius (Lobus caudatus)	V	Segmentum anterius mediale dextrum
II	Segmentum posterius laterale sinistrum	VI	Segmentum anterius laterale dextrum
III	Segmentum anterius laterale sinistrum	VII	Segmentum posterius laterale dextrum
IV (a/b)	Segmentum mediale sinistrum	VIII	Segmentum posterius mediale dextrum

Abb. 6.85 Schematische Darstellung der Lebersegmente und ihre Beziehung zu den intrahepatischen Gefäßen und Gallengängen; Ansicht von ventral. [L126]

Die Leber ist in **acht funktionelle Segmente** gegliedert, die jeweils von einer Abzweigung der Leber-Trias (V. portae hepatis, A. hepatica propria, Ductus hepaticus communis) versorgt werden und damit funktionell unabhängig sind. Je zwei dieser Segmente werden durch die senkrecht verlaufenden drei Lebervenen räumlich zu vier nebeneinanderliegenden Divisionen zusammengefasst (→ Abb. 6.84a und b).

Funktionell ist wichtig, dass die **Segmente I bis IV** von den linken Ästen der Leber-Trias versorgt werden und damit zu einem funktionellen **linken Leberlappen** zusammengefasst sind, während die **Segmente V bis VIII** von den rechten Ästen der Blutgefäße abhängig sind und den **funktionellen rechten Leberlappen** darstellen. Damit liegt die Grenze zwischen dem funktionellen rechten und linken Leberlappen in einer sagittalen Ebene zwischen V. cava inferior und Gallenblase **(„Cava-Gallenblasen-Ebene")** und nicht auf Höhe des Lig. falcifome hepatis. Das Segment I (Lobus caudatus) wird regelmäßig von den Ästen beider Seiten versorgt.

Klinik

Die Lebersegmente haben große klinische Bedeutung für die **Viszeralchirurgie,** da sie, solange die Segmentgrenzen eingehalten werden, eine blutungsarme Resektion einzelner Leberanteile ermöglichen. So können bei krankhaften Prozessen, wie z.B. Lebermetastasen, mehrere einzelne Segmente in verschiedenen Teilen der Leber entfernt werden, ohne die Leber als Ganzes zu gefährden. Praktisch geht der Chirurg bei der Entfernung der Segmente so vor, dass er einzelne Äste der zuführenden Gefäße abbindet, um die abhängigen Lebersegmente sicher an ihrer mit der reduzierten Durchblutung einhergehenden Entfärbung identifizieren zu können.

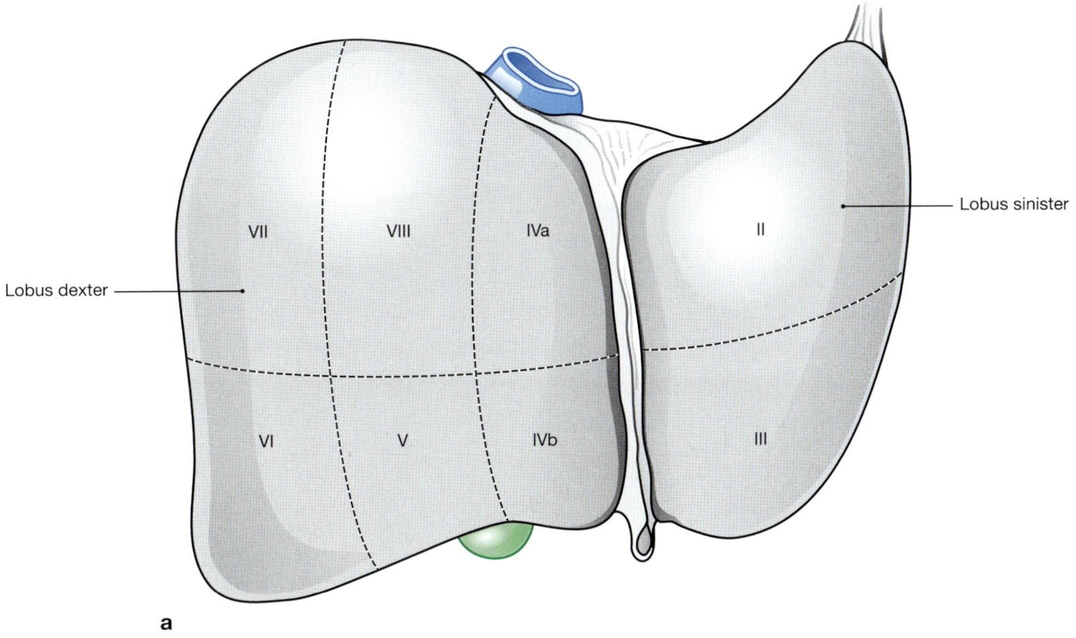

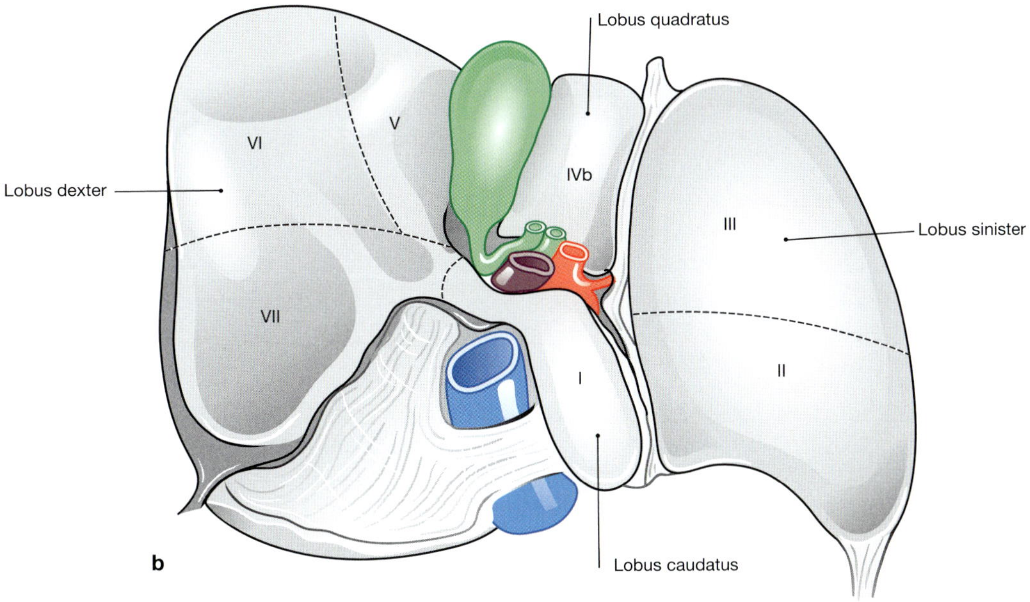

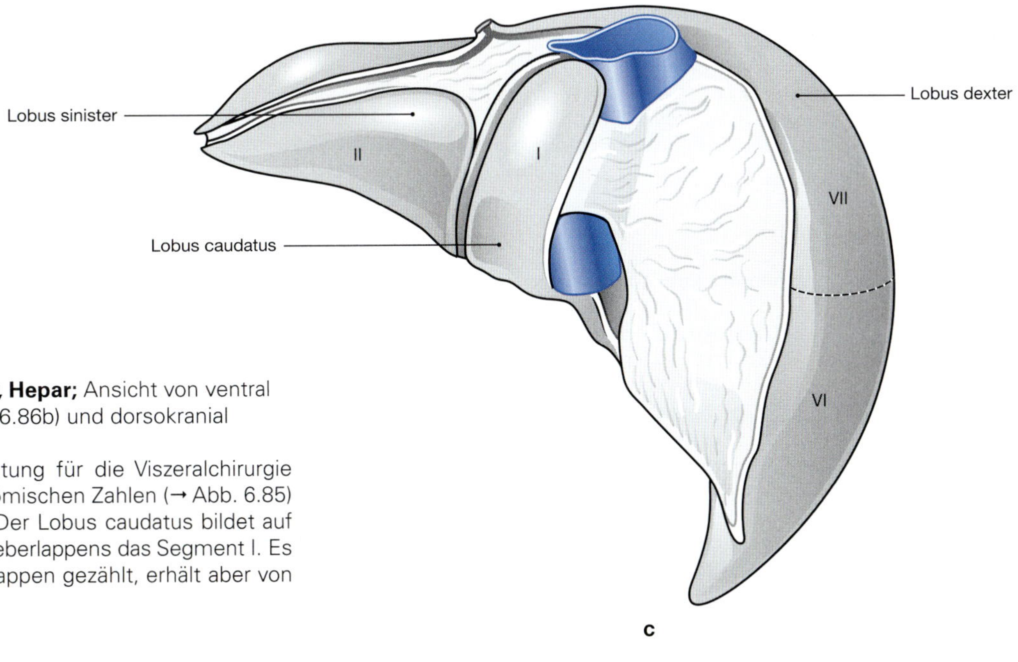

Abb. 6.86a bis c Segmente der Leber, Hepar; Ansicht von ventral (→ Abb. 6.86a), von dorsokaudal (→ Abb. 6.86b) und dorsokranial (→ Abb. 6.86c). [L126]

Aufgrund ihrer hohen klinischen Bedeutung für die Viszeralchirurgie sind hier die **acht Lebersegmente** mit römischen Zahlen (→ Abb. 6.85) auf der Leberoberfläche eingezeichnet. Der Lobus caudatus bildet auf der Unterseite des anatomisch rechten Leberlappens das Segment I. Es wird funktionell meist zum linken Leberlappen gezählt, erhält aber von den Ästen beider Seiten Blut.

Arterien von Leber und Gallenblase

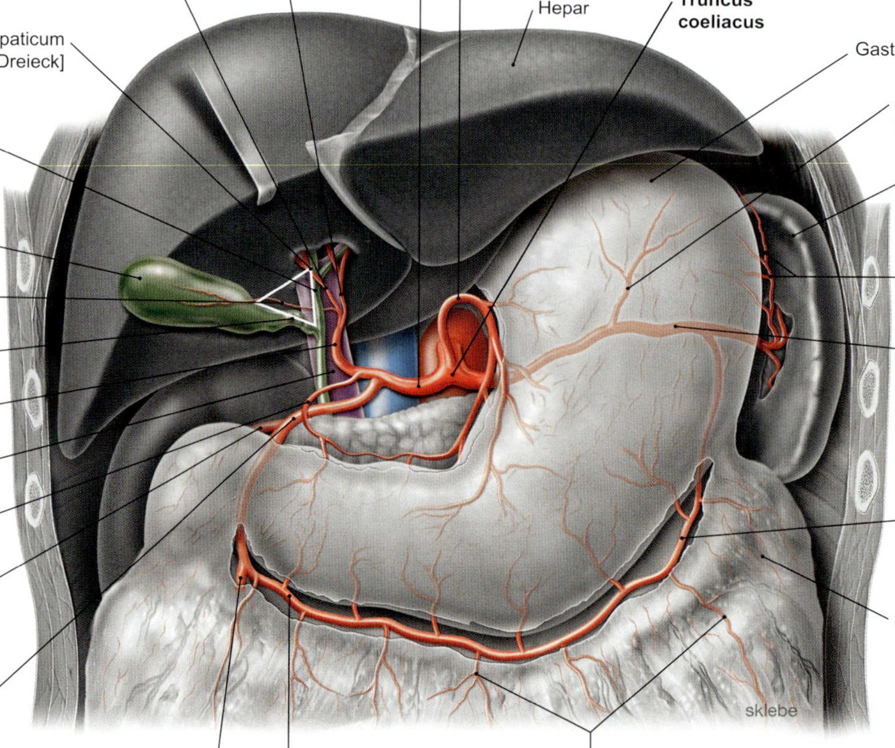

a

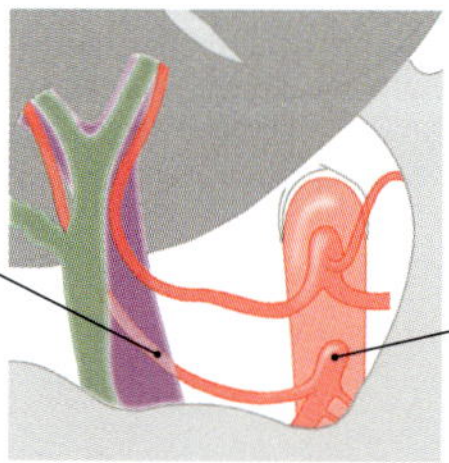

b

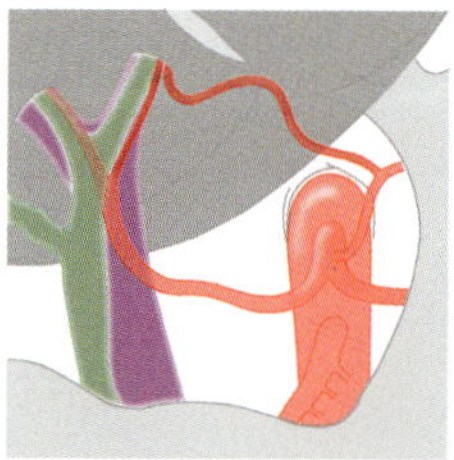

c

Abb. 6.87a bis c Arterien der Leber, Hepar, und der Gallenblase, Vesica biliaris. a [L238], b,c [L281]
Die Leber wird von der **A. hepatica propria** mit Blut versorgt. Diese ist die Fortsetzung der A. hepatica communis, die einen Hauptast des Truncus coeliacus darstellt. Nach Abgabe der A. gastrica dextra zieht die A. hepatica propria im Lig. hepatoduodenale zusammen mit der V. portae hepatis und dem Ductus choledochus zur Leberpforte. Dort teilt sie sich im Regelfall in einen R. dexter und einen R. sinister für die beiden Leberlappen. Aus dem R. dexter entspringt die **A. cystica,** die die Gallenblase versorgt. In je 10–20% der Fälle ist die A. mesenterica superior an der Versorgung des rechten Leberlappens oder die A. gastrica sinistra an der Versorgung des linken Leberlappens beteiligt.

Varietäten der Blutversorgung der Leber:
- **a** Lehrbuchfall (≈ 50%)
- **b** Beteiligung der A. mesenterica superior an der Versorgung des rechten Leberlappens (≈ 10–20%)
- **c** Ursprung der A. hepatica communis aus der A. mesenterica superior
- **d** Versorgung des linken Leberlappens durch die A. gastrica sinistra (≈ 10–20%)

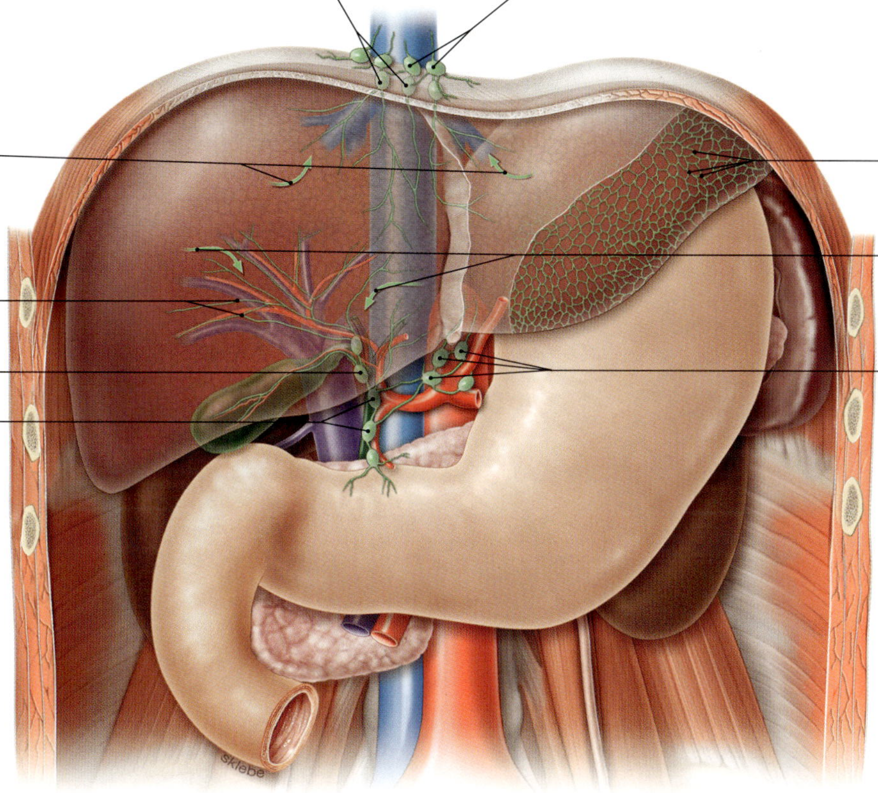

Abb. 6.88 Lymphgefäße und Lymphknoten von Leber und Gallenwegen. [L238]

Die **Leber** besitzt **zwei Lymphgefäßsysteme:**

- das subperitoneale System an der Leberoberfläche
- das intraparenchymatöse System, das den Leitungsbahnen der Leber-Trias bis zur Leberpforte folgt.

Entsprechend den regionären Lymphknoten gibt es **zwei Hauptabflusswege:**

- **nach kaudal zur Leberpforte** (wichtigster) über die Nodi lymphoidei hepatici an der Leberpforte (→ Abb. 6.36) und von dort über die Nodi lymphoidei coeliaci zum Truncus intestinalis
- **nach kranial durch das Zwerchfell** über die Nodi lymphoidei phrenici inferiores und superiores in die Nodi lymphoidei mediastinales anteriores und posteriores, die an die Trunci bronchomediastinales Anschluss haben; über diesen Weg können Leberkarzinome auch thorakale Lymphknotenmetastasen setzen

Außerdem gibt es noch **zwei Nebenwege** von untergeordneter Bedeutung:

- zur vorderen Rumpfwand über die Lymphbahnen im Lig. teres hepatis zu inguinalen und axillären Lymphknoten
- zu Magen und Pancreas vom linken Leberlappen

Die **Gallenblase** hat meist einen eigenen Nodus lymphoideus cysticus im Bereich des Halsabschnitts, von dem der Lymphabfluss über die Lymphknoten der Leberpforte dem kaudalen Weg folgt.

* Die Pfeile bezeichnen die Richtung der Lymphabflusswege aus dem Parenchym nach kranial bzw. nach kaudal.

Zur vegetativen Innervation von Leber und Gallenblase → Abb. 6.132

Venen von Leber und Gallenblase

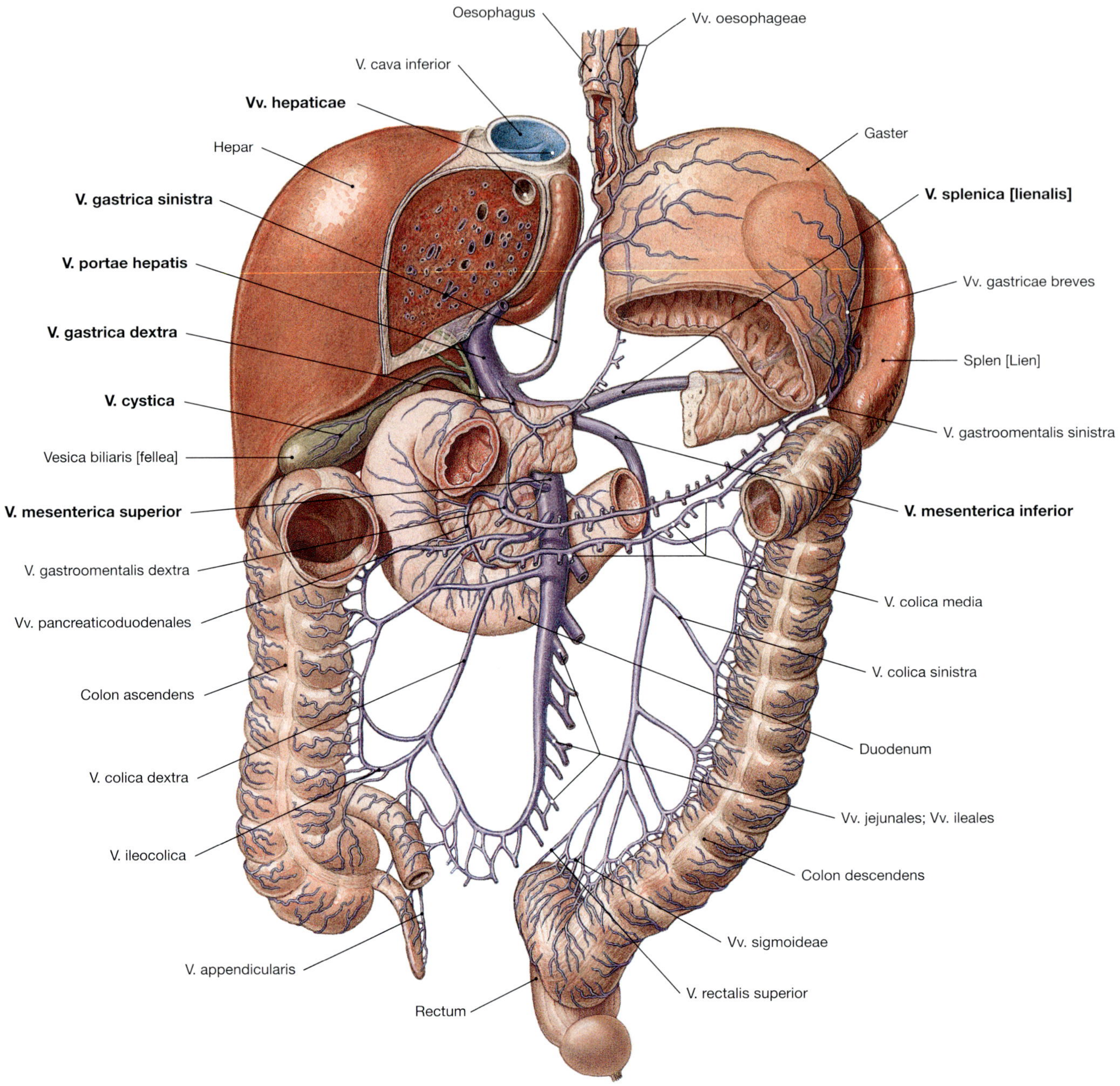

Abb. 6.89 Venen der Leber, Hepar, und der Gallenblase, Vesica biliaris; Ansicht von ventral.

Die Leber besitzt ein zuführendes und ein abführendes Venensystem. Die **Pfortader** (V. portae hepatis) sammelt das nährstoffreiche Blut aus den unpaaren Bauchorganen (Magen, Darm, Bauchspeicheldrüse, Milz) und speist es zusammen mit der A. hepatica communis in die Lebersinusoide der Leberläppchen ein. Die drei **Lebervenen** (Vv. hepaticae; → Abb. 6.85) führen das Blut aus der Leber in die V. cava inferior.

Die Pfortader besitzt drei Hauptstämme: Die V. mesenterica superior vereinigt sich hinter dem Pankreaskopf mit der V. splenica zur V. portae hepatis. Die V. mesenterica inferior mündet meist (in 70% der Fälle) in die V. splenica, in den übrigen Fällen (30%) in die V. mesenterica superior.

Äste der V. splenica (sammeln Blut aus der Milz sowie aus Teilen von Magen und Pancreas):
- Vv. gastricae breves
- V. gastroomentalis sinistra
- Vv. pancreaticae (vom Schwanzteil und Körper des Pancreas)

Äste der V. mesenterica superior (sammeln Blut aus Teilen von Magen und Pancreas, vom gesamten Dünndarm sowie von Colon ascendens und Colon transversum):
- V. gastroomentalis dextra mit Vv. pancreaticoduodenales
- Vv. pancreaticae (von Kopfteil und Körper des Pancreas)
- Vv. jejunales und ileales
- V. ileocolica
- V. colica dextra
- V. colica media

Äste der V. mesenterica inferior (sammeln Blut aus dem Colon descendens und dem oberen Rectum):
- V. colica sinistra
- Vv. sigmoideae
- V. rectalis superior: Die Vene hat Verbindung zur V. rectalis media und zur V. rectalis inferior, die zum Stromgebiet der V. cava inferior zählen.

Daneben gibt es noch **Venen,** die nach Vereinigung der Hauptstämme **direkt in die Pfortader** münden:
- V. cystica (von der Gallenblase)
- Vv. paraumbilicales (über Venen im Lig. teres hepatis von der Bauchwand um den Nabel)
- Vv. gastricae dextra und sinistra (von der kleinen Magenkurvatur)

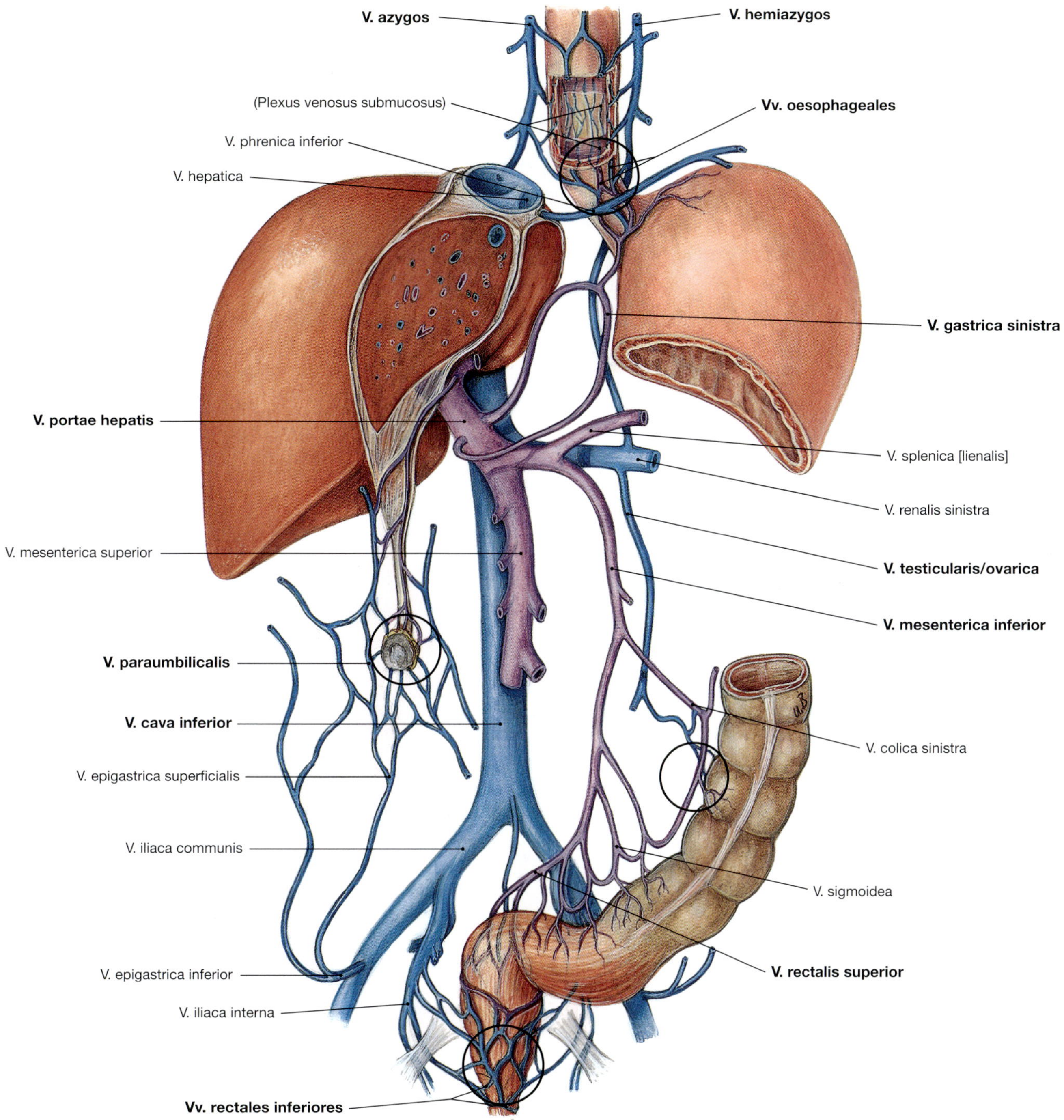

Abb. 6.90 Portokavale Anastomosen (Verbindungen zwischen Pfortader und oberer/unterer Hohlvene). Zuflüsse zur V. cava superior/inferior (blau), Zuflüsse zur V. portae hepatis (violett).
Durch portokavale Anastomosen gibt es vier mögliche Umgehungskreisläufe (durch schwarze Kreise hervorgehoben), über die das Blut aus der Pfortader auf seinem Weg zum Herzen die Leber umgehen kann:

- Vv. gastricae dextra und sinistra über Ösophagusvenen und Azygosvenen zur V. cava superior. Dabei kann es zur Erweiterung der submukösen Venen der Speiseröhre **(Ösophagusvarizen)** kommen.
- Vv. paraumbilicales über Venen der vorderen Rumpfwand (tief: Vv. epigastricae superior und inferior; oberflächlich: V. thoracoepigastrica und V. epigastrica superficialis) zur oberen und zur unteren Hohlvene. Die Erweiterung der oberflächlichen Venen kann zum **Caput medusae** führen.
- V. rectalis superior über Venen des unteren Rectums und die V. iliaca interna zur unteren Hohlvene
- retroperitoneale Anastomosen über die V. mesenterica inferior zur V. testicularis/ovarica mit Anschluss an die untere Hohlvene

Leberzirrhose

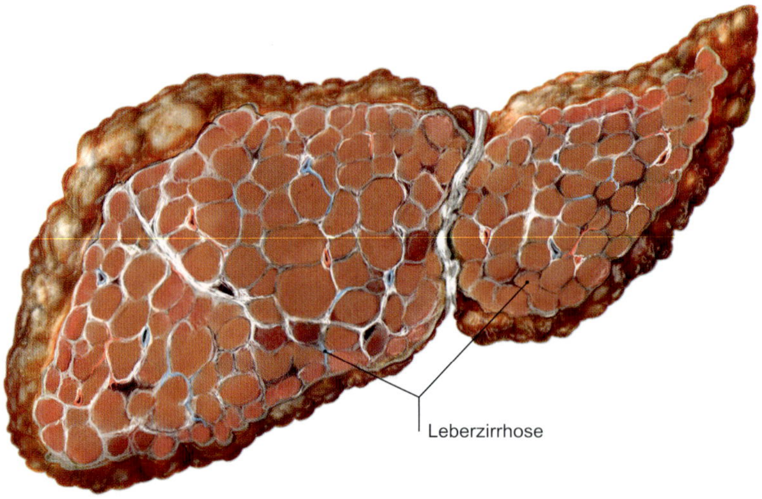

a

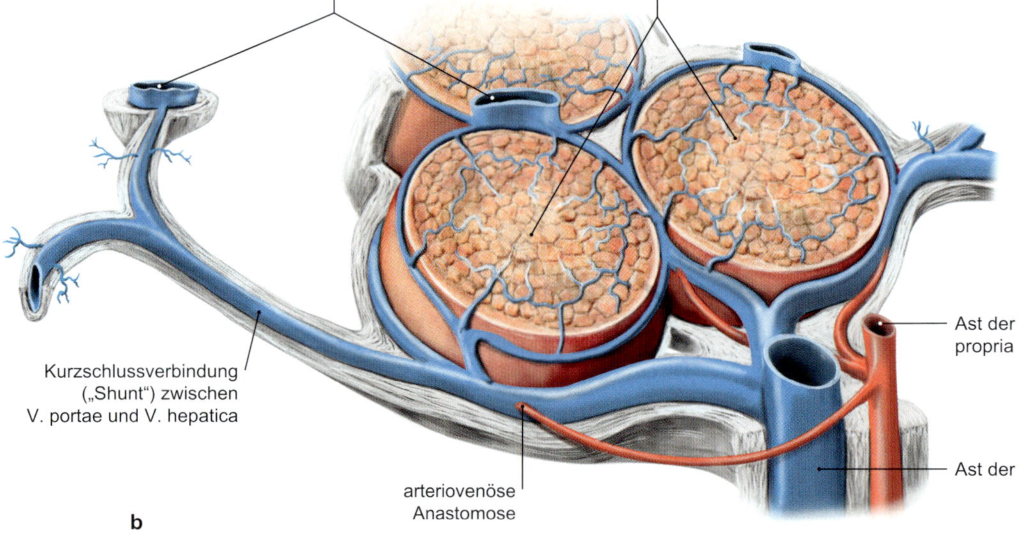

b

Abb. 6.91a und b Morphologische Veränderungen der Leber bei Leberzirrhose. [L266]
a Makroskopisch sichtbare Knotenbildung; Frontalschnitt durch die Leber.
b Bildung von Pseudoläppchen; schematische Darstellung bei Lupenvergrößerung.

Klinik

Leberzirrhose ist die terminale Endstrecke vieler chronischer Lebererkrankungen, bei denen die Leber nicht akut zerstört wird wie z. B. bei einer Knollenblätterpilzvergiftung, sondern aufgrund der schleichenden Entzündung oder anhaltender Schädigung durch Bindegewebeeinlagerung „vernarbt". Weltweit gesehen ist die Leberzirrhose daher am häufigsten durch eine Virushepatitis (Hepatitis B, C und D) verursacht, in den Industrienationen dagegen meist metabolisch auf dem Boden einer alkoholinduzierten Hepatitis oder zunehmend auch durch eine Leberverfettung bei Diabetes mellitus oder Übergewicht (Adipositas) bedingt. Die Vernarbung ist makroskopisch bereits an der Bildung von **Knoten** auf der Oberfläche zu erkennen. Obwohl diese Knotenbildung eine scheinbare Regelmäßigkeit der morphologischen Veränderungen suggeriert, ist bei genauerer Betrachtung erkennbar, dass die Läppchenstruktur des Leberparenchyms aufgehoben wird. Durch die Bindegewebeeinlagerungen kommt es zur Ausbildung von **Pseudoläppchen,** bei denen die venösen Äste komprimiert werden und der Blutfluss gestört ist. Dadurch kommt es zum Rückstau des Blutes in die Pfortader.

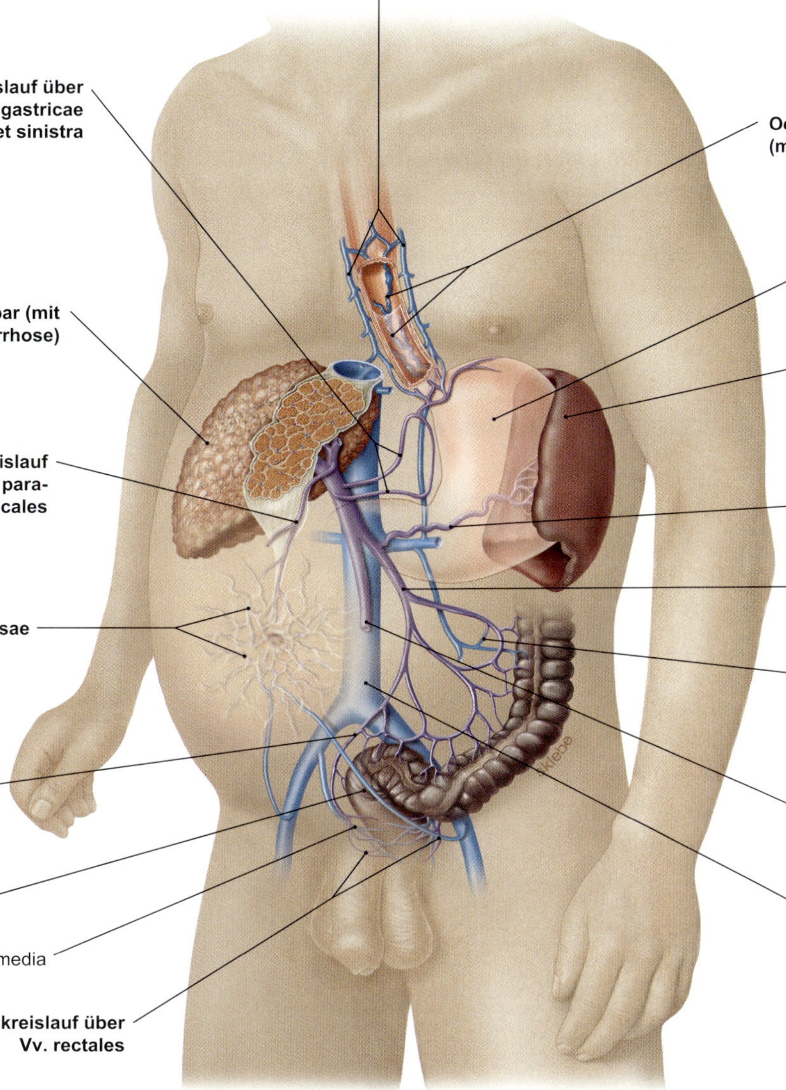

Abb. 6.92 Klinik der portokavalen Anastomosen bei Leberzirrhose; schematische Darstellung, Ansicht von links ventral. [L238]

Klinik

Bei Leberzirrhose kommt es zum Rückstau des Blutes in die Pfortader (→ Abb. 6.91) und damit zum Hochdruck im Pfortaderkreislauf **(portale Hypertonie).** Infolgedessen können sich die bereits angelegten Verbindungen zum Stromgebiet der Vv. cavae superior und inferior **(portokavale Anastomosen)** öffnen oder ausbilden. Klinisch bedeutsam sind die Verbindungen zu den **Ösophagusvenen,** da **Blutungen** aus rupturierten Ösophagusvarizen **lebensbedrohlich** sind und die häufigste Todesursache bei Leberzirrhose darstellen. Die Verbindungen zur vorderen Rumpfwand sind dagegen nur von diagnostischer Relevanz. Obwohl ein **Caput medusae** nur selten vorkommt, ist das Bild so charakteristisch, dass eine Leberzirrhose kaum zu übersehen ist! Dagegen sind die retroperitonealen Verbindungen und die Anastomosen zwischen den Venen des Rectums klinisch bedeutungslos.

Leber, Bildgebung

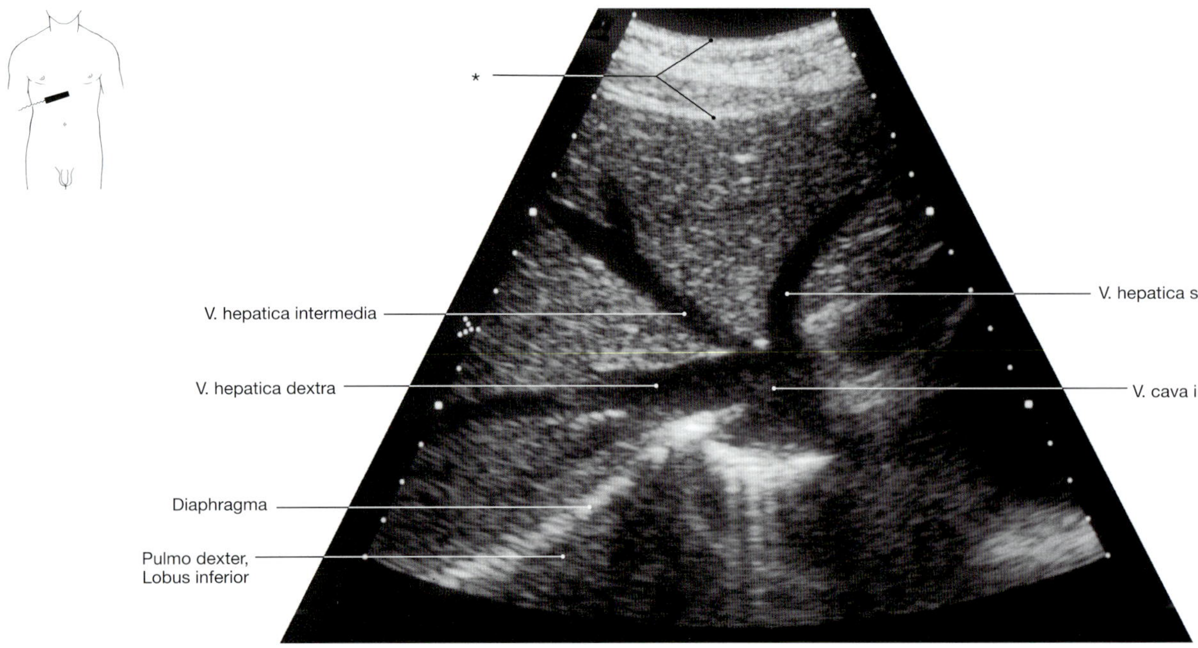

Abb. 6.93 Einmündung der Lebervenen, Vv. hepaticae, in die untere Hohlvene; Ultraschallbild; Ansicht von kaudal. [T894]

* Bauchwand

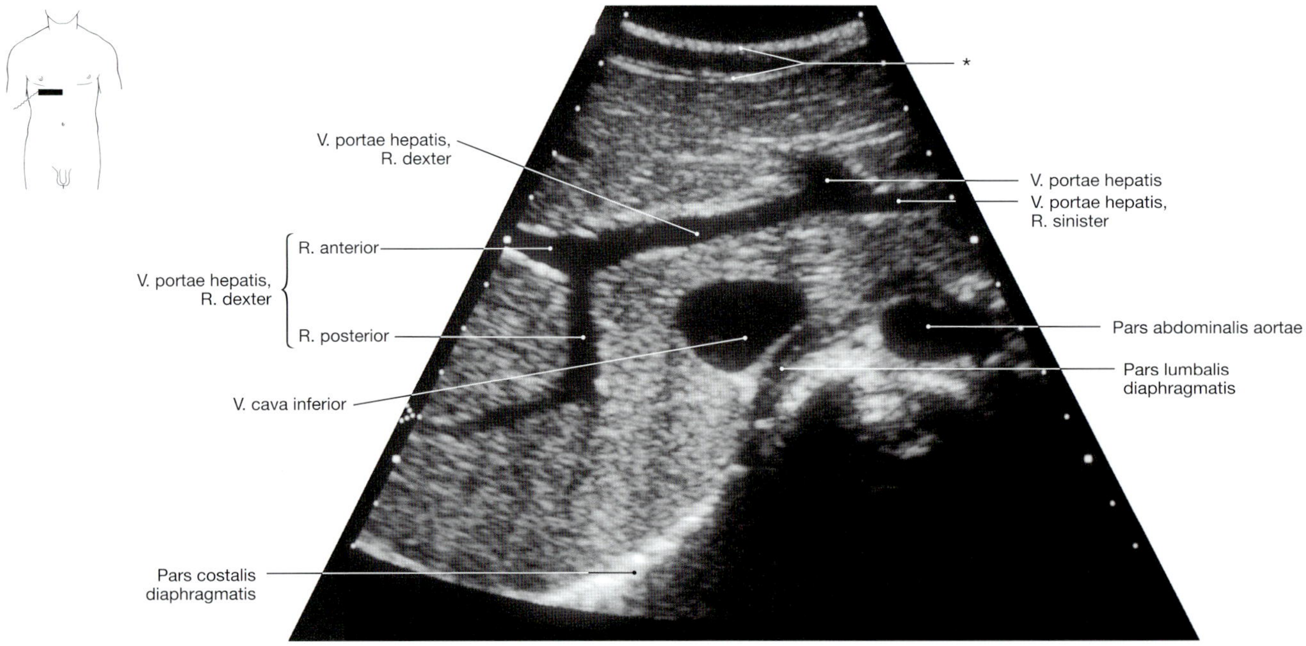

Abb. 6.94 Leber, Hepar, und V. portae hepatis; Darstellung der Aufzweigung der Pfortader; Ultraschallbild; Ansicht von kaudal. [T894]

* Bauchwand

Klinik

Ultraschalluntersuchungen (Sonographie) der Leber sind Standarduntersuchungen der Internisten und Radiologen. Sie erlauben eine nichtinvasive Darstellung des Leberparenchyms, an dessen „Echodichte" Verfettungen (herabgesetztes Binnenecho) oder Fibrosen (vermehrtes Echo) bei Hepatitis oder Leberzirrhose erkannt werden können. Auch Raumforderungen können erfasst werden. Bei unklaren Befunden erfolgt eine Leberpunktion (→ Abb. 6.94) oder Laparoskopie der Leber (→ Abb. 6.98) zur weiteren Abklärung.

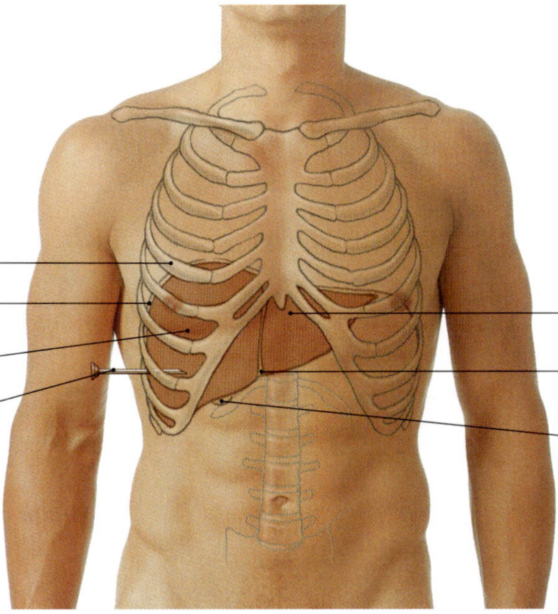

Abb. 6.95 Projektion von Leber, Hepar, und Gallenblase, Vesica biliaris, auf die vordere Rumpfwand in Atemmittelstellung.

* Nadellage bei der Leberpunktion

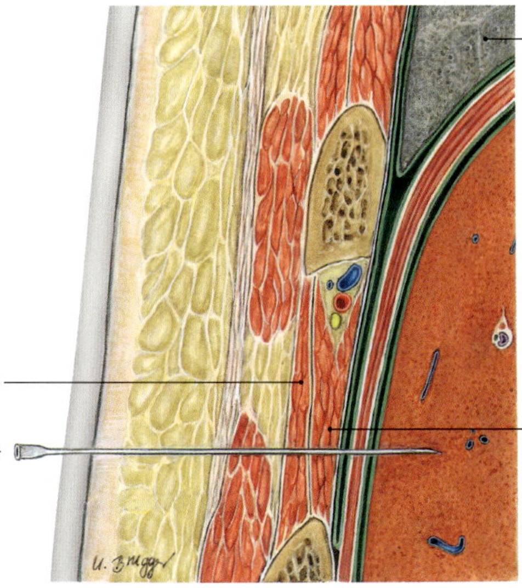

Abb. 6.96 Schichten der Brustwand und der Leber, Hepar; Frontalschnitt; Leberpunktion.
Die Punktion erfolgt ultraschallgesteuert bei Exspiration in einem der unteren Zwischenrippenräume. Sonst besteht die Gefahr, einen Pneumothorax zu verursachen, da die Leber oben von der Pleurahöhle überdeckt wird. Zur Schonung der interkostalen Gefäß-Nerven-Straße wird immer am Oberrand einer Rippe punktiert. Da das Peritoneum auf der Leberkapsel durch den N. phrenicus (C3–C5) aus dem Plexus cervicalis innerviert wird, empfinden die Patienten oft einen **Projektionsschmerz** im Bereich der rechten Schulter.

* Nadellage bei der Leberpunktion

Klinik

Bei **unklaren Raumforderungen** der Leber oder zur Sicherung des Stadiums einer **Hepatitis** oder einer **Leberzirrhose** wird oft eine Leberpunktion durchgeführt. Die Probenentnahme (Biopsie) ermöglicht erst eine sichere Diagnose durch den Pathologen.

Aufbau von Gallenblase und extrahepatischen Gallengängen

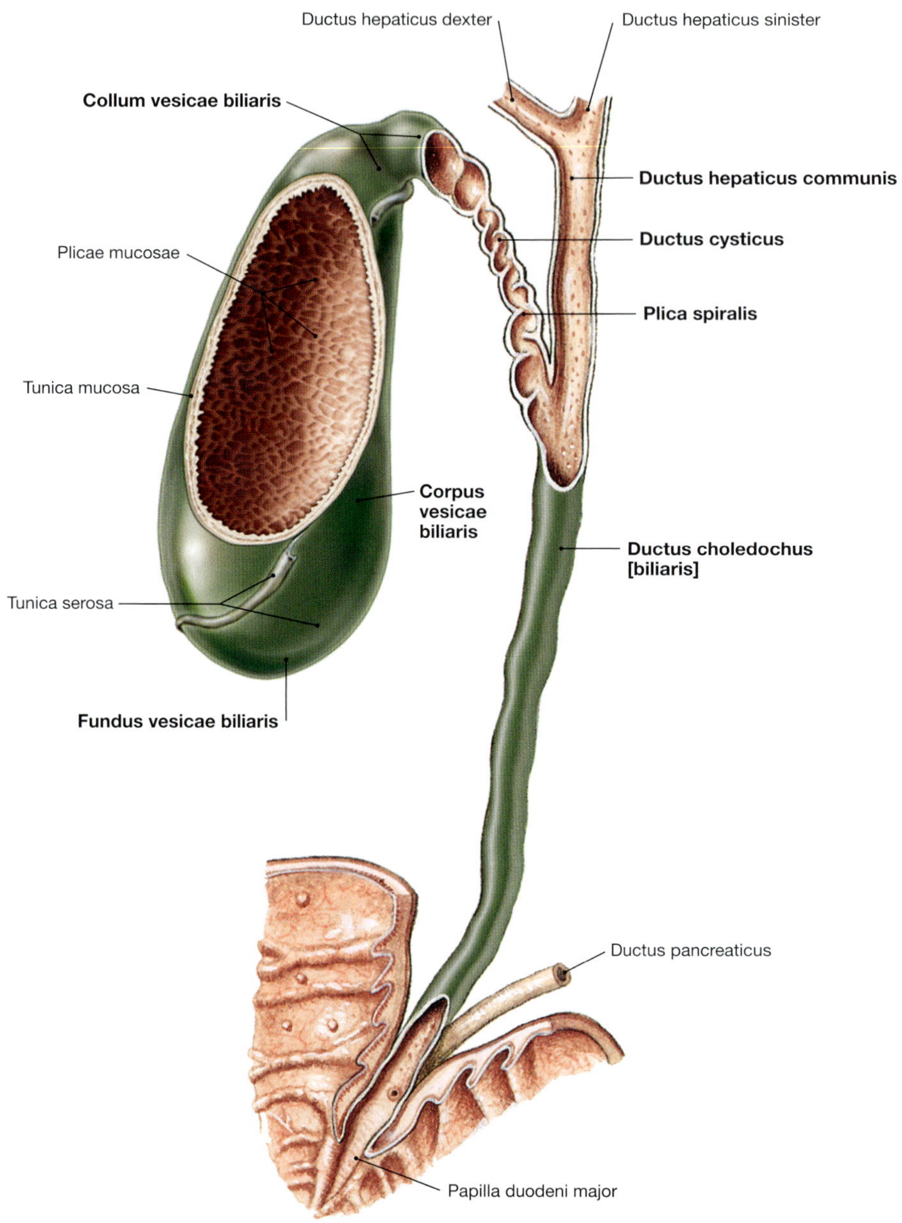

Abb. 6.97 Gallenblase, Vesica biliaris, und extrahepatische Gallengänge; Ansicht von ventral.
Die Gallenblase fasst im ungestauten Zustand ca. 40–70 ml. Sie gliedert sich in einen **Körper (Corpus vesicae biliaris)** mit einem Fundus und in einen **Halsabschnitt (Collum vesicae biliaris).** An den Hals schließt sich der **Ausführungsgang (Ductus cysticus)** an, der durch eine **Falte (Plica spiralis HEISTERI)** verschlossen ist, bevor er mit dem Hauptgallengang der Leber (Ductus hepaticus communis) zum Ductus choledochus fusioniert.

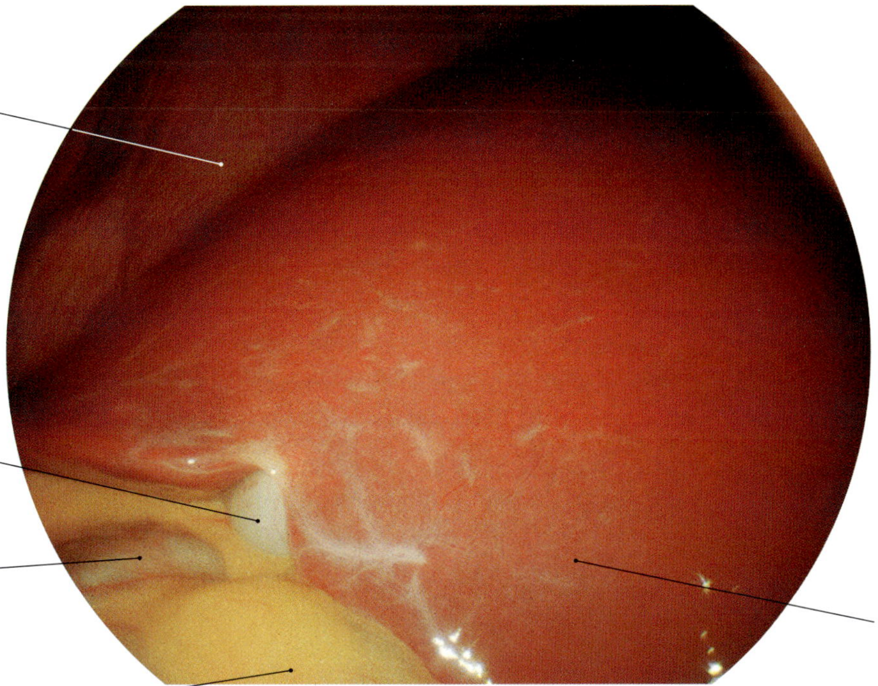

Abb. 6.98 Gallenblase, Vesica biliaris, und Leber, Hepar;
Laparoskopie; Ansicht von schräg links kaudal. [T894]

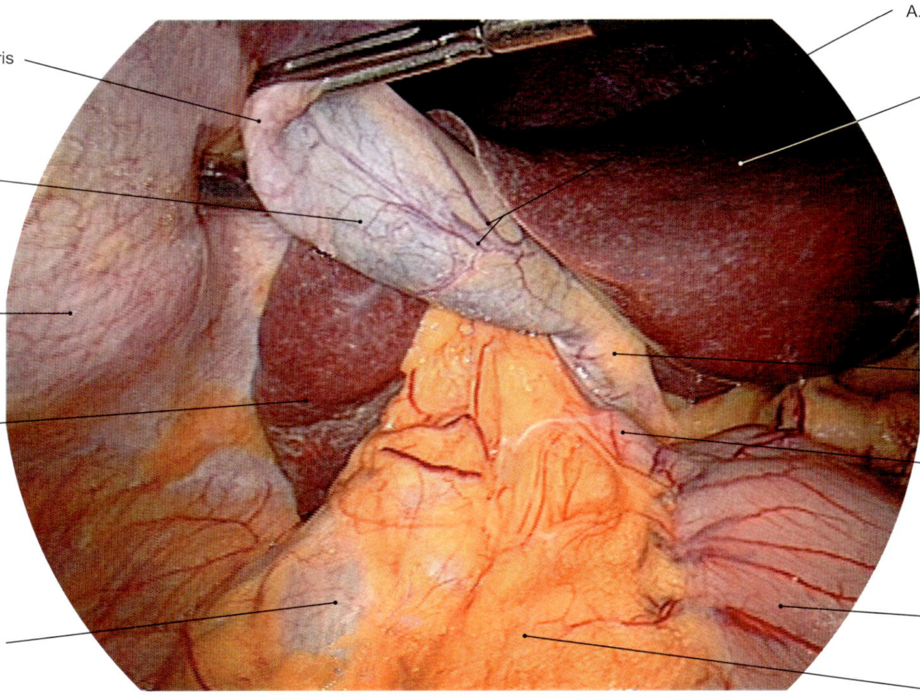

Abb. 6.99 Gallenblase, Vesica biliaris, und Leber, Hepar;
Laparoskopie; Ansicht von ventral. [T894]

Klinik

Die **Bauchspiegelung** (Laparoskopie) ermöglicht eine diagnostische Darstellung und Resektion der Gallenblase, ohne dass eine operative Öffnung der Bauchdecke erfolgt. Mit einem starren Laparoskop und einem oder zwei weiteren Zugängen für Beleuchtung, eine Kamera und Manipulationsgeräte kann die gesamte Bauchhöhle inspiziert werden. Eine weitere Indikation zur Laparoskopie ist die Begutachtung der Leber zur gezielten Probenentnahme. Wenn bildgebende Verfahren und auch die Leberblindpunktion (→ Abb. 6.95 und → Abb. 6.96) nicht erfolgreich waren, können laparoskopisch unter Sicht gezielt Biopsien entnommen werden.

Extrahepatische Gallengänge

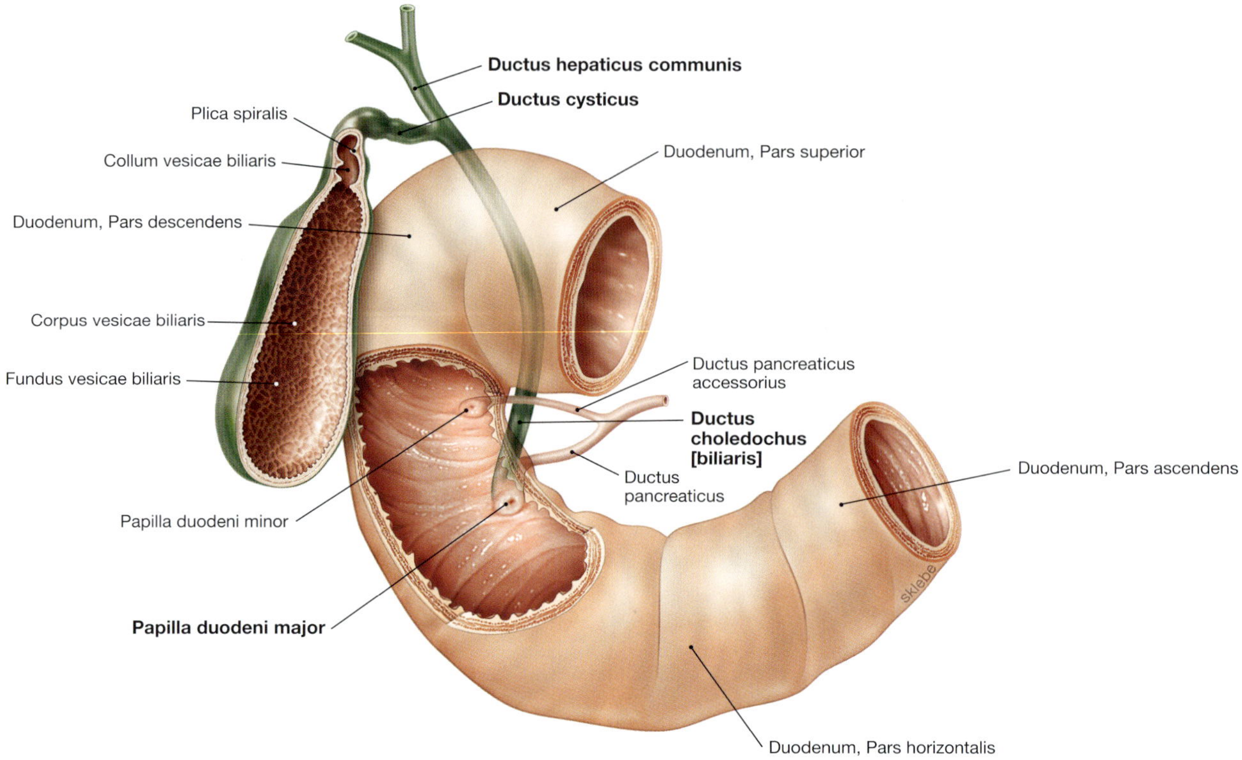

Abb. 6.100 Gallenblase, Vesica biliaris, extrahepatische Gallengänge und Zwölffingerdarm, Duodenum; Ansicht von ventral. [L238]
Der **Ductus hepaticus communis** bildet sich an der Leberpforte durch Vereinigung der beiden intrahepatischen Gallengänge (Ductus hepatici dexter und sinister). Er nimmt im Lig. hepatoduodenale den **Ductus cysticus** von der Gallenblase auf und wird damit zum Ductus choledochus.

Der **Ductus choledochus** ist ca. 6 cm lang und 0,4–0,9 cm stark. Er verläuft zunächst im Lig. hepatoduodenale ventral der Pfortader, dann hinter der Pars superior des Duodenums, um durch den Kopf des Pancreas die Pars descendens des Duodenums zu erreichen. Er verbindet sich meist mit dem Ductus pancreaticus und mündet in einer kleinen Schleimhautaufwerfung, **Papilla duodeni major (Papilla VATERI).**

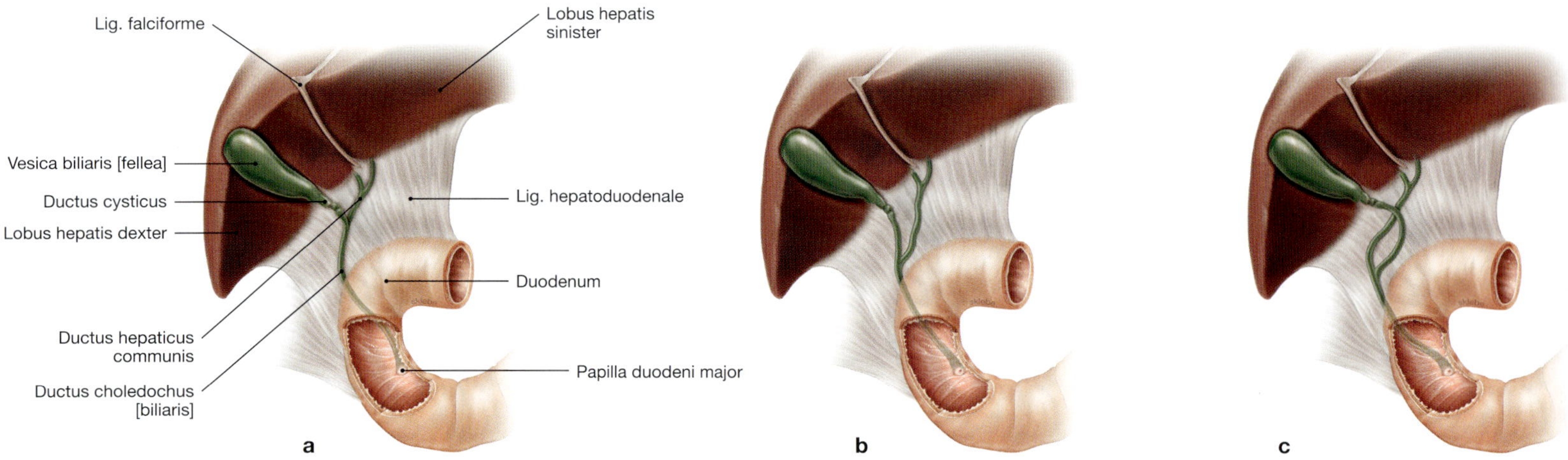

Abb. 6.101a bis c Variabilität der Gallengänge bei der Vereinigung von Ductus hepaticus communis und Ductus cysticus. [L238]
a hohe Vereinigung
b tiefe Vereinigung
c tiefe Vereinigung mit Überkreuzung

Klinik

Die Variabilität der Gallengänge muss bei Diagnostik und Therapie aus der Gallenblase abgehender **Gallensteine (Cholezystolithiasis)** und bei operativer **Entfernung der Gallenblase (Cholezystektomie)** berücksichtigt werden. Zur diagnostischen Abklärung führt man oft eine endoskopische Röntgenkontrastmitteldarstellung (endoskopische retrograde Cholezystopankreatikographie, ERCP) durch. Ein erweiterter Durchmesser des Ductus choledochus über 1 cm spricht für einen Gallestau **(Cholestase).**

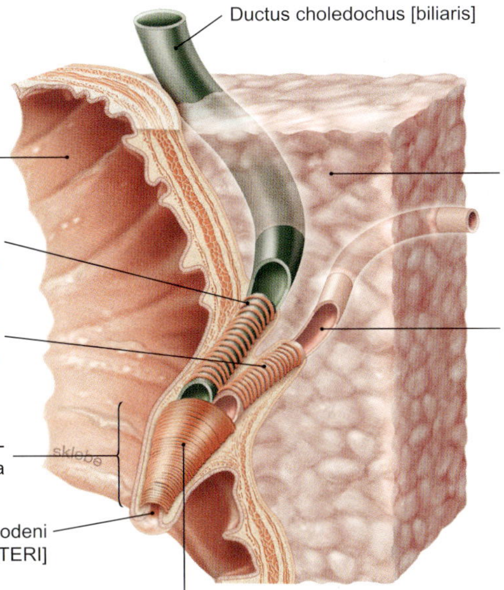

Abb. 6.102 Ampulla hepatopancreatica mit Einmündung des Ductus choledochus und des Ductus pancreaticus; halbschematische Darstellung; Ansicht von ventral. [L238]
Typischerweise (in 60 % der Fälle) vereinigt sich der Ductus choledochus mit dem Ductus pancreaticus zur **Ampulla hepatopancreatica,** die an der **Papilla duodeni major (Papilla VATERI)** in das Duodenum mündet. Die Papille ist 8–10 cm vom Pylorus des Magens entfernt und befindet sich in der dorsomedialen Wand im mittleren Drittel der Pars descendens des Duodenums.

An der Papilla duodeni major befindet sich unter der Schleimhaut ein Schließmuskelsystem. Die glatte Muskulatur der Ausführungsgänge setzt sich dabei auf der Ampulle fort. Die zirkulären Muskelfasern des Ductus choledochus bilden vor der Vereinigung einen M. sphincter ductus choledochi. Entsprechend gibt es einen M. sphincter ductus pancreatici. Die distalen Abschnitte der Schließmuskeln umfassen als **M. sphincter ampullae (ODDI)** auch die Ampulle und deren Mündung.

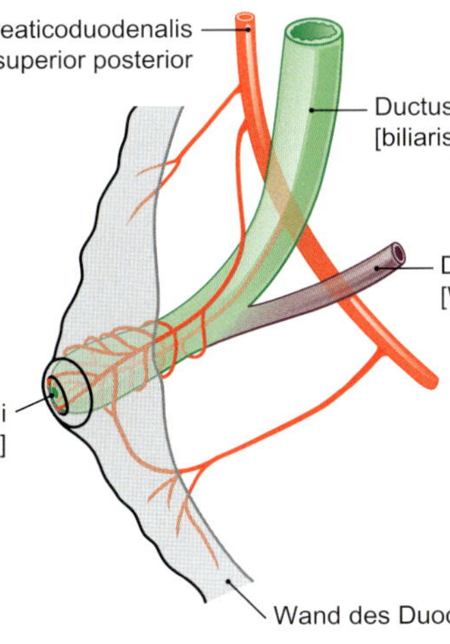

Abb. 6.103 Arterielle Versorgung der Ampulla hepatopancreatica und des Ductus choledochus; schematische Darstellung; Ansicht von ventral. [L126]
Der Ductus choledochus wird außer durch feine Äste aus der **A. cystica** und dem R. dexter der **A. hepatica propria** auch durch aufsteigende Äste aus der **A. gastroduodenalis** versorgt. Das distale Drittel des Ductus choledochus einschließlich der Ampulla hepatopancreatica erhält Blut aus der **A. pancreaticoduodenalis superior posterior.**

Klinik

Das Mündungsverhalten von Ductus choledochus und Ductus pancreaticus ist klinisch sehr relevant. **Gallensteine** aus der Gallenblase **(Cholezystolithiasis)** können spontan abgehen und an der Papilla duodeni major stecken bleiben und diese verlegen. Dadurch kann es zu einem **Rückstau der Galle** in das Blut kommen **(Cholestase),** der meist mit einer schmerzhaften Schwellung der Gallenblase verbunden ist, deren Fundus sich rechts auf die IX. Rippe projiziert. Durch Ablagerung des Gallenfarbstoffs Bilirubin im Bindegewebe kommt es zu einer Gelbfärbung der Sclera des Auges und der Haut **(Gelbsucht, Ikterus).** In diesem Fall muss der Gallenstein endoskopisch entfernt werden. Dabei kann es aufgrund der guten Blutversorgung im Bereich der Papilla duodeni major zu starken Nachblutungen kommen. Bei Cholestase muss immer auch an ein **Pankreaskarzinom** im Bereich des Pankreaskopfes gedacht werden. Hier ist die Schwellung der Gallenblase nicht mit einer Entzündung verbunden und daher meist schmerzlos.

CALOT-Dreieck

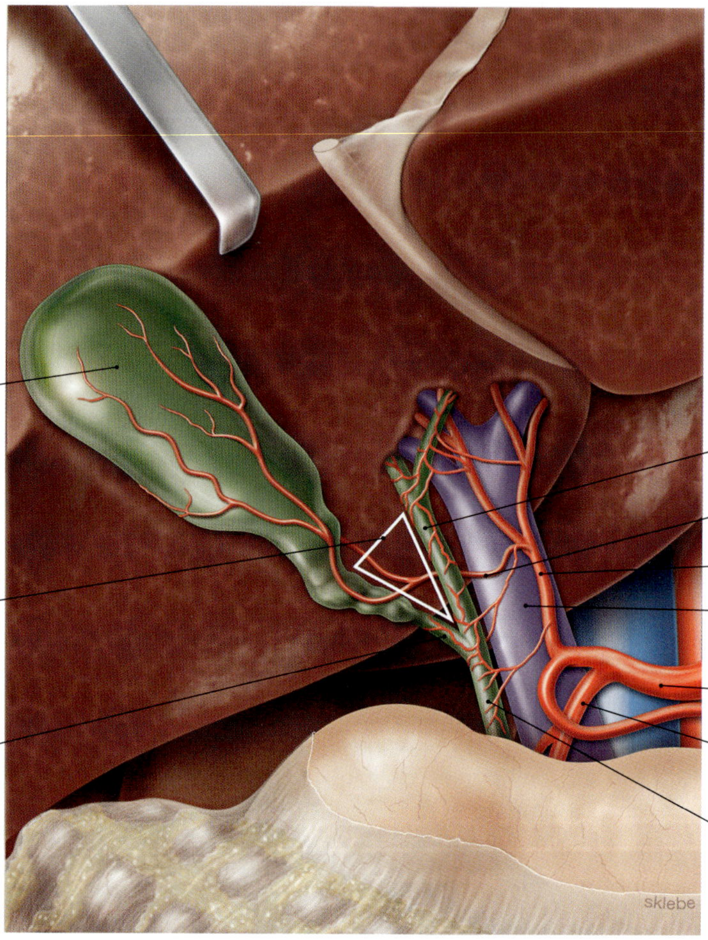

Abb. 6.104 CALOT-Dreieck, Trigonum cholecystohepaticum; Ansicht von kaudal. [L238]
Der Ductus cysticus bildet mit dem Ductus hepaticus communis und der Unterfläche der Leber das **Trigonum cholecystohepaticum,** das auch als **CALOT-Dreieck** bezeichnet wird. In 75 % der Fälle entspringt die A. cystica im Bereich des CALOT-Dreiecks aus dem R. dexter der A. hepatica propria und zieht von hinten durch das Dreieck zum Ductus cysticus und zum Hals der Gallenblase.

Klinik

Wenn es bei Gallensteinen wiederholt zu einer **Entzündung der Gallenblase (Cholezystitis)** kommt, ist meist die operative **Entfernung der Gallenblase (Cholezystektomie)** indiziert. Das **CALOT-Dreieck** ist ein wichtiger Orientierungsbereich, der bei jeder operativen Entfernung der Gallenblase dargestellt werden muss. Vor der Entfernung der Gallenblase werden alle genannten Strukturen identifiziert, bevor die A. cystica und der Ductus cysticus abgebunden werden. Dadurch lässt sich das Risiko reduzieren, fälschlicherweise den Ductus choledochus zu unterbinden, was einen Gallestau (Cholestase) verursachen würde.

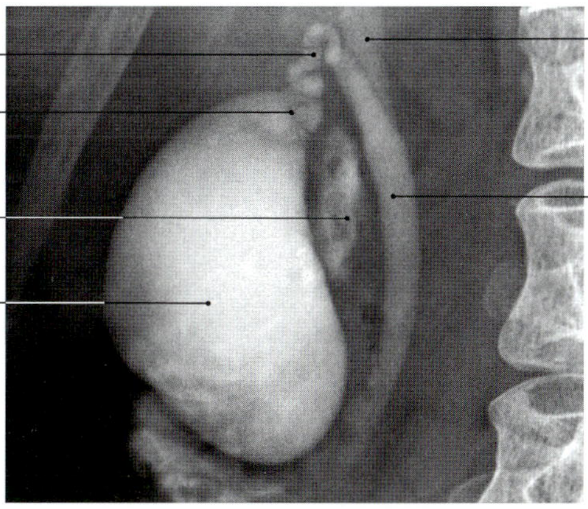

Abb. 6.105 Gallenblase, Vesica biliaris, und extrahepatische Gallengänge; Röntgenbild im antero-posterioren (ap) Strahlengang nach Gabe eines Kontrastmittels; Patient in aufrechter Haltung; Ansicht von ventral.

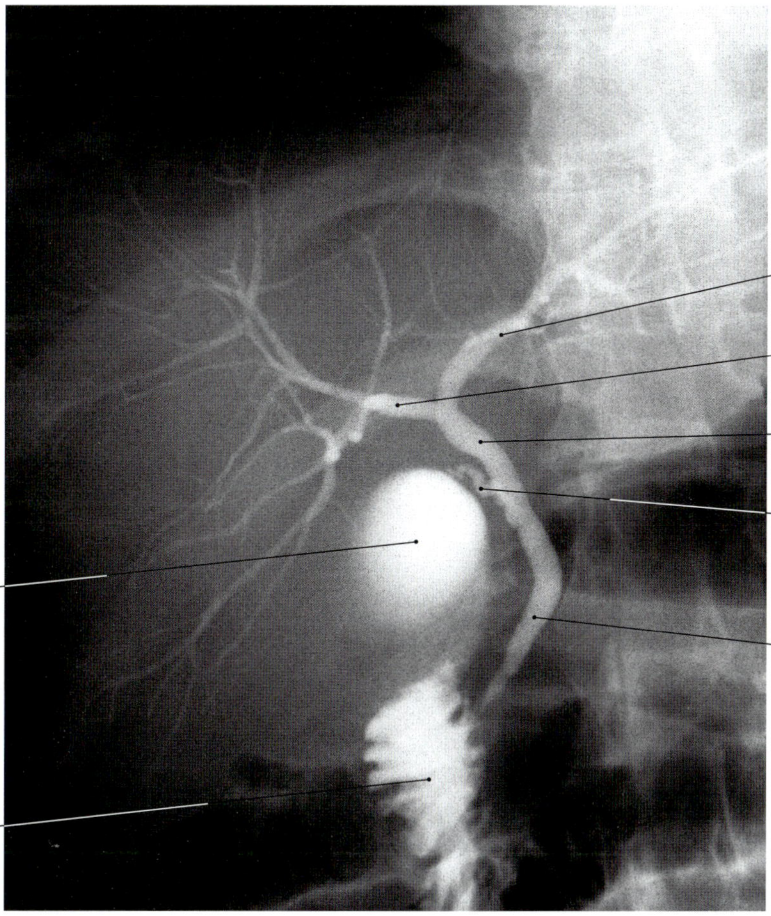

Abb. 6.106 Gallenblase, Vesica biliaris, sowie intra- und extrahepatische Gallengänge; Röntgenbild im antero-posterioren (ap) Strahlengang nach Gabe eines Kontrastmittels; Patient in aufrechter Haltung; Ansicht von ventral.

Klinik

Die **Röntgendarstellung** der Gallenblase und der Gallengänge erlaubt nach intravenöser Kontrastmittelgabe auch einen Nachweis von nicht verkalkten Gallensteinen. Bösartige Tumoren der Gallenwege (Gallengangkarzinome) oder der Bauchspeicheldrüse (Pankreaskarzinome) können einen Gallerückstau (Cholestase) verursachen, der anhand der Aufweitung der Gallengänge nachgewiesen werden kann.

Projektion der Bauchspeicheldrüse

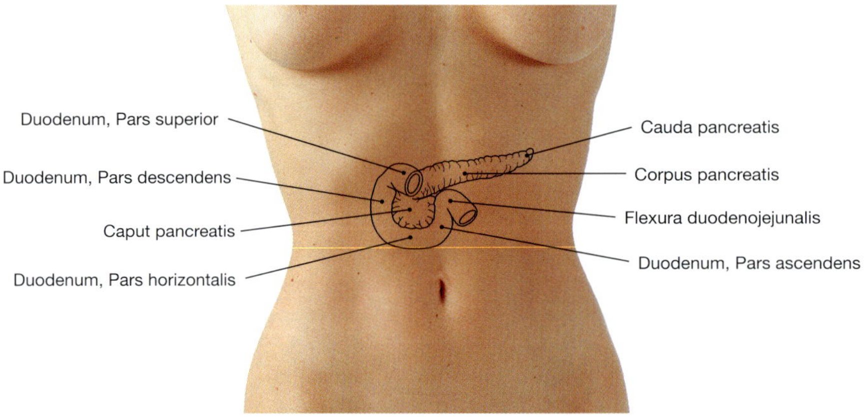

Abb. 6.107 Projektion von Bauchspeicheldrüse, Pancreas, und Zwölffingerdarm, Duodenum, auf die vordere Rumpfwand.
Die Bauchspeicheldrüse liegt **sekundär retroperitoneal** und projiziert sich ungefähr auf den 1. bis 2. Lendenwirbel. Der Kopf (Caput pancreatis) schmiegt sich an die Pars descendens des Duodenums und geht in den Körper (Corpus pancreatis) über, der die Wirbelsäule überquert und dann in den Schwanzabschnitt (Cauda pancreatis) ausläuft, der bis an das Milzhilum heranreicht.

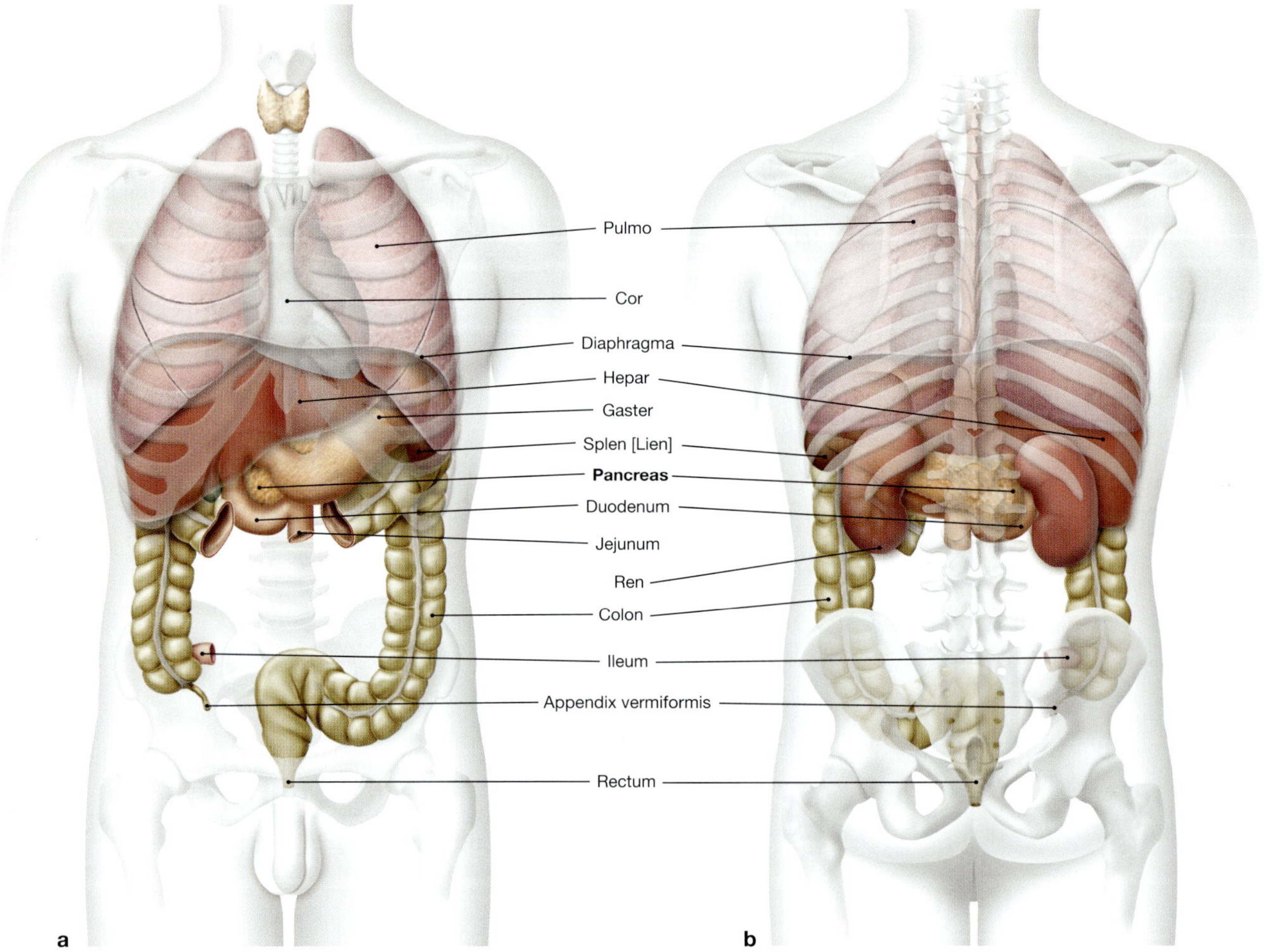

Abb. 6.108a und b Projektion der inneren Organe auf die Körperoberfläche; Ansicht von ventral (→ Abb. 6.108a) und von dorsal (→ Abb. 6.108b). [L275]

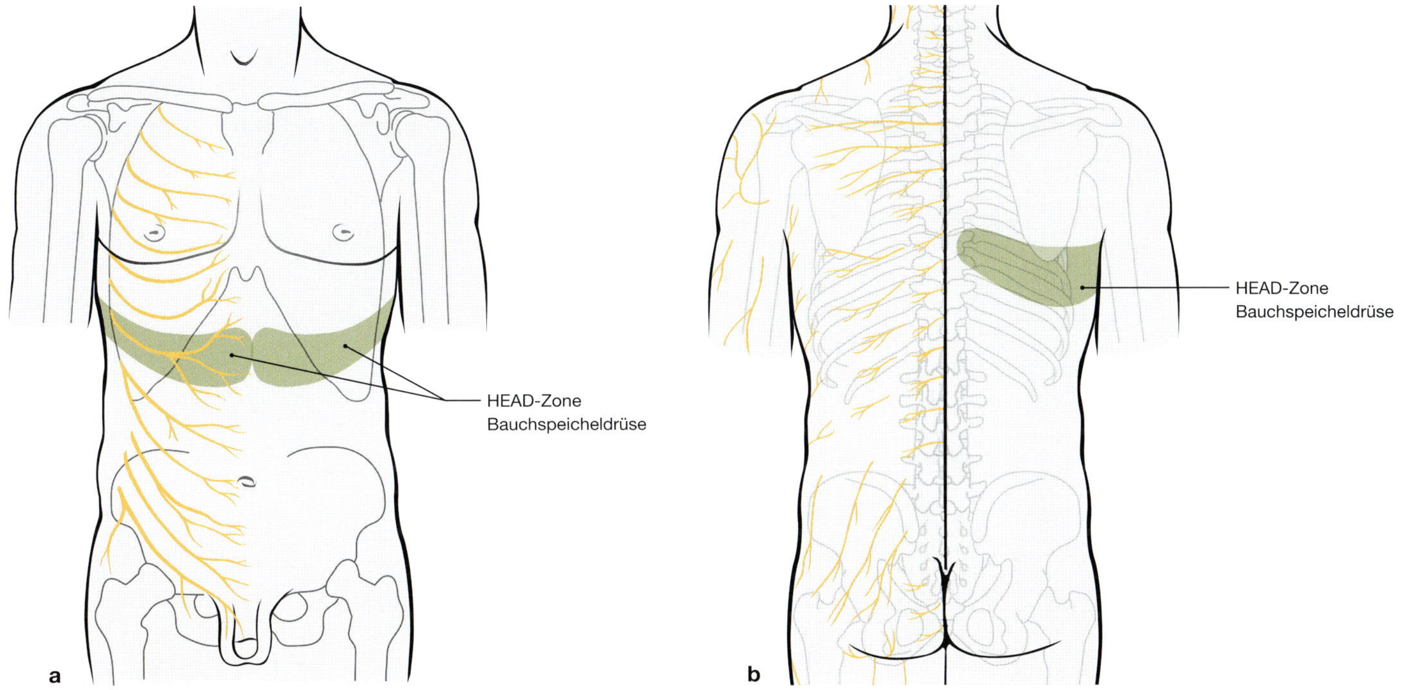

Abb. 6.109a und b HEAD-Zone der Bauchspeicheldrüse, schematische Darstellung; Ansicht von ventral (→ Abb. 6.109a), Ansicht von dorsal (→ Abb. 6.109b). [L126]

Das organbezogene Hautareal oder die **HEAD-Zone** des Pancreas ist meist nicht genau lokalisiert. Wenn Schmerzen in einem umgrenzten Gebiet auftreten, projizieren sie sich bei Erkrankungen des Pancreas häufig in das Dermatom (Hautwurzelfeld) T8. Dies ist dadurch bedingt, dass in dem entsprechenden Rückenmarksegment die afferenten Neurone aus der Bauchspeicheldrüse mit denen von der Körperoberfläche konvergieren, so dass bei (meist entzündlicher) Erkrankung des Pancreas Schmerzen an der Körperoberfläche im Dermatom T8 wahrgenommen werden. Man spricht daher von projiziertem Schmerz. Eine Besonderheit beim Pancreas ist, dass die Schmerzen sich aufgrund der retroperitonealen Lage des Organs auch dorsal auf das gleiche Dermatom projizieren.

Klinik

Eine **Entzündung der Bauchspeicheldrüse (Pankreatitis),** die am häufigsten durch einen in der Papille steckenden Gallenstein mit Sekretrückstau oder durch Alkoholabusus bedingt ist, geht typischerweise mit gürtelförmig ausstrahlenden Schmerzen einher.

Bauchspeicheldrüse

Entwicklung der Bauchspeicheldrüse

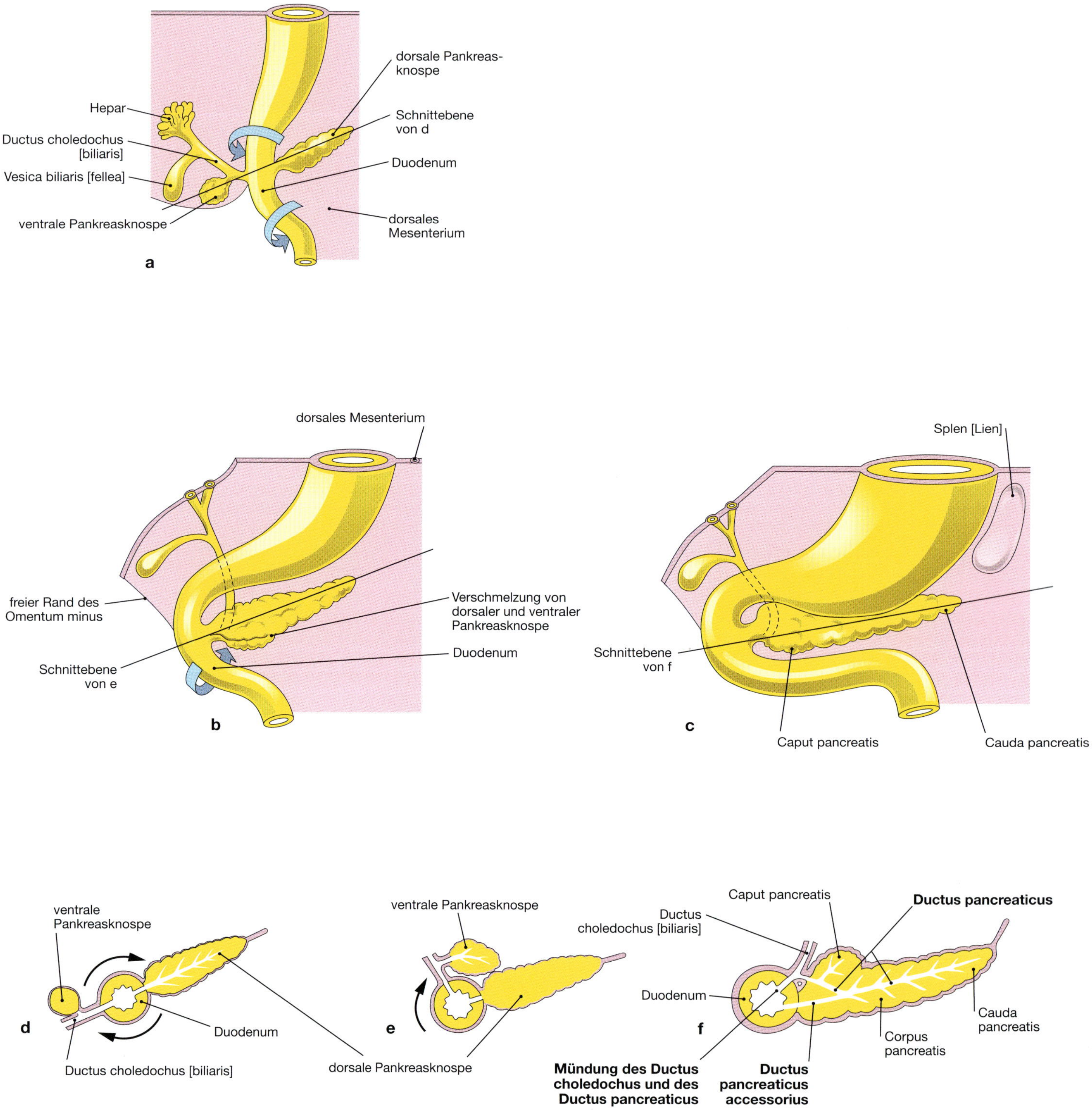

Abb. 6.110a bis f Entwicklungsstadien der Bauchspeicheldrüse, Pancreas, in der 5.–8. Woche. [E347–09]

a bis **c** Ansicht von ventral

d bis **f** schematische Querschnitte durch Duodenum und Pankreasanlage mit Angabe der Rotationsvorgänge (Pfeile)

Am 28. Tag gehen unterhalb der Anlage von Leber und Gallenblase auf Höhe des Duodenums eine ventrale und eine dorsale Pankreasknospe aus dem Entoderm des Darmrohrs hervor (**a, d**). Die ventrale Pankreasknospe klappt nach dorsal (**b, e**) und verschmilzt in der 6.–7. Woche zusammen mit ihren Ausführungsgängen mit der dorsalen Pankreasknospe (**c, f**).

Der Ausführungsgang des Pancreas entsteht aus der Vereinigung des distalen dorsalen mit dem ventralen Pankreasgang und mündet auf der Papilla duodeni major. Der proximale Anteil des dorsalen Pankreasgangs wird meist (in 65% der Fälle) zum akzessorischen Pankreasgang, der auf der Papilla duodeni minor in das Duodenum mündet.

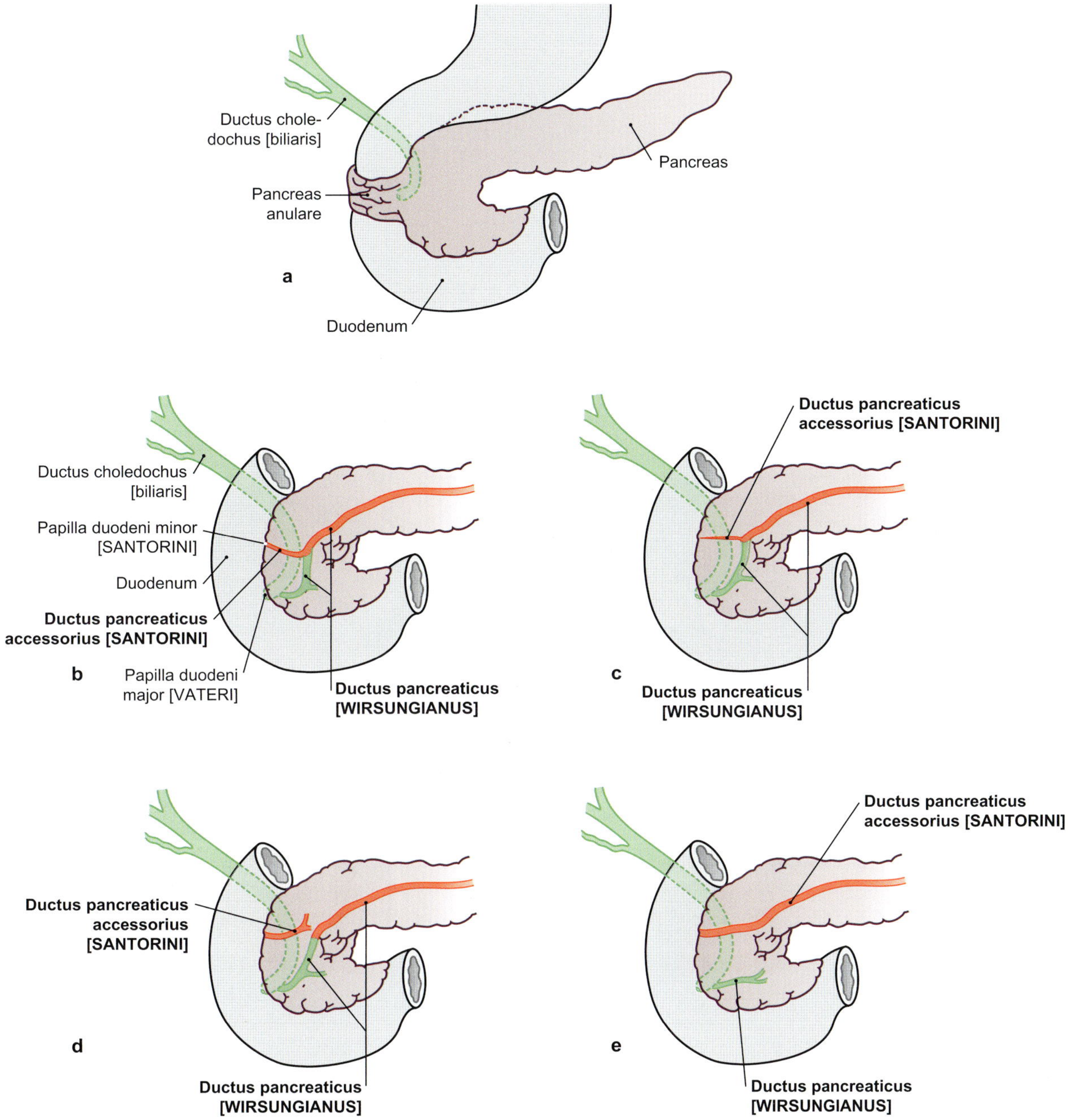

Abb. 6.111a bis e Fehlbildungen der Pankreasentwicklung, schematische Darstellung, Ansicht von ventral. [L126]
a ringförmige Ausbildung der Pankreasanlage um die Pars descendens des Duodenums **(Pancreas anulare),** die zu Passagestörungen des Speisebreis führen kann
b und **c** normale Vereinigung der Pankreasgänge, wobei der Ductus pancreaticus accessorius (in b) an seiner Mündung in das Duodenum stenosiert ist
d und **e** unvollständige Vereinigung der Ausführungsgänge **(Pancreas divisum),** bei der Ductus pancreaticus und Ductus pancreaticus accessorius getrennt bleiben und unabhängig in das Duodenum einmünden

Klinik

Wenn das Pankreasgewebe ringförmig um das Duodenum herumwächst **(Pancreas anulare),** kann es insbesondere bei Neugeborenen zum Darmverschluss (Ileus) mit Erbrechen kommen. Die Symptomatik tritt häufig erst bei Umstellung von Milchnahrung auf feste Nahrung auf. In diesem Fall muss das Duodenum durchtrennt und neben der Pankreasanlage wieder vernäht werden.
Wenn die Verschmelzung der beiden Anlagen unvollständig ist **(Pancreas divisum),** kann der dorsale Gang den Hauptausführungsgang bilden (in 10 % der Fälle), was durch Sekretrückstau eine Ursache für eine wiederkehrende Entzündung (Pankreatitis) darstellen kann. Daran muss gedacht werden, wenn bei wiederkehrenden Entzündungsschüben Gallensteine und Alkoholabusus als Ursache ausgeschlossen werden können.
Wenn die Fusion der beiden Pankreasgänge unterbleibt, ist bei einer Verlegung der Papilla duodeni major durch einen **Gallenstein (Cholelithiasis)** kein Abfluss des Pankreassekrets über die Papilla duodeni minor möglich, so dass es bei Pancreas divisum neben dem **Gallerückstau (Cholestase)** auch zu einer stärkeren entzündlichen Mitbeteiligung des Pancreas **(Pankreatitis)** kommen kann.

Bau und Lagebeziehungen der Bauchspeicheldrüse

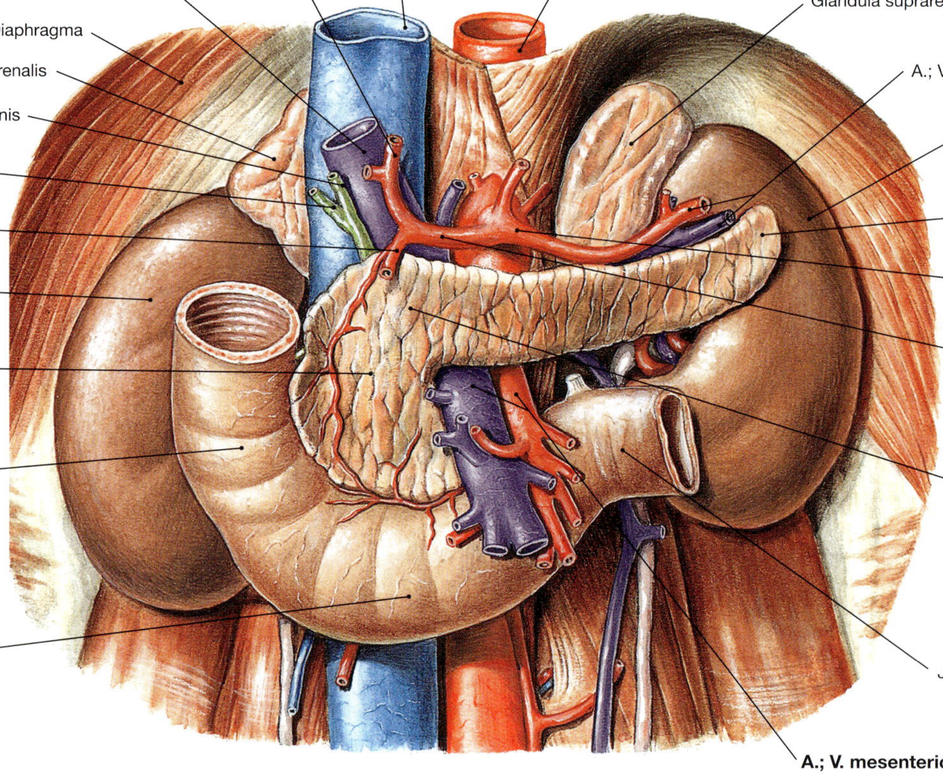

Abb. 6.112 Retroperitoneale Organe des Oberbauchs: Bauchspeicheldrüse, Pancreas, Zwölffingerdarm, Duodenum, und beidseits Niere, Ren, und Nebenniere, Glandula suprarenalis; Ansicht von ventral.
Die Bauchspeicheldrüse liegt **sekundär retroperitoneal.** Der **Kopf (Caput pancreatis)** liegt der Pars descendens des Duodenums an und geht nach hinten in einen **hakenförmigen Fortsatz (Proc. uncinatus)** über, der A. und V. mesenterica superior umfasst. Kaudal legt sich die Pars horizontalis des Duodenums an.
Nach links setzt sich der Kopf über einen kurzen **Halsabschnitt (Collum pancreatis)** ventral der A./V. mesenterica superior im **Körper (Corpus pancreatis)** fort, der die Wirbelsäule überquert. Der sich anschließende **Schwanzabschnitt (Cauda pancreatis)** zieht dorsal der linken Kolonflexur vor der linken Niere vorbei und reicht bis an das Milzhilum heran.
Das Pancreas hat eine Vorder- und eine Rückseite (Facies anterior und Facies posterior), die durch je einen unscharfen oberen und unteren Rand (Margo superior und Margo inferior) voneinander getrennt werden. Die Vorderseite ist vom Peritoneum parietale bedeckt und bildet die Rückwand der Bursa omentalis. Die Rückseite ist mit dem ursprünglichen Peritoneum parietale der hinteren Bauchwand verwachsen, da das Pancreas erst im Laufe seiner Entwicklung in den Retroperitonealraum verlagert wird. Die Verwachsungsfläche stellt sich bei der Präparation als Faszie dar (Fusionsfaszie nach TOLDT, → Abb. 6.125).

Klinik

Die enge Lagebeziehung des Pankreaskopfes zur A. und V. mesenterica superior und zur Pfortader birgt die Gefahr, dass die Gefäße bei **endoskopischer Untersuchung der Papilla duodeni major** zur Entfernung eines Gallensteins oder zur Kontrastmitteldarstellung der Gallen- und Pankreasgänge (ERCP, endoskopische retrograde Cholezystopankreatikographie) verletzt werden, was meist nur durch eine Notfalloperation behoben werden kann.

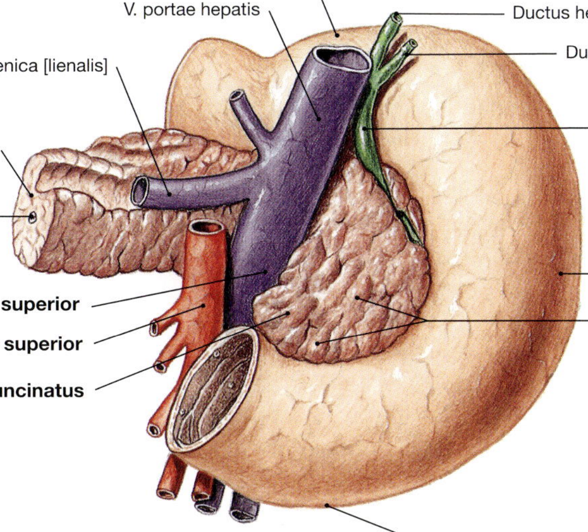

Abb. 6.113 Bauchspeicheldrüse, Pancreas, und Zwölffingerdarm, Duodenum; Ansicht von dorsal.
Die Abbildung zeigt, wie der **Kopf des Pancreas (Caput pancreatis)** sich an die Pars descendens des Duodenums anlagert, wo er vom Ductus choledochus in dessen Verlauf zur Papilla duodeni major schräg durchquert wird. Nach hinten umfasst der **hakenförmige Fortsatz (Proc. uncinatus)** des Pankreaskopfes die A. und V. mesenterica superior.

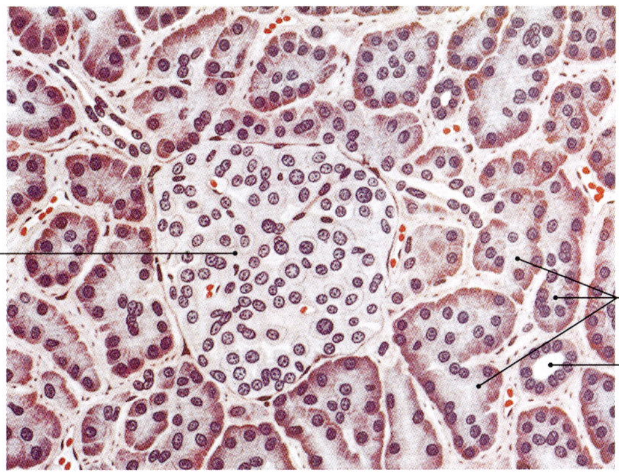

Abb. 6.114 Bau der Bauchspeicheldrüse, Pancreas; Lupenvergrößerung. [R252]
Das Pancreas ist eine gemischte exokrine und endokrine Drüse. Der **exokrine** Teil produziert mit seinen Drüsenendstücken (Acini) Verdauungsenzyme, die noch als Vorstufen über das Gangsystem in das Darmlumen abgegeben werden. Den **endokrinen** Teil bilden LANGERHANS-Inseln (Insulae pancreaticae), die in das Parenchym des exokrinen Teils besonders im Schwanzabschnitt eingestreut sind. Die Inseln produzieren u.a. die Hormone Insulin und Glukagon, die in das Blut abgegeben werden und insbesondere den Blutzuckerspiegel regulieren.

Klinik

Die Funktion des Pancreas macht verständlich, warum es durch Gewebeuntergänge (Nekrosen), z.B. bei Entzündung **(Pankreatitis),** zu **Verdauungsstörungen** bis hin zu Durchfällen und bei sehr ausgedehnter Schädigung (Verlust von 80–90% des Gewebes) auch zu einem **Diabetes mellitus** kommen kann: weil zu wenig Insulin gebildet wird.

Ausführungsgänge der Bauchspeicheldrüse

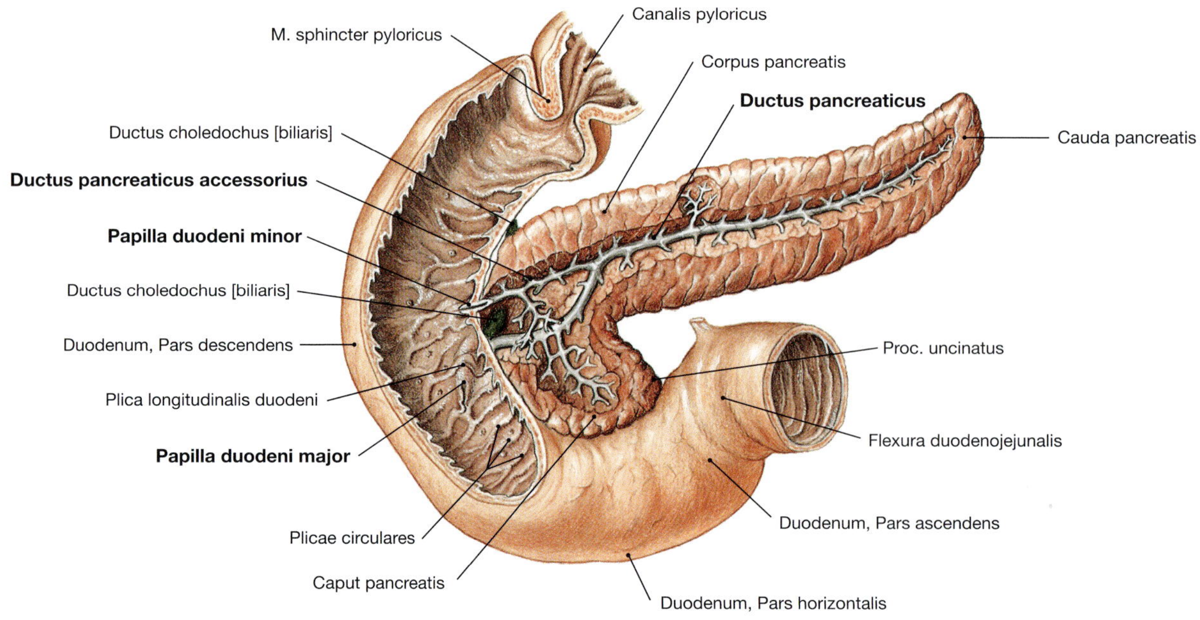

Abb. 6.115 Ausführungsgangsystem der Bauchspeicheldrüse, Pancreas; Ansicht von ventral; Ductus pancreaticus nach Eröffnung von Pancreas und Duodenum.
Der **Hauptausführungsgang (Ductus pancreaticus [Ductus WIRSUNGIANUS])** vereinigt sich meist (in 60% der Fälle) mit dem Endabschnitt des Ductus choledochus zur **Ampulla hepatopancreatica,** die auf der Papilla duodeni major (Papilla VATERI) in der Pars descendens des Duodenums mündet. Entwicklungsgeschichtlich bedingt (→ Abb. 6.110) gibt es zusätzlich in 65% der Fälle einen **akzessorischen Gang (Ductus pancreaticus accessorius [Ductus SANTORINI]),** der getrennt auf der 2 cm proximal gelegenen Papilla duodeni minor mündet.

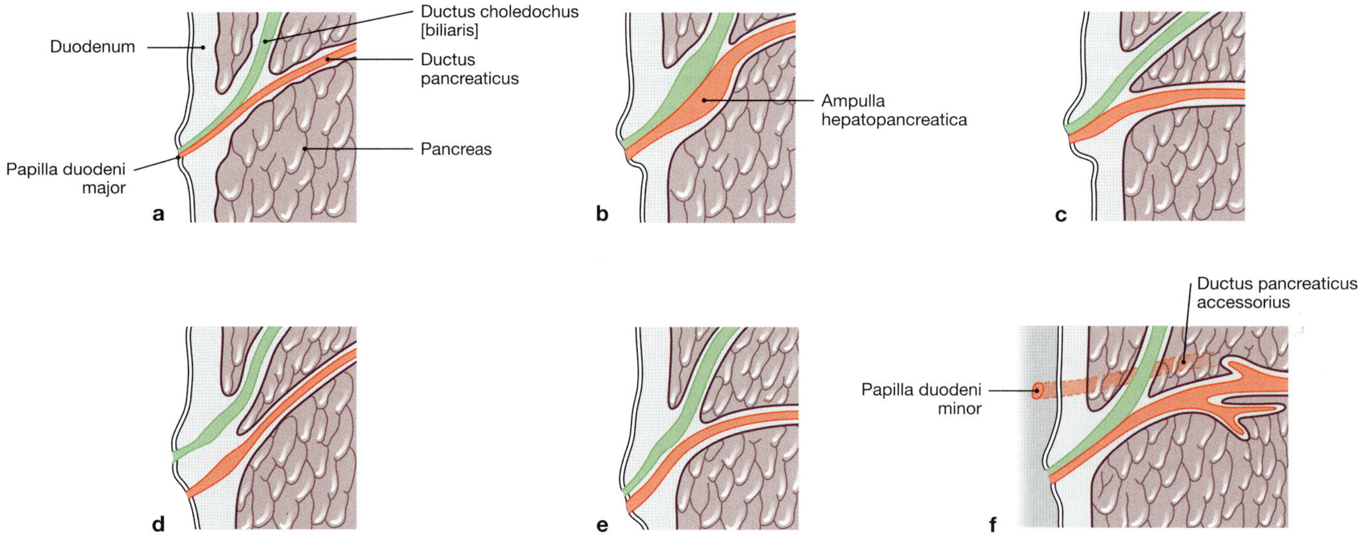

Abb. 6.116a bis f Variabilität der Mündung von Ductus pancreaticus und Ductus choledochus. [L126]

a langer gemeinsamer Abschnitt
b ampulläre Erweiterung des Endstücks (in 60% der Fälle), → Abb. 6.102
c kurzer gemeinsamer Abschnitt
d getrennte Mündung
e einheitliche Mündung mit Septierung des gemeinsamen Gangs
f zusätzlicher Gang (Ductus pancreaticus accessorius, in 65% der Fälle)

Klinik

Das Mündungsverhalten der Ausführungsgänge hat Einfluss auf den **Verlauf von Erkrankungen des Pancreas.** Neben Alkoholabusus ist eine Verlegung der Papilla duodeni major durch einen Gallenstein die häufigste Ursache der Bauchspeicheldrüsenentzündung (Pankreatitis), die durch einen Sekretrückstau mit Selbstverdauung bedingt ist. Ein separat mündender Ductus pancreaticus accessorius kann sich dann als hilfreich erweisen, wenn er mit dem Hauptgang kommuniziert und einen Abfluss des Verdauungssekrets ermöglicht.

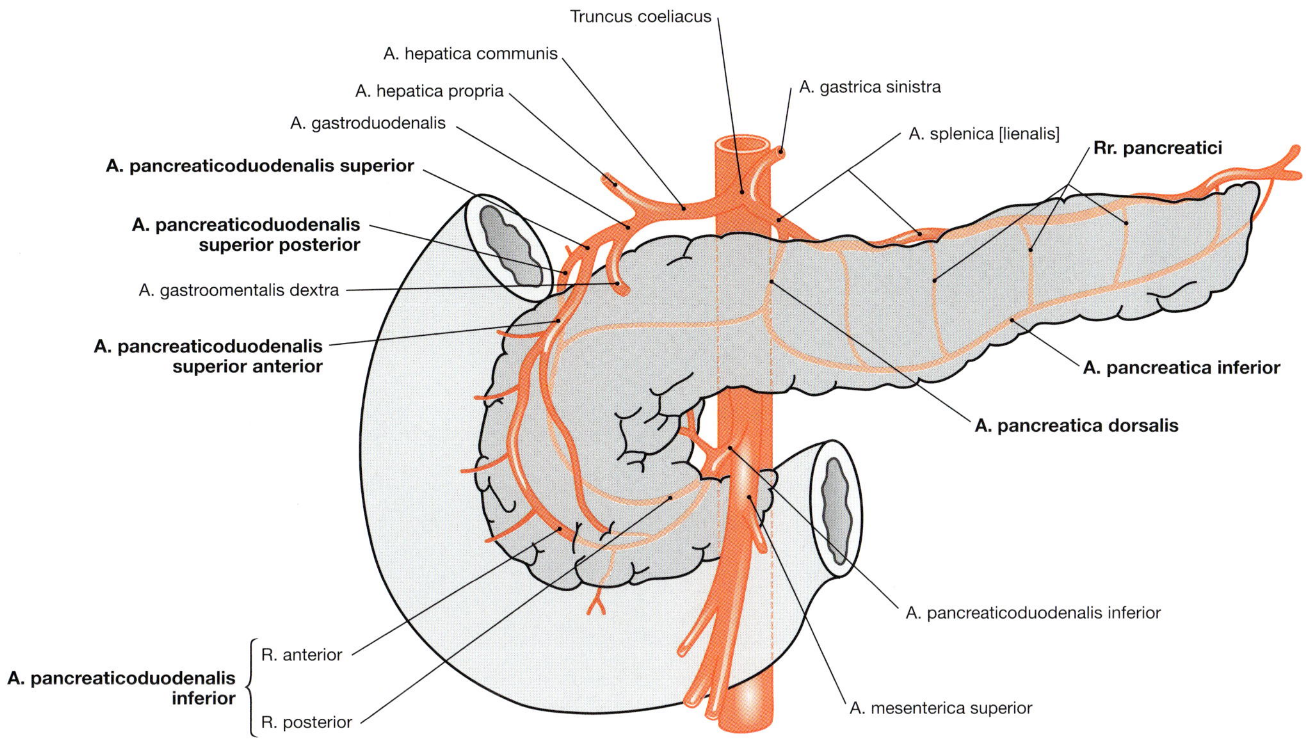

Abb. 6.117 Arterien der Bauchspeicheldrüse, Pancreas; schematische Darstellung, Ansicht von ventral. [L126]

Das Pancreas wird durch **zwei getrennte arterielle Systeme** versorgt, eines für den Kopf-Hals-Abschnitt, das andere für Körper und Schwanzabschnitt.

- **Kopf:** doppelter Gefäßkranz aus den Aa. pancreaticoduodenales superiores anterior und posterior (aus der A. gastroduodenalis) und aus der A. pancreaticoduodenalis inferior mit R. anterior und R. posterior (aus der A. mesenterica superior). Damit wird die Versorgung aus den Stromgebieten von Truncus coeliacus und A. mesenterica superior gewährleistet.
- **Körper und Schwanzabschnitt:** Rr. pancreatici aus der A. splenica, die eine A. pancreatica dorsalis hinter dem Pancreas und eine A. pancreatica inferior am Unterrand der Drüse bilden. Die A. pancreatica inferior anastomosiert meist mit den hinteren Gefäßarkaden des Kopfbereichs, so dass eine ausgeprägte Redundanz der Versorgung gegeben ist.

Die **Venen** entsprechen den Arterien und münden über die V. mesenterica superior und die V. splenica in die Pfortader (→ Abb. 6.89).

Klinik

Diese **intensive arterielle Blutversorgung** durch zwei Arterien des Truncus coeliacus und zusätzlich durch die A. mesenterica superior erklärt deutlich, warum Infarkte dieser lebenswichtigen Drüse selten sind.

Lymphgefäße der Bauchspeicheldrüse

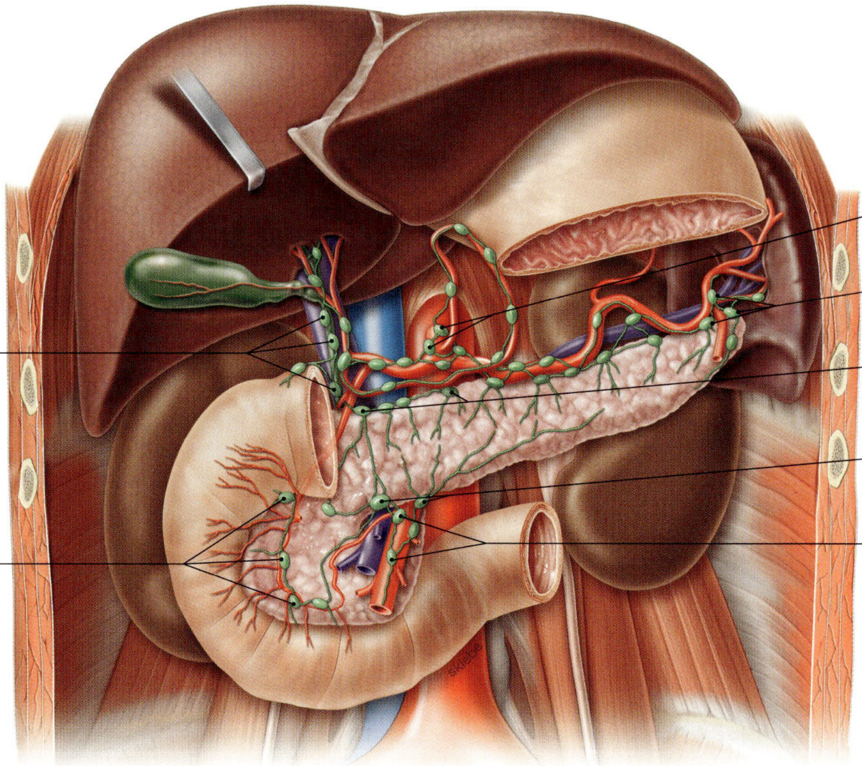

Abb. 6.118 Lymphgefäße und Lymphknoten der Bauchspeicheldrüse, Pancreas; Ansicht von ventral. [L238]
Die verschiedenen Abschnitte des Pancreas besitzen eigene regionäre Lymphknoten:

- **Kopf: Nodi lymphoidei pancreaticoduodenales anteriores und posteriores** entlang der gleichnamigen Arterien (Aa. pancreaticoduodenales superiores anterior und posterior)
- **Körper: Nodi lymphoidei pancreatici superiores und inferiores** entlang der A. und V. splenica.
- **Schwanzabschnitt:** Nodi lymphoidei splenici

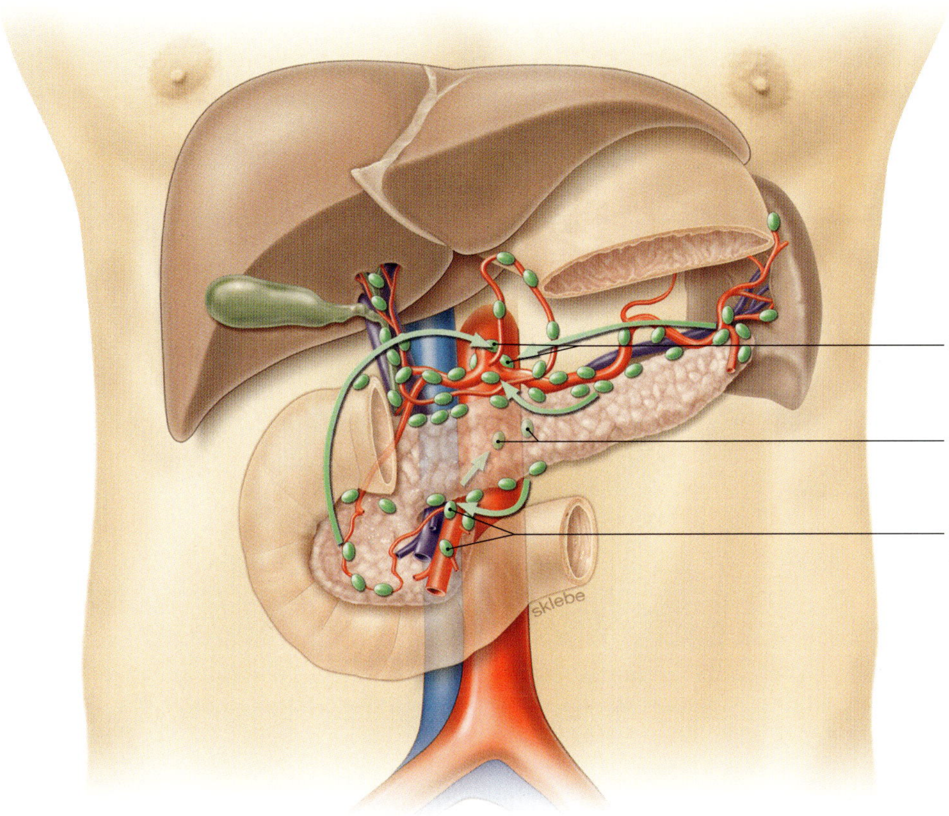

Abb. 6.119 Lymphabflusswege der Bauchspeicheldrüse, Pancreas; Ansicht von ventral. [L238]
Die regionären Lymphknotengruppen stehen über ausgeprägte Verbindungen untereinander und mit Lymphknotengruppen in der Umgebung in Verbindung:

- **Kopf:** Die Nodi lymphoidei pancreaticoduodenales drainieren über die Nodi lymphoidei hepatici zu den **Nodi lymphoidei coeliaci** oder direkt zu den **Nodi lymphoidei mesenterici superiores.** Der weitere Anschluss erfolgt über die **Trunci intestinales** an den Ductus thoracicus.
- **Körper und Schwanz:** Die regionären Lymphknoten am Oberrand der Drüse sind die Nodi lymphoidei pancreatici, für den Schwanzabschnitt dagegen die Nodi lymphoidei splenici. Diese sind über Lymphbahnen entlang der A. und V. splenica an die **Nodi lymphoidei coeliaci** angeschlossen. Vom Unterrand der Drüse haben die Nodi lymphoidei pancreatici Anschluss an die **Nodi lymphoidei mesenterici superiores.** Es bestehen aber aufgrund der retroperitonealen Lage auch Verbindungen zu den **Nodi lymphoidei lumbales.** Die Drainage erfolgt dann über die **Trunci lumbales.**

Klinik

Die unterschiedlichen Lymphdrainagewege machen verständlich, warum bei **Pankreaskarzinomen** zum Zeitpunkt der Diagnose meist bereits ausgedehnte **Lymphknotenmetastasen** vorliegen. Da sie nicht komplett entfernbar sind, ist eine operative Heilung kaum möglich.

Innervation der Bauchspeicheldrüse

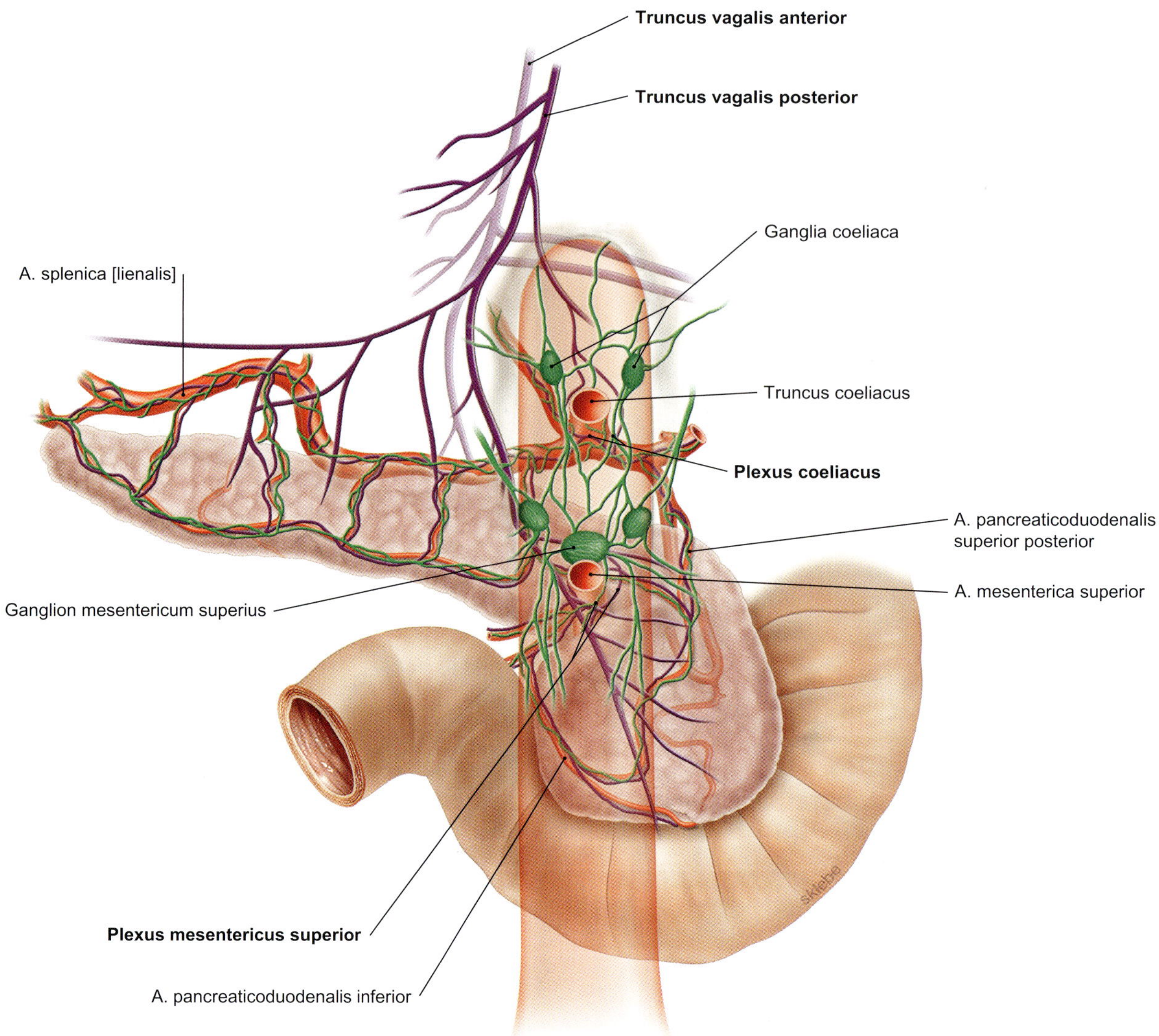

Abb. 6.120 Vegetative Innervation der Bauchspeicheldrüse, Pancreas; schematische Darstellung, Ansicht von dorsal. [L238]
Das Pancreas wird sympathisch und parasympathisch innerviert. Der **Parasympathicus** fördert die Abgabe des Verdauungssekrets und die Insulinbildung, der **Sympathicus** hemmt diese Funktionen. Die sympathischen postganglionären Neurone und die parasympathischen präganglionären Nervenfasern erreichen das Pancreas aus dem **Plexus coeliacus** überwiegend durch perivaskuläre Geflechte. Besonders für den Kopfbereich treten auch aus dem **Truncus vagalis posterior** und vereinzelt aus dem **Truncus vagalis anterior** Nervenfasern direkt an die Drüse heran. Die synaptische Umschaltung der parasympathischen Fasern erfolgt über mikroskopisch kleine Ganglien, die z. T. in das Pancreas eingelagert sind.

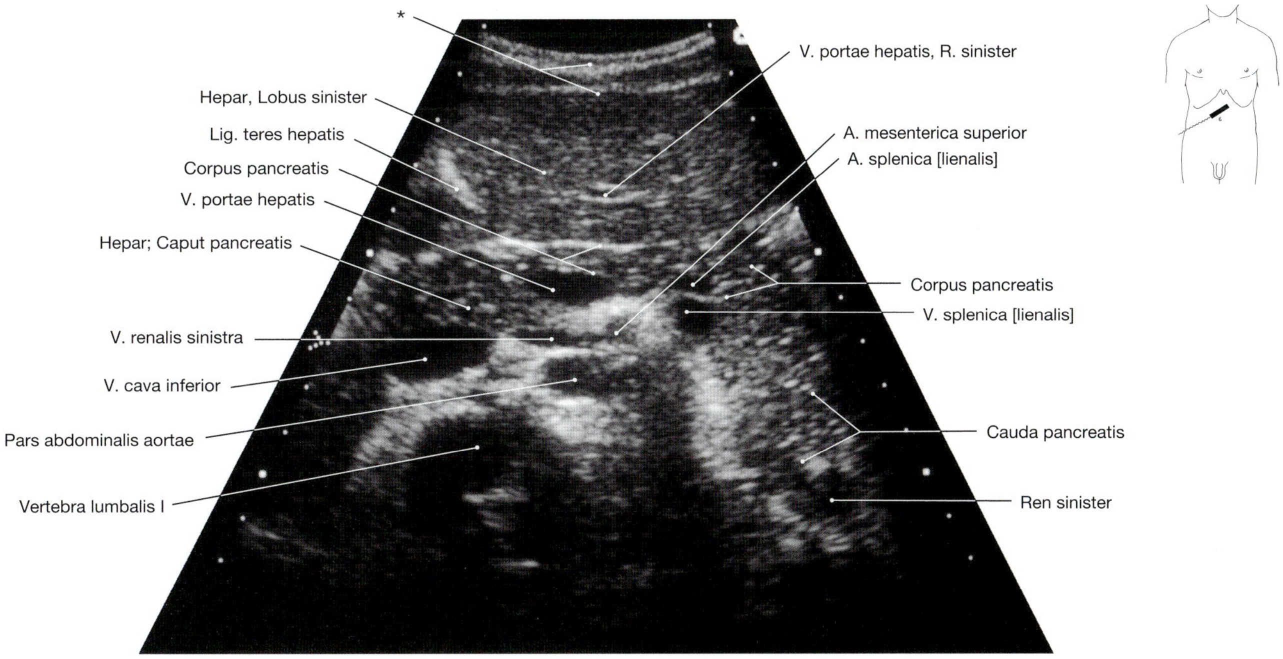

Abb. 6.121 Bauchspeicheldrüse, Pancreas; Ultraschallbild; Ansicht von schräg kaudal; bei tiefer Inspiration. [T894]
Die Ultraschalluntersuchung des Pancreas ist oft wenig aussagekräftig, da es aufgrund seiner Lage im Retroperitoneum oft vom luftgefüllten Darm überlagert wird.
* Bauchwand

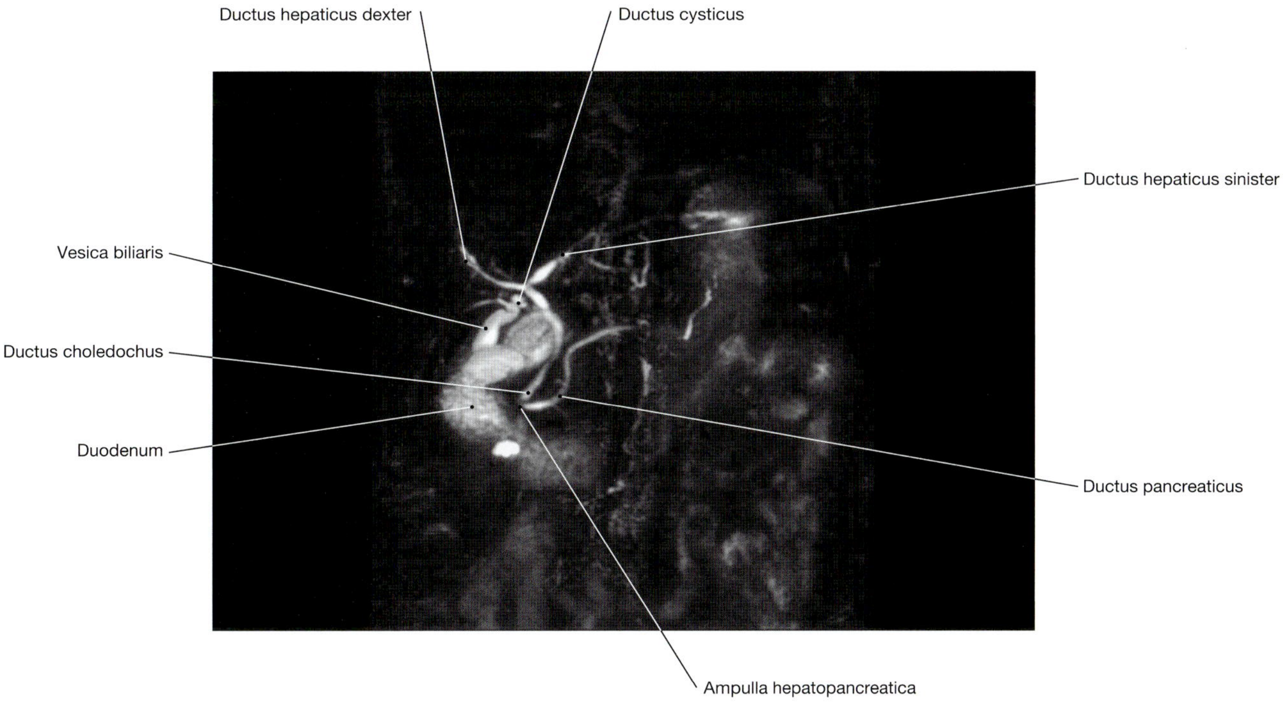

Abb. 6.122 Bauchspeicheldrüse, Pancreas, und Gallenwege; endoskopische retrograde Cholezystopankreatikographie (ERCP); Ansicht von ventral. [T832]
Der Ausführungsgang des Pancreas und der Ductus choledochus wurden über ein Endoskop von der Papilla duodeni major aus mit Kontrastmittel gefüllt, um die Gangsysteme im Röntgenbild darstellen zu können.

Klinik

Zur **Darstellung des Pancreas** wird zunächst die Ultraschalluntersuchung eingesetzt, z. B. um eine Schwellung des Organs als Hinweis auf eine Pankreatitis nachzuweisen. Wenn diese wegen Luftüberlagerung nicht eindeutig ist, ist eine Computertomographie nötig. Mittels ERCP kann z. B. ein Pancreas divisum als Ursache rezidivierender Pankreatitiden diagnostiziert werden. Bei Gangabbrüchen besteht der Verdacht auf bösartige Pankreastumoren.

Projektion der Milz

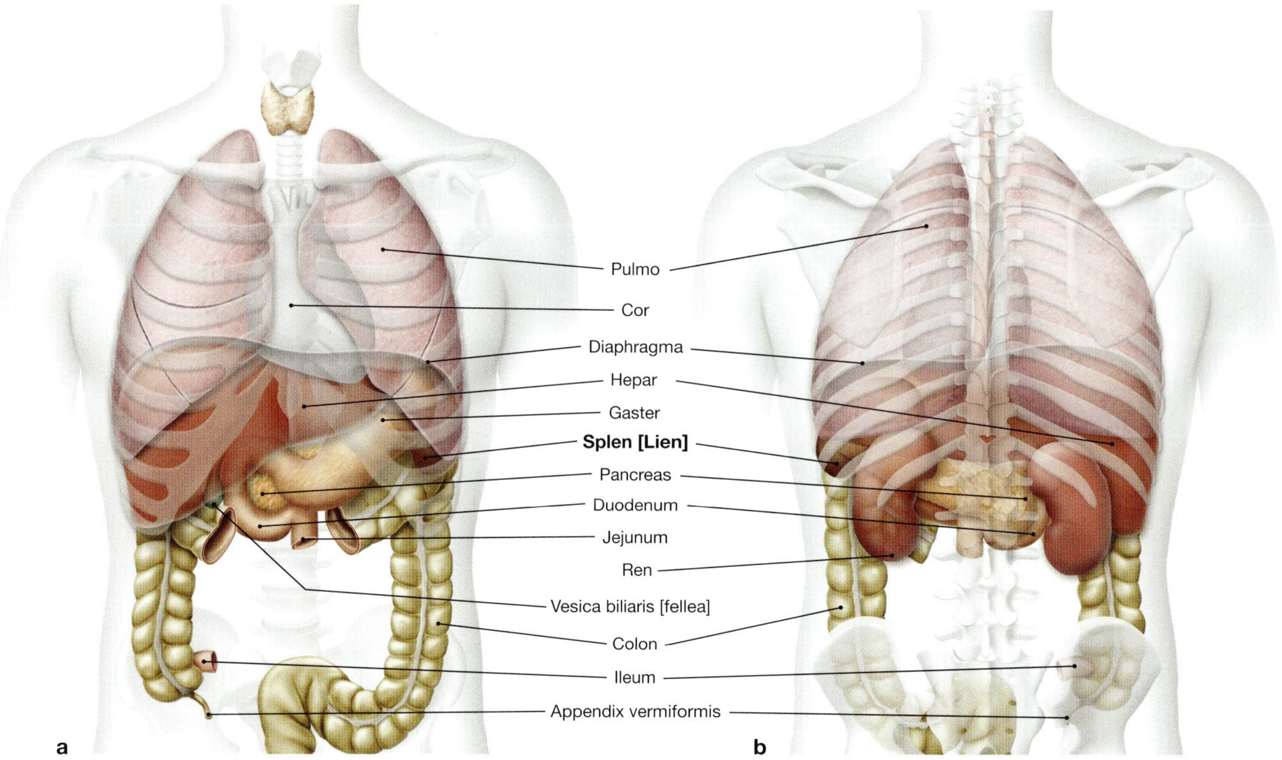

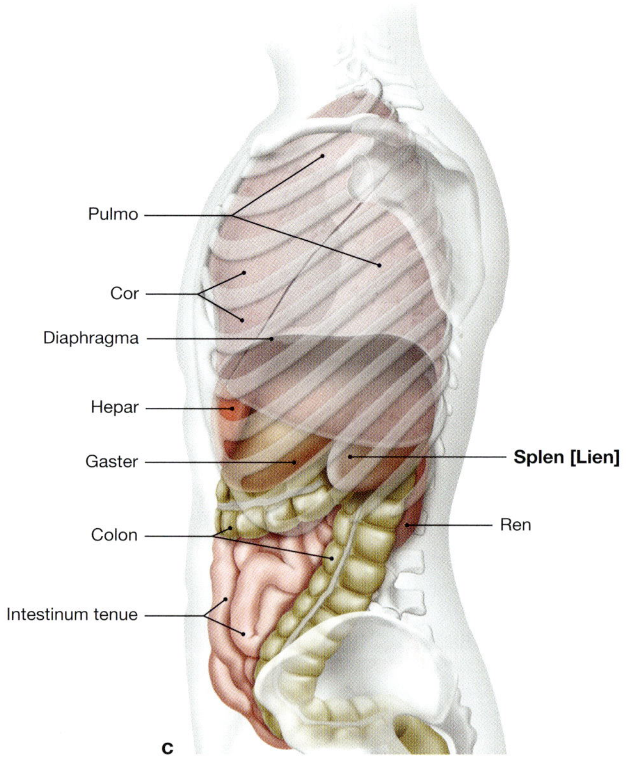

Abb. 6.123a bis c Projektion der inneren Organe auf die Körperoberfläche; Ansicht von ventral (→ Abb. 6.123a), von dorsal (→ Abb. 6.123b) und von links (→ Abb. 6.123c). [L275]
Die Milz liegt **intraperitoneal** im linken Oberbauch. Ihre Längsachse projiziert sich auf den Verlauf der X. Rippe. Eine normal große Milz ist daher unter dem Rippenbogen nicht tastbar. Aufgrund der großen Kontaktfläche zum Zwerchfell ist die Lage der Milz stark atemabhängig. Die Milz liegt in der sog. **Milznische,** die nach unten durch das Lig. phrenicocolicum zwischen linker Kolonflexur und Zwerchfell begrenzt wird (→ Abb. 6.4).

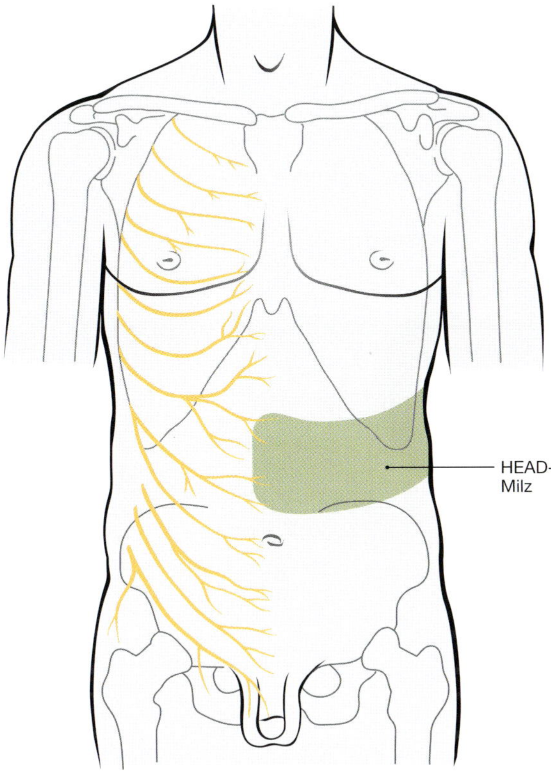

Abb. 6.124 HEAD-Zone der Milz, schematische Darstellung; **a** Ansicht von ventral, **b** Ansicht von dorsal. [L126]
Das organbezogene Hautareal oder die **HEAD-Zone** der Milz ist unscharf begrenzt und projiziert sich auf die Dermatome (Hautwurzelfelder) T8–9 des linken Oberbauchs. Dies ist dadurch bedingt, dass in den entsprechenden Rückenmarksegmenten die afferenten Neurone aus der Milz mit denen von der Körperoberfläche konvergieren, so dass bei Schwellung oder Ruptur der Milz Schmerzen an der Körperoberfläche in den Dermatomen T8 und T9 wahrgenommen werden. Man spricht daher von projiziertem Schmerz.

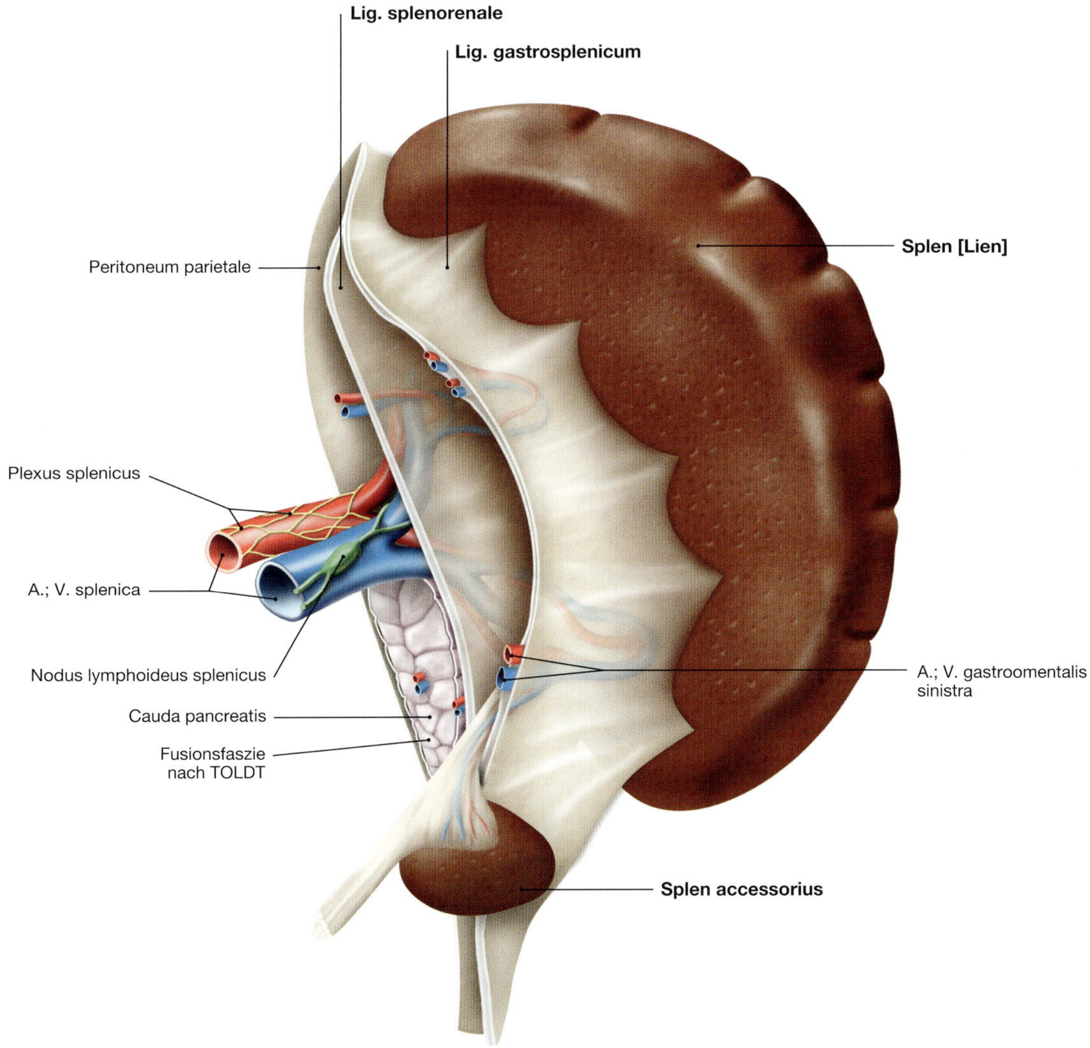

Abb. 6.125 Peritonealduplikaturen der Milz, Splen [Lien] und Nebenmilz im Lig. splenorenale; Milz nach lateral hochgeklappt; Ansicht von ventromedial. [L275]
Die Milz ist durch zwei **Peritonealduplikaturen** in der Umgebung verankert, die beidseits des Milzhilums ansetzen. Vom Magen kommt das **Lig. gastrosplenicum,** das sich dann als **Lig. splenorenale** zur hinteren Rumpfwand fortsetzt. Zwischen diesen beiden Peritonealduplikaturen erstreckt sich der Recessus splenicus der Bursa omentalis bis an das Milzhilum. Dorsal des Lig. splenorenale und damit retroperitoneal erreichen die Leitungsbahnen (A. splenica mit vegetativem Plexus splenicus, V. splenica und Lymphbahnen von den Nodi lymphoidei splenici) kranial des Pankreasschwanzes die Milz.

Milz

Aufbau der Milz

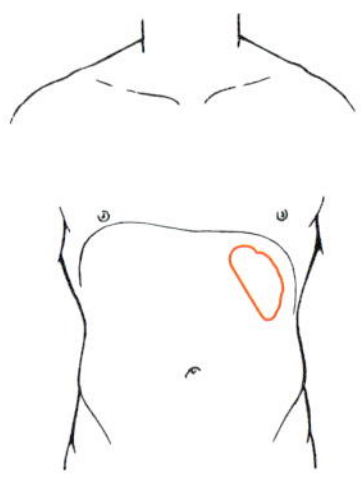

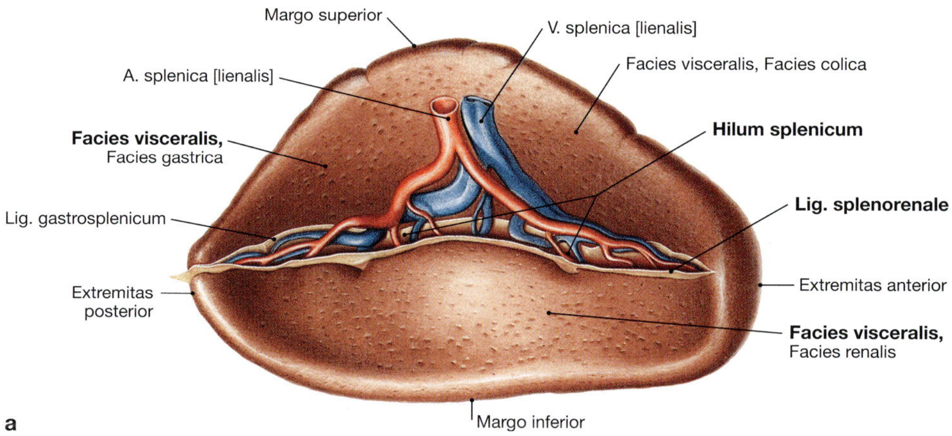

a

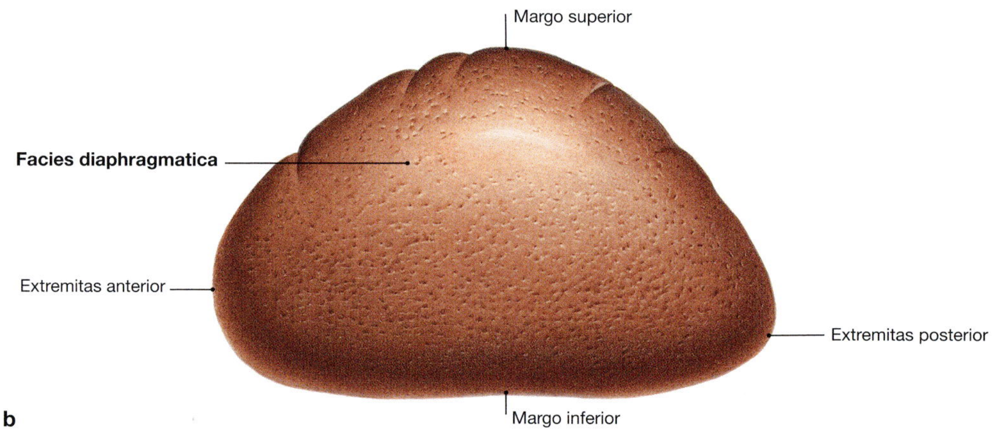

b

Abb. 6.126a und b Milz, Splen [Lien]; Ansicht von medial ventral (→ Abb. 6.126a) und von lateral kranial (→ Abb. 6.126b).
Die Milz ist ein **sekundär lymphatisches Organ** und dient der Immunabwehr sowie der Filterung des Blutes. Sie ist 150 g schwer und misst 11 cm in der Länge, 7 cm in der Breite und 4 cm in der Dicke. Die Milz besitzt eine konvexe, dem Zwerchfell anliegende **Facies diaphragmatica** und eine konkave, den Eingeweiden zugewandte **Facies visceralis.** Diese liegt der linken Niere, der linken Kolonflexur und dem Magen an. Der nach oben gerichtete Rand (Margo superior) zwischen den beiden Flächen ist meist eingekerbt, während der untere Rand (Margo inferior) eher glatt ist. An der Milzpforte (Hilum splenicum) treten die Gefäße ein bzw. aus. Aus dem Verzweigungsmuster der Blutgefäße ergeben sich Milzsegmente, die allerdings auf der Oberfläche nicht abgrenzbar sind.

Klinik

Da die Milz relativ weit kranial im linken Oberbauch liegt und sich auf die X. Rippe projiziert, ist sie auch bei Einatmung komplett von den Rippen bedeckt. Bei krankhaften Veränderungen wie einer bösartigen Entartung weißer Blutkörperchen bei **Leukämie** oder **Lymphomen** oder aber bei Virusinfektionen wie dem **PFEIFFER-Drüsenfieber** („kissing disease", weil durch Speichel asymptomatischer Träger übertragen) kann die Milz massiv vergrößert und mehrere Kilogramm schwer sein und dann bei der Untersuchung im linken Oberbauch als Raumforderung in Erscheinung treten.

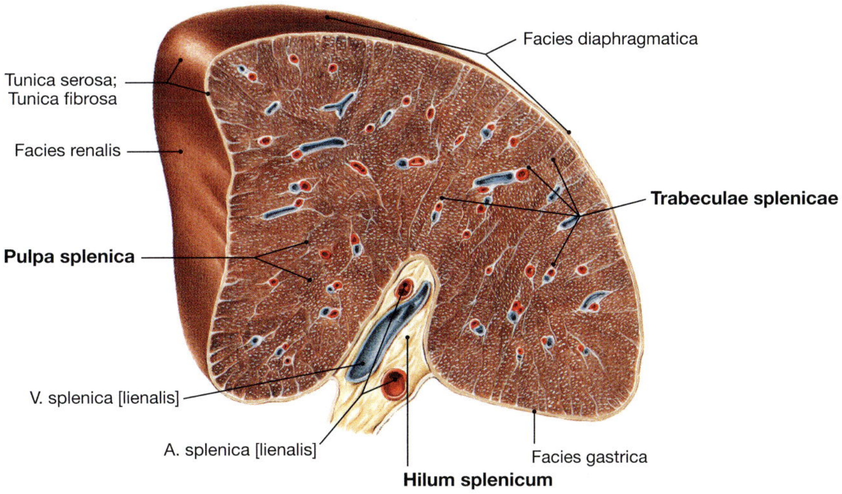

Abb. 6.127 Milz, Splen [Lien]; Querschnitt durch das Milzhilum; Ansicht von medial kranial.
Die Milz ist von einer festen Kapsel umgeben, von der aus bindegewebige Balken in das Parenchym (Pulpa splenica) ziehen. In diesen Balken verlaufen die großen Äste von A. und V. splenica. Die Milzpulpa besteht aus einer **roten Pulpa,** die mit Blut gefüllt ist, und eingelagerten weißen Knötchen, die als **weiße Pulpa** bezeichnet werden. In der weißen Pulpa befindet sich das lymphatische Gewebe.

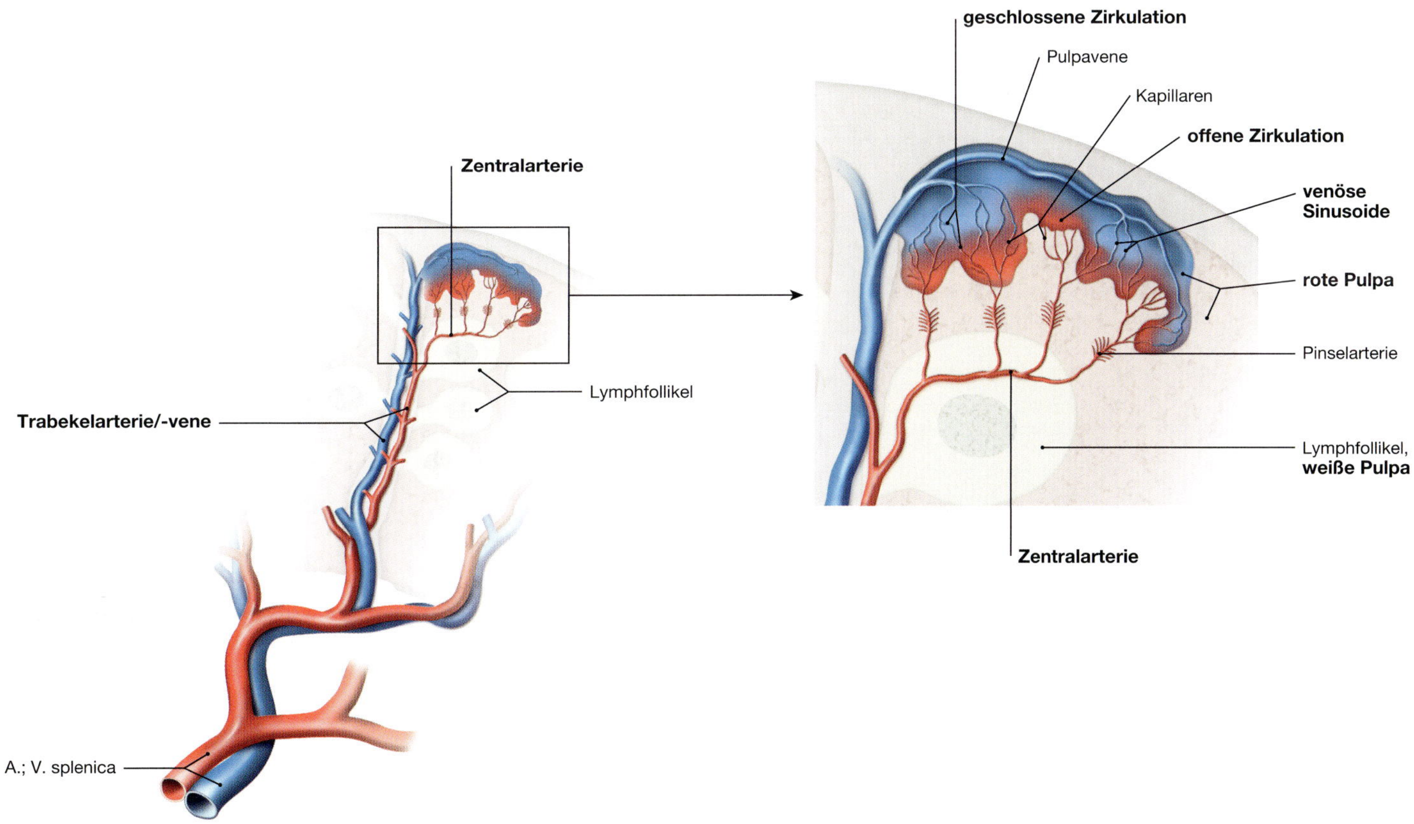

Abb. 6.128 Milzpulpa und Blutgefäßsystem der Milz; schematische Darstellung. [L275]
Das **Parenchym der Milz (Pulpa splenica)** besteht aus einem bindegewebigen Grundgerüst, in das sich aus Blutgefäßen der „offenen Zirkulation" Blut ergießt. Diese **rote Pulpa** dient dem Abbau von roten Blutkörperchen (Erythrozyten) sowie der Speicherung von Blutplättchen (Thrombozyten) und ist in der Fetalzeit zusammen mit der Leber für die Blutbildung verantwortlich. In die rote Pulpa eingelagert sind bereits mit der Lupe erkennbare weiße Knötchen, die als **weiße Pulpa** bezeichnet werden. In der weißen Pulpa befindet sich das lymphatische Gewebe, das zum einen Lymphfollikel und zum anderen periarterielle Lymphozytenscheiden (PALS) bildet.
Der Verlauf und das Verzweigungsmuster der Blutgefäße sind funktionell und klinisch relevant: **A. splenica** und **V. splenica** verzweigen sich am Hilum, und ihre Äste dringen über bindegewebige Balken **(Trabekelarterien und -venen)** in das Parenchym ein. Da die Endäste der A. splenica untereinander nicht anastomosieren, bilden sie funktionelle Endarterien und gliedern die Milz in Segmente. Von den Balkenarterien zweigen Gefäße ab, die von den Lymphozyten der weißen Pulpa umgeben sind und entsprechend als **Zentralarterien** bezeichnet werden. Sie verzweigen sich teilweise büschelartig (Pinselarterien) und münden dann in Kapillaren. Diese enden entweder offen und ergießen das Blut in das bindegewebige Maschenwerk der roten Pulpa **(offene Zirkulation)** oder gehen direkt in **venöse Sinusoide** über **(geschlossene Zirkulation).** Die Blutzellen, die über die offene Zirkulation in die rote Pulpa gelangen, müssen zwischen den Endothelzellen in der Wand der Sinusoide wieder in den Kreislauf eintreten. Dabei können „alte" oder pathologisch veränderte rote Blutkörperchen (Erythrozyten) abgefangen und aussortiert werden. Von den Sinusoiden gelangt das Blut über Pulpavenen wieder in die Trabekelvenen und damit zur V. splenica.

Leitungsbahnen der Milz

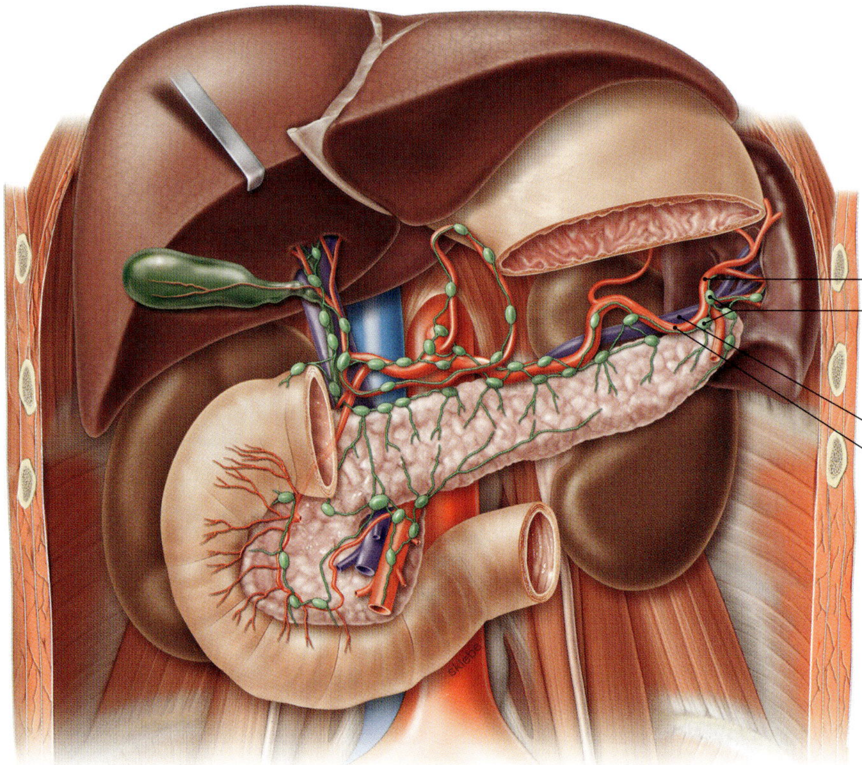

Abb. 6.129 Leitungsbahnen der Milz, Splen [Lien]; Ansicht von ventral. [L238]
Die Milz besitzt eigene Leitungsbahnen, die am Hilum ein- und austreten. Die **A. splenica** wendet sich nach ihrem Abgang aus dem Truncus coeliacus nach links und zieht retroperitoneal am Oberrand des Pancreas zur Milz. Dabei wird sie von vegetativen Nervenfasern des **Plexus splenicus** begleitet (hier nicht gezeigt, → Abb. 6.125). Am Hilum teilt sie sich in 2–3 Hauptäste und dann bis zu 6 Endäste. Vor ihrer Aufzweigung gibt sie in 30–60 % der Fälle eine A. gastrica posterior zur Rückseite des Magens ab. Am Hilum zweigen dann auch die A. gastroomentalis sinistra und die Aa. gastricae breves zum Magen ab.
Die **V. splenica** zieht meist dorsal des Pancreas bis zum Halsabschnitt, wo sie sich mit der V. mesenterica superior zur Pfortader verbindet. Meist (70 % der Fälle) nimmt sie auf diesem Weg die V. mesenterica inferior auf. Die **Nodi lymphoidei splenici** am Hilum sind nicht nur die regionären Lymphknoten für die Milz, sondern auch für den Schwanzabschnitt des Pancreas und den oberen Anteil der großen Magenkurvatur. Sie drainieren über die Nodi lymphoidei coeliaci zu den Trunci intestinales.

Klinik

Bei einer operativen **Entfernung der Milz (Splenektomie)** werden A. und V. splenica unterbunden. Da die Milz große Mengen an Blutplättchen (Thrombozyten) speichern kann, muss vor der Operation einer Bildung von **Blutgerinnseln (Thromben)** vorgebeugt werden, da sonst ein erhöhtes Risiko für einen Schlaganfall oder Herzinfarkt besteht.

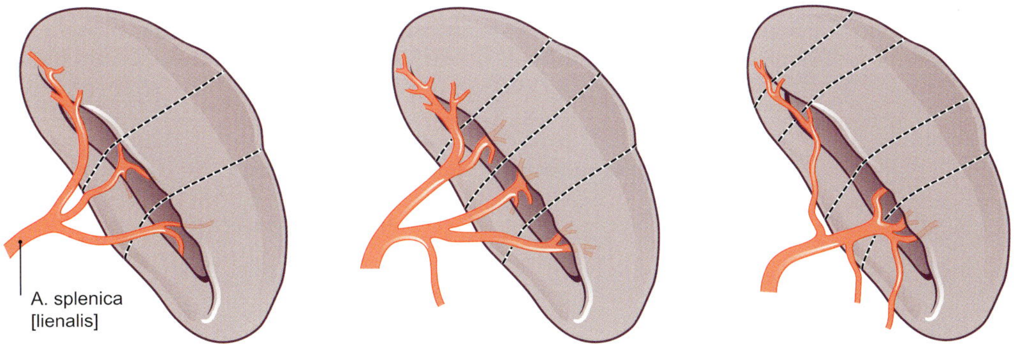

Abb. 6.130 Segmente der Milz, Splen [Lien]; schematische Darstellung von drei, vier oder fünf Segmenten; Ansicht von ventral. [L126]

Die Endäste der A. splenica sind funktionelle Endarterien und untergliedern die Milz variabel in **3–6 keilförmige Segmente.**

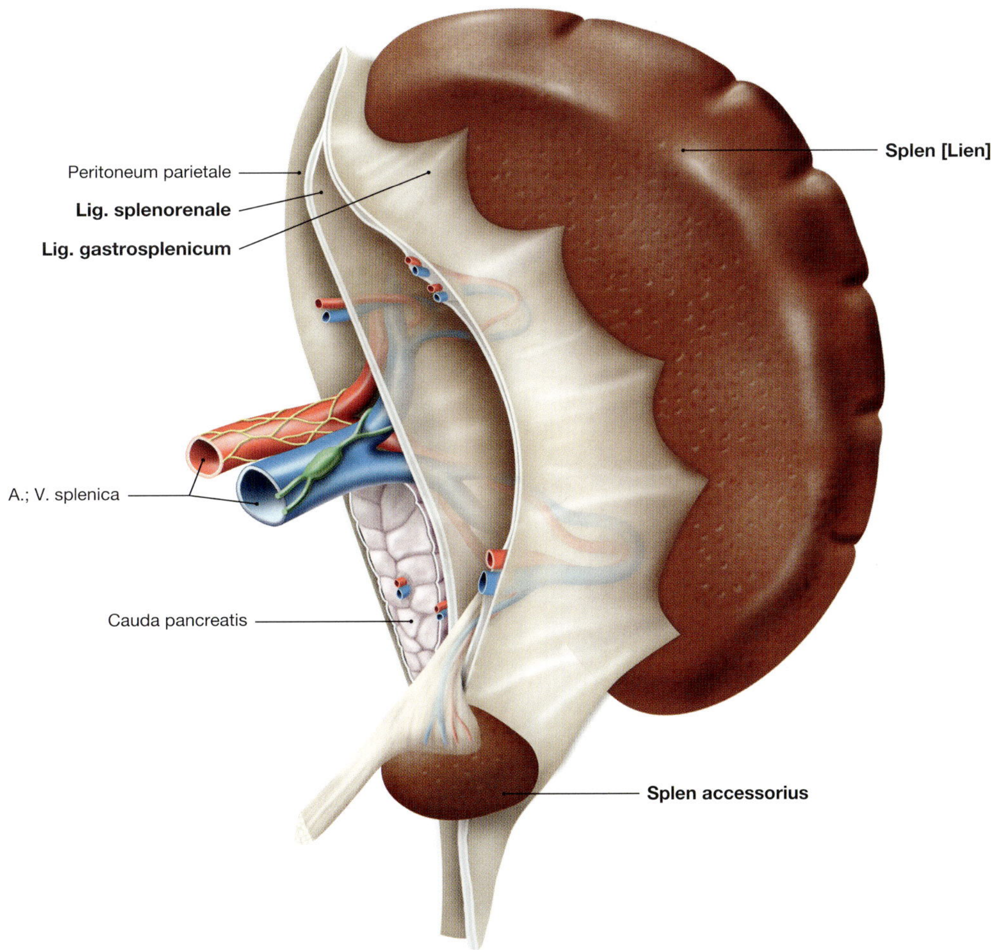

Abb. 6.131 Nebenmilz im Lig. splenorenale; Milz hochgeklappt; Ansicht von ventral. [L275]

In 5–30 % der Fälle kommt eine **Nebenmilz** vor, die als eigenständiges Organ meist hilumnah in eine der Peritonealduplikaturen eingebettet ist.

Klinik

Bei einem Sturz auf den Bauch kann es zu **Milzrupturen** kommen, die mit lebensbedrohlichen Blutungen einhergehen können. Hier sind die Milzsegmente von Bedeutung: Besonders Längsrisse, die mehrere Segmente mit einbeziehen, bluten stark, Querrisse dagegen verhältnismäßig wenig, da die Milzarterien funktionelle Endarterien darstellen. Dies erklärt auch, warum **Milzinfarkte** sich meist keilförmig zwischen den Segmentgrenzen ausdehnen.

Eine Nebenmilz kann nach einer operativen **Entfernung der Milz (Splenektomie)** klinisch relevant sein, ihr Vorhandensein sollte daher abgeklärt werden. Wenn die Milz aufgrund einer traumatischen Ruptur entfernt werden muss, kann die Nebenmilz ihre Funktion übernehmen, so dass kein Immundefekt entsteht. Ist die Splenektomie aber therapeutisch indiziert, z. B. weil genetisch veränderte Erythrozyten zu stark abgebaut werden und es zu einer Blutarmut (Anämie) kommt, sollte auch die Nebenmilz entfernt werden, da die Symptomatik sonst wieder auftreten kann.

Topographie der Oberbauchorgane mit Leitungsbahnen

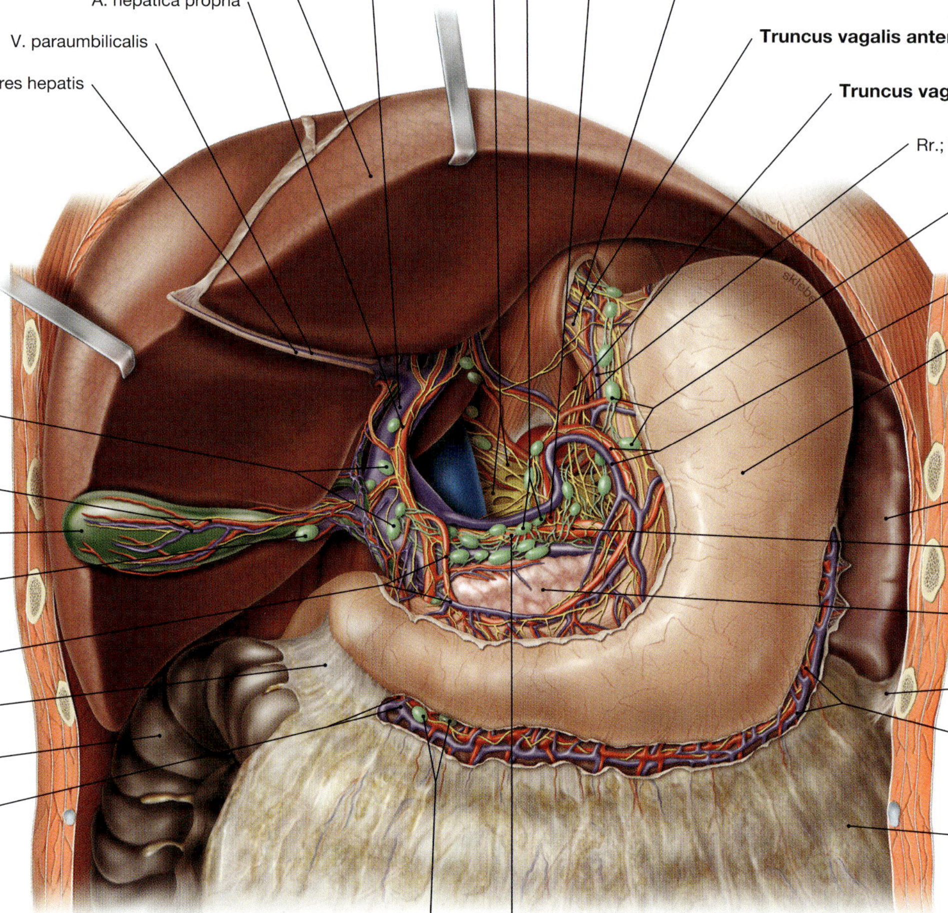

Abb. 6.132 Situs der Oberbauchorgane; die Leber ist nach oben mobilisiert, das Omentum minus wurde entfernt und das Lig. gastrocolicum eröffnet, um die Leitungsbahnen der Organe darzustellen; Ansicht von ventral. [L238]

Diese Ansicht ist für die Präparation der Oberbauchorgane sehr hilfreich, da sie auch alle Leitungsbahnen zeigt. Zunächst muss die Leber nach oben mobilisiert werden, um das Omentum minus entfernen zu können. Dadurch werden die Äste des **Truncus coeliacus** und die Zuflüsse zur **Pfortader (V. portae)** sichtbar. Die **A. hepatica communis** wendet sich nach rechts, die **A. splenica** nach links. Die **A. gastrica sinistra** wendet sich nach kranial und zieht dann zur kleinen Magenkurvatur. Sie teilt sich meist in zwei Stämme und anastomosiert dort mit der **A. gastrica dextra.** Die Begleitvenen münden direkt in die Pfortader ein. Die A. gastrica sinistra versorgt mit feinen Ästen die Pars abdominalis des Oesophagus und hier mit einem zusätzlichen Ast den linken Leberlappen, der in 10–20 % der Fälle vorkommt. An der großen Magenkurvatur verbinden sich die **Aa./Vv. gastroomentales dextra und sinistra.**

Die Abbildung zeigt auch die Lymphbahnen und vegetativen Nerven, die häufig bei der Präparation nicht gut darstellbar sind: An der kleinen Magenkurvatur liegen die **Nodi lymphoidei gastrici,** deren Kollektoren im Anschluss an die **Nodi lymphoidei coeliaci** am Abgang des Truncus coeliacus sehr gut sichtbar sind. Zu diesen Sammellymphknoten drainieren ebenfalls die **Nodi lymyphoidei hepatici** und der **Nodus lymphoideus cysticus** am Hals der Gallenblase. Von dem vegetativen Geflecht um den Truncus coeliacus **(Plexus coeliacus)** aus schließen sich die vegetativen Nervenfasern des Sympathicus und Parasympathicus den Blutgefäßen an und erreichen ihre Zielorgane als perivaskuläre Plexus. Die präganglionären sympathischen Neurone treten als **Nn. splanchnici major und minor** durch das Zwerchfell und werden in den **Ganglia coeliaca** synaptisch verschaltet. Die parasympathischen Neurone erreichen den Plexus coeliacus dagegen über die **Trunci vagales anterior und posterior,** die mit dem Oesophagus durch das Zwerchfell treten und an der kleinen Magenkurvatur verlaufen.

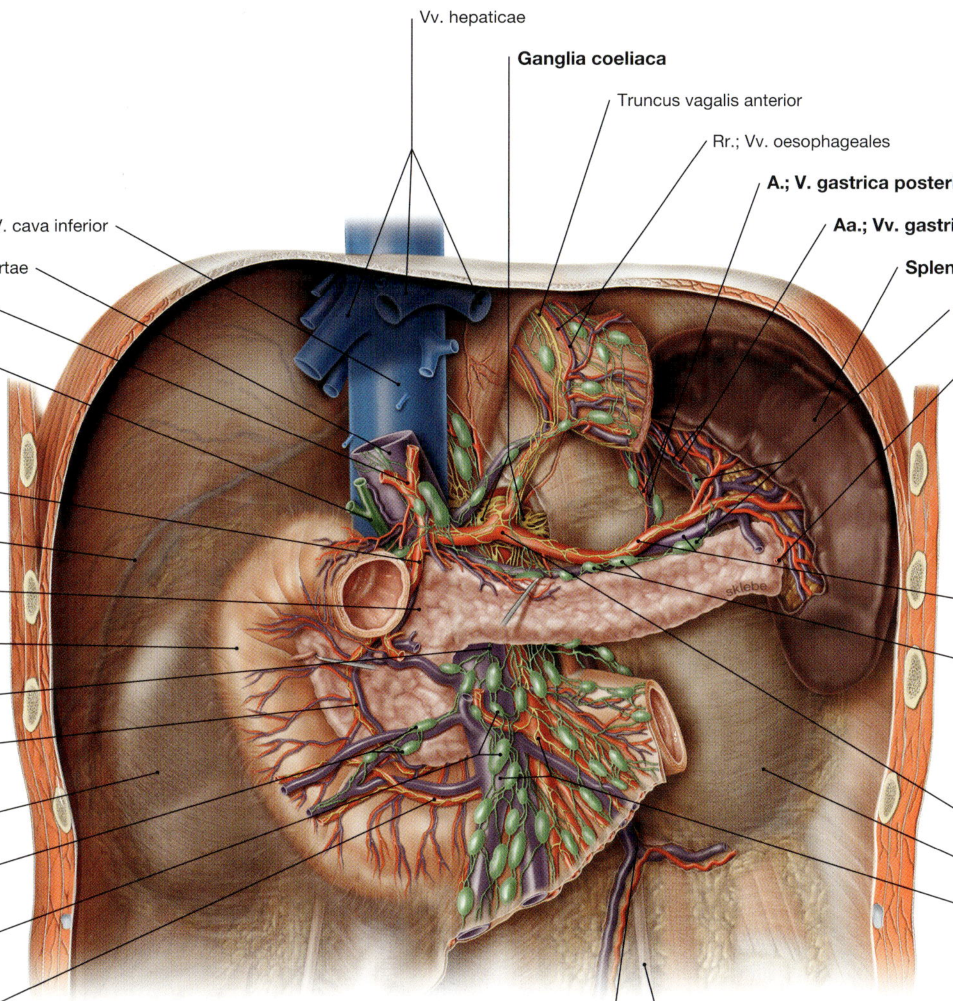

Abb. 6.133 Situs der Oberbauchorgane mit Darstellung der retroperitonealen Organe; die Leber wurde vollständig und der Magen weitgehend entfernt, um die retroperitonealen Organe und Leitungsbahnen des Oberbauchs darstellen zu können. Das Mesenterium wurde an seiner Wurzel durchtrennt und mit den Dünndarmschlingen des Jejunums und Ileums reseziert; Ansicht von ventral. [L238]

Von den intraperitonealen Oberbauchorganen wurde nur die Milz belassen. Dadurch sind das Pancreas und auch das Duodenum sichtbar. Man erkennt die von der **A. splenica** abgehenden Äste zum Magen **(A. gastrica posterior, A. gastroomentalis sinistra und Aa. gastricae breves).** Die **A. gastrica sinistra** gibt Äste zum Oesophagus ab, an dem die **Trunci vagales anterior und posterior** in die Bauchhöhle eintreten. Aus der **A. hepatica communis** zweigt die **A. gastroduodenalis** ab, als deren Endast sich die A. pancreaticoduodenalis superior anterior mit der A. pancreaticoduodenalis inferior aus der A. mesenterica inferior verbindet. Hinter dem Halsabschnitt des Pancreas verlaufen die **A./V. mesenterica superior** und treten in das Mesenterium ein. Sie werden von den **Nodi lymphoidei mesenterici superiores** begleitet, deren Kollektoren sich wie die entsprechenden Lymphbahnen entlang des Truncus coeliacus zu den **Trunci intestinales** vereinigen. Diese bilden mit den Trunci lumbales den **Ductus thoracicus.**

Bauch und Becken, Medianschnitt

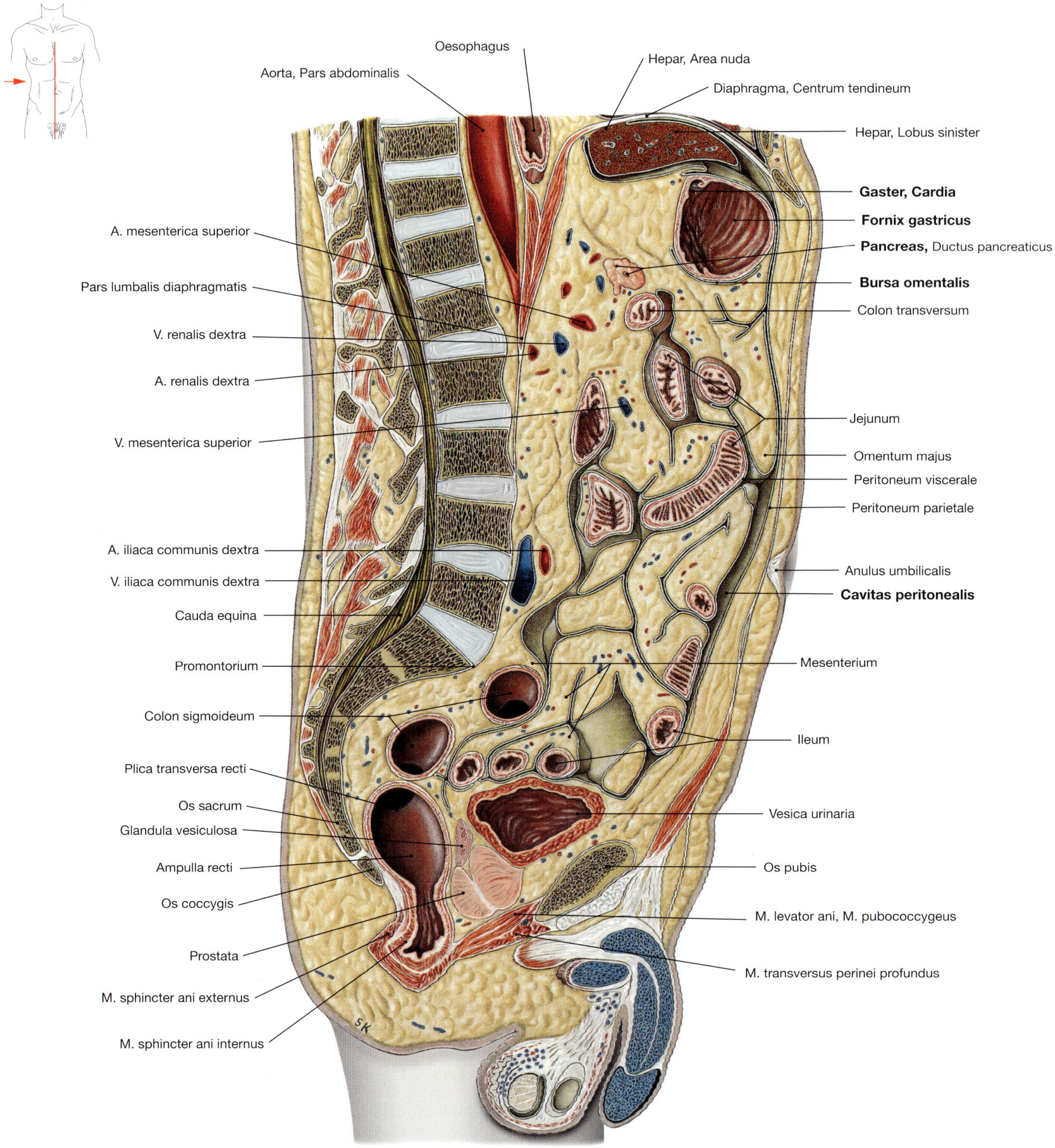

Abb. 6.134 Bauch, Abdomen, und Becken, Pelvis, eines Mannes; Medianschnitt; Ansicht von rechts. [L238]
Die Abbildung macht klar, dass die Peritonealhöhle (Cavitas peritonealis) kein weiter freier Raum ist, sondern aus schmalen Spalträumen besteht, die sich zwischen den intraperitoneal gelegenen Organen ausbreiten. Auch die Bursa omentalis zwischen Magen (Gaster) und Bauchspeicheldrüse (Pancreas) ist nur ein schmaler, mit Peritoneum ausgekleideter Spalt. Ein großer Teil des Bauchraums wird vom Mesenterium eingenommen, in das sehr große Mengen an Fettgewebe eingelagert sein können.

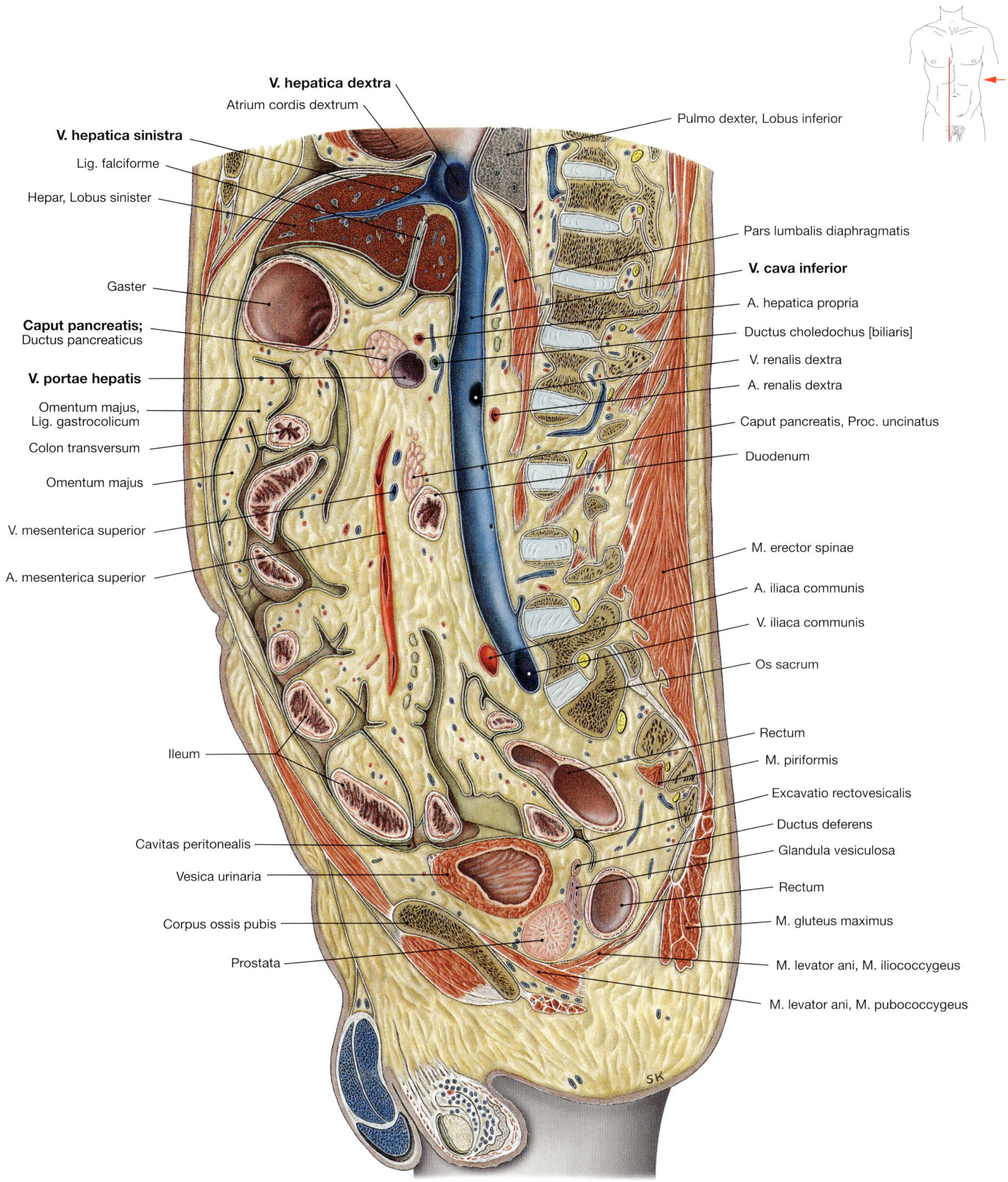

Abb. 6.135 Bauch, Abdomen, und Becken, Pelvis, eines Mannes; Sagittalschnitt; Ansicht von links. [L238]
Der Schnitt verläuft rechts paramedian auf Höhe der V. cava inferior. Daher ist die Einmündung der Lebervenen (Vv. hepaticae) sehr gut zu erkennen, die das venöse Blut aus der Leber (Hepar) führen. Die Pfortader (V. portae hepatis), die das nährstoffreiche Blut der unpaaren Bauchorgane zur Leber bringt, entsteht aus ihren Hauptstämmen hinter dem Kopf der Bauchspeicheldrüse (Pancreas).

Bauch und Becken, Frontalschnitt

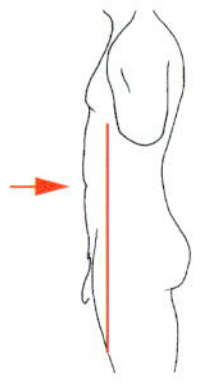

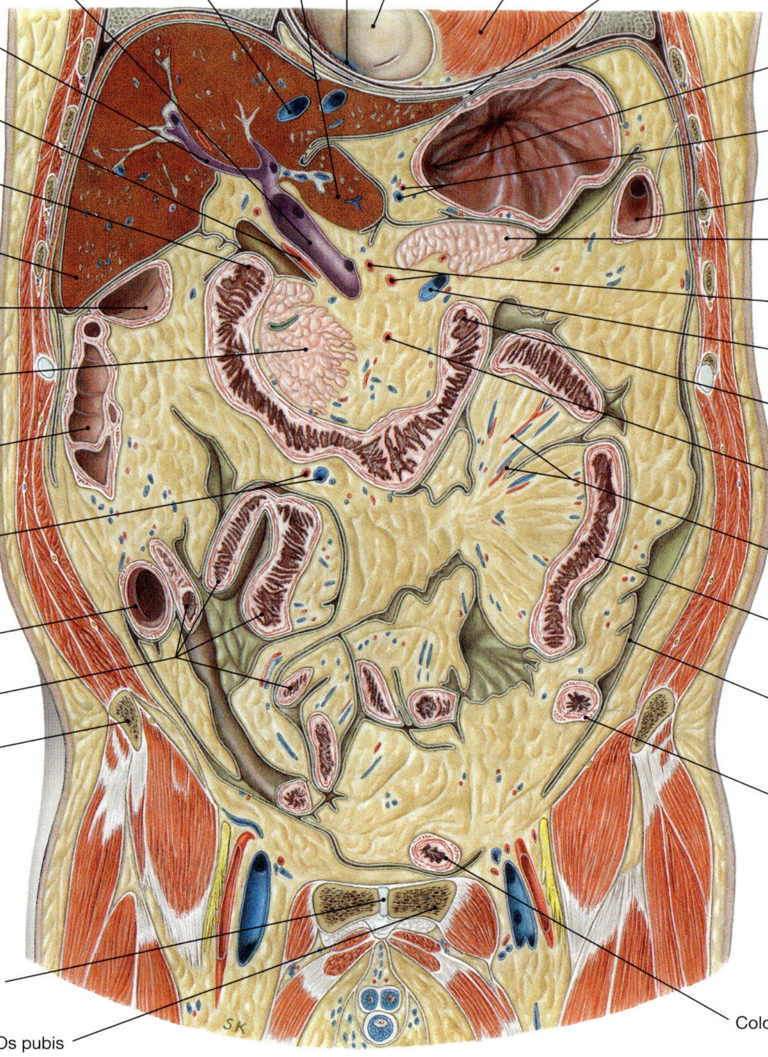

Abb. 6.136 Bauch, Abdomen, und Becken, Pelvis, eines Mannes; Frontalschnitt durch die vorderen Abschnitte; Ansicht von ventral. [L238]

Dieser frontale Schnitt verläuft durch die Pfortader (V. portae hepatis), die oberhalb des Pankreaskopfes (Caput pancreatis) zur Leberpforte zieht und sich dort in ihren rechten und linken Ast teilt.

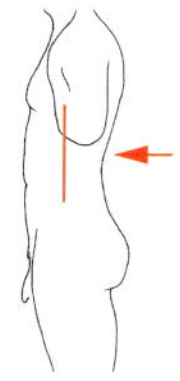

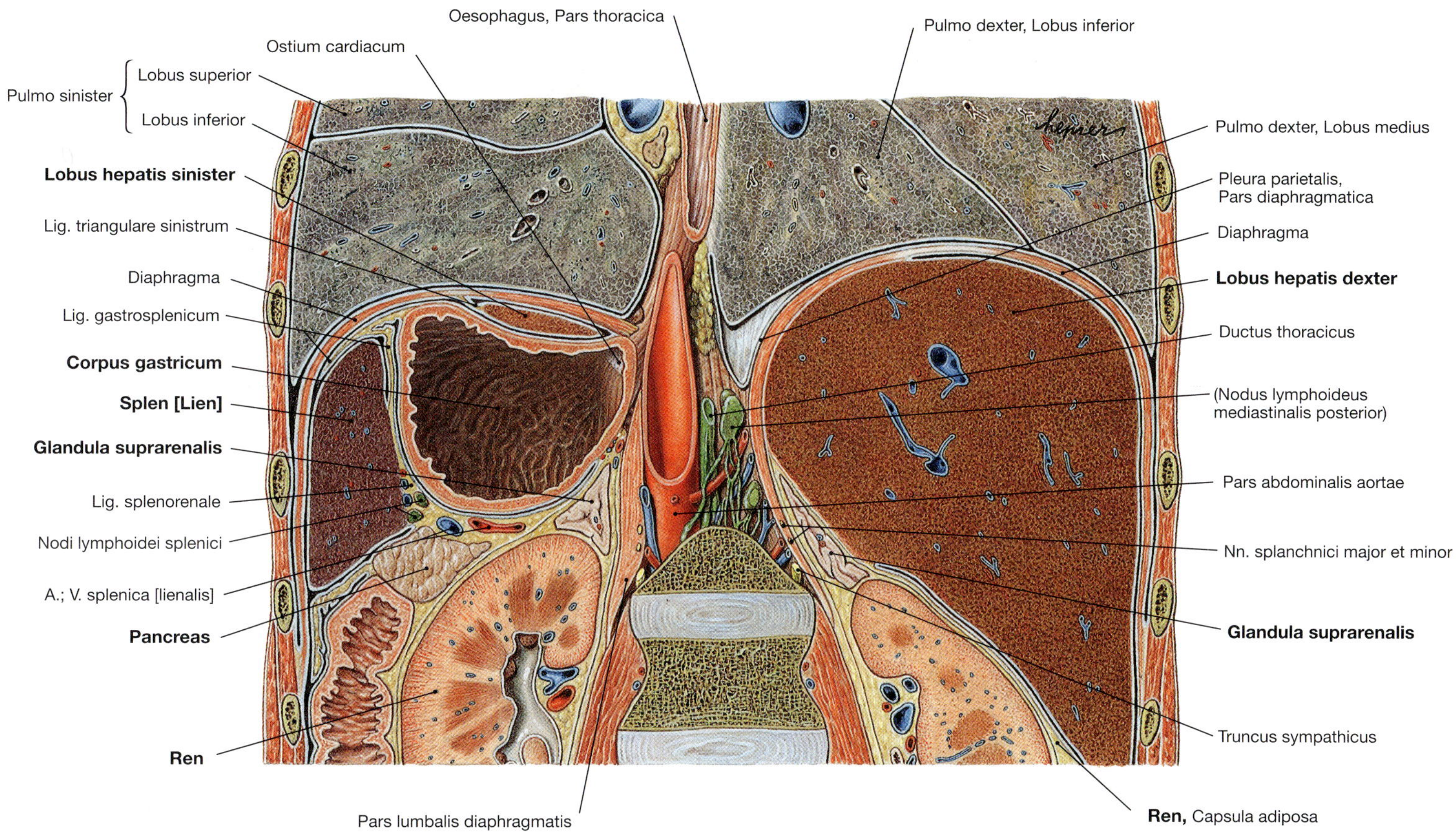

Abb. 6.137 Bauchhöhle, Cavitas abdominalis, und unterer Brustkorb, Cavitas thoracis; Frontalschnitt auf Höhe der Nieren; Ansicht von dorsal.
Der Schnitt zeigt die Lagebeziehungen der einzelnen Oberbauchorgane zueinander. Der rechte Oberbauch wird vollständig vom rechten Leberlappen (Lobus hepatis dexter) ausgefüllt, der nach kaudal Kontakt zur rechten Niere (Ren) und zur rechten Nebenniere (Glandula suprarenalis) hat. Links bedeckt der linke Leberlappen von kranial den Magen (Gaster), der nach links Kontakt zur Milz (Splen) und nach kaudal zur linken Niere, zur Nebenniere und zur Bauchspeicheldrüse (Pancreas) aufweist. Der Schwanzabschnitt des Pancreas reicht bis an die Milz heran.

Oberbauch, Sagittalschnitt

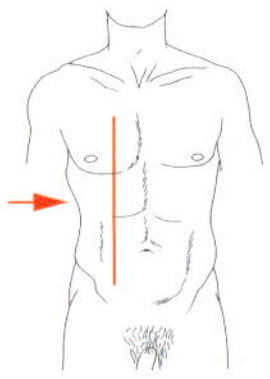

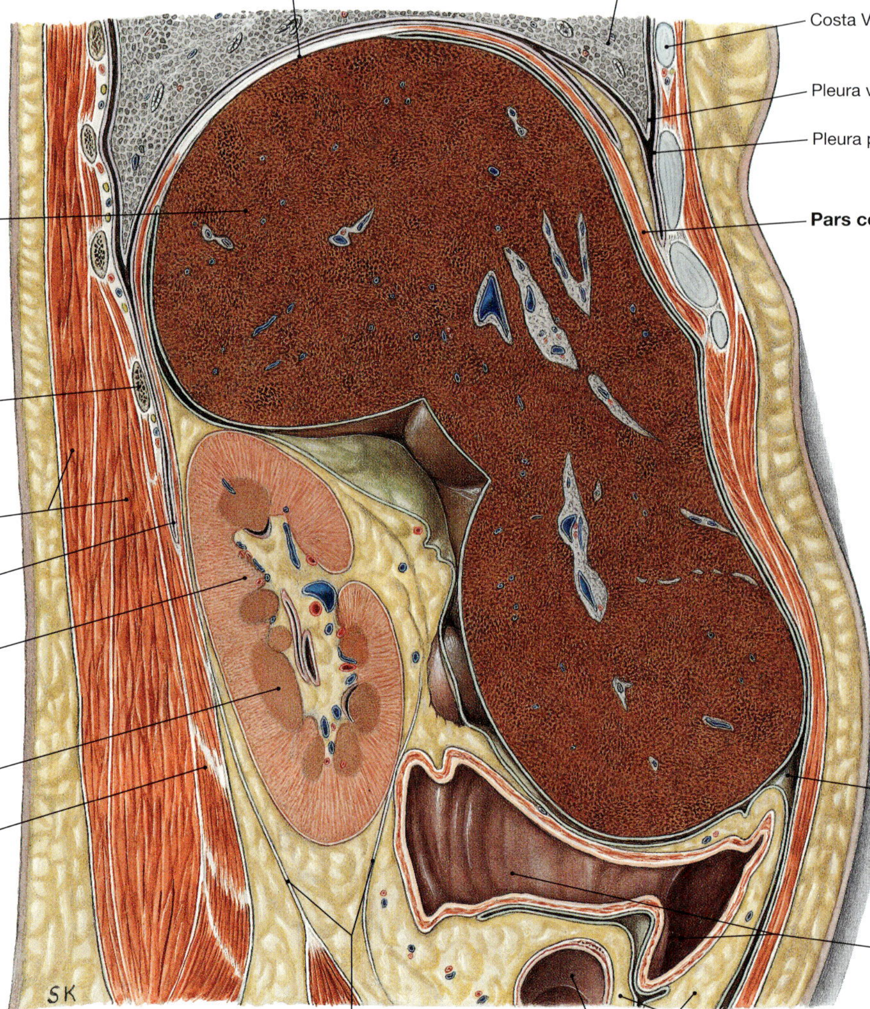

Abb. 6.138 Bauch, Abdomen; Sagittalschnitt durch den rechten Oberbauch auf Höhe der Niere; Ansicht von rechts. [L238]
Im rechten Oberbauch liegt der rechte Leberlappen (Hepar, Lobus dexter) großflächig dem Zwerchfell (Diaphragma) von unten an. Dorsal unterhalb der Leber liegt im Retroperitoneum die rechte Niere (Ren), ventral davon intraperitoneal die Pars pylorica des Magens (Gaster).

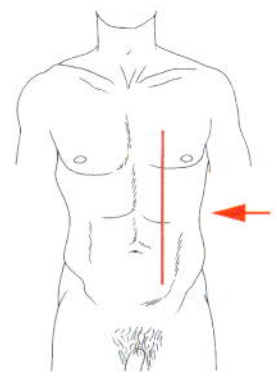

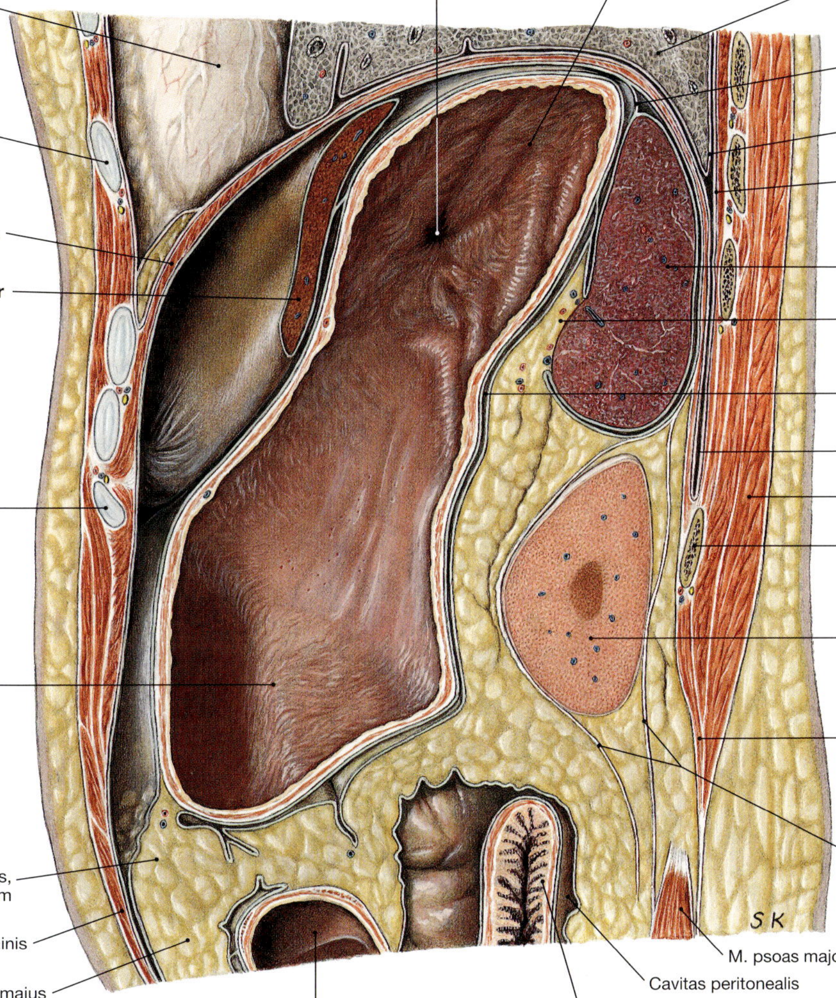

Abb. 6.139 Bauch, Abdomen; Sagittalschnitt durch den linken Oberbauch auf Höhe der Milz; Ansicht von links. [L238]
Der Magen (Gaster) nimmt einen Großteil des linken Oberbauchs ein. Er ist ventral vom linken Leberlappen (Hepar, Lobus sinister) bedeckt und hat auf seiner Rückseite großflächigen Kontakt zur Milz (Splen) und zur linken Niere (Ren), die im Retroperitonealraum liegt. Die Bursa omentalis bildet hinter dem Magen einen schmalen, mit Peritoneum ausgekleideten Spaltraum.

Oberbauch, Transversalschnitte

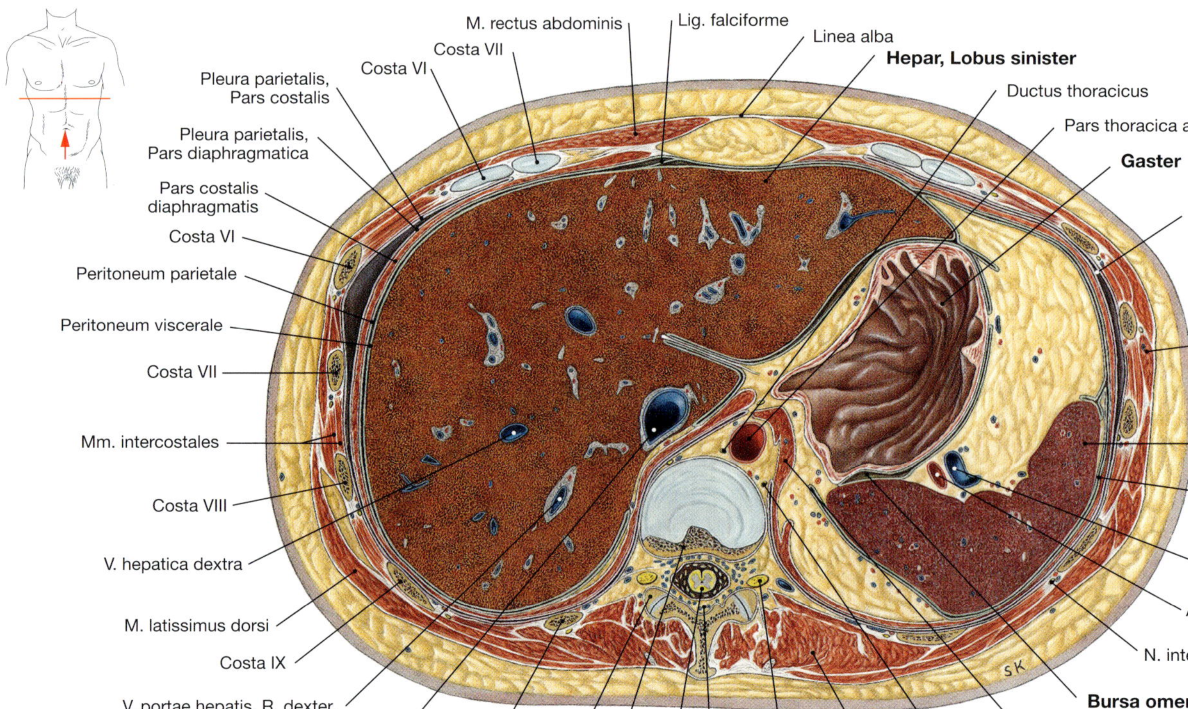

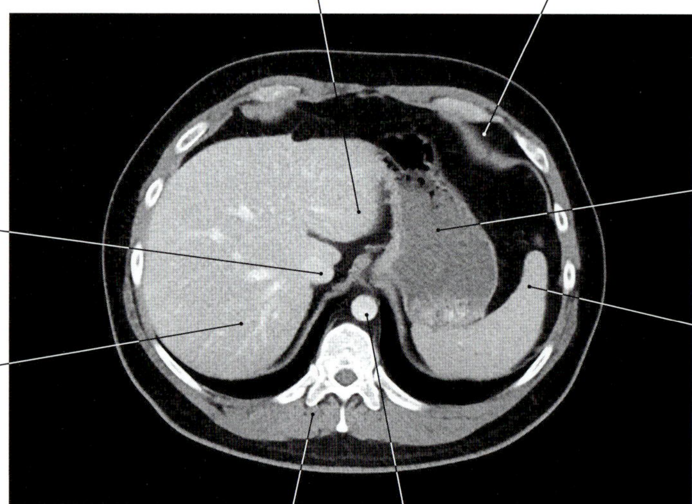

Abb. 6.140a und b Bauchhöhle, Cavitas abdominalis; Transversalschnitt auf Höhe des 11. Brustwirbels (→ Abb. 6.140a) und korrespondierender computertomographischer Querschnitt (CT; → Abb. 6.140b); Ansicht von kaudal. a [L238], b [T832]

Die Leber (Hepar) nimmt den gesamten rechten Oberbauch ein und reicht mit ihrem Lobus sinister nach links bis vor den Magen (Gaster). Hinter dem Magen liegt als mit Peritoneum ausgekleideter Spaltraum die Bursa omentalis. Im linken Oberbauch ist die Milz (Splen) angeschnitten.

Klinik

Die Schnittbilddiagnostik, hier z. B. mit der **Computertomographie** (CT), gehört inzwischen zur Routine in der Bildgebung. Sie ermöglicht ohne Kontrastmittel eine Darstellung der Weichteile und ist nicht so anfällig für Störungen, z. B. durch luftgefüllte Darmschlingen, wie die Sonographie. Daher werden CT-Untersuchungen zur weiteren Abklärung von Befunden oder zur Operationsplanung durchgeführt. Entsprechend einer allgemeinen Konvention werden CT-Aufnahmen **immer mit der Sicht von kaudal** abgebildet. Daher ist es ratsam, sich auch anatomische Schnitte immer mit Blick von kaudal anzusehen, um sich die Lageverhältnisse korrekt einzuprägen.

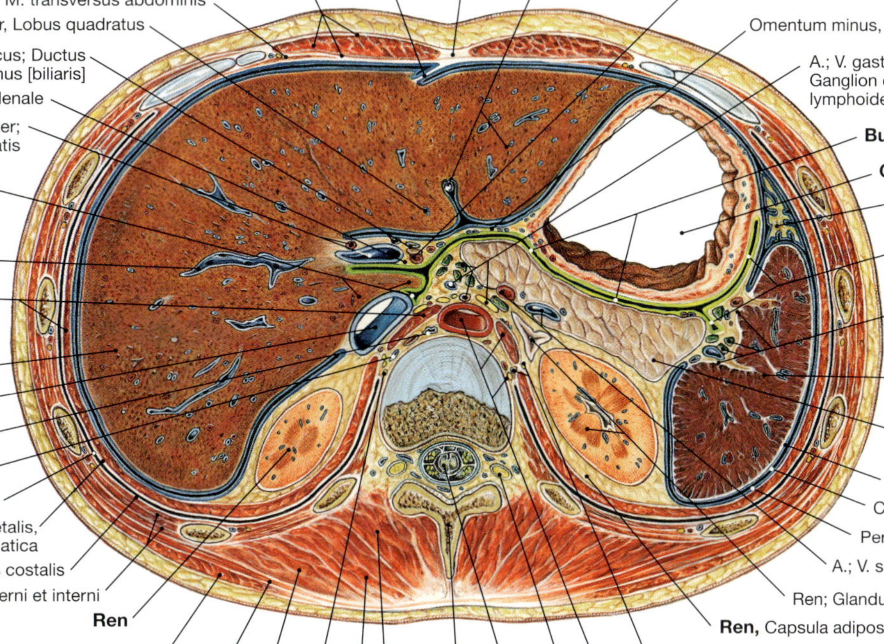

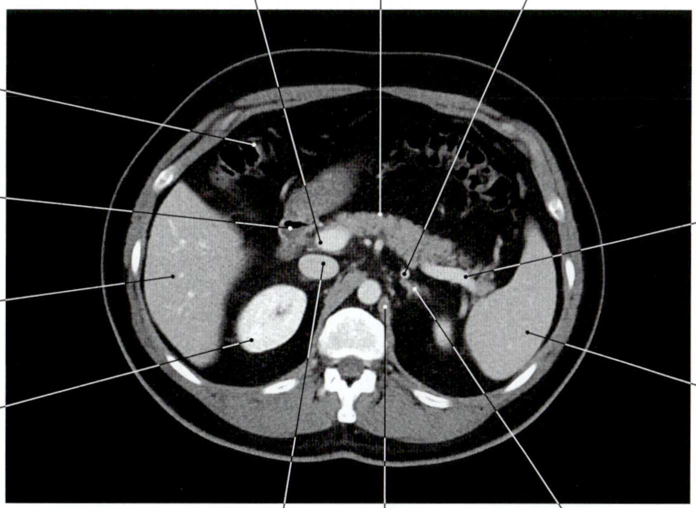

Abb. 6.141a und b Bauchhöhle, Cavitas abdominalis; Transversalschnitt auf Höhe des 1. Lendenwirbels (→ Abb. 6.141a) und korrespondierender computertomographischer Querschnitt (CT; → Abb. 6.141b); Ansicht von kaudal. b [T832]

Auf Höhe des 1. Lendenwirbels sind nun zusätzlich die oberen Pole der Nieren (Renes) sowie die Bauchspeicheldrüse (Pancreas) angeschnitten. Das Pancreas liegt, durch die Bursa omentalis getrennt, hinter dem Magen (Gaster) und erstreckt sich links bis zum Hilum der Milz (Splen).

Klinik

Bei Untersuchung der Bauchspeicheldrüse ist die Sonographie wegen luftgefüllter Darmschlingen oft nicht aussagekräftig und verlangt nach einer Klärung durch CT-Aufnahmen. Diese lassen dann z. B. bei Entzündung (Pankreatitis) oft ödematöse und zystische Schwellungen des Organs erkennen und können auch zur Verlaufsbeurteilung herangezogen werden.

Oberbauch, Transversalschnitte

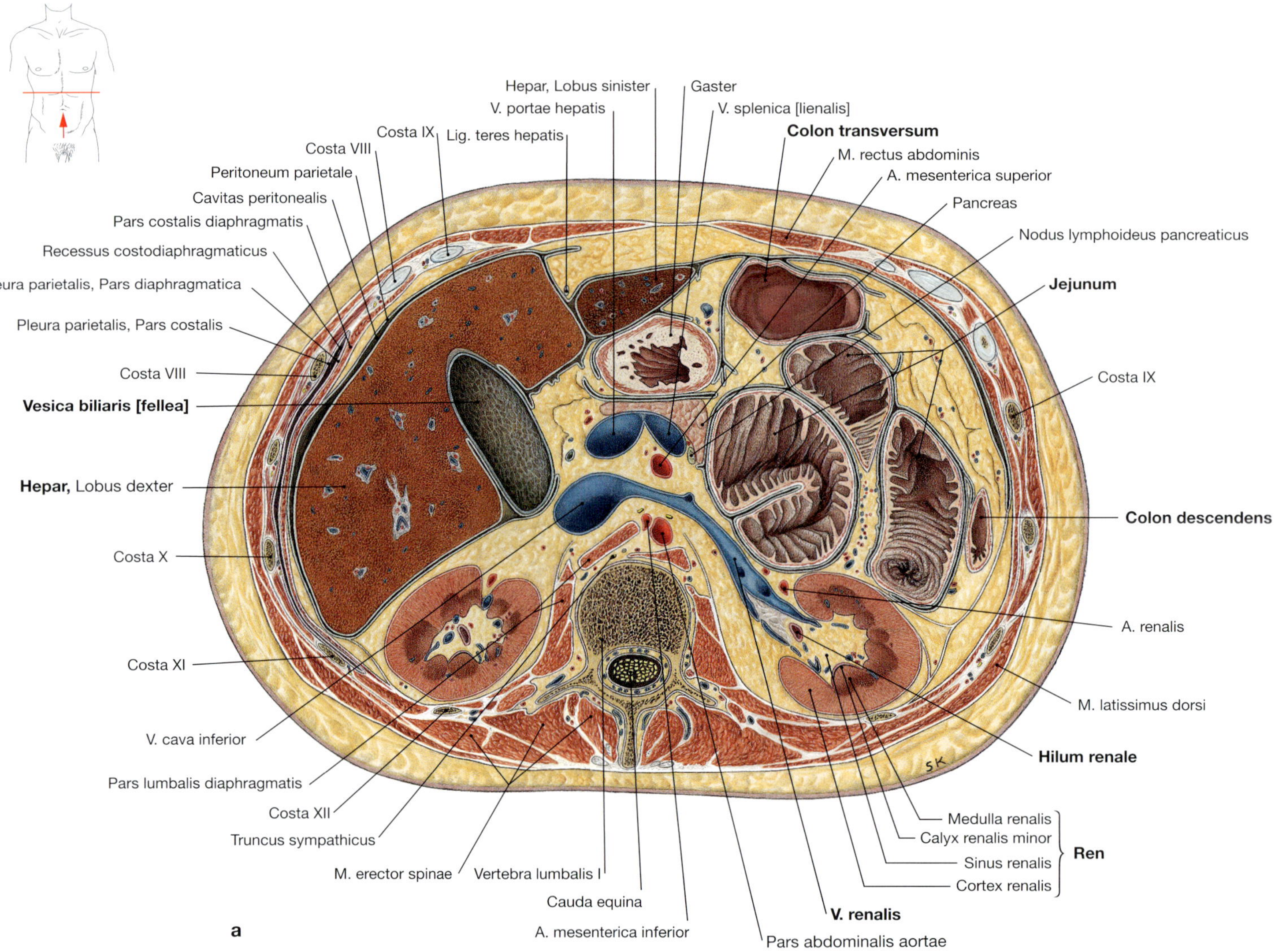

a

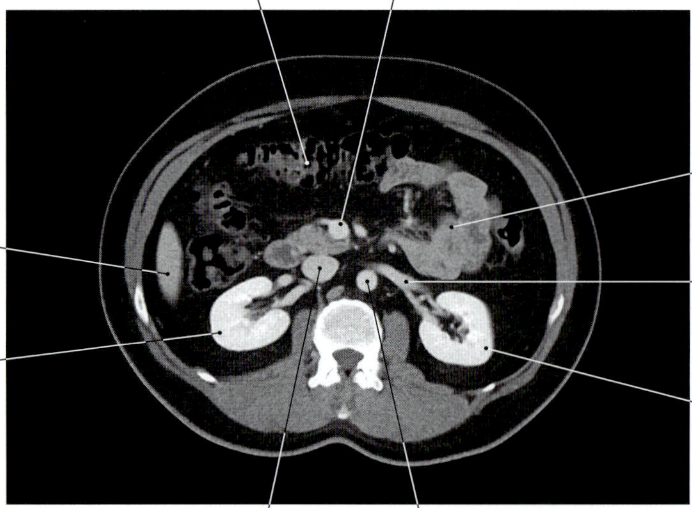

b

Abb. 6.142a und b Bauchhöhle, Cavitas abdominalis;
Transversalschnitt auf Höhe des 1. Lendenwirbels (→ Abb. 6.142a) und korrespondierender computertomographischer Querschnitt (CT; → Abb. 6.142b); Ansicht von kaudal. a [L238], [T832]

Das Hilum der Niere (Ren) liegt typischerweise auf Höhe des 1. bis 2. Lendenwirbels (erkennbar an der Mündung der linken V. renalis). Am Unterrand der Leber (Hepar) ist die Gallenblase (Vesica biliaris) angeschnitten. Im linken Oberbauch sind Dünndarmschlingen (Jejunum) und Dickdarmanteile (Colon transversum und Colon descendens) sichtbar.

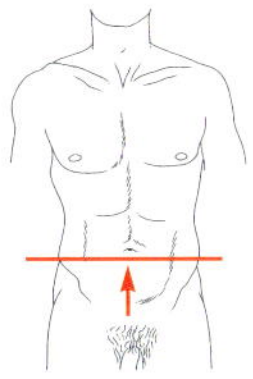

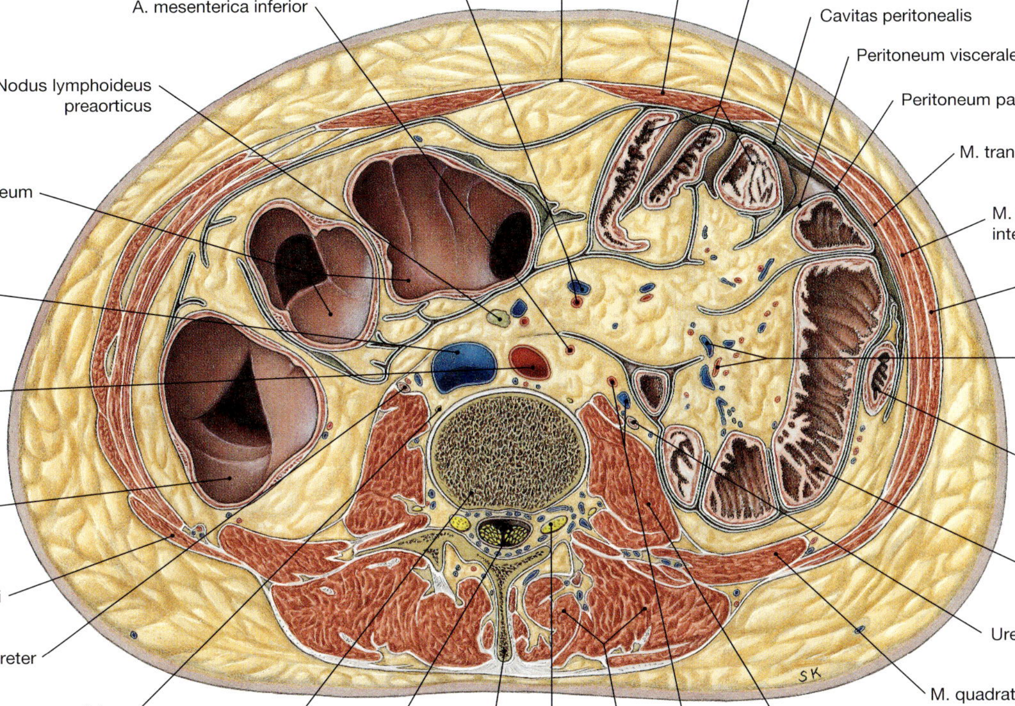

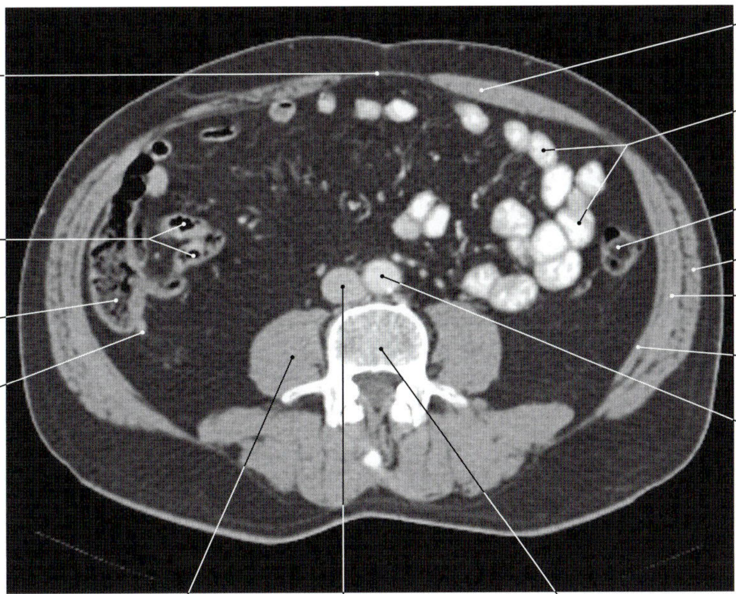

Abb. 6.143a und b Bauchhöhle, Cavitas abdominalis; Transversalschnitt auf Höhe des 3. Lendenwirbels (→ Abb. 6.143a) und korrespondierender computertomographischer Querschnitt (CT; → Abb. 6.143b); Ansicht von kaudal. a [L238]

Beispielfragen aus der Prüfung

Damit Sie überprüfen können, ob Sie die Inhalte dieses Kapitels verinnerlicht haben, werden hier exemplarisch Fragen aus einer mündlichen Anatomieprüfung aufgelistet.

Bitte erläutern Sie die Lageverhältnisse der einzelnen Bauchorgane.

Welche Peritonealduplikaturen verankern die Leber?

Welche Relevanz haben die Recessus der Peritonealhöhle?

- Bitte erläutern Sie den Bau der Bursa omentalis im Detail.

Wie ist das Omentum majus aufgebaut und welche Funktionen hat es?

Wie ist der Magen gegliedert?

Welche Blutgefäße versorgen ihn?

- Bitte zeigen Sie diese und erläutern Sie deren Herkunft.

Bitte erläutern Sie die Stationen der Lymphdrainage des Magens am Präparat mit ihrer klinischen Bedeutung.

Bitte zeigen Sie die Lageverhältnisse der einzelnen Darmabschnitte am Präparat.

- Durch welche Projektionspunkte ist die Appendix charakterisiert und wofür benötigt man diese?

Wo liegt die RIOLAN-Anastomose und wofür ist sie gut?

Wo wechseln entwicklungsgeschichtlich bedingt die Versorgungsgebiete der Leitungsbahnen zwischen den einzelnen Darmabschnitten?

Bitte erläutern Sie die anatomische und die funktionelle Gliederung der Leber.

- Was versteht man unter ihrer Segmenteinteilung?

Welche portokavalen Anastomosen kennen Sie?

Wie wird die Leber mit Blut versorgt?

Wo und woraus bildet sich die Pfortader?

Bitte erläutern Sie am Präparat die Lage, Gliederung und Projektion des Pancreas.

Wie bildet sich das Gangsystem des Pancreas und wie verläuft es?

Wo liegt die Milz und wo projiziert sie sich auf das Skelett?

Welche Bedeutung hat die Segmentgliederung der Milz?

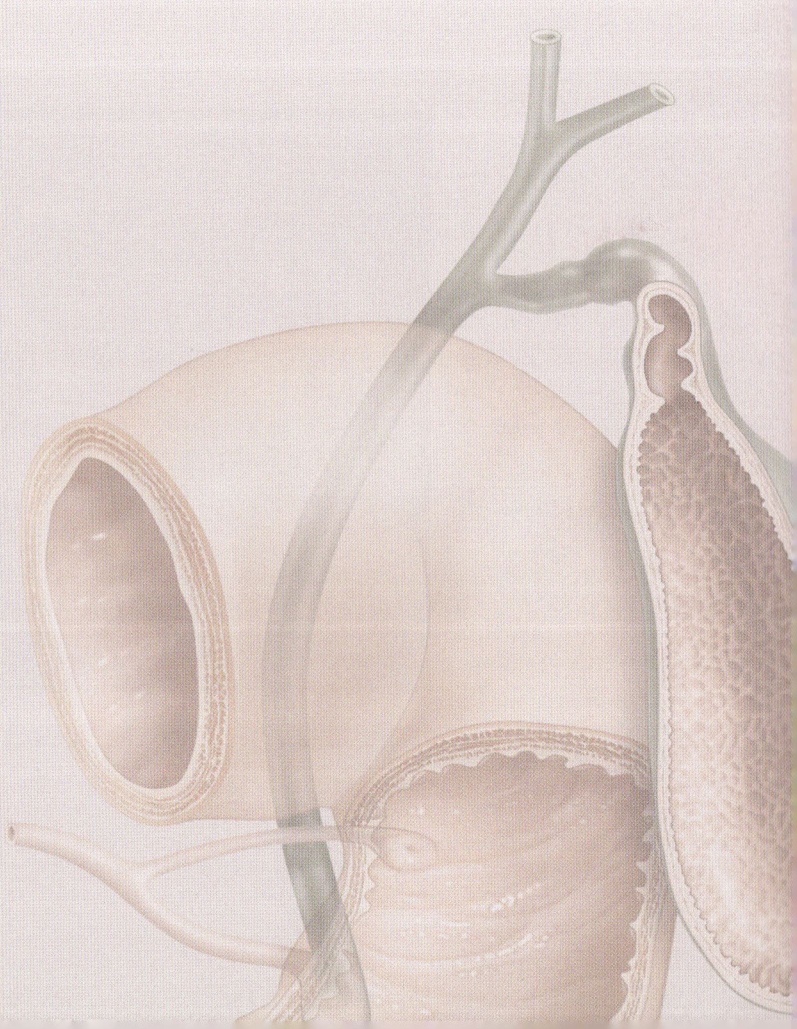

Retroperitonealraum und Beckenhöhle

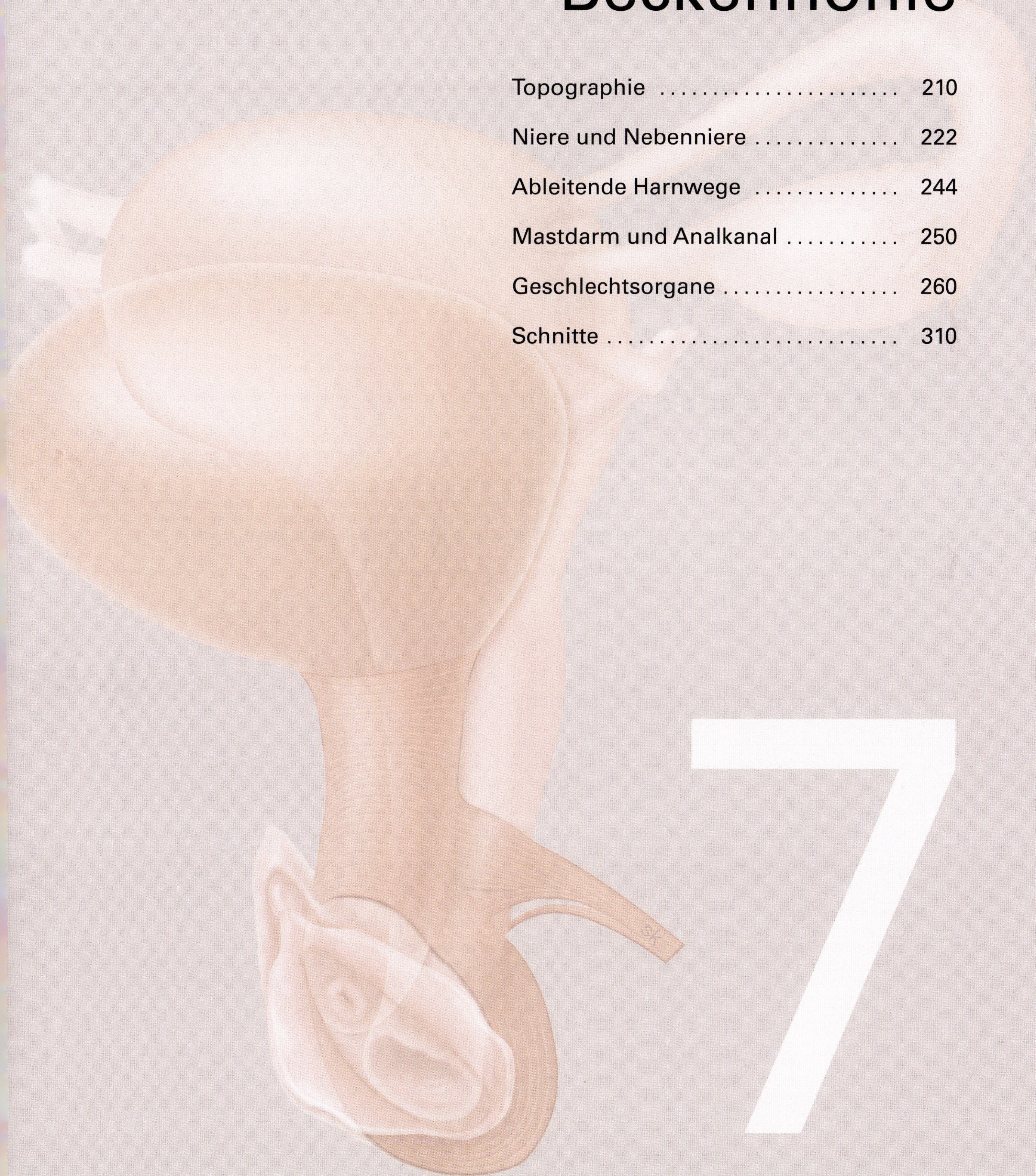

7

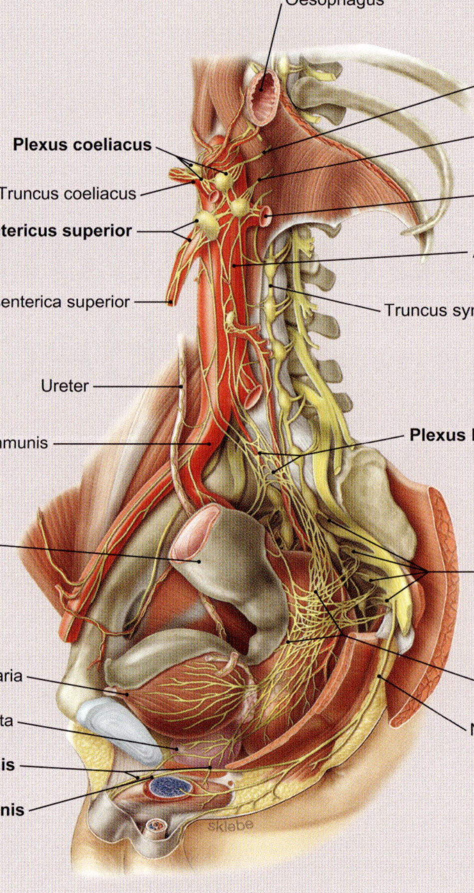

Der Überblick

Dass der **retroperitoneale Situs des Abdomens** – also die Organe, die nicht in der Leibeshöhle, sondern in deren Rückwand liegen – zusammen mit dem Becken abgehandelt wird, hat seinen guten Grund. Die Nieren, die größten Organe des Retroperitonealraums, stammen nämlich ursprünglich aus dem Becken, aus dem sie bis unter die Rippen hinaufstiegen. Umgekehrt sind die Keimdrüsen, also Hoden und Eierstöcke, vom Abdomen ins Becken und beim Mann sogar noch weiter, bis in den Hodensack, hinabgewandert. Die subperitonealen Bindegewebsräume des Beckens und die des Retroperitonealraums bilden also ein Kontinuum.

Im Retroperitonealraum liegt beidseits je eine **Niere (Ren)** mit einer aufsitzenden **Nebenniere (Glandula suprarenalis).** Der **Harnleiter (Ureter)** verbindet die Niere mit der Harnblase im Becken. Er verläuft beidseits der großen Gefäße Aorta und unterer Hohlvene (V. cava inferior) mit begleitenden Lymphbahnen und vegetativen Nerven.

Das **Becken** bildet drei Etagen. Von kranial erstreckt sich die **Peritonealhöhle** vom Bauchraum in das Becken. Dabei liegt das sog. **große Becken** zwischen den Darmbeinschaufeln und enthält im Wesentlichen Darmschlingen und damit Bauchorgane. Kaudal schließt das sich verjüngende **kleine Becken** an, das die eigentlichen Beckenorgane umfasst. Hier bildet das parietale Bauchfell die Grenze zum **Subperitonealraum** als der zweiten Etage. Diese wird kaudal durch den Beckenboden begrenzt, an den sich die **Dammregion** anschließt. Zu den Beckenorganen zählen die inneren Geschlechtsorgane, Harnblase (Vesica urinaria) und Harnröhre (Urethra) sowie Mastdarm (Rectum) und Analkanal (Canalis analis) als distale Abschnitte des Dickdarms.

Die wichtigsten Themen

In Anlehnung an die Lernziele des Nationalen Kompetenzbasierten Lernzielkatalogs Medizin (NKLM) finden Sie hier eine Zusammenfassung der wichtigsten Themen dieses Kapitels. Nach Bearbeitung dieses Kapitels sollten Sie in der Lage sein:

Retroperitonealraum und Beckenhöhle
- die Gliederung von Retroperitoneum und Beckenhöhle sowie deren Leitungsbahnen am Präparat zu beschreiben;
- für alle Organe die Leitungsbahnen mit klinischer Bedeutung und organspezifischen Eigenheiten zu erläutern;

Niere und Nebenniere
- die vitale Bedeutung anhand ihrer Funktionen aufzuzeigen;
- die Entwicklung mit möglichen Fehlbildungen zu erläutern;
- Lage und Projektion einschließlich des Hüllsystems am Präparat zu zeigen;

Ableitende Harnwege
- die Gliederung der ableitenden Harnwege mit ihrer Entwicklung zu erläutern;
- Abschnitte, Engstellen und Verschlussmechanismen bei beiden Geschlechtern sowie die grundsätzlichen Vorgänge bei der Miktion zu beschreiben;

Mastdarm und Analkanal
- Abschnitte und Lageverhältnisse von Rectum und Analkanal am Präparat zu zeigen und ihre entwicklungsgeschichtliche Herkunft zu erläutern;
- das Kontinenzorgan mit den Funktionen seiner verschiedenen Anteile zu erklären und die wesentlichen Abläufe bei der Defäkation zu beschreiben;

Geschlechtsorgane
- Abschnitte und Lage der inneren und äußeren männlichen und weiblichen Geschlechtsorgane sowie deren Entwicklung und Funktion zu erläutern;
- Hüllen und Inhalt des Samenstrangs am Präparat nachzuvollziehen;
- alle Peritonealduplikaturen und Bänder der inneren Geschlechtsorgane mit Verlauf und Inhalt zu erläutern;
- Bau, Innervation und Funktion des Beckenbodens und der Dammmuskulatur zu erläutern sowie die Fossa ischioanalis am Präparat zu zeigen.

Der Bezug zur Klinik

Um bei den vielen anatomischen Details nicht den Bezug zum späteren Klinikalltag zu verlieren, wird im Folgenden ein typischer Fall geschildert, der zeigt, warum die Inhalte dieses Kapitels so wichtig sind.

Beckenbodeninsuffizienz

Anamnese

Eine 78-jährige Patientin berichtet bei einem Vorsorgetermin ihrer Gynäkologin, dass bei ihr zunehmend Urin abgehe, wenn sie husten oder niesen müsse. Sie habe diese Beschwerden zwar schon lange und bisher mit Einlagen gut in den Griff bekommen, jetzt sei der Harnabgang aber zunehmend unangenehm. Die Patientin hat in ihrem Leben vier Kinder auf natürlichem Weg geboren.

Untersuchungsbefund

Die körperliche Untersuchung ist weitgehend unauffällig. Beim Anspannen der Bauchmuskulatur (Bauchpresse) prolabiert eine schleimhautüberzogene Aussackung bis in den Scheidenvorhof.

Diagnostik

Die Spiegelung der Scheide (Kolposkopie) zeigt, dass sich die hintere Wand der Harnblase abgesenkt hat (Zystozele). Bei intraabdominaler Druckerhöhung stülpt sich auch die Vorderwand des Uterus aus (Uterusprolaps).

Diagnose

Harninkontinenz bei Beckenbodeninsuffizienz mit Zystozele und Uterusprolaps (→ Abb. a). Diese Beschwerden sind bei älteren Frauen sehr häufig und werden durch Schwangerschaften begünstigt. Dabei spielt anscheinend der Geburtsmodus keine entscheidende Rolle, so dass wohl auch Kaiserschnitte das Risiko nicht wesentlich reduzieren.

Therapie

Der Patientin wird Beckenbodentraining unter Anleitung einer Physiotherapeutin verordnet. Nach zwei Monaten kann die Patientin den Harnabgang zunehmend besser kontrollieren.

Weiterer Verlauf

Nach fünf Jahren nimmt die Harninkontinenz wieder zu. Die Patientin wird zur operativen Anlage von sog. spannungsfreien Bändern (tension-free tapes) stationär in der Gynäkologie aufgenommen. Danach ist sie weitgehend beschwerdefrei.

Aus dem Präpsaal

Der **Beckenboden (Diaphragma pelvis)** und die **Dammregion (Regio perinealis),** die sich darunter anschließt, sind anatomisch und klinisch anspruchsvoll. Der Beckenboden lässt sich gut vom kleinen Becken aus präparieren, nachdem das Becken in der Mitte gespalten und eine Hälfte mit dem Bein abgesetzt wurde. Das Diaphragma pelvis ist dann als Muskelplatte sichtbar, deren quergestreifte Muskulatur sich aus drei Muskelteilen zusammensetzt.

Vergleiche mal an verschiedenen Präparaten, wie unterschiedlich stark der Beckenboden bei Männern und Frauen ist. Da die meisten Körperspender älter sind, ist der Beckenboden oft nur sehr schwach ausgebildet.

Sie werden überwiegend durch direkte Muskeläste aus dem Plexus sacralis innerviert und ventral als **M. levator ani** (bestehend aus den Mm. pubococcygeus und iliococcygeus) und dorsal als **M. ischiococcygeus** bezeichnet. Der Begriff „Beckenboden" (Diaphragma pelvis) wurde gewählt, weil diese Muskelplatte wie das Zwerchfell (Diaphragma) an der unteren Öffnung des Brustkorbs eine Körperhöhle nach kaudal abschließt. Die Muskeln beider Seiten lassen medial das **Levatortor (Hiatus levatorius)** für den Durchtritt von Analkanal, Harnröhre und bei der Frau der Scheide frei. Die Bezeichnung der Muskeln gibt weitgehend ihren Verlauf von den Abschnitten des Hüftbeins zum Kreuz- und Steißbein wieder. Nur der M. iliococcygeus hat keinen knöchernen Ursprung, sondern ist nur indirekt an Beckenknochen befestigt, da er von einer Faszienduplikatur des M. obturatorius internus **(Arcus tendineus m. levatoris ani)** entspringt. Dieser Muskel ist gut anhand des **Canalis obturatorius** zu erkennen, der ihn durchbohrt und die **A./V. obturatoria** und den **N. obturatorius** aus der Beckenhöhle zur Vorderseite des Oberschenkels führt. Er taucht kaudal des Arcus tendineus m. levatoris ani unter dem Beckenboden ab

Hier musst du mal eine Hand zwischen den M. levator ani und den M. obturatorius internus stecken, um den unterschiedlichen Verlauf der beiden Muskeln nachzuvollziehen.

und schmiegt sich an die laterale Beckenwand, wo er am Sitzbein umgelenkt wird und dann durch das **Foramen ischiadicum minus** zum Trochanter major des Oberschenkelknochens (Femur) zieht. Diese Öffnung lässt sich besser von dorsal und kaudal darstellen. Dorsal muss dazu in der Glutealregion der große Hüftmuskel (M. gluteus maximus) an seinen Ursprüngen medial abgesetzt und nach lateral geklappt werden. Dann werden der M. piriformis und auch das **Lig. sacrotuberale** sichtbar, welches das Foramen ischiadicum minus überbrückt. Durch diese Öffnung treten **A./V. pudenda interna** und **N. pudendus** von der Glutealregion nach kaudal in die **Fossa ischioanalis** ein, die die hintere Hälfte der Dammregion beidseits des Anus einnimmt. Sie sind dabei in eine weitere Faszienduplikatur des M. obturatorius **(Canalis pudendalis, ALCOCK-Kanal)** eingebettet.

Wenn du die Größe des Raums mal gesehen hast, verstehst du, wie sich hier fast faustgroße Entzündungsherde (Abszesse) absiedeln können, die sich meist von Fisteln aus dem Analkanal ausbreiten.

Die Fossa ischioanalis ist ein weitgehend mit Fettgewebe ausgefüllter pyramidenförmiger Raum, dessen Spitze medial von der Unterfläche des M. levator ani und lateral vom M. obturatorius internus mit dem ALCOCK-Kanal begrenzt wird. Er reicht nach vorne bis an die Dammmuskulatur heran und hat sehr variable Ausläufer bis zur **Schambeinfuge (Symphysis pubica).**

Zurück in der Klinik

Der Beckenboden stützt alle Beckenorgane, die ihm aufsitzen. So wird verständlich, warum er für die Harn- und Stuhlkontinenz wichtig ist, obwohl er keinen Schließmuskel ausbildet wie die Dammmuskulatur. Bei Operationen in der Dammregion zur Unterstützung des Beckenbodens kommt erschwerend hinzu, dass die Patientinnen meist in „Steinschnittlage" auf dem Rücken liegen, was man sich bei der Vorstellung der anatomischen Lageverhältnisse vor Augen führen muss.

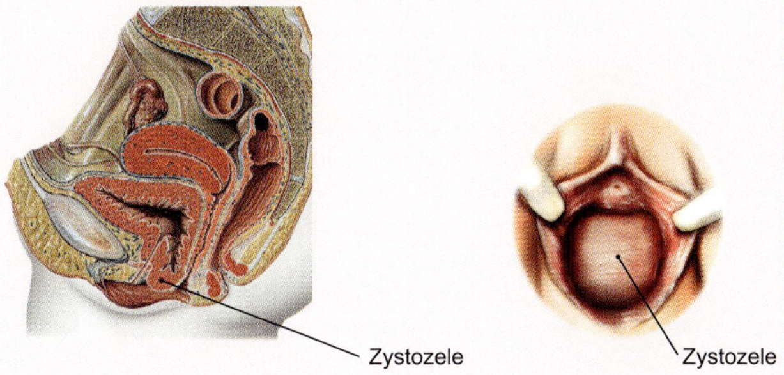

Abb. a **Links:** Beckenbodeninsuffizienz mit Absenkung der Harnblase (Zystozele); Ansicht von links im Sagittalschnitt; **rechts:** Zystozele; Ansicht von vaginal. b [L266]

Organe und Blutgefäße des Retroperitonealraums

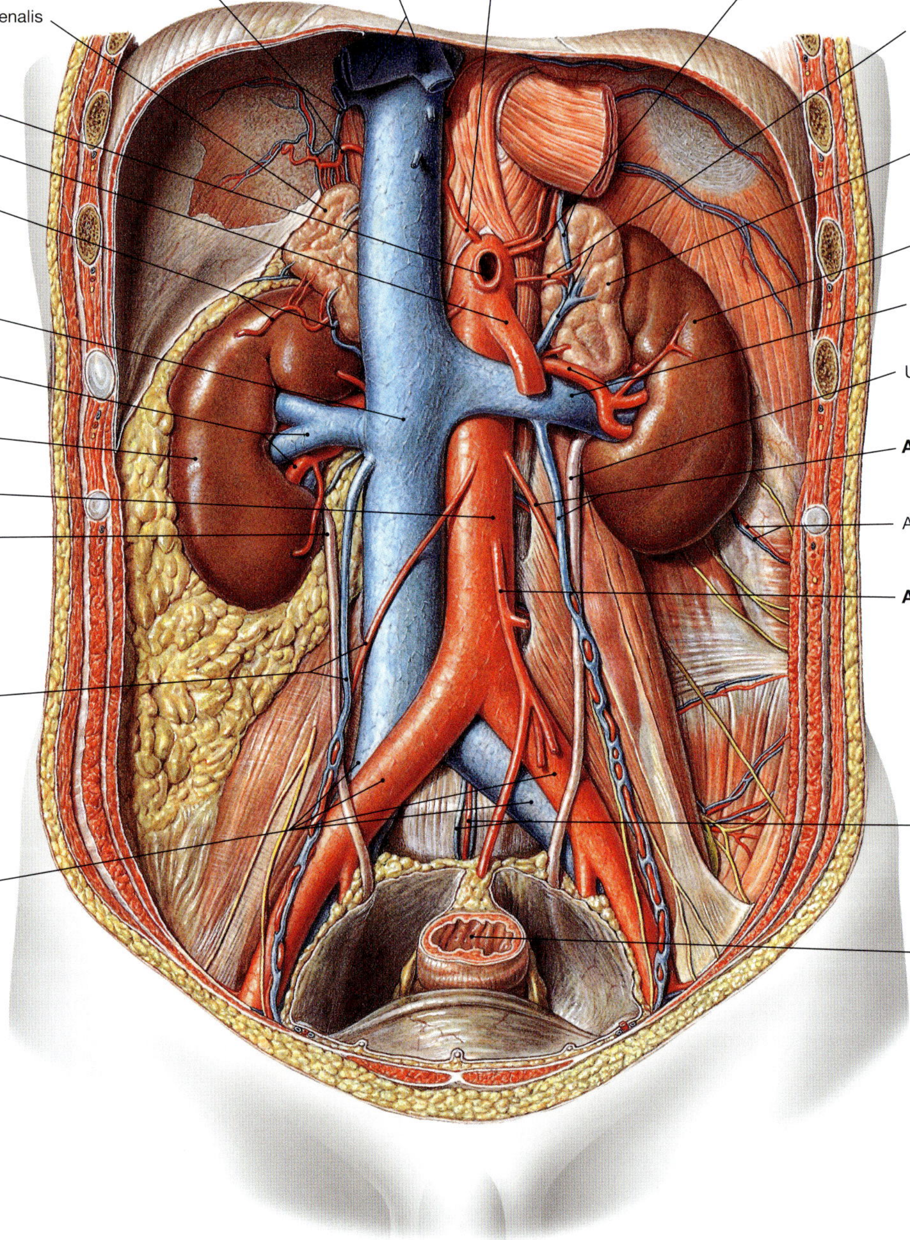

Abb. 7.1 Blutgefäße des Retroperitonealraums; die intraperitoneal und sekundär retroperitoneal gelegenen Bauchorgane wurden entnommen, Lymphgefäße und vegetative Nerven wurden entfernt, Ansicht von ventral.

Die Abbildung zeigt einen sog. **Retrositus,** d.h. den Situs der Organe und Leitungsbahnen im Retroperitonealraum. Diese Ansicht erhält man im Präpariersaal, wenn man alle intraperitoneal und sekundär retroperitoneal gelegenen Organe entnimmt. Wie hier geschehen, kann man die Organe „en bloc" mit den versorgenden Leitungsbahnen entnehmen. Dazu werden die drei **unpaaren viszeralen Äste (Truncus coeliacus, A. mesenterica superior, A. mesenterica inferior)** der **Aorta (Pars abdominalis aortae)** nahe ihrem Ursprung oder im Falle der A. mesenterica inferior weiter distal abgesetzt. Da die Venen der entnommenen Bauchorgane zum Portalsystem gehören und damit an die Leber angeschlossen sind, kann man diese komplett entnehmen. Nur die **Lebervenen (Vv. hepaticae)** werden nahe ihrer Einmündung in die **untere Hohlvene (V. cava inferior)** durchtrennt.

Diese Präparation wird gewählt, um die Leitungsbahnen des Retroperitonealraums und die dort gelegenen Organe **Niere, Ren,** mit **Harnleiter, Ureter,** und die **Nebenniere, Gl. suprarenalis,** darzustellen. Die **Aorta** setzt sich nach ihrem Durchtritt durch das Zwerchfell als **Pars abdominalis aortae** fort und liegt im Retroperitonealraum links der V. cava inferior vor der Wirbelsäule. Die **untere Hohlvene, V. cava inferior,** bildet sich rechts der Aorta auf Höhe des 5. Lendenwirbels durch Vereinigung der beiden Vv. iliacae communes.

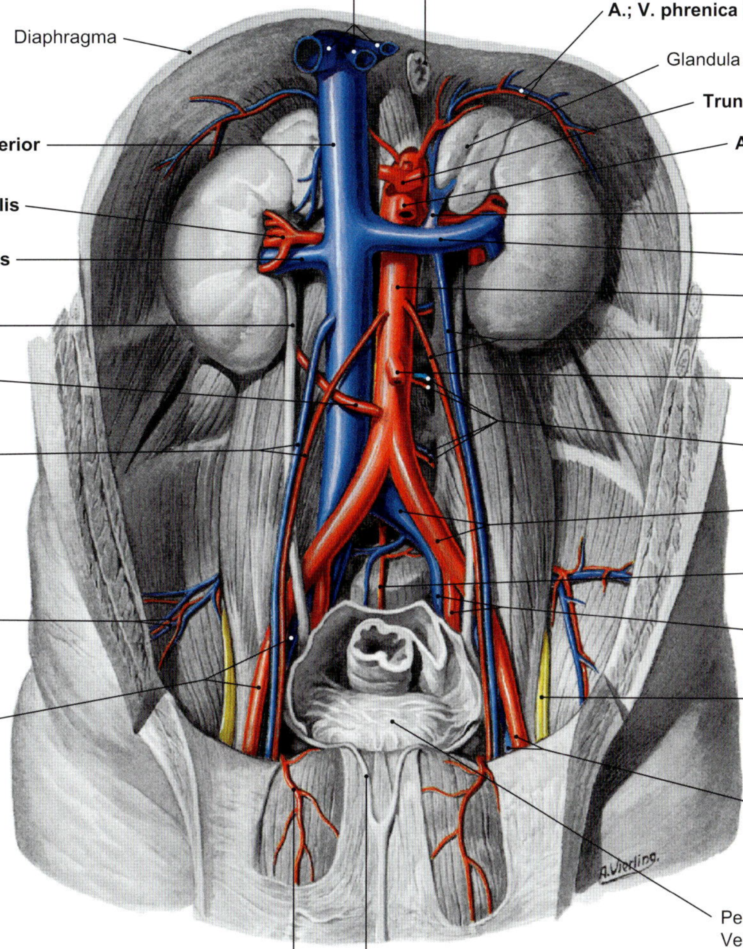

Abb. 7.2 Blutgefäße des Retroperitonealraums; die Blutgefäße sind farbig hervorgehoben, um ihre Systematik zu zeigen; Ansicht von ventral. [S010-2-16]

Die Äste der **Pars abdominalis aortae** sind der Tabelle zu entnehmen. Sie lassen sich in **parietale Äste** für die Rumpfwand, **viszerale Äste** für die Organe und in **Endäste** untergliedern.

Die Zuflüsse der **V. cava inferior** entsprechen (abgesehen von den unpaaren viszeralen Ästen, da diese Venen in die Pfortader münden) weitgehend den arteriellen Ästen der Aorta. Zu beachten ist allerdings, dass drei Venen, die auf der rechten Körperseite direkt in die V. cava einmünden, auf der linken Seite an die V. renalis angeschlossen sind:

- V. phrenica inferior
- V. suprarenalis
- V. testicularis/ovarica

Zuflüsse der V. cava inferior
• Vv. iliacae communes • V. sacralis mediana • Vv. lumbales • V. phrenica inferior dextra, links Einmündung in V. renalis • V. testicularis/ovarica dextra, links Einmündung in V. renalis • V. suprarenalis dextra, links Einmündung in V. renalis • Vv. renales dextra und sinistra • drei Vv. hepaticae (Vv. hepaticae dextra, intermedia und sinistra)

Äste der Pars abdominalis aortae	
parietale Äste zur Rumpfwand	• A. phrenica inferior: auf der Unterseite des Zwerchfells, gibt A. suprarenalis superior zur Nebenniere ab • Aa. lumbales: vier Paare direkt aus der Aorta, das fünfte Paar entspringt aus der A. sacralis mediana
viszerale Äste für die Eingeweide	• Truncus coeliacus: unpaar, entspringt unmittelbar unter dem Hiatus aorticus und versorgt die Oberbauchorgane (→ Abb. 6.19) • A. suprarenalis media: versorgt die Nebenniere • A. renalis: zur Niere, gibt außerdem die A. suprarenalis inferior zur Nebenniere ab • A. mesenterica superior: unpaar, versorgt Teile des Pankreas, den gesamten Dünndarm und den Dickdarm bis zur linken Kolonflexur (→ Abb. 6.21) • A. testicularis/ovarica: versorgt beim Mann Hoden und Nebenhoden, bei der Frau das Ovar • A. mesenterica inferior: unpaar, versorgt Colon descendens und Colon sigmoideum sowie oberes Rectum (→ Abb. 6.23)
Endäste	• A. iliaca communis: für Becken und Bein • A. sacralis mediana: steigt auf dem Kreuzbein ab

Lymphgefäße des Retroperitonealraums

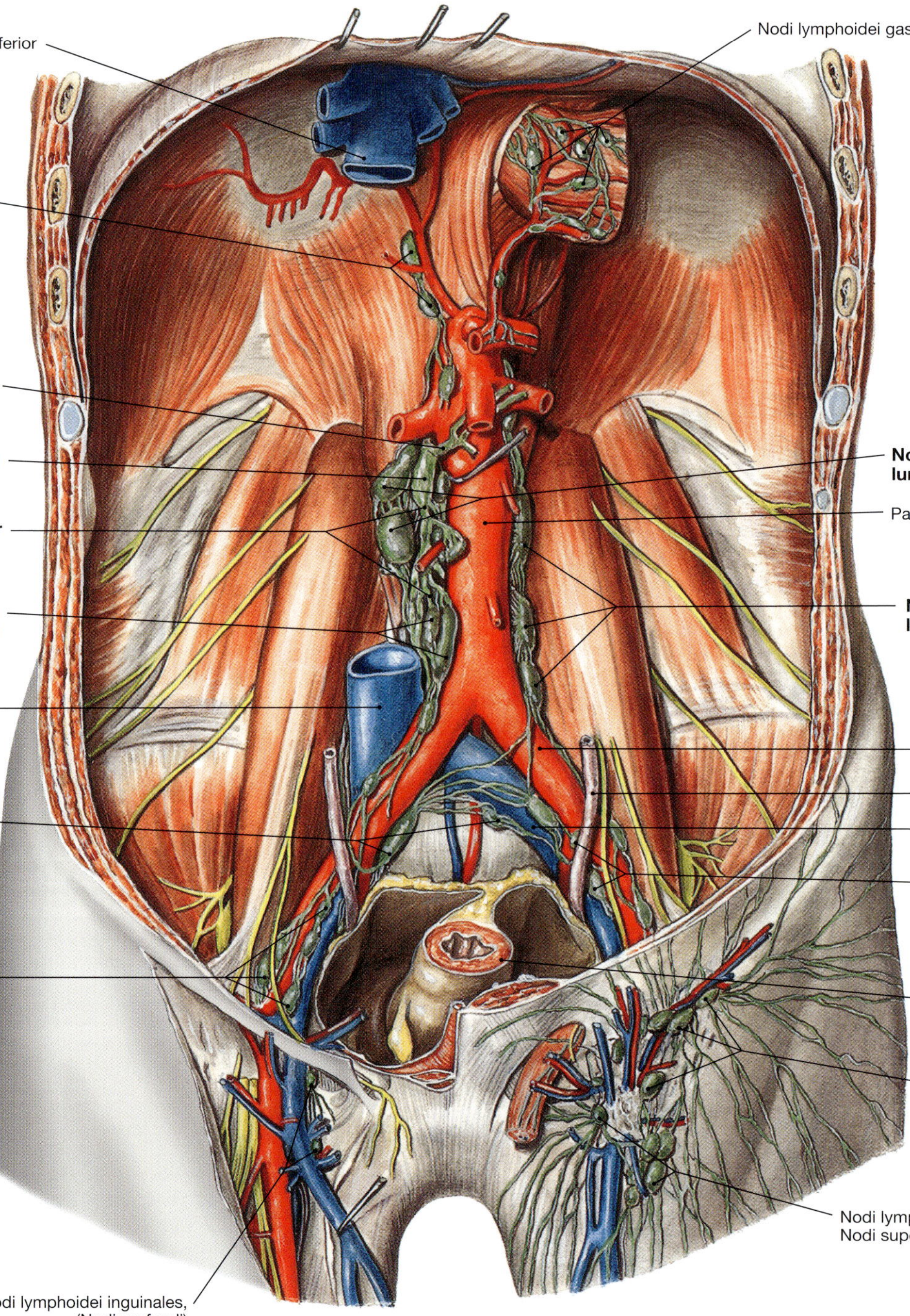

Abb. 7.3 Lymphgefäße und Lymphknoten des Retroperitonealraums; Ansicht von ventral.
Über die Nodi lymphoidei iliaci communes gelangt die Lymphe aus dem Becken in die parietalen Lymphknoten des Retroperitonealraums, die als **Nodi lymphoidei lumbales** zusammengefasst werden. Diese liegen in drei Ketten als Nodi lymphoidei lumbales sinistri um die Aorta, als Nodi lymphoidei lumbales dextri beidseits der V. cava inferior und als Nodi lymphoidei lumbales intermedii zwischen den beiden Gefäßen. Die lumbalen Lymphknoten sind nicht nur die Sammellymphknoten für die untere Extremität, Beckeneingeweide und Colon descendens, sondern auch die regionären Lymphknoten für Niere, Nebenniere und Hoden/Ovar.
Aus den efferenten Lymphbahnen der lumbalen Lymphknoten gehen beidseits die **Trunci lumbales** hervor, die sich in der Cisterna chyli mit dem **Truncus intestinalis** (sammelt die Lymphe der viszeralen Lymphknoten aus der Bauchhöhle) vereinigen, um sich im **Ductus thoracicus** fortzusetzen. Damit führt der Ductus thoracicus unterhalb des Zwerchfells die gesamte Lymphe der unteren Körperhälfte.

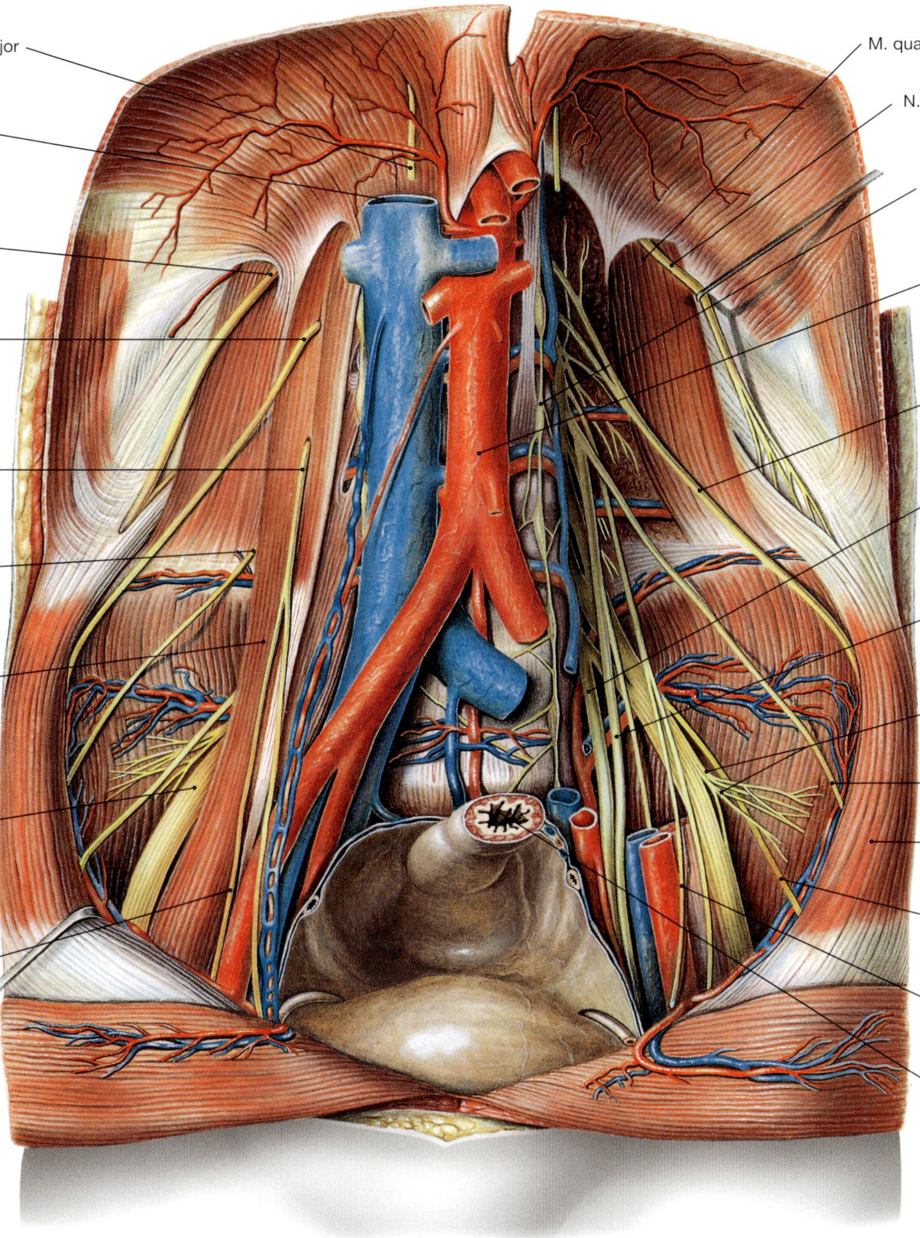

Abb. 7.4 Somatische Nerven des Retroperitonealraums; der M. psoas major ist auf der linken Seite entfernt worden, damit man den Verlauf der Nerven des Plexus lumbalis besser sehen kann; Ansicht von ventral.

Neben den Blut- und den Lymphgefäßen ziehen auch die Nerven des **Plexus lumbalis,** der für die Innervation der Leistenregion und der Vorderseite des Beins zuständig ist, durch den Retroperitonealraum (→ Abb. 4.127). Der **Truncus lumbosacralis** stellt die Verbindung zum Plexus sacralis (→ Abb. 7.7) im kleinen Becken her, so dass sich die beiden Nervengeflechte zum **Plexus lumbosacralis** (→ Abb. 4.123) vereinen.

Äste des Plexus lumbalis (T12–L4):

- Muskeläste für M. iliopsoas und M. quadratus lumborum (T12–L4)
- N. iliohypogastricus (T12, L1)
- N. ilioinguinalis (T12, L1)
- N. genitofemoralis (L1, L2)
- N. cutaneus femoris lateralis (L2, L3)
- N. femoralis (L2, L4)
- N. obturatorius (L2, L4)

→ T 40

Retroperitonealraum und Beckenhöhle

Vegetative Nerven des Retroperitonealraums

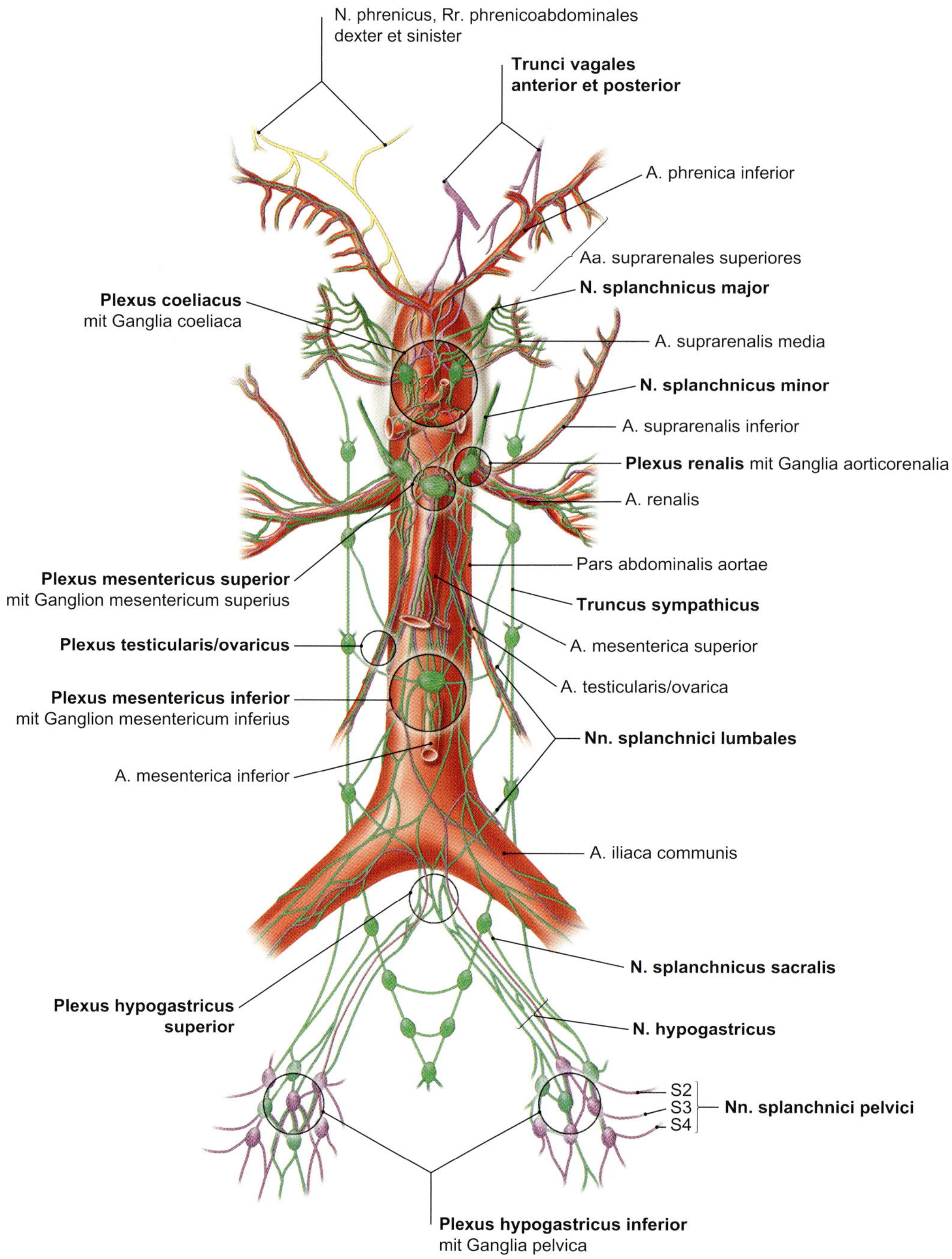

Abb. 7.5 Plexus aorticus abdominalis und Plexus hypogastricus inferior; schematische Darstellung, Ansicht von ventral. [L238]

Auf der Vorderseite der Aorta bilden die vegetativen Nervenfasern des Sympathicus und des Parasympathicus ein Geflecht **(Plexus aorticus abdominalis),** von dem aus an den Abgängen der Aortenäste eigene Plexus gebildet werden, deren Nervenfasern die jeweiligen Gefäße zu ihren Zielorganen begleiten. Zu diesen Geflechten zählen am Abgang der drei unpaaren viszeralen Äste der Aorta **Plexus coeliacus, Plexus mesenterici superior und inferior** (→ Abb. 6.73). Nach kaudal setzen sich die Nervengeflechte vom Plexus hypogastricus superior beidseits über ein als **N. hypogastricus** bezeichnetes Bündel aus Nervenfasern bis zum **Plexus hypogastricus inferior** im kleinen Becken fort, der die Beckeneingeweide innerviert.

Die präganglionären Neurone des **Sympathicus** sitzen in den Seitenhörnern des Rückenmarks, gelangen zum **Grenzstrang (Truncus sympathicus)** und weiter ohne Umschaltung über die Nn. splanchnici major und minor zu den Plexus der Aorta, wo sie in den verschiedenen Ganglien (Ganglia coeliaca, Ganglia mesenterica superius und inferius, Ganglia aorticorenalia, Ganglia pelvica des Plexus hypogastricus inferior) synaptisch auf postganglionäre Neurone verschaltet werden, deren Axone mit den Ästen der jeweiligen Arterien die verschiedenen Organe erreichen.

Die präganglionären parasympathischen Neurone der **Nn. vagi [X]** ziehen mit der Speiseröhre als **Trunci vagales anterior und posterior** durch das Zwerchfell zu den vegetativen Nervengeflechten der Bauchaorta, die sie allerdings ohne Verschaltung bis zu den Organen durchlaufen, in deren Wand oder Umgebung die postganglionären Neurone liegen. Das Versorgungsgebiet der Nn. vagi [X] endet im Plexus mesentericus superior und damit im Bereich der linken Kolonflexur (traditionell als CANNON-BÖHM-Punkt bezeichnet). Das **Colon descendens** wird dagegen vom **sakralen Teil des Parasympathicus** versorgt, dessen präganglionäre Neurone im Rückenmark (S2–S4) liegen, mit den Spinalnerven als **Nn. splanchnici pelvici** austreten und dann im **Plexus hypogastricus inferior** in der Umgebung des Rectums auf postganglionäre Neurone verschaltet werden. Die postganglionären Nervenfasern steigen zum Colon descendens und Colon sigmoideum auf.

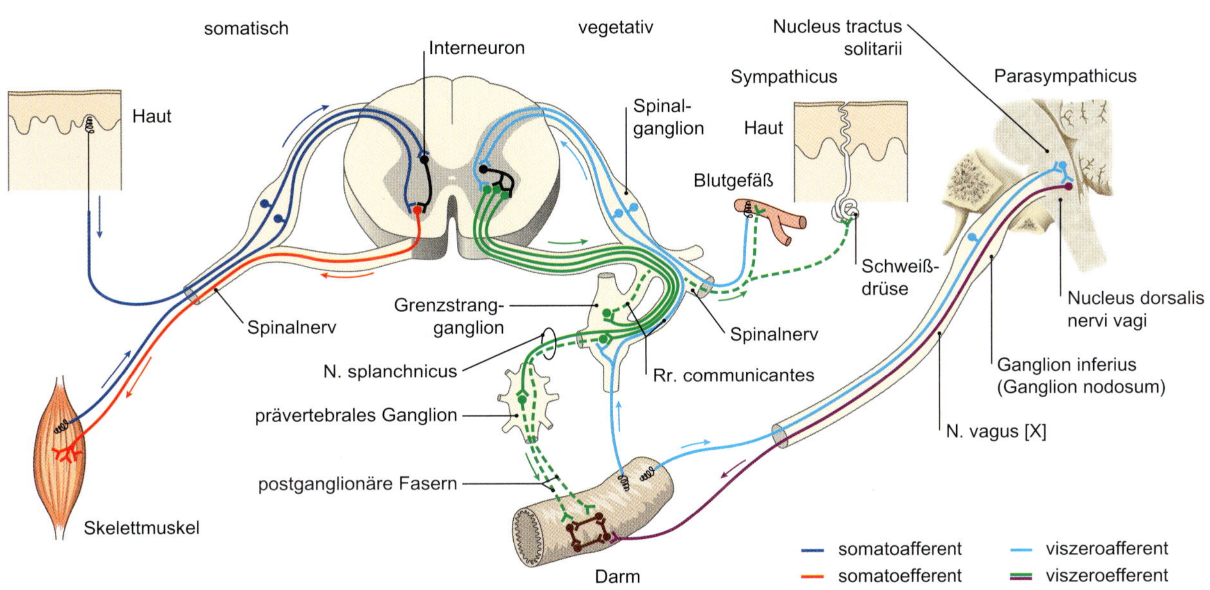

Abb. 7.6 Organisation des vegetativen Nervensystems im Vergleich zum somatischen Nervensystem; schematische Darstellung des Verlaufs und der synaptischen Verschaltung eines Rückenmarksegments. [L126]

Im Unterschied zum somatischen Nervensystem sind beim vegetativen Nervensystem zwei **viszeroefferente Neurone** auf dem Weg vom ZNS zum Erfolgsorgan durch Synapsen hintereinandergeschaltet. Die präganglionären Neurone des **Sympathicus** sitzen in den Seitenhörnern des Rückenmarks und treten zusammen mit den somatischen Efferenzen über die Vorderwurzel in den Spinalnerv hinein. Über **Rr. communicantes** gelangen sie zum **Grenzstrang (Truncus sympathicus)** und nach synaptischer Verschaltung als postganglionäre Neurone wieder zurück. Diese Neurone ziehen mit den somatischen Nerven in die Peripherie und bewirken eine Engstellung (Vasokonstriktion) der Blutgefäße **(Vasomotorik),** eine Aktivierung der Schweißdrüsen **(Sudomotorik)** und eine Aufstellung der Flaumhaare auf dem Körper (**Pilomotorik,** hier nicht gezeigt). Postganglionäre Neurone verlaufen auch vom Grenzstrang zu den Organen des Halses und der Brusthöhle wie Herz und Lunge. Die Neurone für die Bauchorgane werden dagegen nicht im Grenzstrang umgeschaltet, sondern ziehen über die **Nn. splanchnici major und minor** zu den Plexus auf der Aorta, wo sie in den verschiedenen prävertebralen Ganglien synaptisch auf postganglionäre Neurone verschaltet werden, deren Axone mit den Ästen der jeweiligen Arterien die verschiedenen Organe erreichen.

Die präganglionären parasympathischen Neurone ziehen dagegen mit den **Nn. vagi** [X] ohne Umschaltung durch die vegetativen Nervengeflechte der Bauchaorta und werden erst in deren Wand oder Umgebung auf kurze postganglionäre Neurone umgeschaltet.

Über den Grenzstrang bzw. den N. vagus [X] erreichen auch **viszeroafferente Neurone** das ZNS.

Vegetative Nerven des Retroperitonealraums

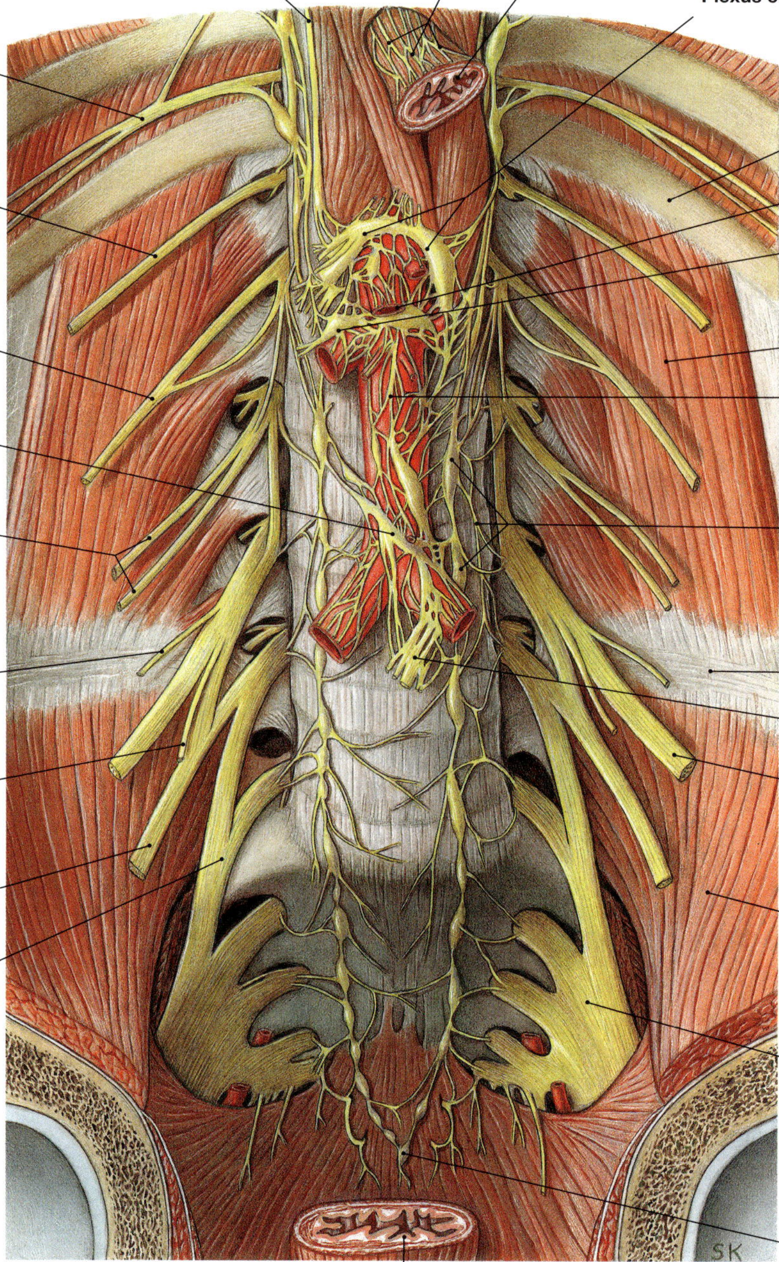

Abb. 7.7 Vegetative Nerven des Retroperitonealraums; Ansicht von ventral; nach Entfernung der Organe, Venen und Lymphbahnen. [L238]
Hier sind die vegetativen Nerven auf der Bauchaorta **(Plexus aorticus abdominalis)** dargestellt. Das Geflecht besteht aus den Neuronen des Sympathicus und Parasympathicus, die über unterschiedliche Wege in den Plexus gelangen und sich auch im Nervengeflecht hinsichtlich ihrer synaptischen Verschaltung unterscheiden.
Die präganglionären Neurone des **Sympathicus** kommen aus dem Grenzstrang (Truncus sympathicus) über die **Nn. splanchnici major und minor** zu den Plexus der Aorta, wo sie in den verschiedenen Ganglien (Ganglia coeliaca, Ganglia mesenterica superius und inferius, Ganglia aorticorenalia) synaptisch auf postganglionäre Neurone verschaltet werden. Dies bedeutet, dass es sich bei den Ganglien in den Teilgeflechten um die Abgänge der drei unpaaren viszeralen Äste der Aorta **(Plexus coeliacus, Plexus mesenterici superior und inferior)** um sympathische Ganglien handelt. Die präganglionären parasympathischen Neurone der **Nn. vagi [X]** dagegen ziehen mit der Speiseröhre als **Trunci vagales anterior und posterior** zum Plexus aorticus abdominalis.
Die präganglionären sympathischen Nervenfasern steigen aus dem Plexus aorticus abdominalis in das kleine Becken bis zum **Plexus hypogastricus inferior** ab, über den sie die Beckeneingeweide versorgen. Die parasympathischen Neurone dagegen erreichen nur den Plexus mesentericus superior. Die Beckenorgane dagegen werden vom **sakralen Teil des Parasympathicus** versorgt, dessen präganglionäre Nervenfasern als **Nn. splanchnici pelvici** aus dem Rückenmark austreten und dann im Plexus hypogastricus inferior verschaltet werden.

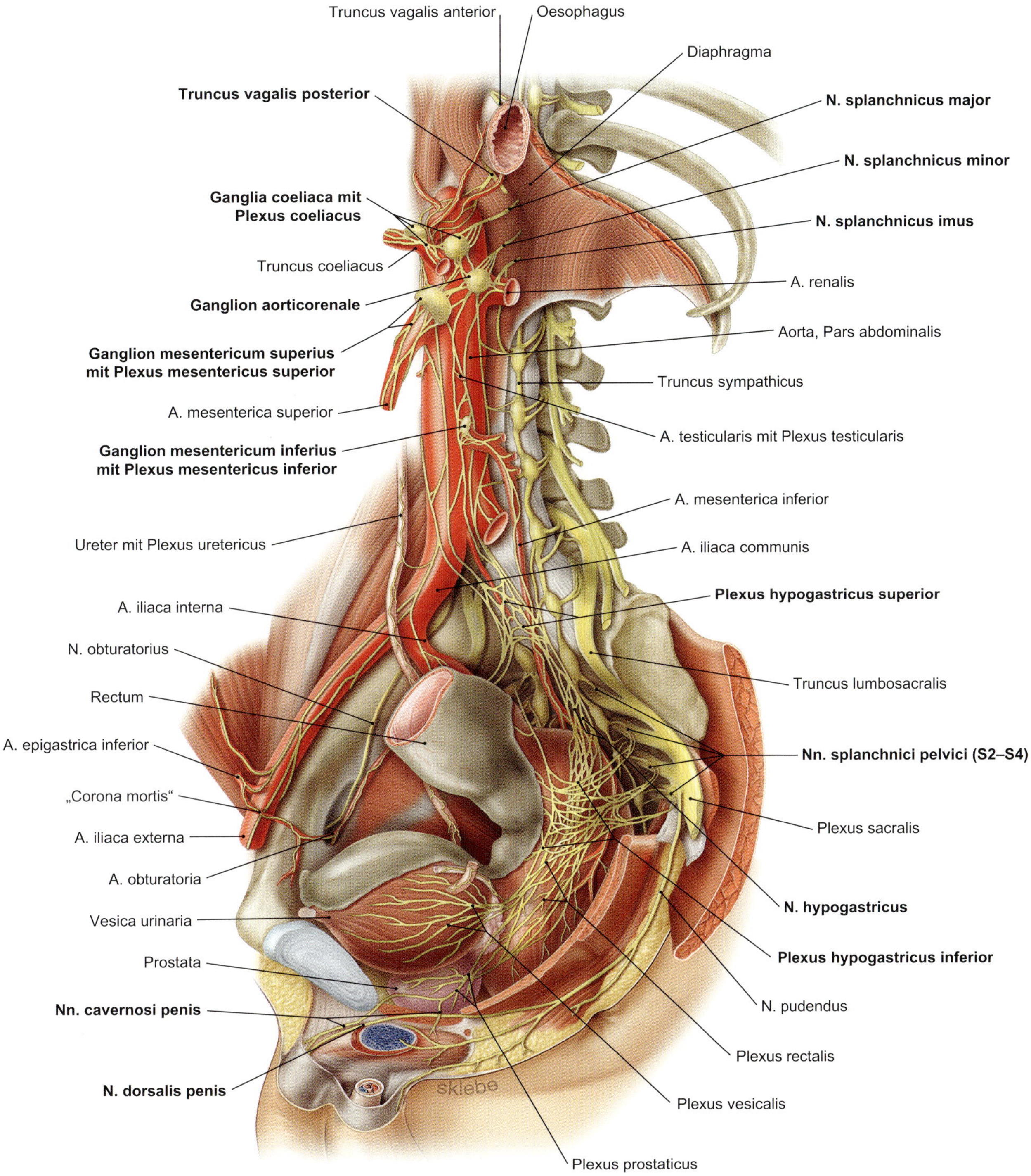

Abb. 7.8 Vegetative Nerven der Beckenhöhle; halbschematische Darstellung nach Entfernung der Organe des Retroperitonealraums sowie der Venen und Lymphbahnen; Ansicht von ventral. [L238]

Die Abbildung zeigt den Verlauf der vegetativen Neurone im Becken. Die sympathischen Neurone steigen vom Plexus aorticus abdominalis in das kleine Becken ab, wo sie im **Plexus hypogastricus inferior** synaptisch umgeschaltet werden und die Beckenorgane erreichen. Der Plexus hypogastricus inferior bildet um die einzelnen Beckenorgane Untergeflechte wie den Plexus rectalis, Plexus vesicalis und Plexus prostaticus (bei der Frau entsprechend Plexus uterovaginalis).

Die parasympathischen Neurone erreichen den Plexus dagegen über die **Nn. splanchnici pelvici.** Nach ihrer Umschaltung erreichen sie die Beckenorgane und das linksseitige Colon bis zur linken Flexur über eigene Nerven.

Hervorzuheben ist der Verlauf der parasympathischen Neurone zu den Schwellkörpern des Penis, die in ähnlicher Weise auch die Schwellkörper des weiblichen Genitales erreichen. Die Neurone bilden die **Nn. cavernosi penis,** die an der Prostata vorbei durch Beckenboden und Dammmuskulatur in die Corpora cavernosa des Penis eintreten. Die längeren Äste lagern sich an den somatischen N. dorsalis penis an, der den Endast des N. pudendus darstellt, und gelangen mit diesem in die Schwellkörper hinein. Diese Neurone vermitteln durch Gefäßerweiterung in den Schwellkörpern die Erektion des Penis.

A. iliaca interna

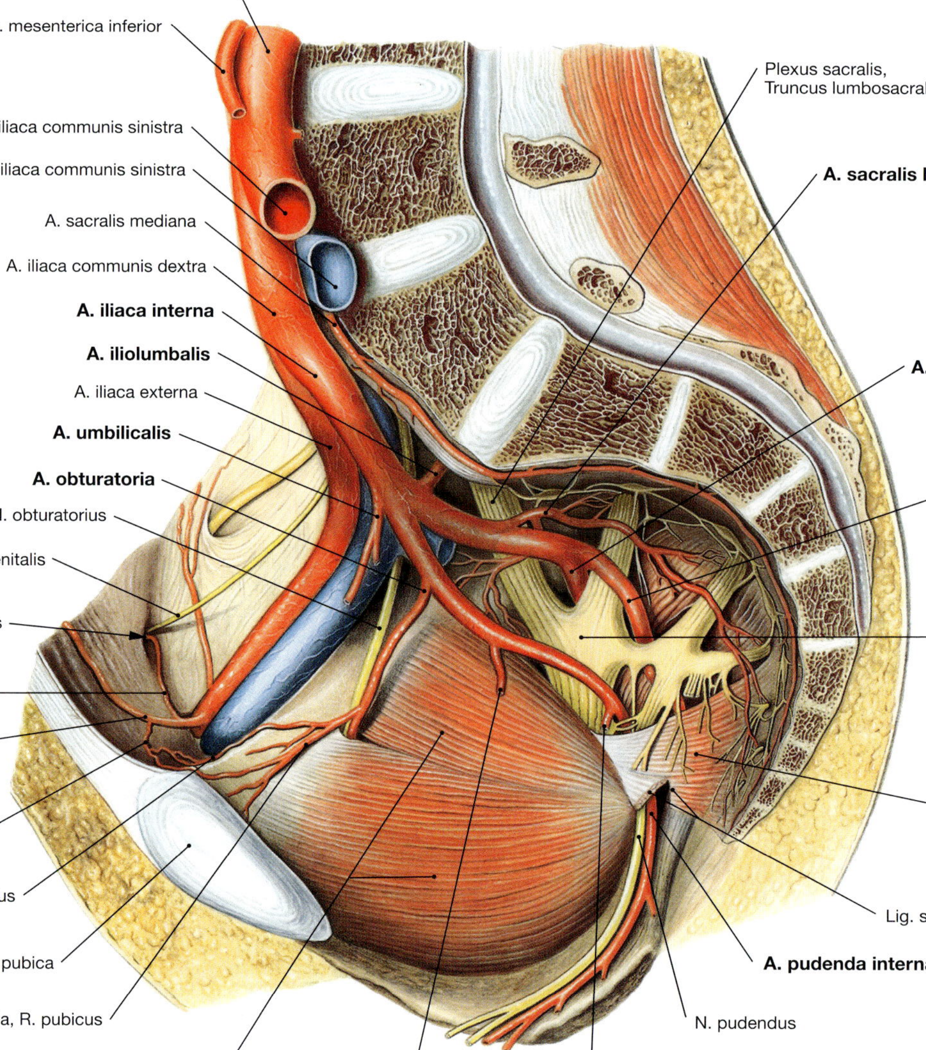

Abb. 7.9 A. iliaca interna; Ansicht von links.
Meist (in 60% der Fälle) teilt sich die A. iliaca interna in einen vorderen und in einen hinteren Hauptstamm. Die Astabfolge ist ziemlich variabel, so dass es sich anbietet, stattdessen die Äste nach ihrem Versorgungsgebiet in **parietale Äste** für die Beckenwand und die äußeren Geschlechtsorgane und in **viszerale Äste** für die Beckeneingeweide einzuteilen. Während die parietalen Äste bei beiden Geschlechtern gleich sind, unterscheiden sich die viszeralen Äste, da sie die Geschlechtsorgane versorgen.

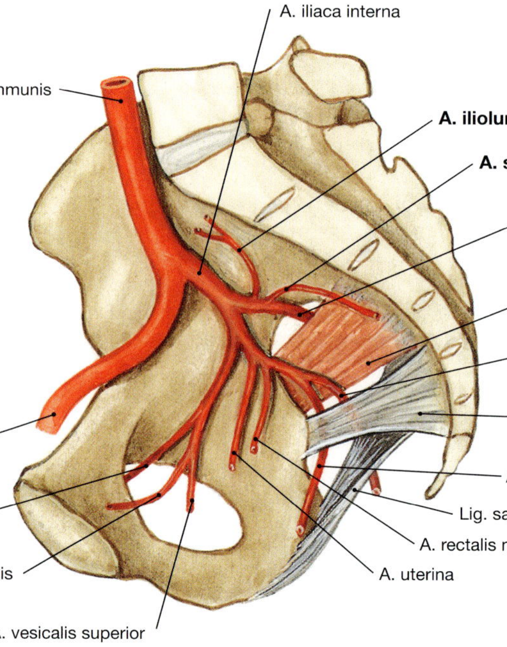

Abb. 7.10 Parietale Äste der A. iliaca interna.

- A. iliolumbalis: versorgt Fossa iliaca und Lumbalregion
- Aa. sacrales laterales: für Sakralkanal
- A. obturatoria: zieht durch den Canalis obturatorius
- A. glutea superior: zieht durch das Foramen suprapiriforme in die Glutealregion
- A. glutea inferior: zieht durch das Foramen infrapiriforme zur Glutealregion

In bis zu 20% entspringt die A. obturatoria nicht aus der A. iliaca interna, sondern als absteigender Ast der A. epigastrica inferior aus dem Stromgebiet der A. iliaca externa.
Zu den viszeralen Ästen (bei Mann und Frau verschieden) → Abbildung 7.11 und 7.12.

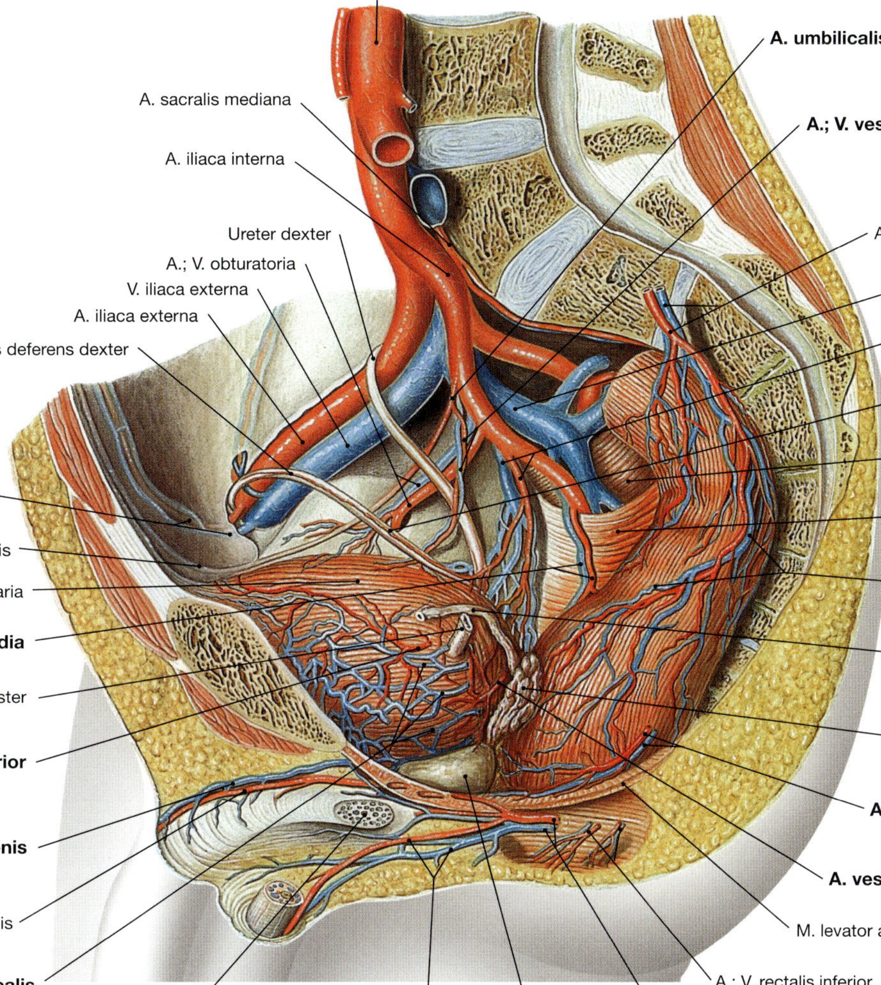

Abb. 7.11 Blutversorgung der Beckeneingeweide beim Mann; Ansicht von links.

Die Beckeneingeweide werden von den **viszeralen Ästen** der A. iliaca interna mit Blut versorgt. Die **parietalen Äste** für die Beckenwand sind bei beiden Geschlechtern gleich ausgebildet (→ Abb. 7.10).

Viszerale Äste der A. iliaca interna beim Mann:

- **A. umbilicalis:** Sie gibt die A. vesicalis superior zur Harnblase und meist (hier nicht) die A. ductus deferentis zum Samenleiter ab, bevor sie verschlossen ist (Lig. umbilicale mediale) und die Plica umbilicalis medialis aufwirft.
- **A. vesicalis inferior:** zu Harnblase, Prostata und Bläschendrüse, gibt gelegentlich (wie hier) die A. ductus deferentis ab
- **A. rectalis media:** oberhalb des Beckenbodens zum Rectum
- **A. pudenda interna:** Sie zieht durch das Foramen infrapiriforme und anschließend durch das Foramen ischiadicum minus in die Seitenwand der Fossa ischioanalis (Canalis pudendalis, ALCOCK-Kanal). Hier gibt sie die A. rectalis inferior für den unteren Analkanal ab und teilt sich in ihre oberflächlichen und tiefen Endäste zur Versorgung des äußeren Genitales. Die oberflächliche A. perinealis versorgt den Damm und gibt die Rr. scrotales posteriores zum Hodensack ab. Die tiefen Äste versorgen den Penis mit seinen Schwellkörpern (A. bulbi penis, A. dorsalis penis, A. profunda penis).

Das venöse Blut gelangt in die **V. iliaca interna,** deren zuführende Äste um die einzelnen Organe Venengeflechte (Plexus venosi) bilden, die alle untereinander in Verbindung stehen. Diese müssen bei der Präparation meist entfernt werden, um die Arterien und Nerven im Becken freilegen zu können:

- **Plexus venosus rectalis:** Dieser steht über die V. rectalis superior mit dem Pfortaderkreislauf und über die Vv. rectales media und inferior mit dem Stromgebiet der V. cava inferior in Verbindung (portokavale Anastomose).
- **Plexus venosus vesicalis:** am Blasengrund, sammelt auch das Blut der akzessorischen Geschlechtsdrüsen
- **Plexus venosus prostaticus:** nimmt neben dem Blut der Prostata auch das Blut der Penisschwellkörper (V. dorsalis profunda penis) auf. Verbindungen zu den Venengeflechten der Wirbelsäule erklären z.T. die beim Prostatakarzinom häufig auftretenden Wirbelsäulenmetastasen.

Blutgefäße des weiblichen Beckens

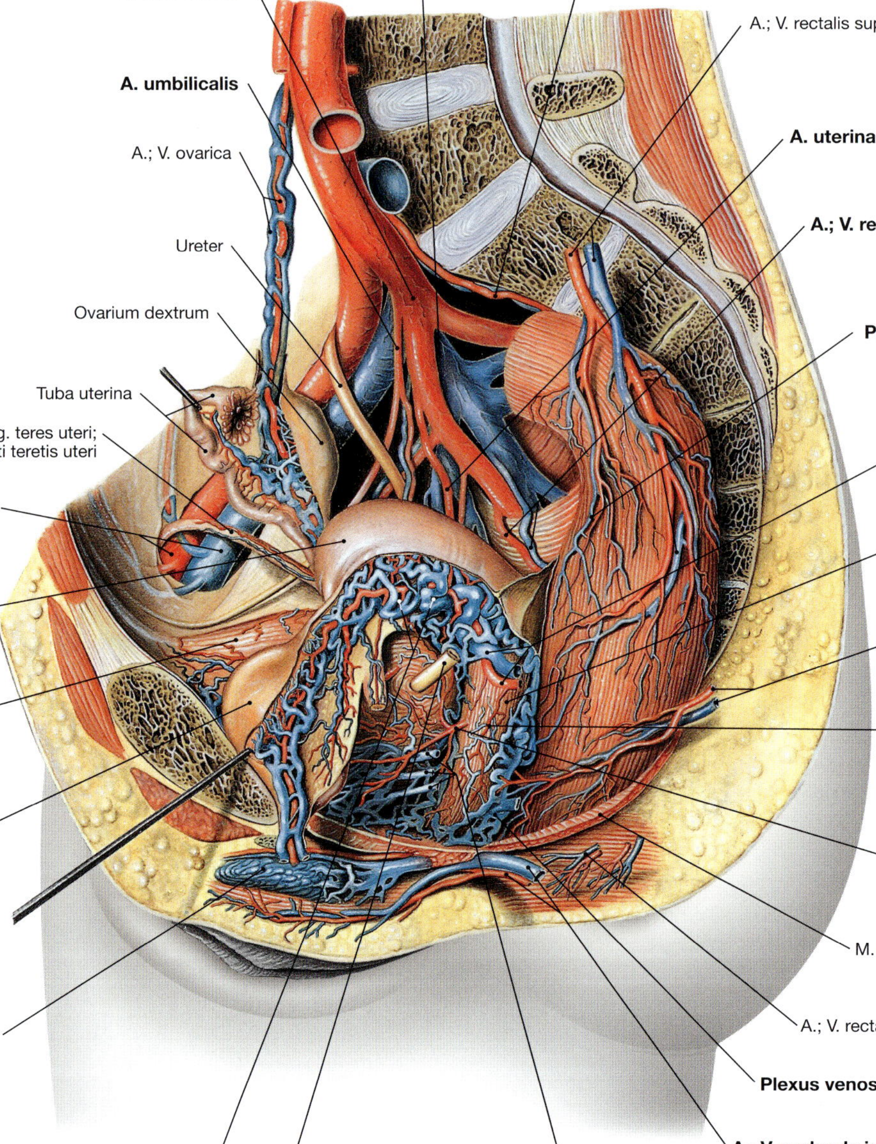

Abb. 7.12 Blutversorgung der Beckeneingeweide bei der Frau; Ansicht von links.

Die Beckeneingeweide werden von den **viszeralen Ästen** der A. iliaca interna mit Blut versorgt. Die **parietalen Äste** für die Beckenwand sind bei beiden Geschlechtern gleich ausgebildet (→ Abb. 7.10).

Viszerale Äste der A. iliaca interna bei der Frau:

- **A. umbilicalis:** Sie gibt die A. vesicalis superior zur Harnblase und die A. uterina ab, bevor sie verschlossen ist (Lig. umbilicale mediale) und die Plica umbilicalis medialis aufwirft.
- **A. vesicalis inferior:** zu Harnblase und Vagina, kann fehlen und wird dann von der A. vaginalis ersetzt
- **A. uterina:** versorgt mit eigenen Ästen Uterus, Tuba uterina, Ovar und Vagina
- **A. vaginalis:** ersetzt manchmal die A. vesicalis inferior
- **A. rectalis media:** oberhalb des Beckenbodens zum Rectum
- **A. pudenda interna:** Sie zieht durch das Foramen infrapiriforme und anschließend durch das Foramen ischiadicum minus in die Seitenwand der Fossa ischioanalis (Canalis pudendalis, ALCOCK-Kanal). Hier gibt sie die A. rectalis inferior für den unteren Analkanal ab und teilt sich in ihre oberflächlichen und tiefen Endäste zur Versorgung des äußeren Genitales. Die oberflächliche A. perinealis versorgt den Damm und gibt die Rr. labiales posteriores an die Schamlippen ab. Die tiefen Äste versorgen die Clitoris mit Schwellkörpern und den Vorhofschwellkörper in den großen Schamlippen (A. bulbi vestibuli, A. dorsalis clitoridis, A. profunda clitoridis).

Das venöse Blut gelangt in die **V. iliaca interna,** deren zuführende Äste um die einzelnen Organe Venengeflechte (Plexus venosi) bilden, die alle untereinander in Verbindung stehen. Diese müssen bei der Präparation meist entfernt werden, um die Arterien und Nerven im Becken freilegen zu können:

- **Plexus venosus rectalis:** Dieser steht über die V. rectalis superior mit dem Pfortaderkreislauf und über die Vv. rectales media und inferior mit dem Stromgebiet der V. cava inferior in Verbindung (portokavale Anastomose).
- **Plexus venosus vesicalis:** am Blasengrund, nimmt auch das Blut der Schwellkörper (V. dorsalis profunda clitoridis) auf
- **Plexus venosi uterinus und vaginalis:** sammeln das Blut von Uterus und Vagina

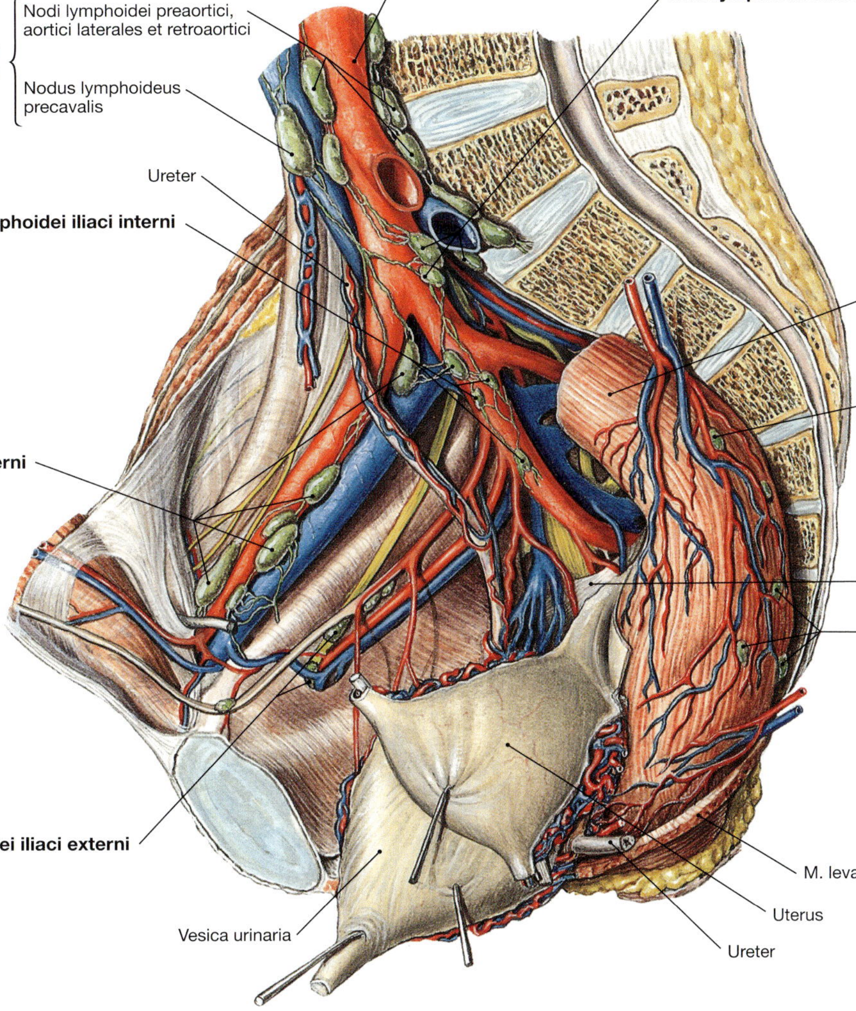

Abb. 7.13 Lymphknoten und Lymphgefäße des Beckens (hier bei der Frau); Ansicht von links.

Im Becken liegen die Nodi lymphoidei iliaci interni und externi entlang der jeweiligen Blutgefäße und die Nodi lymphoidei sacrales auf der Vorderseite des Kreuzbeins. Aufgrund der engen Lagebeziehungen ist eine strenge Unterscheidung von parietalen Lymphknoten für die Rumpfwand und viszeralen Lymphknoten für die Organe nicht möglich. Die Beckeneingeweide (Rectum, Harnblase und innere Geschlechtsorgane) besitzen damit zu allen Lymphknotengruppen Verbindungen.

Die Lymphe aus dem oberen **Rectum** gelangt über die Nodi lymphoidei rectales superiores zu den Nodi lymphoidei mesenterici inferiores im Retroperitonealraum und zu den Nodi lymphoidei iliaci interni im Becken. Aus dem unteren Rectum wird die Lymphe dagegen in die Nodi lymphoidei inguinales superficiales abgeleitet. Daher sind Lymphknotenmetastasen von proximalen Rektumkarzinomen im Retroperitonealraum und im Becken, von distalen Tumoren dagegen in der Leiste zu finden.

Die regionären Lymphknoten der **Harnblase** sind überwiegend die Nodi lymphoidei iliaci interni.

Die Lymphabflusswege der **weiblichen Geschlechtsorgane** (→ S. 300) und der **männlichen Geschlechtsorgane** (→ S. 277) sind bei den jeweiligen Organen im Detail beschrieben.

Über die Nodi lymphoidei iliaci communes gelangt die Lymphe schließlich in die parietalen Lymphknoten des Retroperitonealraums, die als Nodi lymphoidei lumbales beidseits von Aorta und V. cava inferior zusammengefasst werden.

Gliederung des Harnwegsystems

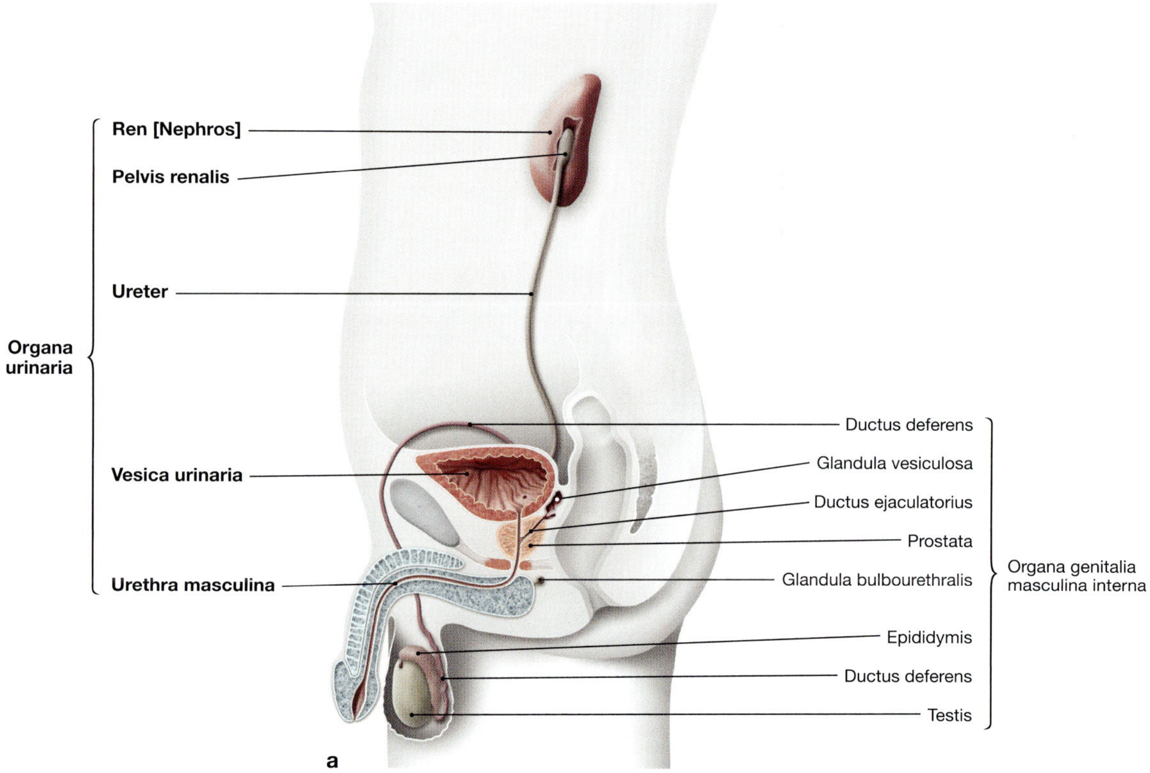

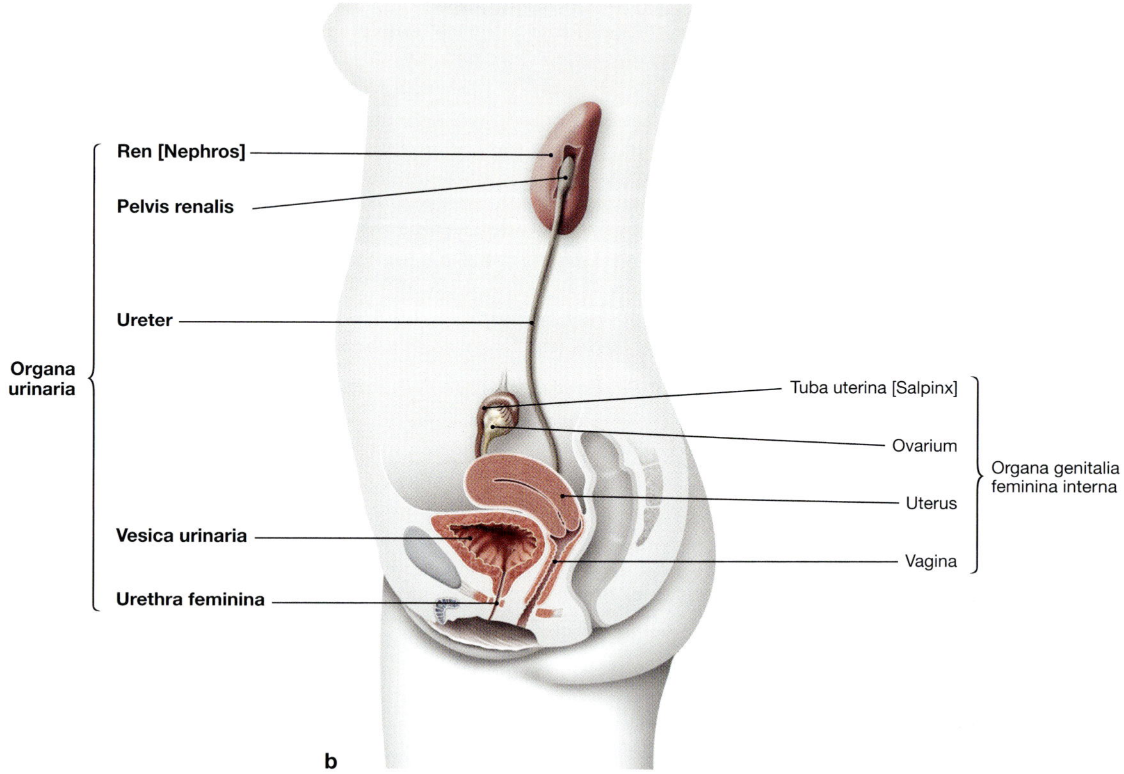

Abb. 7.14a und b Gliederung des Harnwegsystems beim Mann (→ Abb. 7.14a) und bei der Frau (→ Abb. 7.14b); Ansicht von lateral links. [L275]

Die Organe des Retroperitonealraums sind die **Nieren,** die über die **Harnleiter** mit der **Harnblase** im kleinen Becken in Verbindung stehen und zum Harnsystem zählen. Bei den **Nebennieren** handelt es sich um endokrine Organe (→ Abb. 7.15).

Das **Harnwegsystem** gliedert sich in die paarigen **Nieren (Ren [Nephros]),** die den Harn bilden, und in die **ableitenden Harnwege,** die der Ausscheidung des Harns dienen. Zu diesen zählen:

- Nierenbecken (Pelvis renalis)
- Harnleiter (Ureter)
- Harnblase (Vesica urinaria)
- Harnröhre (Urethra)

Das Harnwegsystem ist, abgesehen von der Harnröhre, bei beiden Geschlechtern gleich ausgebildet. Die Harnröhre im Penis des Mannes ist eine **Harn-Samen-Röhre,** da sie auch dem Transport des Ejakulats dient, und gehört damit zu den äußeren männlichen Geschlechtsorganen. (→ Abb. 7.73a)

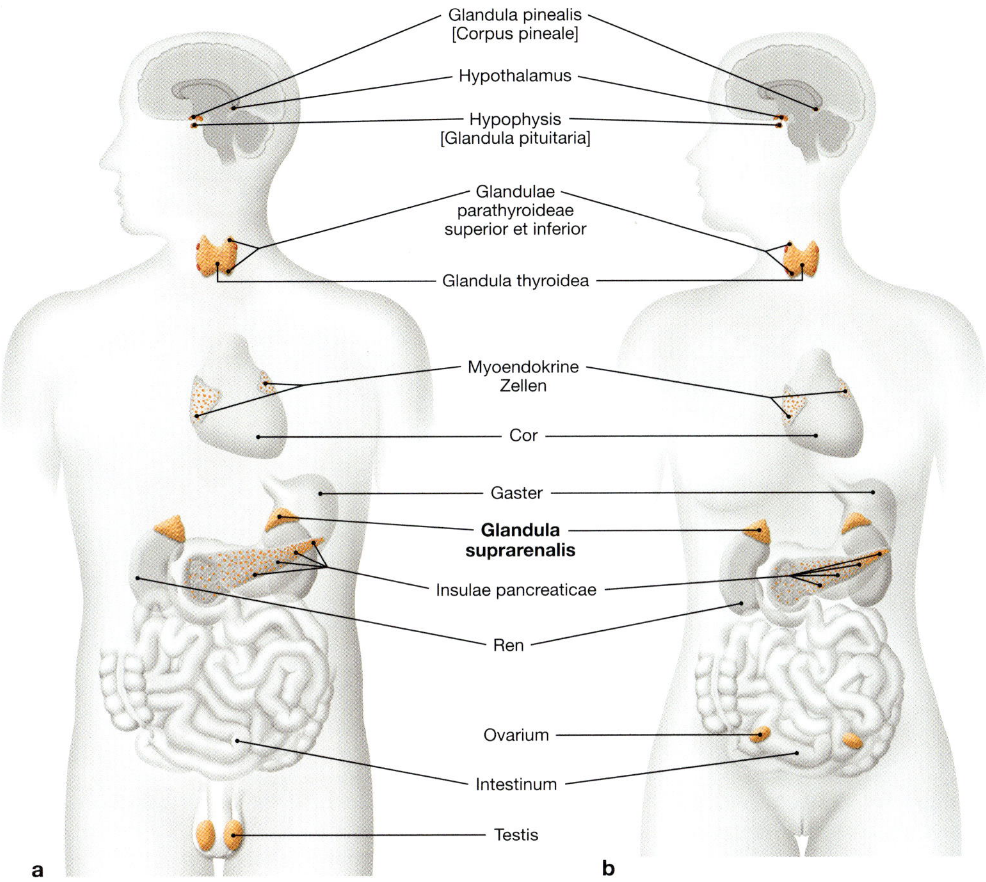

Abb. 7.15a und b Endokrine Organe beim Mann und bei der Frau; Ansicht von ventral. [L275]

Die **Nebenniere (Glandula suprarenalis)** gehört nicht zu den Harnorganen, sondern zu den Hormondrüsen, die als endokrine Organe als Hormonsystem zusammengefasst werden.

Da die Nebennieren den Nieren aufsitzen und z. T. von denselben Leitungsbahnen versorgt werden, wird die Nebenniere zusammen mit der Niere abgehandelt.

Einleitend soll allerdings eine kurze Übersicht über das **Hormonsystem** gegeben werden, um die Funktion und Regulation der Nebenniere zu erläutern. Die Nebenniere bildet in ihren beiden entwicklungsgeschichtlich verschiedenen Teilen (→ Abb. 7.33), der Rinde (Cortex) und dem Mark (Medulla), unterschiedliche Typen von Hormonen, die sie in das Blut abgibt. Auch die Freisetzung der Hormone wird unterschiedlich reguliert. Die Rinde produziert verschiedene, z. T. lebensnotwendige **Steroidhormone,** wie z. B. Aldosteron (Mineralokortikoid) und Cortisol (Glukokortikoid), das **Mark** dagegen bildet **Katecholamine** (Adrenalin und Noradrenalin). Die Freisetzung von Cortisol, einem Stresshormon zur Bereitstellung von Energie durch Abbau z. B. von Zuckerspeichern (Glykogen) in der Leber, untersteht dem **Hypothalamus-Hypophysen-System.** Der Hypothalamus als Teil des Zwischenhirns bildet Steuerhormone (z. B. CRH, Corticotropin-Releasing-Hormon), die in der Hirnanhangsdrüse (Hypophyse) die Freisetzung von weiteren Hormonen induzieren, die dann ihrerseits die peripheren Hormondrüsen kontrollieren. So stimuliert CRH im Hypophysenvorderlappen die Freisetzung von Corticotropin (ACTH, adrenokortikotropes Hormon), das in der Nebennierenrinde die Freisetzung von Cortisol bewirkt. Cortisol hemmt in einem Regelkreis die Bildung der Steuerhormone aus Hypothalamus und Hypophyse. Dieses Prinzip bezeichnet man als **negatives Feedback.** Es ist für die medizinische Diagnostik von großer Bedeutung, da man durch die Messung der Konzentrationen der einzelnen Hormone samt ihrer Steuerhormone Aufschluss über die Ursache von Störungen der Hormonbildung erhält. Aldosteron dagegen hat blutdrucksteigernde Wirkung und wird nicht über die Hypophyse, sondern über ein anderes Regulationssystem gesteuert, an dem Enzyme und Hormone von Niere und Leber beteiligt sind **(Renin-Angiotensin-Aldosteron-System, RAAS),** da in der Niere die Höhe des Blutdrucks wahrgenommen werden kann. Die verschiedenen Regulationssysteme des Hormonsystems sind Gegenstand der mikroskopischen Anatomie.

Die Katecholamine des Nebennierenmarks haben ebenfalls blutdrucksteigernde Wirkung, werden aber durch Aktivierung des **sympathischen Nervensystems** freigesetzt. Da entwicklungsgeschichtlich das Nebennierenmark einem sympathischen Ganglion entspricht, enden die präganglionären Neurone direkt an den hormonbildenden Zellen (→ Abb. 7.39).

Projektion von Niere und Nebenniere

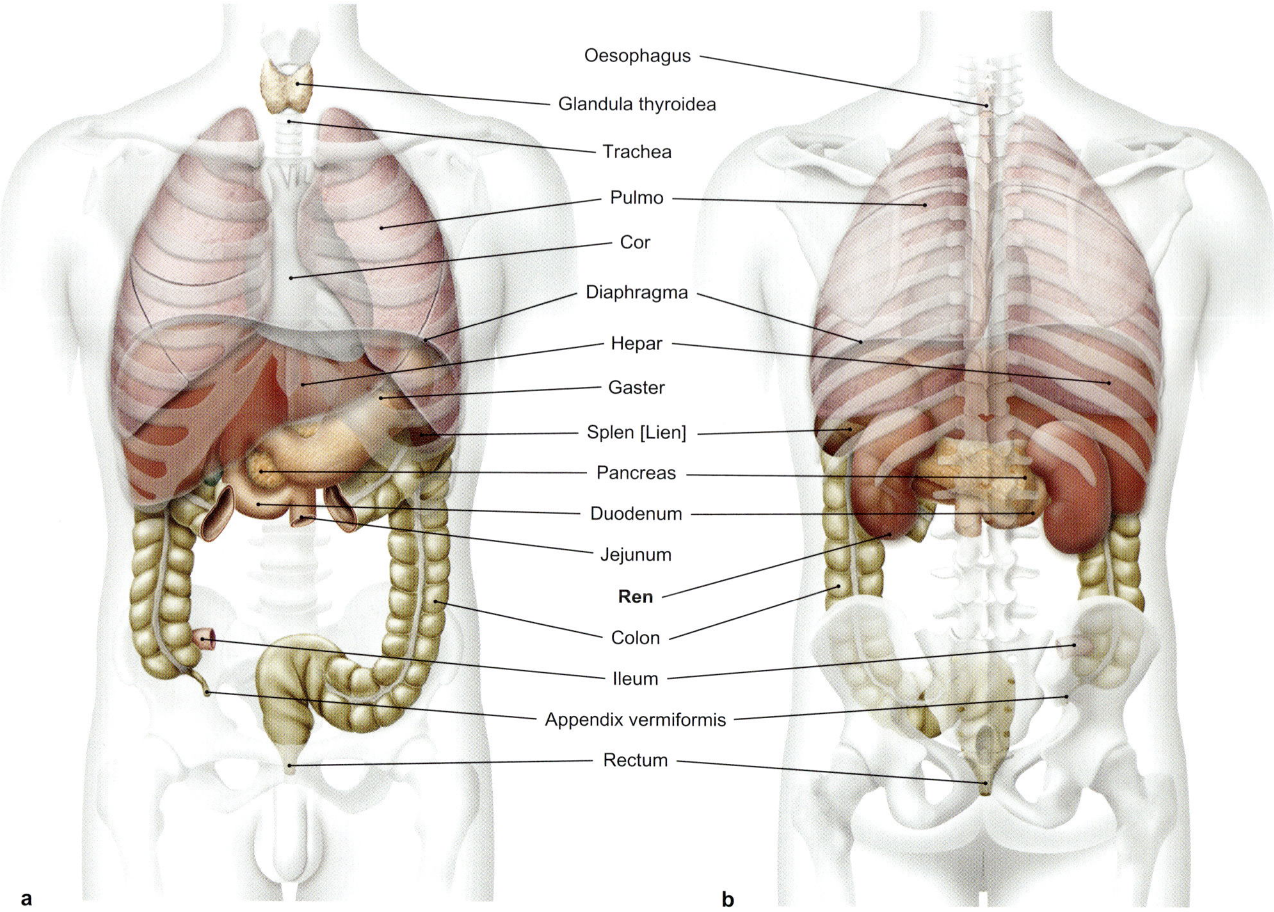

Abb. 7.16a und b Projektion der inneren Organe auf die Körperoberfläche; Ansicht von ventral (→ Abb. 7.16a) und von dorsal (→ Abb. 7.16b). [L275]

Nieren und Nebennieren liegen **retroperitoneal.** Die Nebennieren sitzen dem oberen Pol der Nieren auf und sind mit diesen in ein gemeinsames Hüllsystem eingebettet (→ Abb. 7.24).

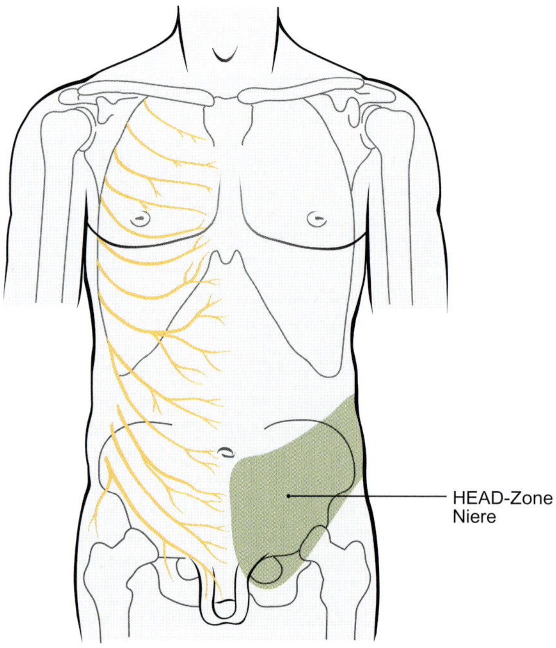

Abb. 7.17 HEAD-Zone der Niere, Ren [Nephros]; Ansicht von ventral. [L126]

Das organbezogene Hautareal oder die **HEAD-Zone** der Niere projiziert sich auf die Hautwurzelfelder (Dermatome) T10–L1. Erkrankungen der Niere können daher zu Schmerzen führen, die in diesen Hautarealen wahrgenommen werden (projizierter Schmerz). Dies ist dadurch verursacht, dass die viszeroafferenten Neurone aus der Niere in den Rückenmarksegmenten T10–L1 mit den somatoafferenten Neuronen von der Körperoberfläche konvergieren, so dass eine genaue Diskriminierung der Ursache nicht möglich ist.

Klinik

Die **Untersuchung der Niere** auf Schmerzempfindlichkeit erfolgt durch einen wohldosierten Faustschlag in die Lendenregion (hinten auf Höhe der Nieren, knapp unterhalb der Rippen). Man darf den Patienten allerdings nicht vorwarnen, da sonst durch das Anspannen der Rückenmuskulatur der Schlag zu sehr abgedämpft würde. Bei Entzündung des Nierenbeckens (Pyelonephritis) würde der Patient beispielsweise nicht nur überrascht zusammenzucken, sondern angeben, einen deutlichen Schmerz zu spüren. Diese diagnostische Maßnahme ist auch bei korrekter Durchführung immer eine gewisse Belastungsprobe für die Arzt-Patient-Beziehung.

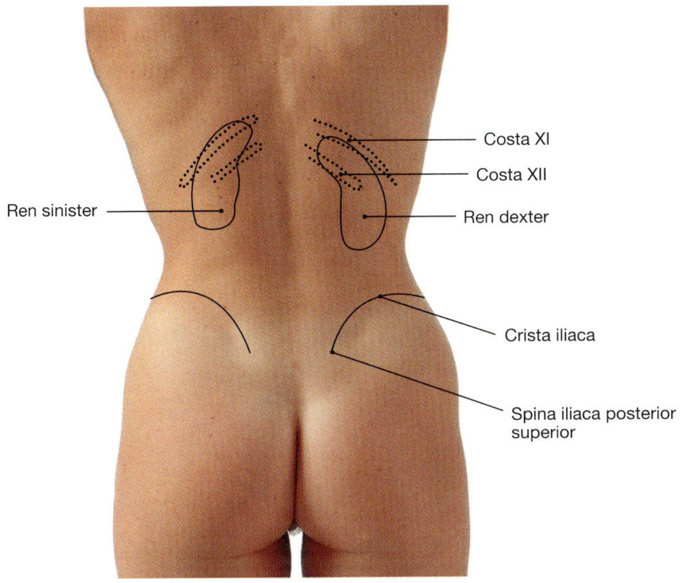

Abb. 7.18 Projektion der Nieren auf die dorsale Rumpfwand.

- oberer Pol: 12. Brustwirbel, XI. Rippe
- Hilum: 2. Lendenwirbel
- unterer Pol: 3. Lendenwirbel

Diese Angaben betreffen die linke Niere.
Die rechte Niere sitzt wegen der Ausdehnung der Leber etwa einen halben Wirbel tiefer. Der obere Pol liegt damit rechts knapp unterhalb der XI. Rippe.
Aufgrund der Nähe zum Zwerchfell ist die Lage der Nieren atemabhängig, so dass sich beide Nieren bei der Einatmung um bis zu 3 cm senken.
Die Nebennieren projizieren sich auf den Hals der XI. und XII. Rippe.

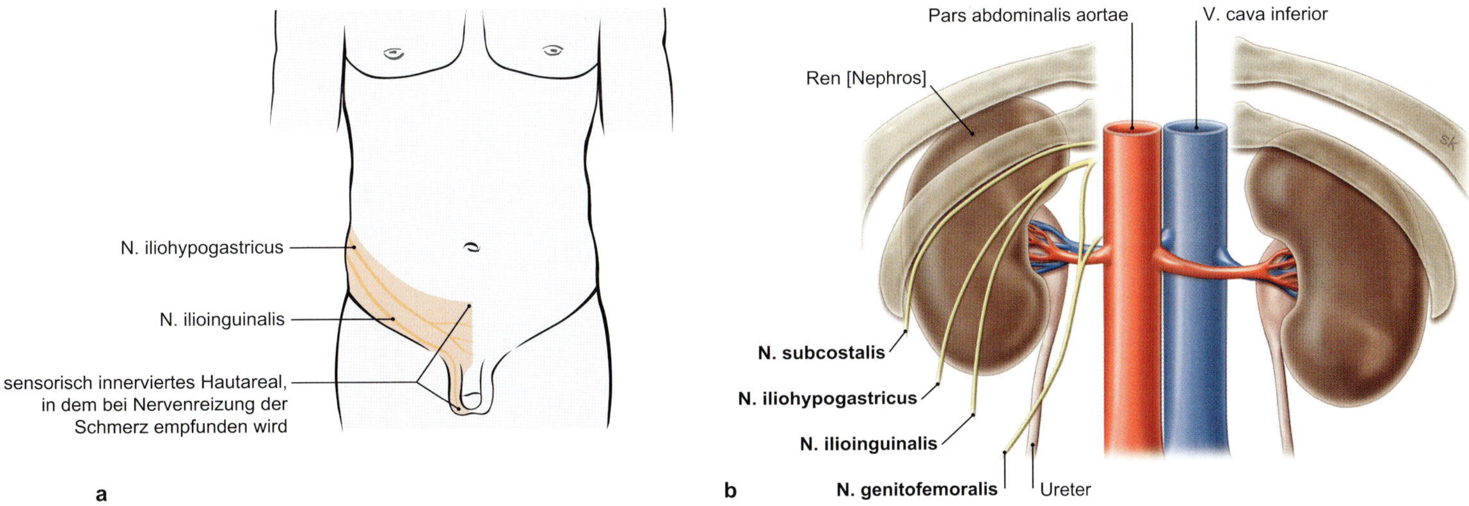

Abb. 7.19a und b Nähe der Niere zu den Nerven des Plexus lumbalis und Schmerzausstrahlung. a [L126], b [L238]
a Schmerzausstrahlung in die Leistenregion bei Reizung der Nerven des Plexus lumbalis, schematische Darstellung, Ansicht von ventral;
b Verlauf der Nerven des Plexus lumbalis in Beziehung zur Niere, halbschematische Darstellung, Ansicht von dorsal.

Zwischen der Nierenfaszie im Bereich des unteren Nierenpols und den Muskeln der dorsalen Bauchwand verlaufen der **N. iliohypogastricus** und der **N. ilioinguinalis** aus dem Plexus lumbalis, die u. a. die Leistenregion sensibel innervieren. Weiter kranial liegen der Nierenrückseite unterhalb der beiden untersten Rippen der 11. und 12. Interkostalnerv an (der 12. Interkostalnerv = **N. subcostalis**). Der **N. genitofemoralis** dagegen verläuft weiter kaudal und hat daher keinen Kontakt zur Niere, sondern nur zum Harnleiter.

Klinik

Der enge Kontakt der Niere zu N. iliohypogastricus und N. ilioinguinalis erklärt, warum Erkrankungen der Niere, wie Nierenbeckenentzündung (Pyelonephritis) oder eingeklemmte Nierensteine im Becken (Nephrolithiasis), bis **in die Leistenregion ausstrahlende Schmerzen** verursachen können.

Entwicklung der Niere

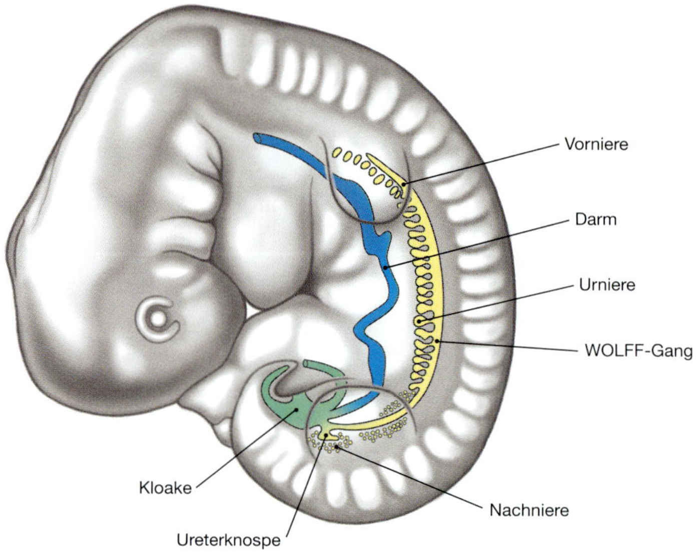

Abb. 7.20 Entwicklung der Nieren in der 5. Entwicklungswoche. [L126]
Die Nieren und die ableitenden Harnwege entstehen aus dem Mesoderm, das zunächst beidseits der Somiten einen **nephrogenen Strang** bildet. Aus diesem entwickeln sich von kranial nach kaudal nacheinander **drei Nierengenerationen:**
Die erste Generation ist die **Vorniere** (Pronephros), die sich vollständig zurückbildet.
Die **Urniere** (Mesonephros) hat zwar vorübergehend Ausscheidungsfunktion, bildet sich dann aber, mit Ausnahme ihres primitiven Harnleiters (WOLFF-Gang), ebenfalls zurück. Aus ihr geht beim Mann ein Teil des Kanälchensystems zwischen Hoden und Nebenhoden hervor.
Ab der 5. Woche wird die **Nachniere** (Metanephros) nach Induktion durch die Ureterknospe aus dem WOLFF-Gang zum Parenchym der definitiven Niere (Nephrone).
Die Sammelrohre und die proximalen ableitenden Harnwege (Nierenbecken und Ureter) gehen aus der Ureterknospe selbst hervor.

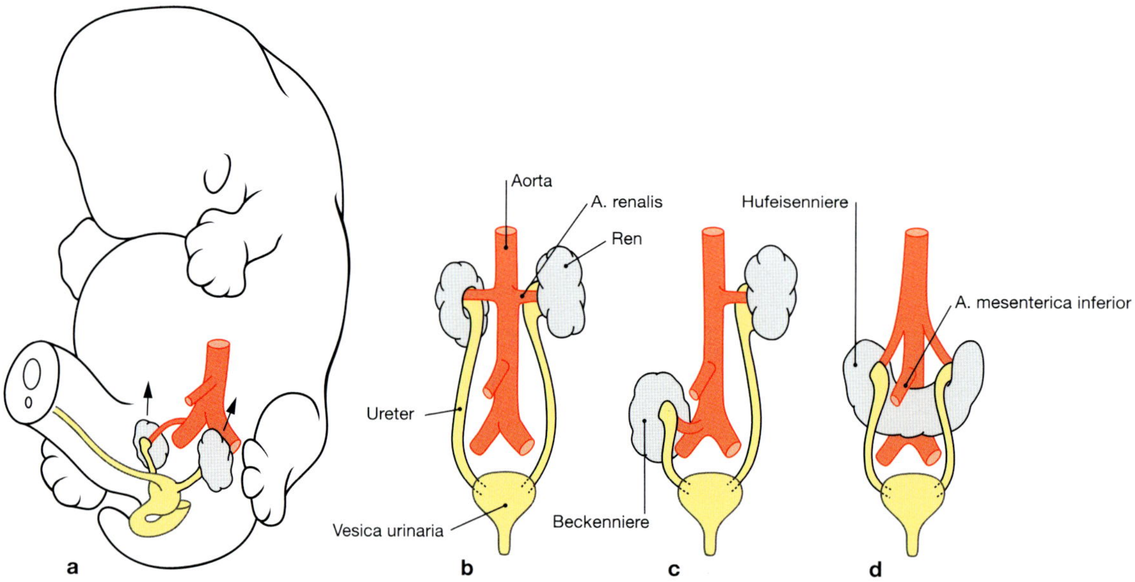

Abb. 7.21a bis d Aszensus der Nieren. [L126]
Die Nachniere wird auf Höhe des 1. bis 4. Sakralwirbels angelegt und steigt während der Entwicklung zwischen der 6. und 9. Woche auf (Aszensus). Eigentlich handelt es sich dabei um eine relative Verlagerung, da der kaudal der Nieren liegende Körperanteil stärker wächst (**a** und **b**). Bei fehlendem Aszensus kommt es zur Bildung einer Beckenniere (**c**).
Wenn sich die beiden Nieren beim Aufstieg zu nahe kommen, können sie zu einer Hufeisenniere (**d**) verschmelzen. Diese bleibt meist unterhalb der definitiven Position zurück, weil sie durch die A. mesenterica inferior am Aszensus gehindert wird.

Klinik

Beckennieren und auch **Hufeisennieren** sind meist Zufallsbefunde und haben keine klinische Bedeutung, solange der Verlauf des Harnleiters dabei nicht beeinträchtigt wird. Verlagerungen des Harnleiters können einen Harnstau bedingen, was durch Druckerhöhung und durch aufsteigende Infektionen zu Nierenschädigungen führen kann.

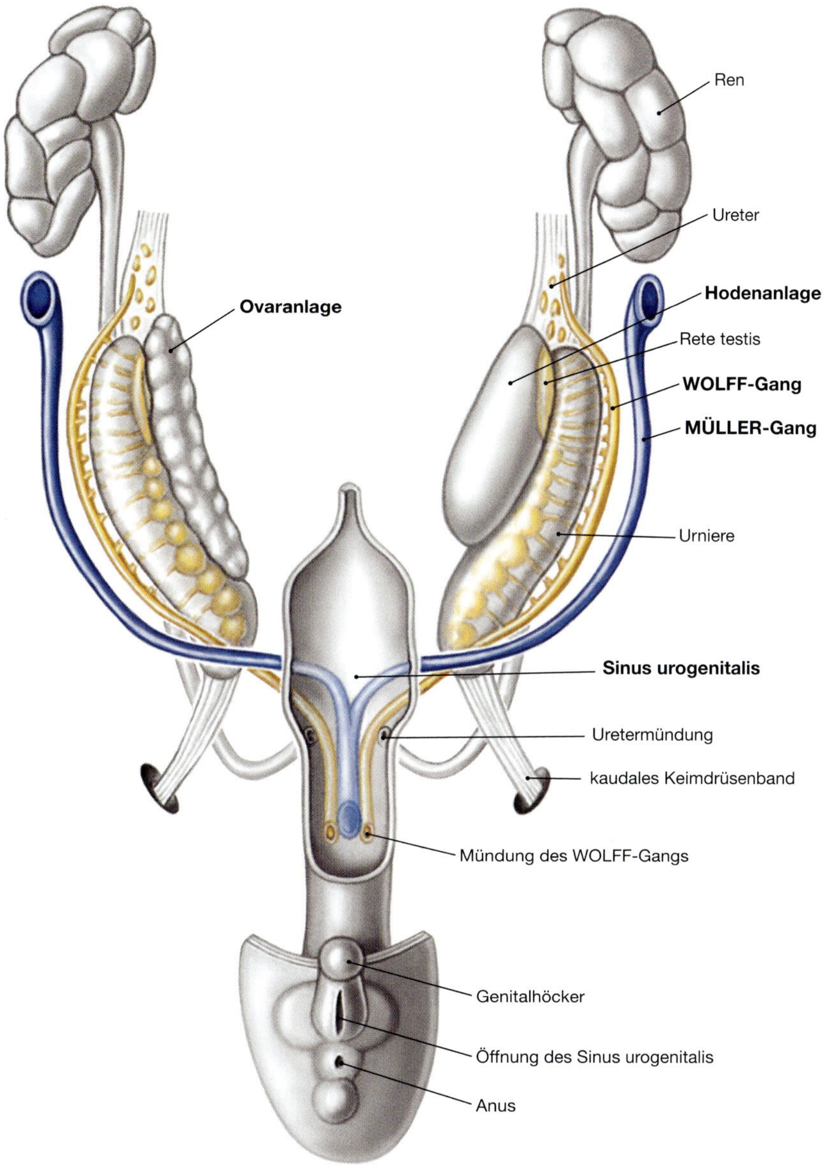

Abb. 7.22 Entwicklung der Harnorgane und frühe Entwicklung der inneren Geschlechtsorgane bei beiden Geschlechtern in der 8. Entwicklungswoche. [L126]

Die Nieren entwickeln sich aus der Nachniere (Metanephros) und der Ureterknospe, die aus dem WOLFF-Gang hervorgeht. Die Ureterknospe bildet die proximalen ableitenden Harnwege (Nierenbecken und Ureter), während Harnblase und Harnröhre aus dem Sinus urogenitalis (vorderer Teil der Kloake des Darmrohrs) entstehen.

Die inneren Geschlechtsorgane entwickeln sich bei beiden Geschlechtern bis zur 7. Woche gleich (sexuell indifferentes Stadium). Neben einer Gonade, die sich noch nicht zu Hoden oder Ovar differenziert hat, existieren zwei parallel verlaufende Gangpaare: Urnierengang (Ductus mesonephricus) oder **WOLFF-Gang** und **MÜLLER-Gang** (Ductus paramesonephricus). Im Unterschied zum WOLFF-Gang verschmelzen die distalen Enden des MÜLLER-Gangs vor ihrer Einmündung in den Sinus urogenitalis. Am Ende der 7. Woche entwickelt sich beim männlichen Geschlecht aus der Gonadenanlage der Hoden, beim weiblichen Geschlecht das Ovar. Die Hormone des Hodens (Testosteron und Anti-MÜLLER-Hormon) bewirken dann die Ausdifferenzierung des WOLFF-Gangs zu den inneren männlichen Genitalwegen (→ Abb. 7.80) und die Unterdrückung der Entwicklung des MÜLLER-Gangs. Wenn beide Hormone fehlen, entwickeln sich die inneren weiblichen Genitalwege (→ Abb. 7.106).

Topographie von Niere und Nebenniere

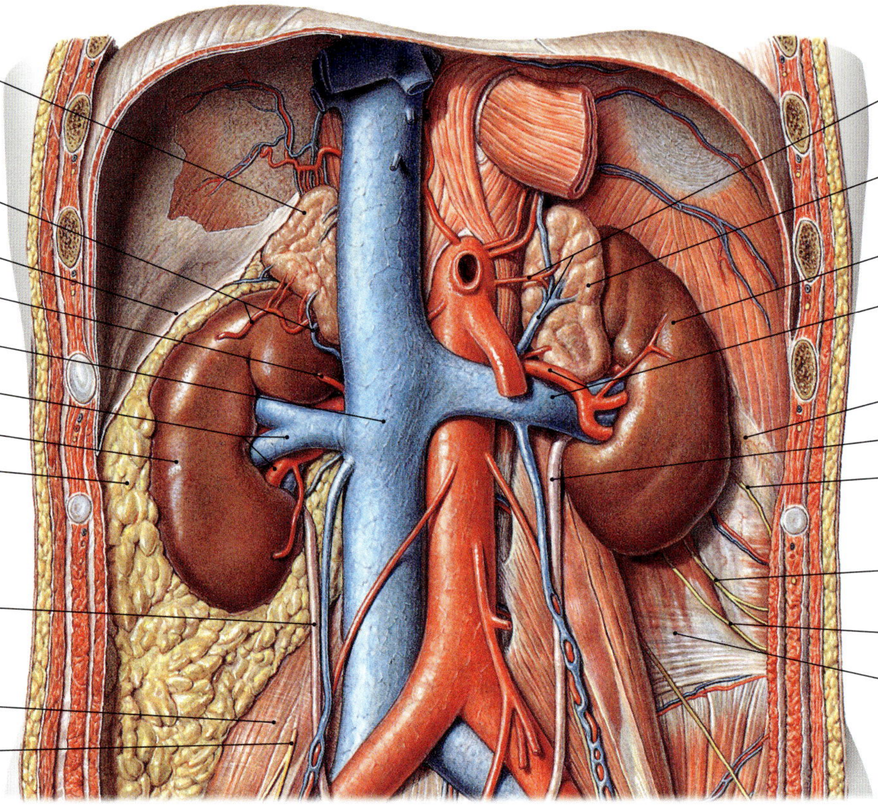

Abb. 7.23 Lage von Niere, Ren [Nephros], und Nebenniere, Glandula suprarenalis, im Retroperitonealraum; Ansicht von ventral.
Niere und Nebenniere liegen im Retroperitonealraum ventral des M. psoas major und des M. quadratus lumborum. Die Niere ist zusammen mit der Nebenniere in eine Fettkapsel (Capsula adiposa) eingebettet, die von einem Fasziensack (Fascia renalis, GEROTA-Faszie) umhüllt wird. Dorsal der Nierenfaszie liegen medial der M. psoas major und lateral als Muskel der dorsalen Bauchwand der M. quadratus lumborum. Zwischen Nierenfaszie und Muskeln verlaufen der N. iliohypogastricus und der N. ilioinguinalis aus dem Plexus lumbalis, die u. a. die Leistenregion sensibel innervieren.

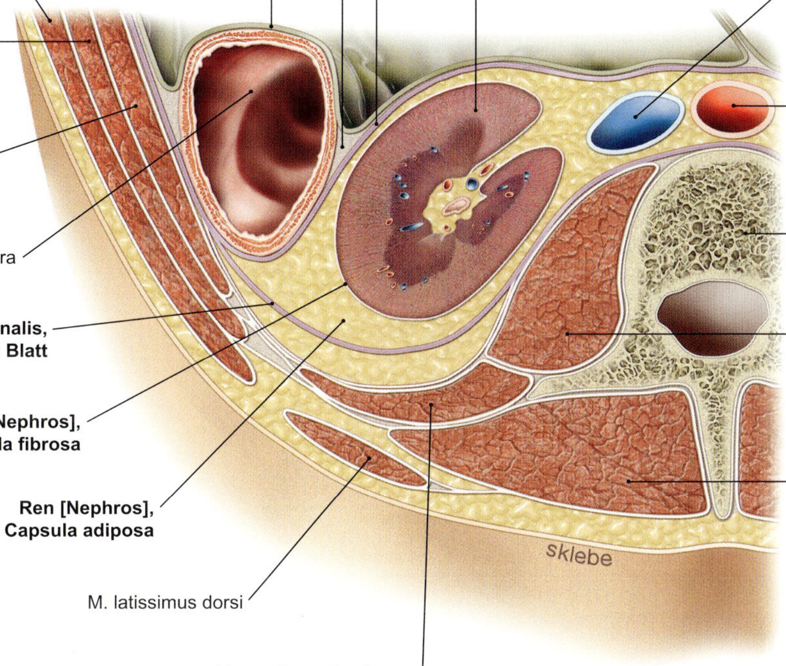

Abb. 7.24 Hüllsysteme der Niere, Ren [Nephros], im Retroperitonealraum; Horizontalschnitt in Höhe des 3. Lendenwirbels; Ansicht von kaudal. [L238]

Niere und Nebenniere liegen im Retroperitonealraum ventral des M. psoas major und des M. quadratus lumborum.

Die Niere besitzt an der Oberfläche eine **Organkapsel** aus straffem Bindegewebe **(Capsula fibrosa).** Zusammen mit der Nebenniere ist sie von einer **Fettkapsel (Capsula adiposa)** umhüllt. Diese ist von einem **Fasziensack (Fascia renalis)** umgeben, der nach unten medial für den Durchtritt der Leitungsbahnen und des Harnleiters offen ist. Das **vordere Blatt des Fasziensacks** wird von den Klinikern als **GEROTA-Faszie** bezeichnet.

Die Abbildung zeigt die Lageverhältnisse des **Colon ascendens.** Wie auch das **Colon descendens** wurde es während der Entwicklung des Unterbauchsitus an die dorsale Rumpfwand verlagert und gelangte so in eine **sekundär retroperitoneale Lage.** Das bedeutet, dass es nur auf seiner ventralen Fläche von Peritoneum parietale bedeckt ist. Dabei fusionierte das embryonale Mesocolon mit dem embryonalen Peritonealüberzug der hinteren Bauchwand und bildet dadurch die **Fusionsfaszie nach TOLDT.** Diese verschmilzt mit dem vorderen Blatt der Fascia renalis **(GEROTA-Faszie).**

Klinik

Die Hüllsysteme und die Lagebeziehungen der Niere sind von klinischer Bedeutung. Bei **bösartigen Tumoren** der Niere werden immer Niere und Nebenniere zusammen einschließlich der GEROTA-Faszie entfernt (Nephrektomie).

Aufbau der Niere

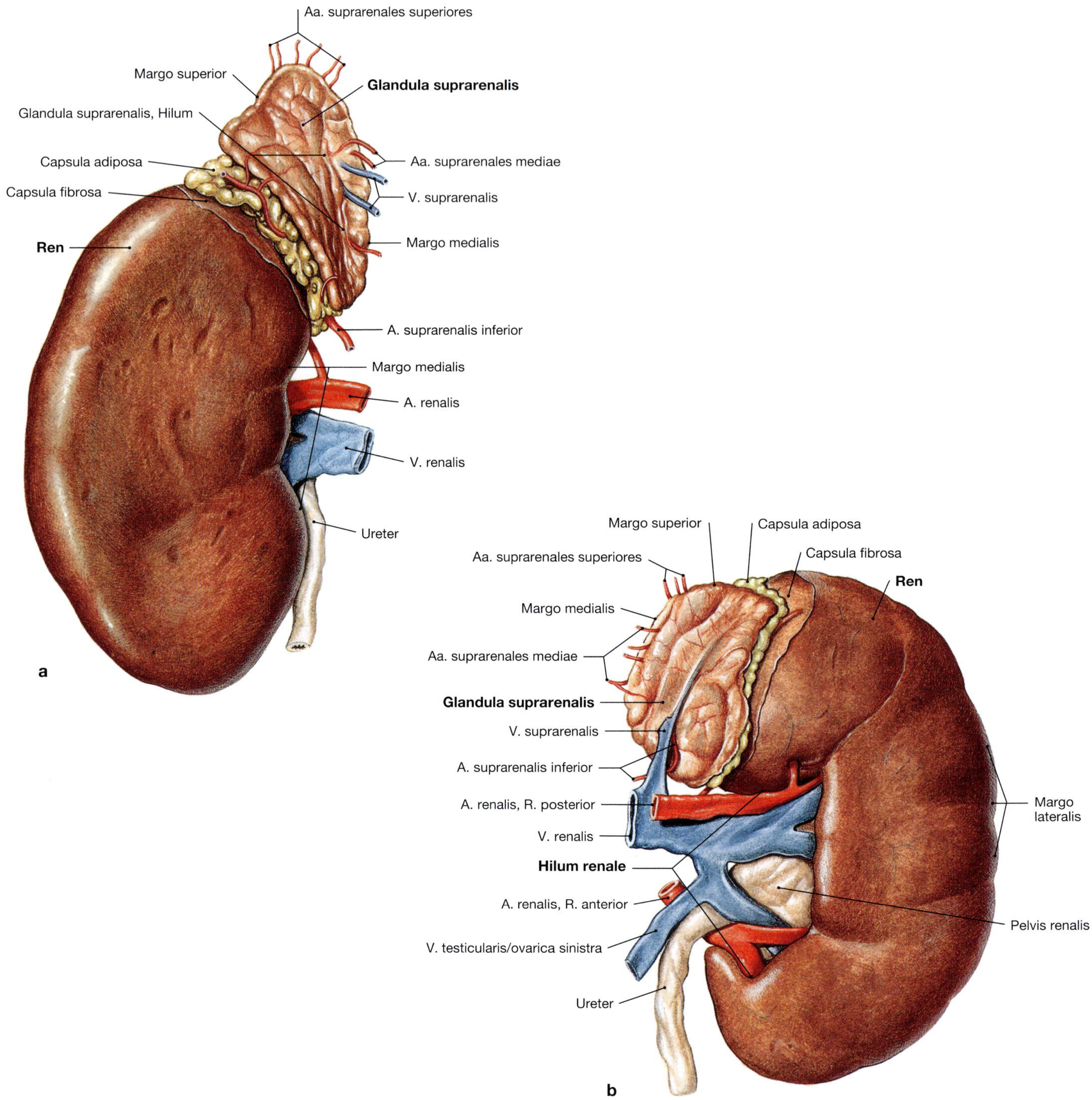

Abb. 7.25a und b Niere, Ren [Nephros], und Nebenniere, Glandula suprarenalis; rechts (→Abb. 7.25a), links (→Abb. 7.25b); Ansicht von ventral.

Die Niere ist „nierenförmig" und 10–12 cm lang, 5–6 cm breit und 4 cm dick. Ihr Gewicht beträgt durchschnittlich 150 g (120–200 g). Sie besitzt einen oberen und einen unteren Pol und dazwischen liegt das nach medial ausgerichtete **Nierenhilum (Hilum renale),** das den Zugang zu einer **Einbuchtung** im Inneren **(Sinus renalis)** darstellt. Es wird von Leitungsbahnen und Harnleiter als Ein- und Austrittsöffnung genutzt.

Die **Nebenniere** sitzt mit einer abgeplatteten Basis der Niere auf. Die Eintrittsstelle der Blutgefäße am medialen Rand wird manchmal ebenfalls als **Hilum** bezeichnet.

Klinik

Für die Klinik ist die Beurteilung des Nierenvolumens von großer Bedeutung, da es bei Erkrankungen auch von prognostischer Relevanz ist. Das **normale Nierenvolumen** bei einer Bestimmung mit Ultraschall beträgt **120–200 ml.** Bei **polyzystischen Nierenerkrankungen** kann das Volumen 1500 ml überschreiten. Ab 1000 ml ist mit einer Einschränkung der Nierenfunktion zu rechnen. Die autosomal-dominante polyzystische Nierenerkrankung (ADPKD) gehört mit einer Häufigkeit von 1:500–1:1000 Geburten zu den häufigsten angeborenen Erkrankungen.

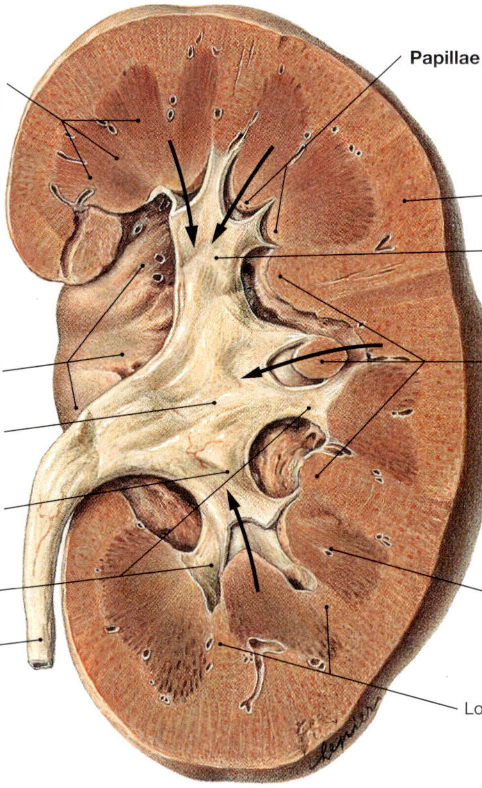

a

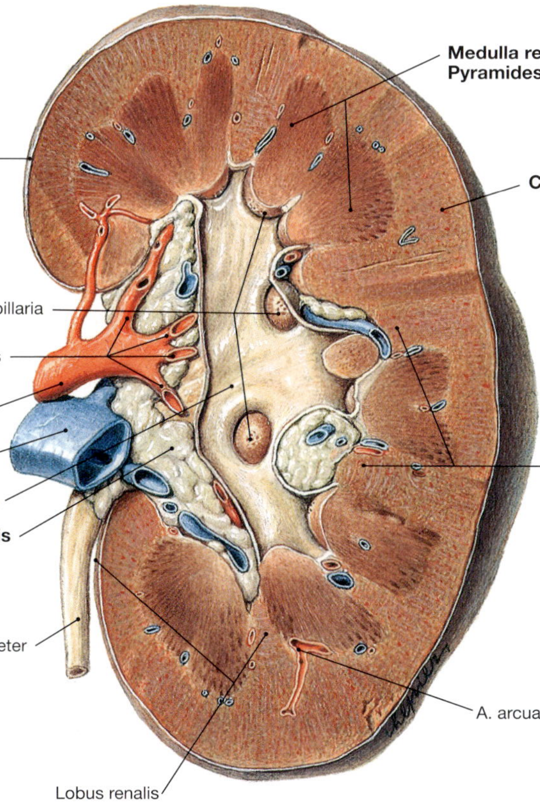

b

Abb. 7.26a und b Niere, Ren [Nephros], links; Ansicht von ventral; nach vertikaler Halbierung (→ Abb. 7.26a), mit freigelegtem und eröffnetem (→ Abb. 7.26b) Nierenbecken.

Die Niere gliedert sich in **Rinde** (Cortex renalis) und **Mark** (Medulla renalis). Das Mark ist in verschiedene Abschnitte gegliedert, die nach ihrer Form als **Markpyramiden** (Pyramides renales) bezeichnet werden. Zwischen den Pyramiden liegen Rindenanteile (Columnae renales). Eine Pyramide mit den angrenzenden Rindenanteilen wird als **Nierenlappen** (Lobus renalis) bezeichnet. Die Grenze zwischen den meist ca. 14 Lappen ist auf der äußeren Oberfläche in der Regel beim Erwachsenen nicht erkennbar. Die Pyramiden münden mit ihren Spitzen (Papillae renales) in die **Nierenkelche** (Calices renales majores und minores), in die der Harn abgegeben wird (Pfeile). Das **Nierenbecken** (Pelvis renalis) liegt zusammen mit Fettgewebe und den Leitungsbahnen in einer Einbuchtung des Nierenparenchyms (Sinus renalis).

Aufbau der Niere

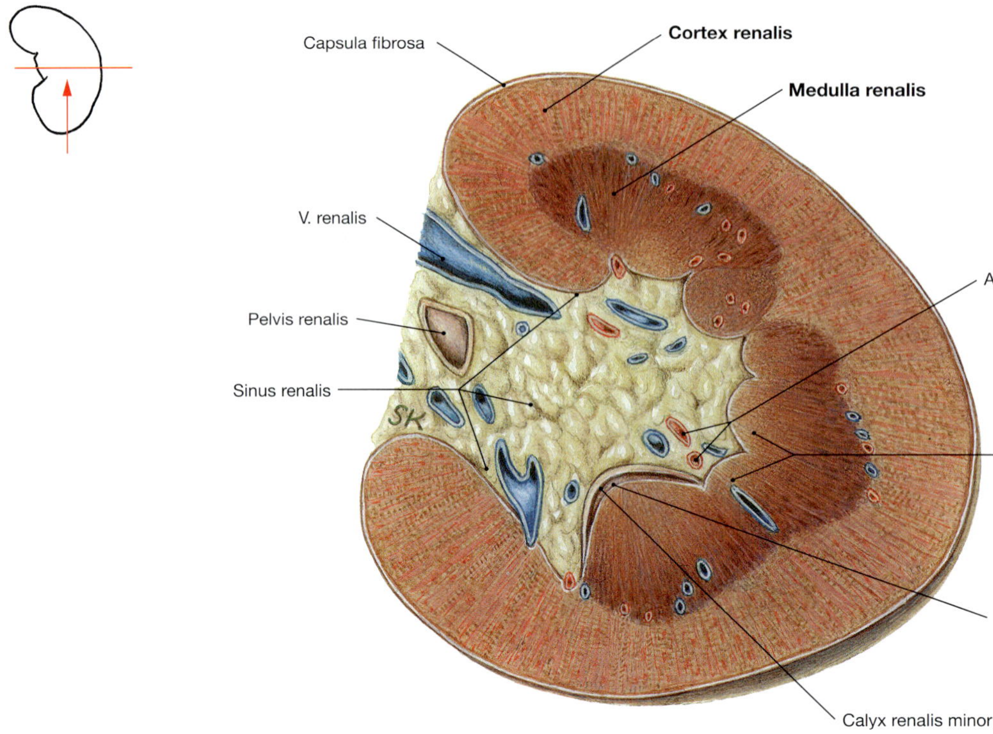

Abb. 7.27 Niere, Ren [Nephros]; Transversalschnitt durch die Nierenbucht (Sinus renalis); Ansicht von kaudal. [L238]

Das Parenchym der Niere gliedert sich in **Rinde (Cortex renalis)** und **Mark (Medulla renalis).**

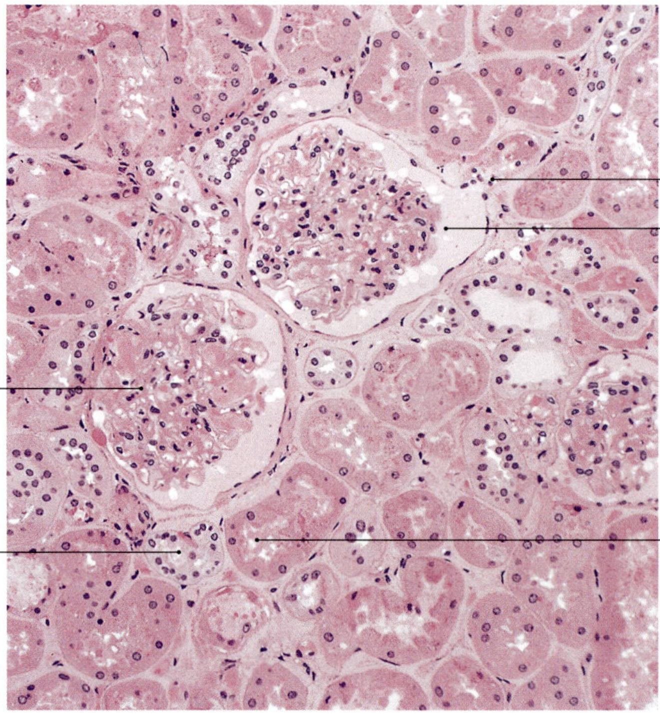

Abb. 7.28 Nierenrinde, Cortex renalis; mikroskopischer Ausschnitt 100-fach. [R252]
Das gesamte Parenchym der Niere besteht aus **Nephronen** und **Sammelrohren.** Die Nephrone setzen sich aus den **Nierenkörperchen** und einem **Tubulussystem** zusammen. In der Rinde befinden sich im Unterschied zum Mark Nierenkörperchen (Corpuscula renalia). Im **Kapillarknäuel (Glomerulus)** des Nierenkörperchens wird der Primärharn als Ultrafiltrat aus dem Blut in den Kapselraum abgepresst (170 l/Tag). Von dort gelangt er am Harnpol in den proximalen Tubulus (Tubulus proximalis). Im Tubulussystem und im Sammelrohr wird der überwiegende Teil des Primärharns durch Resorption wieder aufgenommen und zusätzlich durch Sekretion in seiner Zusammensetzung verändert, bevor er als Endharn an den Nierenpapillen in das Nierenbecken abgegeben wird (1,7 l/Tag).

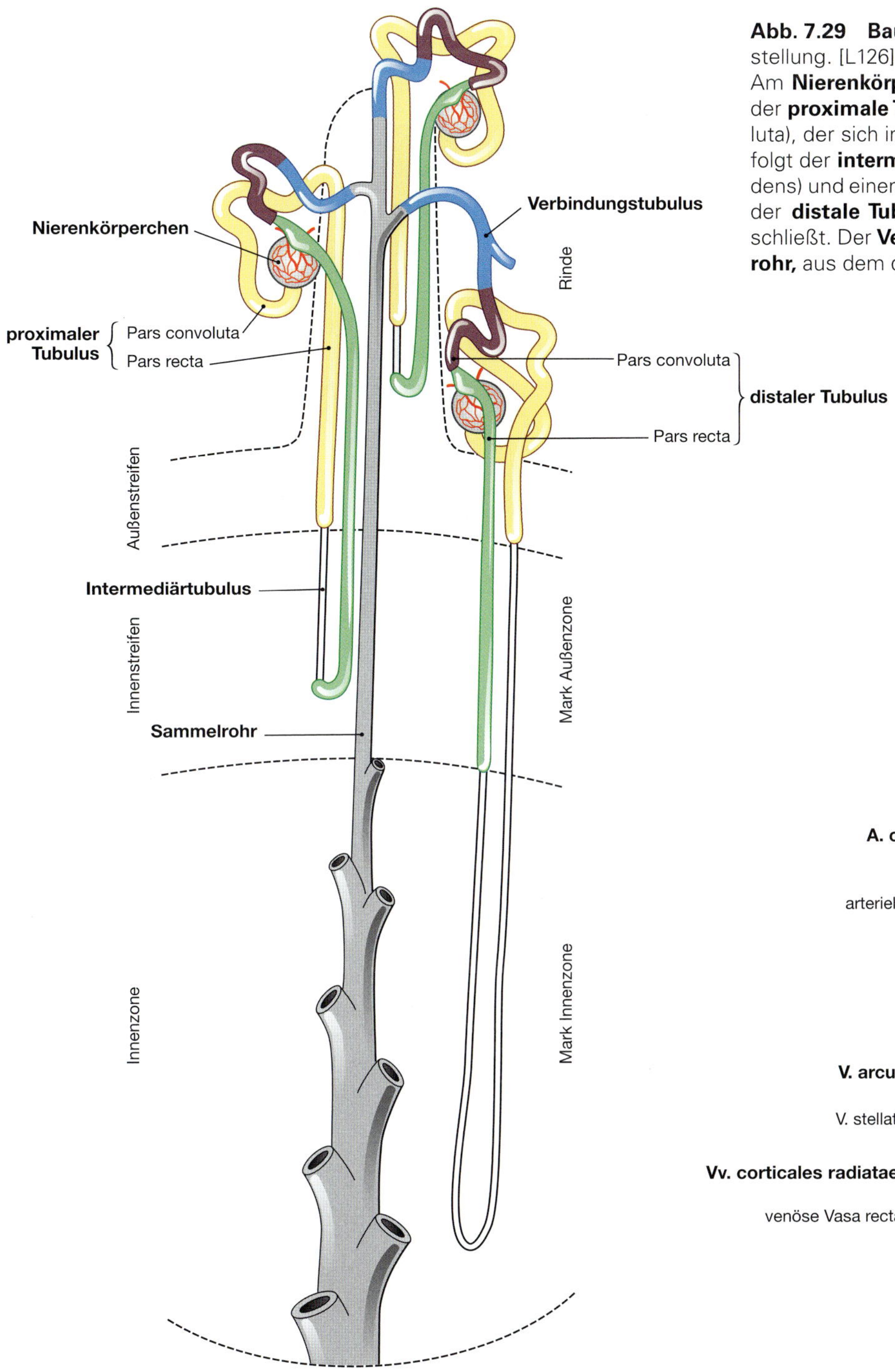

Abb. 7.29 Bau von Nephron und Sammelrohr; schematische Darstellung. [L126]

Am **Nierenkörperchen,** in dem der Primärharn gebildet wird, beginnt der **proximale Tubulus** mit einem gewundenen Abschnitt (Pars convoluta), der sich in einen geraden Abschnitt (Pars recta) fortsetzt. Danach folgt der **intermediäre Tubulus** mit einem absteigenden (Pars descendens) und einem aufsteigenden Schenkel (Pars ascendens), an den sich der **distale Tubulus** (wieder mit Pars recta und Pars convoluta) anschließt. Der **Verbindungstubulus** bildet den Übergang zum **Sammelrohr,** aus dem der Endharn schließlich in das Nierenbecken gelangt.

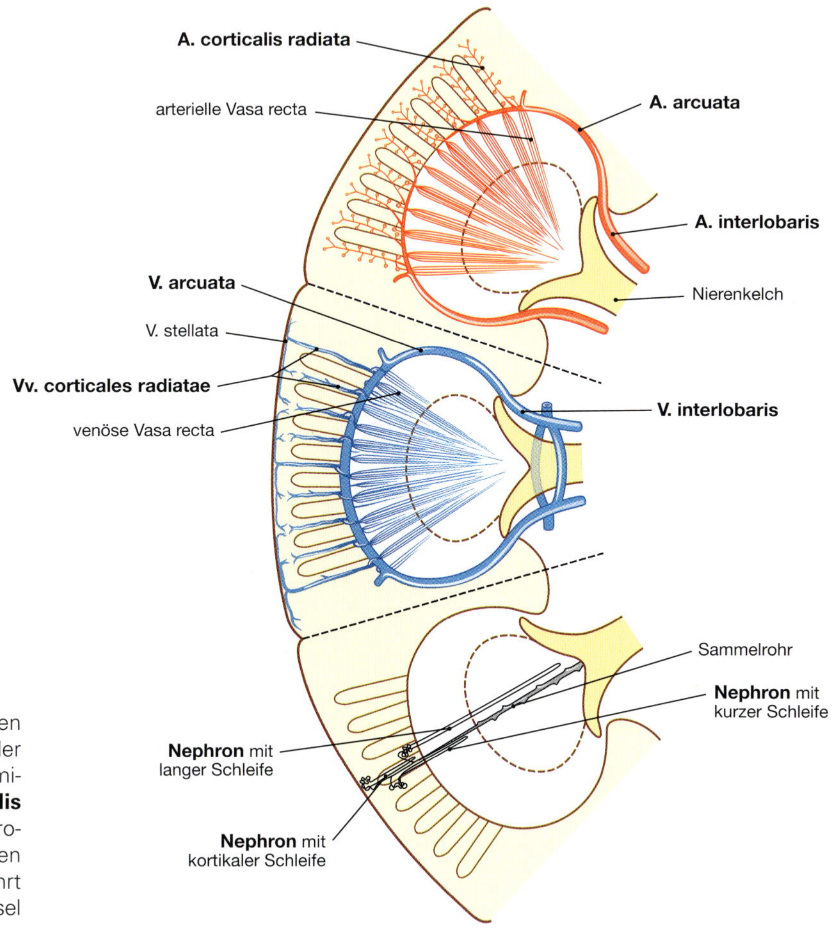

Abb. 7.30 Verlauf von Arterien (rot), Venen (blau) und Nephronen (grau) im Parenchym der Niere; schematische Darstellung. [L126]

A. und **V. renalis** verzweigen sich im Bereich des Hilums und steigen als **A.** und **V. interlobaris** am Rand der Pyramiden auf, ziehen an der Rinden-Mark-Grenze als **A.** und **V. arcuata** bogenförmig um die Pyramiden herum und verlassen diese an deren Basis als **A.** und **V. corticalis radiata,** die zur Kapsel aufsteigen. Diese Abschnitte sind noch makroskopisch erkennbar. Im Unterschied zu den Venen bilden die Arterien keine geschlossenen Gefäßbögen, sind also Endarterien. Daher führt ein Verschluss der Arterien, z. B. durch ein verschlepptes Blutgerinnsel (Embolie), zu **Niereninfarkten.**

Für das Verständnis der Nierenfunktion sind auch die folgenden mikroskopisch kleinen Abschnitte des Blutgefäßsystems wichtig:

Von der A. corticalis radiata abgehende kleine Arteriolen zu den Nierenkörperchen (Vasa afferentia) bilden die Kapillarschlingen des **Glomerulus**. In den Glomeruli wird der Primärharn aus dem Blut durch einen Filter in das Tubulussystem der Nephrone abgepresst. Danach gehen die Kapillarschlingen über ein zweites System von Arteriolen (Vasa efferentia) in die peritubulären Kapillaren und im Nierenmark in die venösen Vasa recta über, die ab- und aufsteigende Anteile haben. Diese Gefäße sind schließlich an die Venen angeschlossen. Die Vasa recta, die im Mark von arteriellen Gefäßen begleitet werden, sind für die Resorption und Sekretion von Stoffen in den Tubulusabschnitten des Nephrons und im Sammelrohr wichtig.

Segmente und Lagebeziehungen der Niere

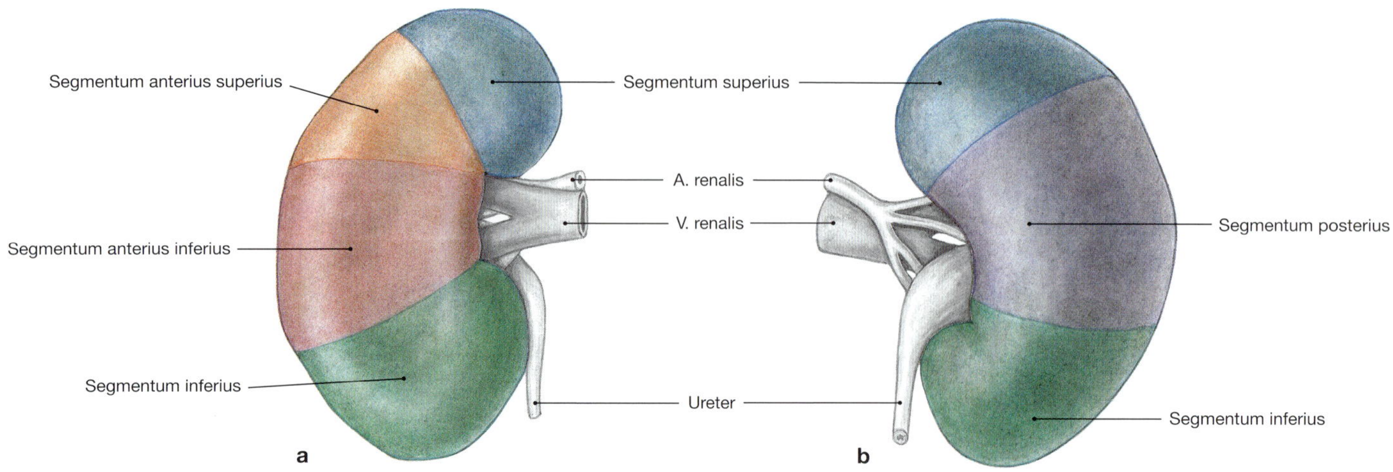

Abb. 7.31a und b Nierensegmente, Segmenta renalia, rechts; Ansicht von ventral (→ Abb. 7.31a) und von dorsal (→ Abb. 7.31b).
Durch Aufzweigung der arteriellen Gefäße wird die Niere in **Segmente** (Segmenta renalia) gegliedert. Bei Verschluss der Äste der A. renalis entspricht die Ausdehnung der **Niereninfarkte** den Segmentgrenzen. Die Verzweigungsmuster sind jedoch sehr variabel.

Die Nierenarterie (A. renalis) verzweigt sich im Bereich des Hilums in einen R. principalis anterior, der mit verschiedenen Ästen das obere, die beiden vorderen und das untere Segment versorgt, und einen R. principalis posterior für das hintere Segment.

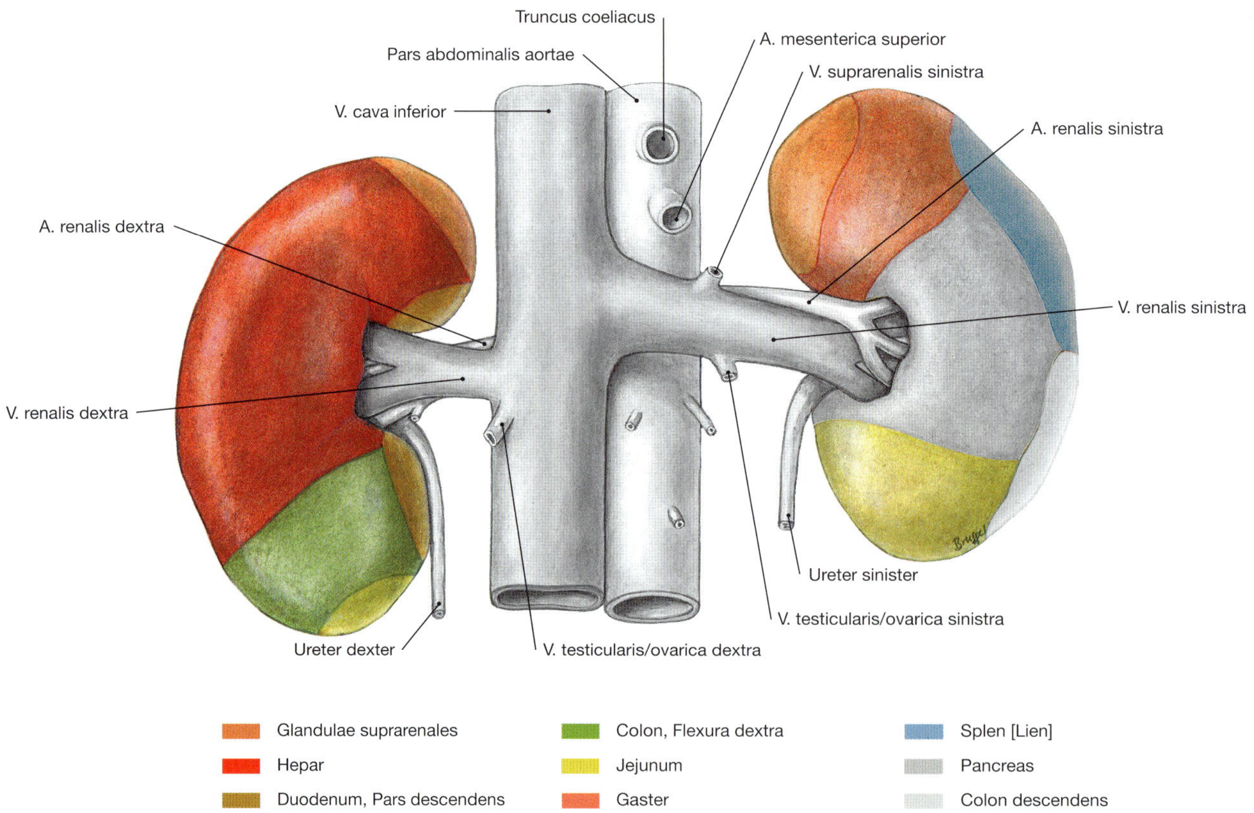

Abb. 7.32 Kontaktflächen der Niere, Ren [Nephros], mit benachbarten Organen; Ansicht von ventral.
Während die Dorsalseite der Niere der hinteren Rumpfwand anliegt, haben die Vorderseiten zu verschiedenen Organen Kontakt. Zusammen mit den Nebennieren sind die Nieren von den Bauchorganen durch Peritoneum parietale, Nierenfaszie und Fettkapsel getrennt, so dass die Kontaktflächen keine klinische Bedeutung haben.

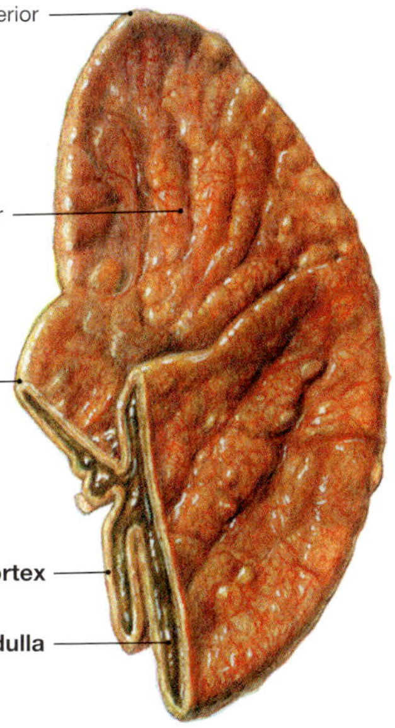

Abb. 7.33 Nebenniere, Glandula suprarenalis, rechts; Ansicht von ventral.
Die Nebenniere besteht aus **Rinde (Cortex)** und **Mark (Medulla)**, die entwicklungsgeschichtlich und funktionell völlig verschieden sind. Die Rinde entsteht aus dem **Mesoderm** in der Wand der **Leibeshöhle (Zölomepithel)**, das Mark dagegen aus dem **Neuroektoderm** der **Neuralleiste** und entspricht daher einem modifizierten sympathischen Ganglion.

Makroskopisch unterscheidet man einen **medialen und einen oberen Rand (Margo medialis und Margo superior)**, die eine **Vorder- und Rückseite (Facies anterior und Facies posterior)** sowie eine **Basis (Facies renalis)** abgrenzen. Am medialen Rand befindet sich außerdem das **Hilum** als Ein- und Austritt der Leitungsbahnen.

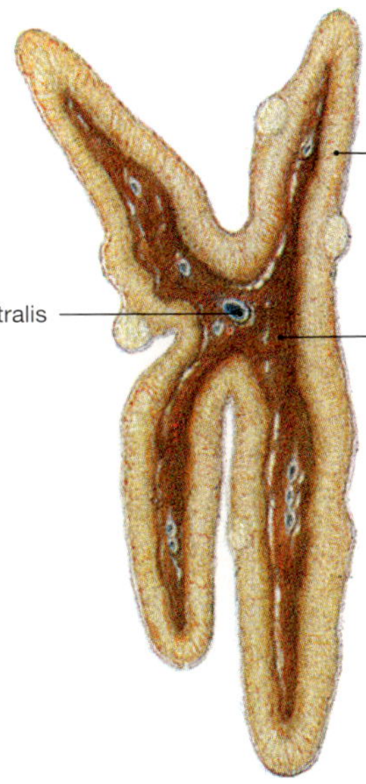

Abb. 7.34 Nebenniere, Glandula suprarenalis, rechts; Sagittalschnitt; Ansicht von lateral.
Die Nebenniere ist eine lebensnotwendige endokrine Drüse. Die **Rinde** produziert **Steroidhormone** (Mineralokortikoide, Glukokortikoide, Androgene), das **Mark Katecholamine** (Adrenalin und Noradrenalin), die Stoffwechsel und Blutdruck regulieren.

Klinik

Wenn beide Nebennieren aufgrund von Erkrankungen entfernt werden, müssen Mineralo- und Glukokortikoide medikamentös ersetzt werden, da es sonst zu **lebensgefährlichen Schockzuständen** durch zu niedrigen Blutzucker (Hypoglykämie) und durch Blutdruckabfall (Hypotonie) kommen kann. Dies kann auch bei Insuffizienz der Nebennieren der Fall sein (Morbus ADDISON).

Blutgefäße von Niere und Nebenniere

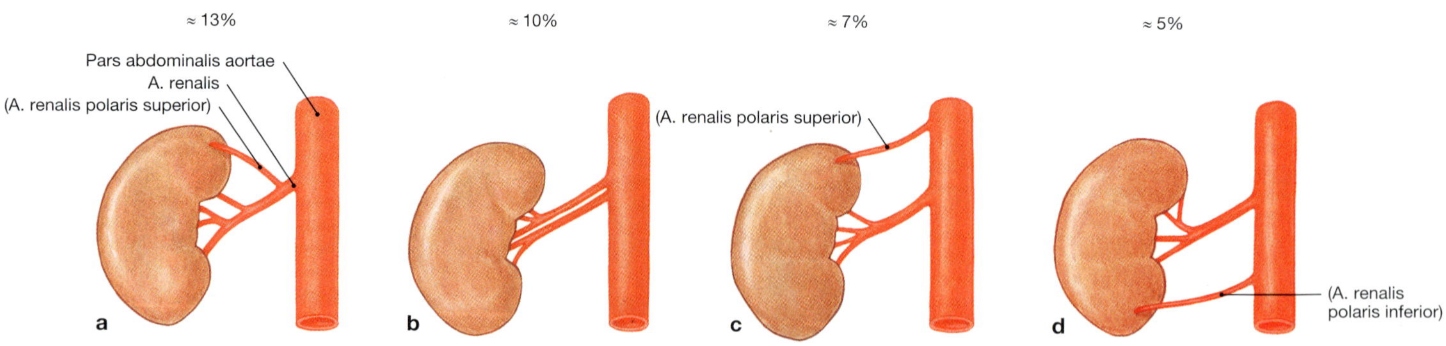

Abb. 7.35a bis d Nierenarterie, A. renalis mit Varietäten; Ansicht von ventral.
Die **Nierenarterie (A. renalis)** entspringt im Regelfall beidseits aus der Aorta und tritt durch das Hilum in die Niere ein. **Polarterien** gelangen nicht über das Hilum, sondern direkt in das Nierenparenchym hinein. **Akzessorische** Arterien entspringen dagegen selbstständig aus der Aorta.

a A. renalis mit einem Ast als oberer Polarterie
b zwei Aa. renales zum Nierenhilum
c akzessorische obere Polarterie
d akzessorische untere Polarterie

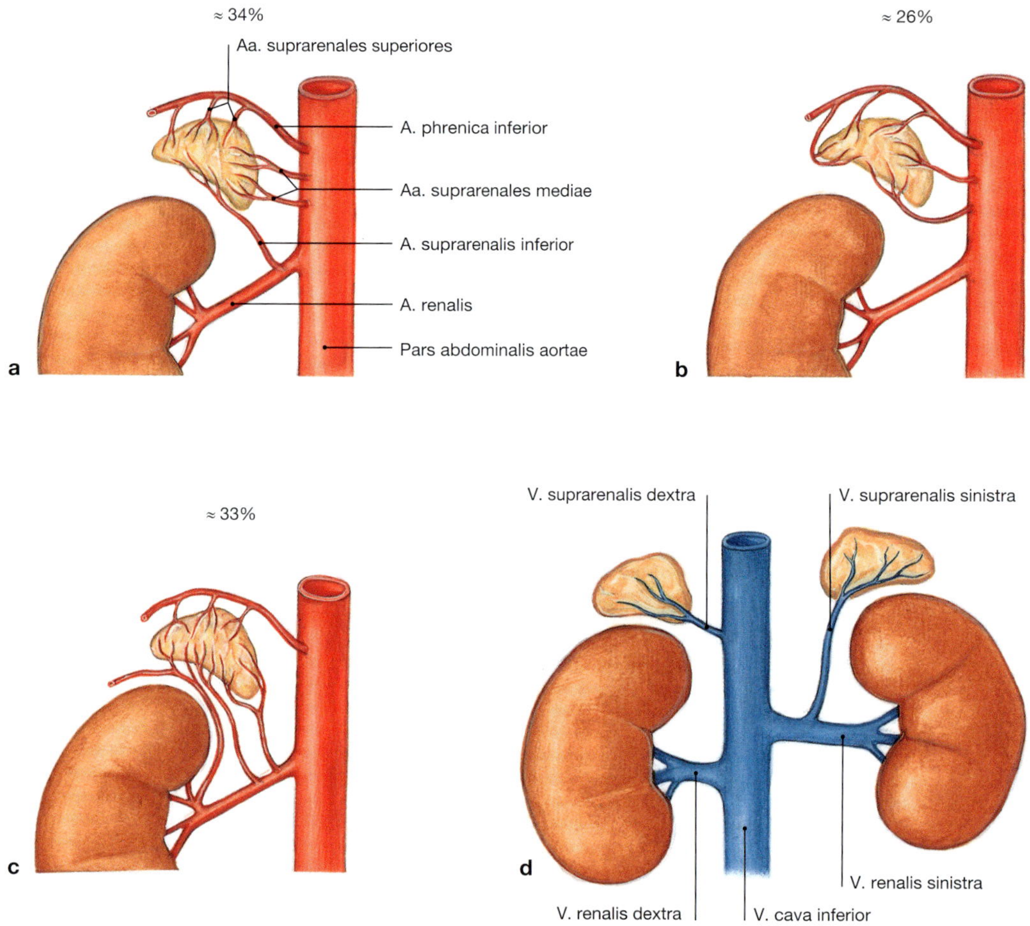

Abb. 7.36a bis d Nebennierenarterien, Aa. suprarenales, mit Varietäten sowie Nierenvene, V. renalis, und Nebennierenvene, V. suprarenalis; Ansicht von ventral.
Im Regelfall gibt es **drei Nebennierenarterien:**

- **A. suprarenalis superior:** entspringt aus der A. phrenica inferior
- **A. suprarenalis media:** direkt aus der Aorta
- **A. suprarenalis inferior:** Ast der A. renalis

Diese „Luxusperfusion" verhindert, dass es zu Organinfarkten kommt, die das lebenswichtige Organ gefährden könnten. Allerdings sind nur in einem Drittel der Fälle alle Nebennierenarterien ausgebildet. Die verschiedenen Nebennierenarterien dringen in die Rinde des Organs ein. Von dort wird das Blut in das Mark geleitet und da durch die Nebennierenvene gesammelt. Der von der Rinde in das Mark gerichtete Blutfluss ist funktionell von Bedeutung, da die Hormone der Nebennierenrinde die Differenzierung und Funktion der Zellen im Mark steuern.
Varietäten der Nebennierenarterien:
a arterielle Versorgung über drei Arterien (Lehrbuchfall)
b arterielle Versorgung ohne Zufluss aus der A. renalis
c arterielle Versorgung ohne Arterie direkt aus der Aorta
Die **Nierenvene, V. renalis,** mündet beidseits in die V. cava inferior. Ebenso gibt es pro Nebenniere nur **eine Nebennierenvene, V. suprarenalis,** die das Blut sammelt und rechts in die V. cava inferior bzw. links in die V. renalis leitet **(d).**

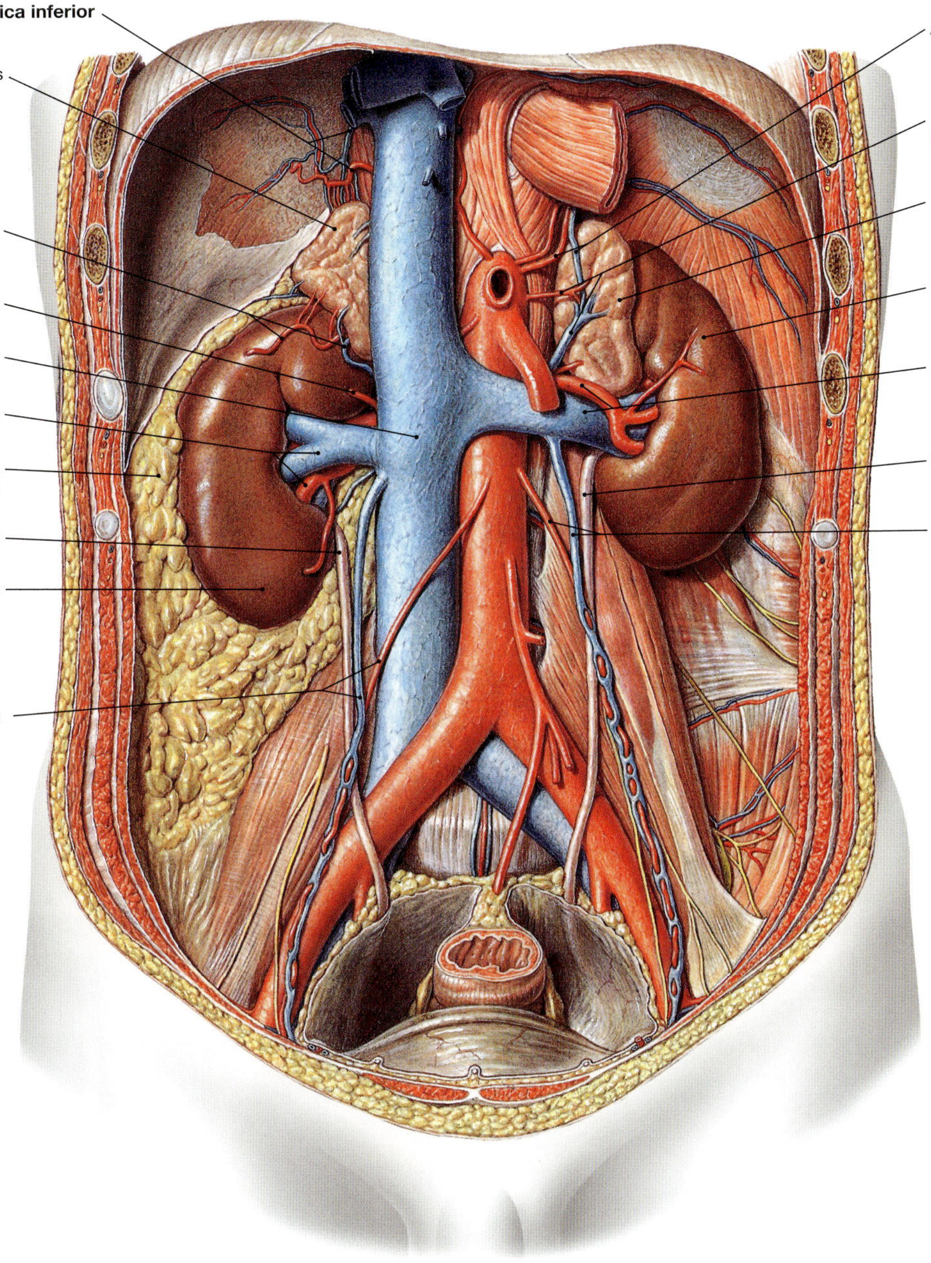

Abb. 7.37 Verlauf der A. und V. renalis; Ansicht von ventral.
Die **Aa. renales** entspringen auf Höhe des 2. Lendenwirbels paarig aus dem Bauchabschnitt der Aorta und verlaufen dorsal der Venen zum Hilum der Niere, wobei die rechte A. renalis hinter der V. cava inferior entlang zieht. Am Hilum verzweigen sie sich in mehrere Äste.

Die **Vv. renales** münden beidseits in die V. cava inferior. Auf der **linken Seite** nimmt die V. renalis drei Venen auf, rechts münden die entsprechenden Venen eigenständig in die V. cava inferior:

- V. suprarenalis sinistra
- V. testicularis/ovarica sinistra
- V. phrenica inferior sinistra

Klinik

Da Nierenkarzinome oft in die Nierenvenen einwachsen, kann es beim Mann bei einem Tumor auf der linken Seite zu einem Rückstau in die V. testicularis mit einer knäuelartigen Erweiterung der Venen im Hodensack kommen **(Varikozele).** Daher muss bei einer linksseitigen Varikozele immer auch ein Nierentumor ausgeschlossen werden!

Arterien von Niere und Nebenniere

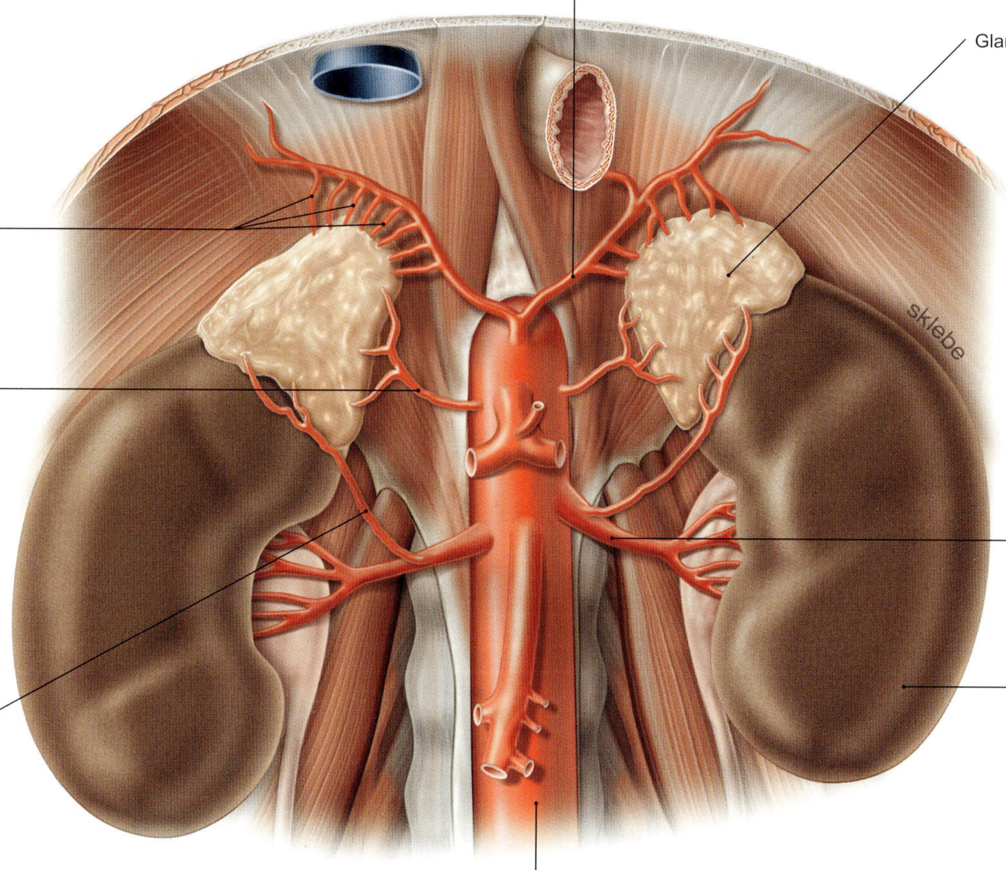

Abb. 7.38 Arterielle Versorgung von Niere und Nebenniere; Ansicht von ventral. Alle Organe der Bauchhöhle außer Niere und Nebenniere sowie die Venen, Lymphbahnen und Nerven des Retroperitoneums wurden entfernt. [L238]
Die **A. renalis** entspringt beidseits aus der Aorta und zieht zum Hilum der Niere, wo sie sich sehr variabel in mehrere Endäste aufzweigt. Sie gibt im Regelfall auch die **A. suprarenalis inferior** ab. Die A. suprarenalis superior dagegen geht in den meisten Fällen in Form mehrerer kleiner Äste aus der A. phrenica inferior hervor. Die **A. suprarenalis media** ist ein eigenständiger Ast der Aorta, fehlt aber wie die unteren Nebennierenarterie relativ häufig.

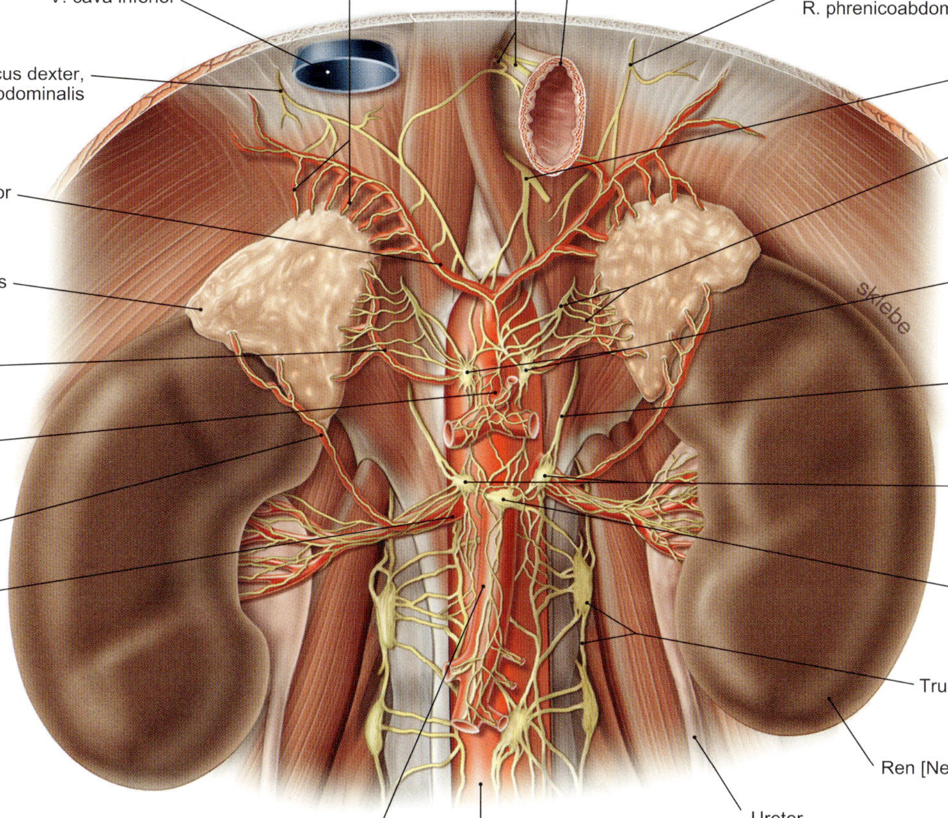

Abb. 7.39 Vegetative Innervation von Niere und Nebenniere; Ansicht von ventral. Alle Organe der Bauchhöhle außer Niere und Nebenniere sowie die Venen und Lymphbahnen des Retroperitoneums wurden entfernt. [L238]

Die **vegetative Innervation** von Niere und Nebenniere erfolgt ganz überwiegend durch den Sympathicus. Hier bestehen bei beiden Organen aber grundlegende Unterschiede:

Die **Niere** wird durch ein eigenes Nervengeflecht **(Plexus renalis)** innerviert, das sich entlang der A. renalis erstreckt. Die **postganglionären** Neurone haben ihre Zellkörper in den **Ganglia aorticorenalia,** die am Abgang der Nierenarterien auf der Aorta liegen und daher zum Plexus aorticus abdominalis gehören.

Die **Nebenniere** dagegen wird von **präganglionären** (!) sympathischen Nervenfasern aus den Nn. splanchnici erreicht. Die Nervenendigungen befinden sich an den Zellen des Nebennierenmarks und induzieren die Freisetzung der Katecholamine. Das Nebennierenmark entspricht daher einem modifizierten sympathischen Ganglion.

Niere, Bildgebung

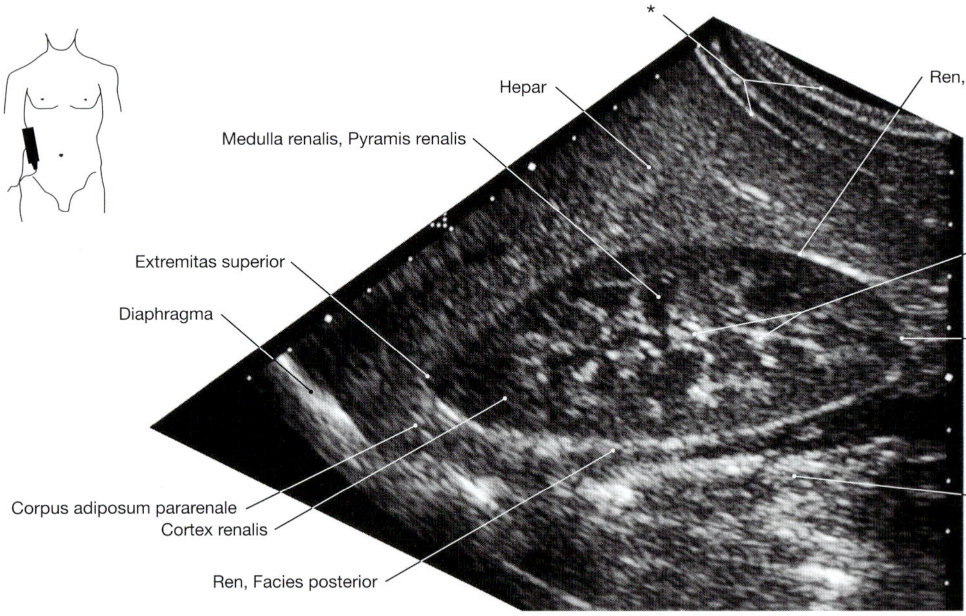

Abb. 7.40 Niere, Ren [Nephros], rechts; Ultraschallbild; Ansicht von lateral; Schallkopf annähernd senkrecht gestellt. [T894]

* Bauchwand

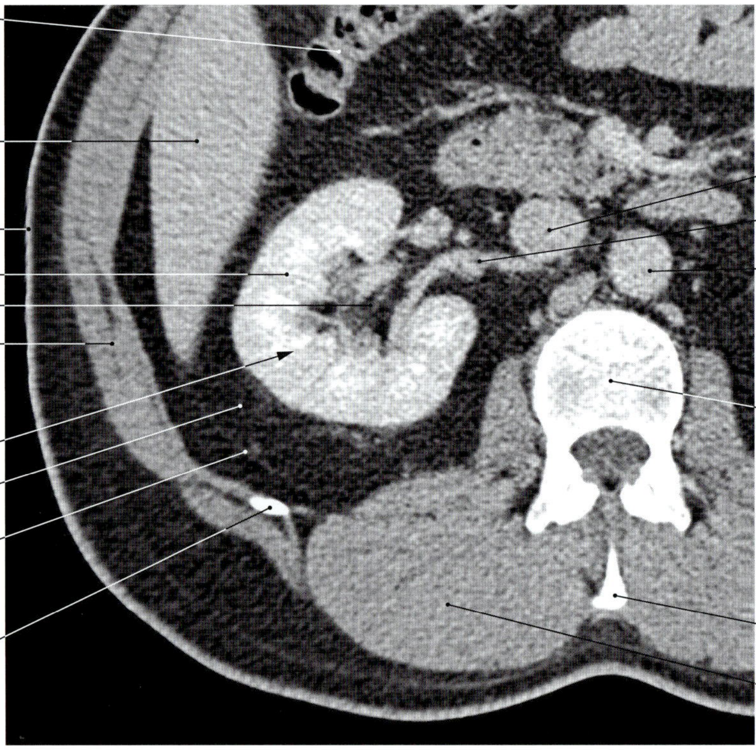

Abb. 7.41 Niere, Ren [Nephros], rechts; computertomographischer Querschnitt (CT); Ansicht von kaudal. [T900]

Es kann auch CT-gesteuert punktiert werden, um z. B. unklare Funktionsstörungen abzuklären.

* Führung der Nadel zur Nierenbiopsie

Klinik

Die **Sonographie** eignet sich gut zur Darstellung der Nieren. Raumforderungen, wie Zysten oder Tumoren, können meist gut erkannt werden. Bei unklaren Befunden bietet sich die **CT-Untersuchung** an, mit der man auch zuverlässig Lymphknotenmetastasen in lumbalen Lymphknoten erkennen und einen Einbruch der Tumoren in die Nierenvenen nachweisen kann.

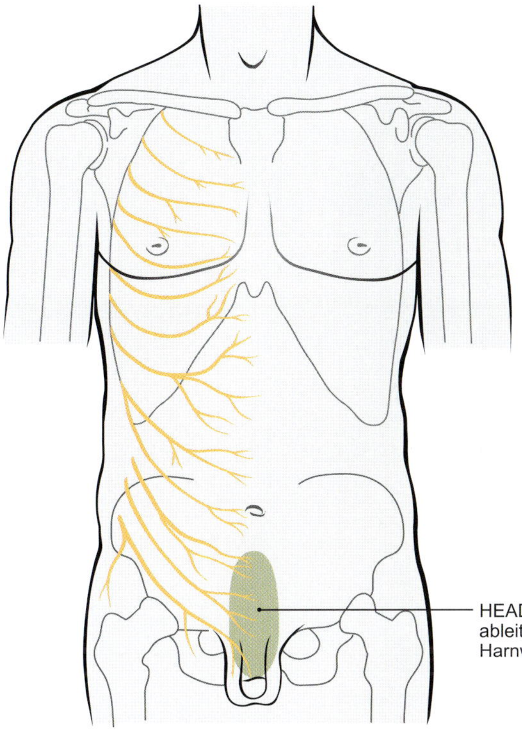

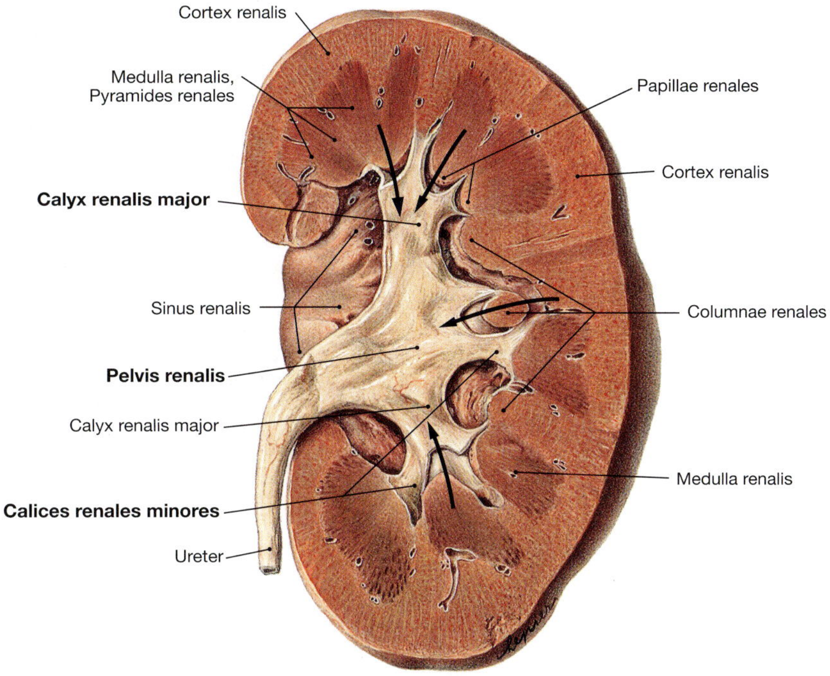

Abb. 7.42 HEAD-Zone der ableitenden Harnwege; Ansicht von ventral. [L126]
Zu den **ableitenden Harnwegen** zählen:

- Nierenbecken (Pelvis renalis)
- Harnleiter (Ureter)
- Harnblase (Vesica urinaria)
- Harnröhre (Urethra)

Das organbezogene Hautareal oder die **HEAD-Zone** des Nierenbeckens entspricht dem der Niere und projiziert sich auf die Hautwurzelfelder (Dermatome) T10–L1, die HEAD-Zone der Harnblase projiziert sich median auf die Dermatome T11–L1. Erkrankungen des Nierenbeckens wie eine Nierenbeckenentzündung (Pyelonephritis) oder eine Harnblasenentzündung (Zystitis) können daher zu Schmerzen führen, die in diesen Hautarealen wahrgenommen werden (projizierter Schmerz).

Abb. 7.43 Nierenbecken, Pelvis renalis, links; Ansicht von ventral.
Nachdem der Harn als sog. Primärharn in den Nierenkörperchen aus dem Blut abfiltriert wurde, wird er im Tubulussystem der Nephrone und in den Sammelrohren konzentriert und in seiner Zusammensetzung durch Resorptions- und Sekretionsvorgänge verändert. Dieser Endharn wird an der Spitze der **Markpyramiden (Pyramides renales),** deren perforierte Flächen als **Nierenpapillen (Papillae renales)** bezeichnet werden, in die **Nierenkelche (Calices renales)** des **Nierenbeckens (Pelvis renalis)** abgegeben (Pfeile).
Zu den Leitungsbahnen der ableitenden Harnwege im Becken → Abb. 7.8, → Abb. 7.11, → Abb. 7.12 und → Abb. 7.13.

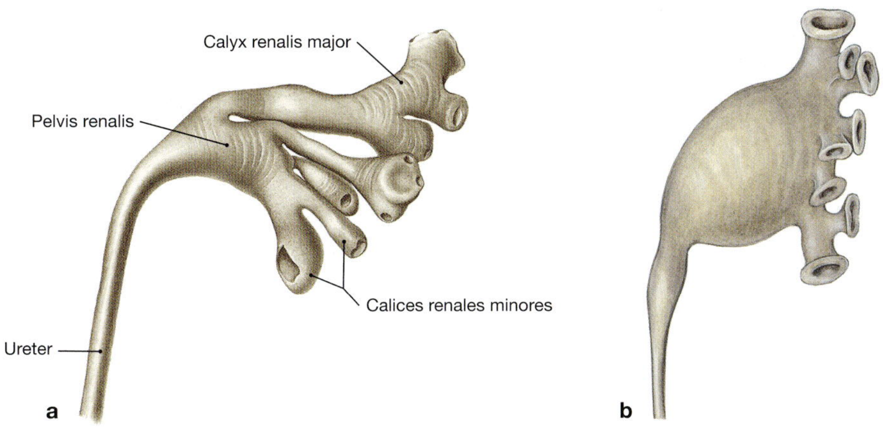

Abb. 7.44a und b Nierenbecken, Pelvis renalis, links; Ausgusspräparate, Ansicht von ventral.
Nach der Weite und der Länge der Nierenkelche unterscheidet man einen dendritischen Typ (→ Abb. 7.44a) und einen ampullären Typ (→ Abb. 7.44b) des Nierenbeckens.

Harnleiter

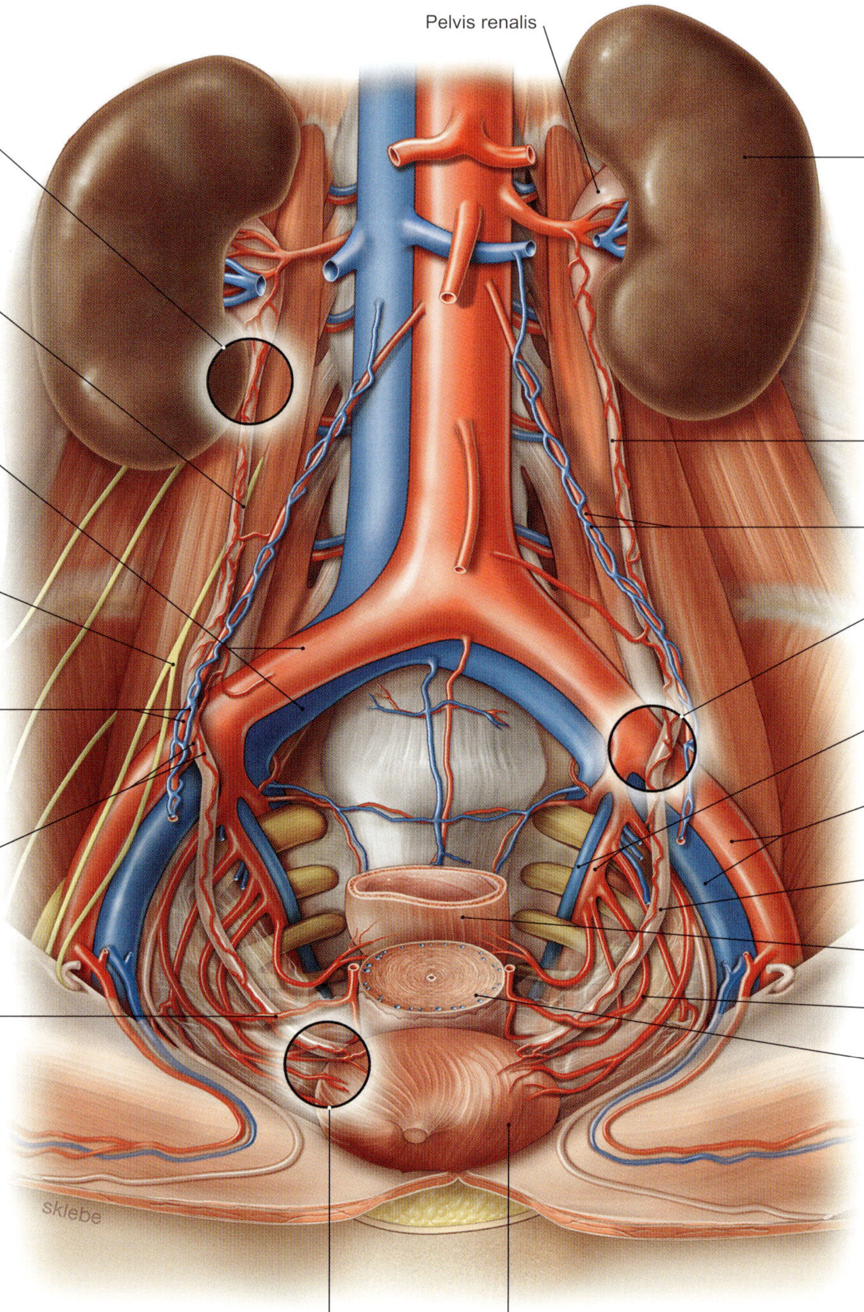

Abb. 7.45 Abschnitte, Engstellen und Verlauf des Harnleiters, Ureter; Ansicht von ventral. [L238]

Vom Nierenbecken aus gelangt der Harn über den **Harnleiter (Ureter)** in die **Harnblase (Vesica urinaria).** Nach Verlassen des Nierenmarks wird der Harn dabei in seiner Zusammensetzung und in seinem Volumen nicht mehr verändert. Der Transport im Ureter erfolgt durch peristaltische Wellen seiner glatten Wandmuskulatur. Der Harnleiter gliedert sich in drei Abschnitte und weist drei Engstellen auf.

Abschnitte:
- Pars abdominalis: im Retroperitonealraum
- Pars pelvica: im kleinen Becken
- Pars intramuralis: durchquert die Harnblasenwand

Engstellen:
- am Abgang vom Nierenbecken
- an der Überkreuzung der A. iliaca communis oder externa
- am Durchtritt durch die Harnblasenwand (engste Stelle)

Die Engstelle am Durchtritt durch die Harnblasenwand ist physiologisch von Bedeutung, da sie einen Reflux von Harn aus der Harnblase verhindert.

Verlauf:
In seinem Verlauf hat der Ureter Kontakt zu verschiedenen Strukturen. Seine **Pars abdominalis** überquert meist den N. genitofemoralis und unterquert die A./V. testicularis/ovarica. Rechts wird er dabei vom Duodenum, von der A. colica dextra und der Mesenterialwurzel (Radix mesenterii) bedeckt, auf der linken Seite von der A./V. mesenterica inferior oder der A. colica sinistra. Am Übergang zur **Pars pelvica** überquert der Ureter die A./V.iliaca communis. Im kleinen Becken unterkreuzt er beim Mann den Samenleiter (Ductus deferens) und bei der Frau die A. uterina.

Über-unter-über-unter-Regel: Der Harnleiter zieht erst **über** den N. genitofemoralis, **unter**quert A. und V. testicularis/ovarica, **über**quert A. und V. iliaca und **unter**kreuzt dann beim Mann den Ductus deferens und bei der Frau die A. uterina.

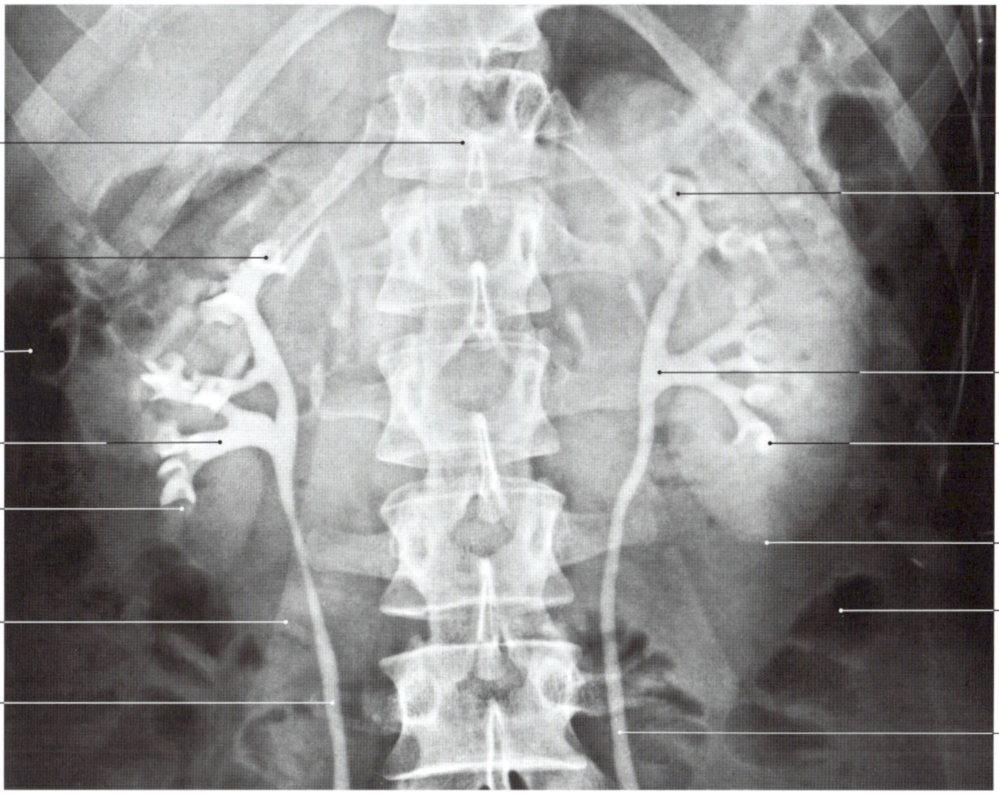

Abb. 7.46 Nierenbecken, Pelvis renalis, und Harnleiter, Ureter; Röntgenbild im antero-posterioren (ap) Strahlengang nach retrograder Injektion eines Röntgenkontrastmittels über beide Ureteren; Ansicht von ventral.

a 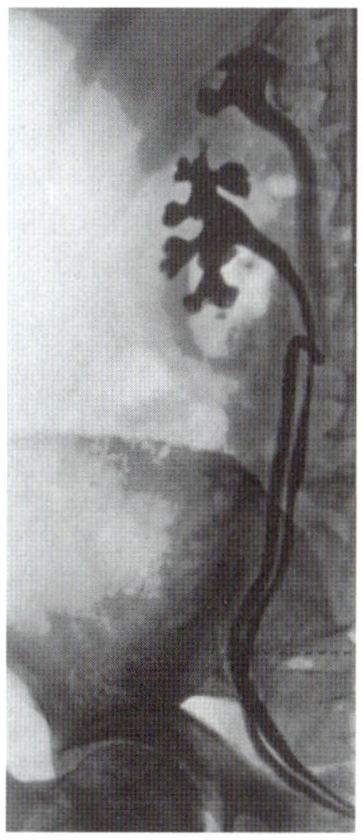 b 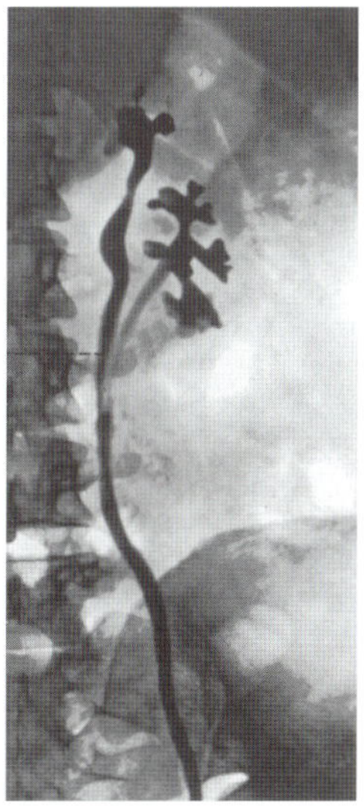

Abb. 7.47a und b Häufige Varietäten des Harnleiters, Ureter; Röntgenbilder im antero-posterioren (ap) Strahlengang nach retrograder Injektion eines Röntgenkontrastmittels; Ansicht von ventral. [S002-7]

a doppelter Harnleiter (Ureter duplex)
b gespaltener Harnleiter (Ureter fissus)

In beiden Fällen sind zwei Nierenbecken vorhanden.

Klinik

Abgehende **Nierensteine** können an den Engstellen stecken bleiben und dann sehr starke, wellenförmig verlaufende Schmerzen (Nierenkoliken) verursachen. Die Nähe des Ureters zur A. uterina muss bei **Entfernung des Uterus** (Hysterektomie) berücksichtigt werden, damit nicht mit der Arterie auch der Ureter abgebunden wird. Ein Harnstau würde zu einer irreversiblen Schädigung der Niere führen.
Der **Ureter fissus** ist meist ein Zufallsbefund und hat keine klinische Bedeutung. Dagegen kommt es beim **Ureter duplex** oft zu Fehleinmündungen im Bereich der Harnblase, die zu Harnreflux oder Inkontinenz führen können. Meist überkreuzen sich die beiden Harnleiter (MEYER-WEIGERT-Regel). In der Regel mündet der aus dem höher gelegenen Nierenbecken entspringende Harnleiter an einer tiefer gelegenen Stelle in die Harnblase oder sogar noch weiter distal in die Harnröhre, was eine Harninkontinenz zur Folge haben kann. Der höher einmündende, meist im unteren Nierenbecken entspringende Harnleiter hat dagegen eine kürzere Pars intramuralis im Bereich der Harnblasenwand, so dass es hier zum Harnreflux kommen kann. Ein Reflux begünstigt aufsteigende Infektionen, die zu einer dauerhaften Schädigung der Niere führen können.

Aufbau der Harnblase

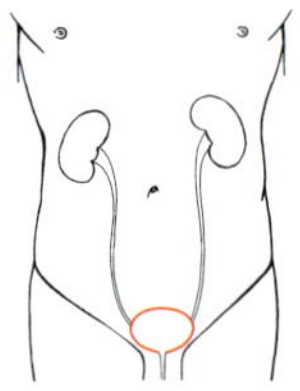

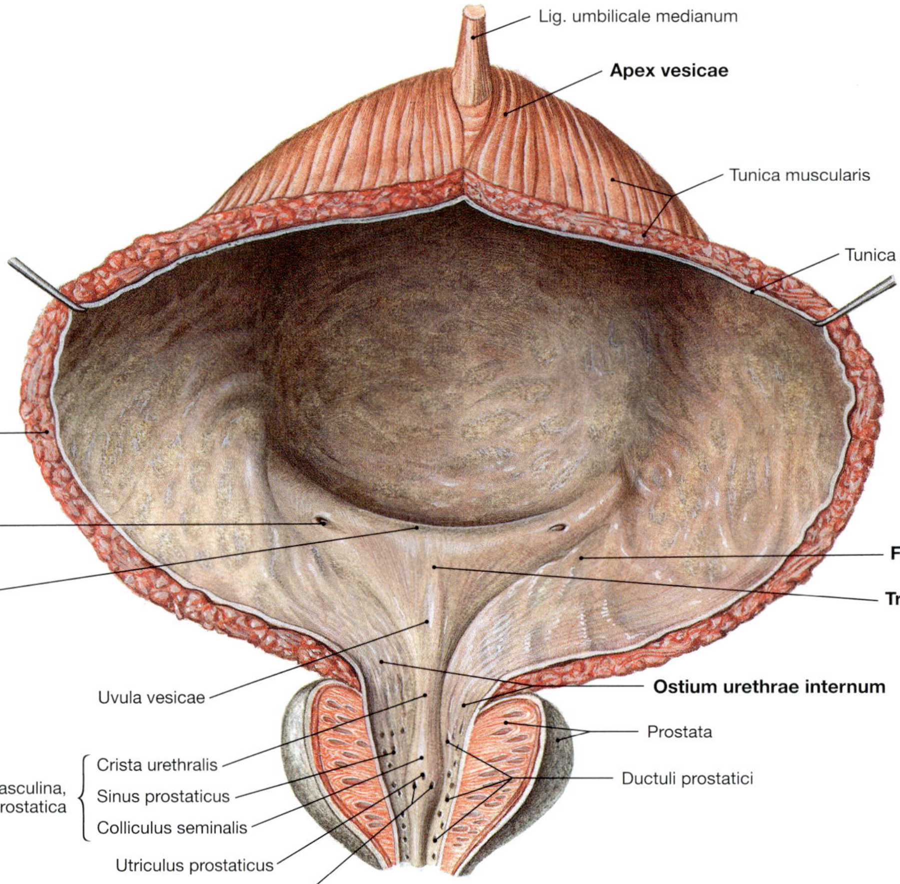

Abb. 7.48 Harnblase, Vesica urinaria, und Abgang der Harnröhre, Urethra, beim Mann; Ansicht von ventral.

Die Harnblase liegt **subperitoneal** und gliedert sich in einen **Körper (Corpus vesicae),** der nach oben zur **Spitze (Apex vesicae)** ausläuft und unten einen **Blasengrund (Fundus vesicae)** besitzt. Am Fundus bildet der Abgang der Harnröhre (Ostium urethrae internum) mit der beidseits gelegenen Einmündung der Harnleiter (Ostium ureteris) das **Blasendreieck (Trigonum vesicae).** Die Harnblase hat ein Fassungsvermögen von 500–1500 ml, bei 250–500 ml tritt allerdings bereits Harndrang auf. Die Wand besteht innen aus Schleimhaut (Tunica mucosa), gefolgt von einer parasympathisch innervierten dreilagigen Muskelschicht (Tunica muscularis = **M. detrusor vesicae**) aus glatter Muskulatur und außen von einer Tunica adventitia bzw. kranial der Tunica serosa des Peritoneums.

Die Harnblase ist von paravesikalem Fettgewebe umgeben und durch verschiedene **Bänder** fixiert. Von der Spitze zieht das **Lig. umbilicale medianum** (enthält den Urachus = Relikt des Allantoisgangs vom späteren Sinus urogenitalis in die Nabelschnur) zum Bauchnabel. Bei der Frau bewirkt beidseits das **Lig. pubovesicale** (→ Abb. 7.138), beim Mann das Lig. puboprostaticum (→ Abb. 7.137) eine Verankerung am knöchernen Becken. Beim Mann liegt die Vorsteherdrüse (Prostata) direkt unter dem Blasengrund und wird von der Harnröhre durchquert.

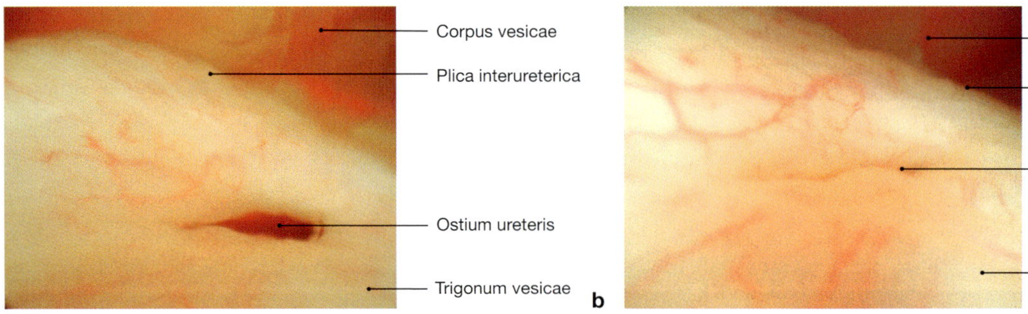

Abb. 7.49a und b Ureteröffnung, Ostium ureteris; Zystoskopie. [T898]

a Uretermündung geöffnet, eine peristaltische Welle hat Urin in die Harnblase transportiert

b Uretermündung geschlossen

Die klappenähnlich ausgebildete Form der Ureteröffnung trägt entscheidend dazu bei, einen Harnreflux zu vermeiden, der durch aufsteigende Infektionen die Niere gefährden kann.

Abb. 7.50 Harnblase, Vesica urinaria, Samenleiter, Ductus deferentes, Bläschendrüsen, Glandulae vesiculosae, sowie Vorsteherdrüse, Prostata; Ansicht von dorsal.

Beim Mann liegen der Harnblase auf der Rückseite von **medial nach lateral** paarig an:

- erweiterter Abschnitt des Samenleiters (Ampulla ductus deferentis)
- Bläschendrüse (Glandula vesiculosa)
- Harnleiter (Ureter)

Die Harnblase sitzt der Vorsteherdrüse direkt auf.

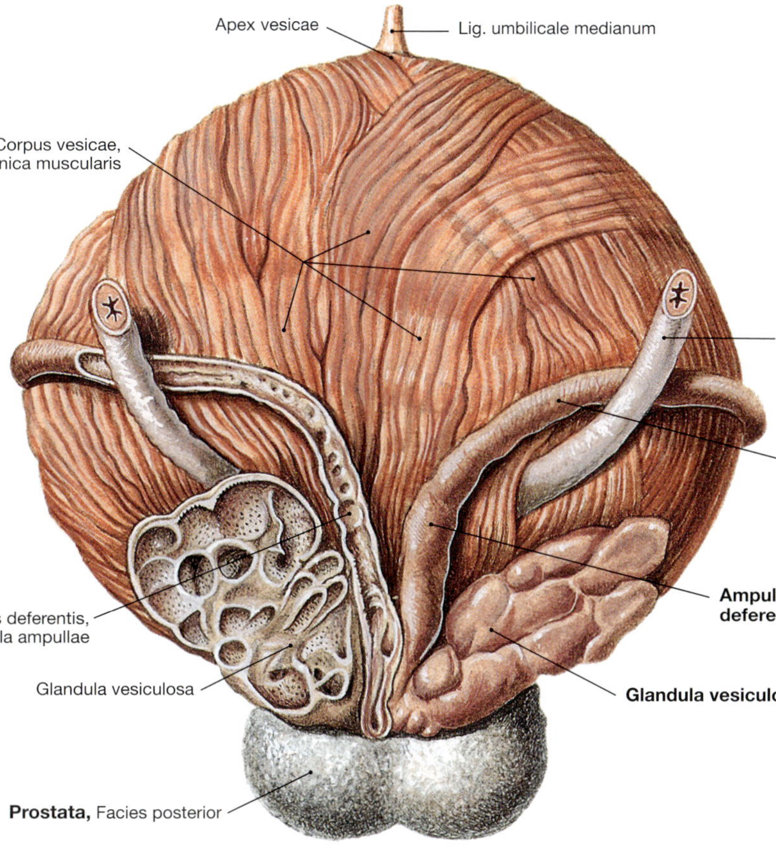

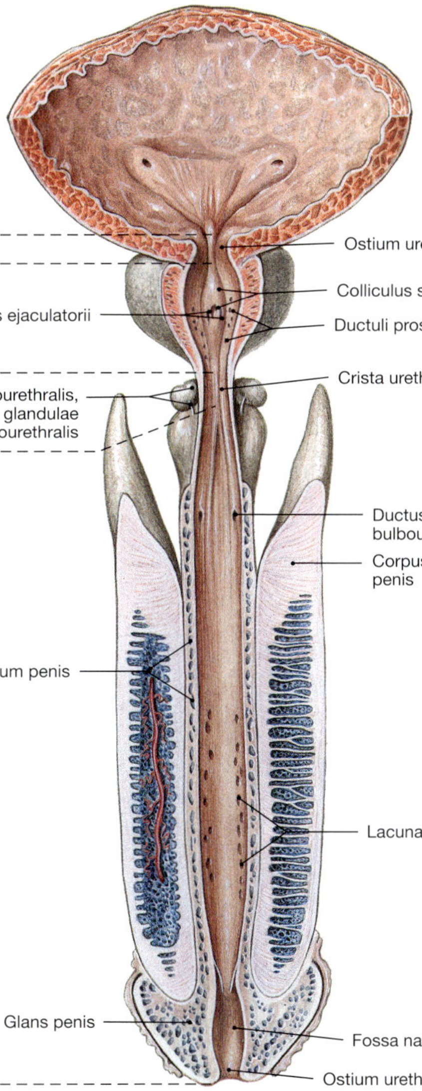

Abb. 7.51 Harnblase, Vesica urinaria, und Harnröhre, Urethra masculina; Ansicht von ventral; Harnblase und Harnröhre von vorne eröffnet.

Abschnitte der Harnröhre:

- **Pars intramuralis** (1 cm): in der Harnblasenwand
- **Pars prostatica** (3,5 cm): durchquert die Prostata. Hier münden die Ductus ejaculatorii (gemeinsamer Ausführungsgang von Samenleiter und Bläschendrüse) auf dem Colliculus seminalis und beidseits davon die Prostatadrüsen.
- **Pars membranacea** (1–2 cm): am Durchtritt durch den Beckenboden
- **Pars spongiosa** (15 cm): verläuft im Corpus spongiosum des Penis bis zur äußeren Öffnung (Ostium urethrae externum). Hier münden die COWPER-Drüsen (Glandulae bulbourethrales) und die nur mikroskopisch sichtbaren LITTRÉ-Drüsen (Glandulae urethrales). Der Endabschnitt ist zur Fossa navicularis erweitert.

Die Urethra besitzt folgende **Engstellen:**

- Ostium urethrae internum
- Pars membranacea
- Ostium urethrae externum

Besonders **weit** ist die Harnröhre dagegen in der:

- proximalen Pars spongiosa („Ampulla urethrae")
- Fossa navicularis

Harnröhre beim Mann

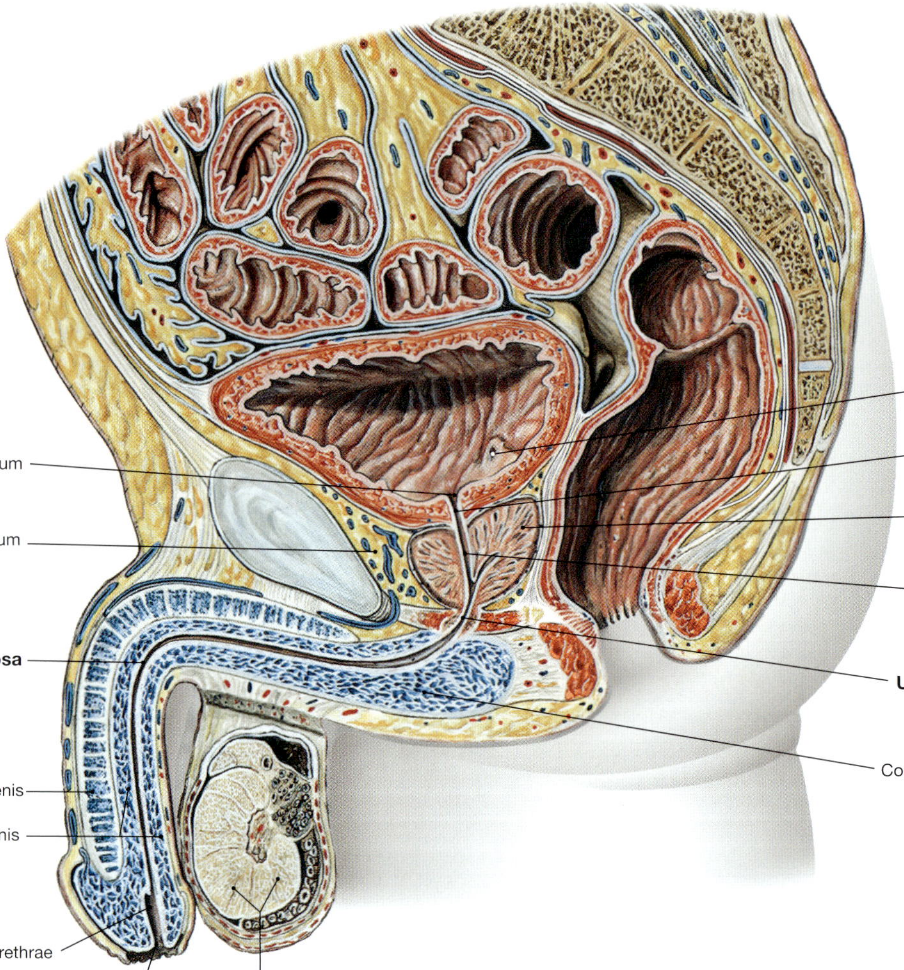

Abb. 7.52 Becken, Pelvis, eines Mannes; Medianschnitt; Ansicht von links.
Die Abbildung zeigt Verlauf und Abschnitte der männlichen Harnröhre (Urethra masculina):

- **Pars intramuralis:** in der Harnblasenwand
- **Pars prostatica:** durchquert die Prostata
- **Pars membranacea:** durchsetzt den Beckenboden
- **Pars spongiosa:** verläuft im Corpus spongiosum des Penis, mündet auf der Eichel (Glans penis)

Die Urethra besitzt zwei **Biegungen:**

- am Übergang von Pars membranacea und Pars spongiosa
- im Mittelteil der Pars spongiosa

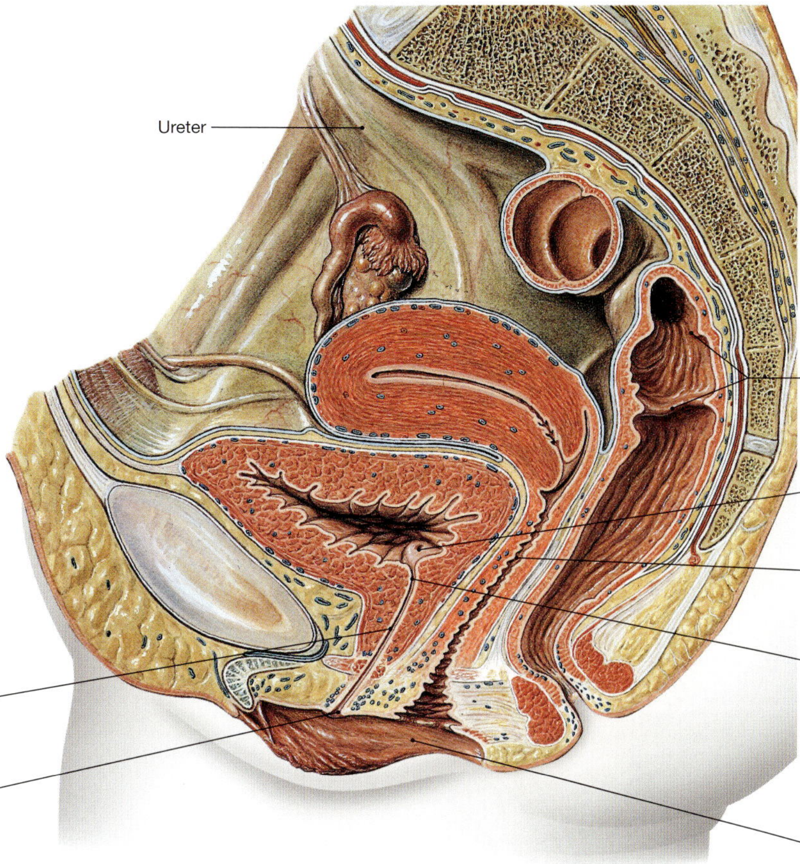

Abb. 7.53 Becken, Pelvis, einer Frau; Medianschnitt; Ansicht von links.

Die Abbildung zeigt den Verlauf und die Mündung der Harnröhre (Urethra) bei der Frau. Die weibliche Harnröhre ist 3–5 cm lang und mündet direkt vor der Vagina in den **Scheidenvorhof (Vestibulum vaginae).**

Klinik

Aufgrund der geringeren Länge der weiblichen Harnröhre sind aufsteigende Infektionen der Harnblase (Zystitis) bei Frauen viel häufiger als beim Mann.

Anlegen eines Blasenkatheters

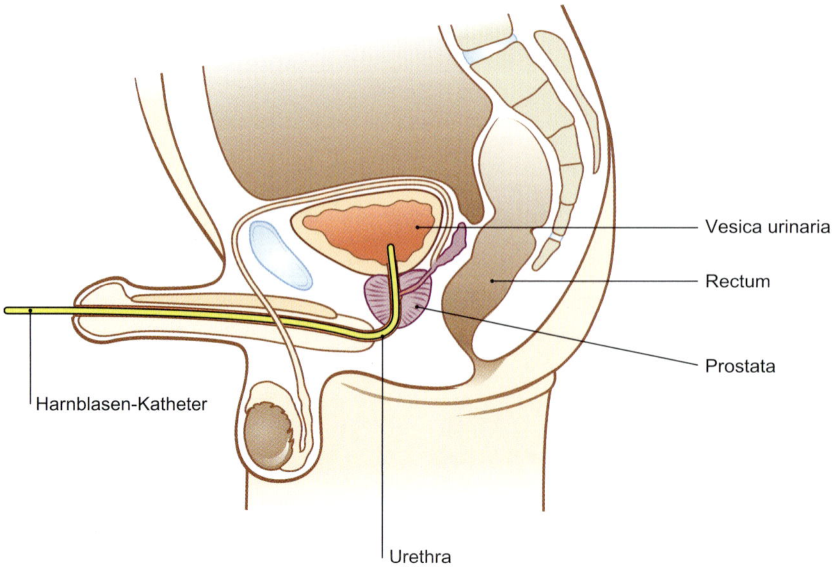

Abb. 7.54 Katheterisierung der Harnblase beim Mann; schematische Darstellung eines Medianschnitts; Ansicht von links. [L126]

Für die Durchführung einer Katheterisierung der Harnblase sind die Abschnitte und Biegungen der Urethra von Bedeutung.

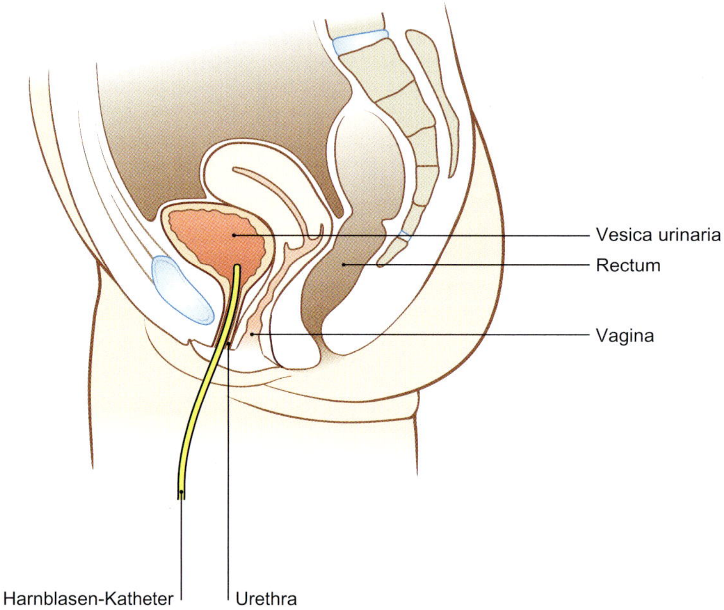

Abb. 7.55 Katheterisierung der Harnblase bei der Frau; schematische Darstellung eines Medianschnitts; Ansicht von links. [L126]

Bei einer Katheterisierung der Harnblase bei der Frau ist wichtig, dass die äußere Harnröhrenöffnung ventral der Öffnung der Vagina liegt.

Klinik

Das Legen eines **Blasenkatheters** gehört mit zu den ersten Maßnahmen, die man als Medizinstudentin oder Medizinstudent in Krankenpflegepraktika und Famulaturen durchführen darf. Da man sich in diesen Situationen sehr auf das sterile Arbeiten konzentrieren muss, ist es hilfreich, wenn man die anatomischen Grundlagen beherrscht. **Beim Mann** ist das Legen des Blasenkatheters durch die Länge und die Biegungen der Harnröhre erschwert. Daher müssen die Biegungen der Harnröhre durch Ausrichtung des Penis ausgeglichen werden, um Perforationen besonders in das Gewebe der Prostata zu verhindern, die schmerzhaft sind und stark bluten können. Zunächst führt man den Katheter an der Spitze der Eichel (Glans penis) in die Urethra ein, wobei man den Penis beim liegenden Patienten aufrichtet (→ Abb. 7.54), um die Biegung der Urethra in der Pars spongiosa auszugleichen. So lässt sich der Katheter bis zur zweiten Biegung am Übergang zur Pars membranacea vorschieben. Jetzt legt man den Penis nach schräg unten zwischen die Beine, um eine Perforation der Urethra in das Corpus spongiosum penis zu vermeiden (→ Abb. 7.52). Dann kann man den Katheter bis in die Blase vorschieben, wobei man vorsichtig sein sollte, um in der Pars spongiosa nicht die umliegende Prostata zu verletzen, was zu narbigen Verengungen führen kann.
Wegen des gestreckten Verlaufs der relativ kurzen weiblichen Harnröhre ist das Legen eines **Blasenkatheters bei Frauen** viel einfacher. Allerdings muss beachtet werden, dass die Öffnung der Harnröhre im Scheidenvorhof **vor** der Öffnung der Vagina liegt.

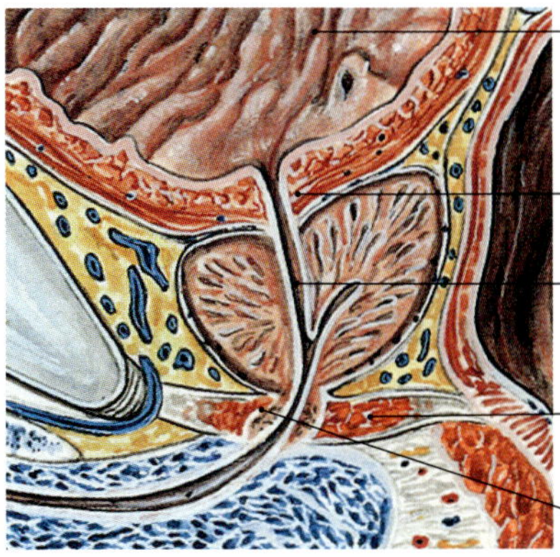

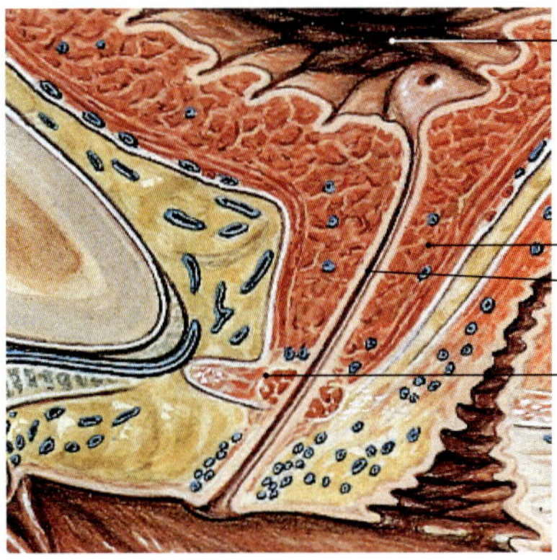

Abb. 7.56a und b Verschlussmechanismen von Harnblase, Vesica urinaria, und Harnröhre, Urethra, beim Mann (→ Abb. 7.56a) **und bei der Frau** (→ Abb. 7.56b); Medianschnitt; Ansicht von links.

An den Verschlussmechanismen sind sowohl Muskelzüge aus glatter Muskulatur in der Wand der Harnröhre als auch quergestreifte Muskulatur im Dammbereich beteiligt:

- **glatte Muskulatur** der Ringmuskelschicht der **Urethra** („M. sphincter urethrae internus"): Ein echter Sphinkter ist morphologisch nicht abgrenzbar.
- **M. sphincter urethrae externus:** Beim Mann eine Abspaltung des M. transversus perinei profundus, der bei der Frau keinen eigenständigen Muskel bildet

Zusätzlich ist auch die Form des **Beckenbodens (Diaphragma pelvis)** für die Kontinenz entscheidend, da er die Harnblase stützt.

Beim **Wasserlassen (Miktion)** kontrahiert sich, aktiviert durch den sakralen Parasympathicus, die glatte Muskulatur der Harnblasenwand (M. detrusor vesicae). Dann erschlafft der Beckenboden, so dass die Harnblase tiefer tritt und der Tonus der glatten und quergestreiften Schließmuskeln nachlässt.

* glatte Muskulatur der Harnröhre

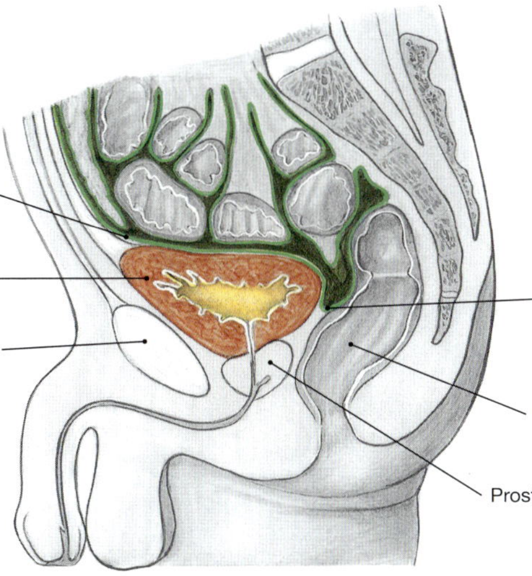

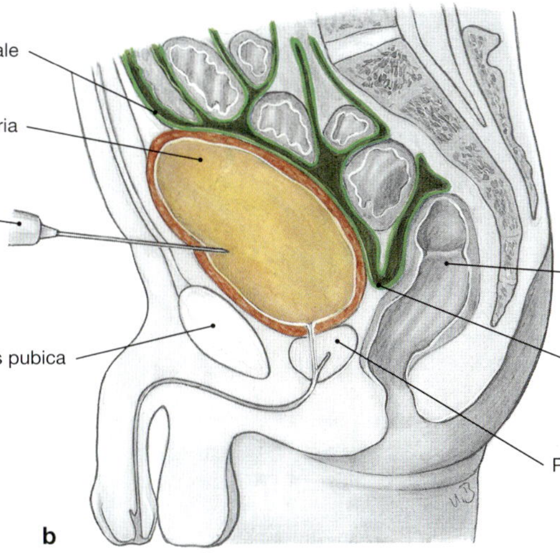

Abb. 7.57a und b Harnblase, Vesica urinaria, im fast entleerten Zustand (→ Abb. 7.57a) **und im gefüllten Zustand** (→ Abb. 7.57b); schematischer Medianschnitt; Ansicht von links.

Die Harnblase liegt subperitoneal und ist auf ihrer Oberseite von Peritoneum parietale bedeckt. In entleertem Zustand liegt sie weitgehend hinter der Schambeinfuge (Symphysis pubica). Im gefüllten Zustand überragt sie dagegen das Schambein und kann punktiert werden, ohne die Peritonealhöhe zu eröffnen **(suprapubischer Blasenkatheter).**

* Punktionsnadel

Projektion von Mastdarm und Analkanal

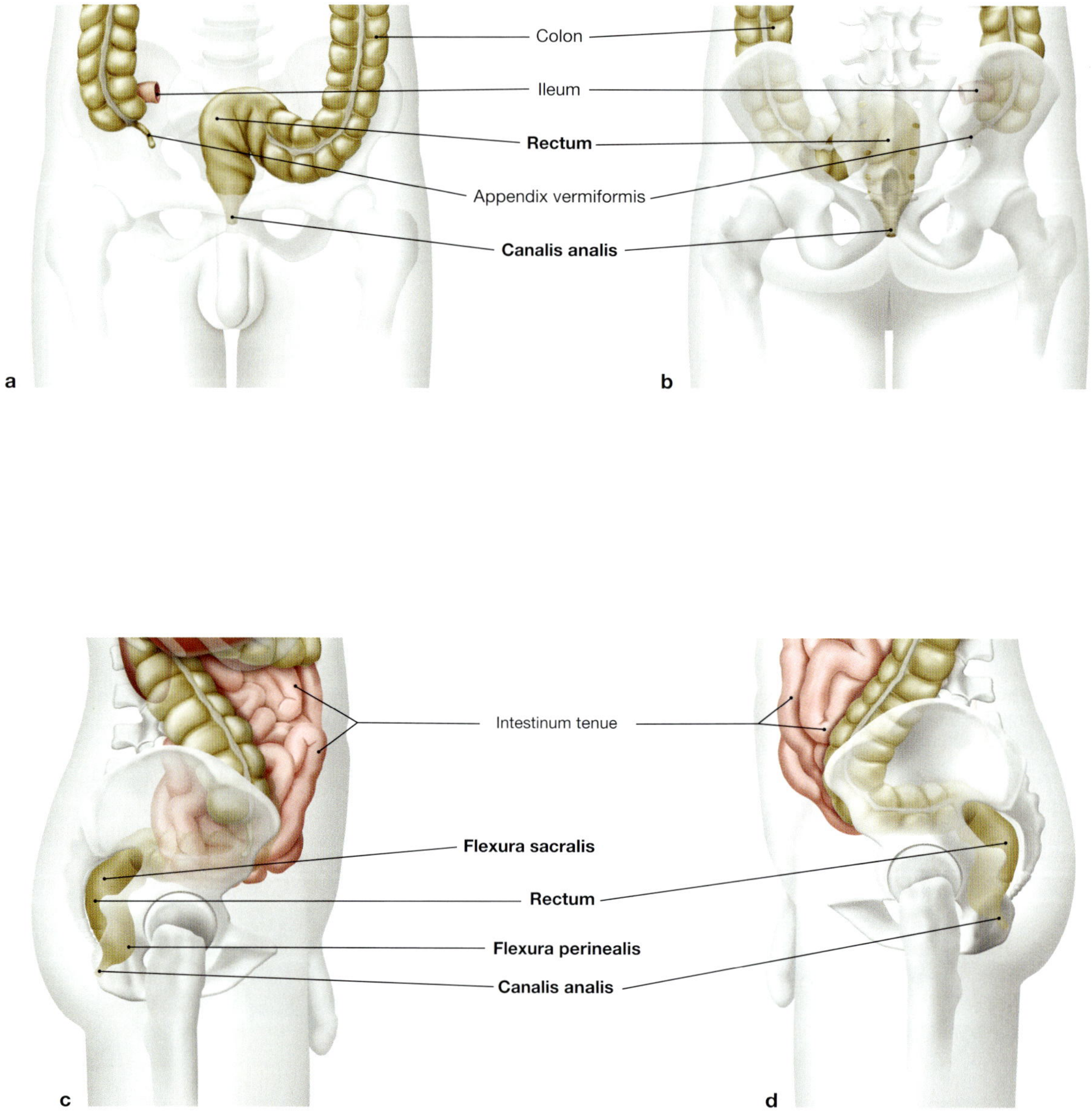

Abb. 7.58a bis d Projektion von Mastdarm, Rectum, und Analkanal, Canalis analis, auf die Körperoberfläche; Ansicht von ventral (→ Abb. 7.58a) und dorsal (→ Abb. 7.58b) sowie von lateral (→ Abb. 7.58c und d). [L275]

Mastdarm (Rectum) und **Analkanal (Canalis analis)** sind die beiden letzten Abschnitte des Dickdarms (Intestinum crassum). Da diese beiden Anteile im kleinen Becken gelegen sind, ergeben sich besondere Eigenheiten bei den Lageverhältnissen und den Leitungsbahnen, so dass es sinnvoll ist, sie gesondert bei den Beckenorganen abzuhandeln. Das Rectum beginnt auf Höhe des 2. oder 3. Sakralwirbels und endet am Beckenboden, der vom Analkanal durchzogen wird. In der Sagittalebene weist das Rectum zwei Biegungen auf: die nach dorsal konvexe **Flexura sacralis** und die nach ventral konvexe **Flexura perinealis.** Der obere Teil des Rectums bis zur Flexura sacralis liegt **sekundär retroperitoneal,** der distale Teil und der Analkanal befinden sich im **Subperitonealraum.**

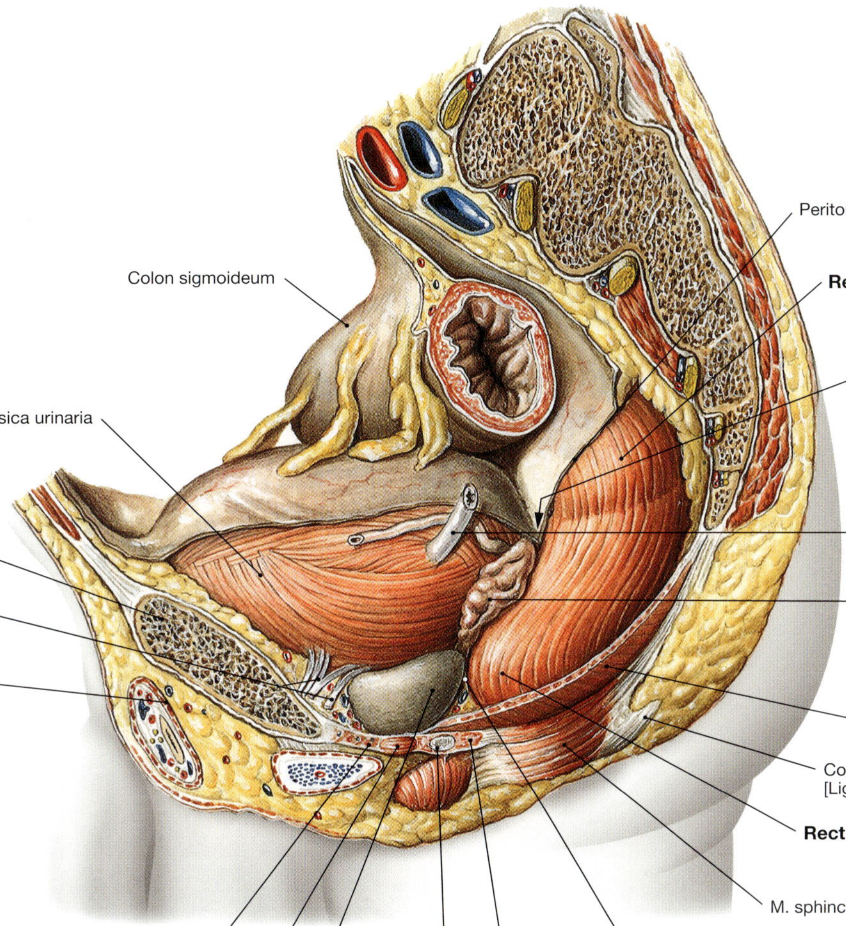

Abb. 7.59 Mastdarm, Rectum, und Analkanal, Canalis analis, im männlichen Becken; Ansicht von links.

Die Abbildung zeigt die beiden Biegungen des Rectums in der Sagittalebene. In seinem oberen, sekundär retroperitoneal gelegenen Abschnitt folgt das Rectum der Krümmung des Kreuzbeins und bildet die nach **dorsal konvexe Flexura sacralis.** Danach verliert das Rectum seine Bedeckung durch das parietale Peritoneum und gelangt in den Subperitonealraum. Hier knickt es nach hinten um und bildet dadurch die **ventral konvexe Flexura perinealis.** Beim Durchtritt durch den Beckenboden setzt sich das Rectum in den Analkanal fort. Beim Mann lagert sich die Vorderwand des Rectums zunächst von hinten der Harnblase (Vesica urinaria) und den Bläschendrüsen (Glandulae vesiculosae) und weiter kaudal der Vorsteherdrüse (Prostata) an. Dabei wird das Rectum nur durch die dünne **Fascia rectoprostatica** (** klin.: DENONVILLIER-Faszie) von der Prostata getrennt. Bei der Frau hat das Rectum eine enge Lagebeziehung zur Rückseite der Scheide (Vagina) und ist hier nur durch die Fascia rectovaginalis getrennt (→ Abb. 7.138).

* klin.: COWPER-Drüse

Klinik

Da das Rectum nur durch die dünne Fascia rectoprostatica (DENONVILLIER-Faszie) von der Prostata getrennt ist, ist die **Prostata bei der rektalen Untersuchung** diagnostisch zugänglich. Aufgrund der Häufigkeit der gutartigen Prostataadenome (Prostatahyperplasie) und der bösartigen Prostatakarzinome gehört die rektale Untersuchung bei allen Männern über 50 Jahre zu einer vollständigen körperlichen Untersuchung.

Lage des Mastdarms im Mesorectum

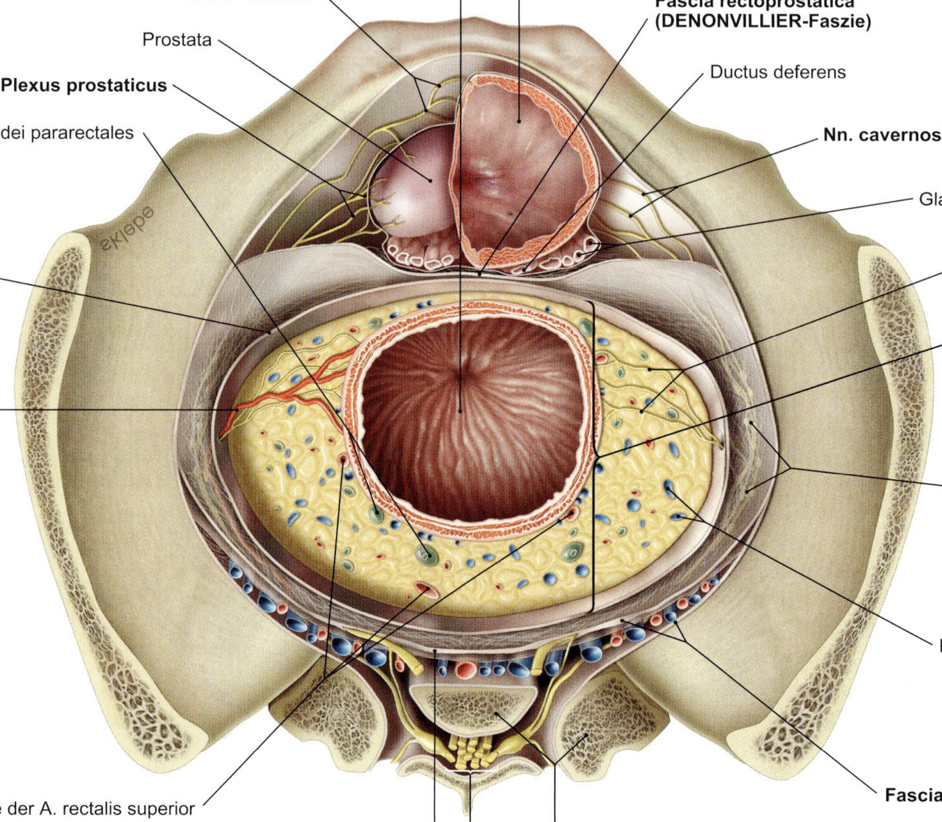

Abb. 7.60 Lageverhältnisse des Mastdarms, Rectum, im männlichen Becken; halbschematische Darstellung; Ansicht von kranial. [L238]

Das kleine Becken enthält an verschiedenen Stellen Bindegewebsverdichtungen, die unter anderem als **Faszien** bezeichnet werden. Sie sind von großer klinischer Relevanz, allerdings leider bei konventionell mit Formalin fixierten Körpern nicht darstellbar. Daher soll ihre Anordnung anhand dieser Schemazeichnung erläutert werden.

Das knöcherne Becken ist auf der Innenseite von einer **parietalen Faszie (Fascia pelvis parietalis)** ausgekleidet. Ihr dorsaler Abschnitt auf der ventralen Fläche des Kreuzbeins wird als **Fascia presacralis** (klin.: **WALDEYER-Faszie**) bezeichnet. In der Beckenhöhle wird jedes Organ von einer **Eingeweidefaszie (Fascia pelvis visceralis)** umhüllt. Die Eingeweidefaszie um das Rectum wird als **mesorektale Faszie** bezeichnet und umgibt das Rectum zusammen mit dem Fettgewebe und den Leitungsbahnen seiner Umgebung. Der von der mesorektalen Faszie eingeschlossene Raum wird klinisch **Mesorectum** genannt. Die Bezeichnung ist anatomisch nicht korrekt, da der Raum im Subperitoneum und damit extraperitoneal gelegen ist, während „Mesos" Peritonealduplikaturen innerhalb der Peritonealhöhle beschreibt. Lateral des Mesorectums erstreckt sich der **Plexus hypogastricus inferior,** der für die vegetative Innervation sämtlicher Beckenorgane zuständig ist. Das Nervengeflecht ist dabei vom Bindegewebe der parietalen Faszie umschlossen.

In das Mesorectum eingebettet hat das Rectum nach ventral Kontakt zur Rückseite der Harnblase (Vesica urinaria), der beim Mann die Bläschendrüsen (Gll. vesiculosae) aufsitzen. Kaudal davon wird das Rectum nur von einer weiteren dünnen **Fascia rectoprostatica** (klin.: **DENONVILLIER-Faszie**) von der Vorsteherdrüse (Prostata) getrennt.

Klinik

Das Mesorectum spielt eine Rolle in der koloproktologischen Chirurgie, da die mesorektale Faszie eine Grenzstruktur bei der Operation des **Rektumkarzinoms** ist. Sie erlaubt eine blutungsarme Resektion des Rectums und seiner regionären Lymphknoten **(totale mesorektale Exzision, TME).** Der Plexus hypogastricus inferior liegt außerhalb der mesorektalen Faszie. Er ist für Harn- und Stuhlkontinenz sowie beim Mann für Erektion und Ejakulation bzw. bei der Frau für die Funktion der Schwellkörper und der BARTHOLIN-Drüsen des äußeren Genitales nötig, wird dagegen nicht geschädigt, da er in die parietale Faszie integriert ist.

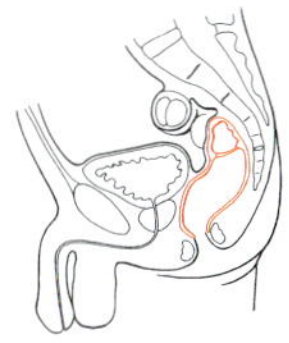

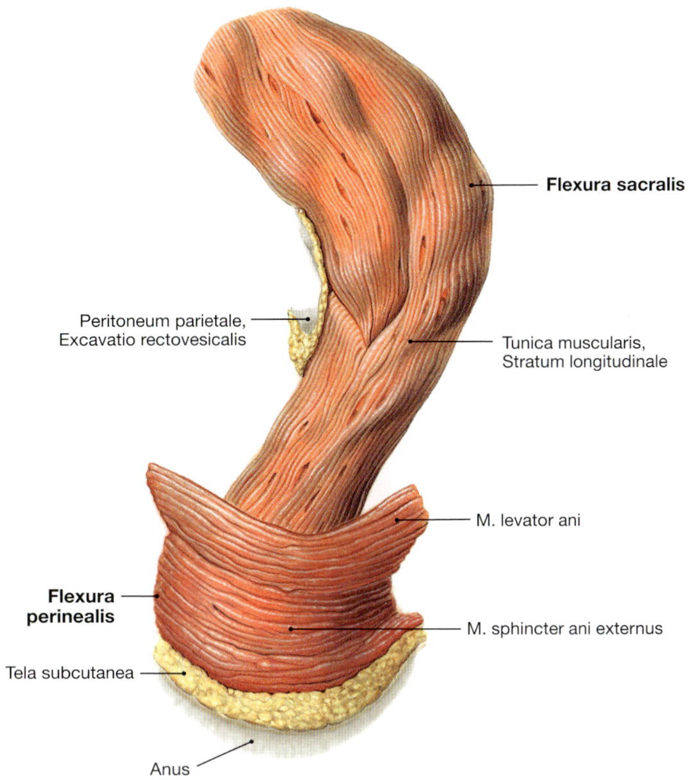

Abb. 7.61 Mastdarm, Rectum; Ansicht von links.
Das Rectum bildet kranial die dorsal konvexe **Flexura sacralis** und kaudal beim Durchtritt durch den M. levator ani des Beckenbodens die ventral konvexe **Flexura perinealis.**

Im Unterschied zum Dickdarm besteht die Muskelschicht (Tunica muscularis) neben der Quermuskelschicht (Stratum circulare) auch aus einer **geschlossenen Längsmuskelschicht** (Stratum longitudinale).

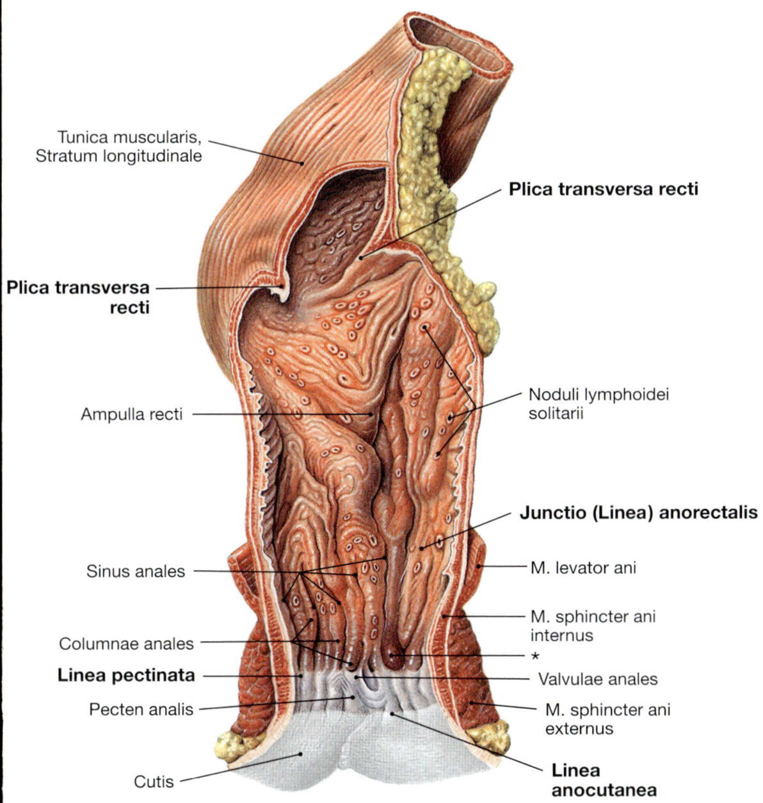

Abb. 7.62 Mastdarm, Rectum, und Analkanal, Canalis analis; Ansicht von ventral.
Auf der Innenseite besitzt das Rectum Querfalten, Plicae transversae recti. Eine von bis zu drei Falten ist relativ konstant 6–7 cm oberhalb des Anus gelegen tastbar **(KOHLRAUSCH-Falte).** Unter dieser Falte ist das Rectum zur Ampulla recti erweitert. Die Linea anorectalis bildet den Übergang zum Analkanal. Sie wird durch den Wechsel der Querfalten des Rectums zu den Längsfalten des Analkanals hervorgerufen und ist daher eigentlich weniger eine Linie als vielmehr ein Übergangsbereich (Junctio anorectalis).
Der **Analkanal** selbst ist in **drei Abschnitte** gegliedert:
- **Zona columnaris:** enthält Längsfalten (Columnae anales), die durch den Schwellkörper des Rectums (Corpus cavernosum recti/ani) aufgeworfen werden
- **Zona alba:** Durch mehrschichtig unverhorntes Plattenepithel besitzt die Schleimhaut eine weißliche Farbe; die obere Grenze dieses Übergangsabschnitts, der auch als **Pecten analis** bezeichnet wird, ist durch die **Linea pectinata** (klin.: **Linea dentata**) markiert, deren Verlauf „gezackt" ist, da hier die Valvulae anales von unten und das auf den Längsfalten auslaufende weißliche Plattenepithel von oben aufeinandertreffen.
- **Zona cutanea:** Außenhaut, die durch die unscharfe Linea anocutanea abgegrenzt wird

* Hämorrhoidalknoten

Aufbau des Analkanals

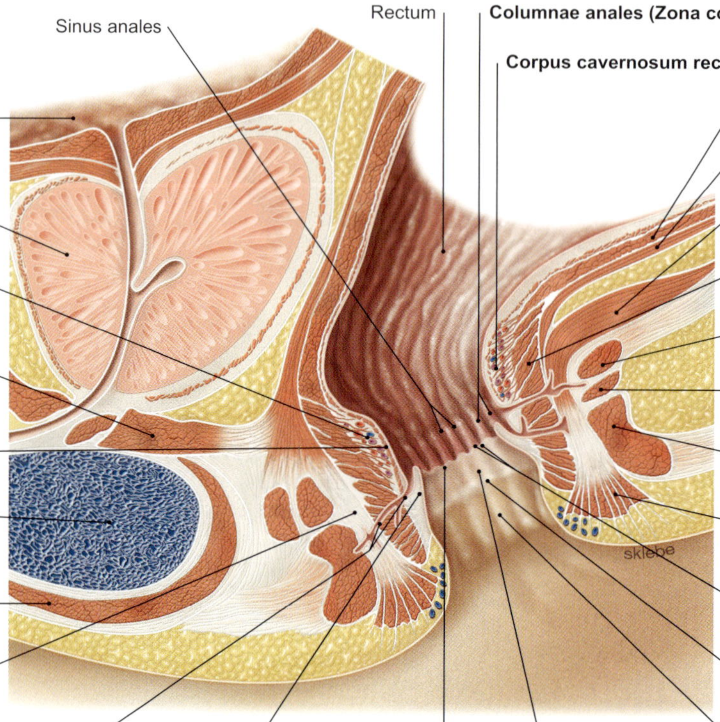

Abb. 7.63 Mastdarm, Rectum, und Analkanal, Canalis analis, beim Mann; Medianschnitt; Ansicht von links. [L238]
Die Abbildung verdeutlicht die Abschnitte des Analkanals und den Bau des Kontinenzorgans. Der Analkanal ist in **drei Abschnitte** gegliedert (→ Abb. 7.62).
Im Bereich der **Linea pectinata,** die die Grenze zwischen Zona columnaris und Pecten analis markiert, wechseln ähnlich wie an der linken Kolonflexur, entwicklungsgeschichtlich bedingt, die Versorgungsgebiete der Leitungsbahnen. Daher ist die Linea pectinata eine wichtige Orientierungslinie im Analkanal.
Rectum und Analkanal besitzen ein zentralnervös gesteuertes **Kontinenzorgan,** das sich aus Ampulla recti, After (Anus), Schließmuskeln und Schwellkörper des Rectums (Corpus cavernosum recti) zusammensetzt. Der Anus ist außer beim Stuhlgang (Defäkation) durch eine Dauerkontraktion der Schließmuskeln verschlossen. Der von der A. rectalis superior gespeiste Schwellkörper sorgt für einen gasdichten Verschluss.

Zu den **Schließmuskeln** zählen:
- **M. sphincter ani internus** (glatte Muskulatur, unwillkürlich sympathisch innerviert): Fortsetzung der Ringmuskulatur
- **M. corrugator ani** (glatte Muskulatur): Fortsetzung der Längsmuskulatur
- **M. sphincter ani externus** (quergestreifte Muskulatur, willkürlich vom N. pudendus innerviert): besitzt verschiedene Abschnitte (Partes subcutanea, superficialis, profunda)
- **M. puborectalis** (quergestreifte Muskulatur, willkürlich vom N. pudendus und direkt vom Plexus sacralis innerviert): Teil des M. levator ani, der hinter dem Rectum eine Schlinge bildet und das Rectum nach vorne zieht. Dieser Zug ruft die Flexura perinealis hervor und führt durch Abknicken des Rectums zum Verschluss.

Zur Lymphdrainage → S. 151

* Proktodealdrüse

→ T 20

Klinik

Da das Rectum Querfalten (Plicae transversae recti), der Analkanal dagegen Längsfalten (Columnae anales) aufweist, kann man bei einer Ausstülpung von Darmabschnitten aus dem Anus (Prolaps) mit bloßem Auge erkennen, ob es sich um einen **Rektum-** oder einen **Analprolaps** handelt. Beide können zu Inkontinenz führen. Aufgrund des Wechsels der Versorgungsgebiete der Leitungsbahnen ist die Linea pectinata eine wichtige Orientierungslinie bei der **Operation von Karzinomen des Analkanals.** Proximale Tumoren metastasieren in die Beckenlymphknoten, distale Karzinome dagegen zunächst in die Lymphknoten der Leiste. Dennoch richtet sich die Einteilung aktuell nach dem Abstand der Tumoren von der Linea anocutanea. Krankhafte Erweiterungen des Corpus cavernosum recti werden als **Hämorrhoiden** bezeichnet (→ Abb. 7.69 und → Abb. 7.70). Hinter den Valvulae anales liegen die Analkrypten (Sinus anales) als Einsenkungen, von denen die Proktodealdrüsen (Glandulae anales) abgehen. Diese können die Schließmuskeln durchsetzen und bei Entzündung zur Bildung von **Fisteln** führen, die sich in die Fossa ischioanalis ausbreiten können.

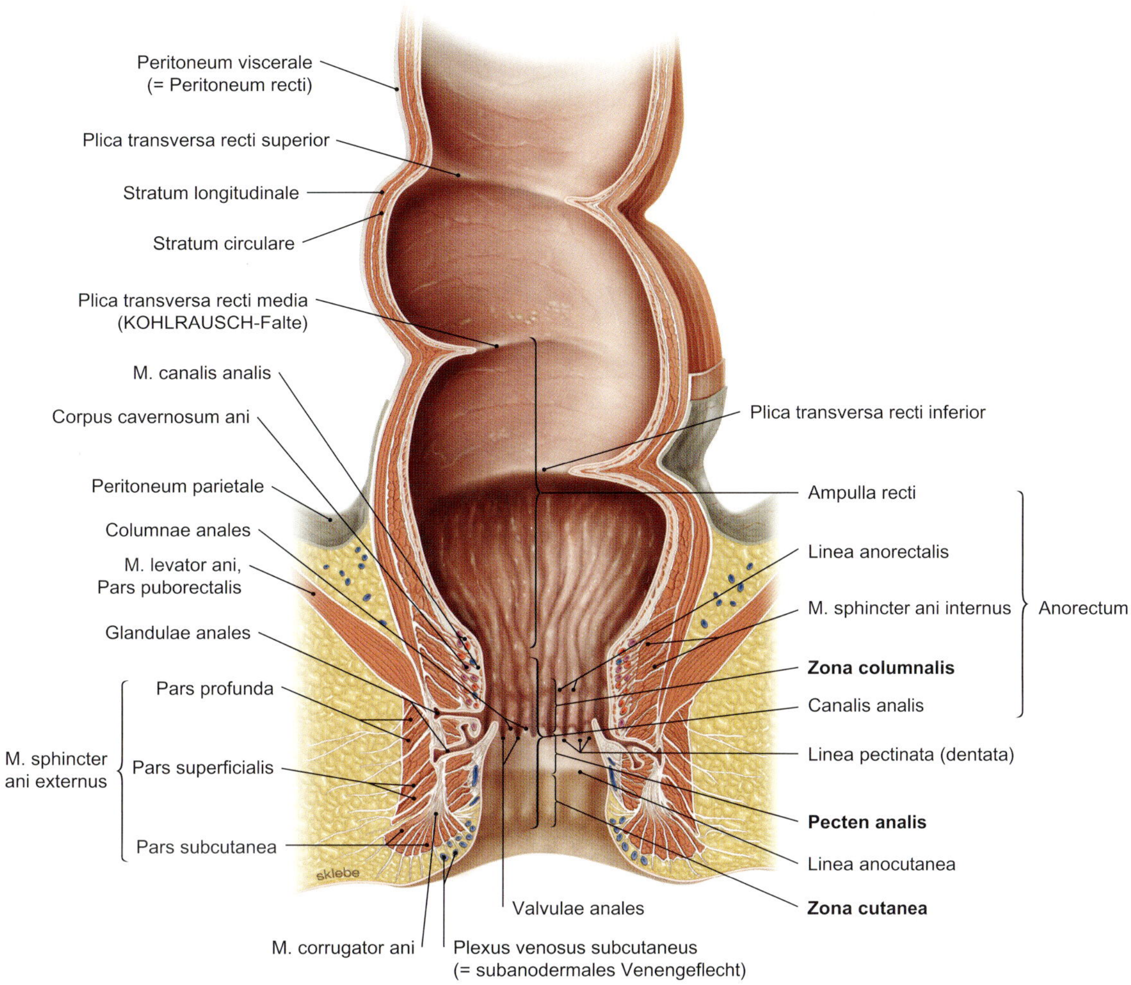

Abb. 7.64 Mastdarm, Rectum, und Analkanal, Canalis analis, mit Kontinenzorgan; Frontalschnitt; Ansicht von ventral. [L238]

Das **Kontinenzorgan** reicht von der Ampulla recti bis zum After (Anus). Bei Füllung der Ampulle wird über viszeroafferente und -efferente Neurone in den Nn. splanchnici pelvici durch kurzzeitige Erschlaffung des M. sphincter ani internus ein **anorektaler Relaxationsreflex** ausgelöst, der zu einer Tonuserhöhung sämtlicher Schließmuskeln führt. Die willkürlich innervierten Muskeln ermöglichen eine bewusste Steuerung der Stuhlkontinenz:

- **M. puborectalis:** Dieser Teil des M. levator ani befindet sich im Zustand der Dauerkontraktion.
- **M. sphincter ani externus:** Er besitzt eine Regulatorfunktion, da er eine Tonuserhöhung des M. sphincter ani internus induziert, wenn willkürlich der Stuhlgang verhindert werden soll.

Hinzu kommen die unwillkürlich innervierten Muskeln, die ohne bewusste Kontrolle einen Verschluss des Kontinenzorgans ermöglichen:

- **M. sphincter ani internus:** Er bewirkt in Ruhe 70 % der Kontinenzleistung und bildet daher das **Zentrum des Kontinenzorgans.** Seine Fasern durchflechten teilweise das Corpus cavernosum recti und sind in der Schleimhaut des Analkanals verankert. Sie werden daher gesondert als **M. canalis analis** hervorgehoben.
- **M. corrugator ani:** Die Längsmuskulatur inseriert in der perianalen Haut und rafft diese nach innen.

Alle Schließmuskeln zusammen können keinen vollständigen Verschluss des Anus bewerkstelligen. Dazu ist der **Schwellkörper des Rectums (Corpus cavernosum recti/ani)** nötig, der unter der Schleimhaut gelegen ist und, gespeist von der A. rectalis superior, einen gasdichten Verschluss erlaubt (10 % der Kontinenzleistung in Ruhe). Der Schwellkörper bildet zusammen mit den Muskelfasern des M. canalis analis, die ihn durchflechten, einen **angiomuskulären Verschlussapparat.**

Arterien von Mastdarm und Analkanal

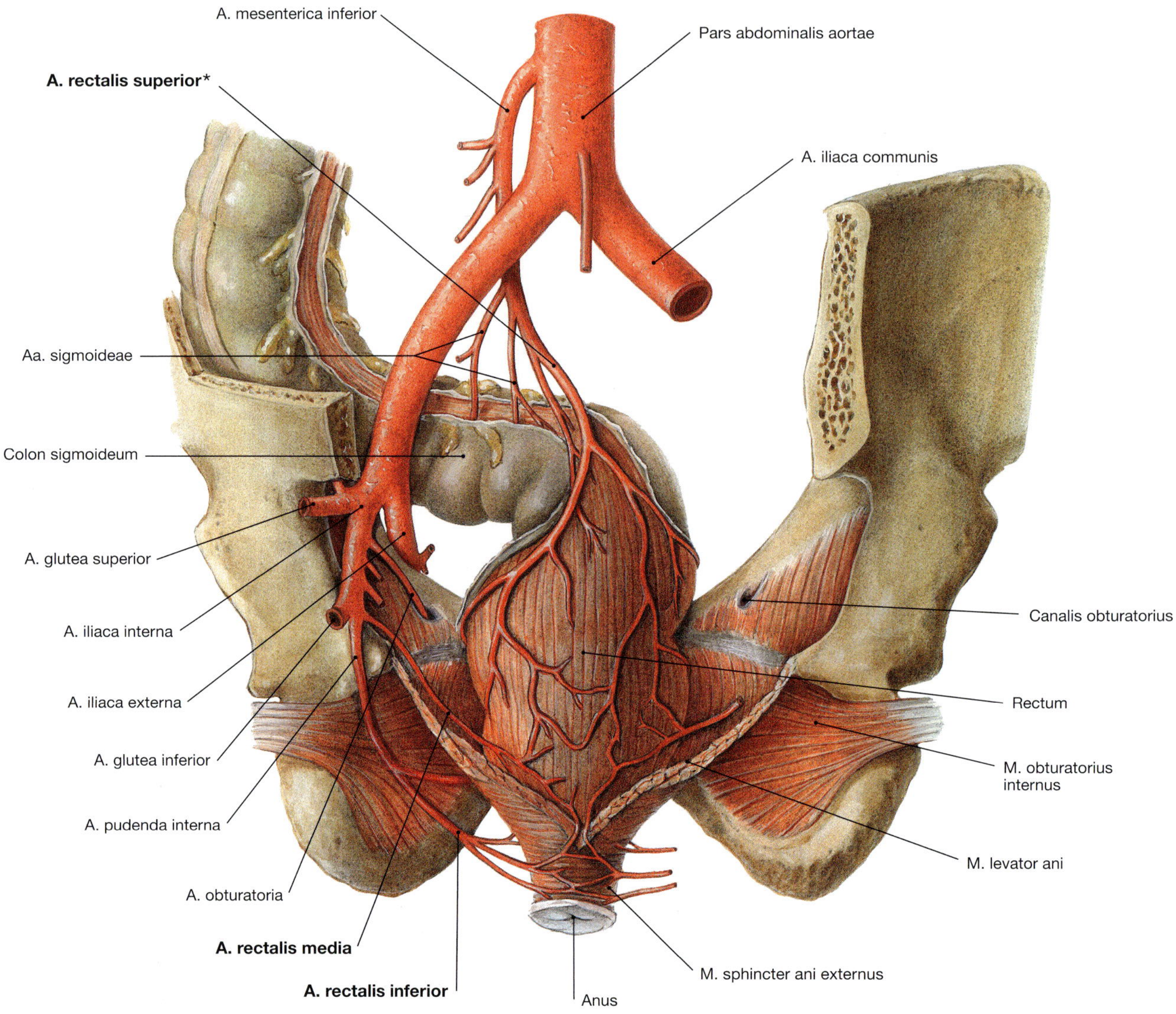

Abb. 7.65 Arterien des Mastdarms, Aa. rectales; Ansicht von dorsal. Rectum und Analkanal werden von drei Arterien mit Blut versorgt:

- **A. rectalis superior** (unpaar): aus der A. mesenterica inferior. Sie versorgt den größten Teil des Rectums sowie den Analkanal oberhalb der Linea pectinata und ist damit maßgeblich für die Schwellkörperfüllung des **Corpus cavernosum recti/ani** zuständig.
- **A. rectalis media** (paarig, meist jedoch nur einseitig vorhanden oder ganz fehlend): Abgang aus der A. iliaca interna oberhalb des Beckenbodens (M. levator ani). Wenn vorhanden, versorgt sie nur einen kleinen Bereich des unteren Rectums.
- **A. rectalis inferior** (paarig): Abgang aus der A. pudenda interna unterhalb des Beckenbodens. Die Arterie versorgt die **Schließmuskeln des Analkanals** von außen und die Schleimhaut unterhalb der Linea pectinata.

Die Grenze zwischen dem Versorgungsgebiet aus der A. mesenterica inferior und der A. iliaca interna liegt im Bereich der **Linea pectinata,** wo es zur Ausbildung zahlreicher Anastomosen zwischen den verschiedenen Arterien kommt. Die A. rectalis superior als letzter Ast der A. mesenterica inferior gibt einen Ast ab, der mit den Aa. sigmoideae anastomosiert. Ab dieser Stelle (klin.: SUDECK-Punkt [*]) ist sie eine Endarterie. Der Schwellkörper des Rectums (Corpus cavernosum recti) wird überwiegend von der A. rectalis superior gespeist. Deshalb sind Blutungen aus Hämorrhoiden, die erweiterte Kavernen des Schwellkörpers darstellen, arterielle Blutungen, die durch ihre helle Farbe auffallen.

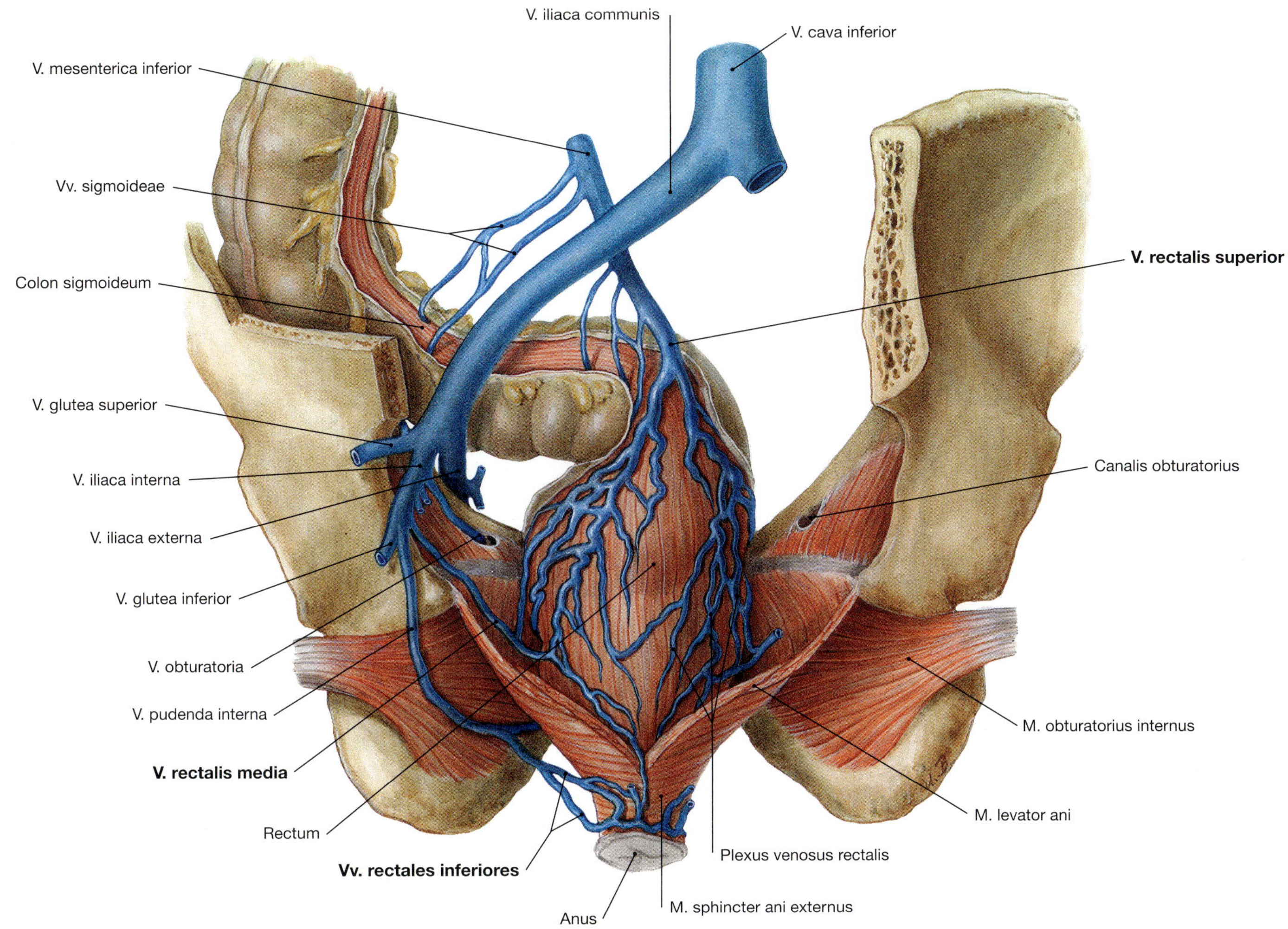

Abb. 7.66 Venen des Mastdarms, Vv. rectales; Ansicht von dorsal.
Entsprechend der Arterien fließt das Blut von Rectum und Analkanal über drei Venen ab:

- **V. rectalis superior** (unpaar): Anschluss über die V. mesenterica inferior an die Pfortader (V. portae hepatis)
- **V. rectalis media** (paarig): Anschluss über die V. iliaca interna an die untere Hohlvene (V. cava inferior)
- **V. rectalis inferior** (paarig): Anschluss über die V. pudenda interna und die V. iliaca interna an die V. cava inferior

Die Grenze zwischen dem Abflussgebiet der V. portae hepatis und der V. cava inferior liegt im Bereich der Linea pectinata. Allerdings gibt es hier zahlreiche Verbindungen.

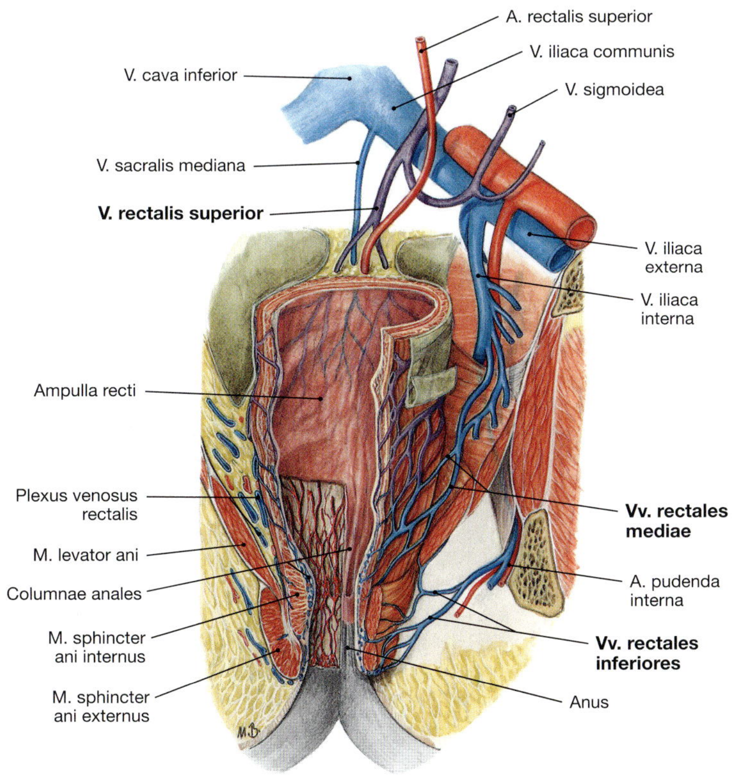

Abb. 7.67 Venöse Versorgung von Mastdarm, Rectum, und Analkanal, Canalis analis; Ansicht von ventral. Zuflüsse zur V. portae hepatis (violett) und zur V. cava inferior (blau).
Die Abbildung zeigt, dass die Abflussgebiete zur Pfortader und zur unteren Hohlvene ausgiebig miteinander anastomosieren. Bei einer Druckerhöhung im Portalkreislauf **(portale Hypertonie),** z. B. bei Leberzirrhose, kann das Blut über diese Verbindungen **(portokavale Anastomosen)** zur unteren Hohlvene gelangen. Hämorrhoiden entstehen dabei nicht. Daher sind diese Verbindungen klinisch ohne Bedeutung.

Innervation von Mastdarm und Analkanal

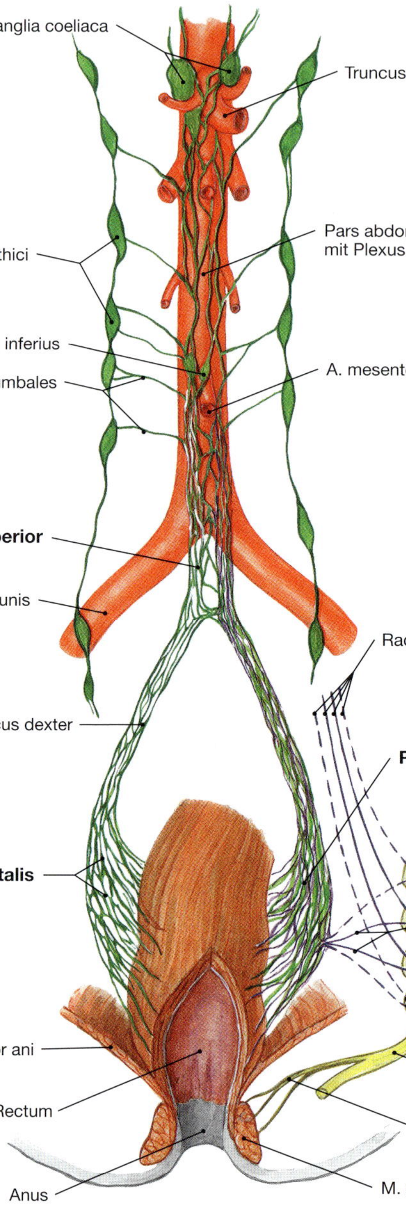

Abb. 7.68 Innervation von Mastdarm, Rectum, und Analkanal, Canalis analis; Ansicht von ventral; schematische Darstellung. Der Plexus rectalis enthält sympathische (grün) und parasympathische (violett) Nervenfasern.

Der Plexus rectalis ist eine Fortsetzung des Plexus hypogastricus inferior. Die präganglionären **sympathischen Nervenfasern** (T10–L3) steigen vom Plexus aorticus abdominalis über den Plexus hypogastricus superior und aus den sakralen Ganglien des Grenzstrangs (Truncus sympathicus) über die Nn. splanchnici sacrales ab und werden überwiegend im **Plexus hypogastricus inferior** auf postganglionäre Neurone verschaltet. Dieser versorgt als **Plexus rectalis** das Rectum und den Analkanal. Die sympathischen Fasern aktivieren die Schließmuskeln.

Die präganglionären **parasympathischen Nervenfasern** gelangen aus dem sakralen Parasympathicus (S2–S4) über die **Nn. splanchnici pelvici** in die Ganglien des **Plexus hypogastricus inferior.** Entweder hier oder in der Umgebung des Darms werden sie auf postganglionäre Fasern umgeschaltet, die die Peristaltik fördern und die Schließmuskeln (M. sphincter ani internus) hemmen, so dass es zum Stuhlgang kommen kann.

Die vegetative Innervation endet ungefähr im Bereich der Linea pectinata. Der untere Abschnitt des Analkanals wird somatisch durch den **N. pudendus** mit sensorischen Fasern innerviert. Daher sind Analkarzinome aus den oberen Abschnitten des Analkanals in der Regel schmerzlos, während Karzinome aus dem unteren Abschnitt schmerzhaft sind. Zusätzlich aktiviert der N. pudendus mit motorischen Fasern den M. sphincter ani externus und den M. puborectalis und ermöglicht so einen willkürlichen Verschluss des Anus.

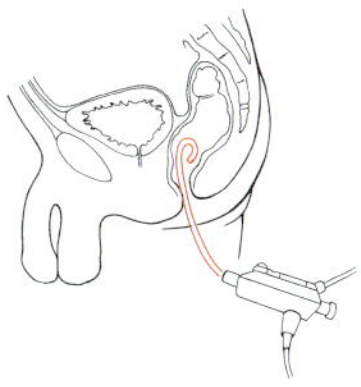

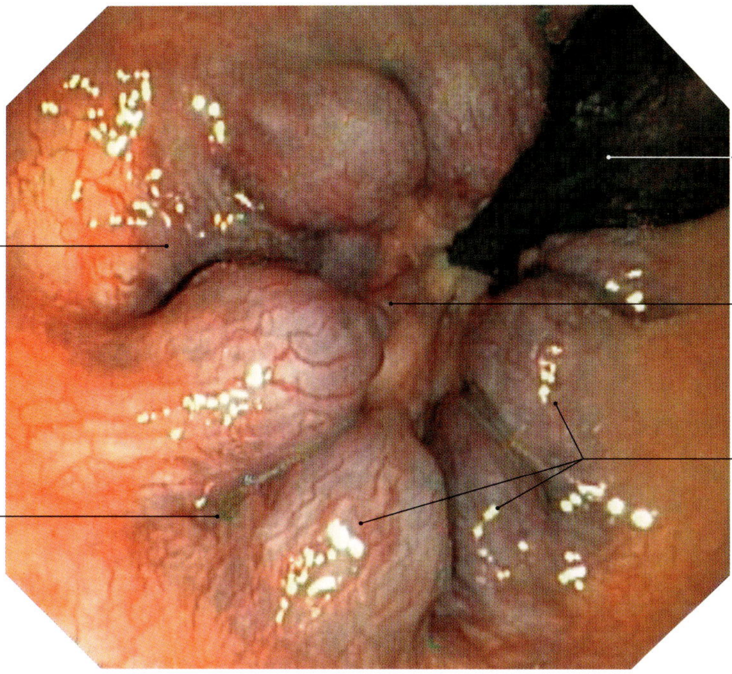

Abb. 7.69 Analkanal, Canalis analis; Rektoskopie; Ansicht von kranial. [T901]
Man sieht sechs deutlich vergrößerte Knoten des Corpus cavernosum recti (Hämorrhoiden).

* Koloskop
** drei Hämorrhoidalknoten

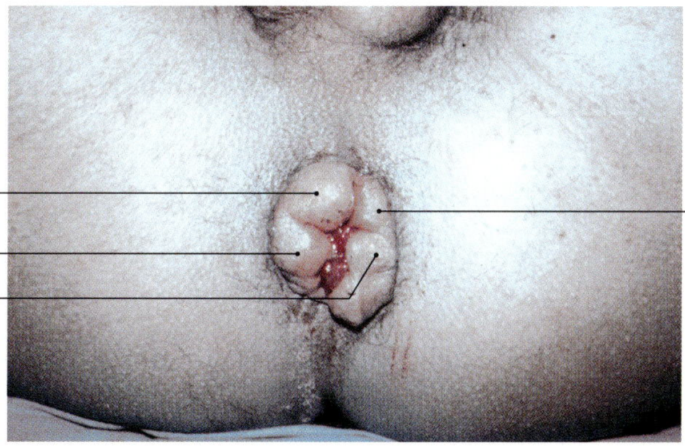

Abb. 7.70 Hämorrhoiden Stadium IV; Ansicht von kaudal in der „Steinschnittlage", bei der der Patient auf dem Rücken liegt und der Untersucher auf den Damm blickt. [O892, M526]
Entsprechend dem Ziffernblatt der Uhr wird die Lage der Hämorrhoidalknoten angegeben. Aufgrund des Verzweigungsmusters der Hauptäste der A. rectalis superior bei Eintritt in das Corpus cavernosum recti bilden sich typischerweise bei 3, 7 und 11 Uhr sog. Hauptknoten. Daneben können „Nebenknoten" vorkommen, die aus den Hauptästen hervorgehenden Nebenästen entsprechen. Von diesen ist hier ein Nebenknoten bei 1 Uhr ausgebildet.

Klinik

Hämorrhoiden sind krankhafte Erweiterungen des Corpus cavernosum recti und kommen häufig vor. Die Ursachen sind weitgehend unklar, scheinen aber mit den Ernährungsgewohnheiten in den Industrienationen (viel Fett, wenig Ballaststoffe) einherzugehen. Man kann die Hämorrhoiden in verschiedene **Stadien** einteilen:

- Stadium I: nur endoskopisch sichtbar
- Stadium II: Sie treten beim Pressen nach außen, kehren aber wieder in den Analkanal zurück.
- Stadium III: Sie treten spontan aus, können aber mit dem Finger reponiert werden.
- Stadium IV: Sie können nicht reponiert werden.

Ab Stadium II sollte therapiert werden: entweder durch Sklerosierung oder Gummibandligatur (Stadium II) oder mittels operativer Entfernung (Stadien III und IV).

Äußere männliche Geschlechtsorgane

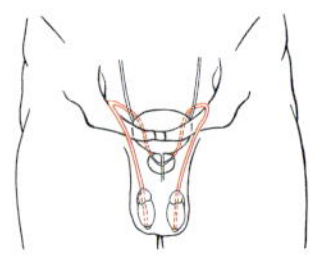

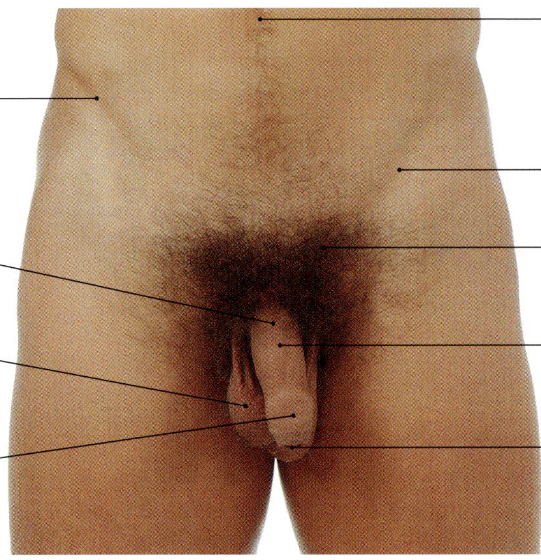

Abb. 7.71 Äußere männliche Geschlechtsorgane, Organa genitalia masculina externa; Ansicht von ventral.
Bei den männlichen Geschlechtsorganen lassen sich äußere Geschlechtsorgane (Organa genitalia masculina externa) und innere Geschlechtsorgane (Organa genitalia masculina interna → Abb. 7.79) unterscheiden. Zu den **äußeren Geschlechtsorganen** zählen:

- Glied (Penis)
- Harnröhre (Urethra masculina)
- Hodensack (Scrotum)

Die äußeren Geschlechtsorgane sind die **Sexualorgane.** Der Penis dient dem Geschlechtsverkehr.
Die Harnröhre wird bei den ableitenden Harnwegen beschrieben (→ Abb. 7.50 bis → Abb. 7.57).

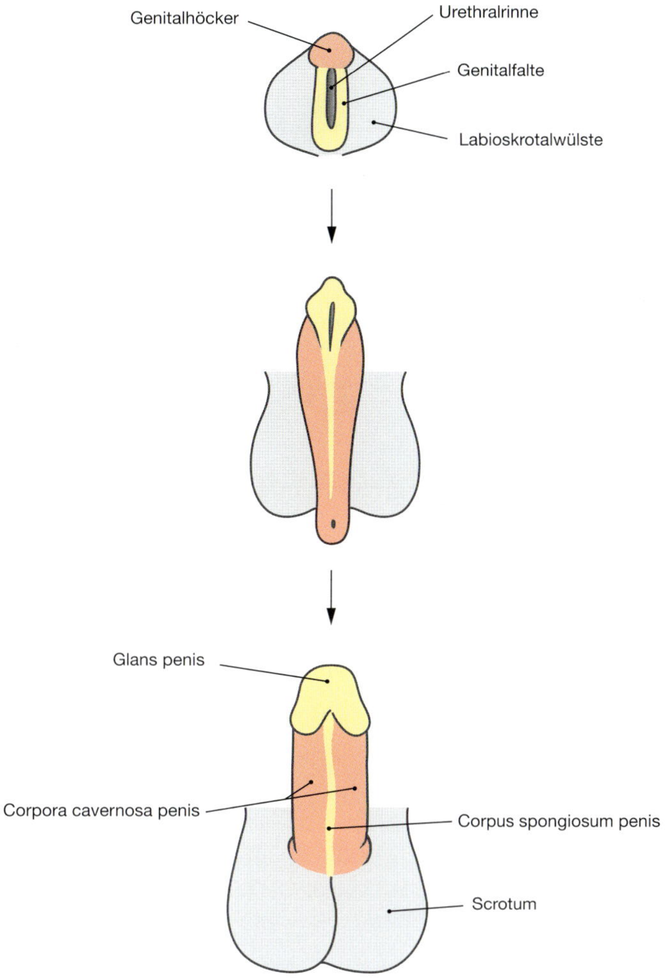

Abb. 7.72 Entwicklung der äußeren männlichen Geschlechtsorgane, Organa genitalia masculina externa. [L126]
Das äußere Genitale entwickelt sich aus dem kaudalen Abschnitt des Sinus urogenitalis. Dieser geht aus der Kloake des Darmrohrs hervor und bildet u. a. die Harnblase und Teile der Harnröhre (→ Abb. 7.22). Daneben ist auch das Ektoderm mit dem darunter gelegenen Bindegewebe (Mesenchym) beteiligt. Zunächst entwickelt sich bei beiden Geschlechtern das äußere Genitale gleich (sexuell indifferentes Stadium). Dabei senkt sich die vordere Wand des Sinus urogenitalis zunächst zur **Urethralrinne** ein, die auf beiden Seiten von den **Genitalfalten** begrenzt wird. Seitlich von diesen liegen die **Labioskrotalwülste** und am Vorderrand der Rinne der **Genitalhöcker.**
Danach entwickelt sich beim Mann unter dem Einfluss der vom Hoden produzierten männlichen Geschlechtshormone (Testosteron) der **Genitalhöcker** zum **Penisschaft** mit Corpora cavernosa. Die **Genitalfalten** schließen sich über der Urethralrinne zum Corpus spongiosum und bilden die **Eichel (Glans penis).** Dadurch entsteht zugleich die Pars spongiosa der **Harnröhre.** Pars prostatica und Pars membranacea entstehen weiter proximal aus dem Sinus urogenitalis. Die **Labioskrotalwülste** vergrößern sich und vereinigen sich zum **Scrotum.**

Klinik

Wenn der Verschluss der Urethralrinne unvollständig ist, befindet sich die Urethralöffnung nicht auf der Glans penis, sondern liegt weiter proximal. Bei der **Hypospadie** mündet die Urethra auf der Unterseite des Penis im Verlauf zwischen Scrotum und Glans.

Bei der **Epispadie** tritt die Urethra in einer Rinne auf der Dorsalseite des Penis aus. Neben Störungen beim Wasserlassen kann es auch zu einer Verkrümmung des Penis kommen, so dass in den ersten Lebensjahren eine operative Korrektur vorgenommen werden muss.

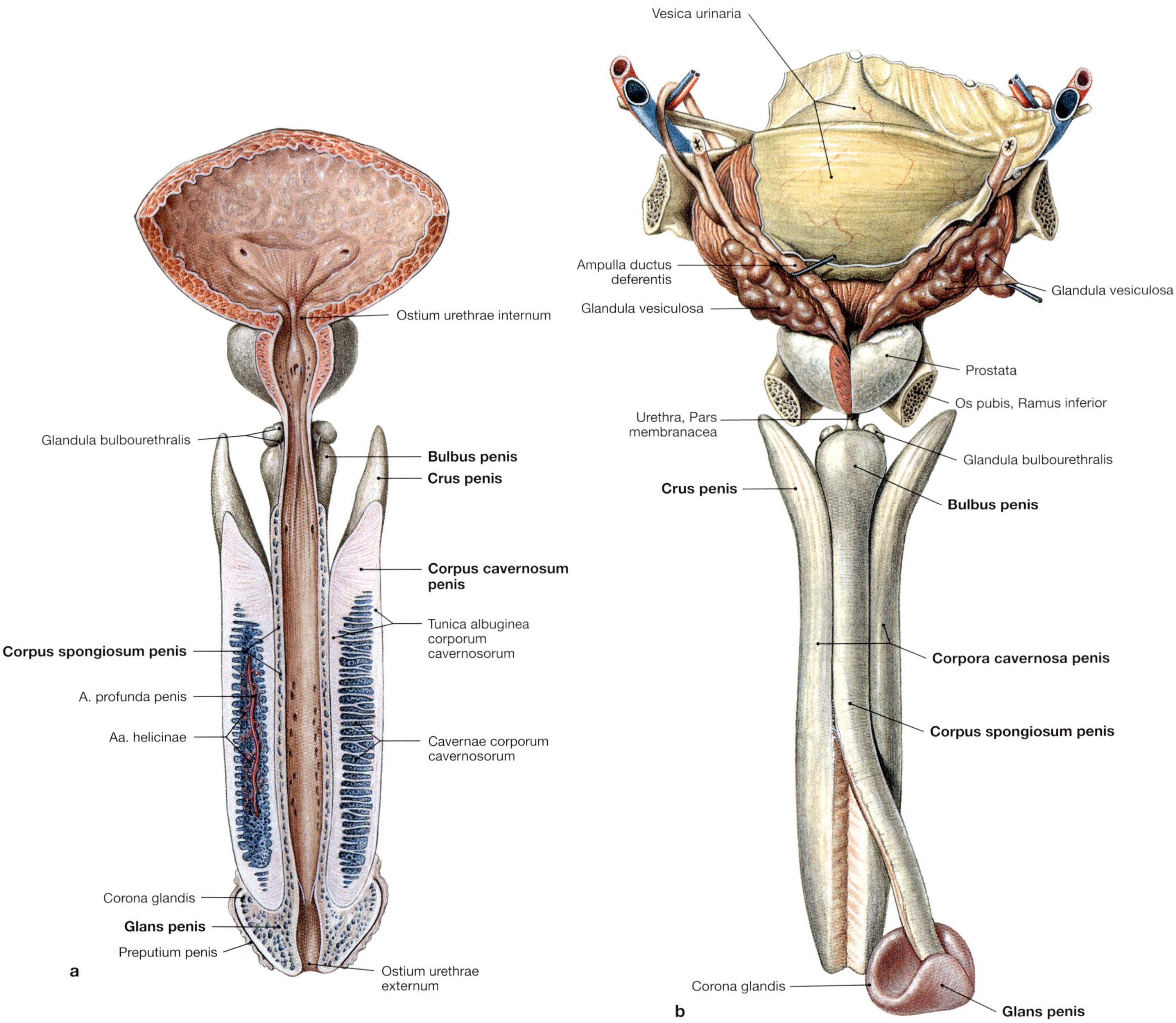

Abb. 7.73a und b Harnblase, Vesica urinaria, Vorsteherdrüse, Prostata, und männliches Glied, Penis, mit freigelegten Schwellkörpern; Ansicht von ventral, Harnblase und Harnröhre eröffnet (→ Abb. 7.73a) und von dorsal (→ Abb. 7.73b).

Der Penis ist im erschlafften Zustand ca. 10 cm lang und gliedert sich in **Schaft (Corpus penis), Eichel (Glans penis)** und **Wurzel (Radix penis).** Er besteht aus den paarigen **Penisschwellkörpern (Corpora cavernosa),** die von einer derben **Hülle (Tunica albuginea)** umgeben und durch ein Septum penis getrennt sind, und aus dem **Harnröhrenschwellkörper (Corpus spongiosum),** der die Urethra umgibt. Die Corpora cavernosa sind mit den proximalen Enden (Crura penis) an den unteren Schambeinästen fixiert. Das Corpus spongiosum ist proximal zum Bulbus penis erweitert und bildet distal die Glans penis. Außen werden alle Schwellkörper zusammen von der **Penisfaszie (Fascia penis)** umhüllt, die hier in der Abbildung entfernt wurde.

Zur Gliederung der Harnröhre (Urethra masculina) → Abb. 7.51 und → Abb. 7.52.

Klinik

Wenn die Vorhaut zu eng ist **(Phimose)** und sich nicht zurückstreifen lässt, kann es zu Störungen beim Wasserlassen und zu Infektionen kommen. Dann muss die Vorhaut durch Umschneidung (Zirkumzision) entfernt werden.

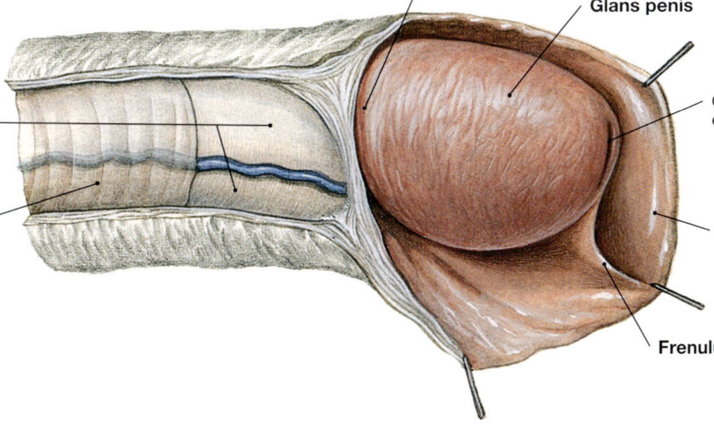

Abb. 7.74 Männliches Glied, Penis, mit Eichel, Glans penis, und Vorhaut, Preputium penis; Ansicht von rechts.
Das distale Ende des Penis ist zur **Eichel (Glans penis)** verdickt, die an der Basis einen Wall (Corona glandis) aufweist. Die Eichel wird im erschlafften Zustand des Penis von der **Vorhaut (Preputium penis)** bedeckt, die an der Unterseite durch ein Bändchen (Frenulum preputii) befestigt ist.

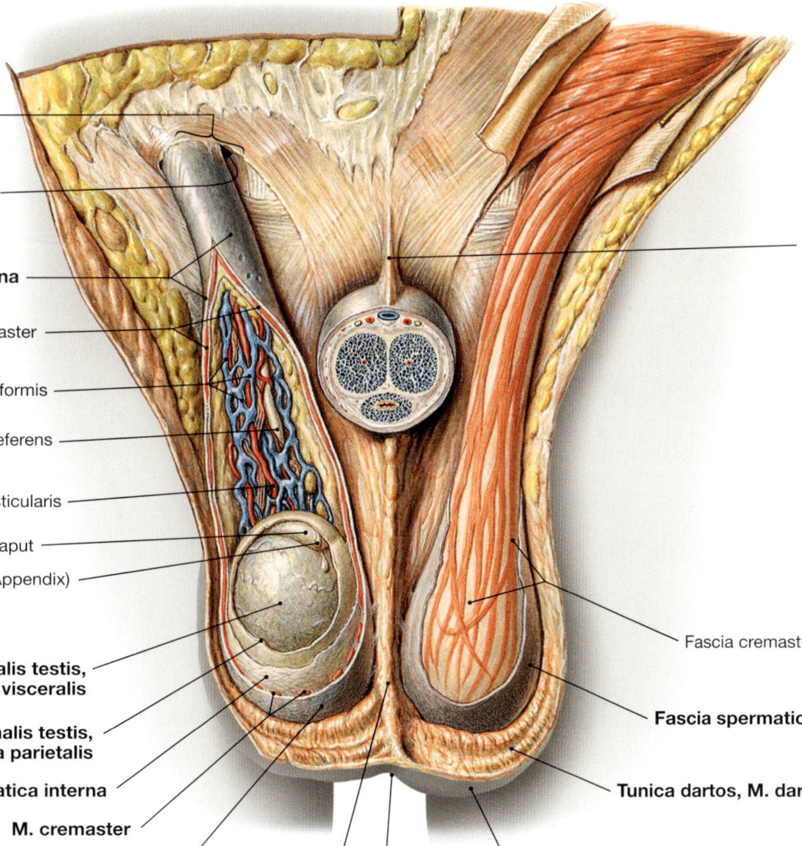

Abb. 7.75 Hodensack, Scrotum; Ansicht von ventral; Hodensack eröffnet und Penis frontal durchtrennt.
Die Peniswurzel ist an der vorderen Rumpfwand durch das oberflächliche **Lig. fundiforme penis** und das darunterliegende **Lig. suspensorium penis** befestigt. Der Hodensack (Scrotum) ist innen durch ein Septum geteilt, dem außen eine Naht (Raphe scroti) entspricht.
Hoden und **Samenstrang** weisen folgende **Hüllen** auf:
- Skrotalhaut
- Tunica dartos: Subcutis mit glatter Muskulatur
- Fascia spermatica externa: Fortsetzung der oberflächlichen Körperfaszie (Fascia abdominalis superficialis)
- M. cremaster mit Fascia cremasterica
- Fascia spermatica interna: Fortsetzung der Fascia transversalis

Der Hoden besitzt als weitere Hülle auf seiner Oberfläche die **Tunica vaginalis testis** mit einer Lamina parietalis (Periorchium) außen und einer Lamina visceralis (Epiorchium) innen, die durch das Mesorchium miteinander verbunden sind und zwischen sich die **Cavitas serosa scroti** bilden.

Blutgefäße und Nerven des männlichen Gliedes

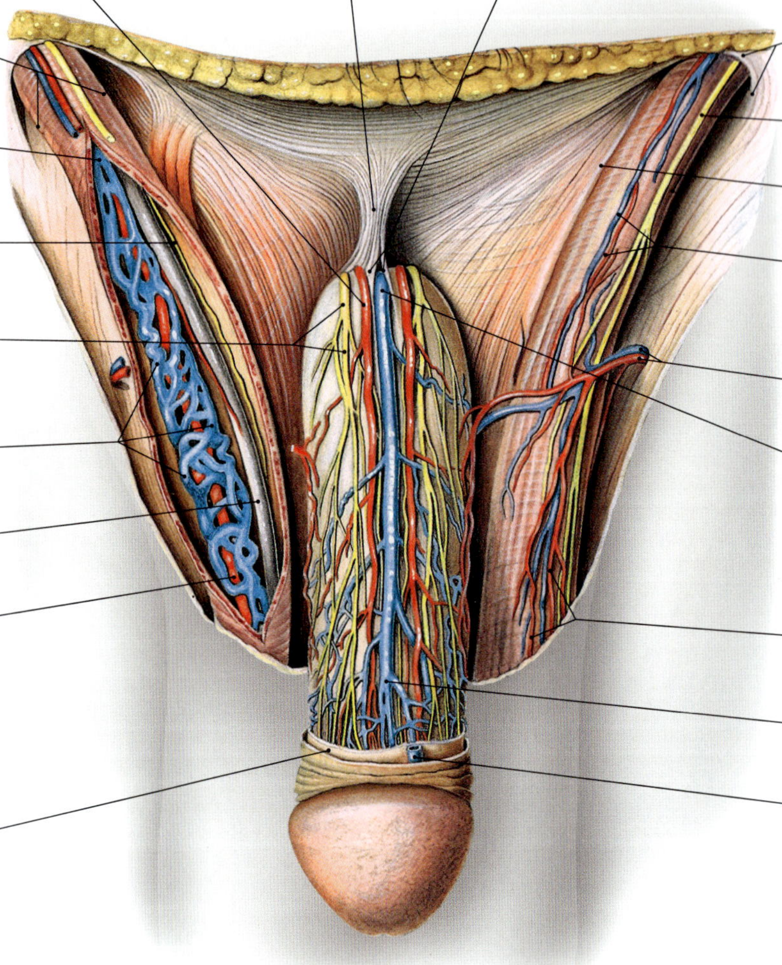

Abb. 7.76 Äußere männliche Geschlechtsorgane, Organa genitalia masculina externa, mit Leitungsbahnen; Ansicht von ventral; nach Entfernung der Penisfaszie.

Der Penis wird von **drei paarigen Arterien** aus der A. pudenda interna und **drei Venensystemen** versorgt (→ Abb. 7.77). Hier sind nur die subfaszial gelegenen Blutgefäße sichtbar, nachdem die Penisfaszie entfernt wurde.

Die A. dorsalis penis ist paarig angeordnet und versorgt Penishaut und Glans. Zwischen den Arterien beider Seiten verläuft die unpaare **V. dorsalis profunda penis,** die die Schwellkörper zum Plexus venosus prostaticus drainiert.

Die Abbildung zeigt auch die **Nerven des Penis:**

- sensorisch: N. dorsalis penis (aus N. pudendus)
- vegetativ: Überwiegend parasympathische Nn. cavernosi penis (aus Plexus hypogastricus inferior) durchbohren den Beckenboden und lagern sich dem N. dorsalis penis an (Parasympathicus vasodilatatorisch und damit erigierend; Sympathicus vasokonstriktorisch).

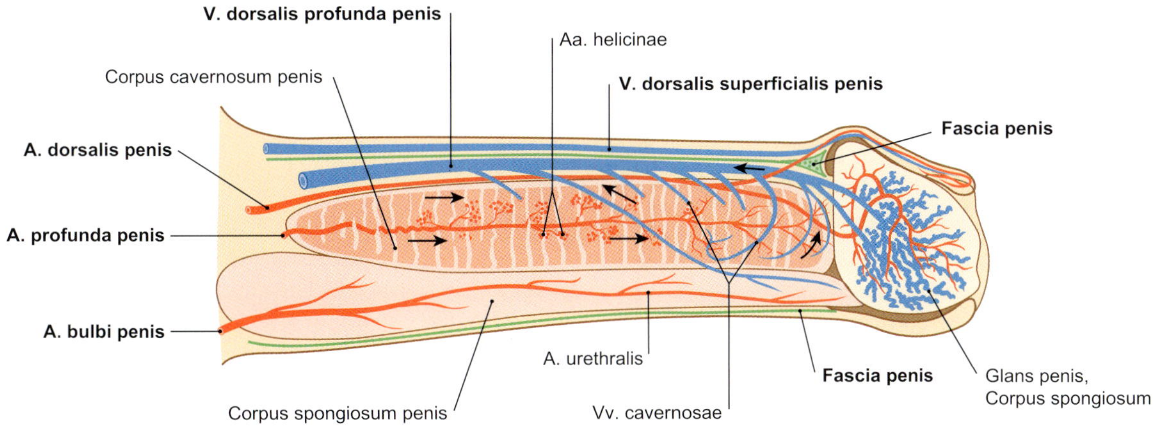

Abb. 7.77 Blutgefäße des Penis; schematische Darstellung eines Medianschnitts; Ansicht von rechts. [L126]
Der Penis wird von **drei paarigen Arterien** aus der A. pudenda interna versorgt:

- A. dorsalis penis: verläuft subfaszial, versorgt Penishaut und Glans
- A. profunda penis: in den Corpora cavernosa, für deren Füllung sie zuständig ist
- A. bulbi penis: dringt in den Bulbus penis ein, versorgt Glandula bulbourethralis und als A. urethralis Harnröhre und Corpus spongiosum

Das Blut wird von **drei Venensystemen** aufgenommen:

- V. dorsalis superficialis penis: paarig oder unpaar, epifaszial, leitet Blut aus der Penishaut zur V. pudenda externa
- V. dorsalis profunda penis: unpaar, subfaszial, drainiert die Schwellkörper zum Plexus venosus prostaticus
- V. bulbi penis: paarig, bringt Blut vom Bulbus penis zur V. dorsalis profunda penis

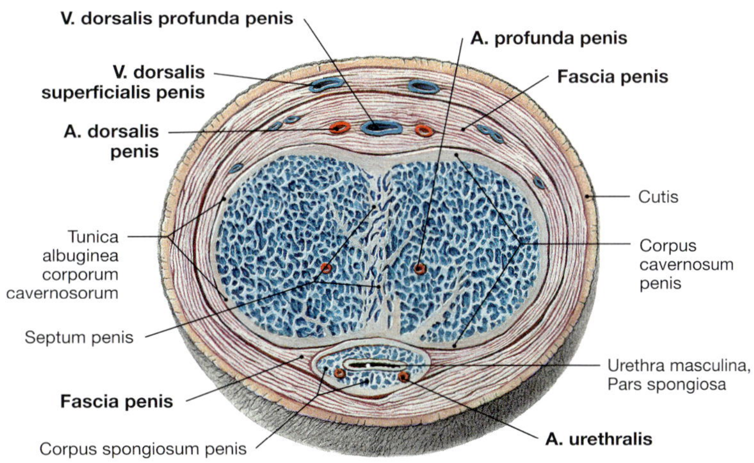

Abb. 7.78 Männliches Glied, Penis; Querschnitt im Bereich der Schaftmitte; Ansicht von ventral.
Die Lage der Blutgefäße ist für die **Erektion** des Penis wichtig. Parasympathisch aktiviert kommt es zu einer Dilatation der **A. profunda penis** und damit zu einer Füllung der Corpora cavernosa. Diese komprimieren die **V. dorsalis profunda penis** unter der straffen Penisfaszie (Fascia penis), so dass das Blut nicht abfließen kann. Unter zusätzlicher Kontraktion der **Mm. ischiocavernosi** (vom N. pudendus innerviert) kommt es zur Erektion.

Klinik

Die parasympathischen Nervenfasern setzen Stickoxid (NO) frei, das in den glatten Muskelzellen der Blutgefäße zu einer Erhöhung des sekundären Botenstoffs cGMP führt, der die Kontraktion der Zellen hemmt. **Hemmstoffe der Phosphodiesterase** (z. B. Viagra®) verzögern den Abbau von cGMP und verbessern damit die **Erektion.**

Innere männliche Geschlechtsorgane

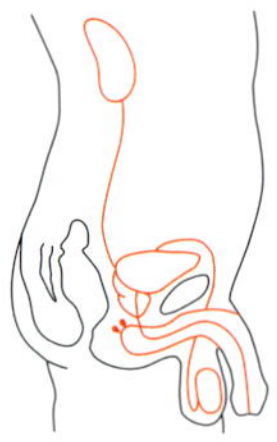

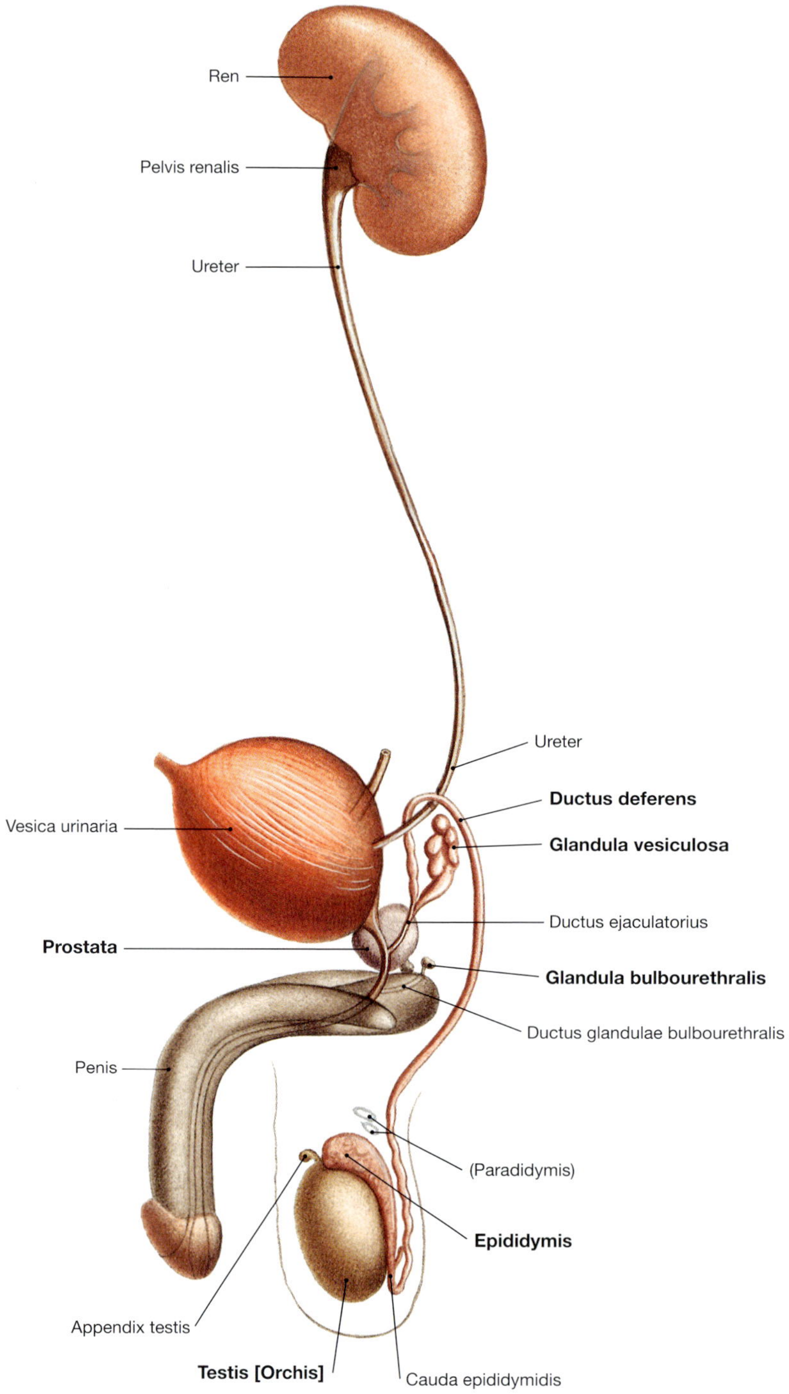

Abb. 7.79 Männliche Harn- und Geschlechtsorgane, Organa urogenitalia masculina; Ansicht von rechts.
Zu den **inneren Geschlechtsorganen** gehören:
- Hoden (Testis)
- Nebenhoden (Epididymis)
- Samenleiter (Ductus deferens)
- Samenstrang (Funiculus spermaticus)
- akzessorische Geschlechtsdrüsen:
  - Vorsteherdrüse (Prostata)
  - Bläschendrüse (Glandula vesiculosa), paarig
  - COWPER-Drüse (Glandula bulbourethralis), paarig

Hoden und Nebenhoden gehören zu den inneren Geschlechtsorganen, weil sie bei der Entwicklung zusammen mit einer Peritonealhülle (Cavitas serosa scroti) aus der Bauchhöhle in den Hodensack (Scrotum) verlagert wurden.
Die inneren Geschlechtsorgane sind **Fortpflanzungsorgane.** Sie dienen der Bildung, der Reifung und dem Transport der Spermien und der Produktion der Samenflüssigkeit. Der Hoden produziert zusätzlich männliche Geschlechtshormone (Testosteron).

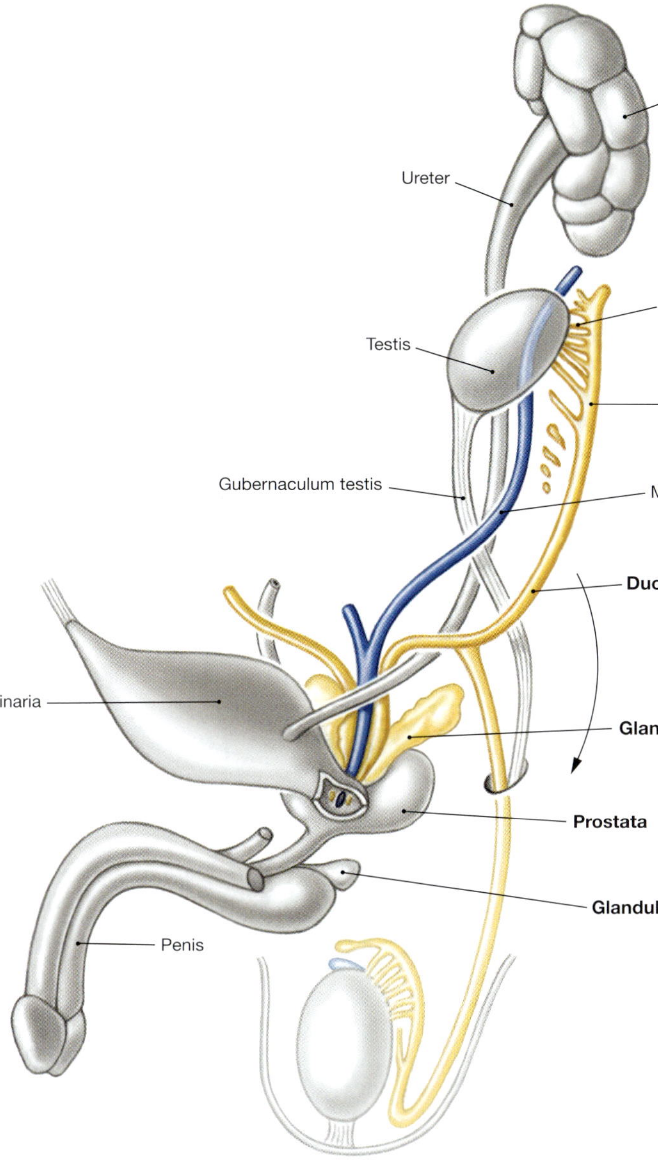

Abb. 7.80 Entwicklung der inneren männlichen Geschlechtsorgane, Organa genitalia masculina interna. [L126]
Die inneren Geschlechtsorgane entwickeln sich bei beiden Geschlechtern bis zur 7. Woche gleich (sexuell indifferentes Stadium → Abb. 7.22). Beim männlichen Geschlecht bildet sich dann aus der Gonadenanlage der Hoden. Er wird im Lumbalbereich auf Höhe der Urniere angelegt, die auch einige Kanälchen als Verbindung zum Nebenhoden bereitstellt. Im Zuge des Körperwachstums wird der Hoden dann nach kaudal verlagert **(Descensus testis),** wobei er seine Leitungsbahnen mitnimmt. Dabei bildet sich entlang des unteren Keimbands (Gubernaculum testis) zunächst eine Peritonealausstülpung (Proc. vaginalis peritonei) bis in den Bereich des späteren Scrotums aus, an der entlang der Hoden bis zur Geburt absteigt. Um die Geburt schließt sich der Proc. vaginalis peritonei im Bereich des Samenstrangs. Der distale Teil des Proc. vaginalis bleibt bestehen und bildet einen Teil der Hodenhüllen (Tunica vaginalis testis).
Die Geschlechtshormone des Hodens (Testosteron) bewirken die **Ausdifferenzierung des WOLFF-Gangs** zu den inneren männlichen Genitalwegen (Epididymis, Samenleiter), zu den Bläschendrüsen sowie zu den übrigen akzessorischen Geschlechtsdrüsen (Prostata, COWPER-Drüsen) aus dem Sinus urogenitalis. Das Anti-MÜLLER-Hormon unterdrückt die Ausdifferenzierung der MÜLLER-Gänge zu den weiblichen Genitalwegen.

Klinik

Der Deszensus der Hoden lässt verstehen, dass ihre Blutgefäße ungefähr auf Höhe der Nieren entspringen und auch ihre regionären Lymphknoten auf dieser Höhe im Retroperitonealraum liegen. Dort und nicht in der Leiste sind daher bei **Hodenkarzinomen** die ersten Lymphknotenmetastasen zu erwarten. Wenn der Deszensus innerhalb der ersten Lebensjahre unvollständig bleibt **(Hodenhochstand, Kryptorchismus),** kann dies zu Unfruchtbarkeit führen. Dies ist mit einem erhöhten Risiko für Hodenkarzinome assoziiert. Neue Ergebnisse deuten an, dass eine hormonelle oder operative Therapie im 1. Lebensjahr eine Unfruchtbarkeit verhindern kann. Das Karzinomrisiko lässt sich allerdings offenbar nicht therapeutisch beeinflussen. Wenn der Proc. vaginalis peritonei nicht obliteriert, kann es (auch im Erwachsenenalter noch) zu Flüssigkeitsansammlungen im Scrotum **(Hydrocele testis)** oder zu einer Verlagerung von Baucheingeweiden **(kongenitale Leistenhernie)** kommen.

Hoden und Nebenhoden

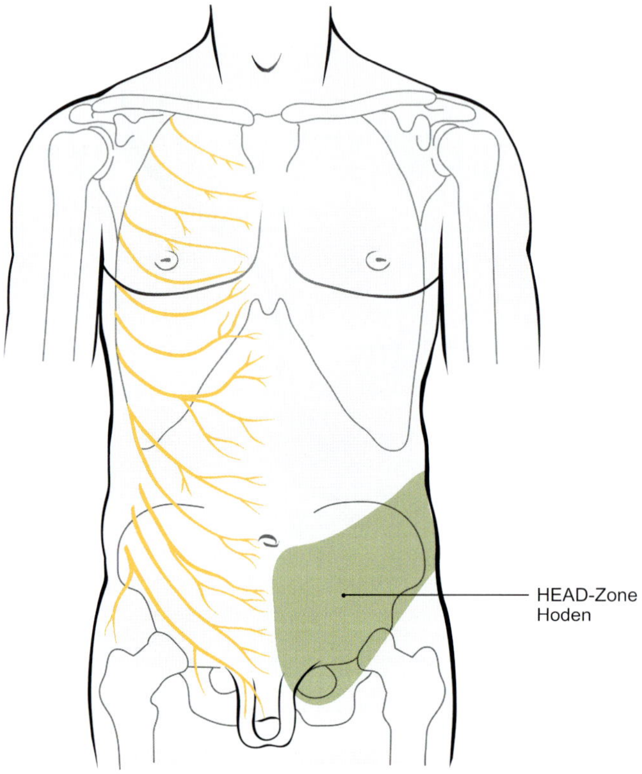

Abb. 7.81 HEAD-Zone des Hodens, Testis [Orchis]; Ansicht von ventral. [L126]

Das organbezogene Hautareal **(HEAD-Zone)** des Hodens projiziert sich auf die Hautwurzelfelder (Dermatome) T10–L1 und entspricht damit dem der Niere. Diese Lokalisation ist dadurch bedingt, dass der Hoden zunächst im späteren Lumbalbereich angelegt wird und bei seinem Abstieg (Deszensus) in das Scrotum seine Leitungsbahnen einschließlich seiner vegetativen Innervation (Plexus testicularis) mitnimmt. Erkrankungen des Hodens, wie eine Entzündung (Orchitis) oder eine Torsion seiner Leitungsbahnen (Hodentorsion), können daher zu starken Schmerzen führen, die in den Hautwurzelfeldern T10–L1 wahrgenommen werden (projizierter Schmerz).

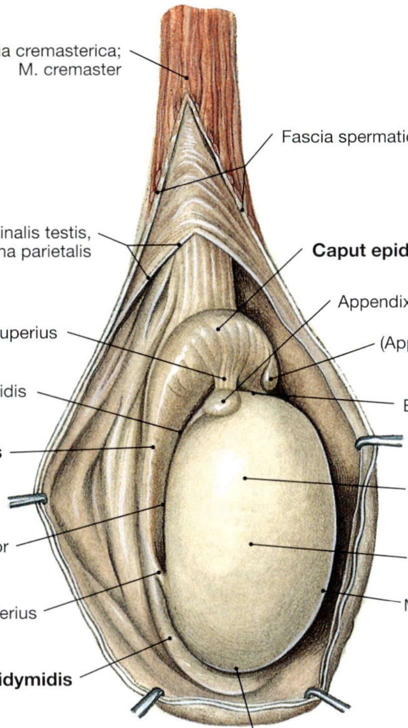

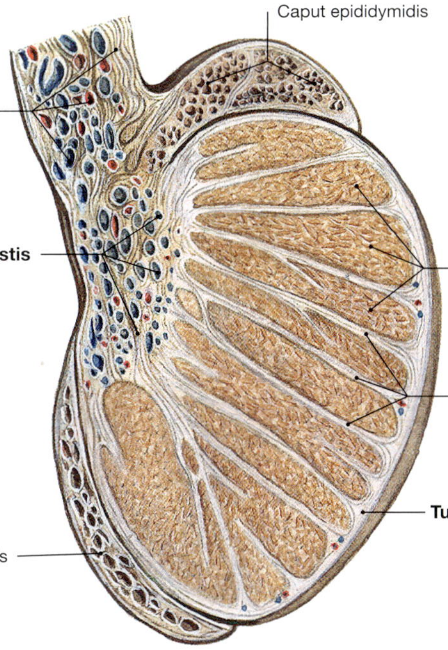

Abb. 7.82a und b Hoden, Testis [Orchis], und Nebenhoden, Epididymis; Ansicht von rechts (→ Abb. 7.82a), Sagittalschnitt; Ansicht von rechts (→ Abb. 7.82b).
Der Hoden ist eiförmig und 4 × 3 cm groß (20–30 g). Er besitzt einen **oberen** und einen **unteren Pol** (Extremitas superior und Extremitas inferior). Der Hoden ist von einer straffen Hülle (Tunica albuginea) umgeben, von der Septen in das Innere ziehen und das Hodenparenchym in 370 **Läppchen** (Lobuli testis) gliedern. Innerhalb der Läppchen werden in den **Hodenkanälchen** die Spermien gebildet. Zwischen den Kanälchen liegen die testosteronproduzierenden Zellen (LEYDIG-Zellen). Die Hodenkanälchen sind im Bereich des **Mediastinum testis,** an dem die Leitungsbahnen ein- und austreten, mit dem Kopf des Nebenhodens verbunden. Der **Nebenhoden (Epididymis)** sitzt oben und dorsal dem Hoden auf und ist an diesem durch ein oberes und ein unteres Band (Ligg. epididymidis superius und inferius) befestigt. Der Nebenhoden gliedert sich in **Kopf (Caput), Körper (Corpus) und Schwanzabschnitt (Cauda),** der sich in den Samenleiter fortsetzt.

Hoden und Nebenhoden

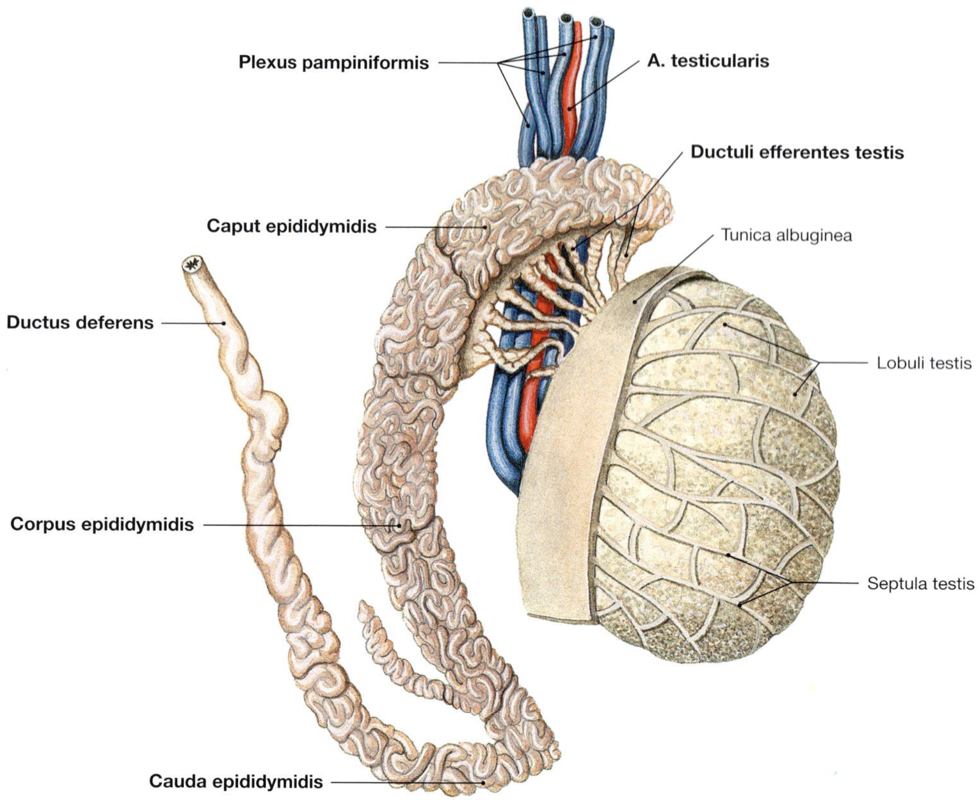

Abb. 7.83 Hoden, Testis [Orchis], und Nebenhoden, Epididymis, mit Blutgefäßen; Ansicht von rechts.
Der **Hoden (Testis)** ist über feine Kanälchen (Ductuli efferentes testis) mit dem Kopf des Nebenhodens (Caput epididymidis) verbunden. Der **Nebenhoden (Epididymis)** selbst besteht aus einem 6 m langen aufgeknäuelten Gang, der sich am Schwanzabschnitt in den **Samenleiter (Ductus deferens)** fortsetzt. Der Samenleiter ist 35–40 cm lang und 3 mm dick und zieht durch den Samenstrang und den Leistenkanal bis zur Dorsalseite der Harnblase, bevor er zusammen mit der Bläschendrüse im Ductus ejaculatorius in die Pars prostatica der Harnröhre mündet. Hoden und Nebenhoden werden von einer **A. testicularis** und einem Geflecht aus Venen **(Plexus pampiniformis)** versorgt.

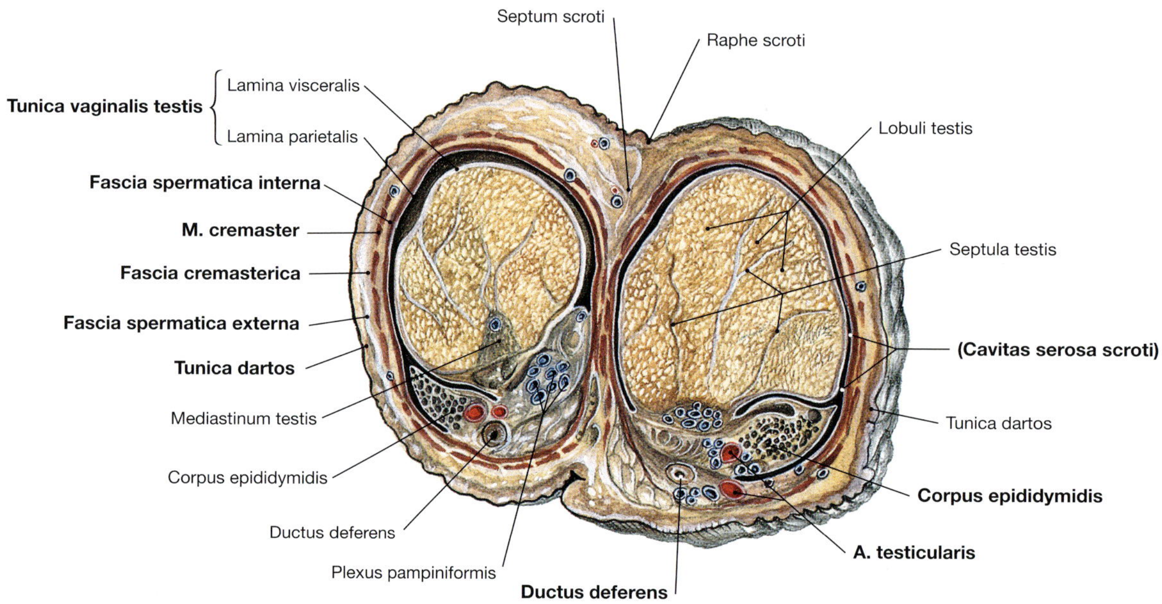

Abb. 7.84 Hoden, Testis [Orchis], und Nebenhoden, Epididymis; Transversalschnitt; Ansicht von kranial.
Neben den Hodenhüllen (→ Abb. 7.87) sind die Leitungsbahnen und der Samenleiter (Ductus deferens) angeschnitten.

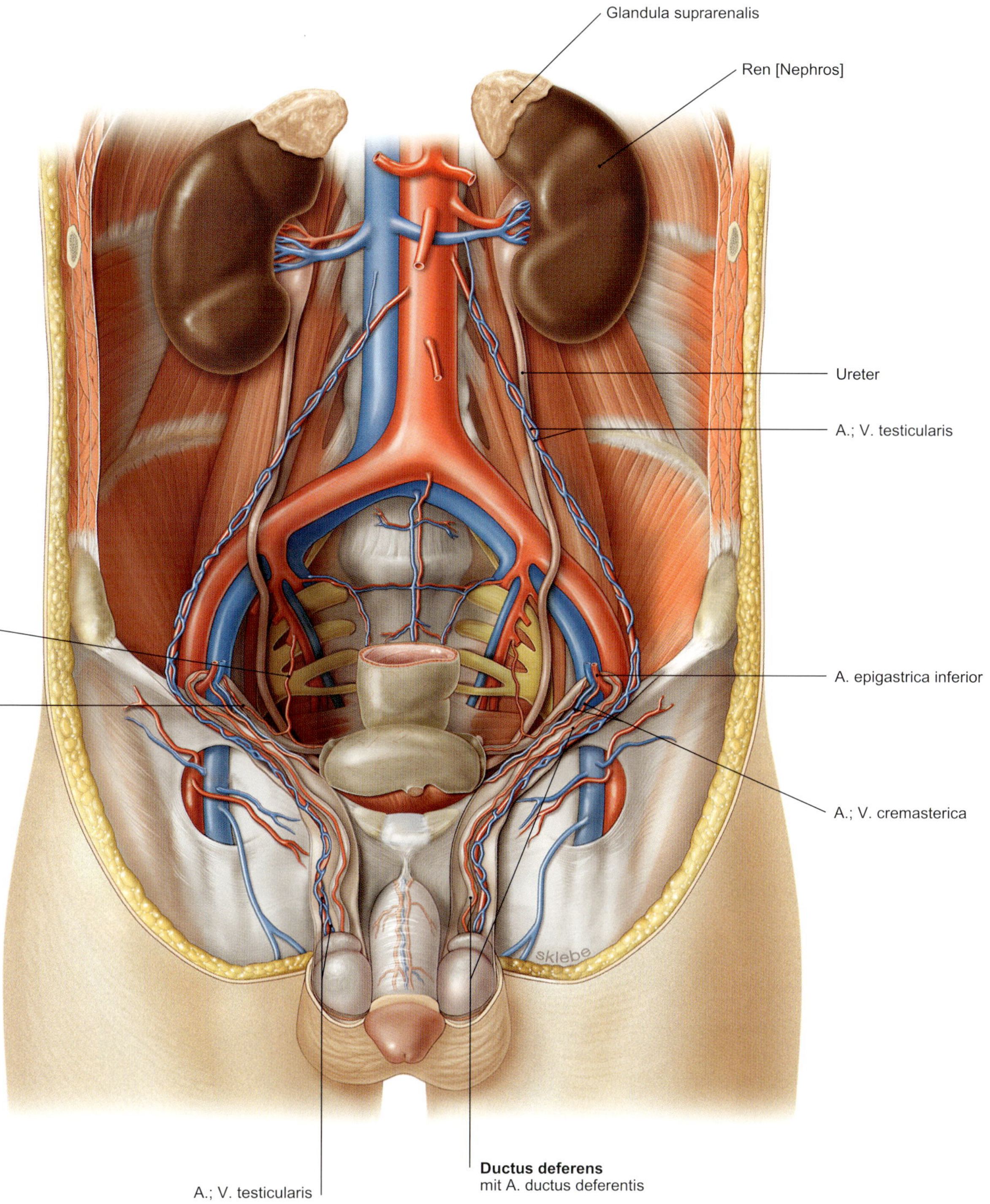

Abb. 7.85 Abschnitte und Verlauf des Samenleiters, Ductus deferens. Die Bauchwand sowie alle intra- und sekundär retroperitoneal gelegenen Organe wurden entfernt; der Samenstrang ist auf ganzer Länge eröffnet; Ansicht von ventral. [L238]

Der **Samenleiter (Ductus deferens)** ist 35–40 cm lang und hat einen Durchmesser von 3 mm. Er geht aus dem Schwanzabschnitt des Nebenhodens (Cauda epididymidis) hervor und steigt zunächst im Hodensack auf **(skrotaler Abschnitt),** bevor er sich im Samenstrang (Funiculus spermaticus) fortsetzt **(funikulärer Abschnitt).** Im Samenstrang zieht er durch den Leistenkanal **(inguinaler Abschnitt)** und tritt dann in das kleine Becken ein **(pelviner Abschnitt).**

Im kleinen Becken überquert er den Harnleiter, bevor er sich der Dorsalseite der Harnblase anlagert. Hier erweitert er sich zur **Ampulla ductus deferentis** und vereinigt sich mit dem Ausführungsgang der Bläschendrüse (Gl. vesiculosa) zum **Ductus ejaculatorius.** Dieser durchquert die Prostata und mündet auf dem Colliculus seminalis in die Pars prostatica der Harnröhre (→ Abb. 7.51 und → Abb. 7.52). Hier werden bei der Emission die Spermien in die Harnröhre entleert. Daher besitzt der Samenleiter eine sehr starke Muskelschicht aus glatter Muskulatur (→ Abb. 7.86).

Samenstrang

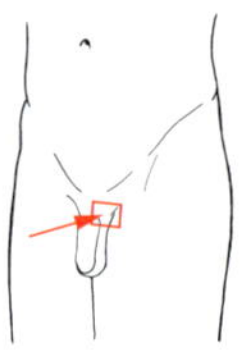

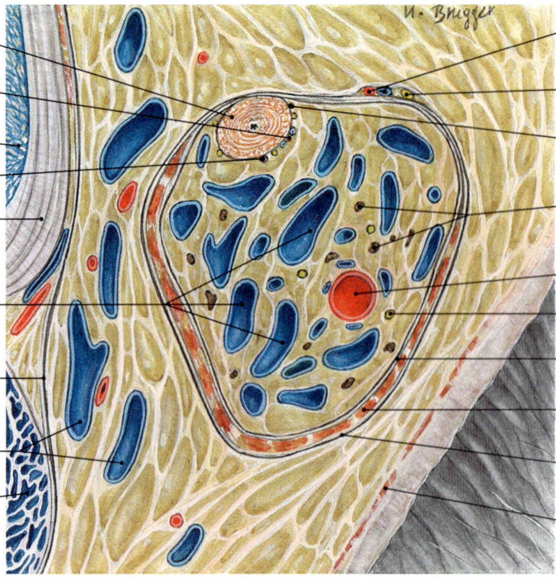

Abb. 7.86 Samenstrang, Funiculus spermaticus, links; Frontalschnitt; Ansicht von ventral, Vergrößerung 2,5-fach.

Der Samenstrang besitzt folgenden **Inhalt:**

- Samenleiter (Ductus deferens) mit A. ductus deferentis (aus der A. umbilicalis)
- A. testicularis aus der Bauchaorta und als venöse Begleitgefäße den Plexus pampiniformis
- N. genitofemoralis, R. genitalis (→ Abb. 7.76)
- Lymphgefäße (Vasa lymphatica) zu den lumbalen Lymphknoten
- vegetative Nervenfasern (Plexus testicularis) aus den Geflechten der Bauchaorta

Außen lagern sich dem Samenstrang der **N. ilioinguinalis** sowie **A. und V. cremasterica** an (→ Abb. 7.76 und → Abb. 7.87).

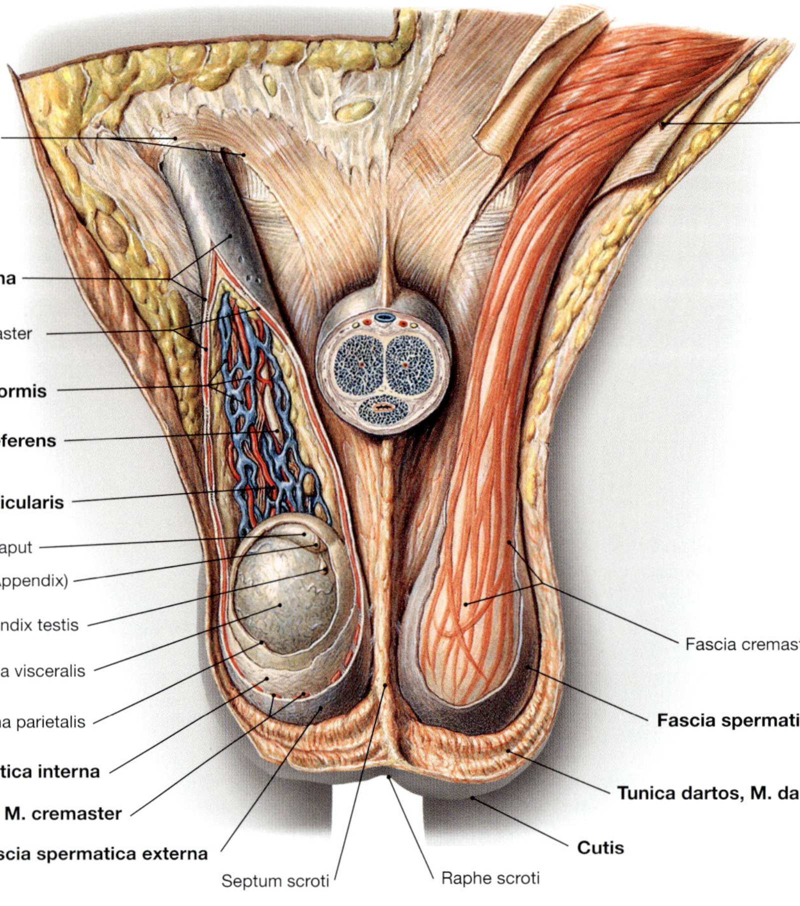

Abb. 7.87 Hüllen des Samenstrangs, Funiculus spermaticus, und des Hodens, Testis; Ansicht von ventral; Hodensack eröffnet.

Hoden und **Samenstrang** besitzen folgende **Hüllen:**

- Fascia spermatica externa: Fortsetzung der oberflächlichen Körperfaszie (Fascia abdominalis superficialis)
- M. cremaster mit Fascia cremasterica
- Fascia spermatica interna: Fortsetzung der Fascia transversalis

Im Bereich des **Scrotums** kommen außen noch zwei Schichten hinzu, die damit nur den Hoden umhüllen:

- Skrotalhaut (Cutis)
- Tunica dartos: Subcutis mit glatter Muskulatur

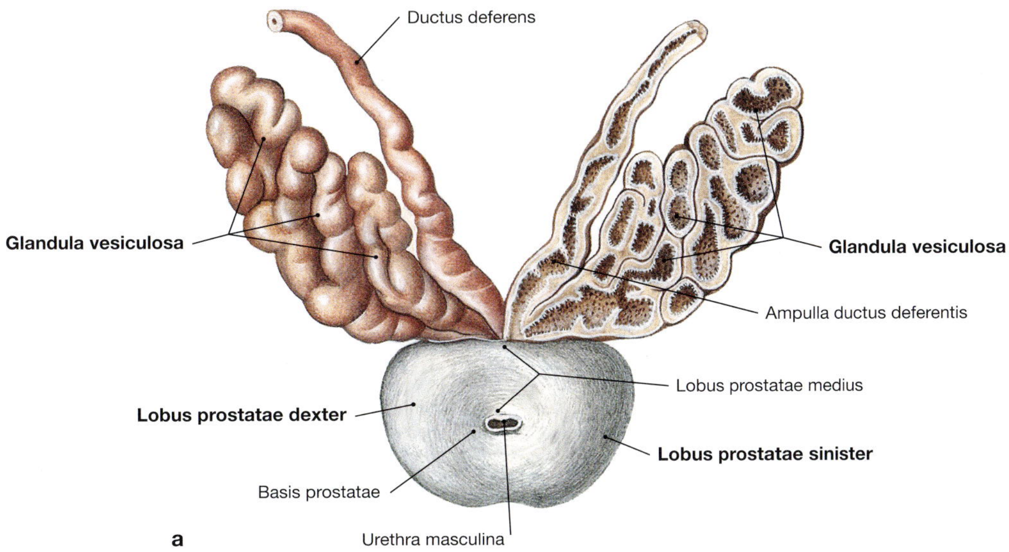

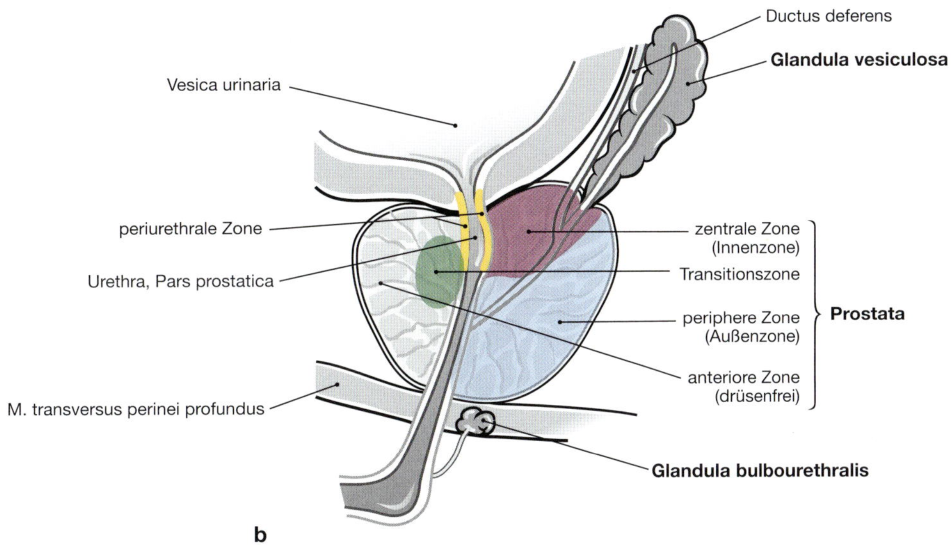

Abb. 7.88a und b Bläschendrüsen, Glandulae vesiculosae, und Vorsteherdrüse, Prostata; Ansicht von kranial (→ Abb. 7.88a) und von links; Medianschnitt (→ Abb. 7.88b). b [L126]

Zu den inneren männlichen Geschlechtsorganen gehören auch die **akzessorischen Geschlechtsdrüsen.** Sie beteiligen sich an der Bildung des Ejakulats und bilden Sekrete zur Befeuchtung des weiblichen Genitales beim Geschlechtsverkehr.

Zu den **akzessorischen Geschlechtsdrüsen** zählen:

- **Vorsteherdrüse** (Prostata): unpaare Drüse unter dem Blasengrund. Die Prostata ist 4 × 3 × 2 cm groß (20 g) und besitzt oben eine Basis und unten eine Spitze (Apex). Sie ist in einen rechten und einen linken Lappen (Lobus dexter und Lobus sinister), die durch eine flache Rinne getrennt werden, sowie in einen Lobus medius gegliedert. Innen wird die Prostata von der Harnröhre (Pars prostatica) durchquert. Histologisch besteht die Prostata aus 35–50 Einzeldrüsen, die alle über getrennte Ausführungsgänge ihr Sekret in die **Pars prostatica der Harnröhre** abgeben. Die Öffnungen der Ausführungsgänge liegen beidseits des Colliculus seminalis.
- **Bläschendrüse** (Glandula vesiculosa): paarige Drüse auf der Dorsalseite der Harnblase (→ Abb. 7.50). Die Bläschendrüsen sind länglich oval (5 × 1 × 1 cm) und bestehen aus einem einzelnen gewundenen Gang von ca. 15 cm Länge. Ihr jeweiliger Ausführungsgang vereinigt sich mit dem Ductus deferens zum Ductus ejaculatorius und endet in der **Pars prostatica der Harnröhre** auf dem Colliculus seminalis.
- **COWPER-Drüse** (Glandula bulbourethralis): paarige Drüse, die in die Dammmuskulatur eingelagert ist (→ Abb. 7.51). Die COWPER-Drüsen sind linsengroß (bis ca. 1 cm) und münden mit ihren 3 cm langen Ausführungsgängen in die **Pars spongiosa der Harnröhre.**

Bläschendrüsen und Prostata bilden die Flüssigkeit des Ejakulats, die zur Ernährung der Spermien dient. Die COWPER-Drüsen geben ihr Sekret, das als Gleitmittel wirkt, bereits vor der Ejakulation ab.

Akzessorische männliche Geschlechtsdrüsen

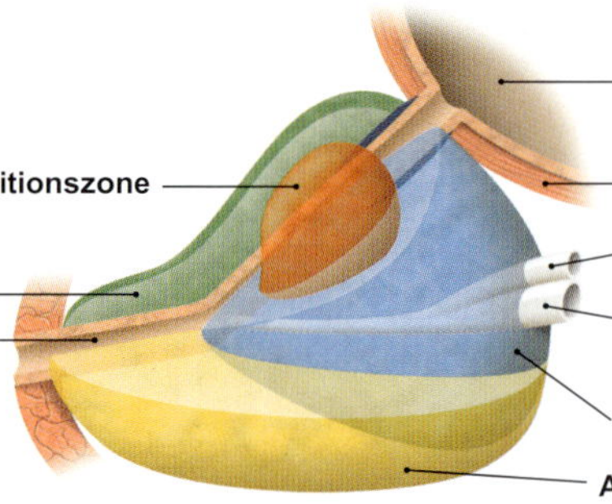

Abb. 7.89 Gliederung der Vorsteherdrüse, Prostata; schematische Darstellung der Zonen; Ansicht in Rückenlage des Patienten (wie bei der rektalen Untersuchung üblich) von links. [L127]

Die **Vorsteherdrüse** (Prostata) weist zusätzlich zu ihrer makroskopischen Gliederung in einen rechten und linken sowie einen mittleren Lappen eine histologische Gliederung in **Zonen** auf, die von großer klinischer Bedeutung sind:

- **zentrale Zone oder Innenzone** (25% des Drüsengewebes): keilförmiges Segment zwischen Ductus ejaculatorii und Harnröhre.
- **periphere Zone oder Außenzone** (70% des Drüsengewebes): umgibt mantelförmig die Innenzone auf der Dorsalseite
- **periurethrale Zone:** schmaler Gewebestreifen um die proximale Urethra
- **Transitions- oder Übergangszone** (5% des Drüsengewebes): beidseits lateral der periurethralen Zone im Übergangsbereich zur Innenzone.
- **anteriore Zone:** drüsenfreies Areal ventral der Urethra, das nur Stroma aus Bindegewebe und glatter Muskulatur enthält.

Es ist zu beachten, dass bei älteren Einteilungen nur zwischen Innen- und Außenzone unterschieden wurde. Die Transitionszone zählte damit zur Innenzone.

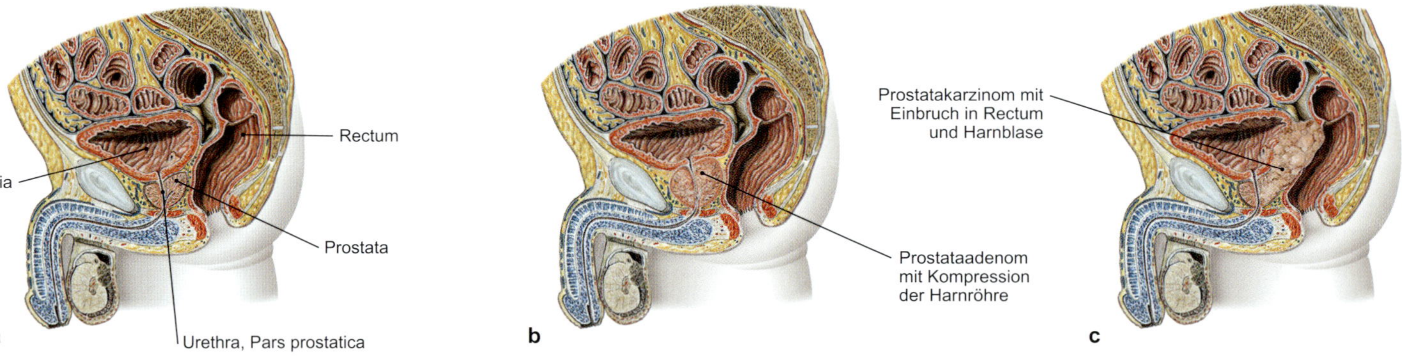

Abb. 7.90 Tumoren der Prostata mit Zuordnung zu den Zonen der Prostata; Sagittalschnitt durch ein männliches Becken, Ansicht von links. [L266]

a Normale Prostata

b Prostataadenom mit Ausgang von der Transitionszone und Kompression der Urethra

c Prostatakarzinom mit Ausgang von der Außenzone und Infiltration von Rectum und Harnblase

Klinik

Prostataadenome sind gutartige Vergrößerungen (Prostatahyperplasie) der Drüse bis zu einem Gewicht von über 100 g und kommen in unterschiedlicher Ausprägung bei nahezu jedem Mann über 70 Jahre vor. Da diese Adenome von der **Transitionszone** ausgehen (→ Abb. 7.90b), die seit einigen Jahren von der Innenzone unterschieden wird, kommt es hier frühzeitig zu Störungen beim Wasserlassen und einem Harnrückstau.

Prostatakarzinome gehören zu den drei häufigsten bösartigen Tumoren des Mannes. Sie gehen meist von der **Außenzone** der Drüse aus (→ Abb. 7.91c), die man im Mikroskop abgrenzen kann. Daher verursachen sie erst spät Symptome. Weil die Prostata aber nur durch die dünne Fascia rectoprostatica (DENONVILLIER-Faszie) vom Rectum getrennt ist (→ Abb. 7.59), sind die Tumoren bei der klinischen Untersuchung von rektal tastbar. Daher gehört die rektale Untersuchung bei einem über 50-jährigen Mann zu einer vollständigen Untersuchung.

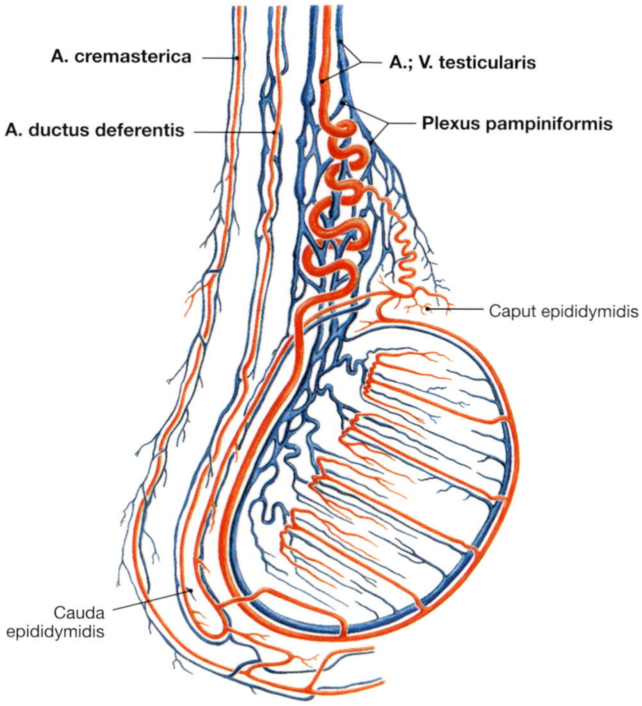

Abb. 7.91 Blutgefäße der inneren männlichen Geschlechtsorgane; Ansicht von rechts.
Hoden und Nebenhoden werden von der **A./V. testicularis** versorgt. Die V. testicularis ist distal zu einem Geflecht (Plexus pampiniformis) erweitert. Der Samenleiter wird von der **A. ductus deferentis** ernährt, der Samenstrang von der **A. cremasterica.**

Blutgefäße der inneren Geschlechtsorgane		
	Organ	**Blutgefäße**
Arterien	Hoden und Nebenhoden	A. testicularis (aus der Pars abdominalis der Aorta)
	Samenleiter	A. ductus deferentis (meist aus A. umbilicalis)
	Samenstrang (M. cremaster)	A. cremasterica (aus A. epigastrica inferior)
	akzessorische Geschlechtsdrüsen	A. vesicalis inferior und A. rectalis media (aus A. iliaca interna)
Venen	Hoden, Nebenhoden, Samenleiter und Samenstrang	Plexus pampiniformis: Venengeflecht, dessen Äste sich zur V. testicularis vereinigen, die rechts in die V. cava inferior, links in die V. renalis sinistra mündet
	akzessorische Geschlechtsdrüsen	Plexus venosi vesicalis und prostaticus mit Anschluss an die V. iliaca interna

Klinik

Abflussbehinderungen an der Einmündung in die linke V. renalis oder **Nierentumoren,** die in die Nierenvene eingewachsen sind, können einen Blutrückstau und dadurch eine sicht- und tastbare Erweiterung des Plexus pampiniformis in der linken Skrotumhälfte hervorrufen **(Varikozele).** Daher muss bei einer linksseitigen Varikozele ein Nierentumor ausgeschlossen werden. Eine länger bestehende Varikozele kann darüber hinaus zu Unfruchtbarkeit führen.

Blutgefäße der inneren männlichen Geschlechtsorgane

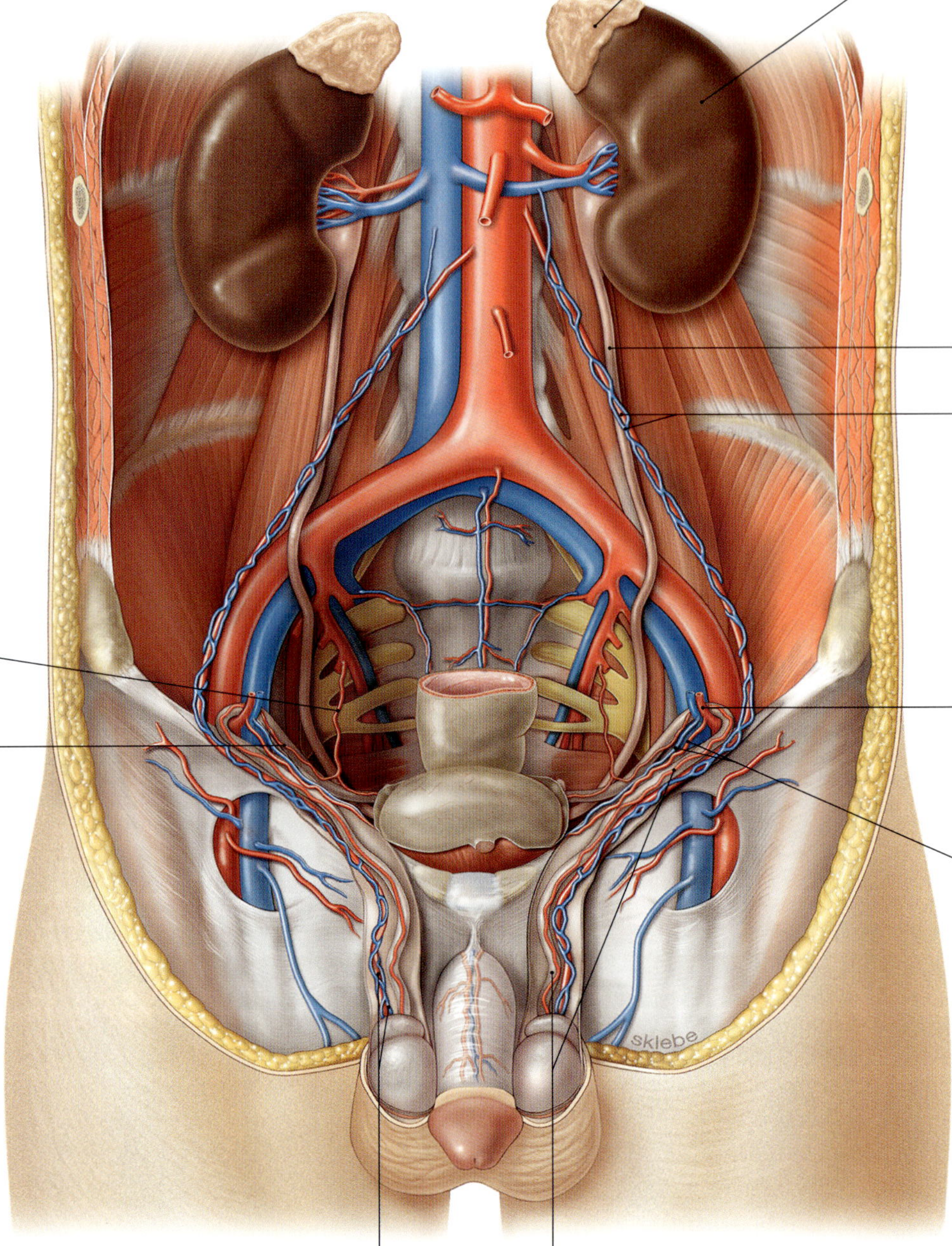

Abb. 7.92 Blutgefäße der inneren männlichen Geschlechtsorgane; Die Bauchwand sowie alle intra- und sekundär retroperitoneal gelegenen Organe wurden entfernt; der Samenstrang ist auf ganzer Länge eröffnet; Ansicht von ventral. [L238]

Hoden und Nebenhoden werden von der **A. testicularis** versorgt, die als viszeraler Ast der Bauchaorta (Pars abdominalis aortae) entspringt. Sie zieht retroperitoneal bis zum Leistenkanal, durch den sie im Samenstrang in das Scrotum gelangt. Das venöse Blut nimmt über die **V. testicularis** den gleichen Weg. Diese mündet rechts in die V. cava inferior, links dagegen in die linke V. renalis.

Der **Samenleiter** erhält mit der **A. ductus deferentis** eine eigene, meist jedoch sehr feine Arterie, die entweder direkt aus der A. umbilicalis oder aus der von ihr abgehenden A. vesicalis superior entspringt. Die A. ductus deferentis legt sich direkt dem Samenleiter an und begleitet ihn bis zu seinem Ursprung aus dem Nebenhoden.

Die Hüllen des **Samenstrangs** werden von der **A. cremasterica** ernährt, die als Ast aus der A. epigastrica inferior entspringt und sich von außen dem Samenstrang anlegt, bevor sie im weiteren Verlauf zwischen dessen Hüllen eindringt.

Hier nicht gezeigt sind die **akzessorischen Geschlechtsdrüsen,** die ihr Blut aus der **A. vesicalis inferior** und der **A. rectalis media** erhalten, die Äste der A. iliaca interna darstellen. Nur die COWPER-Drüsen sind durch die **A. pudenda interna** versorgt, die mit ihren tiefen Ästen durch den Dammraum zieht.

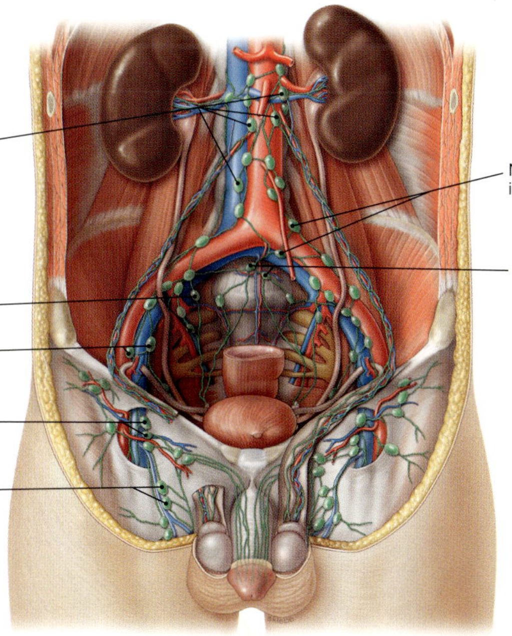

Abb. 7.93 Lymphgefäße und Lymphknoten der äußeren und inneren männlichen Geschlechtsorgane; Ansicht von ventral. [L238]
Die regionären Lymphknoten für die äußeren Geschlechtsorgane sind die Leistenlymphknoten **(Nodi lymphoidei inguinales).** Dagegen liegt die erste Lymphknotenstation von Hoden und Nebenhoden retroperitoneal auf Höhe der Nieren **(Nodi lymphoidei lumbales).**

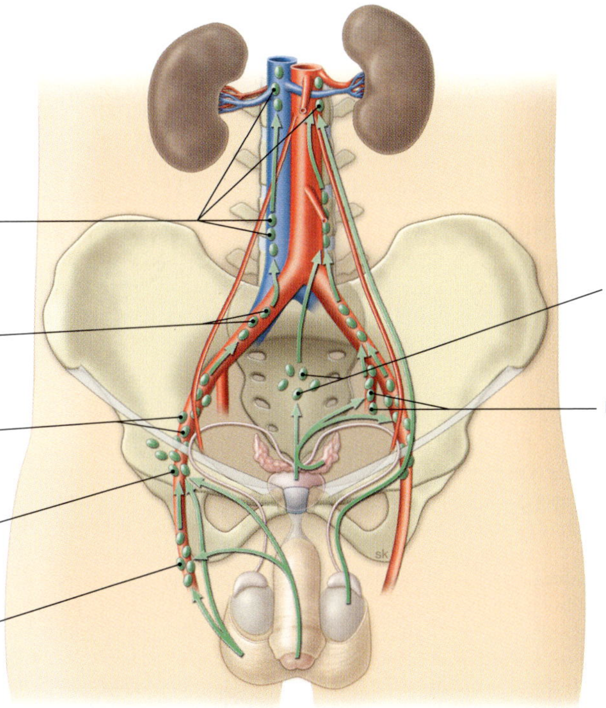

Abb. 7.94 Lymphabflusswege der äußeren und inneren männlichen Geschlechtsorgane; Ansicht von ventral. [L238]
Äußere und innere Geschlechtsorgane haben beim Mann völlig getrennte Lymphabflusswege.
Äußere Geschlechtsorgane:
- Penis und Scrotum: Nodi lymphoidei inguinales

Innere Geschlechtsorgane:
- Hoden und Nebenhoden: Nodi lymphoidei lumbales auf Höhe der Nieren
- Samenleiter, Samenstrang und akzessorische Geschlechtsdrüsen: Nodi lymphoidei iliaci interni/externi und Nodi lymphoidei sacrales

Klinik

Aufgrund der unterschiedlichen Lymphabflusswege befinden sich die ersten **Lymphknotenmetastasen** bei Peniskarzinomen in der Leiste, bei Hodentumoren dagegen im Retroperitonealraum. Da die Lymphabflusswege der inneren und der äußeren Geschlechtsorgane nicht miteinander kommunizieren, darf bei Verdacht auf einen **Hodentumor keine transskrotale Biopsie** vorgenommen werden, weil dadurch Tumorzellen in die Lymphbahnen zu den Leistenlymphknoten verschleppt werden können. Die Biopsie muss in diesem Fall immer vom Leistenkanal aus erfolgen.

Innervation der männlichen Geschlechtsorgane

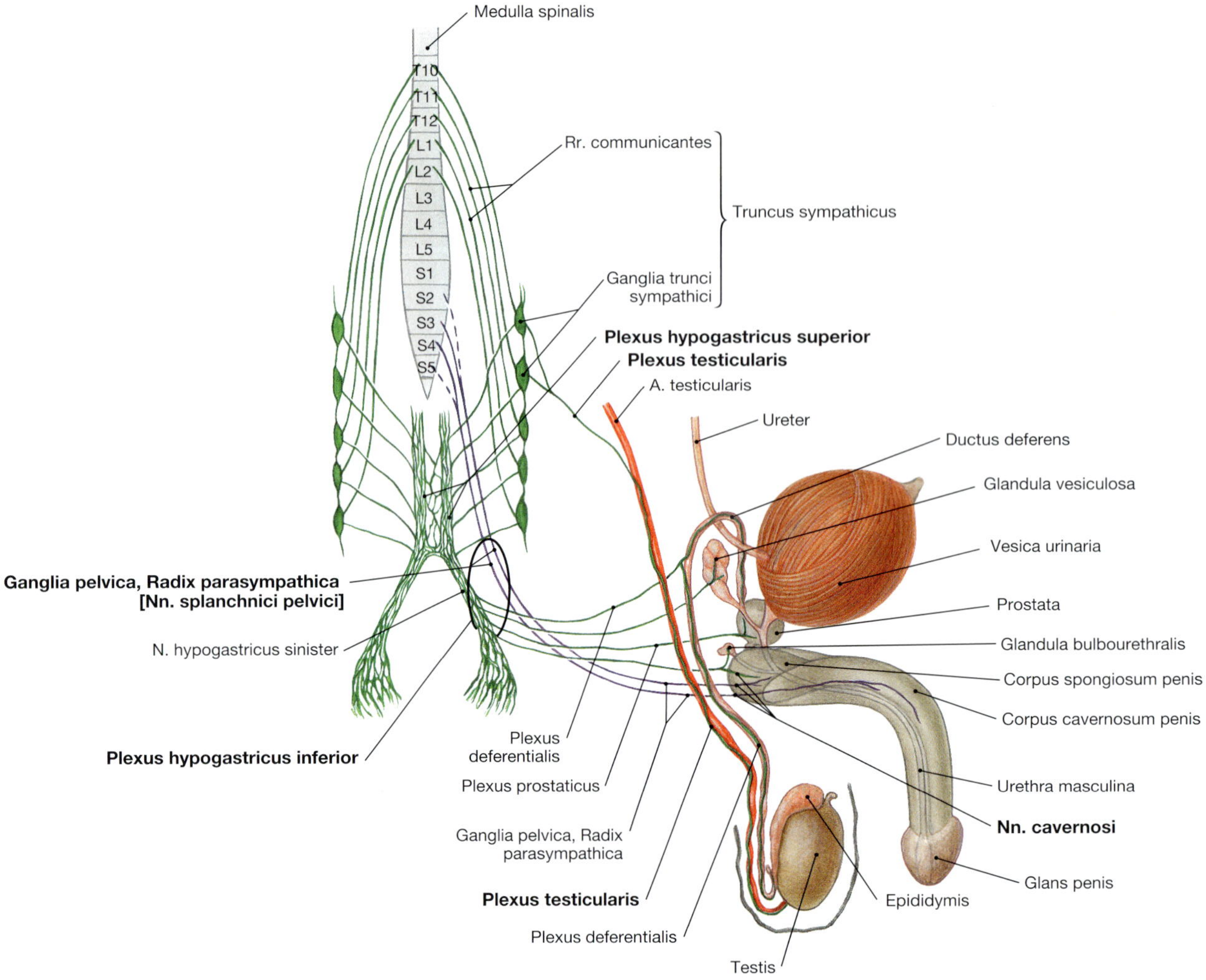

Abb. 7.95 Innervation der männlichen Geschlechtsorgane; Ansicht von ventral bzw. von lateral; schematische Darstellung. Der Plexus hypogastricus inferior enthält sympathische (grün) und parasympathische (violett) Nervenfasern.

Die präganglionären **sympathischen Nervenfasern** (T10–L2) steigen vom Plexus aorticus abdominalis über den Plexus hypogastricus superior und aus den sakralen Ganglien des Grenzstrangs (Truncus sympathicus) über die Nn. splanchnici sacrales ab und werden überwiegend im **Plexus hypogastricus inferior** synaptisch auf postganglionäre Neurone verschaltet. Diese erreichen die Beckenorgane und damit auch die akzessorischen Geschlechtsdrüsen. Fasern zum Ductus deferens **(Plexus deferentialis)** bewirken durch Aktivierung der glatten Muskulatur die **Emission** der Spermien in die Harnröhre. Einige Fasern schließen sich auch den Nn. cavernosi an, die den Beckenboden durchdringen und die Schwellkörper des Penis versorgen. Die (vorwiegend) postganglionären sympathischen Nervenfasern für Hoden und Nebenhoden verlaufen im **Plexus testicularis** entlang der A. testicularis, nachdem sie bereits in den Ganglia aorticorenalia oder im Plexus hypogastricus superior umgeschaltet wurden.

Die präganglionären **parasympathischen Nervenfasern** gelangen aus dem sakralen Parasympathicus (S2–S4) über die **Nn. splanchnici pelvici** in die Ganglien des **Plexus hypogastricus inferior.** Entweder hier oder in der Umgebung der Organe (hier: Ganglia pelvica) werden sie auf postganglionäre Fasern umgeschaltet, die die akzessorischen Drüsen erreichen. Die **Nn. cavernosi penis** durchdringen den Beckenboden und ziehen (teils unter Anlagerung an den N. dorsalis penis) in die Schwellkörper, wo sie die **Erektion** auslösen.

Die somatische Innervation erfolgt durch den **N. pudendus.** Er innerviert den Penis über den N. dorsalis penis sensorisch und bewirkt mit den motorischen Fasern der Nn. perineales zum M. bulbospongiosus und M. ischiocavernosus im Dammbereich die **Ejakulation** des Spermas aus der Harnröhre.

Der **Parasympathicus** bewirkt die **Erektion,** der **Sympathicus** die **Emission** und der **N. pudendus** die **Ejakulation.**

Klinik

Bei einer operativen Entfernung der paraaortalen Lymphknoten, z. B. bei Hodenkarzinomen oder Kolonkarzinomen im Bereich des Colon descendens oder bei Operationen an der Bauchaorta und den großen Beckenarterien, kann der Sympathicus geschädigt werden, wodurch eine Emission und damit die Ejakulation unmöglich werden können **(Impotentia generandi).** Bei Operationen der Prostata, z. B. bei Prostatakarzinomen oder ausgeprägter Hyperplasie, können die parasympathischen Fasern zum Penis durchtrennt werden, so dass eine Erektion nicht mehr möglich ist **(Impotentia coeundi).**

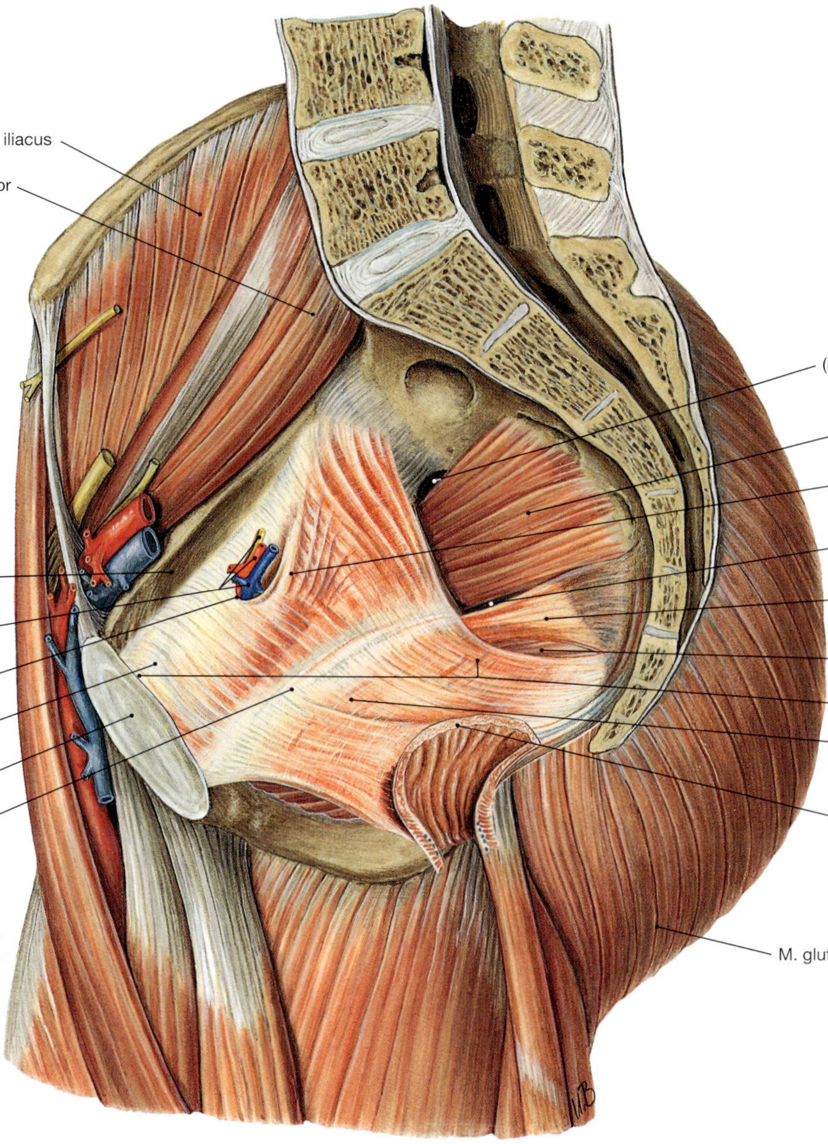

Abb. 7.96 Muskeln von Beckenboden, Diaphragma pelvis, Oberschenkel und Hüfte beim Mann; Ansicht von links.
Der Beckenboden verschließt die Beckenhöhle nach kaudal.
Bau:

- **M. levator ani,** der sich aus M. pubococcygeus, M. iliococcygeus und M. puborectalis zusammensetzt
- **M. ischiococcygeus**

Im Unterschied zu M. pubococcygeus und M. ischiococcygeus entspringt der M. iliococcygeus nicht von den Knochen des Hüftbeins, sondern vom **Arcus tendineus musculi levatoris ani,** der eine Verstärkung der Faszie des M. obturatorius internus darstellt.
Die Muskeln beider Seiten lassen das Levatortor (Hiatus levatorius) zwischen sich frei (→ Abb. 7.129), das durch das Bindegewebe des Corpus perineale (Centrum perinei) in einen **Hiatus urogenitalis** (vorne) als Durchtritt für die Urethra und einen **Hiatus analis** (hinten) für das Rectum unterteilt wird.
Der Beckenboden wird von direkten Ästen aus dem Plexus sacralis (S3–S4) innerviert.
Funktion: Der Beckenboden stabilisiert die Lage der Beckenorgane und gewährleistet damit Harn- und Stuhlkontinenz. Beckenbodeninsuffizienz mit Inkontinenz ist beim Mann relativ selten, weil der Beckenboden nicht durch Geburten strapaziert wird wie bei der Frau.

→ T 20a

Dammmuskulatur beim Mann

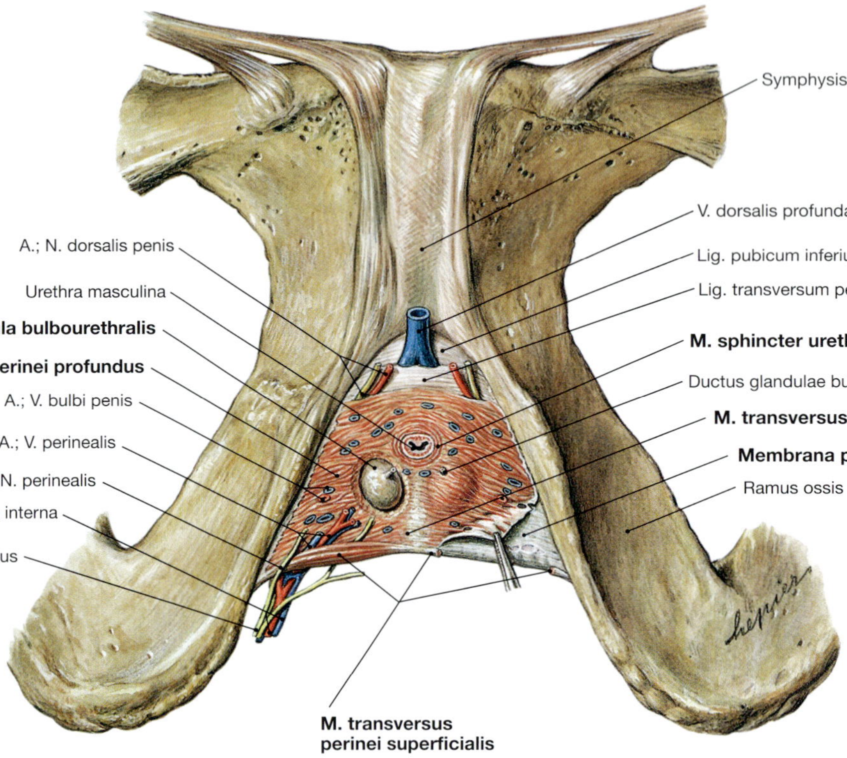

Abb. 7.97 Dammmuskulatur beim Mann; Ansicht von kaudal; nach Entfernung aller übrigen Muskeln.

Beim Mann wird das durch die Levatorschenkel frei gelassene Levatortor (Hiatus levatorius) durch die darunterliegende Dammmuskulatur weitgehend verschlossen, so dass nur der Durchtritt der Harnröhre (Urethra masculina) frei bleibt.

Die Dammmuskulatur besteht beim Mann aus einem relativ kräftigen **M. transversus perinei profundus,** an dessen Hinterrand der dünne **M. transversus perinei superficialis** gelegen ist. Da diese Muskeln eine Art Muskelplatte bilden, wurden sie früher mit dem Begriff „Diaphragma urogenitale" dem Diaghragma pelvis des Beckenbodens gegenübergestellt. Da aber kein echtes Diaphragma besteht und eine vergleichbare Muskelplatte bei der Frau nicht vorhanden ist, wurde der Begriff fallengelassen.

Der M. transversus perinei profundus bildet auch den M. sphincter urethrae externus, der den willkürlichen Schließmuskel der Harnblase darstellt.

Auf Ober- und Unterseite ist der M. transversus perinei profundus von einer Faszie bedeckt. Sie ist auf der Unterseite verstärkt und wird hier als **Membrana perinei** bezeichnet.

Der Raum zwischen beiden Faszien, der vom M. transversus perinei profundus nahezu komplett ausgefüllt wird, ist der **tiefe Dammraum** (Spatium profundum perinei). Dieser enthält beim Mann neben der Urethra die COWPER-Drüsen (Glandulae bulbourethrales) und wird von den tiefen Ästen des N. pudendus und der A. und V. pudenda interna auf ihrem Weg zur Peniswurzel durchquert.

Der **oberflächliche Dammraum** (Spatium superficiale perinei) schließt sich kaudal an die Membrana perinei an und enthält unter anderem den M. transversus perinei superficialis.

→ T 20b

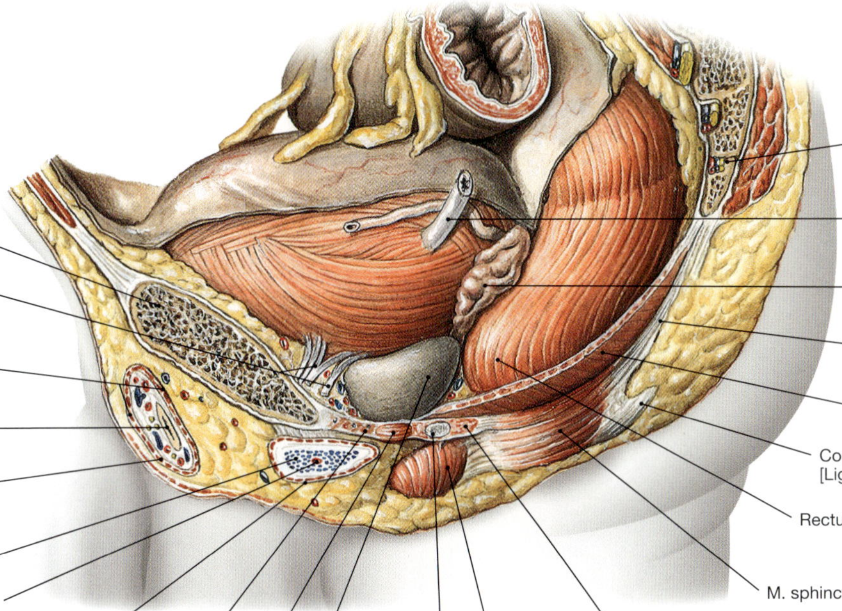

Abb. 7.98 Beckenboden, Diaphragma pelvis, und Dammmuskulatur beim Mann; Ansicht von links.
Der Beckenboden besteht vorne aus dem **M. levator ani** und hinten aus dem **M. ischiococcygeus.** Unter dem Beckenboden liegt der **M. transversus perinei profundus** der Dammmuskulatur, der auch den **M. sphincter urethrae externus** als Schließmuskel für die Harnblase bildet. In den M. transversus perinei profundus sind die COWPER-Drüsen (Glandulae bulbourethrales) eingebettet.

→ T 20

Dammregion beim Mann

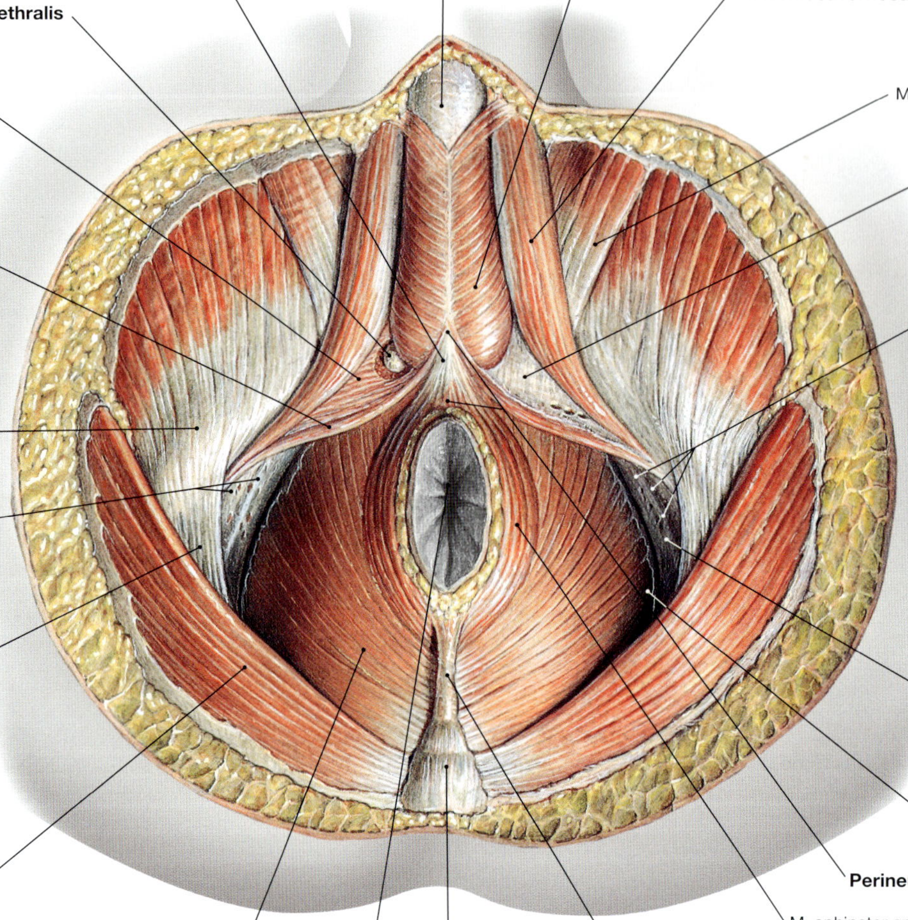

Abb. 7.99 Dammregion, Regio perinealis, beim Mann; Ansicht von kaudal; nach Entfernung sämtlicher Leitungsbahnen.

Die **Dammregion** reicht vom Unterrand der Schambeinfuge (Symphysis pubica) bis zur Spitze des Steißbeins (Os coccygis). Im Unterschied dazu beschreibt der Begriff **Damm** (Perineum) beim Mann nur die schmale Weichteilbrücke zwischen Peniswurzel und Anus. Die Dammregion lässt sich in eine **vordere Regio urogenitalis** mit Geschlechtsorganen und Harnröhre und in eine **hintere Regio analis** um den Anus einteilen. Beide Regionen enthalten Räume:

- Die Regio analis enthält die **Fossa ischioanalis** (→ Tabelle), die einen pyramidenförmigen Raum beidseits des Anus darstellt. Nach kranial wird der Raum vom M. levator ani des Beckenbodens begrenzt. In der lateralen Wand befindet sich in einer Faszienduplikatur des M. obturatorius internus (Fascia obturatoria) der Canalis pudendalis (ALCOCK-Kanal). In diesem verlaufen A. und V. pudenda interna und der N. pudendus, die durch das Foramen ischiadicum minus aus der Regio glutealis kommen.

Die Regio urogenitalis enthält die beiden **Dammräume:**

- Der **tiefe Dammraum** (Spatium profundum perinei) wird weitgehend vom M. transversus perinei profundus eingenommen und enthält auch die COWPER-Drüsen (Glandulae bulbourethrales).
- Im **oberflächlichen Dammraum** (Spatium superficiale perinei) liegen der M. transversus perinei superficialis, der M. bulbospongiosus und der M. ischiocavernosus, die die Schwellkörper der Peniswurzel stabilisieren und die Ejakulation bewirken.

Begrenzung der Fossa ischioanalis	
medial und kranial	M. sphincter ani externus und M. levator ani
lateral	M. obturatorius internus
dorsal	M. gluteus maximus und Lig. sacrotuberale
ventral	Hinterrand des oberflächlichen und des tiefen Dammraums, Ausläufer reichen bis zur Symphyse
kaudal	Faszie und Haut des Damms

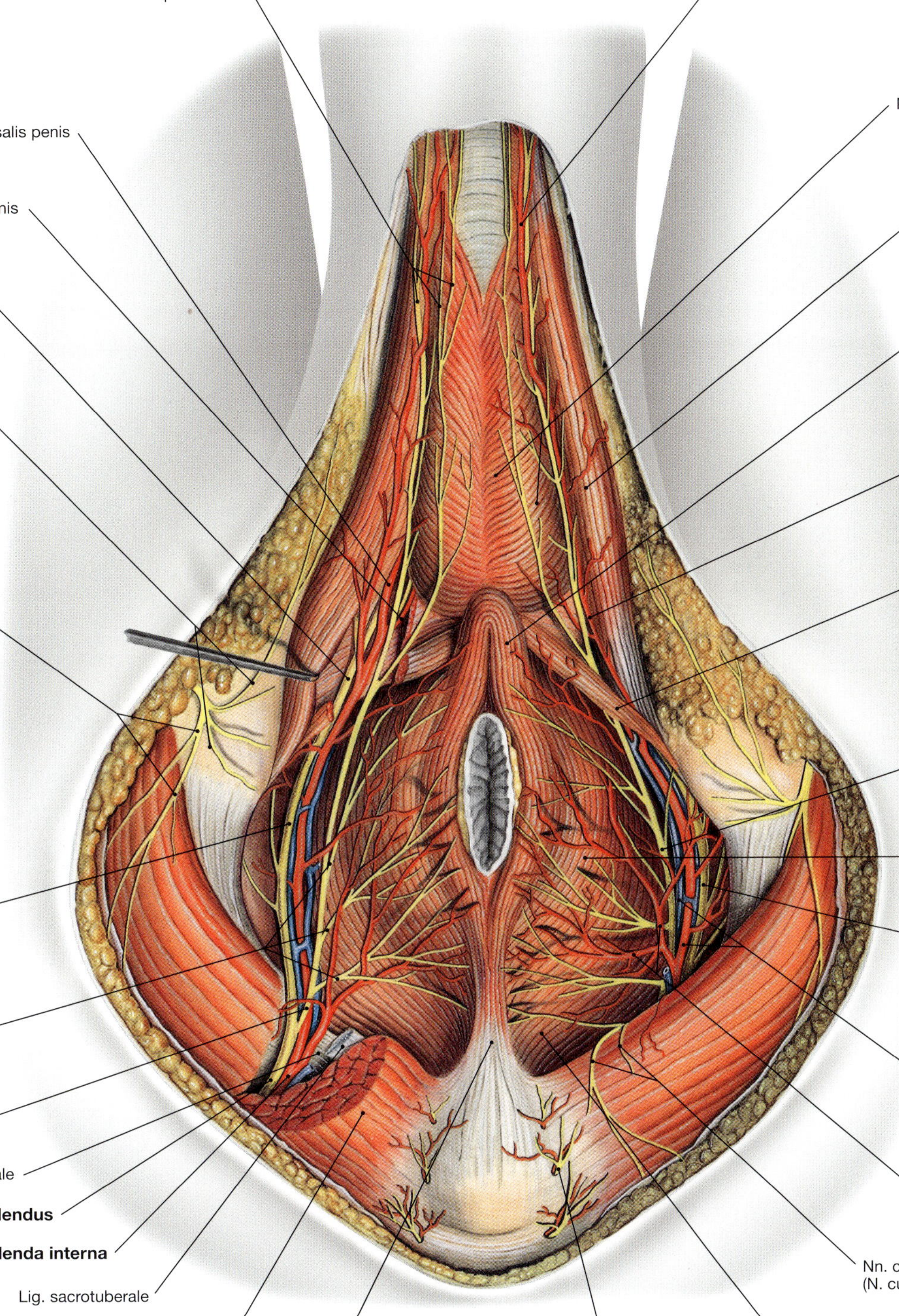

Abb. 7.100 Gefäße und Nerven der Dammregion, Regio perinealis, beim Mann; Ansicht von kaudal.
Die Leitungsbahnen gelangen in dem durch eine Faszienduplikatur des M. obturatorius internus gebildeten Canalis pudendalis (ALCOCK-Kanal) von dorsolateral in die mit Fett ausgefüllte pyramidenförmige **Fossa ischioanalis.** Sie geben zunächst die Äste zu Anus und Analkanal ab und durchqueren den Raum, um ventral durch die beiden Dammräume zur Peniswurzel zu gelangen.

Inhalt der Fossa ischioanalis:

- A. und V. pudenda interna und N. pudendus: im Canalis pudendalis (ALCOCK-Kanal)
- A., V. und N. rectalis inferior: zum Analkanal

Klinik

Die Fossa ischioanalis hat wegen ihrer Ausdehnung beidseits des Anus große klinische Bedeutung. **Eiteransammlungen** (Abszesse), z. B. bei Fisteln aus dem Analkanal, können sich in der gesamten Fossa ischioanalis bis nach vorne zur Symphyse ausdehnen. Derartige Abszesse fallen neben unspezifischen Entzündungssymptomen nur durch einen starken Druckschmerz in der Dammregion auf.

Dammräume beim Mann

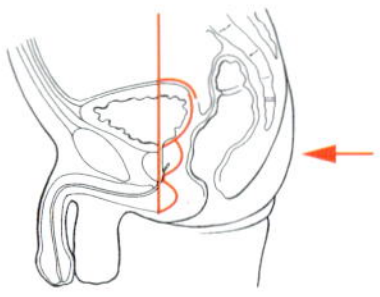

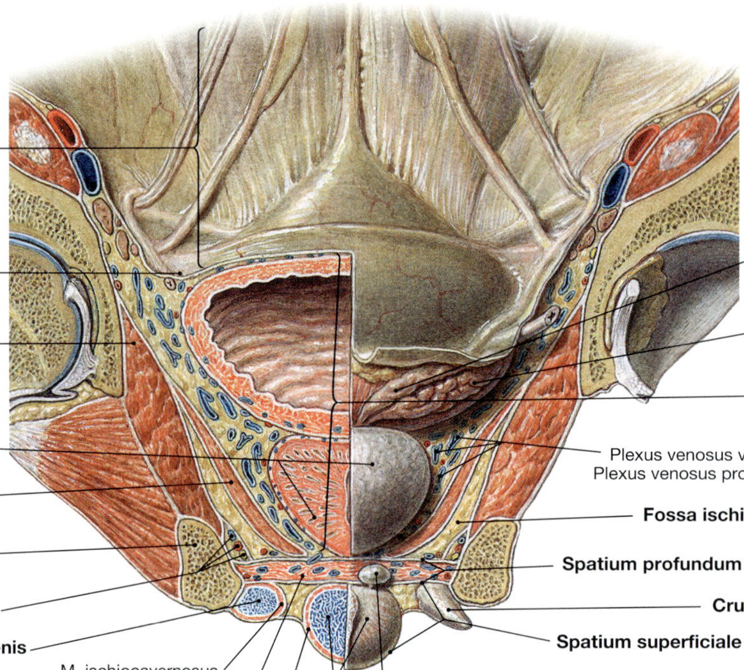

Abb. 7.101 Dammräume beim Mann; links; Frontalschnitt auf Höhe des Hüftkopfes; Ansicht von dorsal. (Vergleiche auch den Schnitt in Abb. 7.142a.)

Der Frontalschnitt zeigt die **drei Etagen** des männlichen Beckens:

- **Peritonealhöhle des Beckens (Cavitas peritonealis pelvis),** die kaudal durch das parietale Peritoneum begrenzt wird
- **Subperitonealraum (Spatium extraperitoneale pelvis),** der nach unten bis zum M. levator ani des Beckenbodens reicht
- **Dammregion (Regio perinealis)** unterhalb des Beckenbodens. Der vordere Anteil wird im Wesentlichen von den beiden Dammräumen eingenommen, enthält aber darüber noch die sehr variablen vorderen Ausläufer der Fossa ischioanalis (hier rechts und links unterschiedlich dargestellt).

Der **tiefe Dammraum** (Spatium profundum perinei) wird nahezu komplett vom M. transversus perinei profundus ausgefüllt. Er enthält die COWPER-Drüsen (Glandulae bulbourethrales) und den Durchtritt der Harnröhre (Urethra masculina). Außerdem wird er von den tiefen Ästen des N. pudendus (N. dorsalis penis) und der A. und V. pudenda interna (A. bulbi penis, A. dorsalis penis, A. profunda penis) auf ihrem Weg zur Peniswurzel durchquert. Die Nn. cavernosi penis durchbohren den Damm und treten in die Schwellkörper des Penis ein.

Der **oberflächliche Dammraum** (Spatium superficiale perinei) erstreckt sich zwischen der Membrana perinei auf der Unterseite des M. transversus perinei profundus und der Körperfaszie (Fascia perinei). Er enthält neben dem M. transversus perinei superficialis auch die proximalen Anteile der Schwellkörper des Penis. Der Bulbus penis wird dabei vom M. bulbospongiosus umfasst, die Crura penis beidseits vom M. ischiocavernosus. Weiterhin ziehen die oberflächlichen Äste des N. pudendus (N. perinealis mit Nn. scrotales posteriores) und der A. und V. pudenda interna (A. perinealis mit Rr. scrotales posteriores) durch diesen Raum zum Hodensack.

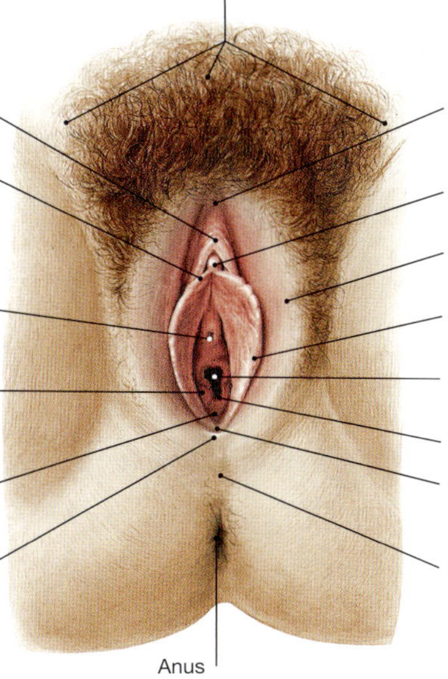

Abb. 7.102 Äußere weibliche Geschlechtsorgane, Organa genitalia feminina externa; Ansicht von kaudal.

Bei den weiblichen Geschlechtsorganen lassen sich äußere Geschlechtsorgane (Organa genitalia feminina externa) und innere Geschlechtsorgane (Organa genitalia feminina interna → Abb. 7.105) unterscheiden. Zu den **äußeren Geschlechtsorganen,** die als **Vulva** zusammengefasst werden, zählen:

- Schamberg (Mons pubis)
- große Schamlippen (Labia majora pudendi)
- kleine Schamlippen (Labia minora pudendi)
- Kitzler (Clitoris)
- Scheidenvorhof (Vestibulum vaginae)
- Scheidenvorhofdrüsen (Glandulae vestibulares majores BARTHOLINI und minores)

Der Scheidenvorhof reicht bis an das Jungfernhäutchen (Hymen), das den Eingang der Scheide (Ostium vaginae) begrenzt. Ventral des Eingangs in die Scheide liegt die äußere Öffnung der Harnröhre (Ostium urethrae externum).

Die äußeren Geschlechtsorgane sind die **Sexualorgane** und dienen dem Geschlechtsverkehr.

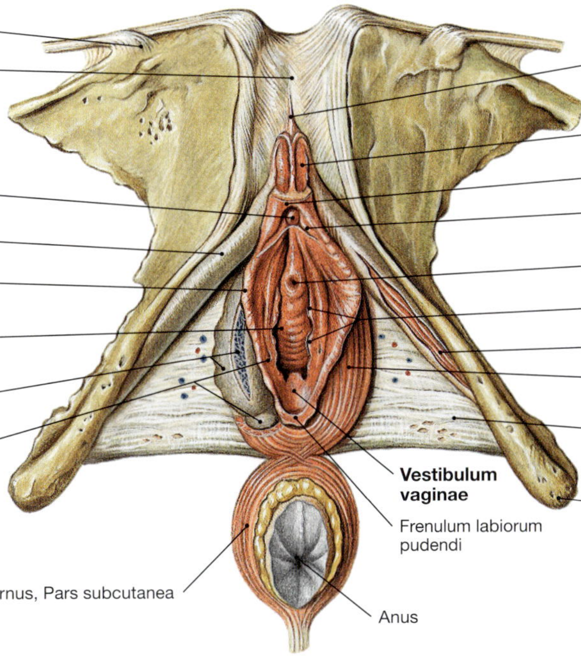

Abb. 7.103 Äußere weibliche Geschlechtsorgane, Organa genitalia feminina externa; Ansicht von kaudal, nach Entfernung der Körperfaszie und der Leitungsbahnen.

Die **großen Schamlippen (Labia majora pudendi),** die hier entfernt wurden, enthalten den Schwellkörper des Vorhofs (Bulbus vestibuli). Zwischen diesen liegen die **kleinen Schamlippen (Labia minora pudendi),** die den **Scheidenvorhof (Vestibulum vaginae)** umfassen, in den lateral die **Scheidenvorhofdrüsen (Glandulae vestibulares majores BARTHOLINI und minores)** münden. Vorn ziehen die kleinen Schamlippen mit einem Bändchen (Frenulum clitoridis) zur Eichel des Kitzlers (Glans clitoridis). Der **Kitzler (Clitoris)** ist das sensorische Organ der sexuellen Erregung. Die beiden Schwellkörper (Corpora cavernosa clitoridis) bilden einen kurzen Körper (Corpus clitoridis), der kaudal mit der Eichel endet, bevor sie zu den Schenkeln des Kitzlers (Crura clitoridis) auseinanderweichen, die an den unteren Schambeinästen verankert sind. Die Schenkel werden von den Mm. ischiocavernosi umgeben. Der M. bulbospongiosus stabilisiert den **Schwellkörper des Vorhofs (Bulbus vestibuli).**

Entwicklungsgeschichtlich bedingt bestehen damit zwischen dem Bau der Clitoris, die auch eine Vorhaut (Preputium clitoridis) aufweist, und dem Bau des Penis einige Gemeinsamkeiten. Auch die Mechanismen der Schwellkörperfüllung und Erektion sind bei beiden Geschlechtern vergleichbar.

* klin.: BARTHOLIN-Drüse

Entwicklung der äußeren weiblichen Geschlechtsorgane

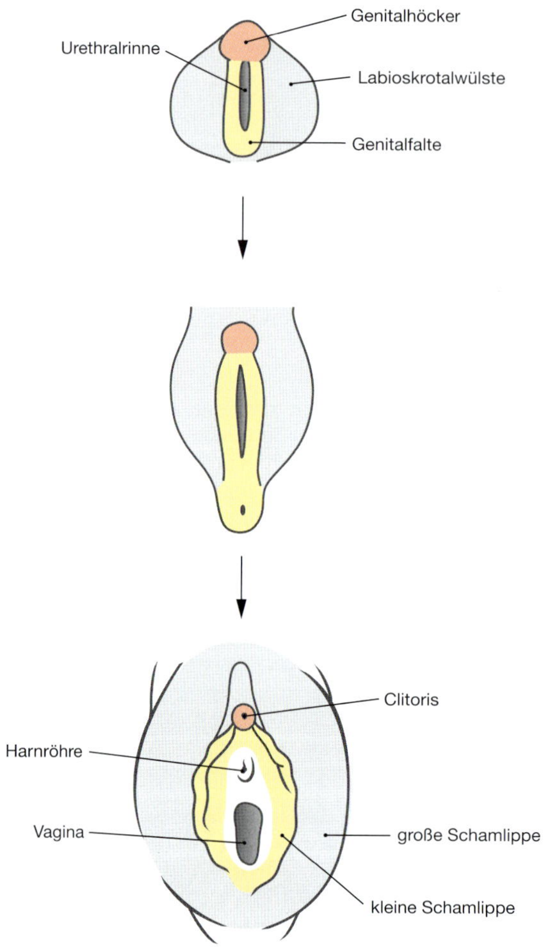

Abb. 7.104 Entwicklung der äußeren weiblichen Geschlechtsorgane, Organa genitalia feminina externa. [L126]
Das äußere Genitale entwickelt sich aus dem kaudalen Abschnitt des Sinus urogenitalis. Dieser geht aus der Kloake des Darmrohrs hervor und bildet unter anderem die Harnblase und die Harnröhre (→ Abb. 7.22). Daneben ist auch das Ektoderm mit dem unter diesem gelegenen Bindegewebe (Mesenchym) beteiligt. Zunächst entwickelt sich bei beiden Geschlechtern das äußere Genitale gleich (sexuell indifferentes Stadium). Dabei senkt sich die vordere Wand des Sinus urogenitalis zunächst zur **Urethralrinne** ein, die auf beiden Seiten von den **Genitalfalten** begrenzt wird. Seitlich von diesen liegen die **Labioskrotalwülste** und am Vorderrand der Rinne der **Genitalhöcker.**
Danach entwickelt sich beim weiblichen Geschlecht unter dem Einfluss der vom Ovar gebildeten weiblichen Geschlechtshormone (Östrogene) der Genitalhöcker zur **Clitoris** (Corpora cavernosa). Anders als beim Mann schließen sich die Genitalfalten und die Labioskrotalwülste nicht. Die Genitalfalten werden zu den **kleinen Schamlippen,** die Labioskrotalwülste bilden die **großen Schamlippen.** Aus dem Sinus urogenitalis gehen die kurze Harnröhre und die **BARTHOLIN-Drüsen** hervor.

Klinik

Die Gemeinsamkeiten mit der Entwicklung der äußeren männlichen Geschlechtsorgane machen verständlich, warum bei Störungen, die mit einer übermäßigen Produktion von männlichen Geschlechtshormonen einhergehen, wie das **adrenogenitale Syndrom** (Bildung in der Nebenniere), penisartige Hyperplasien der Clitoris vorkommen können.

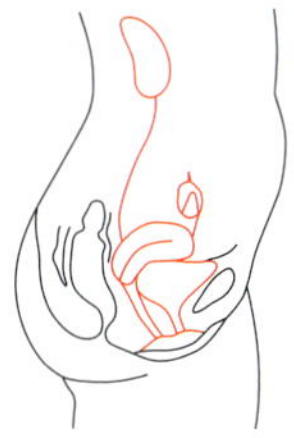

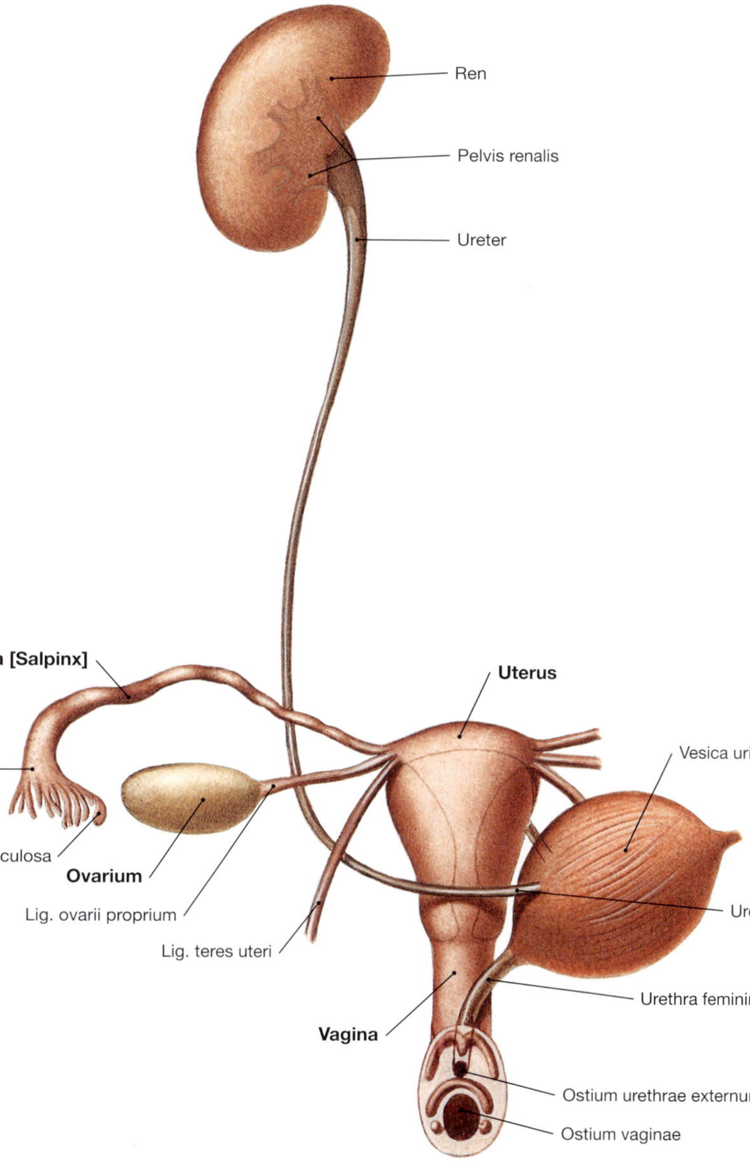

Abb. 7.105 Weibliche Harn- und Geschlechtsorgane, Organa urogenitalia feminina; Ansicht von ventral.
Zu den **inneren Geschlechtsorganen** gehören:

- Scheide (Vagina)
- Gebärmutter (Uterus)
- Eileiter (Tuba uterina)
- Eierstock (Ovar)

Eileiter und Ovar sind paarig angelegt und werden als **Adnexe** (Anhänge) zusammengefasst.

Die inneren Geschlechtsorgane der Frau sind sowohl **Fortpflanzungs-** als auch **Sexualorgane.** Die Eierstöcke dienen der Reifung der Follikel (mit Eizellen) und der weiblichen Geschlechtshormone (Östrogene). Der Eileiter ist der Ort der Befruchtung. Er transportiert die Eizelle in die Gebärmutter, wo während der Schwangerschaft die Entwicklung des Kindes stattfindet. Die Scheide dient dem Geschlechtsverkehr und ist der Geburtsweg.

Entwicklung der inneren weiblichen Geschlechtsorgane

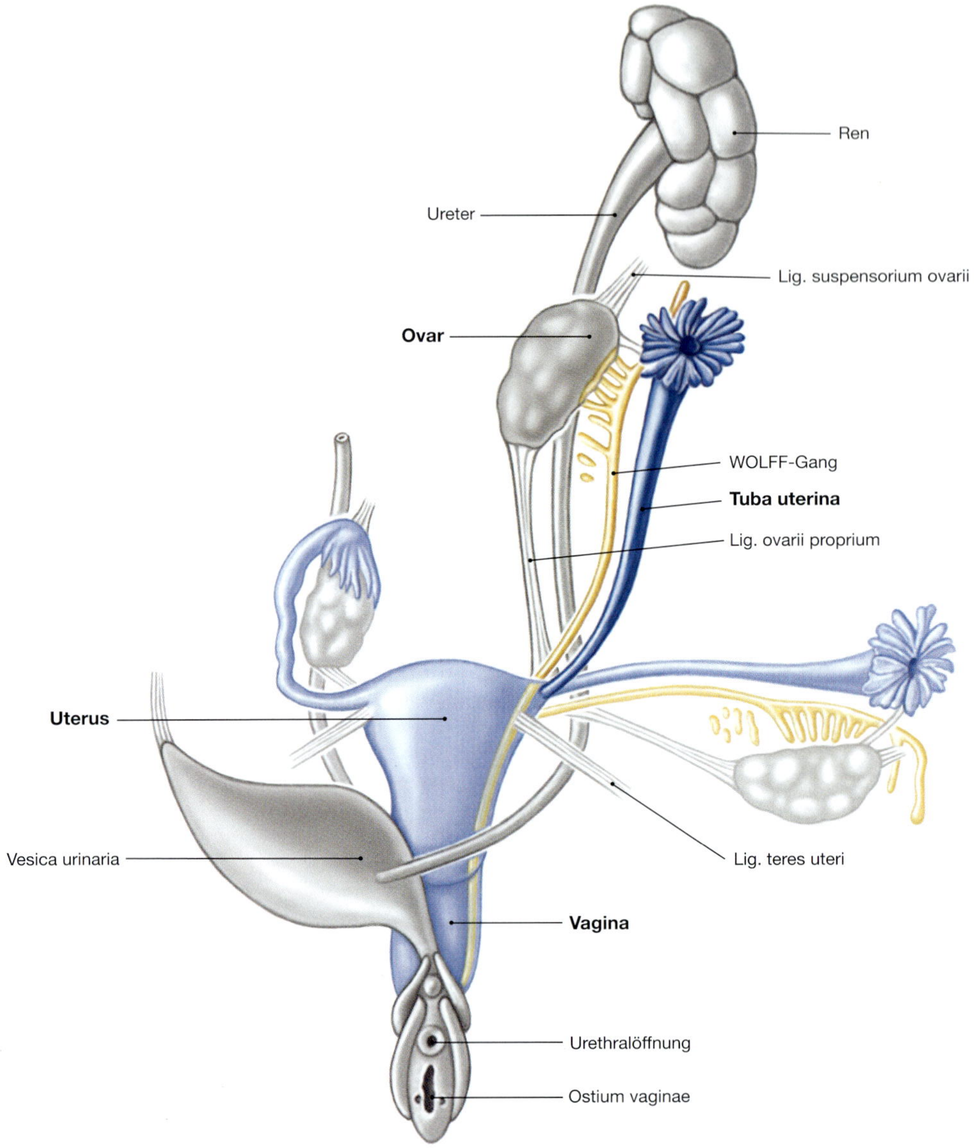

Abb. 7.106 Entwicklung der inneren weiblichen Geschlechtsorgane, Organa genitalia feminina interna. [L126]
Die inneren Geschlechtsorgane entwickeln sich bei beiden Geschlechtern bis zur 7. Woche gleich (sexuell indifferentes Stadium → Abb. 7.22). Beim weiblichen Geschlecht bildet sich dann aus der Gonadenanlage der Eierstock. Ähnlich wie der Hoden wird auch das Ovar im Lumbalbereich auf Höhe der Urniere angelegt. Im Zuge des Körperwachstums wird das Ovar aber nur bis in das kleine Becken verlagert und verlässt die Peritonealhöhle nicht. Ovar und Adnexe liegen daher **intraperitoneal.**

Ohne die unterdrückende Wirkung des Anti-MÜLLER-Hormons aus dem Hoden entwickeln sich die MÜLLER-Gänge zu den weiblichen Genitalwegen. Ab der 12. Woche bilden diese die Tuba uterina und in ihrem distalen verschmolzenen Bereich Uterus und Vagina. Der untere Teil der Vagina entsteht aus dem Sinus urogenitalis. Wenn die MÜLLER-Gänge nicht miteinander fusionieren, kann es zu **Septierungen** des Uteruslumens (Uterus septus oder subseptus) oder sogar zu **Doppelbildungen** (Uterus duplex) kommen.

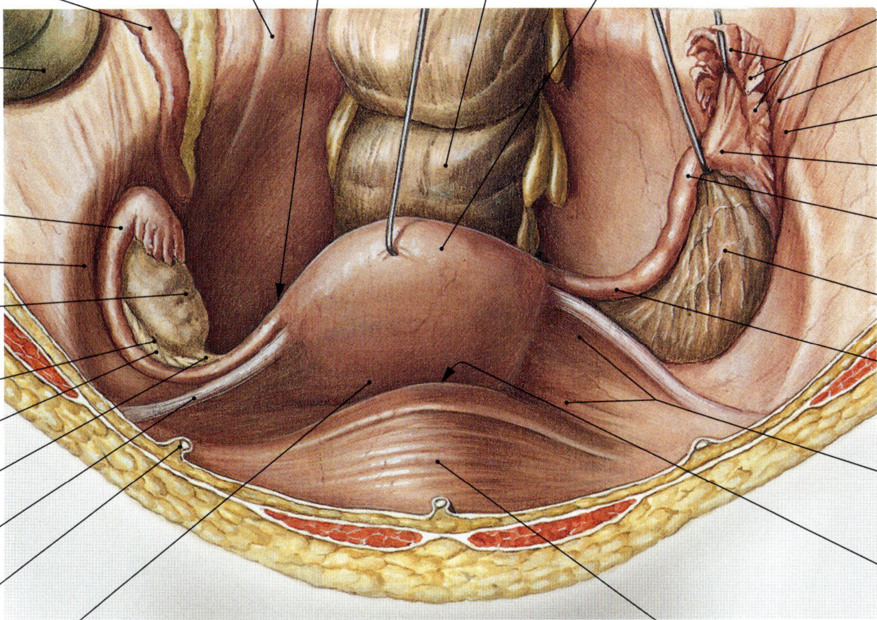

Abb. 7.107 Gebärmutter, Uterus, Eierstock, Ovarium, und Eileiter, Tuba uterina, mit Peritonealduplikaturen; Ansicht von ventral.
Gebärmutter, Eileiter und Eierstock liegen **intraperitoneal.** Ihre **Peritonealduplikaturen** (Lig. latum uteri, Mesosalpinx, Mesovarium) bilden eine frontal stehende Falte im kleinen Becken. Das Lig. teres uteri zieht vom Tubenwinkel des Uterus nach vorne zur seitlichen Beckenwand und tritt dort in den Leistenkanal ein, um schließlich im Bindegewebe der großen Schamlippen auszulaufen. Das Lig. ovarii proprium entspringt ebenfalls am Tubenwinkel und verbindet Uterus und Ovar. Das Ovar schmiegt sich dabei in eine Einsenkung, die durch die Aufzweigung der A./V. iliaca communis hervorgerufen wird (Fossa ovarica). Nach lateral zieht das Lig. suspensorium ovarii. Es ist an der seitlichen Beckenwand befestigt und enthält die A. und V. ovarica.
Die enge Lagebeziehung der Adnexe (Ovar und Tuba uterina) zum Wurmfortsatz (Appendix vermiformis) des Dickdarms macht verständlich, warum sowohl eine Entzündung des Wurmfortsatzes (Appendizitis) als auch eine Entzündung der Eileiter (Salpingitis) mit ähnlichen Schmerzen im rechten Unterbauch einhergehen können. Zwischen Uterus und Harnblase liegt die **Excavatio vesicouterina** als Aussackung der Bauchhöhle. Die **Excavatio rectouterina** (DOUGLAS-Raum) hinter dem Uterus ist die am weitesten nach kaudal reichende Stelle der weiblichen Bauchhöhle und kann bei Entzündungen im Unterbauch Ansammlungen von freier Flüssigkeit enthalten.

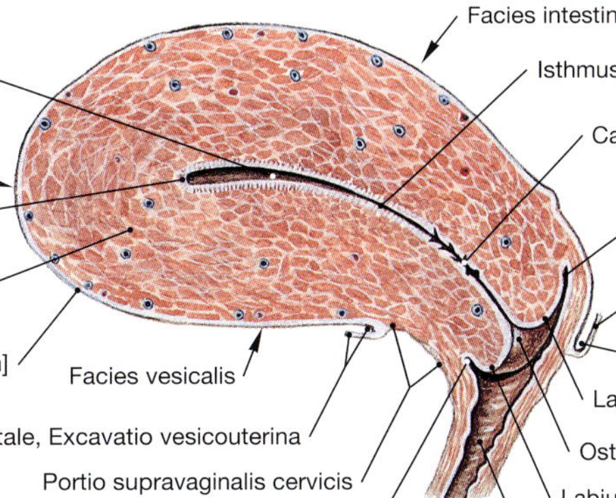

Abb. 7.108 Wandschichten der Gebärmutter, Uterus, Sagittalschnitt; Ansicht von links.
Die Wand des Uterus besteht innen aus einer **Schleimhaut (Endometrium),** deren Bau und Ausdehnung sich während des weiblichen Zyklus anpassen, um nach der Befruchtung einer Eizelle deren Einnistung zu ermöglichen. Es schließt sich eine dicke Schicht aus **glatter Muskulatur (Myometrium)** an, deren Muskelfasern verschiedene Anordnungen zeigen. Außen liegt der Bauchfellüberzug aus viszeralem Peritoneum auf **(Perimetrium).** Auch Teile der Aufhängebänder werden entsprechend der Nomenklatur der Wandschichten bezeichnet. Das **Lig. latum uteri (Mesometrium)** ist die Fortsetzung des Peritonealüberzugs und bildet eine frontale Bauchfellduplikatur vom intraperitoneal gelegenen Corpus des Uterus zu den beiden Seiten des kleinen Beckens aus. Das **Lig. cardinale (Parametrium)** dagegen verankert die subperitoneal gelegene Cervix uteri beidseits am Beckenknochen.

Innere Geschlechtsorgane – Bau

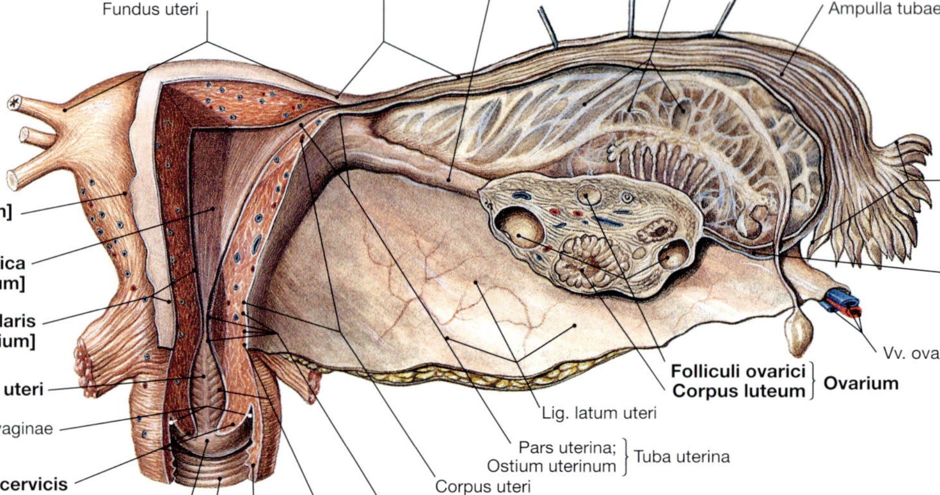

Abb. 7.109 Gebärmutter, Uterus, Scheide, Vagina, Eierstock, Ovarium, und Eileiter, Tuba uterina; Frontalschnitt; Ansicht von dorsal.
Der Hohlraum der **Gebärmutter** gliedert sich in die Cavitas uteri im Körper des Uterus und den Canalis cervicis uteri im Hals. Die Cervix mündet mit ihrem unteren Abschnitt in die Scheide, der daher als Portio vaginalis cervicis bezeichnet wird. Der obere Abschnitt ist die Portio supravaginalis cervicis. Die **Scheide** selbst ist ein muskulöses Hohlorgan mit einer Länge von 10 cm und liegt **subperitoneal.** An die Portio vaginalis der Cervix grenzt das Scheidengewölbe (Fornix vaginae). Man unterscheidet Vorder- und Rückwand (Paries anterior und Paries posterior), die beide auf der Innenseite Querfalten (Rugae vaginales) aufweisen.

Der Frontalschnitt zeigt auch den **Wandbau des Uterus:** Innen liegt die Schleimhaut (Tunica mucosa, Endometrium), der die starke Muskelschicht (Tunica muscularis, Myometrium) aus glatter Muskulatur sowie außen der Peritonealüberzug (Tunica serosa, Perimetrium) folgen.
Das Stroma des **Ovars** enthält die Follikel (Folliculi ovarici), die die Eizellen enthalten und sich später im weiblichen Zyklus in den Gelbkörper (Corpus luteum) umwandeln. Follikel und Gelbkörper bilden die Hormone (Östrogene und Gestagene), die die zyklusabhängige Differenzierung des Endometriums steuern.

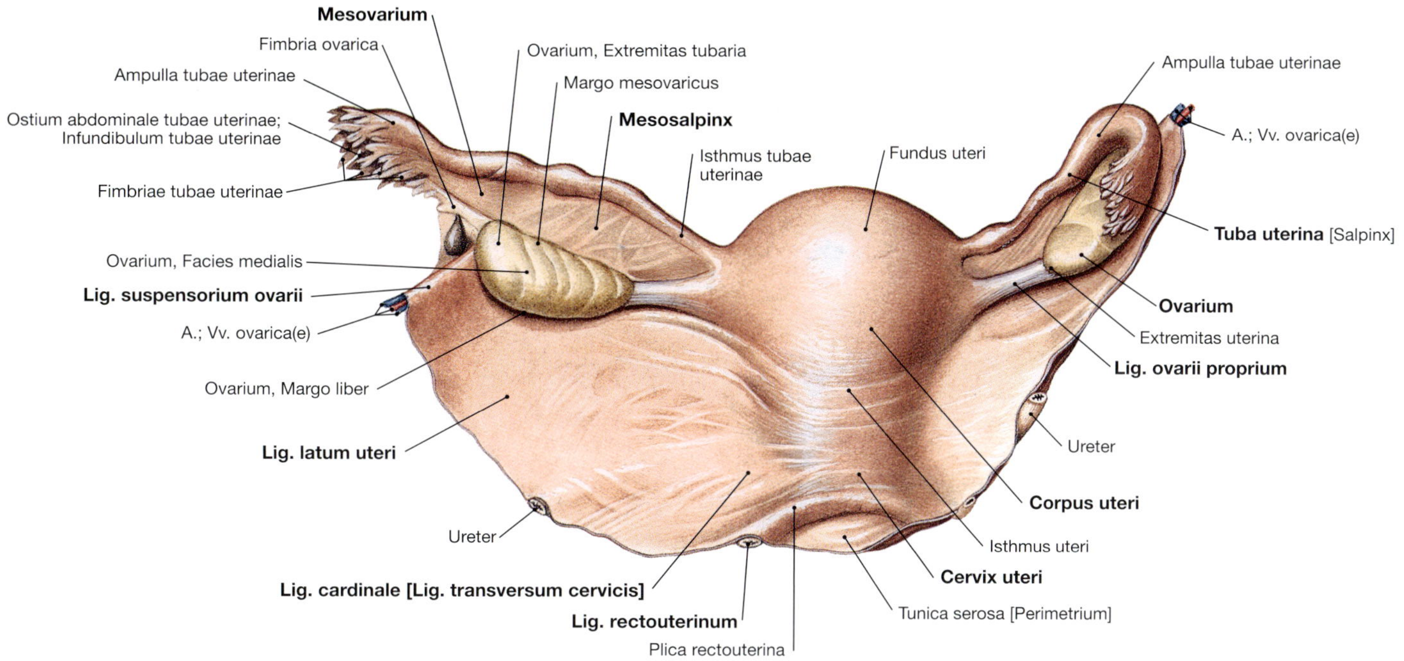

Abb. 7.110 Gebärmutter, Uterus, Eierstock, Ovarium, und Eileiter, Tuba uterina, mit Peritonealduplikaturen; Ansicht von dorsal.

Die **Gebärmutter** (Uterus [Metra]) ist 8 cm lang, 5 cm breit und 2–3 cm dick. Sie gliedert sich in einen Körper (Corpus uteri) mit einem nach oben gerichteten Boden (Fundus uteri) und einen Hals (Cervix uteri), die durch eine Engstelle (Isthmus uteri) gegeneinander abgesetzt sind. An das Corpus des Uterus schließt sich beidseits der Eileiter (Tuba uterina) als Verbindung zum Eierstock (Ovar) an.

Der **Eileiter** (Tuba uterina [Salpinx]) ist 10–14 cm lang und besitzt ebenfalls verschiedene Abschnitte:

- **Tubentrichter (Infundibulum tubae uterinae):** 1–2 cm lang, besitzt die Öffnung zur Bauchhöhle (Ostium abdominale tubae uterinae) und fransenartige Fortsätze (Fimbriae tubae uterinae) zur Aufnahme der Eizelle bei der Ovulation
- **Ampulle (Ampulla tubae uterinae):** 7–8 cm, zieht bogenförmig um das Ovar
- **Isthmus (Isthmus tubae uterinae):** 3–6 cm, Engstelle am Übergang zum Uterus
- **Intramuraler Abschnitt (Pars uterina tubae),** mündet in den Uterus (Ostium uterinum)

Der **Eierstock** (Ovarium) ist 3 × 1,5 × 1 cm groß und oval. Man unterscheidet einen oberen Pol (Extremitas tubaria) und einen unteren Pol (Extremitas uterina). Am vorderen Rand ist das Mesovar befestigt (Margo mesovaricus), während der hintere Rand frei bleibt (Margo liber).

Gebärmutter, Eileiter und Eierstock liegen **intraperitoneal** und besitzen daher eigene, mit einer Tunica serosa überzogene **Peritonealduplikaturen** und haben außerdem weitere **Aufhängebänder,** die bei Operationen in der Gynäkologie klinische Relevanz haben:

- **Lig. latum uteri:** frontal gestellte Bauchfellfalte
- **Mesovar** und **Mesosalpinx:** Peritonealduplikaturen von Ovar und Tube zum Lig. latum
- **Lig. cardinale (Lig. transversum cervicis):** Bindegewebezüge von der Cervix zur seitlichen Beckenwand
- **Lig. rectouterinum** (klin.: Lig. sacrouterinum): Bindegewebezüge von der Cervix nach dorsal
- **Lig. teres uteri** (klin.: Lig. rotundum): vom Tubenwinkel durch den Leistenkanal zu den großen Schamlippen
- **Lig. ovarii proprium:** verbindet Ovar und Uterus
- **Lig. suspensorium ovarii** (klin.: Lig. infundibulopelvicum): verbindet Ovar und seitliche Beckenwand, führt A. und V. ovarica

Haltebänder und Lageverhältnisse

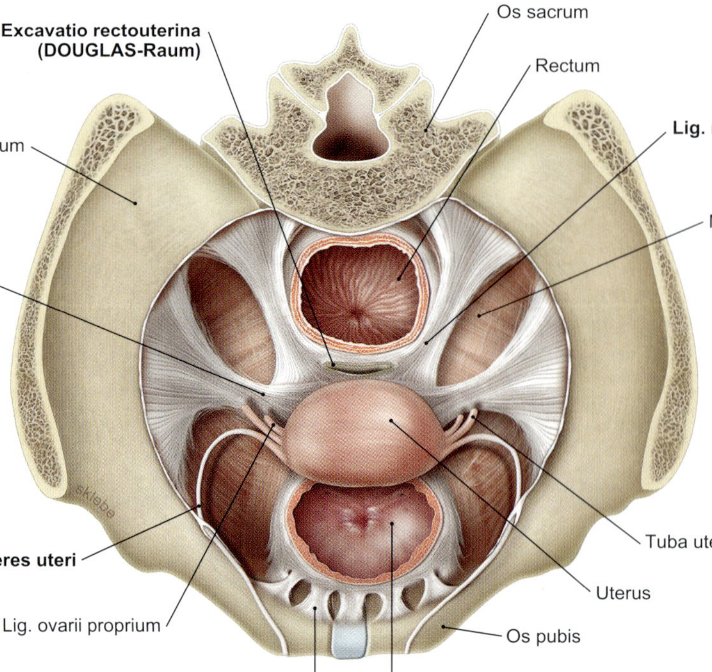

Abb. 7.111 Fixierungsbänder der Gebärmutter; Transversalschnitt in Höhe der Cervix uteri; Ansicht von kranial; halbschematische Darstellung. [L238]

An manchen Stellen ist das Bindegewebe im kleinen Becken zu sog. Bändern verdichtet. Diese dienen der Fixierung der verschiedenen Abschnitte der Gebärmutter. Das **Lig. transversum cervicis (Lig. cardinale)** befestigt die Portio supravaginalis der Cervix uteri beidseits am Beckenknochen. Das **Lig. rectouterinum** (klin. **Lig. sacrouterinum)** zieht von der Cervix nach dorsal und setzt sich beidseits des Mastdarms zur Innenseite des Kreuzbeins fort. Das **Lig. teres uteri** dagegen ist ein Relikt des unteren Keimdrüsenbands und zieht vom Uterus-Tubenwinkel nach ventral durch den Leistenkanal zum Bindegewebe oberhalb der großen Schamlippen. Ihm schließen sich auch Lymphbahnen zu den Leistenlymphknoten an. Das Band ist für die Fixierung des Uterus wichtig, da es ihn in seiner Anteversion gegenüber der Vagina stabilisiert und damit das Ausstülpen der Gebärmutter bei intraabdominalem Druckanstieg durch z. B. Husten und Niesen verhindert (→ Abb. 7.114).

Der **DOUGLAS-Raum (Excavatio rectouterina)** reicht als tiefste Aussackung der Peritonealhöhle bis in das Bindegewebe des kleinen Beckens hinein.

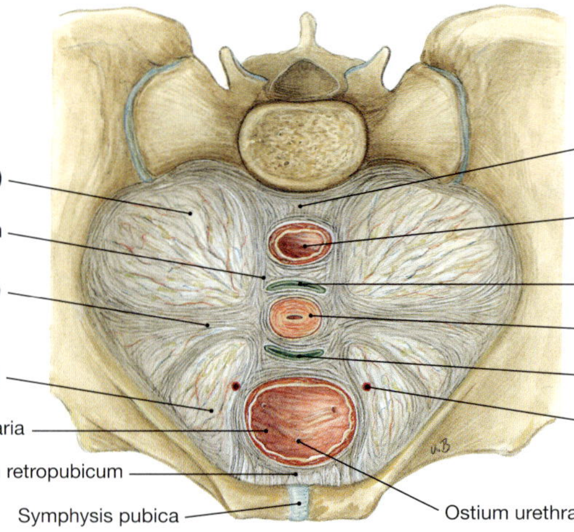

Abb. 7.112 Fixierungsbänder und Bindegeweberäume der Gebärmutter, Uterus; Transversalschnitt in Höhe der Cervix uteri; Ansicht von kranial; halbschematische Darstellung.

Das Bindegewebe im kleinen Becken wird unter klinischen Gesichtspunkten in der Umgebung der einzelnen Organe untergliedert; einzelne Faserzüge werden als Bänder bezeichnet, obwohl eine solche Abgrenzung anatomisch nicht eindeutig möglich ist.

- **Parametrium:** Faserzüge von der Cervix zur seitlichen Beckenwand (Lig. cardinale)
- **Paraproctium:** Bindegewebe um das Rectum
- **Paracystium:** Bindegewebe um die Harnblase
- **Parakolpium:** Bindegewebe um die Scheide

Nur das **Lig. rectouterinum** von der Cervix nach dorsal ist besser abgrenzbar und wird auch bei gynäkologischen Operationen dargestellt, um die Nervenfasern des Plexus hypogastricus inferior schonen zu können.

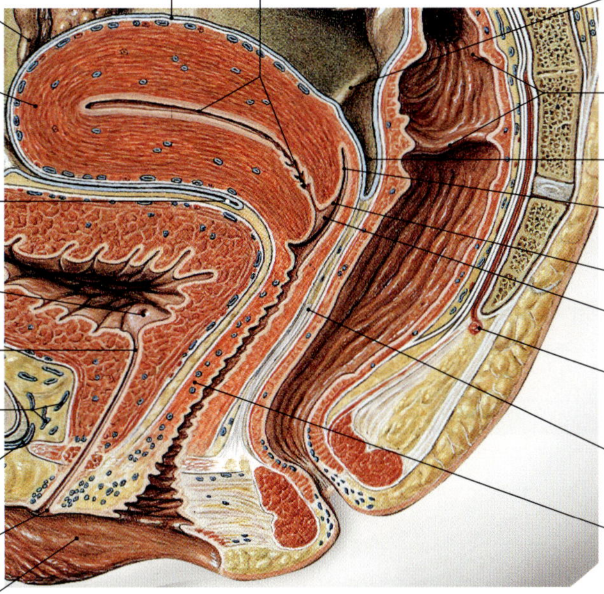

Abb. 7.113 Scheide, Vagina, und Gebärmutter, Uterus; Medianschnitt, Ansicht von links.

Der **Halsabschnitt des Uterus (Cervix uteri)** gliedert sich in zwei Anteile: Der untere Abschnitt (Portio vaginalis) ragt in das Scheidengewölbe hinein und mündet mit seinem Lumen (Canalis cervicis uteri) am äußeren Muttermund (Ostium uteri) in die Scheide. Der obere Abschnitt (Portio supravaginalis) geht über eine Engstelle (Isthmus) am inneren Muttermund (Ostium anatomicum uteri internum) in den Hohlraum des Corpus uteri (Cavitas uteri) über. Die **Scheide (Vagina)** besitzt Vorder- und Rückwand (Parietes anterior und posterior), die beide Querfalten (Rugae vaginales) aufweisen. Sie mündet in den Scheidenvorhof (Vestibulum vaginae), der bereits zu den äußeren Geschlechtsorganen gezählt wird. An ihrem kranialen Ende umgibt die Vagina die Portio vaginalis der Cervix mit dem Scheidengewölbe (Fornix vaginae), das in einen vorderen, hinteren und seitlichen Abschnitt gegliedert ist. Das hintere Scheidengewölbe steht in direktem Kontakt zum DOUGLAS-Raum (*), der eine kaudale Aussackung der Peritonealhöhle darstellt.

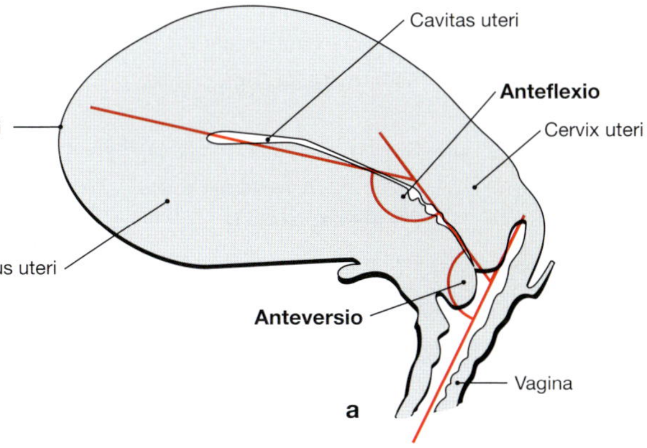

Abb. 7.114a bis d Lage von Gebärmutter, Uterus, und Scheide, Vagina; Ansicht von rechts.

- **a** In Normalstellung ist der Uterus gegenüber der Vagina nach vorne abgewinkelt **(Anteversio)** und der Körper gegenüber dem Hals nach vorne abgeknickt **(Anteflexio).** Diese Lage dient als Schutz und verhindert, dass der Uterus bei intraabdominalem Druckanstieg (Niesen, Husten) durch die Scheide nach außen gestülpt wird.
- **b** Anteversio, Anteflexio = Normalstellung
- **c** Anteversio, fehlende Anteflexio
- **d** Retroversio, Retroflexio

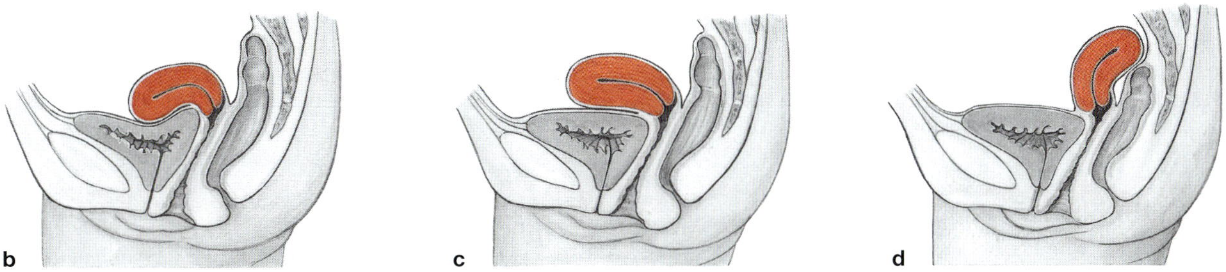

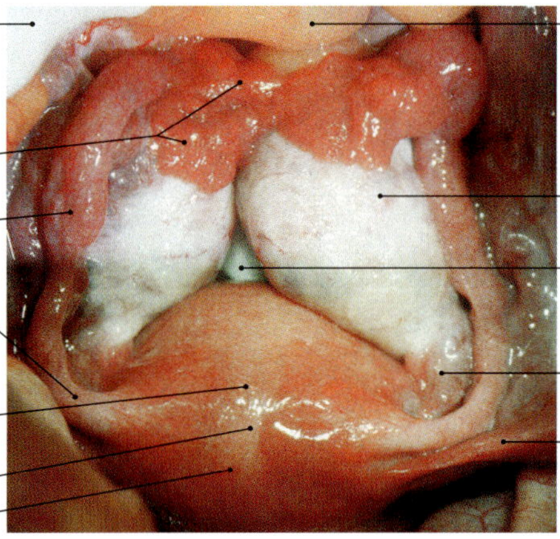

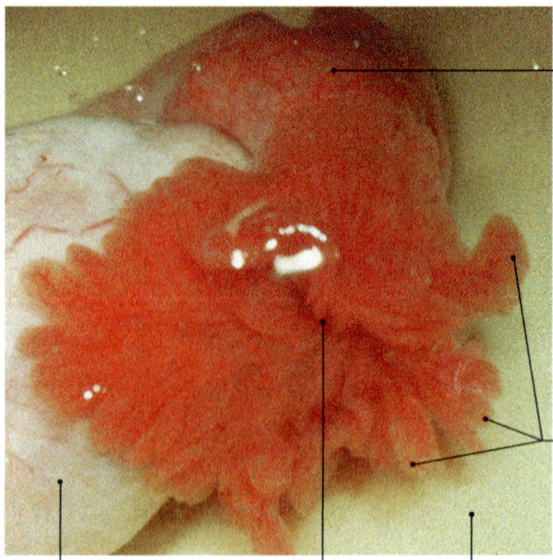

Abb. 7.115a und b Eierstock, Ovarium, Eileiter, Tuba uterina, und Gebärmutter, Uterus; Operationssitus bei einer jungen Frau. [T911]
a Ovarien sind durch Kompressen (*) nach medial oben gedrängt; Ansicht von ventral kranial.
b Zur Darstellung des Tubentrichters wurde die Beckenhöhle mit Kochsalzlösung gefüllt; Ansicht von dorsal kranial.
Der **Tubentrichter** ist an seinem abdominalen Ende zur Bauchhöhle hin offen. Die Fimbrien, die um diese Öffnung herum angeordnet sind, stehen in Kontakt mit der Oberfläche der Ovarien und nehmen bei der Ovulation die gesprungene Eizelle auf. Im Eileiter findet ggf. die Befruchtung statt. Die Eizelle wird dann durch die Tubenmotilität zur Gebärmutter transportiert, wo sie sich im Falle einer Befruchtung einnistet. Beachtlich ist die Größe der Ovarien, die für eine junge Frau typisch ist. Die meisten anderen Abbildungen in Lehrbüchern stammen wie die Kurspräparate überwiegend von älteren Frauen, bei denen die Eierstöcke wie auch die Gebärmutter oft atrophiert sind.

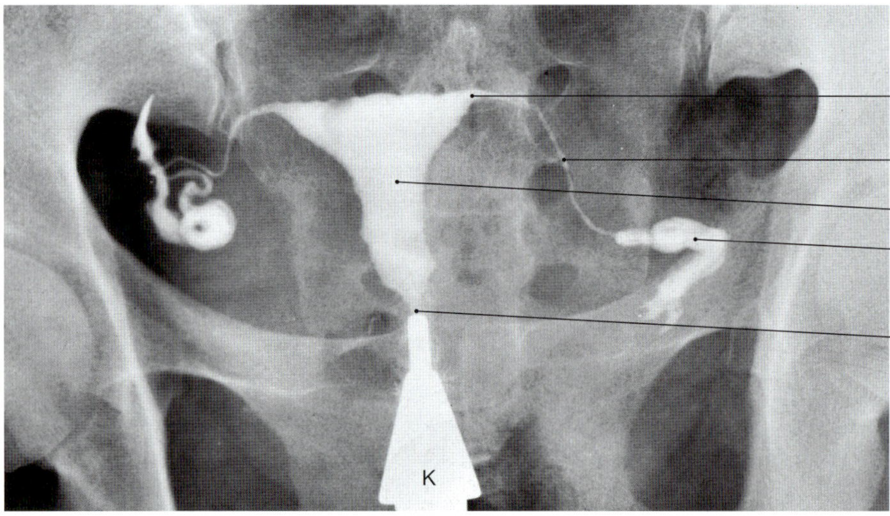

Abb. 7.116 Gebärmutter und Eileiter; Röntgenkontrastmitteldarstellung, Ansicht von ventral.
Die Durchgängigkeit der Eileiter kann mit einer Röntgenkontrastmitteldarstellung von Uterus und Tuben überprüft werden **(Hysterosalpingografie),** um bei Unfruchtbarkeit Stenosierungen der Eileiter auszuschließen, die z. B. aus Entzündungen resultieren können. Heutzutage wird diese Darstellung meist mittels Ultraschall vorgenommen, bei dem ebenfalls Kontrastmittel verwendet wird.
K = Portioadapter des Injektionstubus für das Kontrastmittel

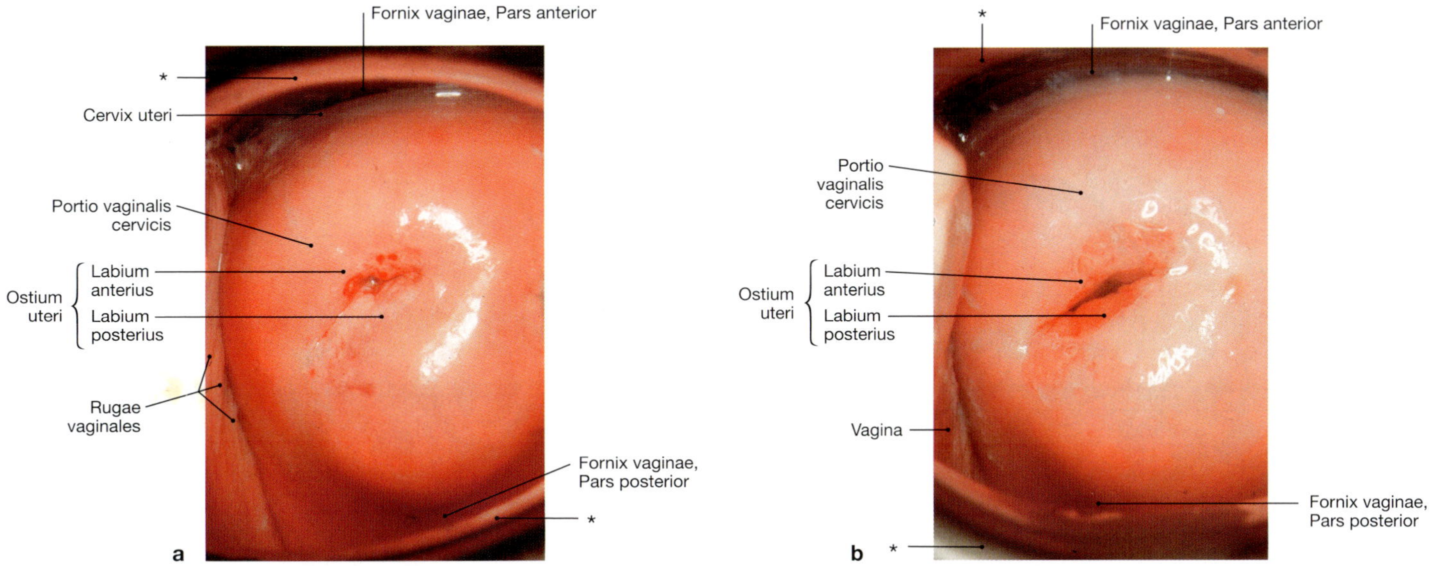

Abb. 7.117a und b Gebärmutterhals, Portio vaginalis cervicis; Ansicht von kaudal.
a Gebärmutterhals einer jungen Frau, die noch kein Kind geboren hat (Nullipara)
b Gebärmutterhals einer jungen Frau, die zwei Kinder geboren hat

Zur Inspektion der Portio wird die Vagina durch zwei Spekula aus der normalen spaltförmigen Form breit auseinandergezogen.

* Spekulum

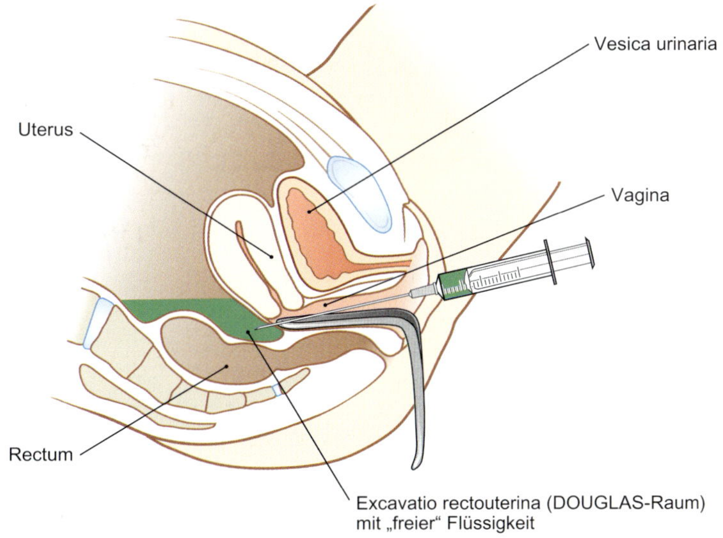

Abb. 7.118 Punktion des DOUGLAS-Raums; schematische Darstellung an einem Medianschnitt, Ansicht in Steinschnittlage von rechts. [L126]

Aufgrund des direkten Kontakts der **Excavatio rectouterina (DOUGLAS-Raum)** zum hinteren Scheidengewölbe besteht die Möglichkeit, die Peritonealhöhle von vaginal aus mit Ultraschall darzustellen oder sogar zu punktieren, wenn unklare freie Flüssigkeit im DOUGLAS-Raum vorhanden ist.

Klinik

Inspektion und Abstriche von der Cervix gehören in der Gynäkologie zur Routinediagnostik und werden für Frauen ab dem 20. Lebensjahr als **Vorsorgeuntersuchung** von den Krankenkassen erstattet. Die Untersuchungen sollten mindestens einmal im Jahr erfolgen, um Entartungen als Vorstufen eines bösartigen Tumors **(Zervixkarzinom)** frühzeitig erkennen und entfernen zu können. Zervixkarzinome gehören bei Frauen unter 40 Jahren zu den häufigsten bösartigen Tumoren. Da die Karzinome durch Viren aus der Familie der Papilloma-Viren (HPV) ausgelöst werden, konnte eine Impfung entwickelt werden, die für Mädchen in der Pubertät empfohlen wird. Die Impfung kann relativ sicher eine Infektion verhindern. Da aber aufgrund der bisher geringen Erfahrung unklar ist, wie viele Karzinome tatsächlich verhindert werden können, ist der Nutzen der Impfung momentan noch umstritten.

Da die Excavatio rectouterina den tiefsten Abschnitt der Peritonealhöhle darstellt, sammelt sich bei aufrecht stehenden Patientinnen bei Entzündung des Bauchfells **(Peritonitis)** oder Ausbreitung von Tumorzellen z. B. aus dem Ovar **(Peritonealkarzinose)** freie Flüssigkeit im DOUGLAS-Raum. Auch Blut bei einer **Milzruptur** kann mit Ultraschall nachgewiesen werden. Die Punktion des DOUGLAS-Raums hat an Bedeutung verloren, da bei diesen Befunden die Ursache meist durch bildgebende Verfahren abgeklärt werden kann. Sollte dies nicht gelingen, kann die freie Flüssigkeit nach Punktion auf weiße Blutkörperchen, Bakterien und Tumorzellen untersucht werden.

Gebärmutter in der Schwangerschaft

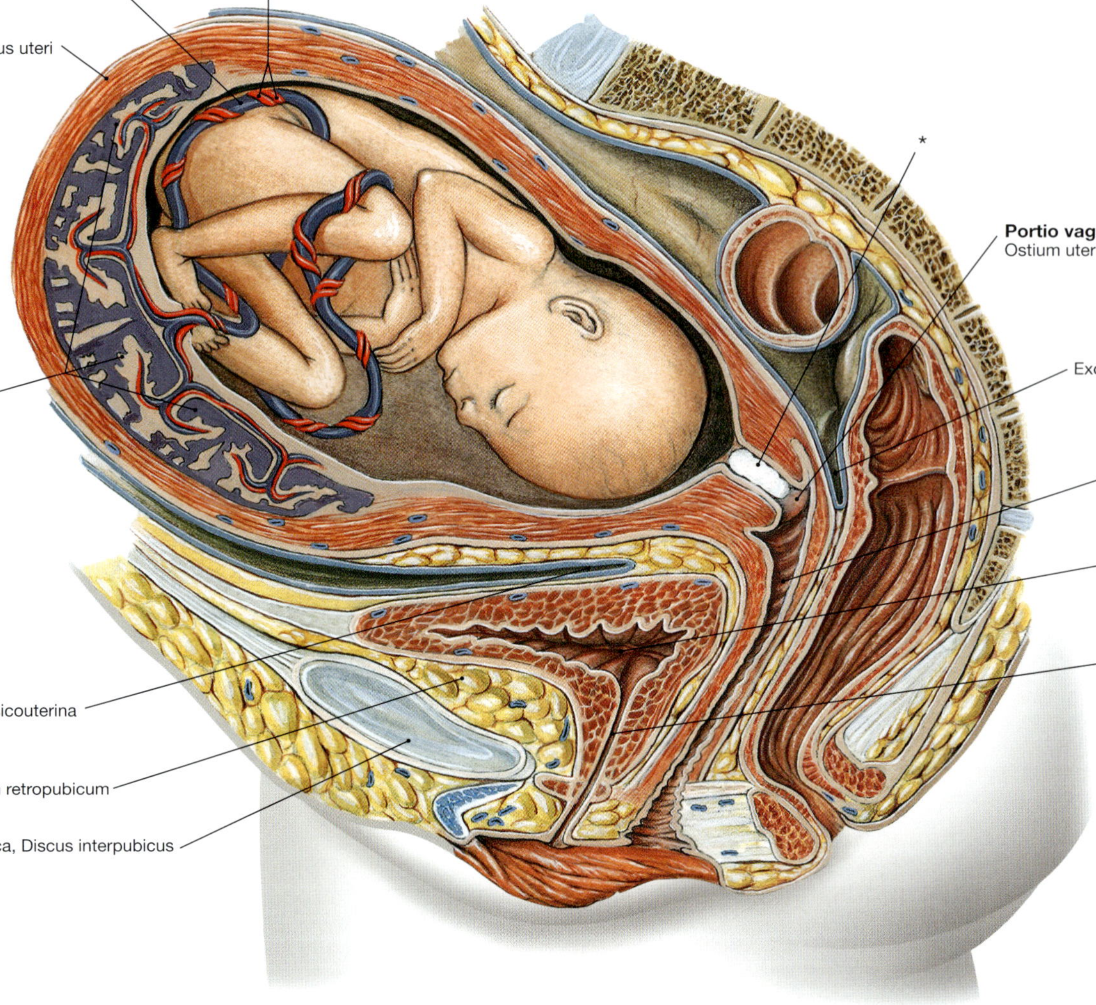

Abb. 7.119 Gebärmutter, Uterus, mit Mutterkuchen, Placenta, und Fetus; mit Ausnahme des Fetus Medianschnitt des Beckens; Ansicht von links.
Das Kind wird im Uterus über die Placenta ernährt, die sich nach der Einnistung im Endometrium aus kindlichem Gewebe bildet. Der Zervixkanal wird während der Schwangerschaft durch den KRISTELLER-Schleimpfropf verschlossen (*).

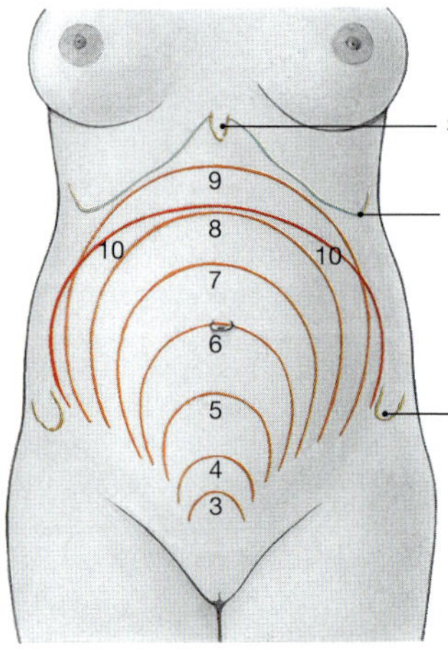

Abb. 7.120 Stand des Fundus uteri in der Schwangerschaft; Ansicht von ventral.
Die Zahlen geben das Ende des jeweiligen Schwangerschaftsmonats an. Im 6. Monat (24. Woche) steht der Fundus uteri am Nabel, im 9. Monat (36. Woche) am Rippenbogen. Bis zur Geburt nimmt das Volumen des Uterus 800- bis 1200-fach zu und sein Gewicht erhöht sich von 30–120 g auf 1000–1500 g.

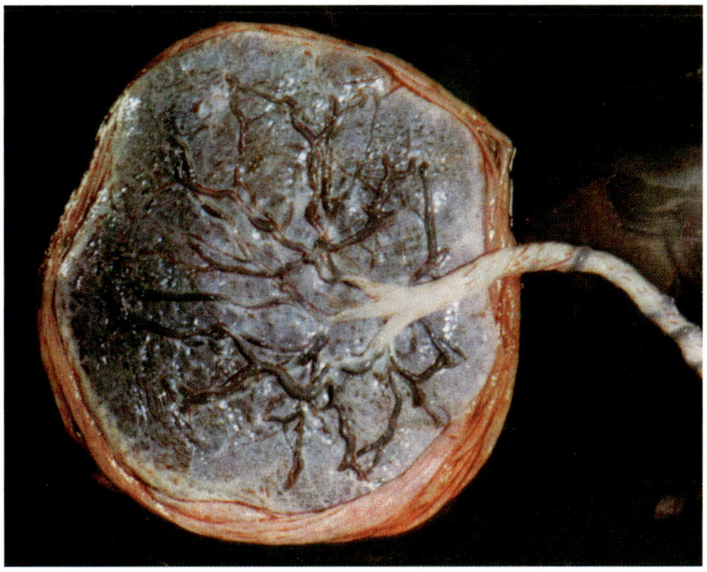

a

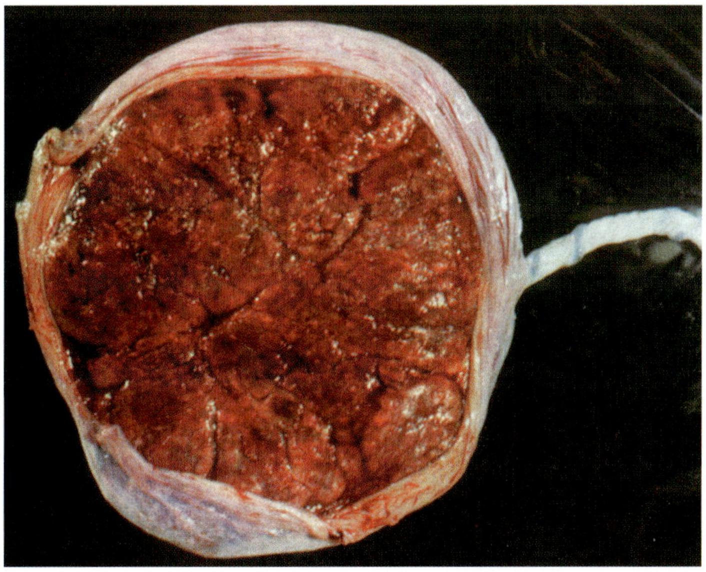

b

Abb. 7.121a und b Mutterkuchen, Placenta, und Nabelschnur, Funiculus umbilicalis, nach der Geburt; Ansicht von der kindlichen Seite (→ Abb. 7.121a), Ansicht von der mütterlichen Seite (→ Abb. 7.121b). Der **Mutterkuchen (Placenta)** wird bei der Geburt nach dem Kind ausgeschieden. Auf der kindlichen Seite inseriert die **Nabelschnur (Funiculus umbilicalis)** an der Chorionplatte der Placenta. Hier verästeln sich die beiden Nabelschnurarterien (Aa. umbilicales), die von der inneren Beckenarterie (A. iliaca interna) des Kindes abgehen und sauerstoff- und nährstoffarmes Blut zur Placenta leiten. Nach dem Gas- und Nährstoffaustausch wird das Blut durch eine einzelne Nabelschnurvene (V. umbilicalis) zum Kind zurückgeführt. Auf der mütterlichen Seite ist die Placenta in der Schleimhaut der Gebärmutter verankert. Man kann auf der Abbildung erkennen, dass die Placenta in 10–40 **funktionelle Lappen (Kotyledone)** gegliedert ist. Nach der Geburt muss die Vollständigkeit der Placenta durch Inspektion sichergestellt werden, da im Uterus verbleibende Plazentareste zu starken Nachblutungen und Infektionen führen können.

Arterien der inneren weiblichen Geschlechtsorgane

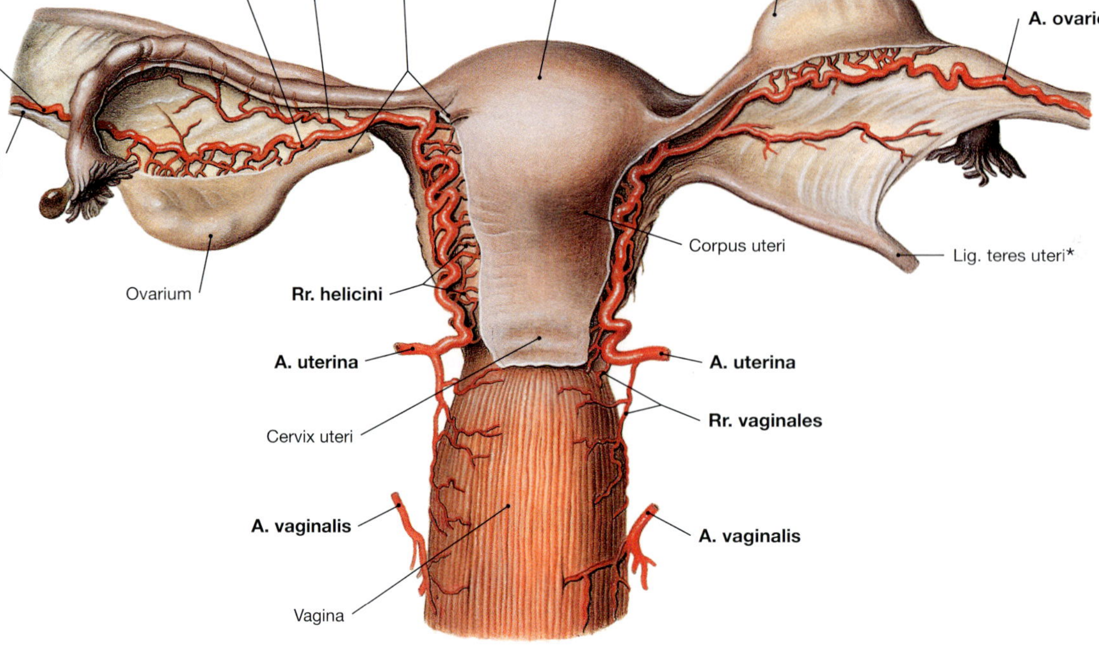

Abb. 7.122 Arterien der inneren weiblichen Geschlechtsorgane; Ansicht von dorsal.
Die inneren weiblichen Geschlechtsorgane werden von **drei paarigen Arterien** versorgt:
- **Uterus:** A. uterina (aus der A. iliaca interna) mit Rr. helicini
- **Ovar:** A. ovarica (aus Pars abdominalis der Aorta) und A. uterina mit R. ovaricus
- **Tuba uterina:** A. uterina mit R. tubarius und A. ovarica
- **Vagina:** A. vaginalis (aus A. iliaca interna) und A. uterina mit Rr. vaginales

* klin.: Lig. rotundum

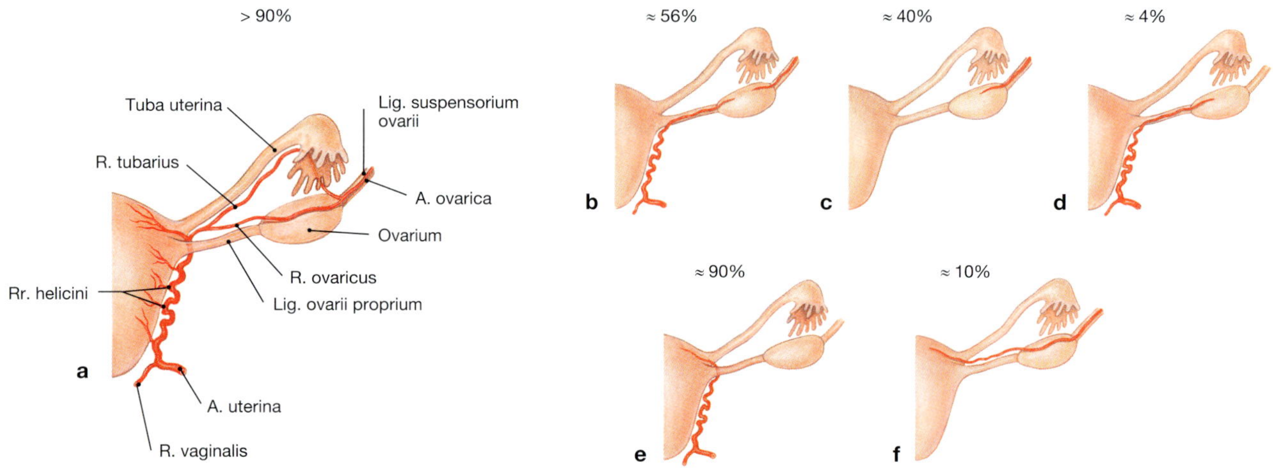

Abb. 7.123a bis f Varietäten der arteriellen Versorgung der inneren weiblichen Geschlechtsorgane; Ansicht von dorsal.

a Versorgung des Uterus (Lehrbuchfall)
b, c und **d** Versorgung des Ovars (**b** Lehrbuchfall)
e und **f** Versorgung des Fundus uteri (**e** Lehrbuchfall)

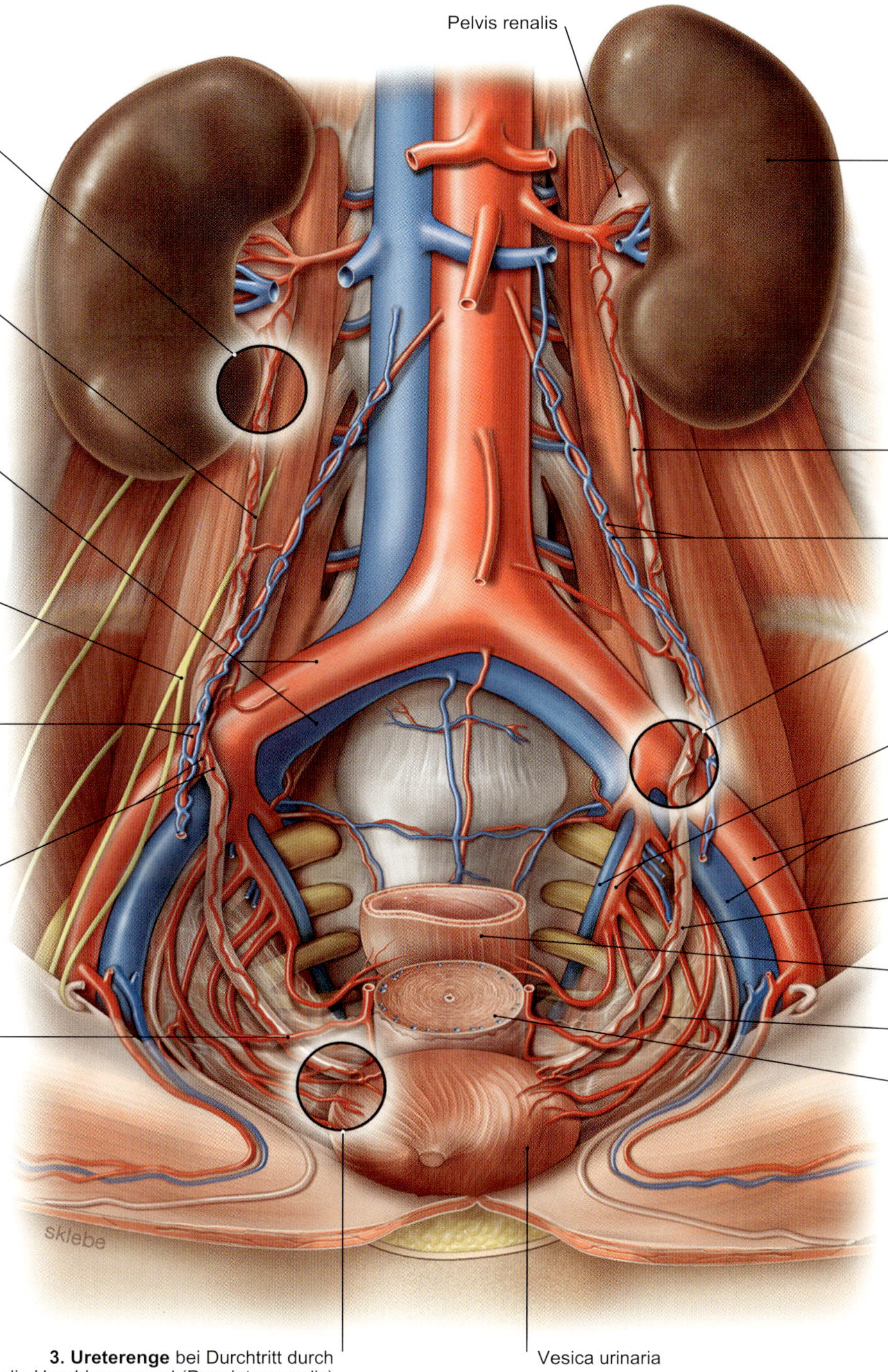

Abb. 7.124 Arterien der inneren weiblichen Geschlechtsorgane; Ansicht von ventral. [L238]

Alle inneren weiblichen Geschlechtsorgane erhalten ihr Blut über **drei paarige Arterien.**

Die **A. ovarica** entspringt aus der Pars abdominalis der Aorta und steigt zunächst im Retroperitonealraum und dann über das Lig. suspensorium ovarii ins kleine Becken ab. Sie versorgt neben dem Ovar auch den angrenzenden Abschnitt des Eileiters. Die **A. uterina** ist ein viszeraler Ast der A. iliaca interna. Sie tritt im Lig. latum uteri an den unteren Abschnitt der Cervix uteri heran, wobei sie über den Harnleiter hinwegzieht. Hier gibt sie die **Rr. vaginales** zur Scheide ab und steigt dann zum Körper des Uterus nach oben, den sie über **Rr. helicini** versorgt. Der Eileiter erhält mit dem **R. tubarius** einen eigenen Ast, bevor der **R. ovaricus** als Endast mit der A. ovarica anastomosiert.

Der venöse Abfluss erfolgt über **zwei Venensysteme:**

- venöse Plexus im kleinen Becken **(Plexus venosi uterinus und vaginalis)** mit Anschluss an die V. iliaca interna
- **V. ovarica,** die rechts in die V. cava inferior und links in die V. renalis sinistra mündet

Lymphgefäße der weiblichen Geschlechtsorgane

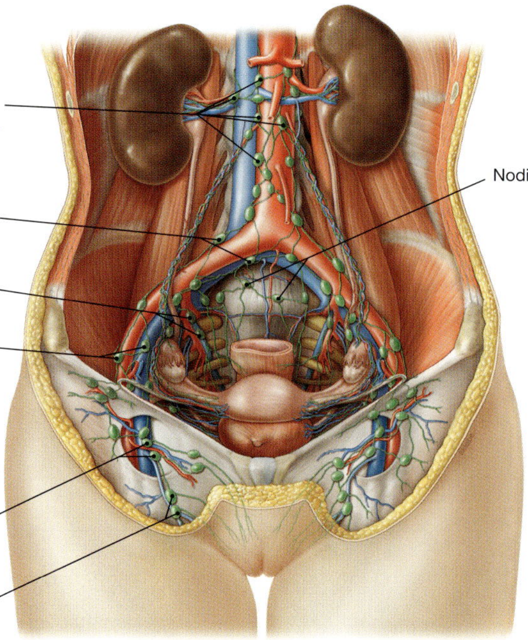

Abb. 7.125 Lymphgefäße und Lymphknoten der äußeren und inneren weiblichen Geschlechtsorgane; Ansicht von ventral. [L238]
Die regionären Lymphknoten für die äußeren Geschlechtsorgane sind die Leistenlymphknoten **(Nodi lymphoidei inguinales).** Dagegen liegt die erste Lymphknotenstation des Ovars retroperitoneal auf Höhe der Nieren **(Nodi lymphoidei lumbales),** und die regionären Lymphknoten des Uterus befinden sich im kleinen Becken **(Nodi lymphoidei iliaci interni).**

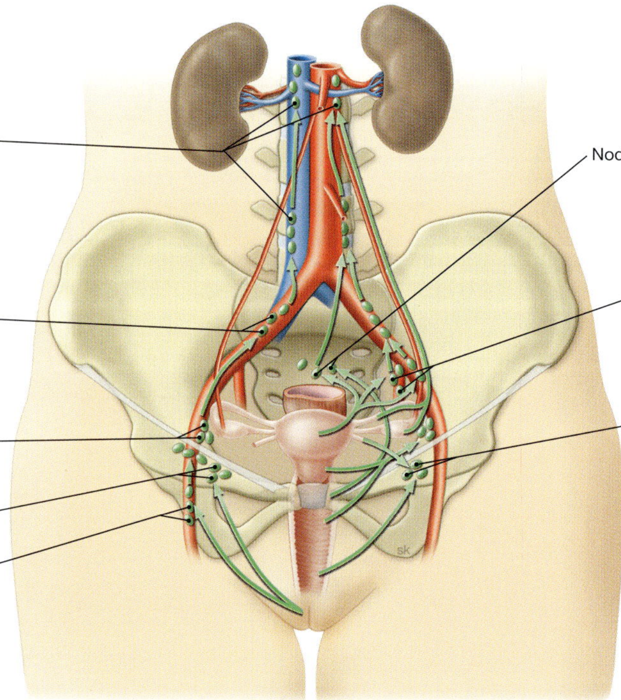

Abb. 7.126 Lymphabflusswege der äußeren und inneren weiblichen Geschlechtsorgane; Ansicht von ventral. [L238]
Anders als beim Mann haben äußere und innere Geschlechtsorgane bei der Frau nicht völlig getrennte Lymphabflusswege, da auch aus Teilen der inneren Geschlechtsorgane Lymphe in die Lymphknoten der Leiste gelangt.

Äußere Geschlechtsorgane:
- Nodi lymphoidei inguinales: Vulva

Innere Geschlechtsorgane:
- **Nodi lymphoidei lumbales** auf Höhe der Nieren: Ovar, Tuba uterina, Uterus (Tubenwinkel), Lymphbahnen im Lig. suspensorium ovarii
- **Nodi lymphoidei iliaci interni/externi** und **Nodi lymphoidei sacrales:** Uterus, Vagina, Tuba uterina
- **Nodi lymphoidei inguinales:** untere Vagina, Uterus (Tubenwinkel), Lymphbahnen im Lig. teres uteri

Klinik

Aufgrund der unterschiedlichen Lymphabflusswege befinden sich die ersten **Lymphknotenmetastasen** bei Vulvakarzinomen in der Leiste, bei Endometriumkarzinomen des Uterus und Zervixkarzinomen im kleinen Becken und bei Ovarialtumoren im Retroperitonealraum.

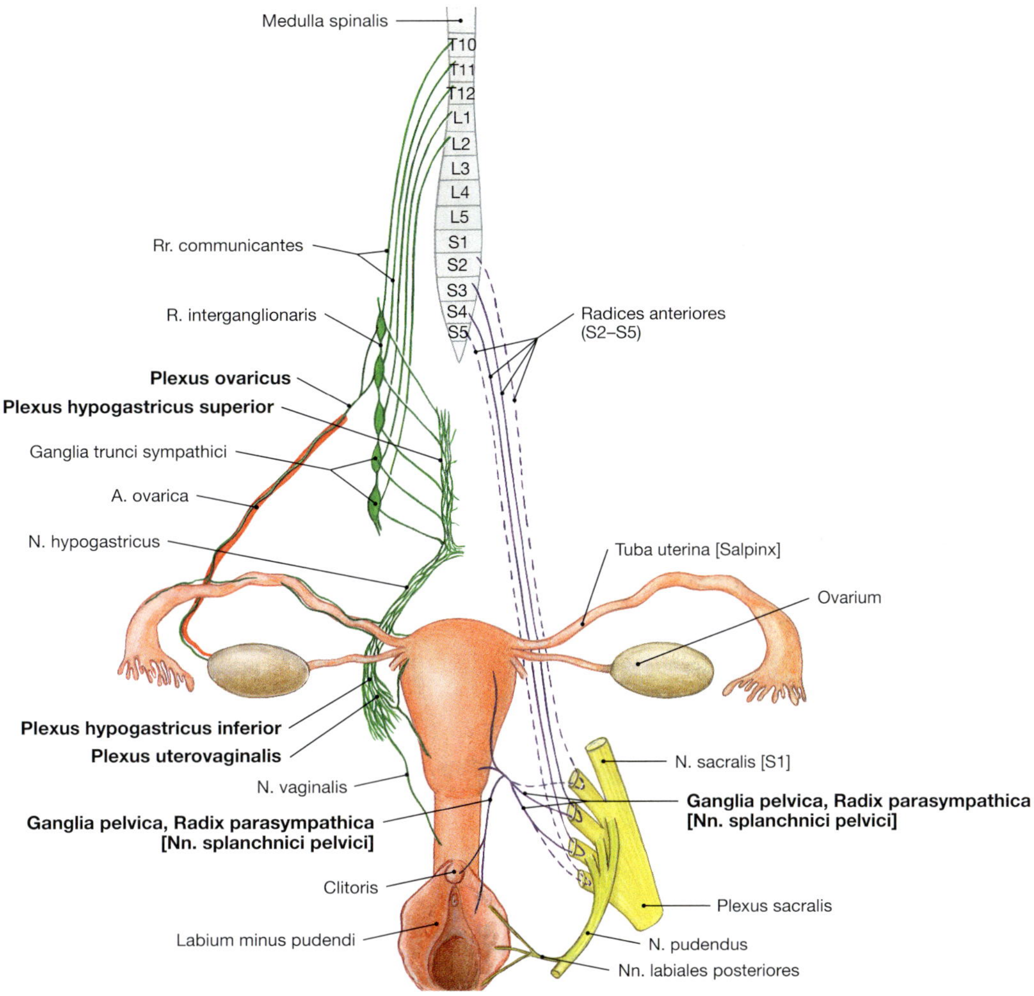

Abb. 7.127 Innervation der weiblichen Geschlechtsorgane; Ansicht von ventral; schematische Darstellung. Plexus hypogastricus inferior und Plexus uterovaginalis enthalten sympathische (grün) und parasympathische (violett) Nervenfasern.

Die präganglionären **sympathischen Nervenfasern** (T10–L2) steigen vom Plexus aorticus abdominalis über den Plexus hypogastricus superior und aus den sakralen Ganglien des Grenzstrangs (Truncus sympathicus) über die Nn. splanchnici sacrales ab und werden überwiegend im **Plexus hypogastricus inferior** synaptisch auf postganglionäre Neurone verschaltet. Deren Axone erreichen die Beckenorgane und setzen sich in den **Plexus uterovaginalis (FRANKENHÄUSER-Plexus)** fort, der Uterus, Tuba uterina und Vagina innerviert. Die (vorwiegend) postganglionären sympathischen Nervenfasern für das Ovar verlaufen im Plexus ovaricus entlang der A. ovarica, nachdem sie bereits in den Ganglia aorticorenalia oder im Plexus hypogastricus superior umgeschaltet wurden.

Die präganglionären **parasympathischen Nervenfasern** gelangen aus dem sakralen Parasympathicus (S2–S4) über die Nn. splanchnici pelvici in die Ganglien des Plexus hypogastricus inferior. Entweder hier oder in der Umgebung der Organe (hier: Ganglia pelvica) werden sie auf postganglionäre Fasern umgeschaltet, die Uterus, Tuba uterina und Vagina innervieren.

Die somatische Innervation durch den **N. pudendus** versorgt sensorisch den unteren Teil der Vagina, den Scheidenvorhof (Vestibulum vaginae) und die Schamlippen über Rr. labiales posteriores und die Clitoris über den N. dorsalis clitoridis.

Beckenboden bei der Frau

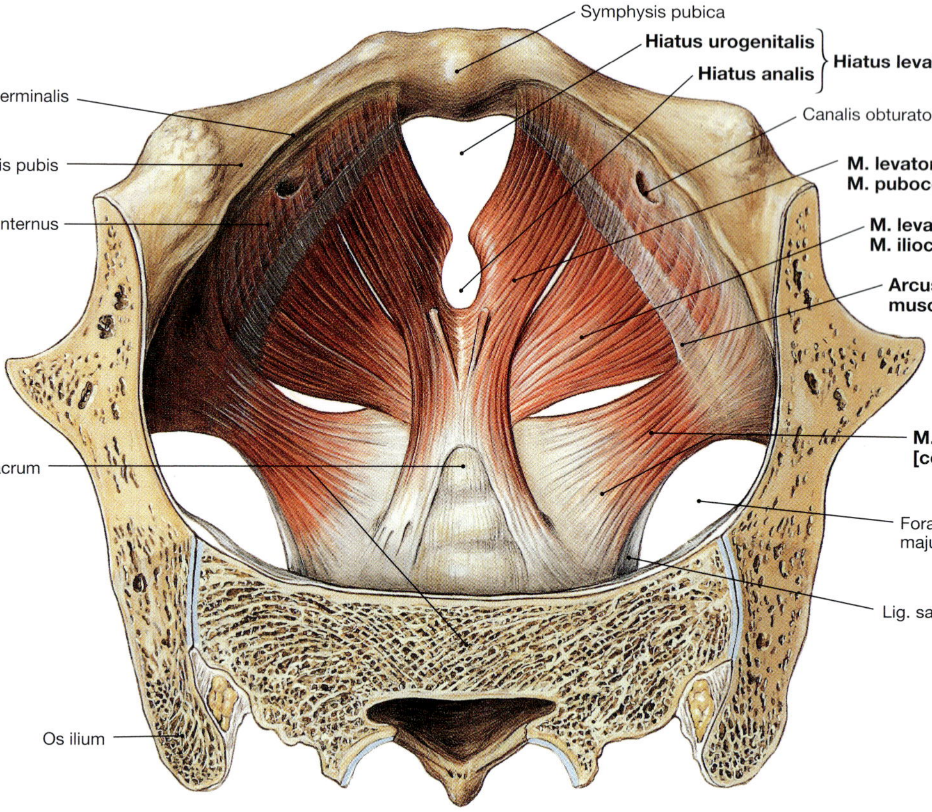

Abb. 7.128 Beckenboden, Diaphragma pelvis, bei der Frau; Ansicht von kranial.
Der Beckenboden gleicht in seinem Aufbau dem Beckenboden des Mannes und verschließt die Beckenhöhle nach kaudal.
Bau:
- **M. levator ani,** der sich aus M. pubococcygeus, M. iliococcygeus und M. puborectalis zusammensetzt
- **M. ischiococcygeus**

Im Unterschied zu M. pubococcygeus und M. ischiococcygeus entspringt der M. iliococcygeus nicht an den Knochen des Hüftbeins, sondern vom Arcus tendineus musculi levatoris ani, der eine Verstärkung der Faszie des M. obturatorius internus darstellt.

Die Muskeln beider Seiten lassen das **Levatortor (Hiatus levatorius)** zwischen sich frei, das durch das Bindegewebe des Corpus perineale (Centrum perinei) in einen **Hiatus urogenitalis** (vorne) als Durchtritt für Urethra und Vagina und einen **Hiatus analis** (hinten) für das Rectum unterteilt wird.
Der Beckenboden wird von direkten Ästen aus dem Plexus sacralis (S3–S4) innerviert.
Funktion: Der Beckenboden stabilisiert die Lage der Beckenorgane und gewährleistet damit Harn- und Stuhlkontinenz.

→ T 20a

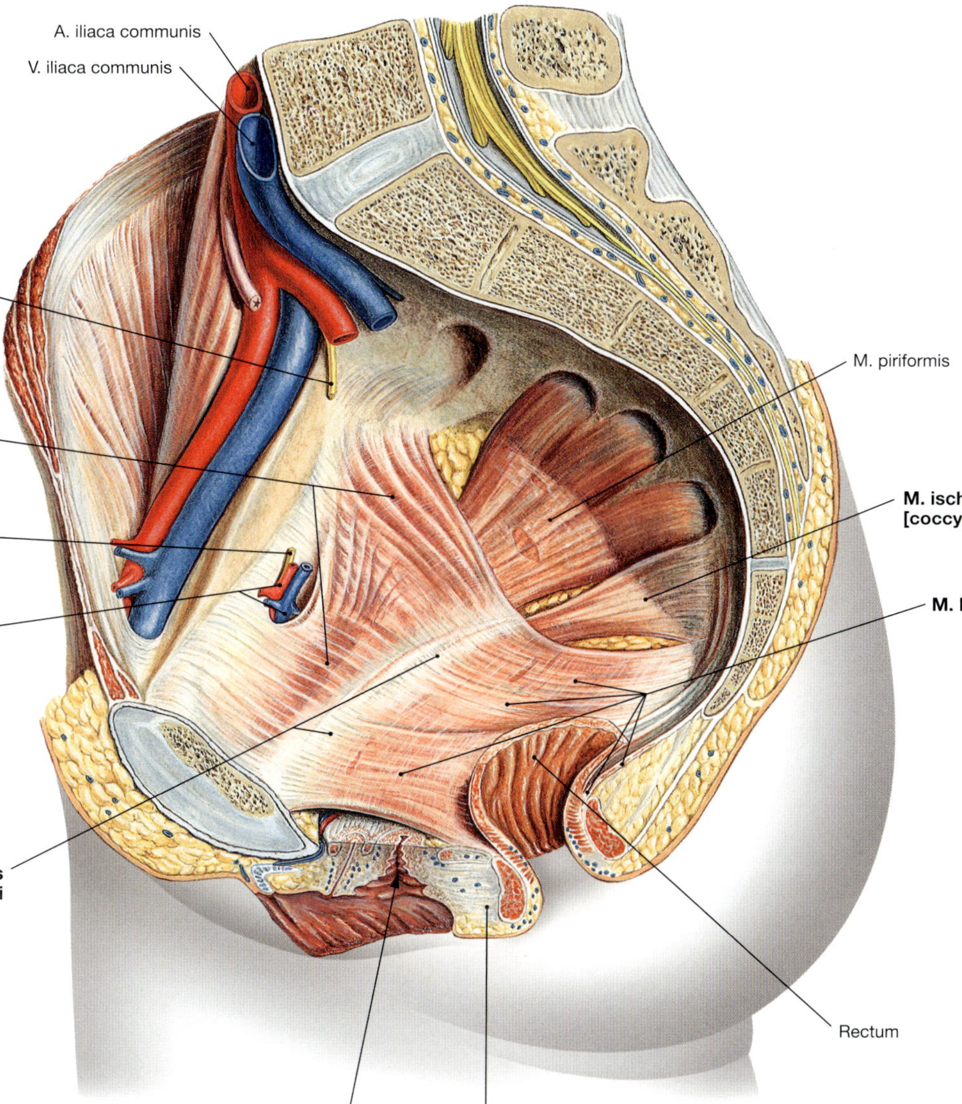

Abb. 7.129 Beckenboden, Diaphragma pelvis, bei der Frau; Ansicht von links.
Der Beckenboden besteht aus **M. levator ani** und **M. ischiococcygeus.** Der M. iliococcygeus des M. levator ani entspringt vom **Arcus tendineus musculi levatoris ani.** Dieser ist eine Verstärkung der Faszie des M. obturatorius internus. Der M. obturatorius internus entspringt u.a. vorne am oberen Schambeinast, wo er eindeutig zu identifizieren ist, weil er vom Canalis obturatorius mit A. und V. obturatoria sowie N. obturatorius durchbohrt wird. Am Arcus tendineus musculi levatoris ani wendet er sich dann jedoch nach lateral und tritt durch das Foramen ischiadicum minus aus dem Becken aus. Der M. levator ani zieht zu Kreuz- und Steißbein und verschließt so die Beckenhöhle nach unten.

→ T 20a

Beckenbodeninsuffizienz bei der Frau

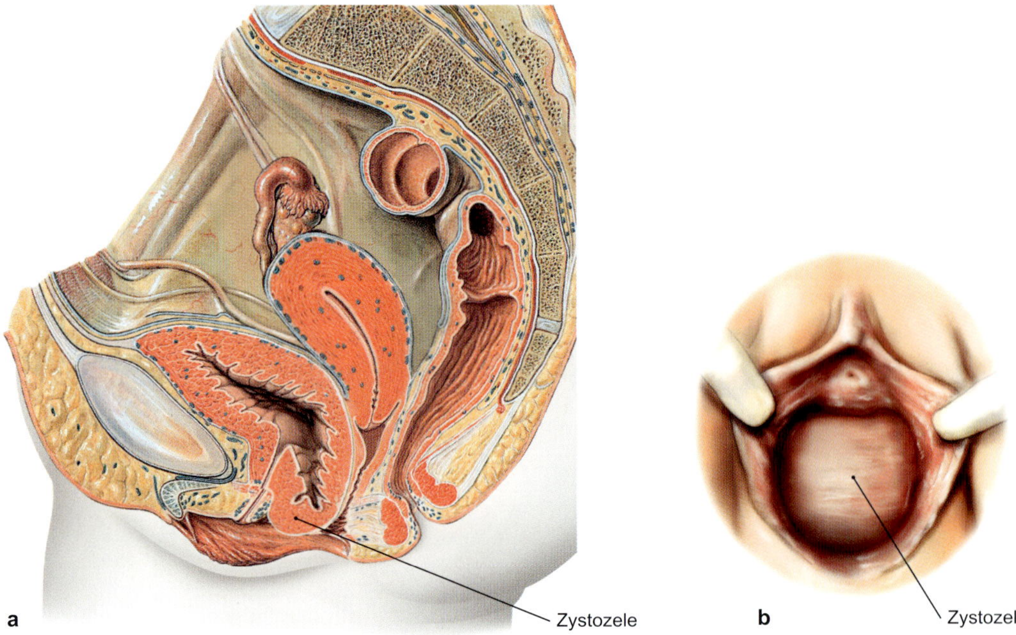

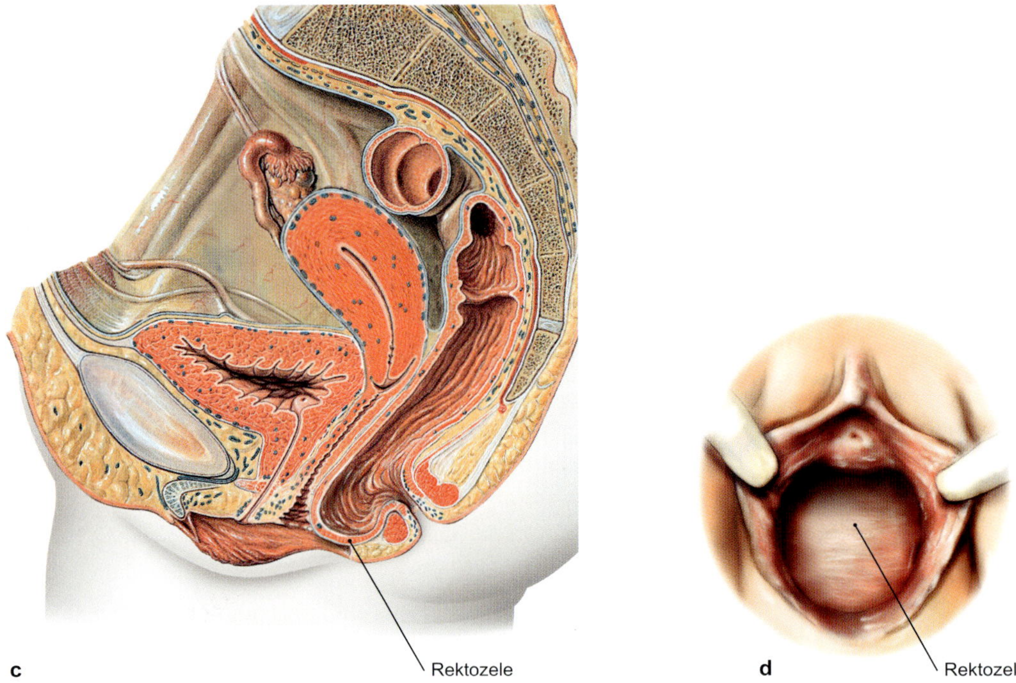

Abb. 7.130a bis d Beckenbodeninsuffizienz bei der Frau; Medianschnitt, Ansicht von links. [L266]
Wenn die stabilisierende Funktion des Beckenbodens ausfällt, kommt es zur Beckenbodeninsuffizienz. Dabei kann die Rückwand der Harnblase **(a, b)** oder die Vorderwand des Mastdarms **(c, d)** vorfallen. Sowohl die **Zystozele (a)** als auch die **Rektozele (c)** sind von vaginal als Ausstülpung sichtbar, deren Aspekt nicht immer eindeutig zu unterscheiden ist. Durch einen Schatten, der bei der Zystozele dorsal **(b)** und bei der Rektozele **(d)** ventral des prolabierten Gewebes eingezeichnet ist, sollen die Lageverhältnisse hervorgehoben werden.

Klinik

Bei Frauen ist die Schwäche des Beckenbodens **(Beckenbodeninsuffizienz)** viel häufiger, weil der Beckenboden durch vaginale Geburten, bei denen das Levatortor stark gedehnt wird, strapaziert wird. In der Folge kann es zur **Absenkung** (Descensus) oder zum **Vorfall** (Prolaps) von Uterus und Vagina kommen. Da der Uterus mit der Hinterwand der Harnblase und die Vagina mit der Vorderseite des Rectums in Verbindung stehen, geht dies oft mit einem Vorfall von Harnblase (Zystozele) und Rectum (Rektozele) und damit mit **Harn-** und **Stuhlinkontinenz** einher.

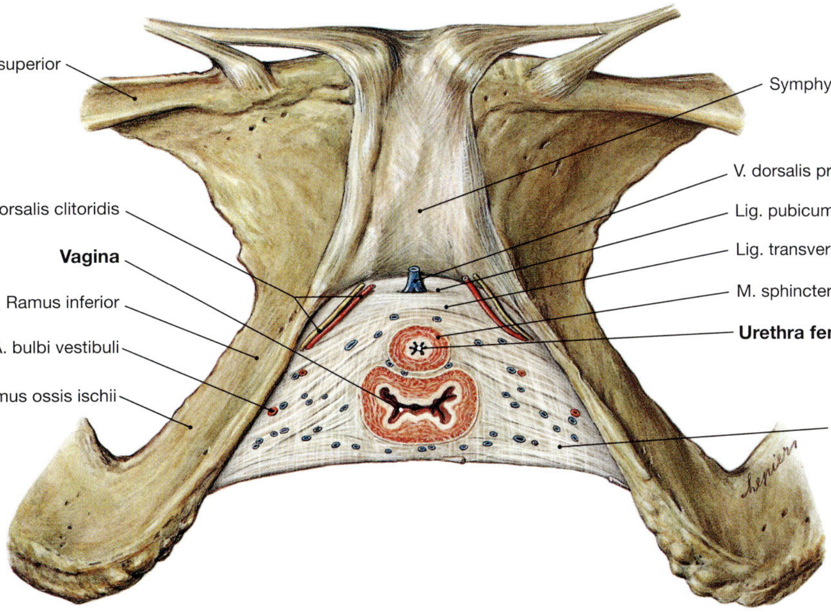

Abb. 7.131 Dammmuskulatur bei der Frau; Ansicht von kaudal; nach Entfernung aller übrigen Muskeln.
Bei der Frau wird das durch die Levatorschenkel frei gelassene Levatortor (Hiatus levatorius) weitgehend durch Bindegewebe verschlossen, so dass nur der Durchtritt der Scheide (Vagina) und der Harnröhre (Urethra feminina) frei bleibt. Die Dammmuskulatur ist anders als beim Mann relativ schwach ausgebildet (→ Abb. 7.97). Da der **M. transversus perinei profundus,** der nur aus einzelnen in das Bindegewebe eingelagerten Muskelfasern besteht (→ Abb. 7.132), und der dünne **M. transversus perinei superficialis keine Muskelplatte** darstellen, wurde der alte Begriff des „Diaphragma urogenitale" fallengelassen.

Während beim Mann der tiefe Dammraum (Spatium profundum perinei) weitgehend der Ausdehnung des M. transversus perinei profundus entspricht, ist die Abgrenzung der Dammräume bei der Frau schwierig. Nach unten wird der **tiefe Dammraum** (Spatium profundum perinei) jedoch wie beim Mann durch die **Membrana perinei** begrenzt (→ Abb. 7.136). Der Raum enthält bei der Frau neben der Urethra auch die Vagina und wird von den tiefen Ästen des N. pudendus und der A./V. pudenda interna auf ihrem Weg zur Vulva durchquert.

→ T 20b

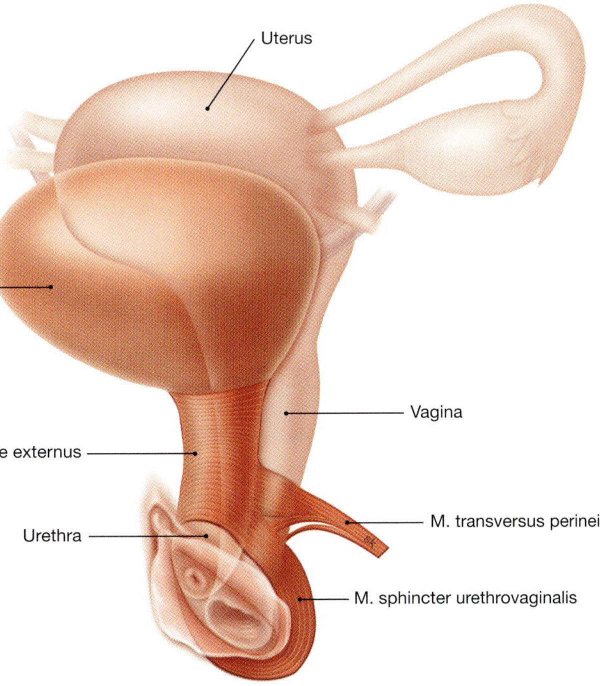

Abb. 7.132 Willkürliche Schließmuskulatur der Harnblase. [L238]
Der M. transversus perinei profundus bildet bei der Frau unterhalb des Beckenbodens keine solide Muskelplatte aus. Dagegen bilden in der Umgebung der Harnröhre einzelne quergestreifte Muskelfasern den **M. sphincter urethrae externus,** der den willkürlichen Schließmuskel der Harnblase darstellt (→ Abb. 7.131). Distal setzen sich einige Fasern auch um die Vagina fort und werden hier als **M. sphincter urethrovaginalis** bezeichnet.

→ T 20b

Dammmuskulatur bei der Frau

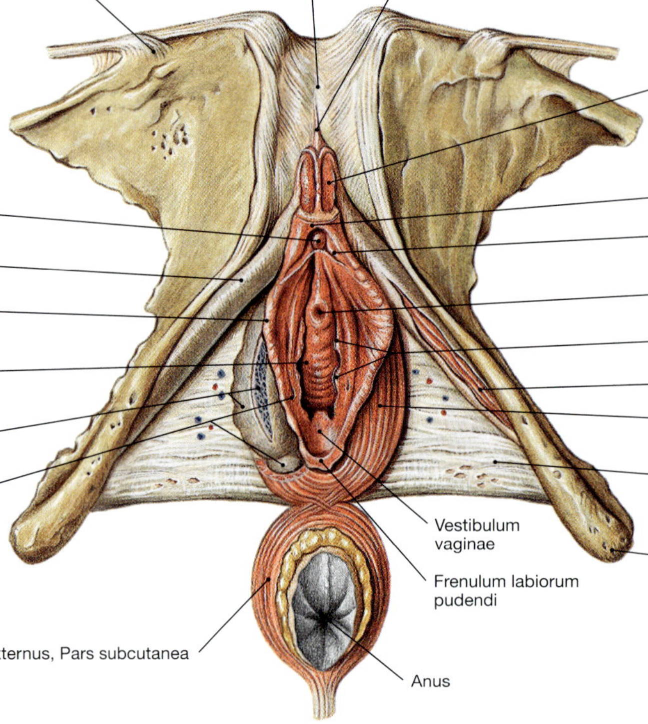

Abb. 7.133 Oberflächliche Dammmuskulatur bei der Frau; Ansicht von kaudal;
Die **Membrana perinei** begrenzt den tiefen Dammraum nach kaudal. Darunter schließt sich der **oberflächliche Dammraum** (Spatium superficiale perinei) an (→ Abb. 7.136). Dieser enthält den M. transversus perinei superficialis sowie das äußere Genitale, dessen Anteile als Vulva zusammengefasst werden. Die beiden Schwellkörper der Vulva werden ebenfalls von oberflächlichen Dammmuskeln umhüllt: Die Schenkel der Clitoris werden vom **M. ischiocavernosus** am unteren Schambeinast begleitet, der Vorhofschwellkörper (Bulbus vestibuli) wird vom **M. bulbospongiosus** bedeckt.

* klin.: BARTHOLIN-Drüse

→ T 20b

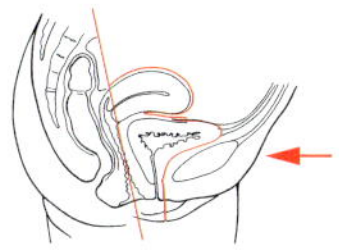

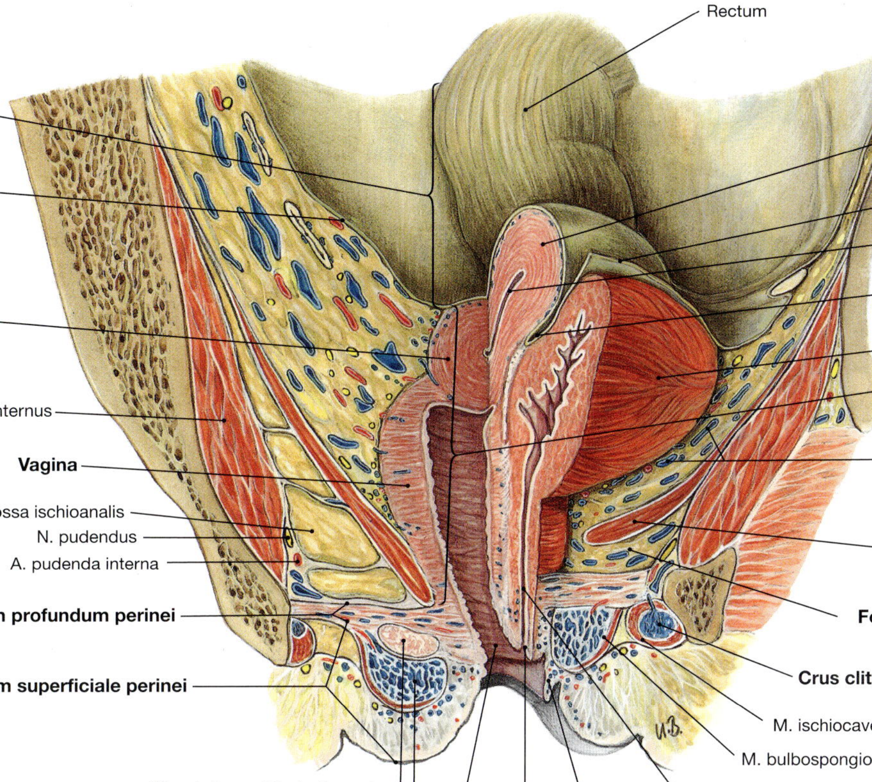

Abb. 7.134 Dammräume bei der Frau; Medianschnitt und rechts Frontalschnitt; Ansicht von ventral. Vergleiche auch den Schnitt in → Abb. 7.143b.

Der Frontalschnitt zeigt die **drei Etagen** des weiblichen Beckens:

- **Peritonealhöhle des Beckens (Cavitas peritonealis pelvis),** die kaudal durch das parietale Peritoneum begrenzt wird
- **Subperitonealraum (Spatium extraperitoneale pelvis),** der nach unten bis zum M. levator ani des Beckenbodens reicht
- **Dammregion (Regio perinealis)** unterhalb des Beckenbodens. Der vordere Anteil wird im Wesentlichen von den beiden Dammräumen eingenommen, enthält aber darüber hinaus noch die sehr variablen vorderen Ausläufer der Fossa ischioanalis (hier rechts und links unterschiedlich dargestellt).

Der **tiefe Dammraum** (Spatium profundum perinei) wird vor allem von Bindegewebe und von einzelnen Muskelfasern des M. transversus perinei profundus ausgefüllt. Er enthält den Durchtritt von Vagina und Urethra. Außerdem wird er von den tiefen Ästen des N. pudendus (N. dorsalis clitoridis) und der A. und V. pudenda interna (A. bulbi vestibuli, A. dorsalis clitoridis, A. profunda clitoridis) auf ihrem Weg zur Vulva durchquert. Die Nn. cavernosi clitoridis durchbohren den Damm und treten in die Schwellkörper der Clitoris ein.

Der **oberflächliche Dammraum** (Spatium superficiale perinei) erstreckt sich zwischen der Membrana perinei und der Körperfaszie (Fascia perinei). Er enthält neben dem M. transversus perinei superficialis auch die Schenkel der Klitorisschwellkörper, die Glandulae vestibulares majores (BARTHOLIN-Drüsen) und den Vorhofschwellkörper (Bulbus vestibuli). Dieser wird dabei vom M. bulbospongiosus umfasst, die Crura clitoridis beidseits vom M. ischiocavernosus. Weiterhin ziehen die oberflächlichen Äste des N. pudendus (N. perinealis mit Nn. labiales posteriores) und der A. und V. pudenda interna (A. perinealis mit Rr. labiales posteriores) durch diesen Raum zu den Schamlippen.

Dammregion bei der Frau

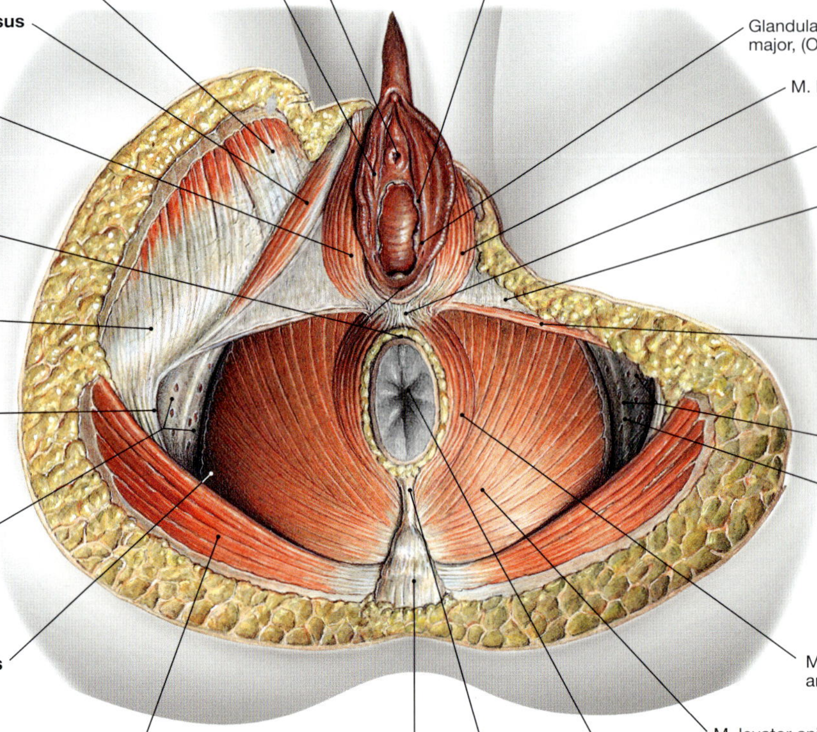

Abb. 7.135 Dammregion, Regio perinealis, bei der Frau; Ansicht von kaudal; nach Entfernung sämtlicher Leitungsbahnen.

Die **Dammregion** reicht vom Unterrand der Schambeinfuge (Symphysis pubica) bis zur Spitze des Steißbeins (Os coccygis). Im Unterschied dazu beschreibt der Begriff **Damm** (Perineum) bei der Frau nur die schmale Weichteilbrücke zwischen Hinterrand der großen Schamlippen und Anus. Die Dammregion lässt sich in eine **vordere Regio urogenitalis** mit Geschlechtsorganen und Harnröhre und eine **hintere Regio analis** um den Anus einteilen. Beide Regionen enthalten Räume:

- Die Regio analis enthält die **Fossa ischioanalis** (→Tabelle), die einen pyramidenförmigen Raum beidseits des Anus darstellt. Die Fossa ischioanalis ist bei Mann und Frau weitgehend gleich ausgebildet. In der lateralen Wand befindet sich in einer Faszienduplikatur des M. obturatorius internus (Fascia obturatoria) der Canalis pudendalis (ALCOCK-Kanal). In diesem verlaufen A. und V. pudenda interna sowie der N. pudendus, die durch das Foramen ischiadicum minus aus der Regio glutealis kommen.
- Die Regio urogenitalis enthält die beiden **Dammräume:**
  - Der tiefe Dammraum (Spatium profundum perinei) wird kaudal von der Membrana perinei begrenzt und enthält den bei der Frau schwach ausgebildeten M. transversus perinei profundus und den M. sphincter urethrae externus.
  - Im oberflächlichen Dammraum (Spatium superficiale perinei) zwischen Membrana perinei und Körperfaszie (Fascia perinei) liegen der M. transversus perinei superficialis, der M. bulbospongiosus und der M. ischiocavernosus, die die Schwellkörper von Vorhof und Clitoris stabilisieren, sowie die Glandulae vestibulares majores (BARTHOLIN-Drüsen).

Begrenzung der Fossa ischioanalis	
medial und kranial	M. sphincter ani externus und M. levator ani
lateral	M. obturatorius internus
dorsal	M. gluteus maximus und Lig. sacrotuberale
ventral	Hinterrand des oberflächlichen und des tiefen Dammraums, Ausläufer reichen bis zur Symphyse
kaudal	Faszie und Haut des Damms

Klinik

Während der Geburt kann es zu unkontrollierten Einrissen der Haut und der Muskulatur des Damms bis zur Schließmuskulatur des Anus kommen **(Dammrisse),** denen in manchen Fällen durch gezielten Einschnitt nach lateral oder in der Medianebene (Dammschnitt) vorgebeugt werden kann **(Episiotomie).**

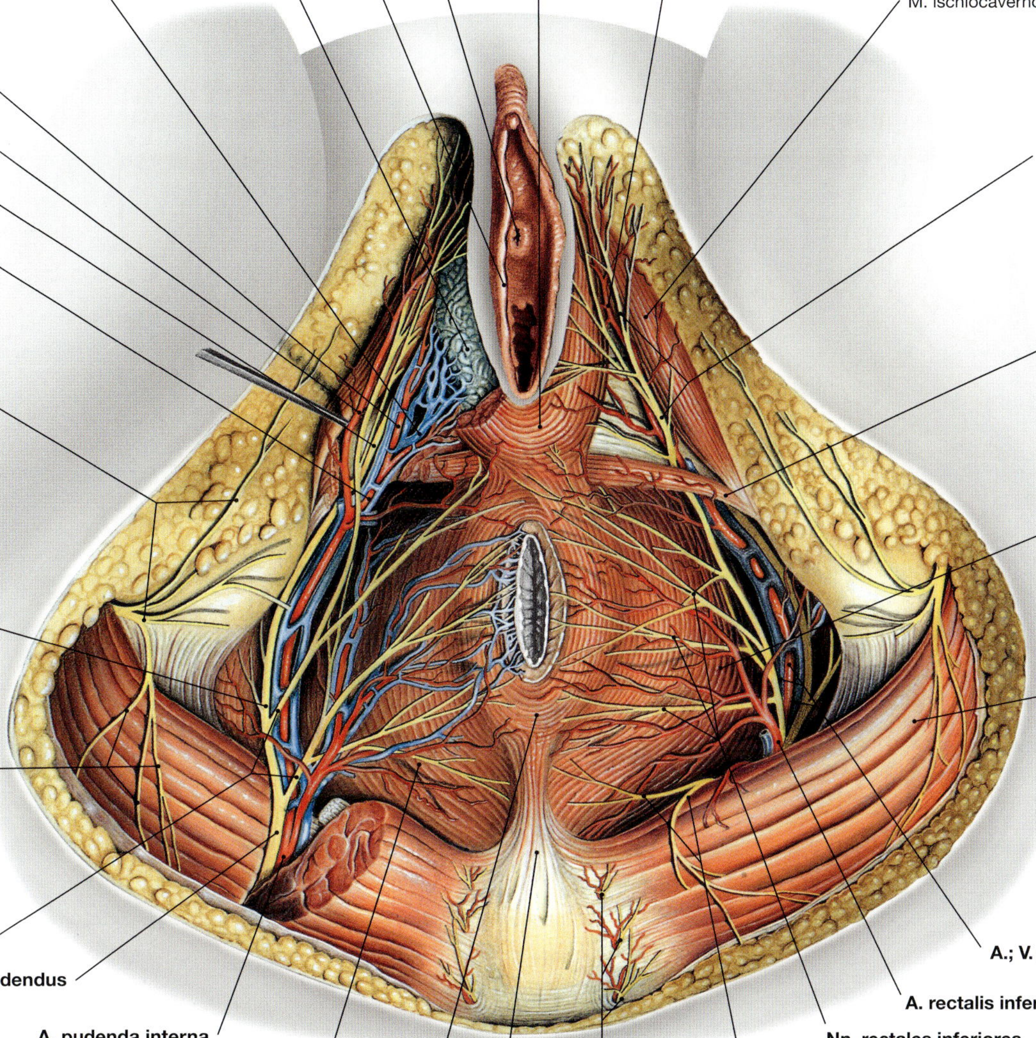

Abb. 7.136 Gefäße und Nerven der Dammregion, Regio perinealis, bei der Frau; Ansicht von kaudal.

Die **Fossa ischioanalis** ist bei Frau und Mann weitgehend gleich ausgebildet. Die Leitungsbahnen gelangen in dem durch eine Faszienduplikatur des M. obturatorius internus gebildeten Canalis pudendalis (ALCOCK-Kanal) von dorsolateral in die mit Fett ausgefüllte pyramidenförmige Fossa ischioanalis. Sie geben zunächst die Äste zu Anus und Analkanal ab und durchqueren die Fossa ischioanalis, um ventral durch die beiden Dammräume zur Vulva zu gelangen.

Inhalt der Fossa ischioanalis:

- A. und V. pudenda interna und N. pudendus: im Canalis pudendalis (ALCOCK-Kanal)
- A., V. und N. rectalis inferior: zum Analkanal

Klinik

Wie beim Mann hat die Fossa ischioanalis wegen ihrer Ausdehnung beidseits des Anus große klinische Bedeutung. **Eiteransammlungen** (Abszesse), z. B. bei Fisteln aus dem Analkanal, können sich in der gesamten Fossa ischioanalis bis nach vorne zur Symphyse ausdehnen. Sie fallen neben unspezifischen Entzündungssymptomen nur durch einen starken Druckschmerz in der Dammregion auf.

Männliches Becken, Medianschnitt

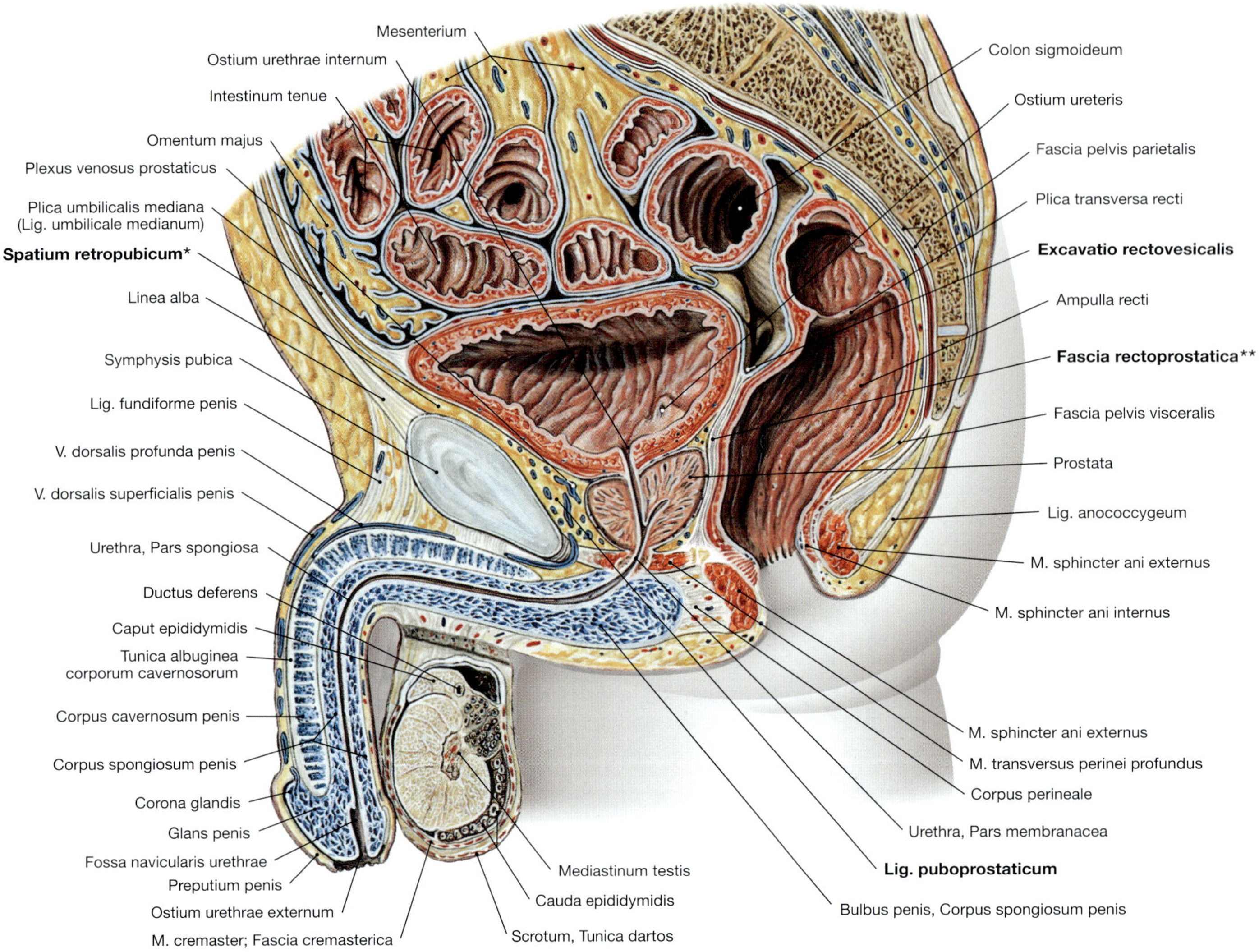

Abb. 7.137 Becken, Pelvis, des Mannes; Medianschnitt; Ansicht von links.
Der tiefste Punkt der Peritonealhöhle ist beim Mann die **Excavatio rectovesicalis.** Lateral wird diese duch die **Plica rectovesicalis** begrenzt, in der der Plexus hypogastricus inferior liegt. Nach kaudal folgt im Subperitonealraum die **Fascia rectoprostatica** (**klin.: DENONVILLIER-Faszie), die Rectum und Prostata trennt. Hinter der Symphyse befindet sich ein mit Bindegewebe ausgefüllter Raum, das **Spatium retropubicum** (*klin.: RETZIUS-Raum), in dem das Lig. puboprostaticum Prostata und Harnblase am Becken fixiert. Im unteren Abschnitt des Spatium retropubicum mündet die **V. dorsalis profunda penis,** die die Schwellkörper des Penis drainiert, in den **Plexus venosus prostaticus,** der Anschluss an die V. iliaca interna hat.

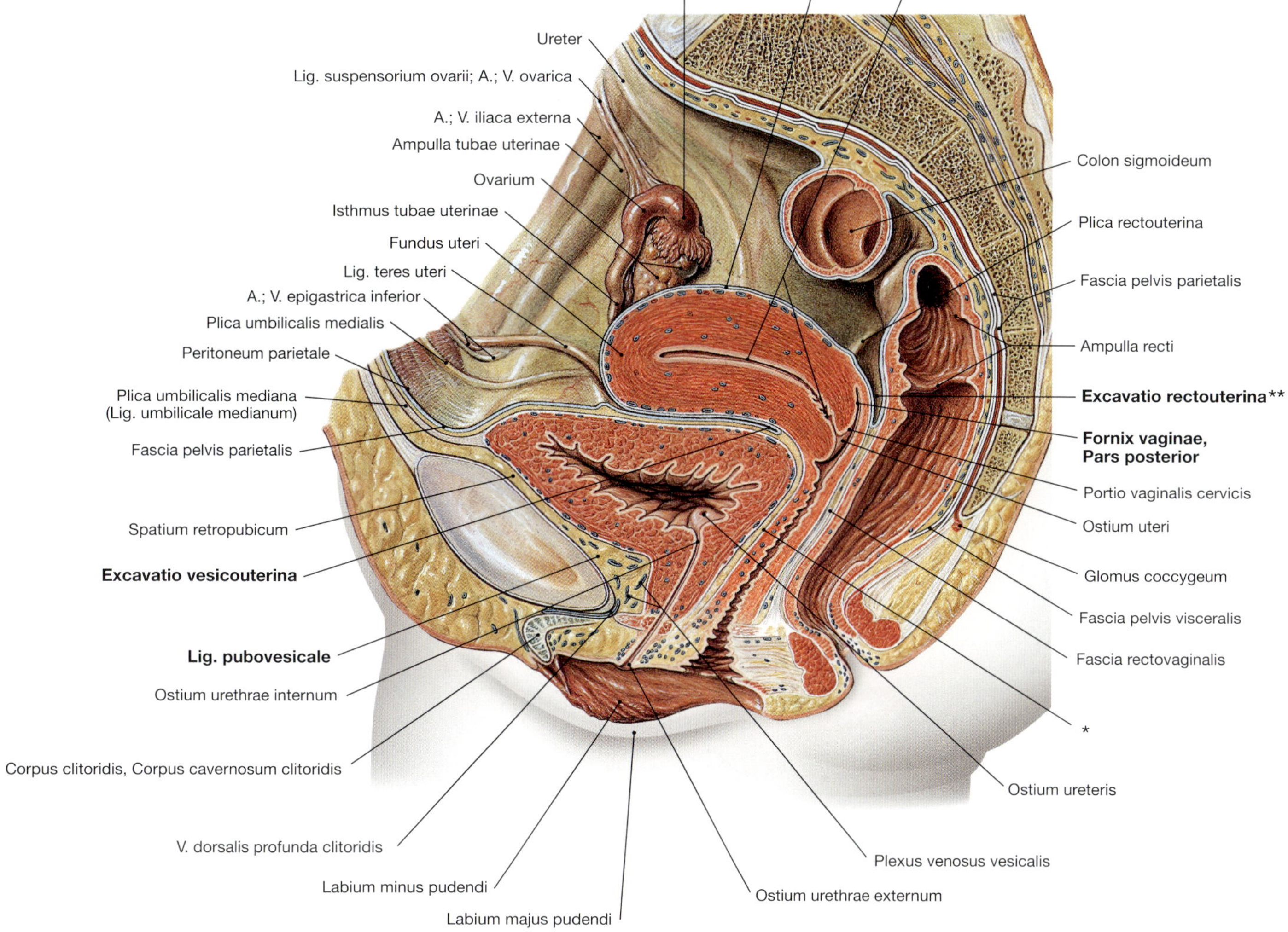

Abb. 7.138 Becken, Pelvis, der Frau; Medianschnitt; Ansicht von links.
Da der Uterus zwischen Harnblase und Rectum eingeschoben ist, besitzt die Peritonealhöhle bei der Frau zwei Aussackungen nach kaudal. Der am weitesten nach kaudal sich ausdehnende Bereich der Peritonealhöhle ist die **Excavatio rectouterina** (**klin.: DOUGLAS-Raum). Sie reicht bis an das hintere Scheidengewölbe (Fornix vaginae, Pars posterior) heran. Lateral wird sie duch die **Plica rectouterina** begrenzt, in der der Plexus hypogastricus inferior liegt. Nach kaudal folgt im Subperitonealraum die **Fascia rectovaginalis,** die Rectum und Vagina trennt. Die **Excavatio vesicouterina** zwischen Harnblase und Uterus reicht nicht ganz so weit nach kaudal. An sie schließt sich im Subperitonealraum das Septum vesicovaginale an. Hinter der Symphyse liegt ein mit Bindegewebe ausgefüllter Raum **(Spatium retropubicum),** in dem das dünne Lig. pubovesicale die Harnblase am Becken fixiert. Im unteren Abschnitt des Spatium retropubicum mündet die **V. dorsalis profunda clitoridis,** die das Blut der Klitorisschwellkörper führt, in den **Plexus venosus vesicalis,** der Anschluss an die V. iliaca interna hat.

* klin.: Septum vesicovaginale

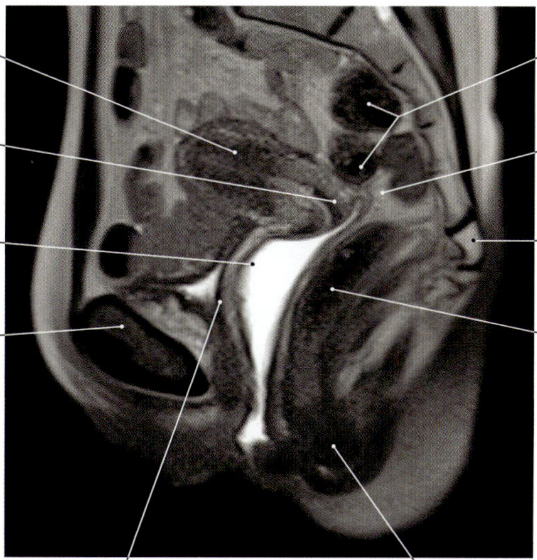

Abb. 7.139 Weibliches Becken; sagittale Schicht, T2w MRT-Sequenz – die Vagina wurde zur besseren Kontrastierung mit Ultraschallgel gefüllt. [T832]

Männliches Becken, Transversalschnitte

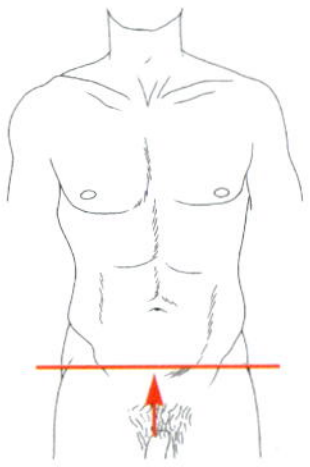

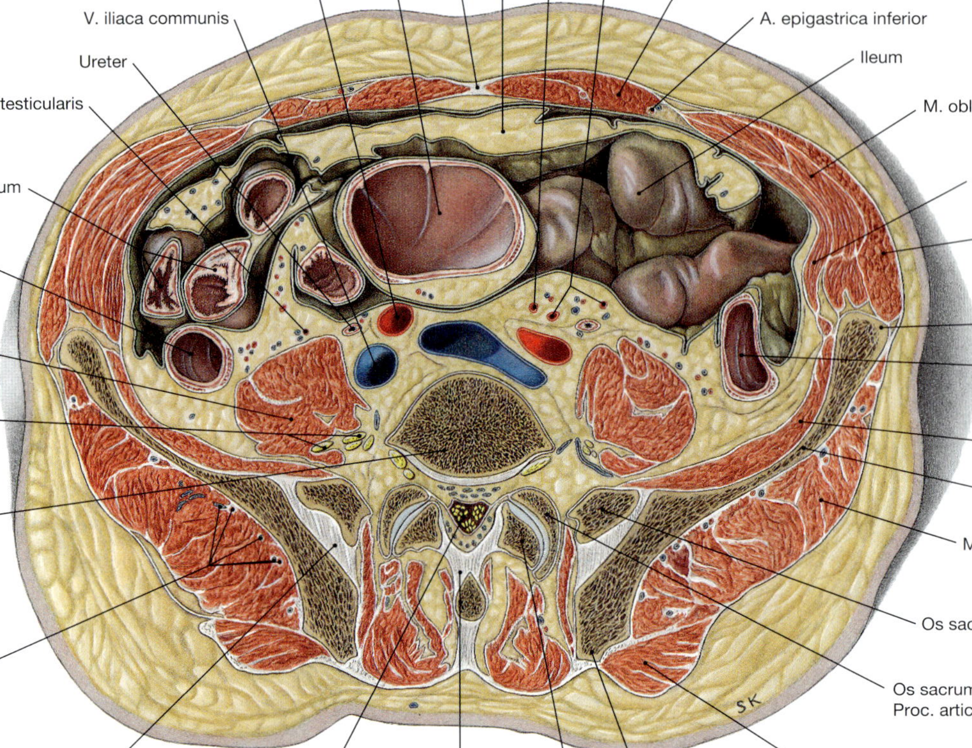

a

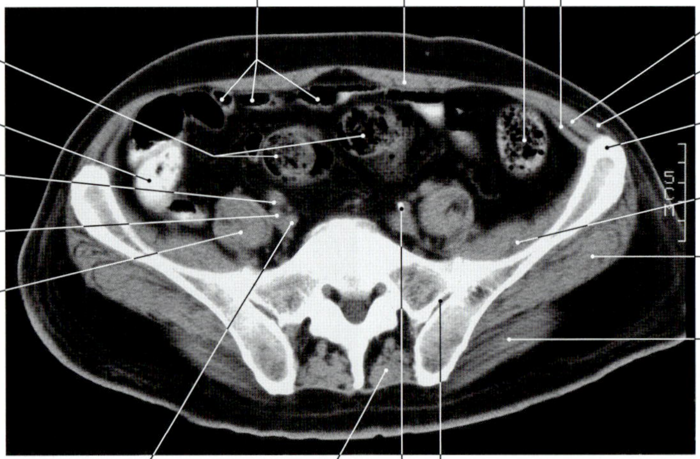

b

Abb. 7.140a und b Becken, Pelvis, des Mannes; Transversalschnitt auf Höhe des 5. Lendenwirbels (→ Abb. 7.140a) und korrespondierender computertomographischer Querschnitt (CT; → Abb. 7.140b); Ansicht von kaudal. a [L238]; b [T893]

Entsprechend einer allgemeinen Konvention werden CT-Aufnahmen **immer mit der Sicht von kaudal** abgebildet. Da der Schnitt auf Höhe des **großen Beckens** durchgeführt wurde, sind die eigentlichen Beckenorgane nicht zu sehen. Es ist aber erkennbar, dass das Darmbein (Os ilium) mit seinen ausladenden Beckenschaufeln (Alae ossis ilii) sowohl die Dünndarmschlingen des Ileums als auch das Colon sigmoideum umfasst, das sich nach seiner S-förmigen Schleife in die Medianebene und dann auf Höhe des 2.–3. Sakralwirbels in den Mastdarm (Rectum) fortsetzt.

* Verkalkung in der Wand der A. iliaca communis

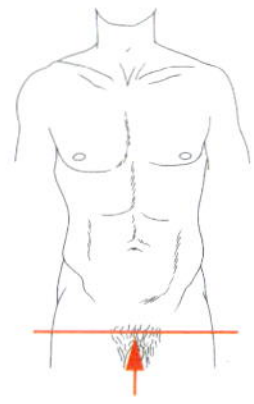

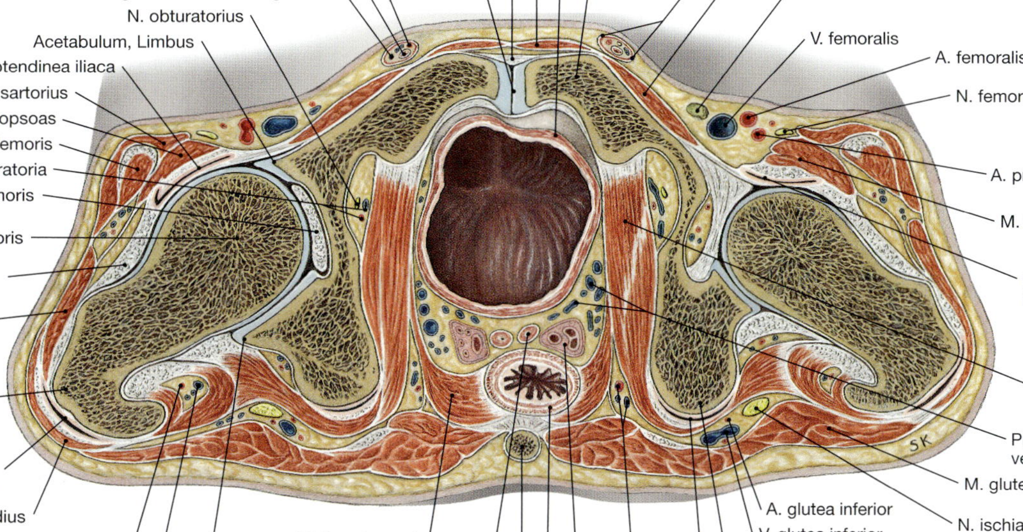

a

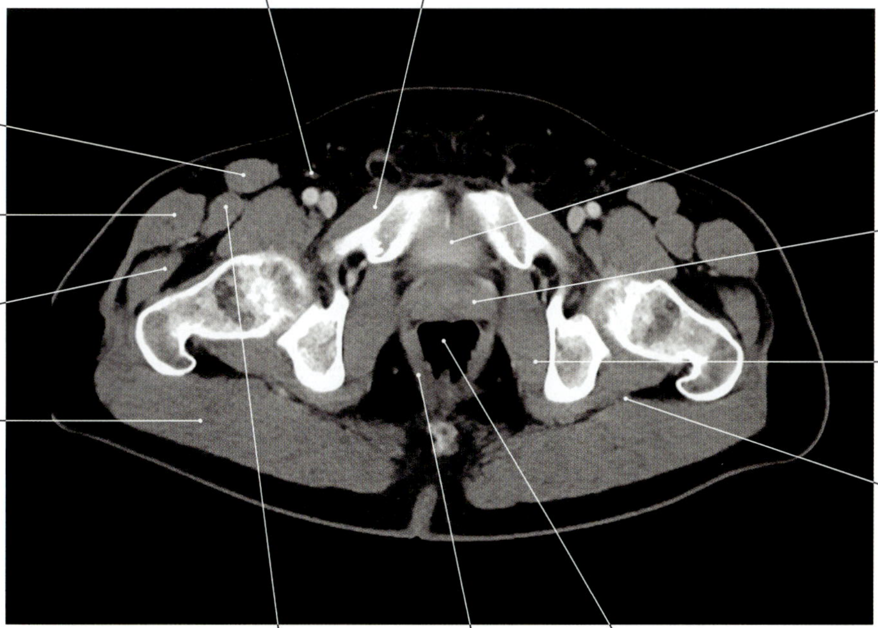

b

Abb. 7.141a und b Becken, Pelvis, des Mannes; Transversalschnitt auf Höhe des kleinen Beckens (→ Abb. 7.141a) und korrespondierendes Computertomogramm (CT) des männlichen Beckens in portalvenöser Phase (→ Abb. 7.141b); Ansicht von kaudal. a [L238]; b [T832]

Der Transversalschnitt ermöglicht es, sich den Verlauf verschiedener Muskeln vor Augen zu führen. Beispielsweise ist der M. puborectalis des M. levator ani angeschnitten, der hinter dem Rectum eine Schlinge bildet und es nach vorne zieht. Dadurch entsteht am Rectum die Flexura perinealis. Dieser Mechanismus trägt zum Verschluss des Rectums und damit zur Kontinenz bei. Weiterhin ist der komplizierte Verlauf des M. obturatorius internus sehr gut nachvollziehbar: Der Muskel entspringt vorne an der Innenseite des knöchernen Beckens und zieht zunächst nach dorsal. Er wird dann durch das Os ischii, das als Hypomochlion wirkt, umgelenkt und setzt schließlich an der Innenseite des Trochanter major an.

Weibliches Becken, Tansversalschnitte

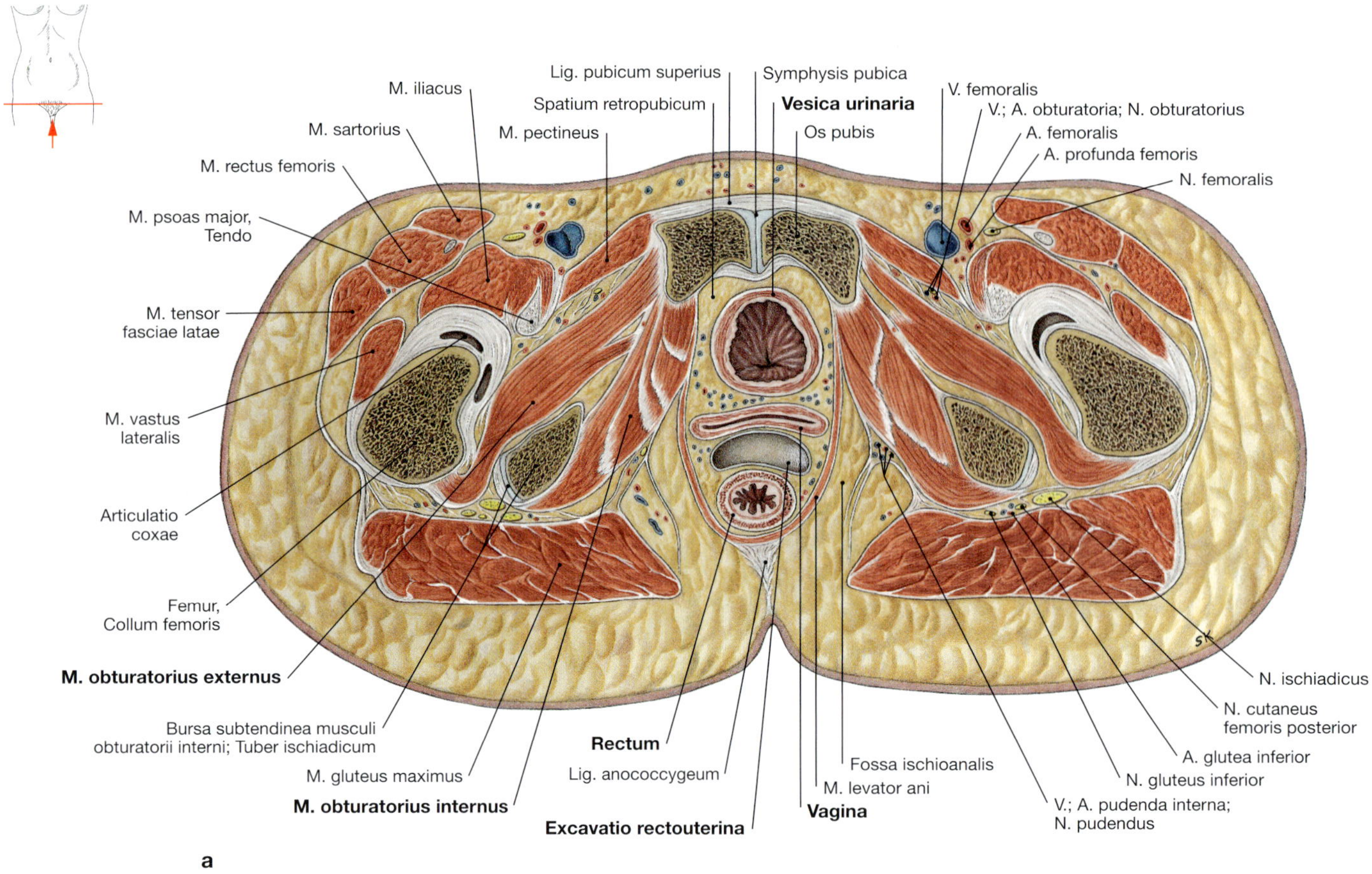

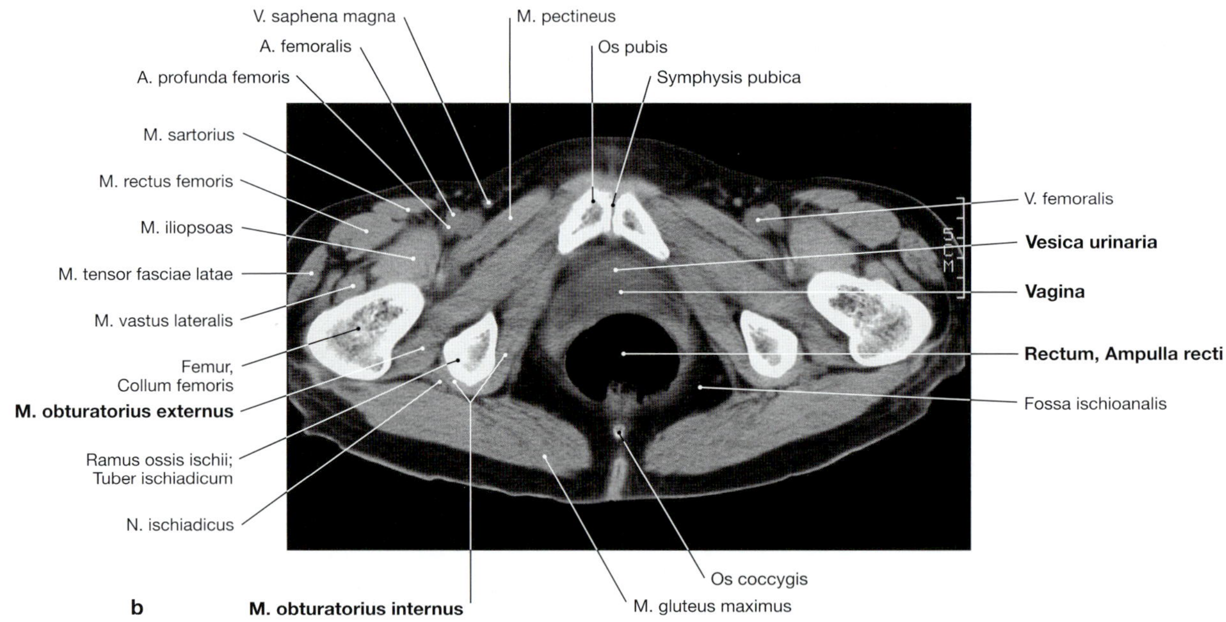

Abb. 7.142a und b Becken, Pelvis, der Frau; Transversalschnitt auf Höhe des kleinen Beckens (→ Abb. 7.142a) und korrespondierender computertomographischer Querschnitt (CT; → Abb. 7.142b); Ansicht von kaudal. a [L238]; b [T893]

Von den Beckeneingeweiden sind Harnblase (Vesica urinaria), Mastdarm (Rectum) und dazwischen die Scheide (Vagina) und die Excavatio rectouterina (DOUGLAS-Raum) als tiefster Abschnitt der Peritonealhöhle angeschnitten. Der Transversalschnitt ist etwas weiter kaudal angelegt als der durch das männliche Becken (→ Abb. 7.140a). Daher ist hier neben dem M. obturatorius internus auch der M. obturatorius externus zu sehen, der diesem vorne auf der Außenseite des Beckens gegenüberliegt.

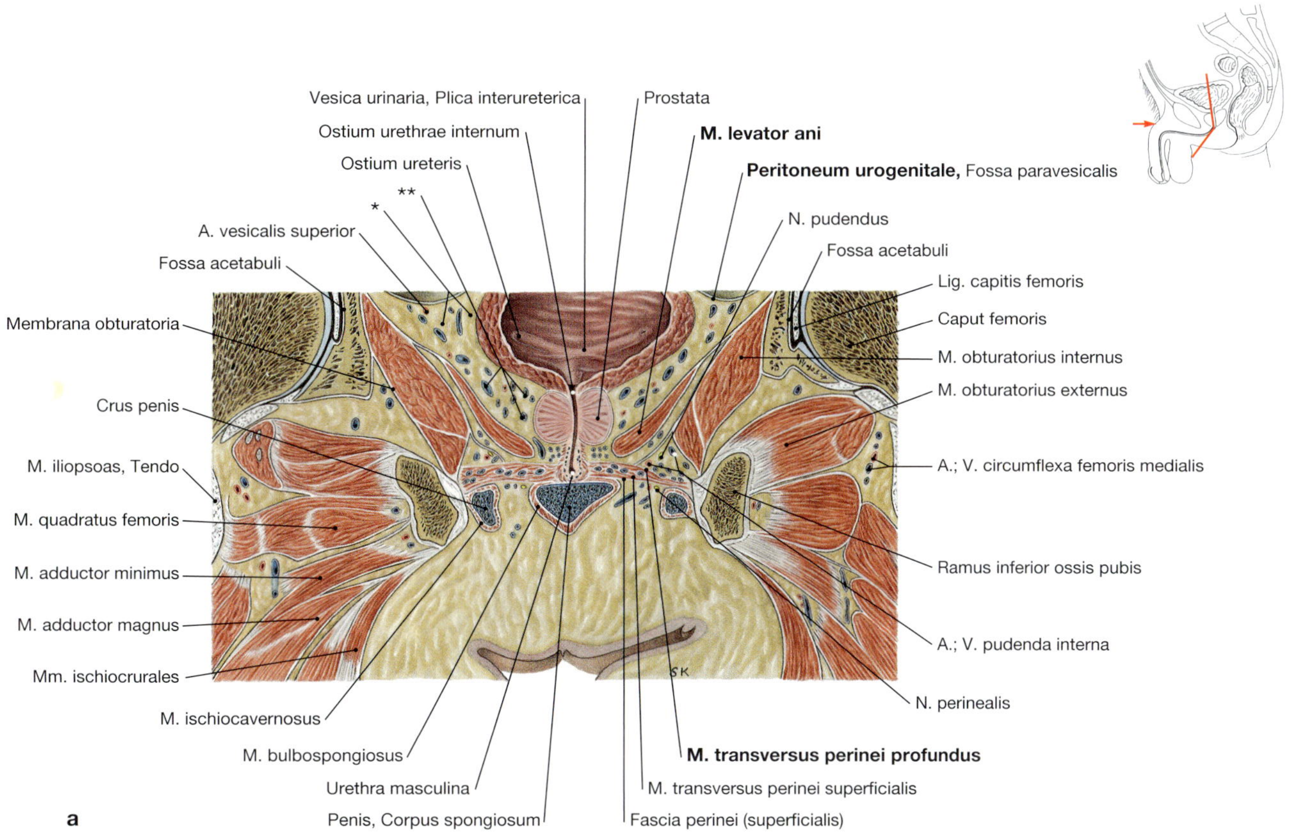

a

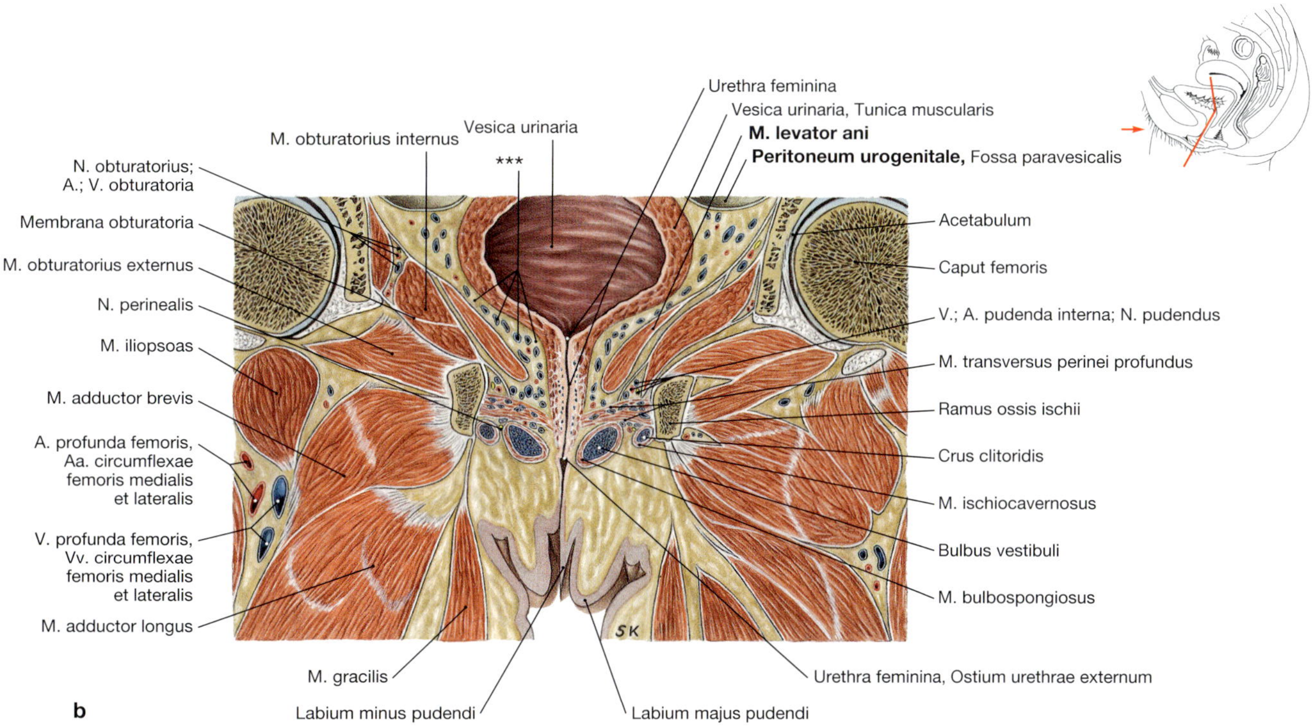

b

Abb. 7.143a und b Becken, Pelvis, eines Mannes (→ 7.143a) und einer Frau (→ 7.143b); gewinkelter Frontalschnitt durch die Harnblase. [L238]

Die Schnittführung zeigt Beckenboden und Dammmuskulatur mit den Dammräumen an einem männlichen (→ Abb. 7.101) bzw. weiblichen (→ Abb. 7.136) Becken. Es lassen sich gut die unteren beiden Etagen der Beckenhöhle erkennen. Kaudal des **Peritoneum parietale** (hier Peritoneum urogenitale) dehnt sich der **Subperitonealraum** bis zum Beckenboden aus, der hier durch den **M. levator ani** gebildet wird. Darunter schließt sich die **Dammregion** an. **Beim Mann** bildet der M. transversus perinei profundus eine solide Muskelplatte, die den tiefen Dammraum ausfüllt. Kaudal der Membrana perinei auf der Unterseite des Muskels liegt der oberflächliche Dammraum. **Bei der Frau** sind die Dammräume zwar in vergleichbarer Weise angeordnet, der M. transversus perinei profundus ist allerdings überwiegend mit Bindegewebe durchsetzt, so dass meist keine solide Muskelplatte vorhanden ist.

* klin.: Paracysticum
** klin.: Plexus venosus prostaticus
*** Paracysticum mit Venenplexus

Männliches Becken, Frontalschnitt

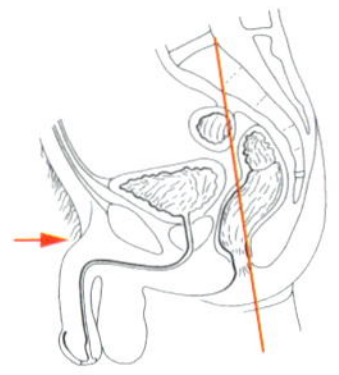

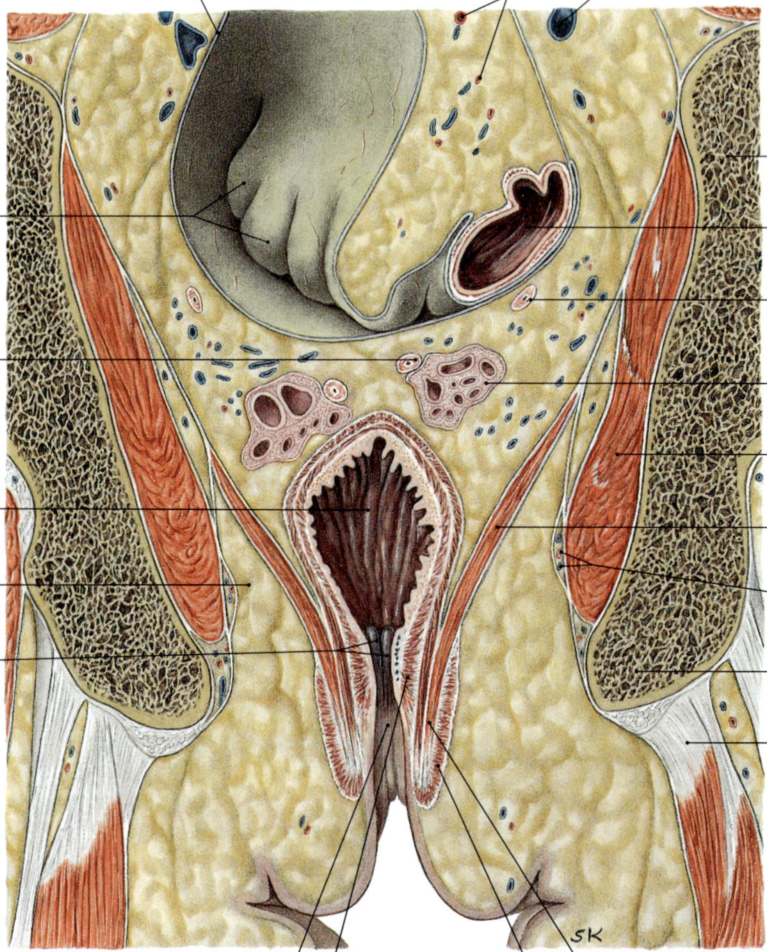

Abb. 7.144 Becken, Pelvis, eines Mannes; schräger Frontalschnitt durch das kleine Becken. [L238]

A. und V. pudenda interna ziehen zusammen mit dem N. pudendus in der Faszienduplikation des M. obturatorius internus (klin.: ALCOCK-Kanal) in die Fossa ischioanalis.

Beispielfragen aus der Prüfung

Damit Sie überprüfen können, ob Sie die Inhalte dieses Kapitels verinnerlicht haben, werden hier exemplarisch Fragen aus einer mündlichen Anatomieprüfung aufgelistet.

Welche Organe liegen im Retroperitoneum?

- Bitte erläutern Sie die **Lageverhältnisse** der Beckeneingeweide.

Wie entwickeln sich die Nieren und wie sind sie aufgebaut?

Woraus entstehen die Teile der Nebenniere und was unterscheidet sie hinsichtlich Funktion und Regulation?

Welche Funktionen haben die Nieren?

Welche Hüllsysteme umgeben sie?

Welche Blutgefäße versorgen Niere und Nebenniere und welche Variationen sind Ihnen bekannt?

Welche Abschnitte haben die ableitenden Harnwege?

- Woraus entwickeln sich diese?

Welche Engstellen weist der Ureter auf?

Wie ist die Harnblase verschlossen?

Wie ist der Analkanal gegliedert?

- Bitte zeigen Sie die Zonen am Präparat.

Wie ist das Kontinenzorgan aufgebaut?

Welche Arterien versorgen Rectum und Analkanal?

Wo sind die regionären Lymphknoten für die einzelnen Abschnitte?

Wie entwickeln sich die inneren weiblichen Geschlechtsorgane und welche Unterschiede zu den männlichen Geschlechtsorganen sind Ihnen bekannt?

Bitte erläutern Sie die Blutgefäße des Penis am Präparat.

Welche Hüllen hat der Samenstrang?

Welche Leitungsbahnen versorgen den Hoden?

- Wo liegen die regionären Lymphknoten?

Welche akzessorischen Geschlechtsdrüsen kennen Sie?

- Bitte zeigen Sie diese am Präparat.

In welche Zonen ist die Prostata gegliedert?

Welche Bänder fixieren den Uterus?

Wo befindet sich der DOUGLAS-Raum und welche Bedeutung hat er?

Wie wird der Uterus mit Blut versorgt?

Wo sind die regionären Lymphknoten des Ovars?

Wie ist der Beckenboden aufgebaut?

- Wie ist er innerviert?

Bitte zeigen Sie die Dammmuskulatur.

- Welche Funktionen hat sie?

Erläuterungen zum Glossar

Abkürzungen:

f	femininum
m	masculinum
n	neutrum
(Pl)	Plural
P.p.a.	Partizip Präsens aktiv
P.p.p.	Partizip Präsens passiv
Adj.	Adjektiv
Dim.	Diminutiv (Verkleinerungsform)
Komp.	Komparativ
Sup.	Superlativ
(ahd)	althochdeutsch
(altind)	altindisch
(altiran)	altiranisch
(altnord)	altnordisch
(arab)	arabisch
(etrusk)	etruskisch
(got)	gotisch
(gr)	griechisch
(idg)	indogermanisch
(l)	lateinisch
(lit)	litauisch
(mhd)	mittelhochdeutsch

Allgemeine, d.h. nicht fachspezifische Vorsilben (Präfixe):

a- (gr)	(verneinendes Präfix)
a-, ab-, abs- (l)	von, von...her
ac-, ad-, af- (l)	zu, zu...hin, an, bei, heran
amphi- (gr)	ringsum, herum, zu beiden Seiten
ana- (gr)	auf, hinauf
ante- (l)	vor, vorher
anti- (l)	gegen
apo- (gr)	von...weg, von...her, voran, gleich nach
bi- (l)	zweifach
circum- (l)	rundum, um...herum
co-, col-, con-, com- (l)	mit, zusammen
de- (l)	weg, von, herab
dia- (gr)	durch, hindurch, auseinander
di-, dis- (gr)	zwei
e-, ex- (l)	aus, heraus
en- (gr)	innen, drin, hinein
endo- (gr)	innen, drinnen
ep-, epi- (gr)	auf, drauf, über
hemi- (gr)	halb
hyper- (gr)	über, darüber, oberhalb
hypo- (gr)	darunter, unter, unterhalb
infra- (l)	unterhalb von, unten, gering
in-, im- (l)	hinein
inter- (l)	zwischen
intra-, intro- (l)	innerhalb von
meso- (gr)	mittlere, zwischen; Mitte
meta- (gr)	nach, hinter
ob-, op- (l)	entgegen, gegenüber
par-, para- (gr)	neben, bei
per- (l)	durch, hindurch, ganz, völlig
peri- (gr)	um, herum, ringsum
post- (l)	nach, hinter, hinten
prae-, pre- (l)	vor, vorne, wegen, vor...her
pro- (l)	vorne hin, voran, für
pro-, pros- (gr)	vorwärts, vorne
quadri- (l)	vier(fach)
re- (l)	hinten, wieder
retro- (l)	zurück, dahinter
semi- (gr)	halb
sub- (l)	unter, unterhalb
super- (l)	über, nach oben
supra- (l)	oberhalb, über, darüber
syn-, sym- (gr)	mit, zusammen
tri-, tris- (l)	drei(fach)

Allgemeine, d.h. nicht fachspezifische Nachsilben (Suffixe):

-aris,-e (l),-alis,-e (l),-eus,-a,-um (l):-isch,-ig Herkunft oder Zugehörigkeit ausdrückend)
-ideus,-a,-um (l):-förmig,-artig (Ähnlichkeit ausdrückend)
-icus,-a,-um (l),-ivus,-a,-um (l): (betreffend)
-osus,-a,-um (l): (reich an etwas)
-ulus,-a,-um (l): (Verkleinerungsform)

Glossar anatomischer Begriffe

Abdomen, -inis n *(l)* = Bauch, Unterleib. – abdere (l): wegtun, verbergen.

abducens, -entis *(l)* = wegführend. – P.p.a. von abducere (l): wegführen, wegziehen.

Abductor, -oris m *(l)* = der Abzieher, Wegführer.

aberrans *(l)* = abirrend. – P.p.a. von aberrare (l): abirren, sich irren, abkommen.

accessorius, -a, -um *(l)* = hinzukommend, zusätzlich. – accedere (l): dazugeben, dazutreten; cedere (l): treten, gehen, zuteil werden.

Acetabulum, -i n *(l)* = Hüftgelenkspfanne; urspr. das Essigschälchen.

Achilles, -is m *(l)* = Achilleus: griechischer Held vor Troja; wurde von Paris durch einen von Apoll gelenkten Pfeil an der Ferse tödlich verwundet.

acromialis, -e *(l)* = zur Schulterhöhe gehörend. – Adj. zu Acromion, -ii n *(l)*.

Acromion, -ii n *(l)* = Akrómion *(gr)*: Schulterhöhe, Schulterspitze. – akros *(gr)*: das Äußerste; ō mos *(gr)*: die Schulter, die höchstgelegene Stelle an der Schulter.

acusticus, -a, -um *(l)* = das Hören betreffend. – akoúein *(gr)*: hören.

Adductor, -oris m *(l)* = Heranführer, Hinzuziehender. – adducere *(l)*: heranführen, hinzuziehen; ducere *(l)*: führen, ziehen.

Adhesio, -onis f *(l)* = Anhaften. – adhaerere *(l)*: an etwas hängen, festhängen, angrenzen, anhaften.

adiposus, -a, -um *(l)* = fettreich, fetthaltig. – Adeps, -ipis m u. f *(l)*: weiches Fett.

Aditus, -us m *(l)* = Zugang, Eingang. – adire *(l)*: hinzugehen, herangehen.

Adminiculum, -i n *(l)* = Stütze, Beihilfe. – Minae, -arum f *(l)*: die Zinnen, die Mauern.

Aequator [Equator], -oris m *(l)* = größter Breitenkreis, Äquator.

afferens, -entis *(l)* = herbeitragend. – P.p.a. von afferre (ad-ferre) *(l)*: herbeitragen, herbeibringen, herantragen.

affixus, -a, -um *(l)* = angeheftet, befestigt. – P.p.p. von affigere (ad-figere) *(l)*: anheften.

Agger, -eris m *(l)* = Wall, Damm. – aggerere (adgerere) *(l)*: aufdämmen, vermehren.

aggregatus, -a, -um *(l)* = zusammengeschart, nahe beieinanderliegend. – P.p.p. von aggregare (ad-gregare) *(l)*: zusammenscharen, beigesellen.

Ala, -ae f *(l)* = 1. der Flügel a) als Bewegungsorgan, b) als Ruder der Segelschiffe, c) als Flanken der Legionen; 2. die Achsel: als Reproduktion der Ala (Flügel) des Vogels.

albicans *(l)* = weiß schimmernd. – P.p.a. von albicare *(l)*: weiß sein, schimmern.

albugineus, -a, -um *(l)* = weiß schimmernd. – Adj. zu Albugo, Tunica albuginea: derbe, weiße Bindegewebshülle.

Albugo, -inis f *(l)* = weißer Fleck. – albus *(l)*: weiß.

albus, -a, -um *(l)* = weiß, weißglänzend. – Alphós *(gr)*: weißer Ausschlag (Hautausschlag).

Allantois f *(gr)* = wurstähnliche Haut, Harnsack. – Állas *(gr)*: Wurst.

Alveolus, -i m *(l)* = kleine Mulde, Bienenzelle.

ambiguus, -a, -um *(l)* = sich nach zwei Seiten neigend. – ambigere *(l)*: nach zwei Seiten treiben, schwanken.

Amnion, -ii n oder **Amnios, -ii** m *(l)* = Schafhaut. – Ámnos *(gr)*: Schaf.

Amphiarthrosis, -is f *(l)* = ringsum bebändertes Gelenk. – amphi *(gr)*: ringsum, herum, zu beiden Seiten; Arthron *(gr)*: Glied, Gelenk.

Ampulla, -ae f *(l)* = Gefäß aus Ton/Glas mit engem Hals und blasig aufgetriebenem Bauch; kolbenförmige Verdickung. – Amphora, -ae f *(l)*: zweihenkeliger Krug mit engem Hals; Amphoreús *(gr)*: zweihenkeliges Gefäß; nach Hyrtl von Ampha, -ae f *(l)* (Griff) und Bulla, -ae f *(l)* (Blase).

amygdaloideus, -a, -um *(l)* = mandelähnlich, zu etwas Mandelähnlichem gehörend. – Amýgdale *(gr)*: Mandel.

analis, -e *(l)* = zum After gehörend. – Adj. zu Anus.

Anastomosis, -is f *(l)* = Vereinigung oder Verbindung zweier Kanäle. – anastomóein *(gr)*: eine Mündung herstellen, öffnen, eröffnen.

Anatomia, -ae f *(l)* = die Kunst des Zergliederns. – anatemnein *(gr)*: zerschneiden, zergliedern.

anconeus, -a, -um *(l)* = zum Ellenbogen gehörig. – Ankōn *(gr)*: der gebogene Arm, Ellenbogen.

Angiologia, -ae f *(l)* = Gefäßlehre. – Angeion *(gr)*: (Blut-)Gefäß; Logos *(gr)*: Wort, Sprache, Lehre.

Ansa, -ae f *(l)* = Öse, Schlinge, Henkel. – Hänia oder Ansia *(gr)*: Zügel, der dem Zugvieh durch die Nase gezogene Zügel.

ante *(l)* = 1. Präp.: vor, voran, voraus; 2. Adv.: vorne, vorwärts, vorher.

Angulus, -i m *(l)* = Winkel, Ecke. – Etym. unsicher; ankylos *(gr)*: krumm.

Antebrachium, -ii n *(l)* = Unterarm, Vorderarm. – **Brachium, -ii** n *(l)*: Arm.

anterior, -ius *(l)* = vorderer. – Komp. zu ante *(l)*: vor, vorn gelegen.

Anthelix, -icis f *(l)* = Gegenwindung. – antí *(gr)*: gegen; Hélix *(gr)*: Windung.

Antitragus, -i m *(l)* = kleiner Höcker gegenüber dem Tragus. – Trágos *(gr)*: Bock.

Antrum, -i n *(l)* = Grotte, Höhlung, Höhle. – Ántron *(gr)*: Höhle.

Anulus, -i m *(l)* = kleiner Ring.

Anus, -i m *(l)* = Kreis, Ring, After(ring).

Aorta, -ae f *(l)* = Hauptschlagader. – aéirein *(gr)*: etwas in die Höhe heben, um es zu tragen.

Apertura, -ae f *(l)* = Öffnung, Loch. – aperire *(l)*: öffnen, erschließen, aufdecken.

Apex, -icis m *(l)* = äußerste Spitze.

apicalis, -e *(l)* = zur Spitze gehörend. – Adj. zu Apex.

Aponeurosis, -is f *(l)* = flächenhafte, platte Sehne. – neuróein *(gr)*: die Sehne anspannen.

Appendix, -icis f *(l)* = Anhang, Anhängsel, Zugabe. – pendere: hängen, schweben.

Aqu(a)eductus, -us m *(l)* = Wasserleitung. – Aqua, -ae f *(l)*: Wasser; Ductus, -us m *(l)*: Zug, Leitung.

Arachnoidea, -ae f *(l)* = Spinnwebenhaut. – Aráchne *(gr)*: Spinne.

Arbor, -oris f *(l)* = Baum.

arcuatus, -a, -um u. **arcualis, -e** *(l)* = bogenförmig gekrümmt. – Adj. zu Arcus.

Arcus, -us m *(l)* = Bogen, Kreisbogen.

Area, -ae f *(l)* = Bezirk, freie Fläche, Stelle.

Areola, -ae f *(l)*: Dim. zu Area.

Arteria, -ae f *(l)* = Schlagader, Arterie. – von Áer *(gr)*: Luft u. täréein *(gr)*: enthalten, bewahren.

Articulatio, -onis f *(l)* = Gelenk. – Articulus, -i m *(l)*: Fingerglied, Knoten; Dim. zu Artus, -us m *(l)*: Gelenk, Glied; artýein *(gr)*: zusammenfügen, gliedern; Arthron *(gr)*: Glied, Verbindung.

arytenoideus, -a, -um *(l)* = dem Schnabel einer Gießkanne ähnlich. – Arytaina *(gr)*: Gießbecken, Gießkanne.

ascendens *(l)* = aufsteigend. – P.p.a. von ascendere *(l)*: aufsteigen, sich erheben, emporsteigen.

asper, -era, -erum *(l)* = rau, uneben.

Atlas, -antis m *(l)* = 1. Halswirbel. – Atlas: griechischer Heros, der die Säulen des Himmels trug. – tlas: P.p.a. von tlenai *(gr)*: tragen; der starke Träger.

atrioventricularis, -e *(l)* = zum Vorhof und zur Kammer gehörig. – Atrium, -ii n *(l)*: Vorhof, Vorraum; Ventriculus, -i m *(l)*: Dim. zu Venter: Hohlraum, 1. Magen, 2. Herzkammer, 3. Hirnkammer; ventricularis, -e *(l)*: Adj. zu Ventriculus.

Atrium, -ii n *(l)* = Vorhof, Halle. – etrusk. Ursprungs; Atarr *(etrusk)*: befestigtes Gebäude.

auditivus, -a, -um *(l)* = das Hören betreffend. – audire: hören.

Auricula, -ae f *(l)* = „kleines Ohr". 1. Ohrmuschel, 2. Herzohr. – Dim. zu Auris.

Auris, -is f *(l)* = Ohr. – Ous *(gr)*: Ohr.

autonomicus, -a, -um *(l)* = unabhängig. – autónomos *(gr)*: selbständig, autonom.

Avis, -is f *(l)* = Vogel, Vorbedeutung.

axillaris, -e *(l)* = zur Achselhöhle gehörig. – Adj. zu Axilla, -ae f *(l)*: die Achselhöhle; Dim. zu Ala.

Axis, -is m *(l)* = 1. Achse, 2. zweiter Halswirbel; er gibt die ruhende Achse an, um welche sich der 1. Halswirbel dreht. – Áxon *(gr)*: Wagenachse, Himmelsachse.

azygos, -on *(gr)* = unpaar, nicht gepaart, nicht verbunden.

basalis, -e u. **basilaris, -e** *(l)* = zur Basis gehörend, an der Basis liegend. – Adj. zu Basis.

basilicus, -a, -um *(l)* = königlich. – basilikos *(gr)*: königlich; *(arab)*: innen. – Basileus *(gr)*: König.

Basis, -eos f *(gr)* = Grundfläche, Untergrund, Grundlage, „Basis".

biceps, -itis m *(l)* = zweiköpfig. – Caput, -itis n *(l)*: der Kopf.

Bifurcatio, -onis f *(l)* = Gabelung. – Furca, -ae f *(l)*: Gabel.

bilifer, -fera, -ferum *(l)* = Galle leitend. – Bilis, -is f *(l)*: Galle; ferre (l): tragen, führen.

biliosus, -a, -um *(l)* = reich an Galle.

bipartitus, -a, -um *(l)* = zweigeteilt. – Pars, -tis f *(l)*: Teil.

Brachium, -ii n *(l)* = Arm, Zweig, Stiel. – Brachion *(gr)*: Oberarm, Arm.

Bregma, -atis n *(l)* = Vereinigungsstelle von Kranz- und Pfeilnaht. – Brégma *(gr)*: Vorderkopf.

brevis, -e *(l)* = kurz, klein, schmal. – brachýs *(gr)*: kurz.

bronchialis, -e *(l)* = zum Bronchus gehörend. – Adj. zu Bronchus.

Bronchus, -i m *(l)* = Hauptast der Luftröhre. – Bronchós *(gr)*: Luftröhre, Kehle.

Bucca, -ae f *(l)* = Wange, Backe, Mund. – byktäs *(gr)*: heulend (vom Wind); bu *(idg)*: aufblasen, schwellen.

Buccinator (richtig: **Bucinator**), **-oris** m *(l)* = Hornbläser. – Bucina, -ae f *(l)* = Hirten- und Waldhorn; Bykánä *(gr)*: Horn, Trompete; Bos, bovis m *(l)*: das Rind; canere *(l)*: singen.

buccopharyngeus, -a, -um *(l)* = von der Wange zum Pharynx verlaufend.

bulbospongiosus, -a, -um *(l)* = zum schwammigen Schwellkörper gehörend.

bulbourethralis, -e *(l)* = zum Schwellkörper und zur Harnröhre gehörig.

Bulbus, -i m *(l)* = zwiebel- oder knollenförmige Anschwellung bzw. Verdickung. – Bólbos *(gr)*: Anschwellung.

Bulla, -ae f *(l)* = Blase, Kapsel, Knospe.

Bursa, -ae f *(l)* = Beutel, Tasche, „Börse". – Býrsa *(gr)*: abgezogene Haut, Fell, Schlauch.

Caecum, -i n *(l)* = das Blinde. – caecus, -a, -um *(l)*: blind, dunkel; Kaikias *(gr)*: Nordostwind als der dunkle; kaikos *(idg)*: blind, einäugig.

caeruleus, -a, -um *(l)* = blau, bläulich. – Caelum, -i n *(l)*: Himmel.

Calamus, -i m *(l)* = Rohr, Schreibfeder, Halm, Stängel. – Kálamos *(gr)*: Rohr, Halm.

Calcaneus, -i m, auch Calcaneum, -i n *(l)* = Fersenbein. – Calx, -cis f *(l)*: Ferse, Fuß; calcare *(l)*: mit Füßen treten, stoßen.

calcaneus, -a, -um *(l)* = zum Calcaneus gehörig. – Adj. zu Calcaneus.

Calcar, -aris n *(l)* = Sporn (z. B. des Hahns). – calcare *(l)*: treten, betreten, mit Füßen treten.

callosus, -a, -um *(l)* = schwielig, dickkantig. – Callum, -i n *(l)*: Schwiele, Schwarte.

Calvaria, -ae f *(l)* = Hirnschale, Schädel, Schädeldach. – Calva, -ae f *(l)*: Hirnschale. – calvus, -a, -um *(l)*: kahl, haarlos.

Calyx (richtig: **Calix**), **-icis** f *(l)* = Kelch, Blumenkelch, Knospe. – Kálýx *(gr)*: Becher, Trinkbecher.

Camera, -ae f *(l)* = Kammer, Gewölbe. – Kamara *(gr)*: Gewölbe.

Canaliculus, -i m oder Canalicula, -ae f *(l)*: Dim. zu Canalis; urspr.: Kánna *(gr)*: Rohr.

canalis, -e *(l)* = röhrenförmig. – Adj. zu Canna, -ae f *(l)*: die Röhre, der Kanal; ebenso

Canalis, -is m u. f *(l)* = Röhre, Kanal, Rinne.

caninus, -a, -um *(l)* = zum Hunde gehörig. – Canis, -is m u. f. *(l)*: Hund.

capitalis, -e u. **capitatus, -a, -um** *(l)*: Adj. zu Caput.

Capitulum, -i n *(l)* = Köpfchen. – Dim. zu Caput.

Capsula, -ae f *(l)* = kleine Kapsel. – Dim. zu Capsa, -ae f *(l)*: Kapsel (für die Bücherrollen); capere *(l)*: fassen, packen; Kápsa *(gr)*: die Kapsel; káptein *(gr)*: fassen, greifen.

Caput, -itis n *(l)* = Kopf, Haupt, Hauptsache. – Kephalé *(gr)*: Kopf.

Cardia, -ae f *(l)* = Magenmund, Öffnung. – Kardía *(gr)*: 1. Herz, 2. Magenmund.

Carina, -ae f *(l)* = Kiel; vorspringende Leiste. – Káronon *(gr)*: Nuss, Nussbaum.

Carotis, -idis f *(l)* = Kopfschlagader. – Kar(a) *(gr)*: Kopf; Karos *(gr)*: Schwindel; karoein *(gr)*: betäuben.

Carpus, -i m *(l)* = Handgelenk, Handwurzel, urspr.: Abgepflücktes, Frucht. – carpere (l): pflücken, ernten; karpízesthai *(gr)*: ernten; Karpós *(gr)*: Stelle, durch welche die Hand mit dem Vorderarm beweglich zusammenhängt.

Cartilago, -inis f *(l)* = Knorpel am menschlichen und tierischen Körper sowie an Pflanzen.

Caruncula, -ae f *(l)* = Fleischwärzchen, warzenförmige Erhebung. – Dim. zu Caro, carnis f *(l)*: das Fleisch; Kréas *(gr)*: Fleisch.

Cauda, -ae f *(l)* = Schwanz, Schweif; anat.: allgemein Endabschnitt (von allen Organen).

caudalis, -e *(l)* = zum Schwanz (nach unten) weisend. – Adj. zu Cauda.

caudatus, -a, -um *(l)* = geschwänzt.

Caverna, -ae f *(l)* = Höhle, Kaverne. – vgl. Cavum.

cavernosus, -a, -um *(l)* = höhlenreich. – Adj. zu Caverna. Corpus cavernosum penis: Penisschwellkörper.

Cavitas, -atis f *(l)* = Höhlung.

Cavum, -i n, auch Cavus, -i m *(l)* = Hohlraum, Höhlung, Loch. – kóilos *(gr)*: hohl.

centralis, -e *(l)* = im Mittelpunkt liegend, in der Mitte befindlich. – Adj. zu Centrum, -i n *(l)*: Mittelpunkt.

cephalicus, -a, -um *(l)* = den Kopf betreffend.

cerato- *(l)* = anat. in Zusammensetzungen für das große Zungenbeinhorn und für das untere Horn des Schildknorpels gebrauchte Bezeichnung. – Kéras *(gr)*: Horn, Bogen, Geweih.

ceratopharyngeus, -a, -um *(l)* = vom Zungenbein zum Pharynx ziehend.

Cerebellum, -i n *(l)* = kleines Gehirn, Kleinhirn. – Dim. zu Cerebrum.

Cerebrum, -i n *(l)* = Gehirn, Großhirn. – Von Karára und Kára *(gr)*: Kopf.

Cervix, -icis f *(l)* = Hals, Nacken. – Kerbikárion *(gr)*: Kopfbänder, Kopfhalter.

Chiasma, -atis n *(l)* = Zeichen eines schiefen Kreuzes ähnlich dem des griechischen Buchstabens Chi: X. – chiazein *(gr)*: spalten, ritzen.

Choana, -ae f *(l)* = hintere Nasenöffnung. – Choáne *(gr)*: Trichter, Schmelzgrube, Schmelztiegel.

choledochus, -a, -um *(l)* = galleführend. – Chole *(gr)*: Galle; déchesthai *(gr)*: aufnehmen, enthalten.

chondro- *(gr)*: Vorsilbe, von Chondros *(gr)*: Knorpel, Korn, Graupe.

chondropharyngeus, -a, -um *(l)* = vom Zungenbein zum Pharynx ziehend; siehe chondro- u. pharyngeus.

Chorda, -ae f *(l)* = Darmsaite; anat.: Strang, Saite. – Chórde *(gr)*: Darm.

Choroidea, -ae f *(l)* = Aderhaut des Auges. – Chórion *(gr)*: Haut; -eidés *(gr)*: ähnlich; Corium, -i n *(l)*: Haut.

Chylus, -i m *(l)* = Darmlymphe. – Chylos *(gr)*: Saft, Brühe, Feuchtigkeit.

ciliaris, -e *(l)* = zum Augenlid, zu den Wimpern gehörend, wimpernähnlich.

Cilium, -ii n *(l)* = Wimper; urspr. Augenlid.

cinereus, -a, -um *(l)* = aschgrau. – Adj. zu Cinis, -eris m *(l)*: Asche, Totenasche; Konis *(gr)*: Staub.

Cingulum, -i n *(l)* = Gürtel. – Kinklís *(gr)*: Gitter, Umfriedung; cingere *(l)*: gürten.

Circulus, -i m *(l)* = Kreis. – Dim. zu Circus, -i m *(l)*: Kreis, Ring; Kirkos *(gr)*: Ring, Kreis.

Circumferentia, -ae f *(l)* = Umkreis, Umfang. – circum *(l)*: Adv. von Circus: im Kreis; Vorsilbe für: ringsumher, ringsum; ferentia von ferre *(l)* u. pherein *(gr)*: tragen, bringen.

circumflexus, -a, -um *(l)* = umgebogen. – als Subst. (Wölbung) oder als P.p.p. von circumflectere *(l)*: umbiegen, umfahren.

Cisterna, -ae f *(l)* = Zisterne, unterirdischer Behälter für Ansammlung des Regenwassers. – Cista, -ae f *(l)*: die Kiste; Kístä *(gr)*: Korb, Kiste.

Claustrum, -i n *(l)* = Schloß, Riegel, Schranke. – claúdere *(l)*: schließen, zumachen; kleíein *(gr)*: absperren.

Clavicula, -ae f *(l)* = Schlüsselchen; anat.: Schlüsselbein. – Dim. von Clavis, -is f *(l)*: der Schlüssel. Kleis *(gr)*: Riegel, hakenförmige Öse, Ruderrolle, Schlüsselbein; kleíein *(gr)*: verschließen mit einem Riegel, Balken.

clinoideus, -a, -um *(l)* = lagerähnlich, bettlägerig. – klinoeides *(gr)*: lagerähnlich; Klínä: Lager, Bett, Sofa; -eidés: ähnlich, -förmig.

Clitoris, -idis f *(l)* = Kitzler. – Kleitoris *(gr)*: Kitzler.

Clivus, -i m *(l)* = Hügel, Abhang. – clivis *(l)*: ansteigend, abschüssig, geneigt; klinein *(gr)*: neigen, beugen.

Clunis, -is m *(l)* = Hinterbacke. – Clunes, -ium (Pl): Gesäß; Klónis *(gr)*: Steißbein.

coccygeus, -a, -um *(l)* = zum Steißbein gehörend. – Adj. zu Coccyx, -igis m *(l)*: der Kuckuck.

Cochlea, -ae f *(l)* = Schnecke mit gewundener Schale, Wendeltreppe. – Kochlías *(gr)*: Schnecke; Cochlear, -aris m *(l)*: Löffel.

cochlearis, -e *(l)* = zur Schnecke gehörend. – Adj. zu Cochlea.

coeliacus, -a, -um *(l)* = zur Bauchhöhle gehörend. – Koilia *(gr)*: Höhle, jede Höhle im menschlichen Leib, Bauchhöhle, Unterleib; koiliakos *(gr)*: Adj. zu Koilia.

colicus, -a, -um *(l)*: Adj. zu Colon.

collateralis, -e *(l)* = seitlich, zusammen auf einer Seite. – lateralis, -e *(l)*: Adj. zu Latus, -eris n *(l)*: Seite, Flanke.

Colliculus, -i m *(l)* = kleiner Hügel. – Dim. zu Collis.

Collis, -is m *(l)* = Anhöhe, Hügel. – Kolonós *(gr)*: Hügel, Gipfel, Spitze.

Collum, -i n oder Collus, -i m *(l)* = Hals von Menschen und Tieren. – Kýklos *(gr)* u. Colxs *(got)*: Kreis, Hals.

Colon, -i n *(l)* = Hauptteil des Dickdarms: der Grimmdarm. Vielleicht von cholázesthai *(gr):* winden, krümmen (Kolikschmerz) oder von kohlýein *(gr):* zurückhalten, wehren.

Columna, -ae f *(l)* = kleine Säule, Fuß, Zäpfchen. – Kylindros *(gr):* Rundholz, Walze.

comitans, -antis *(l)* = begleitend. – P.p.a. von comitare *(l):* begleiten; Comes, -itis, m u. f *(l):* Begleiter; ire *(l):* gehen.

Commissura, -ae f *(l)* = Verbindung. – committere *(l):* zusammenfügen, vereinigen, verbinden.

communicans: P.p.a. von communicare *(l):* verbinden.

communis, -e *(l)* = gemeinsam, mitleistend, mitpflichtend. – Adj. zu Commune, -is n *(l):* gemeinsames Gut, Gemeingut; co-, com- *(l):* mit, zusammen; Moenia, -ium n *(l):* Leistungen, Pflichten.

Compages, -is f *(l)* = Zusammenfügung, Gefüge. – compingere *(l):* zusammenfügen. Compages thoracis: Brustkorb.

Concha, -ae f *(l)* = Muschel, Höhle. – Kónche *(gr):* Muschel, Schnecke.

Condylus, -i m *(l)* = Gelenkhöcker, Gelenkkopf. – Kondylos *(gr):* Fingerknöchel, Gelenkkopf; kondos *(gr):* rundlich.

condyloideus, -a, -um *(l)* = einem Höcker ähnlich.

condylaris, -e *(l)* = höckerig.

Confluens, -entis m *(l)* = Zusammenfluss. – confluere *(l):* zusammenfließen, zusammenkommen.

conicus, -a, -um *(l)* = kegelförmig, konisch. – Adj. zu Conus.

Coniotomia, -ae f *(l)* = Querschnitt durch das Lig. cricothyroideum medianum zwischen Schild- u. Ringknorpel in den Conus laryngis hinein.

Conjugatio, -onis m u. Conjugata, -ae f *(l)* = Verbindung. – conjugare = conjungere *(l):* verbinden, zusammenhängen; con- *(l):* zusammen, mit; jugare *(l):* jochen, paaren.

conjunctivus, -a, -um *(l)* = der Verbindung dienend. – conjungere *(l):* verbinden, vereinigen.

connexus, -a, -um *(l)* = verbunden, verknüpft. – P.p.p. von connectere *(l):* verbinden; con- *(l):* zusammen, mit; nectere *(l):* knüpfen, binden, fassen.

conoideus, -a, -um *(l)* = kegelförmig. – konoides *(gr):* kegelähnlich; Kónos: Keil; -eidés: ähnlich.

Constrictor, -oris m *(l)* = Zusammenzieher. – constringere *(l):* zusammenziehen, zusammenschnüren.

contortus, -a, -um *(l)* = gewunden, schwungvoll, kräftig. – P.p.p. von contorquere *(l):* winden, herumdrehen, schwingen, herumwenden.

Conus, -i m *(l)* = Kegel, Konus. – Kónos *(gr):* Kegel.

Cor, cordis n *(l)* = Herz als Organ und als Gemüt; anat.: Herz. – Kár *(idg):* Herz, Gemüt.

coracobrachialis, -e *(l)* = zum Rabenschnabelfortsatz und zum Arm gehörend.

coracoideus, -a, -um *(l)* = rabenschnabelähnlich. – Korax *(gr):* Rabe; -eidés *(gr):* ähnlich.

Corium, -i n *(l)* = Haut, Lederhaut, dicke Haut. – Chórion *(gr):* Haut, Leder, besonders die Haut der Eingeweide.

Cornea (ergänze Membrana ...) = Hornhaut des Auges. – Cornu, -us n *(l):* Horn.

corniculatus, -a, -um *(l)* = mit einem Hörnchen versehen. – Corniculus, -i m *(l):* Hörnchen, Dim. zu Cornu.

Corona, -ae f *(l)* = Kranz, Krone, Haken. – Koróne *(gr):* 1. Krähe; 2. Bezeichnung für verschiedene gekrümmte und gerundete Gegenstände; 3. Haken am Ende des Bogens, an welchem die Bogensehne mittels eines Ringes eingehängt wird.

Corpus, -oris n *(l)* = Körper, Leib, Rumpf.

Corrugator, -oris m *(l)* = Runzeler. – corrugare *(l):* runzelig machen, zusammenrümpfen; cor-, con- *(l):* zusammen, mit; Ruga, -ae f *(l):* Hautfalte.

Cortex, -icis m *(l)* = Rinde, Baumrinde, Schale, Kork.

Costa, -ae f *(l)* = Rippe.

costalis, -e *(l)* = zur Rippe gehörend, die Rippe betreffend. – Adj. zu Costa.

costodiaphragmaticus, -a, -um *(l)* = von der Rippe zum Zwerchfell ziehend.

costomediastinalis, -e *(l)* = von der Rippe zum Mittelfell ziehend.

Coxa, -ae f *(l)* = Hüfte; eigentl. Schenkelbein. – Káksa *(altind):* Achselgrube.

cranialis, -e *(l)* = kopfwärts, zum Schädel gehörend oder weisend. – Adj. zu Cranium.

Cranium, -ii n *(l)* = Schädel, knöcherner Schädel. – Kránion *(gr):* Schädel, Hirnschale, eigentl.: Helm.

crassus, -a, -um *(l)* = dick, fett, stark. – Vielleicht von: krátos *(gr):* stark, hart.

Cremaster, -eris m *(l)* = Aufhänger. – kremánnymi *(gr):* aufhängen, schweben lassen.

crenatus, -a, -um *(l)* = gekerbt. – Crena, -ae f *(l):* Kerbe, Spalte, Einschnitt.

cribrosus, -a, -um *(l)* = siebartig, reich an Sieben. – Cribrum, -i m *(l):* Sieb; cernere *(l)* u. krínein *(gr):* unterscheiden, scheiden, sich entscheiden.

cricoarytenoideus, -a, -um *(l)* = vom Ringknorpel zum Gießbeckenknorpel verlaufend; siehe cricoideus u. arytenoideus.

cricoideus, -a, -um *(l)* = ringförmig. – Kríkos *(gr):* Ring.

cricopharyngeus, -a, -um *(l)* = vom Ringknorpel zum Pharynx verlaufend; siehe cricoideus u. pharyngeus.

cricothyroideus, -a, -um *(l)* = vom Ringknorpel zum Schildknorpel verlaufend.

cricotrachealis, -e *(l)* = vom Ringknorpel zur Trachea verlaufend; siehe cricoideus u. trachealis.

Crista, -ae f *(l)* = Leiste, Kante, Kamm auf dem Helm, eigentl.: Federbusch auf dem Kamm.

cruciatus, -a, -um *(l)* = gekreuzt; 1. gemartert; 2. anat.: gekreuzt im Sinne des X. – P.p.p. von cruciare *(l):* kreuzigen, martern; Crux, crucis f *(l):* Kreuz sowohl in Form eines T als auch X (meist T), Marterholz.

cruciformis, -e = kreuzähnlich, kreuzförmig. – Crux, crucis f *(l):* Kreuz; Forma, -ae f *(l):* Form.

Crus, cruris n *(l)* = 1. Unterschenkel, Bein; 2. Gebilde, die nach Form und Anordnung mit Schenkeln verglichen werden.

Cubitus, -i m *(l)* oder Cubitum, -i n *(l)* = Ellenbogen, Ellenbogengelenk, Unterarm. – cubare *(l):* liegen; Kybiton *(gr):* Ellenbogen, Schale, Schüssel, daraus Cubus, -i m *(l):* Kubus, Würfel (Kubik); Kybos *(gr):* Höhlung vor der Hüfte beim Vieh, Wirbelknochen, Würfel, eigentl.: Auge auf dem Würfel.

cuboideus, -a, -um *(l)* = würfelförmig.

Culmen, -inis n *(l)* = Gipfel, Spitze, der höchste Punkt. – Columna, -ae f *(l):* Säule.

Cumulus, -i m *(l)* = Hügel, Masse, Gipfel, Schwall. – cumulare *(l):* anhäufen, zunehmen, wachsen; Kýma *(gr):* Wall; Kymelos *(idg):* Anschwellung, Zuwachs.

cuneiformis, -e *(l)* = keilförmig. – Cuneus, -i m *(l):* Keil, keilförmige Anordnung; Forma, -ae f *(l):* Form.

Cuneus, -i m *(l)* = Keil, keilförmige Anordnung.

Cupula, -ae f *(l)* = Kuppel. – Dim. zu Cupa, -ae f *(l):* die Tonne, das Grab; Kýpae *(gr):* Grube, Gewölbe, Dach in Form einer Halbkugel, Kuppe.

Curvatura, -ae f *(l)* = Krümmung, Biegung. – curvare *(l):* krümmen, biegen, beugen; korónos *(gr):* gekrümmt; kýrtos *(gr):* krumm.

Cuspis, -idis f *(l)* = Spitze, Spieß, Stachel; anat.: Zipfel, Segel.

cutaneus, -a, -um: Adj. zu Cutis.

Cutis, -is f *(l)* = Haut, Hülle, Oberfläche. – Kýtos *(gr):* Hülle, Haut, Gefäß, Urne; Skýtos *(gr):* Haut, Leder; vgl. Corium.

Cymba, -ae f *(l)* = anat.: nachenartige Vertiefung an der Ohrmuschel. – Kymbe *(gr):* Nachen.

cysticus, -a, -um *(l)* = zur Blase gehörend. – Adj. zu Cystis, -is f *(l):* Blase, Gallen-, Harnblase; Kýstis *(gr):* Harnblase.

dartos *(gr)* = anat.: in Tunica dartos: Fleischhaut des Hodensacks. – dartós *(gr):* abgehäutet, und zwar abgehäutete Haut; dárein *(gr):* abhäuten, schinden.

deciduus, -a, -um *(l)* = abfallend, hinfällig. – decidere *(l):* abfallen, wegfallen.

Declive, -is n *(l)* = Abhang. – declivis, -e *(l):* abschüssig; de *(l):* ab, herab; Clivus, -i m *(l):* Hügel, Lehne; clinare *(l)* u. klínein *(gr):* lehnen, sich neigen.

Decussatio, -ionis *(l)* = Kreuzung. – decussare *(l):* in die Form eines X bringen.

decussatus, -a, -um *(l)* = X-geformt. – P.p.p. von decussare *(l)*.

deferens, -entis *(l)* = herabtragend, herabführend. – P.p.a. von deferre *(l):* herabtragen, herabführen, abführen, wegtragen.

deltoideopectoralis, -e *(l)* = zum M. deltoideus und M. pectoralis gehörend.

deltoideus, -a, -um *(l)* = deltaförmig. – Délta *(gr):* dreieckiger griech. Buchstabe.

Dens, dentis m *(l)* = Zahn, Zinke. – Odoús *(gr):* Zahn, Zinke.

dentalis, -e *(l)* = zum Zahn gehörend. – Adj. zu Dens.

dentatus, -a, -um *(l)* = mit Zähnen versehen.

denticulatus, -a, -um *(l)* = mit Zähnchen bzw. Zacken versehen. – Denticulus: Zähnchen, Zacke; Dim. zu Dens.

Dentinum, -i n *(l)* = Zahnbein. – Dens, dentis m *(l):* der Zahn; Dentinum ist Substantiv. Adj. dentinus, -a, -um *(l):* zum Zahn gehörig.

depellatus, -a, -um *(l)* = hinabgetrieben, weggeführt. – P.p.p. von depellare *(l):* hinabtreiben, weg-, fortleiten; de- *(l):* weg, von, herab; pellere *(l):* treiben.

Depressor, -oris m *(l)* = Herabdrücker. – deprimere *(l):* herabdrücken.

descendens, -entis *(l)* = herabsteigend. – P.p.a. von descendere *(l):* herabsteigen, herabgehen, sich herablassen.

dexter, -tra, -trum *(l)* = rechts, günstig, (der, die, das) Rechte. – dexios *(gr):* rechts, günstig.

diagonalis, -e *(l)* u. Diagonalis, -is f *(l)* = schräg und die Schräge; diá- *(gr):* durch, hindurch; Gōnia *(gr):* Winkel, Ecke.

Diameter, -tri f *(l)* = Durchmesser. – diá- *(gr):* durch, hindurch; Metron *(gr):* Maß.

Diaphragma, -atis n *(l)* = Scheidewand, Grenzwand, Zwerchfell. – diaphrássein *(gr):* durch eine Scheidewand trennen; phrássein: abtrennen, umzäunen.

Diaphysis, -is f *(l)* = Diaphyse, Mittelstück des Röhrenknochens. – diaphýsthai *(gr):* dazwischenwachsen, durchwachsen, auseinander wachsen.

Diarthrosis, -is f *(l)* = freie Gelenkverbindung. – Diárthrosis *(gr):* das Zerlegen in Glieder; Árthron *(gr):* Gelenk, Glied.

Diencephalon, -i n *(l)* = Zwischenhirn. – diá- *(gr):* durch, zwischen; Enképhalos *(gr):* das, was im Kopf ist (Gehirn).

Digastricus, -i m *(l)* = der Zweibäuchige. – Gastär *(gr):* Bauch, Magen.

digitalis, -e *(l)* = zum Finger gehörend. – Adj. zu Digitus.

Digitatio, -onis f *(l)* = finger-, (klauen)artige Bildung. – Digitus, -i m *(l):* Finger, zehenförmige Eindrücke.

digitatus, -a, -um u. **digitus, -a, -um** = mit fingerartigen Gebilden versehen. – Adj. zu Digitus.

Digitus, -i m *(l)* = Finger, Zehe. – Dáktylos *(gr):* Finger, Zehe.

Dilatator [Dilator], -oris m *(l)* = Erweiterer, Auseinanderzieher. – dilatare *(l):* erweitern, ausbreiten, ausdehnen.

Diploe, -oes f *(l)* = Diploë. – Diplóä *(gr):* Doppelteil, das zwischen den Tafeln Liegende.

diploicus, -a, -um *(l)* = zur Diploë gehörend. – Adj. zu Diploë.

Discus, -i m *(l)* = (Wurf-)Scheibe. – Diskos *(gr):* Scheibe, Wurfscheibe.

distalis, -e *(l)* = distal, weiter vom Rumpf entfernt liegend; Gegensatz zu proximal. – di- *(l):* auseinander; stare *(l):* stehen.

Diverticulum, -i n *(l)* = Seitenweg, Abzweigung, Herberge, Divertikel; anat.: Ausstülpung umschriebener Wandteile eines Hohlorgans. – divertere *(l):* abwenden, vom Weg gehen, einkehren.

dorsalis, -e *(l)* = 1. zum Rücken gehörend; 2. dorsal, zum Rücken hin, rückenwärts. – Adj. zu Dorsum.

Dorsum, -i n *(l)* = Rücken, Bergrücken. – De(i)-rás *(gr):* Anhöhe, Hügel.

Ductus, -us m *(l)* = Führung, Leitung; anat.: Gang, Kanal. – deuco *(idg)* u. ducere *(l):* führen, leiten, ziehen.

Duodenum, -i n *(l)* = das Zwölffache; anat.: Zwölffingerdarm. – duodenus *(l):* zwölffach; duodeni *(l):* je zwölf; dodekadáktylon *(gr):* zwölf Finger.

durus, -a, -um *(l)* = hart, derb. – Drýs *(gr):* Eiche.

efferens, -entis *(l)* = herausführend, abführend. – P.p.a. von efferre *(l):* herausführen, emporsteigen, hervorbringen, abführen.

ejaculatorius, -a, -um *(l)* = dem Herausschleudern dienend. – eiaculári *(l):* herausschleudern, auswerfen; eicere *(l):* herauswerfen; vgl.: Ejakulat.

elasticus, -a, -um *(l)* = elastisch im Sinne reversibler Dehnbarkeit. – elaúnein *(gr):* treiben, in die Länge ziehen.

emboliformis, -e *(l)* = pfropfenförmig. – Émbolos *(gr):* Pfropf; Forma, -ae f *(l):* Gestalt, Form.

Eminentia, -ae f *(l)* = Erhöhung, das Hervorragende. – eminere *(l):* hervor-, herausragen; Mons, -tis m *(l):* Berg.

Emissarium, -ii n *(l)* = Abflusskanal, Abzugsgraben. – mittere *(l):* schicken, senden.

enamelum, -i n *(l)* = Zahnschmelz. – Enamel *(engl):* Schmelz; willkürliche moderne Wortschöpfung über altfranzösisch: esmail und althochdeutsch: smelzen.

encephalicus, -a, -um: Adj. zu Encephalon.

Encephalon, -i n *(l)* = Gehirn, was im Kopf ist. – Kephalé *(gr):* Kopf.

Endocardium, -ii n *(l)* = Herzinnenhaut, Endokard. – Kardía *(gr):* Herz.

Endolympha, -ae f *(l)* = Flüssigkeit innerhalb des häutigen Labyrinths. – Lympha: Quellwasser, klare Flüssigkeit.

Endometrium, ii n *(l)* = Schleimhaut der Gebärmutter. – Mãtra *(gr):* Gebärmutter.

endothoracicus, -a, -um *(l)* = innerhalb des Brustkorbs gelegen. – Thórax *(gr):* Brustharnisch.

entericus, -a, -um *(l)* = zu den Eingeweiden gehörend. – Énteron *(gr):* Darm, Eingeweide.

Ependyma, -atis n *(l)* = gliöse Auskleidung der Binnenräume des Zentralnervensystems. – Epéndyma *(gr):* Oberkleid, Überzug; endýein *(gr):* bekleiden.

Epicardium, -ii n *(l)* = dem Herz aufliegendes, viszerales, seröses Blatt des Herzbeutels. – Kardía *(gr):* Herz.

Epicondylus, -i m *(l)* = der auf dem Condylus liegende Fortsatz. – Kondylos *(gr):* Knorren, Condylus.

epicranius, -a, -um *(l)* = auf dem Schädel befindlich. – Kraníon *(gr):* Kopf, Schädel.

Epidermis, -idis f *(l)* = Oberhaut, epithelialer Anteil der Haut. – Dérma *(gr):* Haut.

Epididymis, -idis f *(l)* = Nebenhoden. – Dídymoi *(gr):* Zwillinge, Hoden.

epiduralis, -e *(l)* = auf der Dura mater liegend.

Epigastrium, -i n *(l)* = Magengrube. – Gastẳr *(gr):* Magen.

epigastricus, -a, -um *(l)* = auf dem Magen befindlich, zur Bauchwand gehörend. – gastricus *(l):* Adj. zu Gaster.

epiglotticus, -a, -um *(l):* zum Kehldeckel gehörend. – Adj. zu Epiglottis.

Epiglottis, -idis f *(l)* = Kehldeckel. – Glỗtta *(gr):* Stimmapparat, Sprache.

Epipharynx, -yngis f *(l)* = Nasenrachen.

Epiphysis, -eos f *(l)* = 1. Gelenkende des Röhrenknochens; 2. Zirbeldrüse. – Epiphýsis *(gr):* Zuwachs, Ansatz; epiphýomai *(gr):* auf etwas wachsen, anwachsen; phýein: wachsen lassen.

epiploicus, -a, -um *(l)* = zum großen Netz gehörend. – Epiplóon *(gr):* das darauf Schwimmende; pleéin *(gr):* schwimmen, segeln.

episcleralis, -e *(l)* = auf der Sclera liegend. – Skléra *(gr):* feste Hülle des Augapfels; skléros *(gr):* hart.

Epistropheus, -ei m *(l)* = 2. Halswirbel, jetzt Axis.– Epistrópheus *(gr):* Umdreher; stréphein *(gr):* wenden.

Epithalamus, -i m *(l)* = auf dem Thalamus liegender Gehirnabschnitt. – Thálamos *(gr):* Schlafgemach, Hohlraum.

epitympanicus, -a, -um *(l)* = auf der Paukenhöhle befindlich. – Týmpanon *(gr):* Handpauke, Tamburin.

Eponychium, -ii n *(l)* = am hinteren Nagelrand liegender Epithelstreifen. – Ónyx *(gr):* Nagel, Nagelbett, Kralle, Klaue.

Epoophóron, -i n *(l)* = Nebeneierstock. – ōophóros *(gr):* Eier tragend; Ṓón *(gr):* Ei; phérein *(gr):* tragen, bringen.

equinus, -a, -um *(l)* = zum Pferde gehörend. – Equus, -i m *(l):* Pferd; Híppos *(gr):* Pferd.

Erector, -oris m *(l)* = Aufrichter (Erektion). – erigere *(l):* aufrichten; regere *(l):* lenken, richten (regieren).

ethmoidalis, -e *(l)* = siebähnlich, siebartig. – Éthmos *(gr):* Sieb, Seihetuch.

Excavatio, -onis f *(l)* = Aushöhlung. – excavare *(l):* aushöhlen.

excretorius, -a, -um *(l)* = der Ausscheidung dienend. – excernere *(l):* ausscheiden, aussondern, absondern.

Extensor, -oris m *(l)* = Strecker, Ausspanner. – extendere *(l):* ausstrecken, ausspannen; – tendere *(l):* spannen, strecken, ziehen; teínein *(gr):* spannen, strecken, ziehen.

externus, -a, -um *(l)* = äußere, äußerlich. – exter *(l):* außerhalb, außen.

Extremitas, -atis f *(l)* = äußerster Punkt, Ende. – extremus, -a, -um *(l):* später, äußerstes Ende, Gliedmaße (extrem).

facialis, -e *(l):* Adj. zu Facies.

Facies, -ei f *(l)* = Gestalt, Körperbau, Figur, Aussehen, Erscheinung, Gesicht. – facere *(l):* tun, machen, bewirken, hervorbringen.

falciformis, -e *(l)* = sichelförmig. – Adj. zu Falx.

Falx, falcis f *(l)* = Sichel. – Zánklon *(gr):* Sichel.

Fascia, -ae f *(l)* = Binde, Band. – Fascis, -is m *(l):* Bündel, Rutenbündel; Phákelos *(gr):* Bündel.

Fasciculus, -i m *(l):* Dim. zu Fascia.

fasciolaris, -e *(l)* = zum Band gehörend, bandähnlich. – Adj. zu Fasciola, -ae f *(l):* kleine Binde, Bändchen; Dim. zu Fascia.

Fastigium, -i n *(l)* = Giebel, Steigung, Erhebung. – fastigo *(l)* u. farstigo *(idg):* aufsteigen lassen.

Fauces, faucium f *(l)* = Schlund, Kehle.

felleus, -a, -um *(l)* = gallig. – Adj. zu Fel, Fellis n *(l):* Galle.

femoralis, -e *(l):* Adj. zu Femur.

Femur, -oris n *(l)* = Oberschenkel, Oberschenkelbein.

Fenestra, -ae f *(l)* = Fenster, Öffnung, Loch. – phanerós *(gr):* hell, klar, sichtbar, vor allen Augen sichtbar.

ferrugíneus, -a, -um *(l)* = schwarz, schwärzlich, dunkel, rostfarbig. – Ferrúgo, -inis f *(l):* Eisenrost, rostbraune Farbe; Ferrum *(l):* Eisen; Aerugo, -inis f *(l):* Grünspan.

Fetus, -us m *(l)* = Leibesfrucht, Gebären, Zeugung, Brut, Frucht. – féo *(l):* trächtig sein, ergiebig sein.

Fibra, -ae f *(l)* = Faser (Pflanzen-, Wurzelfaser).

fibrinus, -a, -um *(l):* Adj. zu Fiber, -bri m *(l):* Biber (Fibrin).

Fibrocartilago, -inis m *(l)* = Faserknorpel.

fibrosus, -a, -um *(l)* = faserig, fibrös. – Adj. zu Fibra.

Fibula, -ae f *(l)* = Spange, Klammer, Schnalle, Wadenbein. – fibulare *(l):* heften; Fibulatio: Verbolzung.

filiformis, -e *(l)* = fadenförmig. – Adj. zu Filum: Faden und Forma, -ae f *(l):* Gestalt, Form.

Filum, -i n *(l)* = Faden, Saite.

Fimbria, -ae f *(l)* = Franse, Haargekräusel. – evtl.: Fibra.

fimbriatus, -a, -um *(l):* Adj. zu Fimbria.

Fissura, -ae f *(l)* = Spalte, Ritze, Fissur. – findere *(l):* spalten.

flaccidus, -a, -um *(l)* = schlaff, welk, mit herabhängenden Ohren, schlapp. – bláx *(gr):* schlaff.

Flexor, -oris m *(l)* = Beuger. – flectere *(l):* beugen, biegen.

Flexura, -ae f *(l)* = Biegung, Flexur, Krümmung. – flectere *(l):* beugen, biegen, krümmen.

Flocculus, -i m *(l)* = (kleine) Flocke. – Dim. zu Floccus, -i m *(l):* Flocke; phlázo *(gr):* zerreißen.

Flumen, -inis n *(l)* = Fluss, Strömung, Fluten. – fluere *(l):* fließen, strömen.

foliatus, -a, -um *(l)* = mit Blättern versehen, blattähnlich. – Adj. zu Folium, -ii n *(l):* Blatt, Folie; Phýllon *(gr):* Blatt, Laub.

Folliculus, -i m *(l)* = kleiner Schlauch, Beutel, Ledersack, Bläschen, Knötchen, Follikel. – Dim. zu Follis, -is m *(l):* Blasebalg; Thýllis *(gr):* Blasebalg.

Fonticulus, -i m *(l)* = kleine Quelle. – Dim. zu Fons, fontis m *(l):* Quelle; fundere *(l):* gießen, strömen.

Foramen, -inis n *(l)* = Loch, gebohrte Öffnung. – forare *(l):* durchbohren, graben.

Forceps, -ipis m u. f *(l)* = Zange, Feuerzange. – Formus *(idg)* u. Thérmes *(gr):* Feuerzange.

Formatio, -onis f *(l)* = Bildung; Gestaltung, Formation. – formare *(l):* bilden, gestalten, formen. – anat.: Formatio reticularis.

Fornix, -icis m *(l)* = Bogen, Gewölbe, Wölbung. – fórnikos *(idg):* ofenartig gewölbt; Fornus *(idg):* Ofen, Kuppelform des Ofens.

Fossa, -ae f *(l)* = Graben, Abzugsgraben, Kanal. – fodere *(l):* stechen, graben, stochern.

Fossula, -ae f *(l):* Dim. zu Fossa.

Fovea, -ae f *(l)* = (rundliche) Grube, Fallgrube für Wild.

Frenulum, -i n *(l)* = kleiner Zügel; Bändchen. – Dim. zu Frenum, -i n *(l):* Zaum, Zügel; frénom *(idg):* das, womit man einhält.

Frons, frontis m *(l)* = Stirn, Stirnseite, Vorderseite, Front. – bhront *(idg):* hervorstehen.

frontalis, -e *(l)* = 1. zur Stirn gehörig; 2. stirnwärts, frontal. – Adj. zu Frons.

fundiformis, e *(l)* = schleuderförmig. – Adj. zu Funda, -ae f *(l):* Schleuder, Schleuderriemen; Forma, -ae f *(l):* Form, Gestalt.

Fundus, -i m *(l)* = Boden, Grund (Fundament). – Pythmán *(gr):* Basis von Körperteilen; Pýndax *(gr):* Grund, Gefäßboden.

fungiformis, -e *(l)* = pilzförmig. – Adj. zu Fungus, -i m *(l):* Pilz u. Forma, -ae f *(l):* Gestalt, Aussehen; Spóngos oder Sphóngos *(gr):* Schwamm, Pilz.

Funiculus, -i m *(l)* = kleiner Strang. – Dim. zu Funis, -is m *(l):* Seil, Tau, Strick; Dhumis *(idg)* u. Thómis *(gr):* Strick, Schnur, Bogensehne.

Galea, -ae f *(l)* = (lederner) Helm, Haube. – Galéā *(gr):* die aus dem Wieselfell gemachte Sturmhaube.

Gallus, -i m *(l)* = Hahn.

Ganglion, -ii n (l) = 1. Überbein; 2. anat.: Nervenknoten. – Ganglíon *(gr):* Überbein, Nervenknoten.

Gaster, gastris f *(l)* = Bauch; anat.: Magen. – Gastẳr *(gr):* Magen, Bauch, Unterleib.

gastricus, -a, -um *(l)* = mit dem Magen in Verbindung stehend. – Adj. zu Gaster.

gastrocnemius, -a, -um *(l)* = zur Wade gehörig. – Gastroknẳmion *(gr):* Wadenmuskel; Gastẳr *(gr):* Bauch; Knemä *(gr):* Wade.

gelatinosus, -a, -um *(l)* = gallertig. – Gelatina; Gallerte; gelare *(l):* gefrieren; Gelu, -us n *(l)* u. Gelandrón *(gr):* Eis, Frost, Erstarrung.

Gemellus, -i m u. **gemellus, -a, -um** *(l)* = Zwillingsbruder; doppelt. – Dim. zu Geminus: Zwilling, zweifach; geminare *(l):* verdoppeln; Etym. unsicher.

Geniculum, -i n *(l)* = 1. kleines Knie; 2. Knoten. – Dim. zu Genu.

genioglossus, -a, -um *(l)* = vom Kinn zur Zunge verlaufend. – Géneion *(gr):* Kinn u. Glỗssa *(gr):* Zunge, Sprache.

geniohyoideus,-a,-um *(l)* = vom Kinn zum Zungenbein verlaufend. – Géneion *(gr):* Kinn; hyoeidés *(gr):* ypsilonförmig; anat.: zum Zungenbein gehörend.

genitalis, -e *(l)* = zur Zeugung gehörig; anat.: in Zusammensetzungen: genito- = zu den Geschlechtsorganen gehörend. – gignere *(l)* u. gígnomai *(gr):* erzeugen, zeugen, hervorbringen.

genitofemoralis, -e *(l)* = von den Geschlechtsteilen zum Oberschenkel verlaufend.

Genu, genus n *(l)* = Knie. – Góny *(gr):* Knie.

Gingiva, -ae f *(l)* = Zahnfleisch. – Geng *(idg):* Beule, Buckel u. (Sal)iva: Suff.

Glabella,-ae f *(l)* = 1. der unbehaarte Raum zwischen den behaarten Augenbrauen über der Nasenwurzel, 2. Stirnglatze.

Glandula,-ae f *(l)* = kleine Eichel; anat.: Drüse. – Dim. zu Glans, glandis f *(l):* Eichel, eichelähnliche Früchte.

Glia,-ae f *(l)* = Kitt. – Glía *(gr):* Leim, Kitt.

Globus,-i m *(l)* = Ball, Kugel, Klumpen. – Gleba, -ae f *(l):* Erdscholle; globosus,-a,-um *(l):* kugelförmig, kugelrund.

Glomus,-eris n *(l)* = Knäuel. – glomerare *(l):* zu einem Knäuel zusammenrollen, ballen; Glãma *(gr):* Augenbutter.

Glomerulus,-i m u. **Glomerulum,-i** n *(l)* = kleines Knäuel. – Dim. zu Glomus.

glossoepiglotticus,-a,-um *(l)* = von der Zunge zum Kehldeckel verlaufend.

glossopharyngeus,-a,-um *(l)* = von der Zunge zum Pharynx verlaufend.

glossus, -a, -um *(l)* = zur Zunge gehörend. – Glõssa *(gr):* Zunge.

gluteus, -a, -um *(l)* = zum Gesäß gehörig. – Gloutós *(gr):* Gesäß, Hinterbacke.

gracilis,-e *(l)* = schlank, dünn, zart *(grazil).* – sicher nicht von Gratia,-ae f *(l):* Anmut.

Granulatio,-onis f *(l)* = Körnelung, Granulation.

Granulum, -i n *(l)* = Körnchen. – Dim. zu Granum,-i n *(l):* Korn, Kern, Granulat.

griseus, -a, -um *(l)* = grau. – gris *(franz):* grau; greis *(mhd):* grau.

Gubernaculum,-i n *(l)* = Steuerruder, Lenkung, Leitung. – gubernare *(l):* steuern, lenken; kybernáein *(gr):* steuern.

gustatorius, -a, -um *(l)* = dem Schmecken dienend. – gustare *(l):* schmecken; geúein *(gr):* u. geúsein *(idg):* kosten lassen.

Gyrus, -i m *(l)* = Windung. – Gýros *(gr):* Krümmung, Kreis, Windung.

Habenula, -ae f *(l)* = kleiner Zügel. – Dim. zu Habena,-ae f *(l):* Zügel, Halter; habere *(l):* halten.

Hallux,-ucis m *(l)* = Großzehe.

hamatus,-a,-um *(l)* = 1. mit Haken versehen; 2. hakenförmig gekrümmt. – Adj. zu Hamus,-i m *(l):* Haken, Angelhaken.

Hamulus,-i m *(l)* = kleiner Haken, Häkchen. – Dim. zu Hamus,-i m *(l):* Haken.

Haustrum,-i n *(l)* = Schöpfrad, Eimer; Ausbuchtung. – haurire *(l):* schöpfen.

helicinus, -a, -um *(l)* = gewunden, geschraubt. – Adj. zu Helix,-icis f *(l):* Spirale, Windung, Schnecke.

Helicotrema,-atis n *(l)* = Schneckenloch; Verbindung zwischen Scala vestibuli und Scala tympani. – Hélix *(gr):* Schnecke; Tréma *(gr):* Loch.

hemiazygos,-on *(gr)* = der halben Vena azygos entsprechend. – hemí- *(gr):* halb; azygos *(gr):* unpaar.

Hemispherium,-i n *(l)* = Halbkugel, Hemisphäre. – Hemisphairion *(gr):* Halbkugel; hemí- *(gr):* halb; Sphaíra *(gr):* Kugel.

hemorrhoidalis,-e *(l)* = zur Hämorrhoide gehörig. – Haimorrhoídes *(gr):* Gefäße, in denen Blut fließt; Haíma *(gr):* das Blut; rhéein *(gr):* fließen.

Hepar,-atis n *(l)* = Leber. – Hãpar *(gr):* Leber.

hepaticus, -a, -um *(l)* = zur Leber gehörend. – Adj. zu Hepar.

Hernia, -ae f *(l)* = Leibschaden, Bruch, Eingeweidebruch. – Enterokälä *(gr):* Darmbruch, Eingeweidebruch; Énteron *(gr):* Darm, Eingeweide; Kälís *(gr):* Fleck, Schandfleck.

Hiatus,-us m *(l)* = klaffende Öffnung. – hiare *(l):* klaffen, offenstehen; chásko *(gr):* gähnen, klaffen.

Hilus,-i m *(l)* = Eintrittsstelle, Tor. – Wahrscheinlich von Hilum,-i n *(l):* Faser, Fädchen.

Hippocampus, -i m *(l)* = Fabeltier der griechischen Mythologie (mit Pferdevorderleib und geringeltem Fischschwanz). – Híppos *(gr):* Pferd; kámptein *(gr):* biegen.

Hirci,-orum *(Pl)* m *(l)* = Achselhaare – Hircus,-i m *(l):* Bock (wegen des spezifischen Geruchs des Achselschweißes).

horizontalis, -e *(l)* = horizontal, waagerecht. – Adj. zu Horizon *(gr):* Gesichtskreis, Horizont; horízo *(gr):* die Grenze bestimmen, begrenzen.

Humerus,-i m *(l)* = Oberarmbein, Knochen des Oberarms, Oberarm, Schulter. – Ómos *(gr):* Schulter, Bergrücken; vgl. Brachium: der ganze Arm.

hyaloideus, -a, -um *(l)* = glasartig, zu etwas Glasartigem gehörend. – Hýalos *(gr):* Glas; -eidés *(gr):* ähnlich.

Hymen, -enis n *(l)* = Haut, dünne Haut; anat.: Jungfernhäutchen. – Hýmen *(gr):* Haut, Häutchen, Band.

hyo- Vorsilbe *(gr)* = anat. in Zusammensetzungen: zum Zungenbein gehörig. – Hỹs *(gr):* Schwein.

hyoepiglotticus,-a,-um *(l)* = vom Zungenbein zum Kehldeckel verlaufend.

hyoideus,-a,-um *(l)* = ypsilonförmig, zum Zungenbein gehörig.

hyothyroideus,-a,-um *(l)* = vom Zungenbein zur Schilddrüse verlaufend.

Hypochondrium,-ii n *(l)* = das unter dem Brustknorpel Befindliche. – hypó- *(gr)* u. sub- *(l):* unter, darunter, unterhalb; Chóndros *(gr):* Knorpel. – Hypochonder: schwermütiger, eingebildeter Kranker.

hypochondriacus,-a,-um *(l)* = zum Hypochondrium gehörig. – Adj. zu Hypochondrium.

Hypogastrium, -i *(l)* = das unter dem Magen Gelegene. – Gastär *(gr)* = Magen.

hypogastricus,-a,-um *(l)* = unterhalb des Magens gelegen, zum Unterbauch gehörend. – hypó- *(gr):* unter; Gastär *(gr):* Magen, Bauch, Unterleib.

hypoglossus,-a,-um *(l)* = unter der Zunge liegend. – Glõssa *(gr):* Zunge.

Hyponychium,-i n *(l)* = Nagelbett. – Ónyx *(gr):* Nagel.

Hypopharynx,-yngis f *(l)* = der hinter dem Kehlkopf gelegene Schlundanteil, die Pars laryngea pharyngis. – Phárynx *(gr):* Rachen, Schlund; vgl. auch Epipharynx.

Hypophysis,-eos f *(l)* = Hirnanhangsdrüse, Hypophyse. – phyein *(gr):* wachsen; Hypophysis *(gr):* Anhängsel an der Unterseite.

Hypothalamus,-i m *(l)* = unterhalb des Thalamus gelegener Teil des Diencephalon. – hypó- *(gr):* unter; Thálamos *(gr):* Schlafgemach, Hohlraum.

Hypothenar,-aris m *(l)* = unterhalb der Handfläche, Kleinfingerballen. – Thénar *(gr):* Handfläche.

ileocaecalis, -e *(l)* = vom Krummdarm zum Blinddarm verlaufend.

Ileum,-ei n *(l)* = Krummdarm. – Ileus = Darmverschlingung. – eileõ *(gr):* winden, krümmen.

Ilia, ilium *(Pl)* n *(l)* = Weiche, Unterleib, Eingeweide. – Ilii = Ilia = Ilei *(Nom. Pl)* = die breiten Knochen der Bauchweichen. – Íxys *(gr):* Wechen, Gegend über den Hüften.

iliacus,-a,-um *(l)* = zur Weiche, zum Darmbein gehörend. – Adj. zu Ilia.

Impressio,-onis f *(l)* = Eindruck, Abdruck, Einstellung. – in- *(l):* hinein; primere *(l):* drücken, pressen.

imus,-a,-um *(l)* = unterster, letzter.

incisivus,-a,-um *(l)* = zum Schneiden geeignet, zu den Schneidezähnen gehörend.

Incisura,-ae f *(l)* = Einschnitt, Abschnitt. – incidere *(l):* einschneiden; in- *(l):* hinein; caedere *(l):* schneiden, graben, meißeln.

Inclinatio,-onis f *(l)* = Neigung, Biegung, Zuneigung. – inclinere *(l):* neigen, beugen, hinwenden, hinneigen; klínein *(gr):* neigen, wenden, beugen.

Incus,-udis f *(l)* = Amboss, das vom Hammer = Malleus getroffene Gehörknöchelchen. – incudere *(l):* hineinschlagen, hämmern, boxen.

Index,-icis m *(l)* = Angeber, Anzeiger, Verräter; anat.: Zeigefinger. – indicare *(l):* anzeigen, melden; vgl.: Indikator.

Indusium, -ii n *(l)* = obere Tunika, Schleier. – induere *(l):* anziehen, anlegen.

inferior,-ius *(l)* = niedriger, tiefer gelegen, geringer, schwächer. – infra *(l):* unten, unterhalb.

Infundibulum,-i n *(l)* = Trichter. – infundere *(l):* hineingießen, hineinschütten.

Inguen,-inis m *(l)* = Leistengegend, Schamgegend; eigentl.: die Stelle, wo der Zweig am Stamm sitzt. – inquinare *(l):* besudeln; unguere *(l):* beschmieren.

inguinalis,-e *(l):* Adj. zu Inguen.

Inscriptio, -onis f *(l)* = Aufschrift, Überschrift; anat.: Einzeichnung (figürlich gemeint). – inscribere *(l):* auf etwas schreiben, betiteln, bezeichnen.

Insertio, -onis f *(l)* = Anzeige, Ansatz, Ansatzstelle eines Muskels.

Insula -ae f *(l)* = Insel, Eiland.

Integumentum, -i n *(l)* = Decke, Hülle. – intégere *(l):* bedecken; anat.: Integumentum commune: die aus drei Schichten bestehende äußere Haut.

internus,-a,-um *(l)* = innere, innen befindlich. – inter: zwischen.

Intersectio,-onis f *(l)* = Einschnitt; anat.: Zwischensehne. – intersecare *(l):* ein-, durchschneiden. Intersectiones tendineae: Unterbrechungen des Muskelgewebes (Zwischensehnen).

Intestinum,-i n *(l)* = Darmkanal, Eingeweide. – intus *(l):* innen, inwendig, innerlich; Énteron *(gr):* das Innere, Eingeweide.

intimus, -a, -um *(l)* = der Innerste, innerst. – Sup. zu inter.

Intumescentia,-ae f *(l)* = Anschwellung. – intumescere *(l):* anschwellen; Tumor, -oris m *(l):* Geschwulst; Týlä *(gr):* Schwiele, Wulst.

iridicus,-a,-um *(l):* Adj. zu Iris.

Iris,-idis f *(l)* = Regenbogenhaut des Auges. – Íris *(gr):* Regenbogen; von Íris: Göttin des Regenbogens.

ischiadicus,-a,-um *(l)* = zum Sitzbein gehörig. – Adj. zu Ischium,-ii n: Gesäß, Sitzhöcker, Sitzbein; Íschion *(gr):* Gesäß, Sitzbein, Hinterbacke; Íschias *(gr):* Hüftschmerz.

ischioanalis,-e *(l)* = vom Sitzbein zum After verlaufend.

ischiocavernosus, -a, -um *(l)* = vom Sitzbein zum Schwellkörper verlaufend.

Ischium,-ii n *(l)* = Gesäß, Hüftgelenk. – Íschion *(gr):* Gesäß, Pfanne des Hüftgelenks, Hinterbacke, Sitzhöcker, Sitzbein.

Isthmus,-i m *(l)* = enge Stelle, enge Verbindung zwischen zwei Räumen. – Isthmós *(gr):* Landenge, Isthmus, schmale Verbindung.

jejunalis,-e *(l)* = zum Jejunum gehörig; Adj. zu Jejunum.

Jejunum,-i n *(l)* = Leerdarm. – Substant. Adj. von jejunus, -a, -um: nüchtern, leer, hungrig. – Nãstis *(gr):* Leerdarm.

jugularis,-e *(l)* = zur Drosselgrube gehörend. – Adj. zu Jugulum.

Jugulum,-i n *(l)* = 1. Grube oberhalb des Schlüsselbeins; 2. Schlüsselbein, verglichen mit einem kleinen Joch; 3. vordere Halsgegend, Kehle. – Dim. zu Jugum,-i n *(l):* Joch; jugulare *(l):* 1. erstechen (Gefäße); 2. erdrosseln (Luftröhre); Zýgon *(gr):* Joch.

Junctura,-ae f *(l)* Verbindung. – jungere *(l):* verbinden.

Labium,-ii n *(l)* oder Labrum,-i n *(l)* = 1. Lippe; 2. glatter, umgebogener Rand eines Gefäßes. – lambo *(l):* lecken, berühren; láptõ *(gr):* lecken.

Labyrinthus,-i m *(l)* = großes Bauwerk mit vielen verschlungenen Gängen, Ohrlabyrinth. – Labýrinthos *(gr):* Labyrinth; Etym. unsicher.

lacer, -era, -erum *(l)* = zerrissen, zerfetzt. – Lákis *(gr)*: Felsen, Zipfel; lakízō *(gr)*: zerreißen; lacerare *(l)*: zerreißen.

lacinatus, -a, -um *(l)* = in Zipfel auslaufend. – Lacinia,-ae f *(l)*: Zipfel, Fetzen; siehe lacer.

lacrimalis, -e *(l)* = zu den Tränenorganen gehörend. – Adj. zu Lacrima.

lactifer, -fera, -ferum *(l)* = milchführend. – Lac, lactis n *(l)*: Milch; ferre *(l)*: tragen; Glágos *(gr)*: Milch.

Lacuna, -ae f *(l)* = Lücke, Loch; speziell eine mit Wasser gefüllte Vertiefung.

Lacus, -us m *(l)* = See, Lache. – Lákkos *(gr)*: See, Loch, Grube, Teich.

lambdoideus, -a, -um oder **lambdoides, -is** *(l)* = lambdaähnlich. – Lambda: 11. Buchstabe des griech. Alphabets.

Lamella, -ae f *(l)*: Dim. zu Lamina.

Lamina, -ae f *(l)* = Platte, Schicht, Scheibe; Lamelle.

Lanugo, -inis f *(l)* = Wolle, Wollhaar, Flaum. – Lana,-ae f *(l)*: Wolle; Lânos *(gr)* u. Vlana *(idg)*: Wolle.

Laryngotomia, -ae f *(l)* = Eröffnung des Kehlkopfs durch Schnitt. – Lárynx *(gr)*: Kehlkopf; témnein *(gr)*: schneiden, aufschneiden.

Larynx, -yngis f *(l)* = Kehlkopf. – Lárynx *(gr)*: Kehlkopf.

lateralis, -e *(l)* = seitlich. – Adj. zu: Latus.

latissimus, -a, -um *(l)* = der breiteste. – Sup. zu latus,-a,-um.

latus, -a, -um *(l)* = breit. – Adj. zu Latus.

Latus, -eris n *(l)* = Seite, Breite, Brust.

Lemniscus, -i m *(l)* = Schleife; anat.: Faserzüge im Gehirn. – Lâmnískos *(gr)*: Band.

Lens, lentis f *(l)* = Linse.

lenticularis, -e *(l)*: Adj. zu Lens.

lentiformis, -e = linsenförmig. – Lens, lentis f *(l)*: Linse; Forma,-ae f *(l)*: Gestalt, Form.

Leptomeninx, -ingis f *(l)* = weiche, zarte Hirnhaut; zusammenfassender Begriff für Arachnoidea mater und Pia mater. – leptós *(gr)*: zart; Méninx *(gr)*: Hirnhaut.

Levator, -oris m *(l)* = Heber. – levare *(l)*: heben.

liber, -era, -erum *(l)* = frei, ungebunden, offen. – liberare *(l)*: befreien.

Lien, lienis m *(l)* = Milz.

ligamentosus, -a, -um = bänderreich; anat.: bandartig. – Adj. zu Ligamentum.

Ligamentum, -i n *(l)* = Band, Binde; anat.: 1. bandartige Struktur; 2. häutige Verbindung zweier Gelenke. – ligare *(l)*: binden.

Limbus, -i m *(l)* = Saum, Besatzstreifen, Rand.

Limen, -inis n *(l)* = Schwelle, Grenzwall. – Leímen *(idg)*: Querholz.

limitans, -antis *(l)* = begrenzend. – P.p.a. von limitare *(l)*: begrenzen; Limes,-itis m *(l)*: Grenzrain.

Linea, -ae f *(l)* = 1. Linie, Richtschnur; 2. Strich; 3. anat.: Knochenleiste. – Linus oder Linum,-i n *(l)*: Lein, Flachs, später: leinener Faden, Schnur.

Lingua, -ae f *(l)* = Zunge, Sprache. – lingere *(l)* u. leíchein *(gr)*: lecken, schmecken.

Lingula, -ae f *(l)* = Zünglein, zungenähnliches Gebilde. – Dim. zu Lingua.

Liquor, -oris m *(l)* = Flüssigkeit, flüssiger Zustand. – liquere *(l)* = flüssig, klar sein.

lobaris, -e *(l)* = zum Lappen gehörend. – Adj. zu Lobus.

lobularis, -e *(l)* = zum Läppchen gehörend. – Adj. zu Lobulus.

Lobulus, -i m *(l)* = Läppchen. – Dim. zu Lobus.

Lobus, -i m *(l)* = Lappen, Hülse, Schote. – Lóbos *(gr)*: Lappen.

Locus, -i m *(l)* = Ort, Platz, Stelle. – locare *(l)* = setzen, legen, stellen.

longitudinalis, -e *(l)* = längsgerichtet. – Longitudo,-inis f *(l)*: Länge.

longus, -a, -um *(l)* = lang, weit. – Lónchä *(gr)*: Lanze; laggs *(got)*: lang. longissimus: Superlativ zu longus.

lucidus, -a, -um *(l)* = hell, glänzend, leuchtend. – lucere *(l)*: leuchten; Leukos *(gr)*: Licht, Helle.

lumbalis, -e *(l)* = zur Lende gehörig. – Adj. zu Lumbus *(l)*: Lende; Psóas *(gr)*, Lentin *(ahd)*: Lende.

lunatus, -a, -um *(l)* = mondförmig. – Adj. zu Luna,-ae f *(l)*: Mond; lucere *(l)*: leuchten; Lux *(l)*: Licht.

Lunula, -ae f *(l)* = kleiner Mond. – Dim. zu Luna, -ae f *(l)*: Mond; Luc-sna *(idg)*: Mond, Mondschein.

luteus, -a, -um *(l)* = gelb. – Lutum,-i n *(l)*: Lehm, Kot; luo bzw. polluere (l): verschmutzen.

Lympha, -ae f *(l)* = Quellnymphe, klares Wasser; anat.: Lymphe. – Lýmphä *(gr)*: Wassergöttin, Wasser.

lymphaticus, -a, -um *(l)* = zur Lymphe gehörend. – Adj. zu Lympha.

Macula, -ae f *(l)* = Fleck, Makel. – maculare *(l)*: beflecken, besudeln.

maculosus, -a, -um = reich an Flecken, buntgefleckt, besudelt. – Adj. zu Macula.

magnus, -a, -um *(l)* = groß, gewaltig, stark. – mégas *(gr)*: groß, gewaltig.

maior, -oris = größer, stärker. – Komp. zu magnus.

Mala, -ae f *(l)* = Wange, Kinnbacken, eigentl.: Oberkiefer.

malaris, -e: Adj. zu Mala.

mallearis, -e *(l)* = zum Hammer gehörend. – Adj. zu Malleus,-ei m *(l)*: Hammer.

malleolaris, -e *(l)* = zum kleinen Hammer gehörend, zum Knöchel gehörend. – Adj. zu Malleolus.

Malleolus, -i m *(l)* = 1. kleiner Hammer; 2. Brandpfeil, Ähnlichkeit mit einem rundköpfigen Hammer, Knöchel. – Dim. zu Malleus,-ei m *(l)*: 1. Hammer; 2. Gehörknöchelchen.

Mamilla, -ae f *(l)* = Brustwarze, Mamille. – Dim. zu Mamma.

mamillothalamicus, -a, -um *(l)* = zum Corpus mamillare u. zum Thalamus gehörend. – mamillaris, -e *(l)*: brustwarzenähnlich; Thalamus, -i m *(l)*: Sehhügel.

Mamma, -ae f *(l)* = 1. Mutter, Amme; 2. Mutterbrust, Euter, Zitze; 3. anat.: weibliche Brust(-drüse). – mammare *(l)*: säugen, saugen; mammáein *(gr)*: nach der Mutterbrust verlangen.

Mandibula, -ae f oder **Mandibulum, -i** n *(l)* = Unterkiefer, Kinnlade als Kauwerkzeug. – mandere *(l)*: kauen.

Manubrium, -i n *(l)* = Griff, Stiel, Henkel; der mit der Hand zu fassende Griff, Handgriff. – Manus,-us f *(l)*: Hand.

Manus, -us f *(l)* = Hand, eigentl. Arm.

Margo, -inis m *(l)* = Rand, Einfassung. – Marka *(got)* u. *(ahd)*: Grenze, Mark.

masculinus, -a, -um *(l)* = männlich, groß. – **Mas, maris** m *(l)*: Mann, männlich.

Massa, -ae f *(l)* = Masse, Klumpen. – Máza *(gr)*: Teig, Brei aus Gerstenmehl.

Masseter, -eris m *(l)* = anat.: der Kaumuskel. – Massetär *(gr)*: der Kauende; mássein *(gr)*: kauen, kneten.

masticatorius, -a, -um *(l)* = dem Kauen dienend. – masticare *(l)*: kauen; Mastix, -icis f *(l)*: wohlriechendes Harz vom Mastixbaum, das zum Kauen benutzt wurde; Mastichä *(gr)*: Mastixbaum.

mastoideus, -a, -um *(l)* = brustwarzenähnlich. – Mastós *(gr)*: Mutterbrust, Brustwarze, Anhöhe, Hügel; -eidés: ähnlich.

Mater, -tris f *(l)* = Mutter, anat.: ernährende u. umschützende Umhüllung. – Mâtär *(gr)* u. Muoter *(ahd)*: Mutter; nach ali al abbas *(arab)*: die beiden Hüllen, die als Mutter des Gehirns bezeichnet wurden: 1. die dickere als Dura mater, die harte Hirnhaut; 2. die dünne als Pia mater, die weiche Hirnhaut.

Matrix, -icis f *(l)* = Mutterboden, Matrix. – Mater, -tris f *(l)*: Mutter; eigentl. Gebärmutter.

Maxilla, -ae f *(l)* = Oberkiefer. – Dim. zu Mala.

maximus, -a, -um *(l)* = größte. – Superlativ zu magnus.

Meatus, -us m *(l)* = Gang, Durchgang. – meare *(l)*: gehen, ziehen, fließen.

medialis, -e *(l)* = in der Mitte befindlich, zur Mitte gehörig; anat.: medial, zur Mitte hin; Gegensatz zu lateral. – Mésos *(gr)*: mittlerer, Mitte.

medianus, -a, -um *(l)* = in der Mitte befindlich, zur Mitte gehörig. – Mésos *(gr)*: mittlerer, Mitte.

Mediastinum, -i n *(l)* = Mittelfell, Raum zwischen rechter und linker Lunge, eigentl. zwei senkrecht stehende Platten (Pleura), welche die Brusthöhle in eine re. u. li. Hälfte teilen und das Herz zwischen sich enthalten.

medius, -a, -um *(l)* = in der Mitte befindlich, zur Mitte gehörig, dazwischenliegend. – Mésos *(gr)*: mittlerer, Mitte.

Medulla, -ae f *(l)* = Mark, Innerstes. – Wohl von medius abzuleiten.

Membrana, -ae f *(l)* = zarte Haut, Häutchen. – Substantiviertes Adj. von Membrum,-i n *(l)*: 1. das fleischige Körperglied; 2. Glied, Teil, Extremität.

meningeus, -a, -um *(l)* = zur Hirnhaut gehörig. – Adj. zu Meninx.

Meninx, -ingis f *(l)* = Hirnhaut. – Mâninx *(gr)*: Haut.

Meniscus, -i m *(l)* = Halbmond; anat.: Zwischenknorpel. – Menískos *(gr)*: kleiner Mond; Dim. zu Meís *(gr)*: runde Bedeckung über Statuen, gebogenes Schirmdach, Monat, Mond. Meniscus articularis: halbmondförmige Gelenkzwischenscheibe.

mentalis, -e *(l)* = zum Kinn gehörend. – Adj. zu Mentum.

Mentum, -i n *(l)* = Kinn, Kinnbart, hervorragende Ecke. – prominere *(l)*: hervorragen.

Mesencephalon, -i n *(l)* = Mittelhirn. – Mésos *(gr)*: Mitte; Enképhalos *(gr)*: das, was im Kopf ist (Gehirn).

Mesenterium, -ii n *(l)* = Dünndarmgekröse. – Mesenterion *(gr)*: mittleres Eingeweide; Mésos *(gr)*: Mitte; Énteron *(gr)*: Eingeweide.

Mesopharynx, -yngis f *(l)* = Mundrachen.

Metacarpus, -i m *(l)* = Mittelhand, Zwischenhand. – meta- *(gr)*: nach, hinter, zwischen, inmitten; Karpós *(gr)*: Hand.

metatarsalis, -e *(l)* = zum Mittelfuß gehörend. – Adj. zu Metatarsus.

Metatarsus, -i m *(l)* = Mittelfuß, Fußwurzel.

Metencephalon, -i n *(l)* = Hinterhirn.

minor, minus (Gen.: -oris) *(l)* = kleiner, geringer. – Komp. zu parvus *(l)*: klein, gering.

mitralis, -e *(l)* = einer Mitra ähnlich. – Adj. zu Mitra,-ae f *(l)*: Kopfbinde, Turban; Mítra *(gr)*: Leibbinde, Hauptbinde.

Modiolus, -i m *(l)* = die im Innern ausgehöhlte Schneckenachse. – Dim. zu Modius: Hohlkörper, Radnabe, Zylinder, Scheffel.

molaris, -e *(l)* = zum Mahlen gehörend; dem Mahlen dienend. – Adj. zu Mola,-ae f *(l)*: Mühlstein, Mühle; molare *(l)* u. mýllein *(gr)*: mahlen.

mollis, -e *(l)* = weich, lind, sanft; vgl. mollig. – moldvis *(idg)*: weich; molliri *(l)*: weich machen, zähmen.

Mons, montis m *(l)* = Berg, Fels. – men *(idg)*: emporragen.

motorius, -a, -um *(l)* = anat.: zur Bewegung gehörend, der Bewegung dienend. – movere *(l)* = bewegen, in Bewegung setzen.

mucosus, -a, -um *(l)* = schleimig, mukös. – Adj. zu Mucus,-i m oder Muccus,-i m *(l)*: Schleim, Rotz; mýssein *(gr)*: schneuzen.

multifidus, -a, -um *(l)* = vielfach gespalten. – multus,-a,-um *(l)*: viel u. findere *(l)*: spalten.

muscularis, -e *(l)* = zum Muskel gehörend. – Adj. zu Musculus.

musculocutaneus, -a, -um *(l)* = zum Muskel und zur Haut gehörend.

musculotubarius, -a, -um *(l)* = zum Musculus tensor tympani und zur Ohrtrompete gehörend.

Musculus, -i m *(l)* = kleine Maus, Mäuschen, Muskel. – Dim. zu Mus, muris m *(l)* u. Mýs *(gr)*: Maus.

Myelencephalon, -i n *(l)* = Markhirn, verlängertes Mark; Bezeichnung für Medulla oblongata. – Myelós *(gr)*: Mark, Rückenmark.

myentericus, -a, -um *(l)* = zur Darmmuskulatur gehörend. – Mýs *(gr)*: Maus, Muskel; enterikós *(gr)*: zu den Eingeweiden gehörend.

mylohyoideus, -a, -um *(l)* = vom Unterkiefer zum Zungenbein verlaufend. – Mýlos *(gr)*: Mahlstein, Backenzahn.

mylopharyngeus, -a, -um *(l)* = vom Unterkiefer zum Pharynx verlaufend. – Mýlos *(gr):* Mahlstein; Phárynx *(gr):* Rachen.
myo- *(gr)* = anat. in Zusammensetzungen: Muskel-. – Mýs *(gr):* Maus, Muskel.
Myocardium, -ii n *(l)* = Herzmuskulatur.
Myologia, -ae f *(l)* = Muskellehre. – myo- *(gr):* Muskel-; Lógos (gr): Wort, Sprache, Lehre.
Myometrium, -ii n *(l)* = Gebärmuttermuskulatur. – myo- *(gr):* Muskel- u. Mâtra *(gr):* Gebärmutter.

Naris, -is f *(l)* = Nasenloch.
nasalis, -e *(l)* = zur Nase gehörend. – Adj. zu Nasus.
Nasus, -i m *(l)* = äußere Nase. – Nasos *(idg)* u. Naris *(l):* Nasenloch.
navicularis, -e *(l)* = kahnförmig, schiffförmig. – Adj. zu Navicula, -ae f *(l):* kleines Schiff; Dim. zu Navis, -is f (l): Schiff.
neonatus, -a, -um *(l)* = neugeboren. – néos *(gr):* neu; nasci *(l):* geboren werden, entstehen.
nervosus, -a, -um *(l)* = nervenreich, zum Nerven gehörig; früher: sehnig, kraftvoll. – Adj. zu Nervus.
Nervus, -i m *(l)* = Nerv; früher für alles weißliche Faserige: Sehne, Band, Flechse verwendet. – Neûron *(gr):* Sehne, Band, Nerv.
Nidus, -i m *(l)* = Nest, Wohnsitz, Ursprung. – Nidos *(idg):* Ruheplatz.
niger, -gra, -grum *(l)* = schwarz, dunkel.
Nodulus, -i m *(l)* = kleiner Knoten. – Dim. zu Nodus.
Nodus, -i m *(l)* = Knoten, Gelenk, Knorren, Verbindung. – nodere *(l):* in einen Knoten knüpfen; Nódes *(idg):* großes Netz.
Norma, -ae f *(l)* = Winkelmaß.
Nucha, -ae f *(l)* = Nacken. – Nugrah *(arab):* Nacken, Nackengrube.
Nucleus, -i m *(l)* = Nuß, kleiner Kern; 1. Zellkern; 2. Anhäufung von Nervenzellen im ZNS. – Dim. zu Nux, nucis f *(l):* Nuß, Kern.
nutricius [nutritius], -a, -um *(l)* = ernährend, aufziehend. – nutrire *(l):* säugen, nähren, aufziehen.

Obex, -icis m *(l)* = Riegel, Querbalken, Damm. – obicere *(l):* entgegenwerfen, entgegentreten.
obliquus, -a, -um *(l)* = schräg, tief, seitwärts gerichtet. – ob-, op- *(l):* entgegen, gegen, hin; Limen, -inis n (l): Schwelle.
oblongatus, -a, -um *(l)* = verlängert.
oblongus, -a, -um *(l)* = länglich.
obturatorius, -a, -um *(l)* = dem Verstopfen dienend. – obturare *(l):* verstopfen.
obturatus, -a, -um *(l)* = verstopft. P.p.p. zu obturare *(l):* verstopfen.
obtusus, -a, -um *(l)* = stumpf, schwach. – P.p.p. zu obtúndere *(l):* stumpf machen, stumpf werden.
occipitalis, -e *(l)* = zum Hinterhaupt gehörig. – Adj. zu Occiput.
Occiput, -itis n *(l)* = Hinterhaupt. – ob- *(l):* entgegen, gegenüber; Caput, -itis n *(l):* Haupt, Kopf.
octavus, -a, -um *(l)* = der (die, das) achte (Hirnnerv). – ógodes *(idg):* der Achte.
oculomotorius, -a, -um *(l)* = die Augenbewegung betreffend.
Oculus, -i m *(l)* = Auge. – Wahrscheinlich Dim. zu Ocus *(idg)*, Okje *(idg)* u. Óktallos oder Ophthalmós *(gr):* Auge, Augenhöhle.
Oesophagus, -i m *(l)* = Speiseröhre. – oíso *(gr):* Futur zu phérein: tragen, transportieren; phageîn *(gr):* essen, verdauen.
Olecranon, -i n *(l)* = (Haken-)Fortsatz der Elle, Ellenbogen. – Olékranon *(gr):* Ellenbogenkopf; Olenä/olän *(gr):* Ellenbogen, Unterarm; Kranon *(gr):* Kopf.
olfactorius, -a, -um *(l)* = dem Riechen dienend. – ólfacere *(l):* riechen, wittern; olere *(l)* u. ozein *(gr):* riechen.
Oliva, -ae f *(l)* = Olive. – Elaía *(gr):* Olive, Ölbaum.
Omentum, -i n *(l)* = Netzhaut um die Eingeweide, Fette; Eingeweidenetz.
omentalis, -e *(l)* = zum großen Netz gehörig. – Adj. zu Omentum.

omoclavicularis, -e *(l)* = von der Schulter zur Clavicula ziehend. – Ômos *(gr):* Schulter; Clavicula: Schlüsselbein.
omohyoideus, -a, -um *(l)* = von der Schulter zum Zungenbein ziehend. – Ômos *(gr):* Schulter.
omphaloentericus, -a, -um *(l)* = zum Dottergang gehörig. – Omphalós *(gr):* Nabel; Énteron *(gr):* Därme, Eingeweide.
oóphorus, -a, -um *(l)* = eitragend. – Ōón *(gr):* Ei; phérein *(gr):* tragen, bringen.
Operculum, -i n *(l)* = Deckel; anat.: die die Insula bedeckenden Gehirnlappenteile. – operire *(l):* bedecken, verhüllen, zudecken.
opercularis, -e *(l):* Adj. zu Operculum.
ophthalmicus, -a, -um *(l)* = zum Auge gehörig. – Ophthalmós *(gr):* Auge.
opponens, -entis *(l)* = gegenüberstehend, gegenüberstellend. – P.p.a. von opponere *(l):* entgegenstellen, entgegensetzen; ob-, op- *(l):* entgegen, gegenüber; ponere *(l):* legen, setzen, stellen.
opticus, -a, -um *(l)* = das Sehen betreffend. – Ópsis *(gr):* Sehen.
Ora, -ae f *(l)* = Rand, Saum, Küste. – Mit Os, oris n *(l):* Mund verwandt.
orbicularis, -e *(l)* = kreisförmig. – Adj. zu Orbiculus, -i m *(l):* kleiner Kreis; Dim. zu Orbis, -is m *(l):* Kreis.
Orbita, -ae f *(l)* = Augenhöhle; eigentl.: Kreisbahn, Wagengleis, Rad, Kreisfurche.
Orificium, -ii n *(l)* = Öffnung, eigentl.: etwas, das das Aussehen des Mundes hat. – Os, oris n *(l):* der Mund; Facies, -ei f *(l):* Gestalt, Aussehen.
Os, oris n *(l)* = Mund, Eingang, Mündung. – ah, asan, ayam *(altind):* Mund, Öffnung.
Os, ossis n *(l)* = Knochen, Bein, Gebein. – Ostéon oder Óstion *(gr):* Bein, Knochen.
Osteologia, -ae f *(l)* = Knochenlehre. – Ostéon *(gr):* Knochen; Lógos *(gr):* Wort, Lehre.
Ostium, -ii n *(l)* = Mündung, Eingang, Tür. – Os, oris n *(l):* der Mund.
oticus, -a, -um *(l)* = zum Ohr gehörend. – Oús, otós *(gr):* Ohr.
ovalis, -e *(l)* = eiförmig, oval. – Adj. zu Ovum.
Ovarium, -ii n *(l)* = Eierstock. – Substant. Adj. zu Ovum.
Ovum, -i n *(l)* = Ei. – Ōón *(gr):* Ei.

Pachymeninx, -ingis f *(l)* = derbe, faserreiche Hirnhaut. – pachýs *(gr):* dick, derb; Mâninx *(gr):* Hirnhaut.
palatinus, -a, -um: *(l)* = zum Gaumen gehörend. – Adj. zu Palatum.
Palato- *(l)* = vom Gaumen entspringend.
Palatum, -i n *(l)* = Gaumen. – Pala *(idg):* Wölbung.
pallidus, -a, -um *(l)* = blass, bleich. – pallére *(l):* blass sein, fahl sein; poliós *(gr):* grau.
Pallium, -ii n *(l)* = Hülle, Mantel; anat.: Hirnmantel. – Palla, -ae f *(l):* das mantelartige Gewand römischer Frauen.
Palma, -ae f *(l)* = Handfläche. – Pálamä *(gr):* flache Hand, Hohlhand.
palmaris, -e *(l)* = zur Handfläche gehörend. – Adj. zu Palma.
palmatus, -a, -um *(l)* = palmenzweigähnlich. – Palma, -ae f *(l):* flache Hand, Palme; Pálamä *(gr):* flache Hand, Hohlhand.
Palpebra, -ae f *(l)* = Augenlid. – palpitare *(l):* zucken (wegen des Lidschlags) oder palpari *(l):* streicheln (das Lid streichelt sanft über den Augapfel).
pampiniformis, -e *(l)* = rankenförmig. – Pampinus, -i m *(l):* die Weinranke; Forma, -ae f *(l):* Gestalt, Form.
Pancreas, -atis f *(l)* = Bauchspeicheldrüse. – pân *(gr):* alles, ganz; Kréas *(gr):* Fleisch, Drüsensubstanz.
Panniculus, -i m *(l)* = Haut, Schicht. – Dim. zu Pannus, -i m *(l):* Kleid, Tuch, Lappen; Pânos *(gr):* Zeug, Tuch.
Papilla, -ae f *(l)* = warzenförmige Erhebung, Papille (der Haut, Niere und Zunge), urspr. nur Brustwarze. – Papula, -ae f *(l):* Blatter, Bläschen.

Paradidymis, -idis f *(l)* = neben dem Hoden liegendes rudimentäres Organ (Urnierenrest), anat.: beiderseits blind endende Kanälchen oberhalb des Nebenhodenkopfs vor dem Samenstrang. – pará *(gr):* neben; Dídymoi *(gr):* Zwillinge, Hoden.
Parametrium, -i n *(l)* = Bereich neben der Gebärmutter. – Mâtra *(gr):* Gebärmutter.
parasympathicus, -a, -um *(l)* = der Pars sympathica des autonomen oder vegetativen Nervensystems entgegenwirkend.
Parenchyma, -atis n *(l)* = organspezifisches Gewebe. – Parénchyma *(gr):* das daneben Hineingegossene; chéein *(gr):* gießen.
Paries, -etis m *(l)* = Wand. – Etym. unsicher.
parietalis, -e *(l)* = parietal, seitwärts; anat.: zum Os parietale (Scheitelbein) gehörend. – Adj. zu Paries.
Paroóphoron *(gr)* = medial vom Eierstock liegendes rudimentäres Organ (Urnierenrest).
parotideus, -a, -um *(l)* = zur Ohrspeicheldrüse gehörend. – Adj. zu Parotis.
Parotis, -idis f *(l)* = Anschwellung neben dem Ohr (urspr. Mumps); Glandula parotidea = Ohrspeicheldrüse. – Oús *(gr):* Ohr.
Pars, partis f *(l)* = Teil, Anteil, Stück, Körperteil, Seite. – partiri *(l):* teilen.
parvus, -a, -um *(l)* = klein. – pauros *(gr):* klein, gering, wenig.
Patella, -ae f *(l)* = Schale, Opferschale; anat.: Kniescheibe. – Dim. zu Patera, -ae f *(l):* flache Schale; patere *(l):* offenstehen.
Pecten, pectinis m *(l)* = Kamm, Grat. – pectare *(l)* u. pékein *(gr):* kämmen.
pectinatus, -a, -um u. **pectineus, -a, -um** *(l):* Adj. zu Pecten.
pectoralis, -e = zur Brust gehörig. – Adj. zu Pectus.
Pectus, -oris n *(l)* = Brust, Herz, Sinn. – Paksa *(altind):* Flügel, Achsel.
Pedunculus, -i m u. **Pediculus, -i** m *(l)* = Füßchen, Stiel. – Dim. zu Pes, pedis m *(l):* Fuß.
pellucidus, -a, -um *(l)* = durchsichtig. – perlucere *(l):* hervorschimmern, durchsichtig sein; per- *(l):* völlig, hindurch; lucere *(l):* scheinen, leuchten.
pelvinus, -a, -um *(l):* Adj. zu Pelvis.
Pelvis, ís f *(l)* = Becken, Schüssel. – Pellís *(gr):* Schüssel, Becken; Pélla *(gr)* u. Palavi *(altind):* Geschirr.
Penis, -is m *(l)* = Schwanz, männliches Glied. – Pés *(gr):* männl. Glied.
perforans, -tis *(l)* = durchbohrend. – P.p.a. von perforare *(l):* durchbohren; per- *(l):* durch, hindurch; forare *(l):* bohren, graben.
perforatus, -a, -um *(l)* = durchbohrt. – P.p.p. von perforare *(l):* durchbohren.
Pericardium, -ii n *(l)* = Herzbeutel.
Perilympha, -ae f *(l)* = die das häutige Gehörlabyrinth umgebende Flüssigkeit. – perí- *(gr):* um, herum; Lympha *(l):* Quellwasser.
Perimetrium, -ii n *(l)* = Bauchfellüberzug der Gebärmutter. – Mâtra *(gr):* Gebärmutter.
perinealis, -e *(l):* Adj. zu Perinéum.
Perinéum, -i n *(l)* = Damm, Mittelfleisch, Gegend zwischen After und Scheide bzw. Hodensack. – Vielleicht von perinéin *(gr):* anhäufen, aufschichten.
Periodontium, -ii n *(l)* = Wurzelhaut des Zahnes. – Odoús, odóntos *(gr):* Zahn.
Periorbita, -ae f *(l)* = das die Augenhöhle auskleidende Periost.
Periorchium, -ii n *(l)* = parietales Peritonealblatt des Hodens. – Órchis *(gr):* Hoden.
Periosteum, -i n *(l)* = Knochenhaut, Periost. – Os, ossis m *(l):* Knochen.
Peritoneum, -ii n *(l)* = Bauchfell. – Peritonáion *(gr):* die über die Därme gespannte Haut; teínein *(gr):* spannen.
permanens, -entis *(l)* = bleibend, verbleibend. – P.p.a. von permanere *(l):* bleiben, verbleiben, fortdauern.

peroneus,-a,-um u. peronealis,-e *(l)* = zum Wadenbein gehörend, auf der Seite des Wadenbeins gelegen. – Pero,-onis m *(l):* Stiefel aus rohem Leder; Perónä *(gr):* Spange, Stachel.

perpendicularis, -e *(l)* = senkrecht, lotrecht. – Perpendiculum,-i n *(l):* Richtblei, Lot; perpendere *(l):* genau abwägen.

Pes, pedis m *(l)* = Fuß, Bein. – Poús *(gr):* Fuß, Bein.

Petiolus,-i m *(l)* = Stiel, Füßchen. – Dim. zu Pes; statt Pediolus später Petiolus.

petrosus,-a,-um *(l)* = felsig, steinig. – Pétra *(gr):* Fels, Stein.

petrotympanicus,-a,-um *(l)* = vom Felsenbein zur Paukenhöhle ziehend.

Phalanx, -angis f *(l)* = Walze, Stamm, Ballen, Schlachtreihe; anat.: Phalanx, Finger-, Zehenglied. – Phálanx *(gr):* 1. Rundholz, Balken; 2. Finger-, Zehenglied; 3. Schlachtreihe.

pharyngeus, -a, -um *(l)* = zum Rachen gehörend. – Adj. zu Pharynx.

Pharynx, -ngis m u. f *(l)* = Rachen, Schlund. – Phárynx *(gr):* Rachen, Kehle, Schlund.

Philtrum, -i n *(l)* = Nasen-Lippen-Rinne. – Phíltron *(gr):* Liebeszauber, Liebestrunk.

phrenicus, -a, -um *(l)* = zum Zwerchfell gehörend. – Phrenes,-um f *(l):* Zwerchfell; Phrän *(gr):* Zwerchfell, Sitz des Gemüts.

Pigmentum,-i n *(l)* = Farbstoff; Schminke. – pingere *(l):* malen; poíkilos *(gr):* bunt.

Pilus,-i m *(l)* = einzelnes Haar. – Pîlos *(gr):* Filz.

pinealis, -e (l) = zum Fichtenzapfen gehörend, fichtenzapfenähnlich. – Pinus,-us f *(l)* und picsmus *(idg):* Fichte.

piriformis, -e *(l)* = birnenförmig. – Pirum,-i n *(l):* Birne; Forma,-ae f *(l):* Form, Gestalt.

pisiformis, -e *(l)* = erbsenförmig. – Pisum,-i n *(l)* u. Píson *(gr):* Erbse; Forma,-ae f *(l):* Form, Gestalt.

pituitarius, -a, -um *(l)* = schleimig. – Pituita,-ae f *(l):* der Schleim. – Glandula pituitaria.

pius, -a, -um *(l)* = fromm, zart. – Pia mater: weiche Hirnhaut.

Placenta, -ae f *(l)* = Mutterkuchen, Nachgeburt, Plazenta. – Plakoûs *(gr):* Kuchen, eigentl.: mit Fläche versehen.

Planta pedis *(l)* = Fußsohle. – Planta, -ae f *(l):* Fußfläche; Pes, pedis m *(l):* Fuß; Plátos *(gr):* Breite; platýs *(gr):* breit, weit.

Planum, -i n *(l)* = Fläche, Ebene. – placére *(l):* ebnen, glätten; planare *(l):* platzieren, planieren.

planus, -a, -um *(l)* = flach, eben, plan.

Platysma, -atis n *(l)* = Platte, ausgebreiteter Körper; anat.: großflächiger Hautmuskel am Hals. – platýs *(gr):* breit, weit.

Pleura, -ae f *(l)* = Seite, Rippe; anat.: Rippenfell, Brustfell. – Pleurá *(gr):* die Seite eines Gegenstands.

Plexus, -us m *(l)* = Geflecht. – plectere *(l)* u. plékein *(gr):* flechten.

Plica, -ae f *(l)* = Falte, alle Faltenbildungen. – plicare *(l):* falten; plékein *(gr):* flechten, schlingen oder ptýssein *(gr):* falten.

Pollex, -icis m *(l)* = Daumen. – pollere *(l):* vermögen, ausrichten.

Pons, pontis m *(l)* = Brücke, Steg. – Paíos *(gr):* Pfad.

pontinus, -a, -um = zur Brücke gehörig. – Adj. zu Pons.

Poples, -itis m *(l)* = Kniekehle, Kniebeuge.

popliteus, -a, -um *(l):* Adj. zu Poples.

Porta, -ae f *(l)* = Pforte, Tür, Eingang. – Póros *(gr):* Durchgang; peírein *(gr):* durchdringen.

Portio, -ionis f *(l)* = Teil, Abschnitt, Anteil, Portion. – Pars *(l)* u. Époron *(gr):* zugemessener Anteil.

Porus, -i m *(l)* = Gang, Kanal, Röhre; anat.: Öffnung eines Gangs. – Póros *(gr):* Öffnung, Weg, Durchgang; peírein *(gr):* durchdringen.

postcentralis, -e *(l)* = anat.: hinter der Zentralfurche des Gehirns liegend.

posterior, -ius *(l)* = hinterer, späterer, folgender. – Komp. zu post *(l):* hinten, hernach.

posterolateralis, -e *(l)* = weiter hinten seitlich.

praecentralis [precentralis], -e *(l)* = vor der Zentralfurche des Gehirns gelegen.

Praeputium [Preputium], -i n *(l)* = Vorhaut. – Pósthion *(gr)* als Dim. zu Pósthä *(gr):* männliches Glied oder prae- *(l):* vorne u. putare *(l):* beschneiden, ins Reine bringen.

Princeps, -ipis m *(l)* = Erster, Wichtigster. – aus primi-ceps: die erste Stelle einnehmend; primus *(l):* Erster; capere (l): nehmen.

principalis, -e *(l)* = ursprünglich, Erster. – Adj. zu Princeps.

procerus, -a, -um *(l)* = hoch, schlank, gestreckt, lang. – crescere *(l):* wachsen, entstehen.

Processus, -us m *(l)* = Fortschritt, Fortgang; anat.: Fortsatz. – procedere *(l):* vorgehen, hervortreten, vorrücken; cedere *(l):* weichen, gehen.

profundus, -a, -um *(l)* = tief, bodenlos. – siehe pro- *(l)* u. Fundus,-i m *(l):* in der Nähe des Bodens, in der Tiefe.

Prominentia, -ae f *(l)* = Vorsprung, Erhebung, Prominenz. – prominere *(l):* hervorspringen, hervorragen; minere *(l):* ragen, drohen.

Promontorium, -i n *(l)* = Vorgebirge, Vorwölbung.

Pronator, -oris m *(l)* = Neiger; anat.: Muskeln, die bei Drehung des Unterarms die Handfläche nach unten bzw. dorsal richten. – pronare *(l):* vornüberneigen.

Pronephros, -i m *(l)* = Vorniere, die zuerst gebildete Niere. – Néphros *(gr):* Niere.

pronus, -a, -um u. **pronatus, -a, -um** = abschüssig, vornüber geneigt. – Adj. zu Pronator.

proprius, -a, -um *(l)* = beständig, dauernd, eigen, wesentlich.

Prosencephalon, -i n *(l)* = Vorderhirn. – Enképhalos *(gr):* Gehirn.

Prostata, -ae f *(l)* = Vorsteherdrüse. – Prostátäs *(gr):* Vordermann, Beschützer, Vorsteher.

prostaticus, -a, -um *(l):* Adj. zu Prostata.

Protuberantia, -ae f *(l)* = Arten von Hervorragungen u. Erhabenheiten, Protuberanz. – protuberare *(l):* hervorragen.

proximalis, -e *(l)* = anat.: näher zum Rumpf gelegen, rumpfwärts, proximal. – proximus,-a,-um *(l):* nächster; Sup. zu prope *(l):* nahe, bei.

Psoas, psoae m *(l)* = Lende. – Psóa *(gr):* Lende, Lendengegend, Lendenfleisch.

pterygoideus, -a, -um *(l)* = flügelförmig. – Pteryx *(gr):* Flügel: -eidés *(gr):* ähnlich in Gestalt, Form.

pudendus, -a, -um *(l)* = zur Scham gehörend, schimpflich, schändlich. – pudére *(l):* sich schämen.

Pulmo, -onis m *(l)* = Lunge. – Pleumon, Pneumon *(gr):* die Lunge.

pulmonalis, -e *(l):* Adj. zu Pulmo.

Pulpa, -ae f *(l)* = Weichheit; anat.: weiche Substanz, Mark, Parenchym.

Pulvinar, -aris n *(l)* = Kissen, Polster.

Pupilla, -ae f *(l)* = Pupille, Augenstern, Sehloch. – Dim. zu Pupa,-ae f *(l):* Mädchen, Puppe; eigentl.: das verkleinerte Spiegelbild, das man im Auge eines anderen sieht.

Putamen, -inis n *(l)* = Schale; anat.: äußerer Teil des Nucleus lentiformis = Linsenkern. – putare *(l):* beschneiden, ins Reine bringen, ordnen.

Pýelos *(gr)* = Trog, Mulde, Wanne; anat.: Nierenbecken.

pyloricus, -a, -um *(l):* Adj. zu Pylorus.

Pylorus, -i m *(l)* = Pförtner, Magenausgang; anat.: Übergang zwischen Magen u. Dünndarm. – Pylōrós *(gr):* Pförtner, Torhüter.

pyramidalis, -e *(l):* Adj. zu Pyramis.

Pyramis, -idis f *(l)* = Pyramide; anat.: pyramidenähnl. Gebilde. – Pyramís *(gr):* Pyramide.

quadrangularis, -e *(l)* = vierwinklig, viereckig. – quattuor *(l):* vier; Angulus,-i m *(l):* Winkel.

quadratus, -a, -um *(l)* = viereckig. – quadrare *(l):* rechteckig machen.

quadriceps, -cipitis *(l)* = vierköpfig.

radialis, -e *(l)* = zur Speiche (Unterarmknochen) gehörig. – Adj. zu Radius.

Radiatio, -onis f *(l)* = Ausstrahlung. – Radius,-ii m *(l):* Strahl, Lichtstrahlung.

radicularis, -e *(l)* = zur Wurzel gehörend. – Adj. zu Radicula,-ae f *(l):* kleine Wurzel.

Radius, -ii m *(l)* = Radspeiche, Halbmesser des Kreises, Sonnenstrahl; anat.: Unterarmknochen: Speiche.

Radix, -icis f *(l)* = Wurzel. – Radix *(gr):* Zweig, Rute, Wurzel.

Ramus, -i m *(l)* = Ast, Zweig.

Raphe, -es f *(l)* = Naht, Hautnaht. – Raphå *(gr):* Naht, Kleidernaht; ráptō *(gr):* zusammennähen.

Recessus, -us m *(l)* = Zurückgehen, Einbiegung, Vertiefung, Winkel, Nische. – recedere *(l):* zurückweichen; re-: zurück; cedere: weichen, gehen.

Rectum, -i n *(l)* = Enddarm, Mastdarm. – rectus *(l):* gerade.

rectus, -a, -um *(l)* = gerade. – regere *(l):* richten, lenken.

recurrens, -entis *(l)* = zurücklaufend, kreisend. – P.p.a. von recurrere *(l):* zurücklaufen, zurückkommen, kreisen.

Regio, -onis f *(l)* = Gegend, Lage, Richtung. – regere *(l):* lenken, richten, regieren; orégō *(gr):* recken, sich recken.

Ren, renis m *(l)* = Niere.

renalis, -e *(l):* Adj. zu Ren.

respiratorius, -a, -um *(l)* = der Atmung dienend. – respirare *(l):* atmen.

Rete, retis n *(l)* = Netz, Fischnetz. – ére *(idg)* u. rarus,-a,-um *(l):* dünn, locker, undicht.

Retina (ergänze tunica) *(l)* = die Netzhaut des Auges. – evtl.: retinere *(l):* zurückhalten; oder: Rete, retis n *(l):* Netz; retinus *(l):* netzartig.

Retinaculum, -i n *(l)* = Halter, Klammer, Seil, das zum Halten dienende Band; anat.: 1. Werkzeug zum Aufheben und Festhalten von Weichteilen; 2. fibröse Gebilde, welche andere festhalten, damit sie nicht aus der Lage abweichen. – retinere *(l):* zurückhalten, festhalten.

retroperitonealis, -e *(l)* = hinter dem Bauchfell gelegen.

Rhinencephalon, -i n *(l)* = Riechhirn. – Rhís *(gr):* Nase; Enképhalos *(gr):* das, was im Kopf ist (Gehirn).

Rhombencephalon, -i n *(l)* = Rautenhirn; nach der Rautengrube benannt. – Rhómbos *(gr):* Raute; Enképhalos *(gr):* das, was im Kopf ist (Gehirn).

rhomboideus, -a, -um *(l)* = rautenähnlich. – Rhómbos *(gr):* kreisförmiger Körper, Kreisel, später: Raute; -eidés *(gr):* ähnlich.

Rima, -ae f *(l)* = Spalte, Riss, Strich, Ritze. – Rícoma *(idg):* Riss; ereíkein *(gr):* aufreißen.

risorius, -a, -um *(l)* = zum Lachen dienend. – ridere *(l):* lachen, grinsen; Risor,-oris m *(l):* Lacher, Spötter.

rostralis, -e *(l)* = zum vorderen Körperende hin gelegen.

Rostrum, -i n *(l)* = Schnabel, Rüssel. – rodere *(l):* nagen, verzehren.

Rotator, -oris m *(l)* = der (Herum-)Dreher; vgl. Rotation. – rotare *(l):* herumdrehen, rotieren; Rota, -ae f *(l):* Rad, Wagenrad.

rotundus, -a, -um *(l)* = rund, kugelrund. – Rota, -ae f *(l):* Rad; siehe Rotator.

ruber, -bra, -brum *(l)* = rot. – erythrós *(gr):* rot; rubére *(l):* rot sein.

Ruga, -ae f *(l)* = Runzel, Hautfalte, Falte. – rúksas *(altind):* rau; rysós *(gr):* runzelig.

Saccus, -i m *(l)* = Sack, Tasche. – Sák(k)os *(gr):* Sack.

sacer, sacra, sacrum *(l)* = heilig. – Sacrum,-i n *(l):* Heiligtum. – Os sacrum: Kreuzbein.

sacralis, e *(l)* = zum Kreuzbein gehörig. – Adj. zu Sacrum.

sagittalis, -e *(l)* = in Pfeilrichtung, sagittal, von ventral nach dorsal. – Adj. zu Sagitta,-ae f *(l):* Pfeil.

salivatorius, -a, -um *(l)* = zum Speichel gehörig. – Saliva,-ae f *(l):* Speichel, Schleim.

Salpinx, -ingis f *(l)* = Trompete; anat.: 1. Eileiter (Tuba uterina [Salpinx]); 2. Ohrtrompete (Tuba auditiva). – Salpinx *(gr):* Trompete.

saphenus, -a, -um *(l)* = verborgen. – al safin *(arab):* verborgen, der Verbergende; nicht von saphēs *(gr):* deutlich, sichtbar.
sartorius, -a, -um *(l)* = zum Schneidern dienlich. – Sartor, -oris m *(l):* Schneider; sarcire *(l):* ausbessern.
Scala, -ae f *(l)* = Treppe, Stufe. – Scalae, -arum *(Pl):* Treppe, Leiter, Stiege; scand-sla *(idg):* steigen.
scalenus, -a, -um *(l)* = schief, ungleichseitig, dreieckig. – skalänös *(gr):* ungerade, schief.
Scapha, -ae f *(l)* = Nachen; anat.: die zwischen Helix und Anthelix liegende Furche der Ohrmuschel. – Skáphä *(gr):* ausgehöhlter Körper, Kahn, Boot.
scaphoideus, -a, -um *(l)* = kahnförmig. – Skáphä *(gr):* ausgehöhltes, muldenartiges Gefäß, Wanne, Boot; skáptō *(gr):* graben.
Scapula, -ae f *(l)* = Schulterblatt, Schulter, Rücken. – Kápetos *(gr):* Grube, Graben.
Sclera (ergänze tunica oculi) *(l)* = harte oder feste Augenhaut. – sklärós *(gr):* hart, derb.
scriptorius, -a, -um *(l)* = zum Schreiben dienend. – scribere *(l):* schreiben, zeichnen.
scrotalis, -e *(l):* Adj. zu Scrotum.
Scrotum, -i n *(l)* = Sack, Hodensack. – skrýdda *(altnord):* geschrumpfte Haut.
secundarius, -a, -um *(l)* = der (die, das) Zweite. – secundus, -a, -um *(l):* der (die, das) Zweite, Folgende; sequi *(l):* folgen, nachfolgen, nachsetzen.
segmentalis, -e *(l):* Adj. zu Segmentum.
Segmentum, -i n *(l)* = Abschnitt, Teilbereich, Segment. – secare *(l):* schneiden, teilen.
Sella, -ae f *(l)* = Sattel, Stuhl, Sessel. – sedere *(l):* sitzen, setzen; Hélla *(gr):* Sitz.
Semicanalis, -is m *(l)* = Halbkanal, Rinne.
semicircularis, -e *(l)* = halbkreisförmig.
semilunaris, -e *(l)* = halbmondförmig. – semi- *(l):* halb; Luna, -ae f *(l):* Mond.
semimembranosus, -a, -um *(l)* = halbhäutig.
seminalis, -e *(l)* = zum Samen gehörig. – Adj. zu Semen, -inis n *(l):* Same, Stamm; se, saen *(idg)* u. serere *(l):* säen, pflanzen.
semiovalis, -e *(l)* = halbeiförmig.
semispinalis, -e *(l)* = zur Hälfte zum Dorn(fortsatz der Wirbel) gehörend; Bezeichnung für Muskeln, die von den Querfortsätzen der Wirbel zu Dornfortsätzen anderer Wirbel ziehen.
semitendinosus, -a, -um *(l)* = halbsehnig.
septalis, -e *(l):* Adj. zu Septum.
Septum, -i n *(l)* = Scheidewand, eigentl. Umzäunung, Einfriedung. – saepire *(l):* umzäunen, umhegen, einfrieden.
serratus, -a, -um *(l)* = gezähnt, gesägt. – P.p.p. von serrare *(l):* sägen; Serra, -ae f *(l):* Säge.
sesamoideus, -a, -um *(l)* = sesamkornähnlich. – Sēsamon *(gr):* Schotenfrucht der aus Ägypten und Arabien stammenden Sesampflanze.
sigmoideus, -a, -um *(l)* = sigmaähnlich. – Sígma *(gr):* halbmondförmiges Gebilde.
simplex, -icis *(l)* = einfach, unvermischt, einzeln. – sém *(idg):* eins.
sinister, -tra, -trum *(l)* = links, ungünstig.
sinuatrialis, -e *(l)* = zum Sinus venarum cavarum u. zum Vorhof des Herzens gehörend.
Sinus, -us m *(l)* = Busen, Vertiefung, Bucht, Biegung, Krümmung. – sinuáre *(l):* krümmen, bogenförmig machen.
soleus, -a, -um *(l)* = seezungenähnlich, schollenähnlich. – Solea, -ae f *(l):* Seezunge, Scholle; urspr.: Sandale, Sohle.
solitarius, -a, -um *(l)* = alleinstehend, abgesondert, einsam. – solus, -a, -um *(l):* allein.
Spatium, -ii n *(l)* = Zwischenraum, Raum, Bahn, Rennbahn. – Spádion, Stadion *(gr):* Rennbahn.
spermaticus, -a, -um *(l)* = zum Samen gehörig. – Adj. zu Spérma *(gr):* Same, Keim; speírein *(gr):* aussäen, ausstreuen.
sphenoidalis, -e *(l)* = keilförmig. – Sphēn *(gr):* Keil.
Sphincter, -eris m *(l)* = Schnürer, Schnürmuskel. – sphingein *(gr):* zusammenschnüren, würgen, zusammenziehen; Sphinx: zusammenschnürende Todesdämonin.
Spina, -ae f *(l)* = Dorn, Rückgrat, Wirbelsäule.
spinalis, -e u. **spinosus, -a, -um** *(l):* Adj. zu Spina.
spinocostalis, -e *(l)* = vom Rückgrat zur Rippe verlaufend.
spiralis, -e *(l)* = gewunden. – Adj. zu Spira, -ae f *(l):* Windung, Spirale; Speîra *(gr):* Windung.
splanchnicus, -a, -um *(l)* = zu den Eingeweiden gehörend. – Splánchnon *(gr):* Eingeweide.
Splanchnologia, -ae f *(l)* = Eingeweidelehre. – Splánchnon *(gr):* Eingeweide; Lógos *(gr):* Wort, Sprache, Lehre.
Splen, -enis m *(l)* = Milz. – Splēn *(gr):* Milz.
Splenium, -ii n *(l)* = Wulst, Bausch, Schönheitspflästerchen. – Splenion *(gr):* Wundverband, Pflasterstreifen, Kompresse.
splenius, -ia, -ium *(l)* = pflasterförmig, bauschig.
spongiosus, -a, -um *(l)* = schwammig, porös. – Spongiá *(gr):* Schwamm.
Squama, -ae f *(l)* = Schuppe (des Fisches, der Schlange). – squaleo *(l):* schuppig, rau sein.
squamosus, -a, -um *(l):* Adj. zu Squama.
stapedius, -a, -um *(l):* Adj. zu Stapes.
Stapes, -edis m *(l)* = Steigbügel, das kleinste der drei Gehörknöchelchen.
stellatus, -a, -um *(l)* = sternförmig. – Stella, -ae f *(l):* Stern, Gestirn; Astēr *(gr):* Stern.
sternalis, -e *(l):* Adj. zu Sternum.
sternoclavicularis, -e *(l)* = vom Brust- zum Schlüsselbein verlaufend.
sternocleidomastoideus, -a, -um *(l)* = Brustbein und Schlüsselbein mit dem Warzenfortsatz verbindend. – Sternum, -i n *(l):* Brustbein; Kleís *(gr):* Riegel, Schlüssel, Schlüsselbein; mastoideus *(l):* brustwarzenähnlich.
sternocostalis, -e *(l)* = vom Brustbein zur Rippe verlaufend.
sternohyoideus, -a, -um *(l)* = vom Brust- zum Zungenbein verlaufend.
sternothyroideus, -a, -um *(l)* = vom Brustbein zur Schilddrüse ziehend.
Sternum, -i n *(l)* = Brustbein. – sternere *(l):* ausbreiten, glätten; Stérnon *(gr):* Brust, Brustbein.
Stratum, -i n *(l)* = Zone, Decke, Ausgebreitetes, Schicht. – sternere *(l)* u. stórnymi *(gr):* ausbreiten, bedecken.
Stria, -ae f *(l)* = Streifen, Furche.
striatus, -a, -um *(l)* = gestreift. – Adj. zu Stria.
styloglossus, -a, -um *(l)* = vom Griffelfortsatz zur Zunge verlaufend.
stylohyoideus, -a, -um *(l)* = vom Griffelfortsatz zum Zungenbein verlaufend.
styloideus, -a, -um *(l)* = griffelförmig. – Stŷlos *(gr):* Griffel, Stiel.
stylomastoideus, -a, -um *(l)* = vom Griffel- zum Warzenfortsatz verlaufend.
stylopharyngeus, -a, -um *(l)* = vom Griffelfortsatz zum Rachen verlaufend.
subcutaneus, -a, -um *(l)* = unter der Haut gelegen.
submucosus, -a, -um *(l)* = unter der Schleimhaut gelegen.
Substantia, -ae f *(l)* = Wesen, Beschaffenheit; anat.: Substanz, stoffliche Grundlage. – substare *(l):* darunter sein, existieren, standhalten.
Sulcus, -i m *(l)* = Furche, Einschnitt. – Holkós *(gr):* Zug, Zügel, gezogene Furche; hélkō *(gr):* ziehen.
Supercilium, -ii n *(l)* = Augenbraue, das über dem Augenlid Befindliche.
superficialis, -e *(l)* = an der Oberfläche liegend, oberflächlich. – Facies, -ei f *(l):* äußere Gestalt.
superior, -ius *(l)* = oberer, höher, weiter oben gelegen. – Komp. zu super.
Supinator, -oris m *(l)* = Aufwärtsdreher. – supinare *(l):* rücklings beugen, nach oben drehen; durch Drehung des Unterarms wird die Handfläche nach oben bzw. vorne gerichtet; hýptios *(gr):* zurückgelehnt, rücklings.
supremus, -a, -um *(l)* = der Oberste, Äußerste, Höchste. – Sup. zu super.
suralis, -e *(l)* = zum Wadenbein gehörig. – Adj. zu Sura, -ae f *(l):* Wade, Unterschenkel.
suspensorius, -a, -um *(l)* = zum Aufhängen dienend. – suspéndere *(l):* aufhängen, emporheben.
Sustentaculum, -i n *(l)* = Stütze, Hilfe, Unterstützung. – sustenare *(l):* unterstützen, aufrechthalten, stützen, helfen.
Sutura, -ae f *(l)* = Naht, chirurg. Naht, Nahtverbindung zweier Schädelknochen, Wundnaht.
sympathicus, -a, -um *(l)* = sympathisch; anat.: sympathischer Teil des autonomen oder vegetativen Nervensystems. – Páthōs *(gr):* Leiden, Empfindung.
Symphysis, -eos u. **-is** f *(l)* = Knochenverbindung durch Faserknorpel, vgl. Junctura cartilaginea. – symphýein *(gr):* zusammenwachsen, vereinigen.
Synarthrosis, -eos u. **-is** f *(l)* = Knochenfuge. – Árthron *(gr):* Gelenk.
Synchondrosis, -eos u. **-is** *(l)* = knorpelige Knochenverbindung. – Chóndros *(gr):* der Knorpel.
Syndesmosis, -eos u. **-is** *(l)* = bindegewebige Knochenverbindung. – Desmós *(gr):* Band, Verbindung.
Synostosis, -eos u. **-is** *(l)* = knöcherne Verbindung zweier Knochen. – Ostéon *(gr):* Knochen.
Synovia, -ae f *(l)* = Gelenkschmiere.

Taenia, -ae f *(l)* = Streifen, schmales Band, Binde. – Tainía *(gr):* Band, Binde; teínein *(gr):* drehen, spannen, strecken.
talaris, -e *(l):* Adj. zu Talus.
talocalcaneonavicularis, -e *(l)* = vom Sprung- u. Fersenbein zum Kahnbein verlaufend.
talocruralis, -e *(l)* = vom Sprungbein zum Unterschenkel ziehend.
talonavicularis, -e *(l)* = vom Sprung- zum Kahnbein verlaufend.
Talus, -i m *(l)* = Sprungbein; urspr.: der Würfel.
Tapetum, -i n *(l)* = Teppich, Vorhang. – Tapes, -itis m *(l)* u. Tápäs *(altiran):* Teppich.
tarseus, -a, -um *(l):* Adj. zu Tarsus.
tarsometatarsalis, -e *(l)* = von der Fußwurzel zum Mittelfuß verlaufend.
Tarsus, -i m *(l)* = 1. Fußwurzel; 2. Lidplatte. – Tarsós *(gr):* flach ausgebreiteter Gegenstand.
tectorius, -a, -um *(l)* = dem Bedecken dienend; zum Decken. – Adj. zu Tectum.
Tectum, -i n *(l)* = Dach. – tegere *(l)* u. stégein *(gr):* decken; Tégos *(gr):* Dach; Stégä *(gr):* Haus, Dach; Decchin *(ahd):* Decke.
Tegmen, -inis n u. **Tegmentum, -i** n *(l)* = Decke, Haube, Dach. – tegere *(l):* bedecken u. stégein *(gr):* decken, bedecken, verbergen.
tegmentalis, -e *(l):* Adj. zu Tegmentum.
Tela, -ae f *(l)* = Gewebe, Gewebeschicht. – téxere *(l):* weben, flechten; Téxla *(idg):* Gewebe.
Telencephalon, -i n *(l)* = Endhirn. – Télos *(gr):* Ende; Enképhalos *(gr):* das, was im Kopf ist (Gehirn).
temporalis, -e *(l):* Adj. zu Tempus.
Tempus, -oris n *(l)* = Schläfe; Zeit.
tendineus, -a, -um *(l):* Adj. zu Tendo.
Tendo, -inis m *(l)* = Sehne. – téndere *(l)* u. teínein *(gr):* ziehen, spannen, strecken.
Tensor, -oris m *(l)* = Spanner, Strecker. – téndere *(l)* u. teínein *(gr):* strecken, ziehen, spannen.
Tentorium, -i n *(l)* = Zelt. – téndere *(l):* spannen, straff anziehen, zelten, lagern.
tenuis, -e *(l)* = dünn, fein. – téndere *(l):* spannen, auseinanderziehen; tánus *(altind)* u. dúnni *(ahd):* dünn, ausgedehnt.
teres, -etis *(l)* = rund, gedreht, länglich rund. – terere *(l):* reiben, zerreiben; teírō u. tríbō *(gr):* reiben, zerreiben.
terminalis, -e *(l)* = zur Grenze gehörig, die Grenze bzw. das Ende bezeichnend; vgl. Termin. – terminare *(l):* begrenzen, abgrenzen, bestimmen.
testicularis, -e *(l):* Adj. zu Testis.
Testis, -is m *(l)* = anat.: Hoden.
thalamicus, -a, -um *(l):* Adj. zu Thalamus.
Thalamus, -i m *(l)* = anat.: sog. Sehhügel. – Thálamos *(gr):* Gemach, Höhle, Schlafgemach.
Theca, -ae f *(l)* = Kapsel, Hülle, Kuppel. – Thḗkä *(gr)* = Behälter.

Thenar, -aris n *(l)* = Daumenballen. – Thénar *(gr):* Handfläche, flache Hand, auch Vertiefung; theínō *(gr):* schlagen.

thoracicus, -a, -um *(l):* Adj. zu Thorax.

thoracoacromialis, -e *(l)* = vom Brustkorb zur Schulterhöhe verlaufend.

thoracolumbalis, -e *(l)* = vom Brustkorb zur Lende ziehend.

Thorax, -acis m *(l)* = Brustkorb. – Thṓrax *(gr):* Brustkorb, Brustharnisch, Rüstung, die Brust und Bauch bedeckt.

thymicus, -a, -um *(l):* Adj. zu Thymus.

Thymus, -i m *(l)* = Thymusdrüse, Bries. – Thymós *(gr):* Leben, Lebenskraft, Gemüt, Mut, Herz, Geist, Verstand.

thyroarytenoideus, -a, -um *(l)* = von der Schilddrüse zu den Gießbeckenknorpeln verlaufend.

thyroepiglotticus, -a, -um *(l)* = von der Schilddrüse zum Kehldeckel verlaufend.

thyrohyoideus, -a, -um *(l)* = von der Schilddrüse zum Zungenbein verlaufend.

thyroideus, -a, -um *(l)* = schildförmig. – thyreoídes *(gr):* schildähnlich; Thyreós *(gr):* der lange, viereckige türähnliche Schild.

thyropharyngeus, -a, -um *(l)* = von der Schilddrüse zum Pharynx verlaufend.

Tibia, -ae f *(l)* = Pfeife, Flöte; anat.: Schienbein.

tibialis, -e *(l):* Adj. zu Tibia.

Tonsilla, -ae f *(l)* = Mandel im Halse. – Dim. zu Toles, -ium f *(l):* Kropf am Halse; tónsles *(idg):* dehnen, ausdehnen.

Torus, -i m *(l)* = Wulst, Polster; ein Teilstrick, aus deren mehreren das Tau zusammengedreht wird.

Trabecula, -ae f *(l)* = Bälkchen. – Dim. zu Trabs, -is f *(l):* der Balken.

Trachea, -ae f *(l)* = Luftröhre. – trachýs *(gr):* rau.

tracheobronchialis, -e *(l)* = zur Luftröhre u. ihren (Haupt-)Ästen gehörig.

Tractus, -us m *(l)* = Verlauf, Strang, Bahn; vgl. Traktor. – trahere *(l):* ziehen, schleifen, schleppen.

Tragus, -i m *(l)* = anat. die vor der Öffnung des äußeren Gehörgangs liegende Erhebung. – Trágos *(gr):* Bock, Ziegenbock, vgl. Tragi: Ohrhaare.

transversus, -a, -um *(l)* = querverlaufend, querliegend. – transvertere *(l):* wenden, sich wenden, hinwenden, von einem zum anderen wenden, hinüberwenden.

trapezius, -a, -um *(l)* = trapezförmig, tischförmig. – Trápeza *(gr):* Tisch, Speise, Tafel.

triangularis, -e *(l)* = dreieckig. – tres, tri- *(l):* drei; angularis, -e *(l):* winkelig, eckig.

Triceps, -itis m *(l)* = dreiköpfig. – tres, tri- *(l):* drei; Caput, -itis n *(l):* Kopf.

tricuspidalis, -e *(l)* = mit drei Spitzen oder Zipfeln versehen. – tres, tri- *(l):* drei; Cuspis, -idis f *(l):* Spitze, Zipfel; anat.: Klappensegel einer Segelklappe.

trigeminus, -a, -um *(l)* = dreifach; anat.: aus drei Teilen bestehend. – tres, tri- *(l):* drei; geminus *(l):* doppelt, Zwilling.

Trigonum, -i n *(l)* = Dreieck. – tres, tri- *(l):* drei; Gōnía *(gr):* Winkel, Ecke.

Tripus, -odis m *(l)* = Dreifuß. – tres, tri- *(l):* drei; Poús *(gr):* Fuß.

triquetrus, -a, -um *(l)* = dreieckig. – tres, tri- *(l):* drei; quartus bzw. quadrus *(l):* eckig, eigentl.: viereckig.

triticeus, -a, -um *(l)* = weizenkornähnlich. – Adj. zu Triticum, -i n *(l):* Weizen.

Trochanter, -eris m *(l)* = Rollhügel. – Trochus, -i m *(l):* Rad; Tróchos *(gr):* Lauf, Umlauf; trochazo *(gr):* laufen, rennen, sich im Kreise drehen.

Trochlea, -ae f *(l)* = Rolle, Winde. – Trochilía *(gr):* Rolle, Walze, Winde.

Truncus, -i m *(l)* = Stamm, Stock, Rumpf eines Menschen. – truncáre *(l):* verstümmeln, der Glieder berauben.

Tuba, -ae f *(l)* = Trompete, Tuba.

tubarius, -a, -um *(l):* Adj. zu Tuba.

Tuber, -eris n *(l)* = Höcker, Knorren, Beule. – tumére *(l):* anschwellen.

Tuberculum, -i n *(l):* Dim. zu Tuber.

Tuberositas, -atis f *(l)* = Vorsprung, Rauigkeit am Knochen.

Tunica, -ae f *(l)* = Hemd, Unterkleid, Tunica, Haut, Hülle; anat.: Gewebeschicht.

turcicus, -a, -um *(neulat)* = türkisch. – Sella turcica: Türkensattel.

tympanicus, -a, -um *(l)* = zum Trommelfell (Membrana tympanica) oder zur Paukenhöhle (Cavitas tympani) gehörend. – Adj. zu Tympanum.

Tympanum, -i n *(l)* = Trommel, Handpauke. – Týmpanon *(gr):* Handpauke, Tamburin.

Ulna, -ae f *(l)* = Elle, einer der Unterarmknochen. – Ōlénā *(gr):* ganzer Arm, Elle als Maß, Unterarm.

umbilicalis, -e *(l):* Adj. zu Umbilicus.

Umbilicus, -i m *(l)* = Nabel, Mittelpunkt. – Omphalós *(gr):* Nabel, nabelähnliche Erhöhung, Mittelpunkt.

Umbo, -onis m *(l)* = Buckel, Nabel. – Umbalus *(idg)* u. Omphalós *(gr):* Nabel, Mittelpunkt.

uncinatus, -a, -um *(l):* Adj. zu Uncus.

Uncus, -i m *(l)* = Haken, Klammer. – Ónkos *(gr):* Haken, Widerhaken.

unguicularis, -e *(l):* Adj. zu Unguis (auch unguliformis = hufeisenförmig).

Unguis, -is m *(l)* = Nagel, Kralle. – Onyx *(gr):* Kralle, Klaue, Fingernagel.

Urachus, -i m *(l)* = Harngang, Verbindung zwischen Blase und Allantois. – Oûron *(gr):* Harn; chéein *(gr):* gießen oder échein *(gr):* enthalten.

Ureter, -eris m *(l)* = Harnleiter. – ouréein *(gr):* Harn lassen.

Urethra, -ae f *(l)* = Harnröhre. – Ouréthra *(gr):* Harnröhre.

urethralis, -e *(l):* Adj. zu Urethra.

urinarius, -a, -um *(l)* = zum Harn gehörend. – Adj. zu Urina, -ae f *(l):* Harn.

urogenitalis, -e *(l)* = die Harn- und Geschlechtsorgane betreffend. – Oûron *(gr):* Harn, Urin; genitalis *(l):* die Geschlechtsorgane betreffend; genere u. gignere *(l):* zeugen, erzeugen.

uterinus, -a, -um *(l)* = zur Gebärmutter gehörend. – Adj. zu Uterus.

Uterus, -i m *(l)* = Gebärmutter, Unterleib. – Udáram *(altind):* Bauch.

Utriculus, -i m *(l)* = kleiner Schlauch; anat. z. B. Teil des häutigen Labyrinths. – Dim. zu Uter, utris m *(l)* = Schlauch; Hydría *(gr):* Wasserkrug.

Uvula, -ae f *(l)* = Zäpfchen. – Dim. zu Uva, -ae f *(l):* Traube; Ū́ga *(lit):* Beere.

Vagina, -ae f *(l)* = Scheide des Schwertes, Hülle; anat.: weibl. Scheide.

vagus, -a, -um *(l)* = umherschweifend, ungenau, vage.

vallatus, -a, -um *(l)* = von einem Wall umgeben. – Adj. zu Vallum, -i n *(l):* Wall; vallare *(l):* umwallen, verschanzen.

Vallecula, -ae f *(l)* = kleines Tal; anat.: 1. Einsenkung zwischen Zunge u. Kehldeckel, 2. Einsenkungen am Gehirn. – Dim. zu Vallis, -is f *(l):* das Tal.

Valvula, -ae f *(l)* = kleine Klappe. – Dim. zu Valva, -ae f *(l):* Klappe, im Plural Türflügel, Doppeltür.

Vas, vasis n *(l)* = Gefäß, Gerät.

vascularis, -e *(l)* = zum Gefäß gehörend. – Adj. zu Vasculum, -i n *(l):* kleines Gefäß;– Dim. zu Vas.

vastus, -a, -um *(l)* = groß, weit, gewaltig, plump. – vastare *(l):* verwüsten.

Velum, -i n *(l)* = Segel, Tuch, Hülle. – velare *(l):* verbergen, verhüllen.

Vena, -ae f *(l)* = Blutader, Vene; Blutgefäß, das Blut zum Herzen hinführt.

Venter, -tris m *(l)* = Bauch, Magen, Leib, Wanst.

ventralis, -e *(l)* = 1. zum Bauch gehörend; 2. bauchwärts liegend, ventral (Gegensatz zu dorsalis). – Adj. zu Venter.

Ventriculus, -i m *(l)* = kleiner Magen; anat.: 1. Magen, 2. Herzkammer, 3. Hirnkammer, 4. als Ventriculus laryngis: seitliche Aussackung des Kehlkopfraumes. – Dim. zu Venter.

vermiformis, -e *(l)* = wurmförmig. – Vermis, -is f *(l):* Wurm; Forma, -ae f *(l):* Gestalt, Form.

Vermis, -is f *(l)* = Wurm; anat.: mittlerer Abschnitt des Kleinhirns.

Vertebra, -ae f *(l)* = Wirbel; urspr.: Gelenk. – vertere *(l):* drehen, wirbeln, sich im Kreise drehen.

verticalis, -e *(l)* = vertikal, senkrecht, scheitelrecht. – Vertex, -icis f *(l):* Scheitel, Wirbel, Haarwirbel des Hauptes; vertere *(l):* drehen, kreisen.

Vesica, -ae *(l)* = Blase. – vesicare *(l):* Blasen werfen.

vesicalis, -e *(l):* Adj. zu Vesica.

Vesicula, -ae f *(l)* = Bläschen. – Dim. zu Vesica.

vestibularis, -e *(l)* = zum Vorhof des knöchernen Labyrinths gehörend. – Adj. zu Vestibulum.

vestibulocochlearis, -e *(l)* = zum Gleichgewichts- und Hörorgan gehörend.

Vestibulum, -i n *(l)* = Vorhof, Vorplatz, Vorraum, Eingang.

Vibrissae, -arum *(Pl)* f *(l)* = Schnurrhaare; anat.: Haare im Vestibulum nasi. – vibrare *(l):* zittern, schnurren.

villosus, -a, -um *(l)* = zottenreich, zottig. – Adj. zu Villus.

Villus, -i m *(l)* = Zotte, zottiges Haar. – Vellus, -eris n *(l):* Wolle, Vlies; vellere (l): zupfen, rupfen.

Vinculum, -i n *(l)* = Band, Fessel. – vincire *(l):* binden, fesseln.

visceralis, -e *(l)* = zu den Eingeweiden gehörend. – Adj. zu Viscera: Eingeweide.

Viscus, -eris (meist im Plural: Viscera) n *(l)* = Eingeweide, die edlen Eingeweide, das Innerste.

vitreus, -a, -um *(l)* = gläsern, glasartig. – Adj. zu Vitrum, -i n *(l):* Glas.

vocalis, -e *(l)* = tönend, zur Stimme gehörend. – Adj. zu Vox, vocis f *(l):* Stimme, Ton, Laut; Vac *(altind):* Stimme, Sprache; vocare *(l):* rufen, nennen.

Vomer, -eris m *(l)* = Pflugscharbein.

vomeronasalis, -e *(l)* = vom Pflugscharbein zur Nase verlaufend.

Vulva, -ae f *(l)* = 1. Hülle, 2. Gebärmutter; anat.: äußeres weibliches Genitale. – Volva, -ae f *(l):* die Gebärmutter eines zum ersten Mal trächtigen Schweins; vólvere *(l):* wälzen, rollen; letzteres bezieht sich auf die Eihäute.

xiphoideus, -a, -um *(l)* = schwertförmig. – Xíphos *(gr):* Schwert.

Zona, -ae f *(l)* = Gürtel, Zone. – Zṓnā *(gr):* Gürtel, der das Untergewand am Leibe festhält, Zone.

Zonula, -ae *(l)* = kleiner Gürtel. – Dim. zu Zona.

zygomaticus, -a, -um *(l)* = zum Jochbogen gehörig. – Adj. zu Zygón *(gr):* Joch, Jochbein.

A

B

C

D

H

I

J

K

L

M

N

O

P

T

U

V

Abbildungsnachweis

Der Verweis auf die jeweilige Abbildungsquelle befindet sich bei allen Abbildungen im Werk am Ende des Legendentextes in eckigen Klammern. Alle nicht besonders gekennzeichneten Grafiken und Abbildungen © Elsevier GmbH, München.
Den nachstehend benannten klinischen Kollegen sind die Herausgeber für die Bereitstellung von Ultraschall-, Computertomographie- und Magnetresonanztomographiebildern sowie von endoskopischen Aufnahmen und Farbfotos von Operationssiten und Patienten zu sehr großem Dank verpflichtet.

E282 Kanski, J.: Clinical Ophthalmology: A Systemtic Approach. 5th Ed., Butterworth-Heinemann, 2003
E347-09 Moore, K.L./Persaud, T.V.N./Torchia, M.G.: The Developing Human. 9th Ed., Elsevier/Saunders 2013
E402 Drake, R.L./Vogl, A. W./Mitchell A.W.M./Tibbitts, R.M./ Richardson, P.E.: Gray's Anatomy for Students. 1st Ed., Elsevier/Churchill Livingstone, 2005
E460 Drake, R.L./Vogl, A. W./Mitchell A.W.M./Tibbitts, R.M./ Richardson, P.E.: Gray's Atlas of Anatomy. 1st Ed., Elsevier/ Churchill Livingstone, 2008
E838 Mitchell, B./Sharma, R.: Embryology. An Illustrated Colour Text. Elsevier/Churchill Livingstone, 1st Ed., 2005
E943 Kanski, J.: Clinical Ophthalmology: A Systemic Approach. 6th Ed., Butterworth-Heinemann, 2007
F885 Senger, M./Stoffels, HJ./Angelov DN: Topography, syntopy and morphology of the human otic ganglion: A cadaver study. Ann Anat 2014;196(5):327–35
G159 Forbes, A. et al.: Atlas of Clinical Gastroenterology. 3rd Ed., Mosby 2004
G198 Mettler, F.: Essentials of Radiology. 2nd Ed., Saunders 2005
G210 Standring, S.: Gray's Anatomy. 40th Ed., Elsevier/Churchill Livingstone, 2008
G617 Folkerth, R.D./Lidov H.: Neuropathology, Elsevier 2012
J803 Biederbick & Rumpf, Adelsdorf
L106 Henriette Rintelen, Velbert
L107 Michael Budowick, USA
L126 Dr. med. Katja Dalkowski, Erlangen
L127 Jörg Mair, München
L131 Stefan Dangl, München
L141 Stefan Elsberger, Planegg
L157 Susanne Adler, Lübeck
L238 Sonja Klebe, Löhne
L240 Horst Ruß, München
L266 Stephan Winkler, München
L271 Matthias Korff, München
L275 Martin Hoffmann, Neu-Ulm
L280 Johannes Habla, München
L281 Luitgard Kellner, München
L284 Marie Davidis, München
L285 Anne-Katrin Hermanns, „Ankats Art", Maastricht, NL
M502 Prof. Dr. med O. Trentz, Zürich
M519 Prof. Dr. med. G. A. Wanner, Zürich
M526 Prof. Dr. med. T.H.K. Schiedeck, Ludwigsburg
O548 Prof. Dr. med. Andreas Franke, Kardiologie, Klinikum Region Hannover
O892 PD Dr. med. habil. L. Mirow, Landkreis Mittweida Krankenhaus GmbH
P319 Frau Dr. med. Berit Jordan, Uniklinik Halle
P320 Prof. Dr. med. Frank Hanisch, Uniklinik Halle
R132 Classen, M./Diehl, V./Kochsiek, K.: Innere Medizin. 5. A., Elsevier/Urban & Fischer, 2003
R170 Welsch, U.: Sobotta Lehrbuch der Histologie. 2. A., Elsevier/ Urban & Fischer, 2006
R235 Böcker, W./Denk, H./Heitz, P./Moch, H.: Pathologie. 4. A., Elsevier/Urban & Fischer, München 2008
R236 Classen, M./Diehl, V./Kochsiek, K.: Innere Medizin. 6. A., Elsevier/Urban & Fischer, 2009
R242 Franzen, A.: Kurzlehrbuch Hals-Nasen-Ohren-Heilkunde. 3. A., Elsevier/Urban & Fischer, 2007
R247 Deller, T./Sebestény, T.: Fotoatlas Neuroanatomie. 1. A., Elsevier/Urban & Fischer, 2007
R252 Welsch, U.: Sobotta: Atlas Histologie: 7. A., Elsevier/Urban & Fischer, 2005
R254 Garzorz, N.: Basics Neuroanatomie. 1. A., Elsevier/Urban & Fischer, 2009
R316-007 Wicke, L.: Atlas der Röntgenanatomie. 7. A., Elsevier/Urban & Fischer, 2005
R317 Trepel, M.: Neuroanatomie. 5. A., Elsevier/ Urban & Fischer, 2011
R331 Fleckenstein, P./Tranum-Jensen, J.: Röntgenanatomie. Elsevier/Urban & Fischer, 2004
R349 Raschke, M. J./Stange, R.: Alterstraumatologie – Prophylaxe, Therapie und Rehabilitation. 1. A., Elsevier/Urban & Fischer, 2009
S002-7 Lippert, H.: Lehrbuch Anatomie. 7. A., Urban & Fischer, 2006
S008-3 Kauffmann, G. W./Moser, E./Sauer, R.: Radiologie. 3. A., Elsevier/Urban & Fischer, 2006
S010-2-16 Benninghoff, A./Drenckhahn, D.: Anatomie. 16. A. Band 2, Urban & Schwarzenberg, 2004
S010-1-17 Benninghoff, A./Drenckhahn, D.: Anatomie. 17. A., Band 1, Elsevier/Urban & Fischer, 2008
T534 Prof. Dr. med. Matthias Sitzer, Klinik für Neurologie, Klinikum Herford
T127 Prof. Dr. med. Dr. Peter Scriba, München
T719 Prof. Dr. med. Norbert Kleinsasser, HNO-Klinik, Universität Würzburg
T720 PD Dr. med. Hannes Kutta, Universitätsklinikum Hamburg-Eppendorf
T786 Dr. med. Stephanie Lescher/Prof. Dr. med. Joachim Berkefeld, Institut für Neuroradiologie, Klinikum der Goethe Universität Frankfurt
T832 PD Dr. med. Frank Berger, Institut für Klinische Radiologie der LMU München
T863 Dr. med. C. Markus, Uniklinik Würzburg
T867 Prof. Dr. med. Gerd Geerling, Düsseldorf
T872 Prof. Dr. med. M. Uder, Erlangen
T882 Prof. Dr. med. Christopher Bohr, Erlangen
T884 Dr. med. dent. Tobias Wicklein, Erlangen
T887 Prof. Dr. med Stephan Zierz, Uniklinik Halle
T890 Prof. Dr. med. Jakob Altaras†, Zentrum Radiologie, Universität Gießen
T891 Prof. Dr. med. Hartmut Brückmann/PD Dr. med. Jennifer Linn, Neuroradiologie, Institut für radiologische Diagnostik, Universität München
T892 Prof. Dr. med. Werner Daniel, Abteilung Kardiologie, Universität Erlangen
T893 Prof. Dr. med. Michael Galanski/Dr. Schäfer, Abteilung Diagnostische Radiologie, Med. Hochschule Hannover
T894 Prof. Dr. med. Michael Gebel, Abteilung Gastroenterologie und Hepatologie, Med. Hochschule Hannover
T895 Dr. Gabriele Greeven, St.-Elisabeth-Krankenhaus, Neuwied
T896 Prof. Dr. med. Dr. rer. nat. Matthias Hoffmann/Prof. Dr. med. Hüseyin Bektas, Klinik für Viszeral- und Transplantationschirurgie, Med. Hochschule Hannover
T897 Prof. Dr. med. Jens Hohlfeld, Klinik für Pneumologie, Med. Hochschule Hannover
T898 Prof. Dr. med. Udo Jonas, Urologie, Med. Hochschule Hannover
T899 Prof. Dr. med. Anselm Kampik/Prof. Dr. med. Arthur Müller, Augenklinik, Universität München
T900 PD Dr. med. Tim Kirchhoff/Dr. med. Jürgen Weidemann, Abteilung Diagnostische Radiologie, Med. Hochschule Hannover
T901 Dr. Meyer, Abteilung Gastroenterologie und Hepatologie, Med. Hochschule Hannover
T902 Prof. Pfeifer, Radiologie Innenstadt, Institut für radiologische Diagnostik, Universität München
T903 Prof. Dr. med. Kurt Possinger/Prof. Dr. med. Ulrich Bick, Medizinische Klinik und Poliklinik II mit Schwerpunkt Onkologie und Hämatologie, Charité Campus Mitte, Berlin
T904 Prof. Dr. Alfred Ravelli†, ehem. Institut für Anatomie, Universität Innsbruck
T905 Prof. Dr. med. Dr. med. dent. Rudolf H. Reich, Klinik für Mund-Kiefer-Gesichtschirurgie, Universität Bonn
T906 Prof. Dr. med. Maximilian Reiser/Dr. Wagner, Institut für radiologische Diagnostik, Universität München
T907 Dr. Scheibe, Chirurgische Abteilung, Rosmann-Krankenhaus Breisach
T908 Prof. Dr. med. Georg F. W. Scheumann, Klinik für Viszeral- und Transplantationschirurgie, Med. Hochschule Hannover
T909 Prof. Dr. med. Helmut Schillinger, Frauenklinik, Universität Freiburg
T910 Prof. Dr. med. Dr. med. dent. Henning Schliephake, Mund-Kiefer-Gesichtschirurgie, Universität Göttingen
T911 Prof. Dr. med. Hans Walter Schlößer, Zentrum Frauenheilkunde, Med. Hochschule Hannover
T912 cand. med. Carsten Schröder, Kronshagen
T916 Prof. Dr. med. Thomas J. Vogl, Radiologische Poliklinik, Universität München
T917 Prof. Witt, Klinik für Neurochirurgie, Universität München